分子生药学

第四版

主编·黄璐琦

上海科学技术出版社

图书在版编目（CIP）数据

分子生药学 / 黄璐琦主编. -- 4版. -- 上海：上海科学技术出版社，2025.8. -- ISBN 978-7-5478-7157-7

Ⅰ. R93

中国国家版本馆CIP数据核字第202569JA80号

分子生药学（第四版）
主编 黄璐琦

上海世纪出版（集团）有限公司 出版、发行
上海科学技术出版社
（上海市闵行区号景路159弄A座9F-10F）
邮政编码 201101　www.sstp.cn
山东京沪印刷科技有限公司印刷
开本 787×1092　1/16　印张 40.5　插页 8
字数 700千字
2025年8月第1版　2025年8月第1次印刷
ISBN 978-7-5478-7157-7/R·3269
定价：298.00元

本书如有缺页、错装或坏损等严重质量问题，请向印刷厂联系调换

内容提要

本书通过对最新工作进展的总结和提炼,展现了分子生药学研究领域的热点和重点,提出了一系列新观点和新见解,并展望了生药学乃至中药学研究的新方向。全书共八章,第一章介绍分子生药学的形成与发展历程;第二章至第八章,分别从概述、理论基础、研究方法与技术、研究内容与进展、研究实例五个部分介绍了药用植物分子系统学、生药分子鉴定、道地药材形成的分子机制、珍稀濒危中药资源的遗传多样性分析和保护策略、药用植物次生代谢产物途径解析与调控、药用植物(分子)育种及药用活性成分绿色生物制造等领域的研究进展及应用。

本书为分子生药学专业学习者的重要参考书,也可供医药院校、科研院所、制药企业等从事生药学、中药学、药用植物学、中药鉴定学、合成生物学等学科相关技术人员参考阅读。

编委会

主　编　黄璐琦

副主编　袁　媛　郑　汉

编　委（按姓名拼音排序）

蔡　鹏　中国科学院大连化学物理研究所
陈军峰　上海中医药大学
陈　蓉　成都中医药大学
陈万生　上海中医药大学
崔光红　中国中医科学院中药资源中心
戴住波　中国科学院天津工业生物技术研究所
董文攀　北京林业大学
杜晨晖　山西中医药大学
冯　缨　中国科学院新疆生态与地理研究所
郭　娟　中国中医科学院中药资源中心
郭兰萍　中国中医科学院中药研究所
郭亚龙　中国科学院植物研究所
胡雅婷　首都医科大学
黄璐琦　中国中医科学院
黄明进　贵州大学
蒋　超　中国中医科学院中药资源中心
开国银　浙江中医药大学
李　娟　西南民族大学
梁宗锁　浙江理工大学
廖志华　西南大学
刘潺潺　南京中医药大学
刘金欣　中央民族大学
刘　翔　上海应用技术大学

刘育晨	贵州中医药大学
刘　圆	西南民族大学
陆　续	中国药科大学
马　莹	中国中医科学院中药资源中心
牛小敏	中国科学院植物研究所
史建伍	南通大学
苏　平	中国中医科学院中药资源中心
孙嘉惠	中国中医科学院中药资源中心
唐克轩	上海交通大学
田晓轩	天津中医药大学
田益夫	崖州湾国家实验室
汪奕衡	中国中医科学院中药资源中心
王家典	首都医科大学
王　娟	天津大学
王利松	中国科学院庐山植物园
王　楠	北京中医药大学
王　升	中国中医科学院中药资源中心
王学勇	北京中医药大学
吴啟南	南京中医药大学
吴晓毅	首都医科大学
薛哲勇	东北林业大学
杨东风	浙江理工大学
杨　蕾	上海辰山植物园
于海征	海军军医大学
虞慕瑶	北京中医药大学
袁庆军	中国中医科学院中药资源中心
袁　媛	中国中医科学院医学实验中心
张芳源	西南大学
张　磊	海军军医大学
张　阳	四川大学
赵　欢	首都医科大学
赵雅秋	中国中医科学院中药资源中心
郑　汉	中国中医科学院中药资源中心
周雍进	中国科学院大连化学物理研究所

前 言

分子生药学(molecular pharmacognosy)是在分子水平上研究生药的鉴定、质量形成、资源保护及生产的一门科学。其以生药分子鉴定为基础,道地药材遗传成因研究为特色,中药活性成分合成生物学生产为前沿,充分运用现代科技手段和前沿科技成果,立足解决中药在生产、科研及应用方面的一系列问题。

分子生药学由笔者于1995年首次提出,历经30年的建设和发展,已走过萌芽期、形成期、快速发展期,逐渐步入成熟期,已有40余所高等院校开设本科生和研究生课程,2008年适合高等院校本科生使用的《分子生药学》教材出版,至今已有8版涵盖"十三五""十四五"规划教材陆续出版。目前,已形成了覆盖全国的学术队伍,建立面向本科、硕士、博士研究生以及在职人员的纵向多层次教学体系,被国务院学位委员会第八届中药学科评议组列为中药学二级学科,并建成由全国重点实验室、重点学科、国家标准、学术期刊、国家奖项支撑的多元化学科平台,获得国家科技进步奖二等奖6项。

2000年、2006年及2015年,我们分别出版《分子生药学》第一版、第二版及第三版。*Molecular Pharmacognosy* 第一版、第二版分别于2012年与2020年由 Springer 出版社出版,这一系列著作向国内外同行介绍了分子生药学的新视角和新见解,讨论了分子生药学领域的热点和重点,并展望了新的研究方向。

自第三版《分子生药学》出版以来,至今已历经十年,其间生命科学研究突飞猛进,新兴的技术方法不断创新,不断丰富和拓展分子生药学的内涵和外延。为满足学科发展的需求,我们对原有内容进行补充和修订,通过对最新工作进展的总结和提炼,体现了分子生药学研究领域的热点和重点,并提出了一系列的新观点和新见解,预示生药学乃至中药学研究的新方向。在前三版的基础上,第四版《分子生药学》更加突出科学前沿和实际应用,更加具有系统性,由原有的十二章合并为八章,修订内容包括将"药用植物分子系统学"与"药用植物分子谱系地理学"合并为"药用植物分子系统学";删除"药用植物功能基因组研究";合并"药用植物的转基因研究"至"药用植物(分子)育种";合并"药用植物有效成分的合成生物学研究"与"药用植物细胞及真菌培养生产活性成分"为"药用活性成分绿色生物制造"。每章节系统地分为概述、理论基础、研究方法与技术、研究内容与进展、研究实例五个部分,更加清晰地呈现分子生药学领域的理论、技术及应用。

参加本书修订和编写的人员均为各单位活跃在分子生药学科研一线的学术骨干,因此本书不仅是众多科研成果的最新展示,同时又为分子生药学的发展提供一个开放的交流平台。在此,感谢上海科学技术出版社为本书的再版提供了便利条件,感谢编委会的同仁们为本书的出版付出了艰辛的劳动和汗水!

人生万事须自为,跬步江山即寥廓。分子生药学学科的可持续发展是一个复杂的系统性工程,需要多学科知识和技能的充分融合,创新是其可持续发展的重要驱动力之一,同时可持续发展也需要实践来支撑。本书在编撰出版之际,难免存有疏漏之处,恳请同行不吝赐教,予以指正!

黄璐琦

2024 年 12 月

第三版序言

"分子生物学"(molecular biology)一词最早是 1945 年 William Astbury 在 *Harvey Lecture* 上应用,1953 年 Watson 和 Crick 发现 DNA 双螺旋结构后,分子生物学迅速成为 20 世纪发展最快、对人类影响最大的学科之一。分子生物学的研究与发展不断深化和提升本学科的理论和技术,而且,分子生物学不断地与其他学科进行广泛而深入的交叉融合,以此开拓新的前沿领域和新的增长点,使得一大批交叉科学、边缘学科和前沿学科应运而生,如分子遗传学、植物分子遗传学、分子系统学、分子生态学、蛋白组学、基因组学等。

1995 年,黄璐琦在《中国中药杂志》上发表《展望分子生物技术在生药学中的应用》一文,首次提出了"分子生药学"(molecular pharmacognosy)的概念,到现在为止,分子生药学已有近 20 年的发展历程。特别是在 2000 年,黄璐琦主编的《分子生药学》第一版在北京医科大学出版社出版,标志着一门崭新的生药学分支学科——分子生药学在国内诞生。此后,此书成为复旦大学、北京大学和华西医科大学等高校的研究生教材。2006 年《分子生药学》第二版出版,2008 年适合高等院校本科生使用的《分子生药学》教材出版。迄今,全国已有 20 余所高等院校开设本科生和研究生课程。2012 年,黄璐琦主编的《分子生药学》(英文版)由 Springer 出版社发行,该书的出版,标志分子生药学获得了国际的认可。同年,分子生药学成为国家中医药管理局重点学科(培育)。经过近 20 年的建设和发展,分子生药学研究硕果累累,如建立高特异性聚合酶链反应技术鉴别中药材乌梢蛇真伪方法,被 2010 年版《中华人民共和国药典》收载,这是分子鉴别方法首次收载于国家药典;发现了一条丹参酮特有的二萜生物合成新途径等。与此同时,相继建立了国家中医药管理局生药分子鉴定三级实验室、国家中医药管理局道地药材生态遗传重点研究室、道地药材国家重点实验室培育基地,以及蒙药分子生药学实验室和贵州特色分子生药学实验室等研究平台。

作为分子生药学的开拓者和编著者,他们不断开展了一些创新的研究工作,以丰富和完善本学科的理论和方法,使分子生药学成为理论思想创新、研究方向稳定、技术水平领先、学术影响广泛、人才队伍不断壮大的一门日益成熟的交叉学科,成为生药学的一个极富前瞻性和生命力的分支。

第三版在前两版的基础上,紧跟科学前沿和最新发展动态,更加注重解决生药学的实际问题,特别是道地药材形成分子机制、分子育种、药用成分的生物合成等方面的工作,这是对分子生药学研究领域新的探索,无疑会带来更大的挑战,本人愿意与这群执着追求的年轻人一起,为分子生药学的发展贡献一份力量,鉴于此,欣然为之作序。

刘昌孝

2014 年 12 月于天津

第二版序言

2000年《分子生药学》的出版，为生药学科引入了新的理论方法和技术，使我国生药学上了一个新台阶，从而使生药学发展出一个新的分支学科"分子生药学"。自《分子生药学》第一版以来已经有五年的时间了，在这五年里，分子生药学作为一门学科取得了突飞猛进的发展，无论对生药学这一领域本身的建设，还是对研究生的教育都产生了深远的影响。目前，此书已被北京大学、复旦大学、华西医科大学等院校作为研究生的教材。

作为分子生药学的编著者，他们这五年来继续努力，不断完善分子生药学的理论和方法，在分子生药学的不同研究领域承担了多项国家级课题，先后获得中华中医药学会科学技术奖、中国中西医结合学会科学技术奖、中华医学会科学技术奖、北京市科技进步奖等，其中"栝楼属植物的系统演化及其药材的分子标识研究"获国家科学技术进步奖二等奖。与此同时，建立了国家中医药管理局的生药分子鉴定三级实验室，培养了多名从事分子生药学研究的硕士和博士，形成了一支蓬勃向上的科研队伍，这支年轻的队伍紧抓生药学科发展前沿，不断创新和拓展分子生药学的新领域，编著完成了第二版《分子生药学》。

第二版除对第一版内容进行修改完善外，还新增了道地药材形成的分子机理研究、珍稀濒危中药资源的遗传多样性分析和保护策略研究、药用植物的抗性基因工程研究、药用化学成分的生物转化及分子机理研究等章节。这些章节不仅是对最新工作进展的总结和提炼，更是对分子生药学研究领域的新的探索，这无疑会带来更大的挑战。我相信有这一群执着追求的年轻人，分子生药学这一学科的发展会越来越好，鉴于此，欣然为之序。

桑国卫
中国工程院院士
全国人民代表大会常务委员
教科文卫专门委员会副主任
2006年6月于北京

第一版序一

众所周知,中医治病有针灸、推拿、气功、中药等各种各样的方法。因此,古人早就有专门从事中药研究的学者,记载这种学问的书籍当时称为"本草"。汉代成书的《神农本草经》冠以三皇之一的神农氏为作者,这同《黄帝内经》托名黄帝的意义是一致的。当今人们则普遍认同,中华民族的兴衰从祖先起就与中医药防治疾病的卓越疗效联结在一起。

中药现在作为整个中医药研究领域的重要学科,与如今人们对疾病和健康的认识有关。只有当社会安定、人民丰衣足食时人们才有可能关心健康需要,这是一个进步,社会的需要是推动科学发展的动力。近年来中药的发展已不仅仅在于经验方的搜集、传统剂型的改革、新药的开发等,有些学者已开始注意从新思路、新方法、新技术方面去扩展新的研究领域,这种勇于探索的精神正是科学的精神。青年科学工作者黄璐琦博士主编的《分子生药学》正是这种勇于探索的代表著作。

科学发展进入本世纪末,有几个显著的特点,一是高度综合与高度分化的矛盾,科学越发展,学科分科也就越细越多,而任何一个实际问题的解决,都往往不是一个学科的事情,科学技术是一个有机的整体,既要注意其整体性,又要注意不断发展出来的新学科;二是继承与发展的矛盾,任何学科都是在继承与发展相结合的过程中,继承是源头、是基础,发展是目的、是归宿,在量变与质变的过程中不断发展;三是国际化的趋势,"科学是无国界的"在当今越来越被证实,如今世界上任何一个角落发生的重大科学技术发明与进步,都在迅速影响其他国家和地区。

分子生物学是在物理学与化学对生物学的交融和渗透下,逐渐由观察生命活动的现象深入到认识生命活动的本质,从而形成的一门学科。分子生物学不断发展,从 20 世纪后半期就对整个科学领域产生巨大影响。生药学本身也是在不断发展,翻开短短不到 100 年的教科书,对于生药学的认识就已大相径庭了。把分子生物学的方法引入到生药学的研究领域中,提出分子生药学研究领域,是一个进步。它从原来简单的方法带入,到系统接受,消化融合,达到一个新学科的产生。

分子生药学有很好的应用前景,主要表现在中药高产、优质、多抗性品种的培育,濒危紧缺中药资源的保护和持续利用以及中药新的、便捷、准确的分子标识鉴定方法的研究三方面,使生药学的研究对象不仅在组织、器官、有机体、居群等层次,而且使其扩展到基因层次,为过去不能很好解决的问题如道地药材的研究、药材品质的定向调控等提供新的方法和思路。

当然,这本《分子生药学》才刚刚起步,难免有疏漏,我们希望黄璐琦和他的同道们共同努力,在实践中不断摸索经验,学习国内外的新技术新方法,在理论上不断提高,使分子生药学更为成熟。

在《分子生药学》成书之际,庆贺黄璐琦博士等所取得的成就,爰为之序。

王永炎
中国工程院院士
中国中医研究院院长
1999年11月19日于北京

第一版序二

生药学(pharmacognosy)是一门研究生药材的学科,已经有近 200 年的历史。随着历史的发展,其研究内容从组织形态、化学成分到化学分类、组织培养等,不断在发展和更新。现在大家对生药学的认识,普遍认为它是一门应用现代多学科的方法手段来解决生药材中各种技术和理论问题的专门学科。

到了 20 世纪中叶,随着 DNA 双螺旋结构的发现和确定,带来了分子生物学的迅猛发展。乃至科学界都认为:21 世纪分子生物学将得到进一步发展并占有统治地位,而且将深刻影响到生命科学的各个领域。有鉴于此,美国生药学权威泰勒(Tyler)教授和他的同事在 1996 年出版的生药学新版本中,加强了生物技术方面的内容,取名为《生药学和药学生物技术》(Robbers JE. Speedie MK & VE Tyler: *Pharmacognosy and Pharmacobiotechnology*, Williams and Wilkins, Baltimors)。

无独有偶,以黄璐琦教授为代表的我国年轻一代的生药学科技工作者,以他们的敏锐洞察力预见到将先进的分子生物学的原理和方法引入到传统生药学科的重要性和必要性,并倡导提出它可以成为生药学学科中的一个分支学科——分子生药学(molecularpharmacognosy)的观点。他们身体力行,群策群力,结合他们各自的工作和本领域的新动向,编撰出版了这部《分子生药学》专著。应该说,他们这种勇于实践,敢于创新的精神是十分值得鼓励和赞扬的。

当然,要解决生药材在生产和研究中的各种具体问题,还需要从分子、细胞组织、器官、整体乃至群体的水平,从多个层次,多个角度应用各种方法手段才能获得满意的结果。但无疑从分子水平来研究生药材有利于从更加深入的层次和水平来阐明它们内在的各种客观规律,从而带动生药学的进一步发展。

从上述的各种意义,我不但乐于为这部著作作序,而且更要鞭策自己参加到这个行列中去,为我国生药学的蓬勃发展贡献自己的一份力量。

肖培根
中国工程院院士
中国医学科学院药用植物研究所名誉所长
1999 年 11 月 29 日于北京

目 录

第一章 分子生药学的形成与发展历程　　1

第一节　生药学的历史回顾　　1
　　一、我国古代有关"生药"的论述　　1
　　二、生药学科的形成　　2
　　三、我国近现代生药学的发展　　4
　　四、我国近现代生药学的特点　　8
第二节　分子生药学的形成与发展　　8
　　一、分子生药学产生的背景　　8
　　二、分子生药学的提出　　11
　　三、分子生药学的学科发展　　11
　　四、分子生药学的研究方向　　15
　　五、分子生药学的平台建设　　27
　　六、分子生药学的教育教学　　28

第二章 药用植物分子系统学　　34

第一节　概述　　34
　　一、植物分子系统学的概念　　34
　　二、药用植物分子系统学的发展　　34
　　三、药用植物分子系统学研究的意义　　36
第二节　理论基础　　37
　　一、分子进化与分子钟假说　　37
　　二、系统发生学　　38
　　三、模型选择和系统发生推断　　40
　　四、基因组与比较基因组学　　43
第三节　研究方法与技术　　46
　　一、分子系统树的模型选择与构建　　46
　　二、分子系统树与物种分类　　48

    三、常规分子鉴定技术 51
    四、叶绿体基因组扩增子测序分析技术 52
    五、关键性状的全基因组关联分析技术 54
    六、植物大数据汇集方法和分析技术 56
  第四节 研究内容与进展 64
    一、药用植物的分类与鉴定 64
    二、新药源发掘 68
    三、药用植物栽培起源及品种选育 70
    四、基因组进化 75
    五、基于《世界植物简志》大数据的《世界药用植物志》编研 79
  第五节 研究实例 85
    例一 黄连属分子系统学及新种发现 85
    例二 转座子在药用植物荠菜快速适应过程中的进化机制 91

第三章 生药分子鉴定 111

  第一节 概述 111
    一、生药传统鉴定研究现状 111
    二、生药分子鉴定的发展历程 112
    三、科技和产业发展对生药分子鉴定的新要求 113
  第二节 理论基础 113
    一、基本原理 113
    二、标记的选择 114
  第三节 研究方法与技术 122
    一、基于DNA扩增的分子鉴定 122
    二、基于序列分析技术的生药鉴定方法 129
    三、基于微流控技术的生药鉴定研究 137
    四、定量鉴定技术 141
  第四节 研究内容与进展 147
    一、生药基原鉴定 147
    二、生药加工制品鉴定 148
    三、生药品质相关生物特性鉴定 149
    四、分子本草考古 151
    五、生药分子鉴定数据库 152
  第五节 研究实例 157
    例一 基于Shotgun Metabarcoding的传统名方五虎散的物种鉴定 157
    例二 高通量测序方法定量鉴别含赤芍中成药中的不同基因型比例 162
    例三 直接LAMP法对半夏及其伪品水半夏的快速荧光和比色鉴定 171

例四　基于DNA甲基化差异鉴定金银花产地研究　　177

第四章　道地药材形成的分子机制　　199

第一节　概述　　199
　　一、道地药材的概况　　199
　　二、道地药材的属性　　199

第二节　理论基础　　202
　　一、道地药材形成的生物学探讨　　202
　　二、道地药材形成的模式假说　　204

第三节　研究的方法与技术　　205
　　一、道地药材数量性状遗传　　205
　　二、道地药材转录调控　　206
　　三、道地药材蛋白质翻译后修饰　　208
　　四、道地药材表观遗传　　209

第四节　研究内容与进展　　213
　　一、道地药材形成的遗传学机制　　213
　　二、道地药材形成的环境机制　　217
　　三、人为因素对道地药材的影响　　221
　　四、道地药材研究展望　　223

第五节　研究实例　　226
　　例一　人参"优形、优质"的遗传成因　　226
　　例二　土壤微生态对道地药材茅苍术化学型形成的影响机制研究　　239
　　例三　人为因素对道地药材岷当归形成的影响　　249

第五章　珍稀濒危中药资源的遗传多样性分析和保护策略　　256

第一节　概述　　256
　　一、珍稀濒危中药资源品种概况　　256
　　二、珍稀濒危中药资源保护相关政策　　256
　　三、珍稀濒危中药资源保护措施研究概况　　257

第二节　理论基础　　257
　　一、遗传多样性的概念和内涵　　257
　　二、遗传多样性的测度　　258
　　三、遗传距离的概念　　258
　　四、优先保护种群的确立原则　　259
　　五、基于种群遗传贡献率的优先保护种群的确定　　261

六、植物基因流在濒危植物保护中的作用　　261
　　　七、中药材种质资源收集保存与评价利用　　262
　第三节　研究方法与技术　　265
　　　一、遗传多样性检测方法　　265
　　　二、遗传多样性的取样策略及分析方法　　269
　　　三、物种濒危与保护等级划分标准　　272
　第四节　研究内容与进展　　280
　　　一、相关国际公约及协议　　282
　　　二、珍稀濒危常用中药资源的五种保护模式　　283
　　　三、保护措施　　283
　　　四、相应对策　　285
　第五节　研究实例　　287
　　　例一　桃儿七濒危药用植物野生居群的遗传多样性与遗传结构研究　　287
　　　例二　铁皮石斛的常规继代保存研究及其快繁与炼苗方法分析　　292
　　　例三　金铁锁试管苗限制生长保存技术的研究与应用　　295

第六章　药用植物次生代谢产物途径解析与调控　　304

　第一节　概述　　304
　　　一、药用植物次生代谢产物生物合成途径　　304
　　　二、药用植物次生代谢途径调控　　311
　第二节　理论基础　　312
　　　一、合成途径解析　　312
　　　二、代谢调控　　317
　第三节　研究方法与技术　　320
　　　一、合成途径解析　　320
　　　二、代谢调控　　325
　第四节　研究内容与进展　　329
　　　一、合成途径解析　　329
　　　二、代谢调控　　342
　　　三、合成途径解析和调控的新研究方向　　346
　第五节　研究实例　　348
　　　例一　丹参酮途径解析研究　　348
　　　例二　茉莉酸信号调控丹参酮类物质生物合成　　355
　　　例三　雷公藤萜类途径解析研究　　363
　　　例四　紫杉醇途径解析和异源合成研究　　369

| 第七章 | 药用植物（分子）育种 | 384 |

第一节 概述 … 384
　一、药用植物杂交育种 … 384
　二、药用植物诱变育种 … 385
　三、药用植物倍性育种 … 386
　四、药用植物基因工程育种 … 387
　五、药用植物分子标记辅助育种 … 389

第二节 理论基础 … 389
　一、药用植物杂交育种 … 389
　二、药用植物诱变育种 … 390
　三、药用植物倍性育种 … 391
　四、药用植物基因工程育种 … 392
　五、药用植物分子标记辅助育种 … 405

第三节 研究方法与技术 … 406
　一、药用植物杂交育种 … 406
　二、药用植物诱变育种 … 413
　三、药用植物倍性育种 … 417
　四、药用植物基因工程育种 … 419
　五、药用植物分子标记辅助育种 … 429

第四节 研究内容与进展 … 438
　一、药用植物杂交育种 … 438
　二、药用植物诱变育种 … 441
　三、药用植物倍性育种 … 446
　四、药用植物基因工程育种 … 451
　五、药用植物分子标记辅助育种 … 467
　六、新技术应用 … 468

第五节 研究实例 … 470
　例一 "裕丹参"倍性育种 … 470
　例二 地黄的抗烟草花叶病毒和黄瓜花叶病毒研究 … 474
　例三 丹参无组培遗传转化、再生及基因编辑 … 481
　例四 丹参遗传图谱构建 … 484

| 第八章 | 药用活性成分绿色生物制造 | 505 |

第一节 概述 … 505

一、植物细胞工厂　　　　　　　　　　　　505
　　二、微生物细胞工厂　　　　　　　　　　　508
　　三、生物转化　　　　　　　　　　　　　　510
第二节　理论基础　　　　　　　　　　　　　　511
　　一、植物细胞工厂　　　　　　　　　　　　511
　　二、微生物细胞工厂　　　　　　　　　　　513
　　三、生物转化　　　　　　　　　　　　　　516
第三节　研究方法与技术　　　　　　　　　　　522
　　一、植物细胞工厂　　　　　　　　　　　　522
　　二、微生物细胞工厂　　　　　　　　　　　527
　　三、生物转化　　　　　　　　　　　　　　546
第四节　研究内容与进展　　　　　　　　　　　552
　　一、植物细胞工厂　　　　　　　　　　　　552
　　二、微生物细胞工厂　　　　　　　　　　　556
　　三、生物转化　　　　　　　　　　　　　　564
第五节　研究实例　　　　　　　　　　　　　　578
　　例一　高效合成薯蓣皂素的烟草细胞工厂创建　578
　　例二　第一代人参酵母细胞工厂　　　　　　584
　　例三　固定化黑曲霉促进人参不定根中人参皂苷的积累及机制研究　592
　　例四　酸枣叶总黄酮的人体肠道菌群体外转化研究　600

附图　　　　　　　　　　　　　　　　　　　627

第一章

分子生药学的形成与发展历程

分子生药学(molecular pharmacognosy)是在分子水平上研究生药的鉴定、质量形成、资源保护及生产的一门科学，具有很强的交叉性和探索性，其发展推动了中药学、分子生物学、农学、植物学、生态学等不同学科的交叉融合。自从1995年黄璐琦提出"分子生药学"的概念以来，已经历了三十年的发展。现在，分子生药学在研究内容、技术方法、科研成果、人才队伍等方面日趋成熟，已经成为中药学的二级学科，显示了巨大的生命力和活力。本章着重介绍了分子生药学的形成及发展历程。

第一节 生药学的历史回顾

一、我国古代有关"生药"的论述

(一)"生药"一词的出现

在我国"生药"一词出现很早，它是相对"熟药"而来的。宋代官府设立"熟药库""熟药所"等机构，负责炮制、修合、储藏、出售药物饮片或成药制剂。与此相对，生药则是指未经加工或经简单加工但未精制的药材。《续传灯录》载行机禅师登堂说法云："圆通不开生药铺，单单只卖死猫头。"宋代李光《庄简集》云："自至节前到今，凡拜六书，并附生药，皆未知浮沉。"(卷十四·与赵云镇书)。当时宋代市场上不仅有"熟药铺"，也有"生药铺"，如《东京梦华录》载北宋汴梁相国寺东门街巷有"宋家生药铺"(卷三·寺东门街巷)；《梦粱录》载南宋临安"自淳祐有名铺席相传者，如……张家生药铺……三桥街毛家生药铺……"(卷十三·铺席)；《繁胜录》也记载在南宋临安还有"川广生药市"。明代太医院设有"院判一人，吏目一人，惠民药局、生药库各大使一人"，同时规定"四方解纳药品，院官收贮生药库，时其燥湿，礼部委官一员稽察之"(《明史·职官志三》)。清代太医院及御药房的医事制度中也规定"凡遇内药房取用药材……俱以生药材交进，由内药房医生切造炮制"。

综上，我国古代所谓生药是在与经过切造炮制、制成药饵的熟药的对比情况下所用的名称，实质上即指药材。古代，生药一词运用很广泛，连戏剧、小说中也常出现。例如，元代关汉卿《窦娥冤》第一折："自家姓卢，人道我一手好医，都叫赛卢医，在这山阳县南门开着生药局。"《水浒传》第二十六回："武松包了妇人那颗头，一直奔西门庆生药铺前来。"第三十四回："(吕方)因贩生药到山东，消折了本钱，不能够还乡，权且占住这对影山，打家劫舍。"

(二) 中草药与生药

在我国，通常将天然药物概称为中草药，包括传统中药、草药和民族药，它们大多数取自植物、动物的全体、局部、制成品及生理、病理产物，也有的取自矿物。

1. **传统中药** 是指那些按中医药理论指导、按中医治疗原则使用,并被收载于我国历代诸家本草中的、以天然药物为主体的药物,它们是中草药的主体,至今仍被广泛地应用于中医临床。

2. **草药** 即民间药,一般是指民间医生用以治病或地区性流传的药物,为地区性口耳相传、本草文献无记载、不以中药理论为指导的天然药物。

3. **民族药** 是指少数民族聚居的地方习惯使用的天然药物,它们或是以当地民族的医药理论作为应用指导,或是当地医生依照传统经验加以使用。

传统中药、草药、民族药等概念,看似有非常清楚的区别和范畴,实际上随着天然药物不断地被发掘、研究、应用和推广,有时很难把它们明确地加以划分。草药可以转换为中药或民族药,民族药与中药也可以互相转换。

4. **生药** 是指天然药物,生药一词兼有生货原药的含义,经过简单加工而未精制的商品药材称为生药(crude drugs)。从这一意义上讲,上述传统中药、草药和民族药皆在其研究范围之中。

(三) 本草学与生药研究

我国古代生药的研究主要包含在本草学中,因为通常意义上讲,本草是指我国历代传统中药著作;本草学是指我国传统药物学,而传统药物学是经数千年来不断发展补充的、指导有关药物的出产、种植、采集、炮制和医疗实践的传统理论和方法。本草学研究的对象是中药,既有植物药、动物药,也有矿物药。本草学不仅包括经过简单加工的原药材,也包括经复杂炮制的药物饮片;不仅要研究药品的真伪优劣,还要研究有关中药的方方面面,如药性理论等。

由此可见,本草学是我国生药学发展的基石,决定了生药学在我国发展所具有的优势和特色。

二、生药学科的形成

生药学(pharmakognosie, pharmacognosy)是一门研究生药的科学。自古以来,人类就将自然界的草根树皮等作为药物医治疾病。这在无论是中国还是其他古国都大体上是一致的。人们经过漫长历史的实践经验积累,才有了众多的"生药"。生药是指来源于植物、动物和矿物的新鲜品或经过简单的加工,直接用于医疗保健或作为医药用原料的天然药材。生药学作为一门学科,它的形成发展经历了三个阶段。

(一) 古代生药学时期(19世纪初以前)

国外医药的起源,以埃及与印度为最早。公元前1500年左右,埃及的"纸草本"及其后印度的《寿命吠陀经》(*AJUR Veda*)中均有药物的记载,在"纸草本"中记载的生药有番红花、牛胆汁、蓖麻油等。77年前后,希腊医生 Pedanius Dioscorides 编著《药物论》(*De Materia Medica*)一书,记载了约600种生药,此书直至15世纪在药物学及植物学上仍占重要地位。古罗马对药学的发展也有推进,如 Pliny(23—79年)所著《博物志》(*Naturalis Historia*),简略地记述了近1000种植物,其中很多可供药用。Galen(131—200年)的著述中也载有许多生药处方和制剂。沙皇俄国在11世纪以前,也多半应用野生药草治病。

我国古代在本草学方面有着辉煌的成就,各个时期都有为数众多、内容各异的本草著作。根据本草中的内容和形式,可以有综合性本草、食疗、炮制制剂、地方本草、药性本草、单味药研究等。到16世纪末期李时珍的《本草纲目》问世,本草学的发展达到极盛时期,之后发展比较缓慢。

从古代到19世纪中叶,世界各国都处于传统的药物学时期,那时,对于药物(生药)的认识主要靠感官和实践经验,药物书籍记载的内容都以医疗效用为主,兼及生药的名称、产地、形态和感官鉴别的特征等。由于当时科学不发达,人们对药物的认识难免失之粗浅。更由于地域的不同和人们经验的差异,对药物的认识很难一致。但是,从临床药理学的观点看,确实积累了宝贵的经验。

(二) 近代生药学时期(1815—1930年)

生药学的真正出现,是在19世纪初。1815年德国人C. A. Seydler发表了 *Analecta Pharmacognostica* 一文,于是,世界上首次出现了"Pharmakognosie"一词。作者因此被称为"生药学之父"。作为词源的"Pharmakognosie",意为药物的知识,当时所谓药物是指生药。其后,1825年,德国学者T. W. C. Martius在大学课程中设立了"Pharmakognosie"的科目,从此,自然科学领域中,产生了一个新的学科Pharmakognosie。T. W. C. Martius认为生药学是商品学的一部分,是研究从自然界所得到的药物基原和品质,试验其纯度,检查其混杂物或伪品的学问。以后,德国学者相继出版了以讨论植物性和动物性药物为主的著作,称为"Pharmacognosie",后传入日本译为"生药学"。

日本早期药物学的历史,主要以引用和研究我国历代本草为主。1803年小野兰山根据我国《本草纲目》著成《本草纲目启蒙》一书,成为日本研究我国药物的重要依据。1828年岩崎常正著《本草图谱》,收载药草2 000余种,为现代研究生药的重要参考书。明治维新以后,日本努力吸收各国新的科学成就,过去的本草学发展为现代的生药学。1880年日本学者大井玄洞将pharmakognosie译成"生药学"(しょうやくがく)。1890年下山顺一郎编著的第一版《生药学》出版。

1803年法国Pierre-Joseph Derosne等发现生物碱为生药的一种成分,1806年德国人F. W. Serturner阐明了细胞是植物体构造的基本单位以后,显微镜也被用来研究生药的内部构造。1857年,Matthias Jakob Schleiden出版了《植物性生药学基础》(*Grundniss der Pharmakognosie des Pflanzenreiches*)一书,在书中详细描述了许多植物性生药的显微构造。其后,Berg于1865年,Vogl于1887年先后发表了生药解剖图谱,于是利用显微镜来鉴定生药的方法得到了进一步的发展,成为生药鉴定的重要手段之一。与此同时,化学的定性定量方法也应用到生药鉴定工作中。19世纪后半叶至20世纪初相继有了荧光分析法和色层分析法等的应用,更加丰富了生药学的研究范围,使早期主要依靠外形和气味鉴定生药的方法有了很大的发展。

总之,生药学成为一门独立的学科,与当时的国际交通和贸易发展有密切关系。在19世纪前半期,国际贸易有了非常大的发展,药物的种类不断增加,制剂原料和中间产品的范围也不断扩大。由于生药常以破碎的或粉末的状态出售,而有些商人为了追求利润,利用粉末生药鉴别上的困难,常常在价格昂贵的生药中,掺进价格较低的药品,甚或用假药冒充。因此,在药学中就有了如何鉴定生药真伪和品质优劣的问题。随着显微镜的普遍应用和生物科学的进步,到19世纪中叶这门学科有了很大的发展,终于成为一门独立的学科,这就是生药学。生药学起初的工作,就是建立商业上生药的品质标准。

(三) 现代生药学时期(1930年至20世纪90年代末)

自20世纪30年代起,随着生物学和化学等学科的发展,商品生药学的研究方法和手段不断得到充实。药物作用强度(生物效价)生物测定法的发展,推进了生药有效成分的研究,为生药的品质评价提供了有利的手段。物理和化学的分析方法,如比色法、分光光度法、荧光分析法等都逐渐应用到生药鉴定工作中。生药学的研究沿着形态学和化学的两个方向发展,分化出许多新的学科。例如,随着植物的化学成分类型和数目的大量积累,对植物化学成分与其亲缘关系进行了探讨,形成了植物化学分类学(plantchemo taxonomy)这一新的分支学科,不仅具有分类学上的意义,而且将促进新生药资源的发现。

同时,对海洋生物产生成分的化学研究有了突飞猛进的发展,从海洋中的藻类、海绵动物、腔肠动物、环节动物、软体动物、苔藓动物、棘皮动物等中,均发现了有生物活性的新物质,由此又产生了海洋生药学(marine pharmacognosy)这一新的分支学科,促进了海洋生物资源的开发。

(四)自然生药学时期(20世纪末)

生药学经过前三个阶段的发展,由萌芽到形成一门技术和理论都相当完善的应用学科。在二十世纪七八十年代,国外很多大学相继取消了"生药学"(pharmacognosy)的课程教育。然而,在20世纪末,人类"回归自然"和现代生命科学的兴起,使生药学再次焕发出强大的生命力。随着分离和分析技术的不断进步,^{1}HNMR、^{13}CNMR、DEPT、^{1}H-^{1}H-cosy、CE、DNA指纹鉴定等技术逐渐应用于生药鉴定。生药化学成分的分离和结构的确定及其定量技术的进步,推进了生药的规范化和标准化进程。可以说,自然生药学的最大特点是数理化科学的原理与实验研究技术广泛渗透并与生药学相结合,使得人们从宏观世界和微观世界来还原和揭示生药的"自然"属性,如从遗传本质DNA水平来鉴别生药的真伪优劣,从而使人们运用生药时能起到回归自然的作用,如无公害的天然药材的使用等。

三、我国近现代生药学的发展

(一)近代生药学的引入

在西方生药学传入我国以前,我国的学者主要以传统方法研究中药。至19世纪中叶李善兰(1811—1882年)编译《植物学》一书,我国有了第一部现代植物学译本。20世纪初,传统研究方法有所改变。例如,曹炳章著《增订伪药条辨》(1927年),对110种中药的产地、形态、气味、主治等方面作了真伪对比;丁福保著《中药浅说》(1933年),从化学实验角度分析和解释中药,引进了化学鉴定方法。由于国外医药学大量传入我国,药物鉴定也受到国外学术的影响。

我国学者赵燏黄1905年留学日本,回国后于1934年与徐伯鋆合编《现代本草生药学》上编,书中指出,所谓"生药"是指取自生物体(植物或动物体)的全部或一部分,或采用其渗出物与分泌物,经过简单的加工处理后可供药用的物质。"生药学"则是研究生药的来源、生产、鉴别、成分和功效的科学。接着叶三多广集西欧及日本书籍的有关资料,于1937年写出了《现代本草生药学》下编。上下两编《现代本草生药学》的内容,大多着重于介绍外国书中收载的或是供西医应用的生药,对我国常用中药则收载甚少。但是它引进了现代鉴定药材的理论和方法,这对后来应用"生药学"的现代鉴定知识和技术整理研究中药,起到了先导作用。

可以说在20世纪初,国内有许多学者从事动植物研究,但均未注意到将现代科学与祖国的古本草学结合、整理与提高,以致我国有影响的生药学的研究直至赵燏黄才开始,其中《现代本草生药学》上编是我国第一部生药学教科书,是我国近代生药学的萌芽。其后我国近代生药学文章和书籍陆续出现。

(二) 20 世纪 50 年代以前生药学的发展

1947 年顾学裘[1]编写《生药学》,他认为:"凡利用自然界之产物,如植物动物等,收集其有效部分,再经修治而干燥之,或规定以适当大小,供医药上治疗之用者,谓之生药或称药材。所谓生药之意义,生者乃示此物采于生物界或为生货原药之意也。以此生药进而作各种科学上之研究,如该生药之来源,命名之规定,性状,栽培采集,干燥贮藏以及优劣真伪之鉴别等问题,使成为一门独立之科学,则称为生药学。而关于生药成分之提取,以及其有效成分,对于人体之作用等,则非生药学之专攻,乃属于药物化学及药理学之范围也。"

(三) 20 世纪 50 年代至 60 年代初生药学的发展

自 1949 年中华人民共和国成立后,在党的中医药政策扶持下,中医药获得了新的生命,我国生药学也开创了一个新的发展时期。1952 年李承祜[2]编写出版了《生药学》一书,作者认为:"生药学不仅是鉴定生药良否、真伪的一种学问,且为广泛地研究天然资源如何利用的科学,自天然药物的产生,迄至消费的过程中,原料的选择、品质的改进、制法的革新,以及用途的研究等,莫不包括及之。"一切的药物,属于天然的状态,或加以简单的人工调制者,谓之生药。换言之,一般植物界的树皮、草根,动物界的蛇蜕、兽骨,以及矿物界的岩石等,如以之供药用时,均可名为生药。研究各种生药的来源、形性、组织、成分、鉴别、应用,及其他各项的科学,名曰生药学,唯近代生药学研究的对象,以植物性生药为主,旁及少数动物性生药,至于矿物性生药,则多属于化学部门,另行讨论。

1955 年人民卫生出版社出版了楼之岑[3]编著的《生药学》,该书认为:"凡利用自然界的植物、动物或矿物,采取其一部或全部,经过干燥或其他简单加工,供医药上治疗、预防及其他应用的,统称为生药。生药学就是研究这种生药的科学。"至于生药学的研究对象和范围,作者认为:"收载在药典中的生药,称为法定生药。除了法定生药以外,在药铺中还应用着他种生药,属于民间生药(非法定生药)的一类。在苏联,对于所有各种生药,有全苏联标准,乃是法定的文件,确定了生药品质的规格;在我国,除有药典规定了法定生药的标准以外,非法定生药的规格,也正在拟定中。"

中华人民共和国成立初期,我国学术界全面向苏联学习,生药学也不例外。例如,人民卫生出版社 1957 年就出版了舒平斯卡雅著、楼之岑和诚静容[4]译的苏联药剂士学校教学用书《生药学教科书》。该书认为:"生药学是研究植物药材和动物药材的科学。""生药学成为一门独立的科学是在 19 世纪的中叶……药材数量逐渐增加,建立药材真伪、纯度和品质的方法——药学面临的新任务,于是就有必要把药材的研究分离成一门独立科学,产生一门研究药材的学科——生药学。""现代苏联生药学除仍有必需的药材检验外,还要研究广大的植物资源。""系列任务:药材资源的勘察,合理的采集,成品的分析以及贮存和标准化问题,此外,发现新药源。"

1958 年人民卫生出版社出版了徐国钧和赵守训[5]编著的《生药学》,在书中论述了生药学的定义和范围,指出:"凡具有医疗价值的物质,统称为'药物'。在药物中,如直接利用植物的全体(如益母草、半边莲)、部分(如洋地黄、龙胆)、植物的渗出物(如阿拉伯胶、阿片),或者采用动物的全体(如斑蝥、全蝎)、部分(如甲状腺)或分泌物(如麝香),经过一定方式的制备(简单加工)而未精炼的药物,则称为'生药'。故生药指的是自生物的药物,兼有生货原药的含义。日常应用最广的生药为植物性生药,常见的如根、根茎、树皮、叶、花、果实、种子和全草等类。因之通常所称的生药,主要是指植物生药而言。此外,由植物中制取的淀粉类、黏液质、挥发油、油脂及蜡类等,也列入生药学的简明定义,就是应用科学的方法来研究和利用植物界和动物界的生药。""研究生药学的目的,除了要达到准确地辨别生药的真伪和保证生药的品质外,还应研究生药制品,如丸、散、锭、丹等成药的分析鉴定,调查研究和发掘民间药草和药材资源,寻求国外产生药的代用品,以及研究如何提高药用植物有效成分和探求提高生药品质的途径等。"

1959年江苏人民出版社出版了王殿翔[6]编著的《生药学》,该书认为:"利用自然界的生产物,采取其有效部分,供用于医疗方面者称为药材。药材之属于天然状态或加以简单的人工调制,未经精炼成为制品者,称为生药。日常应用之广泛生药为植物性生药,常见者如树皮、叶、花、种子、果实、根、根茎等类之生药,主要指植物生药而言;研究生药上各方面应有的学科理论,并加以实验而成的一种科学曰生药学。换言之,利用植物、动物、化学、药理及其他自然科学的知识,来研究生药的来源、栽培、采集、性状、组织、成分及用途等的学问,即为生药学。"

与此同时,中国医学科学院药物研究所等单位编写了《中药志》第1~4册(1959—1961年),收载中草药494种,其中动物药70种,矿物药46种,是中华人民共和国成立后我国第一部内容比较完备的中药巨著。1964年上海科学技术出版社出版了谢宗万编著的《中药材品种论述》,书中叙述了中药材混乱品种的途径、中药材品种考证方法等。此外,地方性中草药著作和总结中药从业人员经验的著作也很多,如《四川中药志》(1960年)、《江苏省植物药材志》(1959年)、《中药材手册》(1959年)等。这些著作的出版标志着生药学发展的第一个高潮。

(四) 20世纪70年代至90年代末生药学的发展

在20世纪70年代初至80年代初,生药及中药的研究,表现出全国的大协作精神,中国中医研究院中药研究所及有关单位协作编写出版《全国中草药汇编》及彩色图谱。南京药学院编写的《中草药学》及当时江苏新医学院编写的《中药大辞典》等,这些代表了我国生药整理研究的又一高峰。1987年人民卫生出版社再版了由徐国钧[7]主编的卫生部规划教材,供药学类专业用的高等医药院校教材《生药学》,在论及"生药学的范围、研究对象及任务"时对原有的认识进行一些修正,指出"生药"一般是指取自生物的药物,兼有生货原药之意。例如,采用药用植物的全体(益母草、白屈菜)、部分(人参、洋地黄叶)、分泌物或渗出物(苏合香、没药),或者采用药用动物的全体(蜈蚣、蛤蚧)、部分(鹿茸、羚羊角)、分泌物(蟾酥、麝香),经过一定方式的简单加工而得。应用最广的是植物药,一部分是动物药,另有少数矿物药。此外,由植物中制取的淀粉、黏液质、挥发油,自植物、动物中制取的油脂、蜡类,以及一些医用敷料,如棉、毛和滤材,如白垩、滑石粉、石棉、白陶土等,也列入生药的范畴。"生药就是药材,大多数生药都是我国历代本草收载的药物。稍有不同的是,生药还包括本草未有记载、中医不常应用而为西医所用的天然药物(如洋地黄叶、麦角);在国外生药一般不包括矿物药。此外,在中医药界和药政管理、企业外贸、宣传部门以及一些文件中,一直沿用中药、中药材或药材这些传统名称。""从广义而言,中药材、草药或生药,都是得自自然界的天然药物,随着现代医药学的发展,中西医结合的研究和天然药物的被普遍使用,我国生药包含有矿物药、中药、草药、中草药。中药材、药材、生药的含义有时较难明确区分。在生药学教材中,上述名词将随习惯适当应用。""生药学是应用本草学、植物学、动物学、化学、药理学和中医学等学科知识,来研究生药(药材)的名称、来源、生产、炮制、鉴定、化学成分和医疗用途的科学。"

1989年上海医科大学出版社出版了由苏中武和乔传卓[8]主编的《生药学》,为供药学、中药专业用的教材。作者认为:"现在日常应用的药物,就其来源可分为天然药物、人工合成药物和生物制品药物三大类。在我国,习惯上将天然药物概称为中草药,包括传统中药、草药和民族药,它们大多数取自药用植(动)物的全体、部分、制成品及生理、病理产物,也有的取自矿物。

传统中药即今常用的中药,是指那些曾收载于我国历代诸家本草中,按中医治疗原则使用的天然药物。草药即民间药,是指地区性口碑相传、本草文献无记载的天然药物。民族药是指少数民族聚居的地方习惯使用的天然药物。药材是指供医疗应用的原料药材,即未经精制的天然药物。此外,在天然药物中,人们还常常将经过简单加工而未精制的商品药材称为生药(crude drugs),故生药一词兼有生货原药的含义。综上所述,中草药、中药、草药、民族药、药材、生药的这些概念,虽然有一定的区别和范畴,但是,随着天然药物的不断被发掘、研究、应用和推广,有时很难把它们明确地加以划分。"

1999年中国医药科技出版社出版了供药学专业用的高等医药院校教材《生药学》,由崔征[9]主编。该书认为:"自古以来,人类就将自然界的草根树皮作为药物医治疾病,但是,有时季节的变化,限制了这些天然药物的供给,后来人们逐渐积累了保存这些草根树皮的经验,使其应用不再受季节变化的影响。经过几千年的实践和发展,才有了今天的'生药'。""由此可见,来源于植物、动物和矿物的新鲜品或经过简单的加工,直接用于医疗保健或作为医药用原料的天然药材称为生药。例如,生药地黄、生姜分别取自植物地黄和姜的新鲜品;生药细辛、蒲公英、人参、洋金花、乳香、没药,生药斑蝥、水蛭、鹿茸、蛤蟆油、蟾酥、麝香、朱砂、信石等,分别来源于植物、动物和矿物,经过一定方式的简单加工而得,可直接供临床使用。又如,薯蓣科植物穿龙薯蓣(*Dioscorea nipponica*)的干燥根茎为生药穿山龙,主要成分为薯蓣皂苷(dioscin),将其完全水解得薯蓣皂苷元(diosgenin),薯蓣皂苷元可作为合成激素类药物的原料。此外,由植物中制取的淀粉、黏液质、挥发油,自植物和动物制取的油脂、蜡类,还有一些医用敷料(如脱脂棉)、滤材(如滑石粉、白陶土)以及具有杀虫作用的除虫菊(菊科植物除虫菊 *Pyrethrum cinerariaefolium* 的头状花序)等,也都属于生药的范围。"

在这里特别要提到由中国药科大学、北京医科大学等 30 余个单位、数百名科研人员参加和完成的"七五""八五"国家重点科技攻关项目"常用中药材品种整理和质量研究"课题。该课题对 220 种(类)多来源中药材进行了较系统的研究,内容包括本草考证和文献综述、药源调查、分类学鉴定、性状鉴定、显微鉴定、商品鉴定、理化分析、化学分析、采收加工、药理研究等方面的研究,即基原鉴定及品质评价两大部分,其中鉴定研究占较大部分,千种以上药材性状、显微鉴定属首次。该课题完成后,研究结果分别汇集成《常用中药材品种整理和质量研究》南方编写组 1~4 册(1994 年、1997 年、1999 年、2001 年)和北方编写组 1~6 册(1995 年、1995 年、1996 年、2001 年、2001 年、2001 年)。

这一时期,生药学的发展已相当成熟,全国县级以上的药检部门都基本掌握了生药鉴定的常规方法,如显微鉴定、理化鉴定等,大学《生药学》教材没有显著变化。但此时生药学所面临的问题,如珍稀濒危药用资源的可持续利用、生药品质的定向调控等仍亟待解决。因此,在 20 世纪 90 年代末,一大批学者积极探索新技术和新方法的引进,寻找生药学发展新的生长点。

(五)21世纪初生药学的发展

通过 20 世纪 90 年代末的探索,一批新的生药学发展点不断被明确,其中显著性的标志是《分子生药学》的出版和《中药材生产质量管理规范(试行)》(简称中药材 GAP)正式颁布。前者所取得的成绩和影响后文会提及,后者的影响从 1998 年 11 月在我国首次提出中药材 GAP,到 2004 年 3 月 16 日 8 个中药材生产基地的 8 种中药材通过了国家的 GAP 认证后,中药材 GAP 从最初一个抽象概念到目前为中药界所广知,并在药材生产中得到实践,在国际上获得普遍认可,取得了显著成绩。

四、我国近现代生药学的特点

我国近现代生药学的发展遵循着生药学发展的规律,与国外生药学同步发展,但同时也具有中国的特点。

(一)与本草学相结合

生药学一经引进我国就带有鲜明的中国特色,如赵燏黄和徐伯鋆合编的《现代本草生药学》上编。这是因为我国拥有令世人称颂的独特传统医药体系——中医药理论体系,无论是应用天然药物的历史、种类和数量都堪称世界之最,这一优势使生药学与本草学相结合,在我国得到了迅速发展。

(二)对"生药"及"生药学"的理解不同

生药学在我国的发展,出现了对生药学对象范围不同的理解和看法,概括起来有广义和狭义之分。广义的生药学著作主要出现在20世纪50年代中华人民共和国刚成立之际,以李承祜、楼之岑、徐国钧等著名学者为代表。持狭义生药学观点的以顾学裘等为代表,他们认为生药成分之提取,以及其有效成分对于人体之作用等,则非生药学之专攻,乃属于药物化学及药理学之范围。

由于中华人民共和国刚成立,主要遵循广义生药学的观点,很多高校的生药教研室相当庞大,研究范围相当广泛,以致发展到现代相继分离出植物化学、中药药理等。总之,在我国二十世纪五六十年代生药学遵循广义生药学的观点,八九十年代逐渐变为狭义生药学的观点,20世纪末,发展到了分子水平的广义生药学。

(三)我国生药学发展蓬勃兴盛

我国的生药学发展没有出现二十世纪七八十年代国外很多大学相继取消"生药学"课程教育的现象,而一直处于发展时期,主要是由于我国独特的中医药理论体系的支撑,以及我国丰富的天然药物资源,有着使用天然药物的广阔市场,这些都促使我国生药学高速发展。

第二节 分子生药学的形成与发展

一、分子生药学产生的背景

"分子生物学"(molecular biology)一词最早是1945年William Astbury在 *Harvey Lecture* 上提出,现代分子生物学是通过研究生物大分子(核酸、蛋白质)的结构、功能和生物合成等来阐明各种生命现象本质的科学,其目的是在分子水平上,对细胞的活动、生长发育、消亡、物质和能量代谢、遗传、衰老等重要生命活动进行探索。从1859年达尔文出版《物种起源》开始,人们对生命遗传物质的了解逐渐加深,先后提出了基因学说、"一个基因一种酶"的假说、DNA双螺旋模型、中心法则、"三联密码子"遗传密码等,并利用物理、化学等多种手段进行证明。特别是1953年Watson和Crick发现DNA双螺旋结构后,分子生物学迅速成为20世纪发展最快、对人类影响最大的学科之一。分子生物学的飞速发展,极大地改变了人类对世界的认知,提高了人类改造自身和其他生物的能力,使与生物学有关的所有领域的分支学科,都发展到了分子水平。分子生物学主要发展历史见表1-2-1。

表 1-2-1　分子生物学发展史

年份	人　物	事　件
1859	Charles Darwin	《物种起源》出版
1865	Gregor Mendel	提出孟德尔遗传定律
1869	Friedrich Miescher	DNA 发现
1900	Hugo de Vries, Carl Correns, Erich von Tschermak	重新阐释孟德尔遗传定律
1902	Archibald Garrod	首次发现遗传学疾病
1902	Walter Sutton, Theodor Boveri	提出染色体学说
1910	Thomas Hunt Morgan	证明基因位于染色体上
1913	Alfred Henry Sturtevant	构建遗传图谱
1927	Harold Joy Muller	利用 X 射线诱导突变
1931	Harriet Creighton, Barbara McClintock	获得重组的物理证据
1941	George Beadle, Edward Lawrie Tatum	提出"一个基因一个酶"假说
1944	Oswald Avery, Colin Mcleod, Maclyn McCarty	提出 DNA 是基因的组成部分
1953	James Watson, Francis Crick, Rosalind Franklin, Maurice Wilkins	确定 DNA 的结构
1958	Matthew Meselson, Franklin Stahl	证明 DNA 的半保留复制
1961	Sydney Brenner, Francois Jacob, Matthew Meselson	信使 RNA 的发现
1966	Marshall Nirenberg, Gobind Khorana	获得完成遗传密码
1970	Hamilton Smith	发现 DNA 限制性内切酶
1972	Paul Berg	第一次体外 DNA 重组
1973	Herb Boyer, Stanley Cohen	首次使用质粒进行 DNA 克隆
1977	Walter Gilbert and Frederick Sanger	开发获得 DNA 序列碱基的方法
1977	Frederick Sanger	获得完整的病毒基因组序列
1977	Phillip Sharp, Richard Roberts 等	基因内含子发现
1990	James Watson 等	发起人类基因组计划
1993	The Huntington's Disease Group	鉴定了亨廷顿舞蹈症基因
1995	Craig Venter, Hamilton Smith	完成 2 种细菌基因组测序
1996	Many investigators	完成酵母基因组测序

续 表

年份	人 物	事 件
1997	Ian Wilmut 等	克隆羊（多莉）诞生
1998	Many investigators	完成线虫基因组测序
2006	Craig Crews Mello，Andrew Fire	发现 RNAi 现象
1999	Many investigators	完成人 22 号染色体测序
2000	Many investigators	完成果蝇基因组测序
2000	Many investigators	完成拟南芥基因组测序
2000	Alain Fishcher and colleagues	首例成功的基因治疗
2001	Craig Venter，Francis Collins 等	完成人类基因组草图
2003	Many investigators	完成人类基因组测序
2012	Emmanuelle Charpentier，Jennifer A. Doudna	提出 CRISPR/Cas9 技术

作为现代生命科学的"共同语言"，分子生物学的研究与发展不断深化和提升本学科的理论和技术，使表现型和基因型的关系得到客观准确地阐释。而且，分子生物学不断地与其他学科进行广泛而深入的横向联系和交叉融合，以此开拓新的前沿领域和新的增长点，使得一大批交叉学科、边缘学科和前沿学科应运而生，如分子遗传学、植物分子遗传学、分子系统学、分子生态学、蛋白质组学、基因组学、代谢组学、微生物分子生态学、生物信息学等。同时，分子生物学在生物医学各个领域渗透应用并飞速发展，由此产生了分子药理学、分子肿瘤学、分子病毒学、分子细胞生物学、分子生药学等相关学科。分子生物学与其他学科融合发展，产生的新学科见表 1-2-2。其中，分子生药学是分子生物学与生药学交叉融合的产物，其形成和发展受到遗传学、分子系统学、分子生态学、保护生物学、药用植物育种学等诸多学科的启发。

表 1-2-2　分子生物学与其他学科融合发展产生的新学科

时 间	人 物	新学科产生
20 世纪 60 年代	—	分子药理学
20 世纪 60 年代初	Wolfgang Hennig，Wolfgang Zimmermann	分子系统学
1960 年	Margaret Dayhoff	生物信息学
1950—1970 年	Edward B. Ford	分子生态学
20 世纪 70 年代	Woese，Pace	微生物分子生态学
1977 年	Frederick Sanger 等	基因组学

续　表

时　　间	人　　物	新学科产生
1994 年	Marc Wilkins	蛋白质组学
1995 年	黄璐琦	分子生药学
1999 年	John K. Nicholson 等	代谢组学

同时,分子生药学也是生药学本身发展的需要[10]。在 20 世纪末期,科学技术尤其是现代生物学及相关学科的飞速发展,极大地促进了生药学的发展,其他学科及相关知识的渗入使得生药学的研究内容不断扩大,技术方法不断更新,生药学科的内涵和外延也不断延伸,并产生了许多新的热点和难点问题。例如,如何认识生药的质量变异?其物质基础是什么?生药优质药材(特别是道地药材)是如何形成的?其形成的分子遗传与环境机制是什么?生药药效成分积累的生物学机制是什么?受什么因素影响?如何提高药效成分的含量?生药的种质资源具有怎样的特性?其与作物种质资源的研究有无不同等。这一时期,人们开始意识到种质资源评价、珍稀濒危机制研究、次生代谢产物的调控等不少科学问题,已不仅仅是在有机体、组织、器官甚至细胞水平就可以揭示和解决的,生药学的发展迫切要求在基因、蛋白质、酶等生物分子水平来阐释生药学的诸多生物学问题,需要与分子生物学技术进行融合深入发展,从而突破生药学面临的一些瓶颈问题。

二、分子生药学的提出

1953 年,自从 Watson 和 Crick 发现 DNA 双螺旋结构后,分子生物学迅速成为 20 世纪发展最快、对人类影响最大的学科之一。作为现代生命科学的"共同语言",分子生物学不断地与生药学进行广泛而深入的交叉融合。80 年代末,分子生物学技术最早被国内外学者用于生药鉴定研究,例如,在 1989 年,丁培贤等[11]采用免疫化学方法对虎骨、豹骨鉴别;1990 年,曾明等[12]采用凝胶电泳技术对西洋参、人参及其伪品进行鉴别;1993 年,日本名古屋市立大学水上元研究小组[13]对日本 8 个产地野生的柴胡采用水稻 rDNA 作探针,用限制性核酸内切酶 DraⅠ、KpnⅠ、TaqⅠ酶解进行 RFLP 分析,从而对柴胡进行分子鉴别;1994 年以来,郑洪刚等[14]、徐琼芳等[15]采用了分子生药学技术对天花粉蛋白进行一系列研究,包括 DNA 序列分析、基因定点突变及其表达活性研究等;1996 年,曹晖等[16]采用 PCR 和 DNA 指纹分别对苦地胆及其混淆品进行分子鉴别。

在 20 世纪 90 年代初期,分子生物学技术主要应用于生药的分子鉴定,为分子生药学的产生提供了前期基础。1995 年,黄璐琦[10]在《中国中药杂志》上发表《展望分子生物技术在生药学中的应用》一文,首次提出"分子生药学"的概念,即采用生药学和分子生物学的理论和方法,在分子水平上研究生药的鉴定、生产和有效成分获取的一门科学。《展望分子生物技术在生药学中的应用》一文的发表引起了生药学界的强烈共鸣,一些志同道合者纷纷以各种方式提出自己的看法,鼓励其作进一步的探讨,使之更加系统化。正是这种共鸣和激励,在 1995 年之后,分子生药学的理论和技术取得飞速发展。

三、分子生药学的学科发展

2000 年,黄璐琦等[17]主编的《分子生药学(第一版)》在北京医科大学出版社出版,标志着一门崭新的学科——分子生药学在国内诞生,此书成为复旦大学、北京大学和华西医科大学等高校的研究生参考书目,得到了广大师生的好评,并获得中医药专家的高度评价。正如谢宗万教授对分子生药学的评价:《分子生药学》的出版,是新思想、新方法、新技术在中药和生药领域里的扩大应用,使我国生药学上了一个新台阶,这不仅能解决中药真伪鉴别上的一些难题,而且还可应用于药用植物分类学,特别是近缘品种的认定、道地药材的品质评价、出土中药标本的鉴定以及对中药高产、优质、多抗性品种的培育、濒危紧缺中药资源的保护和持续利用等。中国工程院院士肖培根在为《分子生药学》一书作序时这样说:"以黄璐琦教授为代表的我国年轻一代的生药学科技工作者,以他们的敏锐洞察力预见到将先进的分子生物学的原理和方法引入到传统生药学科的重要性和必要性,并倡导提出它可以成为生药学学科中的一个分支学科。"中国工程院院士、中国中医科学院名誉院长王永炎指出:"黄璐琦和他的同道们共同努力,在实践中不断摸索经验,学习国内外的新技术新方法,在理论上不断提高,使分子生药学更为成熟。"该书的出版,标志着分子生药学作为一门新兴的交叉学科基本形成。

(一) 分子生药学理论体系的演化

《分子生药学(第一版)》有着鲜明的学科交叉属性,着重于介绍药用植物的分子系统学研究及分子标记的开发与应用,将分子生物学的技术创新引入至传统生药鉴定中。之后,在学科发展、平台建设、人才培养等方面均发展迅速,研究技术日趋成熟,研究内容更加广泛。2006年《分子生药学(第二版)》[18]出版,该书是对第一版的补充和完善,更注重新技术的发展和解决生药学的实际问题,如介绍了生物芯片、反应器等新技术,提出了道地药材形成的分子机制、珍稀濒危中药资源的遗传多样性的分析和保护等拟解决的实际问题,学科研究方向开始从生药鉴定拓展至生药的基因属性与可持续发展。为了促进分子生药学在国际发展,提高国际影响力,2012年由斯普林格(Springer)出版社出版了 Molecular Pharmacognosy[19],本书为第一本分子生药学外文专著,回顾了分子生药学的发展历程,介绍了分子生药学研究领域的热点和重点,为学科发展提供了一个国际开放的交流平台。2013年,《药用植物研究进展》(Recent Progress in Medicinal Plants)[20]一书系统地介绍了分子生药学的发展历程和研究现状。2015年《分子生药学(第三版)》[21]出版,在对前两版进行补充和完善的基础上,增加了新的研究方法和研究成果,引入的药用植物分子谱系地理、功能基因组、转基因和分子育种等研究方向,极大程度地强化与拓宽了分子生药学研究的深度和广度,该书于2017年获中国出版政府奖。2020年由斯普林格出版社出版了 Molecular Pharmacognosy (Second Edition)[22],该书介绍了分子生药学的新视角和新见解,并预测了新的研究方向,进一步阐述了分子生药学的概念、理论和方法。《分子生药学》著作及概念演变情况见表1-2-3。

表1-2-3 《分子生药学》著作

出版年份	主编	著作名	出版单位	概念
2000	黄璐琦	分子生药学(第一版)	北京医科大学出版社	分子水平上研究生药的鉴定、生产和成分的一门科学
2006	黄璐琦	分子生药学(第二版)	北京大学医学出版社	分子水平上研究生药的来源、生产、保护和成分的一门科学

续 表

出版年份	主编	著作名	出版单位	概　念
2012	黄璐琦	*Molecular Pharmacognosy*	Springer	Molecular pharmacognosy is a science dealing with study of classification, identification, cultivation, and protection of crude drugs and production of effective element at molecular level
2015	黄璐琦，刘昌孝	分子生药学（第三版）	科学出版社	分子水平上研究生药的分类与鉴定、栽培与保护及有效成分生产的一门科学
2020	黄璐琦	*Molecular Pharmacognosy* (*Second Edition*)	Springer	Molecular pharmacognosy studies the classification, identification, cultivation, and protection of crude drugs, as well as the production of effective elements at the molecular level

2023年，分子生药学被国务院学位委员会第八届中药学学科评议组正式列为中药学（一级学科）下属的二级学科，明确了分子生药学具有中药学的学科属性及对中药学学科的推动作用。分子生药学的概念也随着技术的发展与产业的需求逐步从"研究生药的鉴定、生产和成分"演化到"研究生药的鉴定、质量形成、资源保护及生产"，内涵与外延不断扩大，坚持以生药分子鉴定为基础，道地药材遗传成因研究为特色，中药活性成分合成生物学生产为前沿，充分运用现代科技手段和前沿科技成果，立足解决中药在生产、科研及应用方面的一系列问题。

（二）生药学与分子生药学的区别

1. 生药学的主要任务　在个体和种群等宏观水平开展生药真伪优劣的鉴别和质量评价，为生药资源生产及可持续利用提供依据。相关研究涉及细胞（cell）、组织（tissue）、器官（organ）、有机体（organism）、种群（population）等层次，并在这些层次上形成了比较成熟和独立的理论和方法，如生药组织学、生药形态学等。

2. 分子生药学的主要任务　在分子水平研究生药的遗传背景、开展生药的分子鉴别、揭示次生代谢产物积累的分子机制、探索次生代谢产物的分子调控及生物合成，为生药的优质生产和保护提供依据。

生药学与分子生药学的比较见表1-2-4。

表1-2-4　生药学与分子生药学的区别及联系

项目	生药学	分子生药学
概念	生药学是研究生药基原、鉴定、有效成分、生产、采集、品质评价及资源可持续性开发利用等的一门学科	在分子水平上研究生药的鉴定、质量形成、资源保护及生产的一门学科
学科定位	面向应用。主要在个体和种群等较宏观水平开展生药真伪优劣的鉴别和质量评价，为生药资源生产及可持续利用提供依据	面向机制和应用，主要在分子水平研究生药的遗传背景、开展生药的分子鉴别、揭示次生代谢产物积累的分子机制、探索次生代谢产物的分子调控及生物合成，为生药的优质生产和保护提供依据

续表

项 目	生 药 学	分子生药学
核心研究内容	识别鉴定生药资源 调查考证生药资源 制定生药的质量标准,并对其进行品质评价 为中药材规范化生产服务 资源开发	生药分子鉴定 药用动植物的系统进化 药用动植物种质资源评价及保护 药用动植物濒危机制及其保护 药用动植物的道地性及分子机制 药用动植物活性成分的生物合成及调控
主要研究方法	基原鉴定、性状鉴定、显微鉴定、理化鉴定、化学成分分析等	DNA分析技术(分子杂交、分子标记技术、基因芯片、基因工程技术)、蛋白质分析技术(酶、蛋白互作)、生物转化技术等
密切相关学科	本草学、中药资源学、中药鉴定学、中药化学、分析化学等	生药学、分子生物学、分子遗传学、分子生态学、植物生理学、生物学、遗传学
学科归属	药学二级学科	中药学二级学科

(三) 国内外"分子生药学"的区别

从19世纪初的古生药学时期至近现代生药学时期,我国已形成了较为完善的生药理论体系,生药鉴定及质量控制在传统医学源头的重要性也逐渐得到认可,但仍有一些如多来源药材鉴定、道地药材形成机制等重要问题未得到阐明,而药用植物生长发育过程中的体内生理变化与质量形成的相关性,也成了中药材栽培中的新问题。1995年,黄璐琦提出分子生药学的概念,是传统医学、中药资源以及中药材产业发展的需要,同时也体现了生药学与分子生物学的融合发展。随后1997年,Bruhn和Bohlin[23]对生药学在药物研究方面的作用进行重新评估后,也提出了"Molecular pharmacognosy",并定义"分子生药是一门分子科学,即从探索生药分子的结构与活性之间相互关系,从而发现潜在药物"。2008年,Larsson和Backlund[24]则利用信息学技术发展了原有模型、增加了新的模块,形成新技术和理论用于药物发现。国内外"分子生药学"的比较见表1-2-5,与后者着重于生药化学成分"构-效"关系的探讨相比,国内的分子生药学是在分子水平上研究生药的鉴定、质量形成、资源保护及生产的一门科学,并基于该理论体系,寻找相应的解决策略、研究适合的检验方法,为中药资源的可持续发展提供科学理论和有效工具。

表1-2-5 国内外"分子生药学"的提出与完善

发表年份	国籍	作者	题 目	发表情况
1995	中国	黄璐琦	展望分子生物技术在生药学中的应用	《中国中药杂志》
1997	瑞典	Jens G. Bruhn, Lars Bohlin	Molecular pharmacognosy: an explanatory model	*Drug Discovery Today*
2001	美国	Albert Douglas Kinghorn	Pharmacognosy in the 21st century	*Journal of Pharmacy and Pharmacology*

续表

发表年份	国籍	作者	题目	发表情况
2002	瑞士	Jürg Gertsch	From ethnobotany to molecular pharmacognosy: a transdisciplinary approach	*ETH Life*
2008	瑞典	Sven Larsson, Bo Backlund	A Reappraising a decade old explanatory model for pharmacognosy	*Phytochemistry Letters*
2009	中国	黄璐琦等	Molecular pharmacognosy: a new borderline discipline	*Natural Product Communications*
2010	中国	黄璐琦等	Molecular pharmacognosy	*Life Science*
2013	中国	刘昌孝等	Development and application of molecular identification based systems biology to medicinal plants and molecular pharmacognosy in China	*Recent Progress in Medicinal Plants Houston: Studium Press LLC*

（四）分子生药学学科的意义

分子生药学的产生，一方面将生药的研究层次从微观推进到基因水平，极大地丰富了以往对药用植物生命现象的认识；另一方面，由于不同基因或 DNA 片段的进化速度不同，其在进化中的特殊地位不同，所反映的遗传变异的尺度和水平也不同，这一点强化了人们对药用植物细胞、组织、器官、有机体、种群等层次的重新认识和思考。人们意识到药用植物作为一个生命体在不同研究水平所观察到的现象及规律的意义和局限，并试图通过对这些层次的全面分析和整合，得到一个药用植物的全貌。这样的努力提升了生药学乃至中药学研究的深度和广度，使其更多地摆脱唯象学，成为一门系统的现代科学。可以说，研究层次的改变导致了独特的视角，由此产生了独特的科学问题和解决思路、方法和理论，并最终导致了分子生药学学科的出现。我国生药学界前辈谢宗万先生认为，2000 年《分子生药学》"第一次正式出版，其意义十分重大，且是涉及分子生药学这个分支学科创立的大问题"。

四、分子生药学的研究方向

新技术和新方法不断涌现与发展，为分子生药学提供了新的技术手段，增添了新的生命力。同时，分子生药学开始由理论探讨向实际应用转化，包含了更全面、广泛的内容，如药用植物的分子系统学、生药的分子鉴定、道地药材形成的分子机制、中药活性成分的合成生物学研究等研究，并获得了大量的科研成果，具体体现在如下几个方面。

（一）药用植物分子系统学研究

植物的分类与进化研究对于药用植物鉴定、新药源发掘、药用遗传资源合理利用与管理具有重要意义。传统的植物分类主要依靠其形态性状及地理分布，1998 年基于植物基因组 DNA 序列的 APG Ⅰ系统提出，使得植物的分类更具科学性与准确性，并能精准反映植物间的亲缘关系与进化历史。药用植物的分子系统学研究于 2000 年首次纳入第一版《分子生药学》中[17]，而后伴随分子生物学技术的持续发展，许多具代表性的药用植物如栝楼属（*Trichosanthes*）、石斛属(Dendrobium)、黄连属(Coptis)均完成了分子层面上种间进化与分类的研究,为药用资源的可持续利用提供了有力的理论依据。自20世纪末人类基因组被破译以来,对生命科学的研究迈入"基因组时代",随着高通量测序技术的发展和数据处理能力的提高,植物基因组包括核基因组、线粒体基因组、叶绿体基因组在人参属(Panax)、蒿属(Artemisia)、忍冬属(Lonicera)等药用植物适应性进化研究中发挥了重要作用。同时,随着网络信息技术的飞速提高,药用植物分子系统学研究如何与大数据整合,是药用资源合理开发利用的机遇也是挑战。而伴随第四次全国中药资源普查工作的完成以及"一带一路"倡议的高质量发展,不断发现与更新的世界药用植物资源大数据,既是分类学与传统医学的重要知识转化,也为药用植物资源的可持续发展提供积极支撑。

(二) 生药分子鉴定研究

分子生药学始于生药的分子鉴定[25],分子鉴定技术系统地分为4大类:① 基于PCR的DNA指纹技术,如RAPD、ISSR、DALP等。② 基于分子杂交的DNA鉴定技术,如RFLP和DNA芯片技术等。③ 基于序列分析的DNA鉴定,可分为PCR-RFLP、等位基因特异扩增PCR和DNA条形码等技术,尤其是DNA条形码在国内外生物物种鉴定研究中的兴起和迅速发展,使应用DNA条形码进行生药分子鉴定的研究也日益受到学者的重视,且发展迅速。④ 基于DNA特征序列DSS的一种新型分子标记鉴定方法。

分子鉴定在近源种、动物药鉴定中具有明显优势。近年来,已发表的近缘中药品种的DNA分子鉴定包括:人参属(Panax)及人参伪品、地胆草属(Elephantopus)及地胆草伪品、栝楼属(Trischosanthes)、甘草属(Glycyrrhiza)、淫羊藿属(Epimedium)、细辛属(Asarum)等。动物药材大都珍贵,伪品较多,而且外观很相近,特别是以部分组织、器官入药和切成块的药材,由于外部形态特征已被破坏,组织学特征又不明显,理化成分复杂,专属性与重现性差,较难准确鉴定。分子生物学技术的引入,为这一问题带来了新的解决办法,而且结果准确可靠,已经完成的动物类中药DNA分子鉴定有:龟板和鳖甲,鸡内金和鸭内金,梅花鹿血、鹿鞭、鹿茸和牛鞭、驴鞭、蛇类药材、紫河车等。

特别值得关注的是,黄璐琦等[26]应用Cytb序列对蕲蛇和乌梢蛇设计特异引物进行PCR扩增鉴别,同时将该方法首次正式写入2010年版《中华人民共和国药典》,并研制了相应的鉴别试剂盒供中药质检部门使用,获得当年中国专利优秀奖。同年,黄璐琦和胡之璧[27]主编的生药分子鉴定相关专著《中药鉴定新技术新方法及其应用》出版,该书系统地介绍了生药分子鉴定的原理和方法,展示了一系列卓有成效的分子鉴定工作。2020年聚合酶链式反应法被《中国药典(2020年版)》收载,成为被《中国药典》收载的首个分子生物学检查法。2022年,袁媛等[28]构建了迄今为止物种数量最多的叶绿体基因组综合数据库。生药分子鉴定代表性研究论文统计见表1-2-6。

表1-2-6 生药分子鉴定代表性研究论文

发表年份	题目	期刊
1998	RAPD方法在细辛类药材鉴别研究中的问题及其对策	《药学学报》
1999	栝楼属(Trischosanthes L.)的系统学研究	《江西中医学院学报》

续表

发表年份	题目	期刊
1999	中药白芷种质资源的 RAPD 分析	《中国中药杂志》
1999	栝楼农家品种苗期的分子标识鉴别	《中国药学杂志》
2006	蕲蛇及其混淆品高特异性 PCR 鉴别	《药物分析杂志》
2006	金钱白花蛇及其混淆品高特异性 PCR 的鉴别	《中国中药杂志》
2007	高特异性 PCR 方法鉴别乌梢蛇及其混淆品	《中国药学杂志》
2011	动物药材分子鉴定研究策略	《中国中药杂志》
2012	中药材二维分子标记法及其构建	《中国中药杂志》
2012	基于双向位点特异性 PCR 的金银花真伪鉴别方法研究	《中国中药杂志》
2013	使用碱裂解法快速提取药材 DNA 方法的研究	《药物分析杂志》
2013	中药材分子鉴别现场运用的策略与实践	《中国中药杂志》
2014	快速 PCR 方法在金银花真伪鉴别中的应用	《中国中药杂志》
2014	中药分子鉴定发展中的若干问题探讨	《中国中药杂志》
2015	基于熔解曲线分析技术的鹿茸药材分子鉴别	《中国中药杂志》
2015	双分子标记法的构建及在中药研究中的应用	《中国中药杂志》
2017	动物药材分子鉴别现状与策略	《中国现代中药》
2017	金银花配方颗粒的位点特异性 PCR 鉴别研究	《中国中药杂志》
2017	基于 COI 与 SRY 序列建立梅花鹿、马鹿及其杂交鹿茸的分子鉴别方法	《中国中药杂志》
2018	金银花种质资源 DNA 身份证构建及遗传相似性分析	《中国中药杂志》
2020	红天麻、乌天麻及其杂交天麻的 PCR 鉴别	《中国中药杂志》
2019	霍山石斛的 PCR-RFLP 鉴别研究	《药物分析杂志》
2020	《中国药典》聚合酶链式反应法的建立	《中国中药杂志》
2014	Analysis of the age of *Panax ginseng* based on telomere length and telomerase activity	*Scientific Reports*
2014	Commercialized non-Camellia tea: traditional function and molecular identification	*Acta Pharmaceutica Sinica B*
2018	Entire industrial chain botanical origin authenticity control of ginseng formula granule products using simple PCR-based identification	*Industrial Crops & Products*

续 表

发表年份	题 目	期 刊
2022	Towards comprehensive integration and curation of chloroplast genomes	Plant Biotechnology Journal
2022	Accurate identification of taxon-specific molecular markers in plants based on DNA signature sequence	Molecular Ecology Resources
2023	Phylogenomic analysis of bupleurum in western Sichuan, China, including an overlooked new species	Frontiers in Plant Science
2023	A novel biological sources consistency evaluation method reveals high level of biodiversity within wild natural medicine: A case study of Amynthas earthworms as "Guang Dilong"	Acta Pharmaceutica Sinica B
2023	Cationic conjugated polymer fluorescence resonance energy transfer for DNA methylation assessment to discriminate the geographical origins of Lonicerae japonicae flos	Journal of Agricultural and Food Chemistry

(三) 道地药材形成的分子机制研究

道地药材是我国特有的物质文化遗产,作为中医长期临床实践中产生的、公认的优质中药材,道地药材历经千年的临床实践,其疗效得到普遍公认。20世纪80年代以来,道地药材的研究越来越受到重视,不少学者就道地药材科学性相关问题展开研究。例如,胡世林[29,30]主编的《中国道地药材》《中国道地药材原色图说》等著作是当代道地药材研究的重要成果之一。

1995年以来,从分子水平探讨道地药材形成机制,取得了重大进展。黄璐琦等[31-34]利用分子生药学技术深入研究道地药材形成的生物学本质、道地药材形成的模式假说、道地药材属性及研究对策、环境胁迫下次生代谢产物的积累与道地药材的形成、道地药材的分子机制及遗传学本质等,并以道地性(主要是指道地药材表型特征变异)=遗传机制+环境机制的理论为总纲,以道地药材表型特征变异为核心,分别在道地和非道地产区采集或收集药材样品、遗传学样品及土壤样品(土壤、气候、植被等)后,多层次、多水平地比较道地和非道地药材在化学组成及含量、遗传背景及环境因子方面的差异,研究三者之间的相关性,提取道地药材的表型特征,明确道地药材的遗传及环境机制。Zheng H 等[35]提出"环境因子-激素信号-转录因子-表型"的调控模式,认为植物激素作为环境因子与转录因子间的"中间人",相互协同或拮抗调控药用植物表型形成,辅助中药道地性的揭示。

2018年,中药领域首个国家自然科学基金重大项目"中药道地性研究"获得资助,首次提出中药道地性可表现为道地药材具有"优形、优质、优效"("三优")特征,拓宽了传统药材辨状的范畴。道地药材"三优"特征受到品种基因型和产区生态因子交互作用的影响,可体现为气候主导型、生产措施主导型、种质主导型。根据道地药材自然属性、物质属性、药物属性,可构建丹参等模式生物,并建立"三优"研究方法体系,包括基于"优质"特征的质量评价体系、"性效关系"表征方法体系、基于"优形优质"特征的稳态综合控制体系等[36-37]。道地药材形成的分子机制代表性研究论文统计见表1-2-7。

第一章 分子生药学的形成与发展历程

表 1-2-7 道地药材形成的分子机制代表性研究论文

发表年份	题目	期刊
1997	"道地药材"的生物学探讨	《中国药学杂志》
2001	珍稀濒危中药资源保护的相关问题探讨	《世界科学技术》
2004	中药材道地性研究的现代生物学基础及模式假说	《中国中药杂志》
2004	中药白芷种质资源的系统研究	《江西中医学院学报》
2005	药用植物种质资源研究的发展——核心种质的构建	《中国中药杂志》
2006	药用植物受威胁及优先保护的综合评价方法	《中国中药杂志》
2007	道地药材的属性及研究对策	《中国中医药信息杂志》
2007	环境胁迫下次生代谢产物的积累及道地药材的形成	《中国中药杂志》
2008	道地药材形成的分子机制及其遗传基础	《中国中药杂志》
2009	药用植物功能基因克隆新方法——成分差异表型克隆法	《中国中药杂志》
2009	探讨道地药材研究的模式生物及模型	《中国中药杂志》
2015	基于同源基因功能分化的药用植物活性成分变异机制研究	《中国中药杂志》
2015	表观遗传与药材道地性研究探讨	《中国中药杂志》
2020	中药微生态与中药道地性	《中国中药杂志》
2020	道地药材分子生药学研究进展和发展趋势	《科学通报》
2024	论基于基因组学的中药材定向培育策略与展望	《科学通报》
2024	再论道地药材"优形、优质、优效"特征成因及研究模式	《中国中药杂志》
2012	The jasmonate-responsive AP2/ERF transcription factors AaERF1 and AaERF2 positively regulate artemisinin biosynthesis in *Artemisia annua* L.	*Molecular Plant*
2015	Analysis of integrated multiple 'omics' datasets reveals the initiation and determination mechanisms of tuberous root formation in *R. glutinosa*	*Journal of Experimental Botany*
2018	The *Gastrodia elata* genome provides insights into plant adaptation to heterotrophy	*Nature Communications*
2018	Jasmonate promotes artemisinin biosynthesis by activating the TCP14-ORA complex in *Artemisia annua*	*Science Advances*
2018	The genome of *Artemisia annua* provides insight into the evolution of asteraceae family and artemisinin biosynthesis	*Molecular Plant*

续表

发表年份	题目	期刊
2019	The coix genome provides insights into panicoideae evolution and papery hull domestication	*Molecular Plant*
2020	IiWRKY34 positively regulates yield, lignan biosynthesis and stress tolerance in *Isatis indigotica*	*Acta Pharmaceutica Sinica B*
2021	The ERF-Ⅶ transcription factor SmERF73 coordinately regulates tanshinone biosynthesis in response to stress elicitors in *Salvia miltiorrhiza*	*New Phytologist*
2021	AaWRKY9 contributes to light- and jasmonate-mediated to regulate the biosynthesis of artemisinin in *Artemisia annua*	*New Phytologist*
2021	SmKFB5 protein regulates phenolic acid biosynthesis by controlling the degradation of phenylalanine ammonia-lyase in *Salvia miltiorrhiza*	*Journal of Experimental Botany*
2022	High-throughput screening and spatial profiling of low-mass pesticides using a novel Ti3C2 MXene nanowire (TMN) as MALDI MS matrix	*Chemosphere*
2022	Genome sequencing reveals chromosome fusion and extensive expansion of genes related to secondary metabolism in *Artemisia argyi*	*Plant Biotechnology Journal*
2022	Comparative physiological responses and transcriptome analysis revealing the metabolic regulatory mechanism of *Prunella vulgaris* L. induced by exogenous application of hydrogen peroxide	*Industrial Crops & Products*
2022	SmbHLH60 and SmMYC2 antagonistically regulate phenolic acids and anthocyanins biosynthesis in *Salvia miltiorrhiza*	*Journal of Advanced Research*
2022	OpNAC1 transcription factor regulates the biosynthesis of the anticancer drug camptothecin by targeting loganic acid O-methyltransferase in *Ophiorrhiza pumila*	*Journal of Integrative Plant Biology*
2022	Reshuffling of the ancestral core-eudicot genome shaped chromatin topology and epigenetic modification in *Panax*	*Nature Communications*
2023	Transcriptional regulatory network of high-value active ingredients in medicinal plants	*Trends in Plant Science*
2023	Evolution-guided multiomics provide insights into the strengthening of bioactive flavone biosynthesis in medicinal pummelo	*Plant Biotechnology Journal*
2023	Profiling of phytohormone-specific microRNAs and characterization of the miR160-ARF1 module involved in glandular trichome development and artemisinin biosynthesis in *Artemisia annua*	*Plant Biotechnology Journal*
2023	Genome-wide analysis of Panax MADS-box genes reveals role of PgMADS41 and PgMADS44 in modulation of root development and ginsenoside synthesis	*International Journal of Biological Macromolecules*

续 表

发表年份	题 目	期 刊
2023	DNA methylation regulates biosynthesis of tanshinones and phenolic acids during growth of *Salvia miltiorrhiza*	*Plant Physiology*
2024	The ERF transcription factor LTF1 activates DIR1 to control stereoselective synthesis of antiviral lignans and stress defense in *Isatis indigotica* roots	*Acta Pharmaceutica Sinica B*
2024	ZnO-*S. cerevisiae*: An effective growth promoter of *Astragalus memeranaceus* and nano-antifungal agent against *Fusarium oxysporum*	*Chemical Engineering Journal*
2024	IMP: bridging the gap for medicinal plant genomics	*Nucleic Acids Research*
2024	Comparisons of wild and cultivated American ginseng (*Panax quinquefolius* L.) genomes provide insights into changes in root growth and metabolism during domestication	*Plant Biotechnology Journal*
2024	The AaBBX21 - AaHY5 module mediates light-regulated artemisinin biosynthesis in *Artemisia annua* L.	*Journal of Integrative Plant Biology*
2024	Unveiling the regulatory mechanisms of nodules development and quality formation in *Panax notoginseng* using multi-omics and MALDI-MSI	*Journal of Advanced Research*

(四)珍稀濒危中药资源的遗传多样性和保护策略研究

保护珍稀濒危中药资源,对于中医药产业的可持续发展、保护生态系统多样性意义重大,为此,我国在珍稀濒危中药资源的保护研究上做了大量工作,并制定了一系列的法令法规。2019年,国务院正式发布关于促进中医药传承创新发展的意见并明确指出,加强珍稀濒危野生药用动植物的保护,支持珍稀濒危中药材替代品的研究和开发利用,《中医药发展战略规划纲要(2016—2030年)》也明确了珍稀濒危中药资源保护与繁育研究的重要性。随着第四次全国中药资源普查的结束,我国珍稀濒危药用资源品种及分布区域已基本摸清,且中药资源动态监测和技术服务体系、种子种苗繁育基地等的建成,为中药资源保护的长效机制建立提供了有力支持。目前,多种濒危野生中药资源实现了种植(养殖)或替代,多数常用中药材也实现了人工种养,冬虫夏草(*Ophiocordyceps sinensis*)、沉香(*Aquilaria sinensis*)等实现了大规模仿生态繁育,以不断满足中药市场的需求。中国中医科学院中药资源中心黄璐琦院士牵头"珍稀濒危常用中药资源五种保护模式的研究"于2008年获得国家科技进步奖二等奖;提出的"构建珍稀濒危中药材的繁育技术体系及其可持续开发利用"入选中国科协发布的2024年重大科学问题、工程技术难题和产业技术问题,而在此基础上建立药用植物国家种植资源库、资源保护区或药用植物园,基于临床需求和资源情况做好中药资源"濒危"等级划分标准和动态更新,进行珍稀濒危中药资源离体再生、活性成分异源生产与替代资源开发,以及加强中医药相关领域的合作研究与人才培养,是未来进行珍稀濒危中药资源保护和可持续开发利用的方向。

(五)药用植物次生代谢产物途径解析与调控研究

次生代谢产物作为药用植物发挥药理活性的主要物质基础,其生物合成及代谢调控问题,包括药用植物有效成分相关基因的克隆、分离、特性分析和基因表达调控等一直备受关注,从分子水平解析中药活性成分的生物合成途径及调控机制也是分子生药学的重要任务之一。一方面,针对药用植物次生代谢产物途径解析及调控的研究可以指导药用植物的分子育种及精准栽培,以定向培育高产、抗逆或一些具有特殊应用价值的品种;另一方面也可为药用活性成分的异源生产提供依据,以创建绿色、可持续的"不种而获"生产模式,进而实现中药资源的可持续利用。

近年来,国际上关于药用高活性成分如长春碱[38]、莨菪碱[39]、秋水仙碱[40]、士的宁[41]的生物合成研究层出不穷,国内中国农业科学院(深圳)农业基因组研究所的研究团队也在前期绘制的高质量红豆杉基因组基础上,阐明了颠覆传统认知的植物含氧四元环结构的形成机制,打通了紫杉醇生产前体巴卡亭Ⅲ的生物合成途径,解决了紫杉醇生物合成的世纪难题[42];中国中医科学院中药资源中心黄璐琦院士团队利用分子生药学和合成生物学技术对丹参酮、雷公藤甲素的生物合成复杂网络进行了系统解析,为活性成分的绿色生物制造提供基础。2018年,美国科学院院士Frances H. Arnold由于在酶定向进化领域中的杰出工作,获得了当年的诺贝尔化学奖,通过解析酶的晶体结构并进行改造,极大程度地提高了关键酶的催化效率[43],该领域在未来次生代谢产物途径解析中依然会是一个重要的方向,并将进一步延伸至代谢通路,甚至全基因组的进化。此外,基于结构生物学的催化机制、催化复合物、原件改造,基于人工智能和量子计算的酶功能预测与设计,以及基于基因组信息和数据库平台的途径解析,均是未来药用植物次生代谢产物途径解析值得关注的新兴发展方向。

而随着高通量技术"组学"的广泛应用,药用植物次生代谢产物的调控研究也迎来了前所未有的发展机遇。十多年前,同源克隆是用于分离药用植物如黄花蒿、丹参转录因子的主要方法,如今基因组学、转录组学、蛋白质组学、互作组学和代谢组学,极大地推进了药用植物激素信号途径关键蛋白及转录因子的筛选过程。此外,表观遗传调控药用植物次生代谢产物积累的研究也在蓬勃发展,并且相关成果多集中于DNA甲基化、非编码RNA及组蛋白修饰调控活性成分生物合成。而随着植物表观遗传学研究的不断更新与深入,染色质重塑、RNA甲基化在药用植物品质形成中的调控作用也有待更进一步的探索。

(六)药用植物(分子)育种研究

药用植物作为大健康产业发展的基础,其有效性及安全性直接影响着下游系列产品的质量,因此优良的药用植物品种是大部分中药及中药制剂质量稳定的核心基础,也是中药材规范化生产的保证,这也使得药用植物育种迎来了一个崭新的发展时期。基因工程技术是20世纪70年代发展起来的一项具有革命性的研究技术,其在药用植物改良、种质资源丰富、抗逆性及抗病性提高,以及高含量活性成分药用植物培养上具有良好的发展前景,也蕴藏着巨大的实用价值和经济价值。药用植物分子育种主要是在"成分育种"的基础上兼顾产量,获取基因功能是分子育种的基础。然而药用植物生长周期普遍较长,栽培驯化程度相对较低,导致新品种的育成需要经历长期的努力,造成了药用植物分子机制研究较深入、但育种研究较少的现状[44]。虽然关于丹参(*Salvia miltiorrhiza*)、杜仲(*Eucommia ulmoides*)、枸杞(*Lycium chinense*)等药用植物性状定位的研究已多有报道[45],但实际育成品种较少,目前仅三七(*Panax notoginseng*)抗病品种、紫苏(*Perilla frutescens*)丰产高抗品种得到一定应用[46,47]。且生物技术在药用植物新品种选育上的应用还不够成熟,目标性状相关基因功能的研究仍不够完善,因此发展药用植物功能基因研究平台可为决策育种最优方法起到奠基作用,也是目前突破药用植物分子辅助育种瓶颈的关键。而随着植物工厂技术、表型组技术、快速育种技术等新型农业生物育种技术的不断涌现,药用植物分子育种在农业生物育种的借鉴下,也将迎来蓬勃的发展机遇。

(七)药用活性成分绿色生物制造研究

20世纪70年代,人们利用培养细胞来研究药用植物有效成分生物合成途径,特别是有效成分生物合成途径中的酶,使得药用植物有效成分的研究深入蛋白质水平。而近20年迅速发展起来的合成生物学为中药活性成分提供了新的绿色、可持续获取的有效策略,开发来源稳定、质量均一的获取方式是中药活性成分深入开发的一个重要前提。通过生物合成途径解析,在微生物中重构中药活性成分的生物合成途径、调控代谢流、优化发酵条件能够实现中药活性成分的高效绿色生产。结合合成生物学以及化学转化,研究者们已经构建了丹参酮前体[48]、人参皂苷[49]、冰片[50]等的一系列工程菌株,通过在微生物中高效生产中药活性成分或其前体化合物,将有效缓解中医临床用药的压力。

黄璐琦院士团队[48,51-55]针对药用模式植物丹参开展了深入、全面的合成生物学研究,2009年至今,已经挖掘并鉴定了丹参酮生物合成途径中7个萜类合酶及7个P450及1个2OGD双加氧酶的催化功能,并且构建了一系列生产丹参酮前体的酵母工程菌。Mao YP等[56]通过过表达萜类上游途径关键酶基因和构建融合蛋白,实现丹参酮以及雷公藤内酯的碳骨架结构——次丹参酮二烯的酿酒酵母生产,Hu等[57]利用Crispr-Cas9技术敲除竞争支路基因,筛选多源的松香烷型二萜合酶,将次丹参酮二烯产量提高到3.5 g/L。2014年中国科学院天津工业生物技术研究所张学礼课题组和中国中医科学院中药资源中心黄璐琦团队[58]合作,构建了可同时产齐墩果酸、原人参二醇和原人参三醇的"人参酵母"细胞工厂。同时,在中国科学院上海生命科学研究院植物生理生态研究所赵国屏院士组织下,中国科学院合成生物学重点实验室周志华研究组和中国科学院上海药物研究所岳建民研究组[59]联合研究,鉴定了一个来源于人参的UDP-糖基转移酶(UGTPg1),它特异性催化达玛型四环三萜化合物中的C-20S羟基糖基化,在酵母底盘细胞中将其与人工构建的原人参二醇合成途径共表达,实现了从单糖到稀有人参皂苷CK的生物合成。黄璐琦院士团队领衔开展的抗肿瘤中药活性成分KH617的合成生物学研究能够通过发酵生产获得纯度高达99%的原料药,极大降低植物提取成本。目前已经获得了美国FDA临床批件,也有望成为国内第一个合成生物学来源的植物天然产物新药,该成果入选了2022年"科创中国"先导技术榜单。

应用合成生物学生产中药活性成分具有不受自然环境影响、生产规范化、生产周期比药材种植提取短、质量产量更稳定等优点,为中药活性成分低成本、可持续的生物合成产业化的获取提供技术路径,有望成为中药材保护性生产的一个新途径,尤其对珍稀濒危中药资源的保护利用意义重大。中药活性成分的合成生物学代表性研究论文统计见表1-2-8。

表1-2-8 中药活性成分的合成生物学代表性研究论文

发表年份	题目	期刊
2010	系统生物学方法在药用植物次生代谢产物研究中的应用	《中国中药杂志》
2014	合成生物学在中药资源可持续利用研究中的应用	《药学学报》

续表

发表年份	题　目	期　刊
2018	植物二萜合酶结构和功能研究进展	《药学学报》
2020	基于丹参酮类化合物生源途径的丹参质量标志物研究思路探讨	《中国中药杂志》
2020	药用植物活性成分生物合成中 P450 的研究进展	《药学学报》
2021	植物天然产物途径创建	《药学学报》
2022	中药活性成分生物合成研究及应用	《中国科学》
2023	植物质体基因工程调控元件研究进展	《遗传》
2009	A functional genomics approach to tanshinone biosynthesis provides stereochemical insights	Organic Letters
2012	Modular pathway engineering of diterpenoid synthases and the mevalonic acid pathway for miltiradiene production	Journal of the American Chemical Society
2013	CYP76AH1 catalyzes turnover of miltiradiene in tanshinones biosynthesis and enables heterologous production of ferruginol in yeasts	Proceedings of the National Academy of Sciences of the United States of America
2015	Functional divergence of diterpene syntheses in the medicinal plant Salvia miltiorrhiza Bunge	Plant Physiology
2016	Cytochrome P450 promiscuity leads to a bifurcating biosynthetic pathway for tanshinones	New Phytologist
2016	Recent advances in biosynthesis of bioactive compounds in traditional Chinese medicinal plants	Science Bulletin
2017	Molecular cloning and functional identification of a cDNA encoding 4-hydroxy-3-methylbut-2-enyl diphosphate reductase from Tripterygium wilfordii	Acta Pharmaceutica Sinica B
2017	Molecular cloning and functional identification of sterol C24-methyltransferase gene from Tripterygium wilfordii	Acta Pharmaceutica Sinica B
2018	Identification and functional characterization of diterpene synthases for triptolide biosynthesis from Tripterygium wilfordii	The Plant Journal
2019	CYP76B74 catalyzes the 3″-hydroxylation of geranylhydroquinone in shikonin biosynthesis	Plant Physiology
2019	Friedelane-type triterpene cyclase in celastrol biosynthesis from Tripterygium wilfordii and its application for triterpenes biosynthesis in yeast	New Phytologist

续　表

发表年份	题　目	期　刊
2020	The chromosome-level reference genome assembly for *Panax notoginseng* and insights into ginsenoside biosynthesis	*Plant Communications*
2020	Genome of *Tripterygium wilfordii* and identification of cytochrome P450 involved in triptolide biosynthesis	*Nature Communications*
2020	FAD-dependent enzyme-catalysed intermolecular [4+2] cycloaddition in natural product biosynthesis	*Nature Chemistry*
2020	Engineering chimeric diterpene synthases and isoprenoid biosynthetic pathways enables high-level production of miltiradiene in yeast	*Metabolic Engineering*
2020	Engineering carboxylic acid reductase for selective synthesis of medium-chain fatty alcohols in yeast	*Proceedings of the National Academy of Sciences of the United States of America*
2020	Multidimensional engineering of *Saccharomyces cerevisiae* for efficient synthesis of medium-chain fatty acids	*Nature Catalysis*
2020	De novo biosynthesis of liquiritin in *Saccharomyces cerevisiae*	*Acta Pharmaceutica Sinica B*
2021	Triptolide: pharmacological spectrum, biosynthesis, chemical synthesis and derivatives	*Theranostics*
2021	Versatility in acyltransferase activity completes chicoric acid biosynthesis in purple coneflower	*Nature Communications*
2021	Expansion within the CYP71D subfamily drives the heterocyclization of tanshinones synthesis in *Salvia miltiorrhiza*	*Nature Communications*
2021	Recent progress and new perspectives for diterpenoid biosynthesis in medicinal plants	*Medicinal Research Reviews*
2021	Functional identification of the terpene synthase family involved in diterpenoid alkaloids biosynthesis in *Aconitum carmichaelii*	*Acta Pharmaceutica Sinica B*
2021	Structure-based engineering of substrate specificity for pinoresinol-lariciresinol reductases	*Nature Communications*
2022	Gene delivery strategies for therapeutic proteins production in plants: Emerging opportunities and challenges	*Biotechnology Advances*
2022	Biosynthesis, total synthesis, and pharmacological activities of aryltetralin-type lignan podophyllotoxin and its derivatives	*Natural Product Reports*
2022	Diterpene synthases from *Leonurus japonicus* elucidate epoxy-bridge formation of spiro-labdane diterpenoids	*Plant Physiology*

续表

发表年份	题 目	期 刊
2022	Engineering of triterpene metabolism and overexpression of the lignin biosynthesis gene PAL promotes ginsenoside Rg$_3$ accumulation in ginseng plant chassis	Journal of Integrative Plant Biology
2022	Functional and structural dissection of a plant steroid 3-O-glycosyltransferase facilitated the engineering enhancement of sugar donor promiscuity	ACS Catalysis
2022	Engineering cofactor supply and recycling to drive phenolic acid biosynthesis in yeast	Nature Chemical Biology
2022	Revealing evolution of tropane alkaloid biosynthesis by analyzing two genomes in the Solanaceae family	Nature Communications
2023	Structural and mechanistic insights into the precise product synthesis by *a bifunctional* miltiradiene synthase	Plant Biotechnology Journal
2023	Elucidation of the 1-phenethylisoquinoline pathway from an endemic conifer *Cephalotaxus hainanensis*	Proceedings of the National Academy of Sciences of the United States of America
2023	Discovery, structure, and mechanism of the (R, S)-norcoclaurine synthase for the chiral synthesis of benzylisoquinoline alkaloids	ACS Catalysis
2023	MALDI Imaging Assisted Discovery of a Di-O-glycosyltransferase from *Platycodon grandiflorum* Root	Angewandte Chemie-International Edition
2023	Cytochrome P450s in plant terpenoid biosynthesis: discovery, characterization and metabolic engineering	Critical Reviews in Biotechnology
2023	Tandemly duplicated CYP82Ds catalyze 14-hydroxylation in triptolide biosynthesis and precursor production in *Saccharomyces cerevisiae*	Nature Communications
2023	Functional divergence of CYP76AKs shapes the chemodiversity of abietane-type diterpenoids in genus Salvia	Nature Communications
2023	Natural products of pentacyclic triterpenoids: from discovery to heterologous biosynthesis	Natural Product Reports
2023	Progress and prospect: Biosynthesis of plant natural products based on plant chassis	Biotechnology Advances
2023	Structural and catalytic insight into the unique pentacyclic triterpene synthase TwOSC	Angewandte Chemie-International Edition
2024	From functional plasticity of two diterpene synthases (IrTPS2/IrKSL3a) to enzyme evolution	ACS Catalysis
2024	Versatile CYP98A enzymes catalyse meta-hydroxylation reveals diversity of salvianolic acids biosynthesis	Plant Biotechnology Journal

续 表

发表年份	题 目	期 刊
2024	Enhanced precision and efficiency in metabolic regulation: Compartmentalized metabolic engineering	*Bioresource Technology*
2024	Substrate promiscuity, crystal structure, and application of a plant udp-glycosyltransferase UGT74AN3	*ACS Catalysis*
2023	A chromosome-level genome assembly reveals that a bipartite gene cluster formed via an inverted duplication controls monoterpenoid biosynthesis in *Schizonepeta tenuifolia*	*Molecular Plant*
2023	Comparative genomics reveals the diversification of triterpenoid biosynthesis and origin of ocotilloltype triterpenes in *Panax*	*Plant Communications*
2023	Comparative genomics of the medicinal plants *Lonicera macranthoides* and *L. japonica* provides insight into genus genome evolution and hederagenin-based saponin biosynthesis	*Plant Biotechnol Journal*
2023	Structure-driven protein engineering for production of valuable natural products	*Trends in Plant Science*
2023	Heterologous mogrosides biosynthesis in cucumber and tomato by genetic manipulation	*Communications Biology*
2024	Simple phenylpropanoids: recent advances in biological activities, biosynthetic pathways, and microbial production	*Natural Product Reports*
2024	Biosynthetic pathway of prescription cucurbitacin Ⅱa and high-level production of key triterpenoid intermediates in engineered yeast and tobacco	*Plant Communications*
2024	Discovering a mitochondrion-localized BAHD acyltransferase involved in calystegine biosynthesis and engineering the production of 3β-tigloyloxytropane	*Nature Communications*
2024	A prenyltransferase participates in the biosynthesis of anthraquinones in *Rubia cordifolia*	*Plant Physiology*
2024	Efficient heterologous biosynthesis of verazine, a metabolic precursor of the anti-cancer drug cyclopamine, in *Nicotiana benthamiana*	*Plant Communications*
2024	A *Syringa pinnatifolia* genome assembly reveals the zerumbone biosynthesis machinery with a cytochrome P450-catalysed epoxidation reaction in eudicots	*Plant Biotechnology Journal*

五、分子生药学的平台建设

在 2000 年之后，随着分子生药学的迅猛发展和学术影响力的不断扩大，分子生药学获得了广泛认可。2002 年，分子生药学成为国家中医药管理局中药生药学重点学科中的重要研究方向。2003年,国家中医药管理局"生药分子鉴定"三级实验室建立。2006年,沈阳药科大学建立了"中韩分子生药学实验室(沈阳药科大学-韩国东亚大学)"。随后,蒙药分子生药学实验室、贵州特色分子生药学实验室、湖北道地药材分子生药学实验室等相继成立。2009年,国家中医药管理局道地药材生态遗传重点研究室建成。2012年,中国中医科学院中药资源中心成立,并成为国家重点实验室培育基地。同年,分子生药学成为国家中医药管理局重点学科(培育)。2017年,中国中西医结合学会分子生药学专业委员会成立,同年,《中国中药杂志》设置分子生药学专栏。2018年,中药领域首个国家自然科学基金重大项目"中药道地性研究"获得资助。2023年,分子生药学被国务院学位委员会第八届中药学学科评议组列为中药学的二级学科并入选国家中医药管理局高水平中医药重点学科,同年,道地药材品质保障与资源持续利用全国重点实验室获批建成。至今,分子生药学相关成果获国家科技进步奖二等奖6项,标志着分子生药学研究平台达到国内领先水平。

为了推动分子生药学的学科发展,2012年,在内蒙古包头市开展了第一届分子生药学暑期班活动,邀请国内从事该领域的同行,共同对来自中医院校、科研单位的青年科技人员和在校研究生进行了中药分子鉴定相关理论和试验技能培训。至今已顺利举办十二届,累计近3 000人次线下参会,为广大从事分子生药学科研和教学工作的同仁提供一个交流和学习的平台。分子生药学暑期研讨会举办情况见表1-2-9。

表1-2-9 分子生药学暑期研讨会举办情况

年 份	举办地	承办方	参会人数	特 色
2012	包头	包头医学院	42人	举办分子生药学知识竞赛
2013	贵阳	贵州中医药大学	80余人	开展实验教学
2014	郑州	河南中医药大学	130余人	开展实验教学
2015	合肥	安徽中医药大学	130余人	分子生药学发展20周年
2016	镇江	江苏大学	130余人	—
2017	杭州	浙江理工大学	200余人	开始增设分子生药学研究生论坛
2018	兰州	甘肃中医药大学	200余人	入选人社部高级研修项目
2019	福州	福建农林大学	330余人	开始增设分子生药学"说课"环节
2021	贵阳	贵州中医药大学	370余人	—
2022	南宁	广西中医药大学	3.6万人次	线上直播
2023	大连	辽宁中医药大学	400余人	—
2024	重庆	西南大学	450余人	开始增设分子生药学师资培训

六、分子生药学的教育教学

在1998年,分子生药学开始走进大学研究生课堂(北京中医药大学)。为了培养分子生药学人才,进一步满足教学和科研的需求,《分子生药学(第一版)》已经被多家高等院校作为研究生和本科生教材,为了更好地促进学科教育和人才培养,2008年,黄璐琦和肖培根[60]主编首部适合高等院校本科生使用的《分子生药学》,在中国中医药出版社出版,作为第一本本科生教材,标志着分子生药学正式加入了中医药高等教育的行列,先后被13家高等院校采用。

2017年,由贾景明、刘春生主编,黄璐琦主审,人民卫生出版社出版的国家卫生和计划生育委员会"十三五"研究生规划教材《分子生药学专论》,作为第一本研究生教材,标志着分子生药学加速步入研究生教育阶段;同年,由刘春生、袁媛主编,中国中医药出版社出版的中医药行业"十三五"规划教材《分子生药学》,在内容和写作上体现"夯实基础、加强原理、突出前沿"的宗旨,在阐述理论和预示发展的同时,有着实际工作基础,对分子生药学的研究具有启发性;2019年,由袁媛、刘春生主编,人民卫生出版社出版的国家卫生健康委员会"十三五"规划教材《分子生药学》,紧抓学科前沿,注意新方法、新思路的探讨。

2021年,由黄璐琦主编、人民卫生出版社出版的国家卫生健康委员会"十四五"规划教材《分子生药学》,密切结合中药生产和科研实践,新增"思政元素"模块,梳理课程的德育结合点,完善思想政治教育的课程体系建设,充分发挥课程的育人功能;2024年,由袁媛主编、人民卫生出版社出版的中国中医科学院研究生系列教材《分子生药学》,立足于新时代中医药高层次人才培养的目标和需求,紧扣中医药重点领域、优势学科、传统方法、高精技术、前沿热点,面向全国,整合资源;2024年,由刘春生、袁媛主编,中国中医药出版社出版的全国中医药行业高等教育"十四五"规划教材《分子生药学》,突出现阶段"以中药分子鉴定为基础、道地药材形成分子机制为特色、应用合成生物学生产活性成分为前沿"的分子生药学发展任务,密切结合中药生产和科研实践;2024年,由黄璐琦、袁媛、刘春生主编,科学出版社出版的"十四五"普通高等教育中医药系列规划教材《分子生药学》,密切结合中药生产中的实际问题及前沿科技进展,在突出学科最新研究成果的同时,又通过大量的案例为读者提供研究思路与方法。分子生药学已出版教材见表1-2-10。

表1-2-10 分子生药学教材建设

出版年份	主编	教材出版情况
2008	黄璐琦,肖培根	新世纪全国高等中医药院校创新教材《分子生药学》 中国中医药出版社
2017	贾景明,刘春生	国家卫生和计划生育委员会"十三五"研究生规划教材《分子生药学专论》 人民卫生出版社
2017	刘春生,袁媛	中医药行业"十三五"规划教材《分子生药学》 中国中医药出版社
2019	袁媛,刘春生	国家卫生健康委员会"十三五"规划教材《分子生药学》 人民卫生出版社
2021	黄璐琦	国家卫生健康委员会"十四五"规划教材《分子生药学》 人民卫生出版社
2024	袁媛	中国中医科学院研究生系列教材《分子生药学》 人民卫生出版社

续表

出版年份	主编	教材出版情况
2024	刘春生,袁媛	全国中医药行业高等教育"十四五"规划教材《分子生药学》 中国中医药出版社
2024	黄璐琦,袁媛,刘春生	"十四五"普通高等教育中医药系列规划教材《分子生药学》 科学出版社

在分子生药学领域先后培养出杰青、万人领军、岐黄学者、优青、青年长江、青年拔尖、青年人才托举以及省部级人才为核心的学术梯队。迄今为止,40余所高等院校,在中药学、药学、中药制药、中药资源与开发、民族药学、生物医药、生物学、园艺学等专业开设分子生药学本科或研究生课程,并创新建设有分子生药学虚拟仿真实验课程及线上课程。开课情况见表1-2-11。

表1-2-11 分子生药学全国开课情况(按首字母排序)

开课院校	开课专业	课程类型
北京中医药大学	中药学、药学、中药制药	本科选修、研究生必修、研究生选修
亳州学院	中药学	本科选修
成都医学院	中药学	中药学
成都中医药大学	中药学、药学、生物技术	本科选修
福建农林大学	生物医药专业	计划开课
甘肃中医药大学	中药资源与开发	本科必修、本科限选、研究生选修
广东药科大学	中药学、中药制药	本科选修、本科限选、研究生选修
广西中医药大学	中药学、药学	本科限选、研究生必修
广州中医药大学	中药学、药学	研究生选修
河北中医药大学	中药资源与开发、中草药栽培与鉴定、中药学	本科限选、研究生限选
河南中医药大学	中药学、药学	本科限选、研究生选修
湖北中医药大学	药学、中药学	本科选修、研究生限选
湖南农业大学	中药资源与开发	本科限选、研究生选修
华中科技大学	生物药学、药学	本科必修、研究生必修
吉林农业大学	中药资源与开发、中草药栽培与鉴定	本科必修、本科选修
江苏大学	药学、中药学	本科选修、研究生必修
江西中医药大学	中药资源与开发利用	本科限选

续　表

开课院校	开课专业	课程类型
兰州大学	药学	本科必修、研究生必修
辽宁中医药大学	中草药栽培与鉴定	本科必修
南方医科大学	中药学	本科限选、研究生选修
南京中医药大学	中药学、中药资源与开发	本科必修、本科限选、研究生必修、研究生限选
内蒙古科技大学包头医学院	药学	研究生选修
内蒙古民族大学	药物制剂专业和蒙药学专业	本科选修
山西农业大学	生物学	研究生选修
山西医科大学	中药学	本科限选
陕西中医药大学	中药资源与开发	本科必修
上海交通大学	植物科学与技术	本科选修
上海应用技术大学	园艺学	研究生选修
沈阳药科大学	中药学、药学等	研究生选修
首都医科大学	中药学	本科选修、本科限选
天津中医药大学	中药资源与开发	本科必修
西南大学	药学	本科选修
云南中医药大学	中药学、中药资源与开发、中药栽培与鉴定	本科选修
云南农业大学	中药材栽培与鉴定专业	本科选修
浙江农林大学	中药学	本科必修、本科选修、研究生必修
浙江中医药大学	药学	本科限选、研究生必修
中国药科大学	中药学、中药资源等	本科选修
中国中医科学院	中药学、中医学等	研究生选修
中央民族大学	中药学	研究生选修

由此可见，经过三十年的建设和发展，分子生药学已经成为研究方向稳定、技术水平领先、理论思想创新、学术影响广泛、学科队伍合理的一门较为成熟的交叉学科。

参考文献

［1］顾学裘.生药学［M］.上海：商务印书馆，1947.
［2］李承祜.生药学［M］.上海：中国科学图书仪器公司，1952.

[3] 楼之岑.生药学[M].北京：人民卫生出版社,1955.
[4] 舒平斯卡雅.生药学教科书[M].楼之岑,诚静容,译.北京：人民卫生出版社,1957.
[5] 徐国钧,赵守训.生药学[M].北京：人民卫生出版社,1987.
[6] 王殿翔.生药学[M].南京：江苏人民出版社,1959.
[7] 徐国钧.生药学[M].北京：人民卫生出版社,1987.
[8] 苏中武,乔传卓.生药学[M].上海：上海医科大学出版社,1989.
[9] 崔征.生药学[M].北京：中国医药科技出版社,1999.
[10] 黄璐琦.展望分子生物技术在生药学中的应用[J].中国中药杂志,1995(11)：643-645,702.
[11] 丁培贤,贺天笙.生物免疫化学法检定虎、豹骨的研究[J].中国药学杂志,1989(8)：457-460,510.
[12] 曾明,王晓蕙,乔传卓.西洋参、人参及其伪品的蛋白电泳鉴别[J].中国中药杂志,1990(6)：11.
[13] Mizukami H, Ohbayashi K, Ohashi H. *Bupleurum falcatum* L. in northern Kyushu and Yamaguchi prefecture are genetically distinguished from other populations, based on DNA fingerprints [J]. Biological & Pharmaceutical Bulletin, 1993, 16(7)：729-731.
[14] 郑洪刚,王斌,邵鹏柱,等.天花粉蛋白基因的克隆及序列分析[J].遗传学报,1994(1)：42-51.
[15] 徐琼芳,马有志,幸志勇,等.天花粉蛋白基因转烟草及其表达[J].农业生物技术学报,1997(3)：62-66.
[16] 曹晖,毕培曦,邵鹏柱.中药材苦地胆的DNA指纹鉴定[J].中药材,1996(12)：608-612.
[17] 黄璐琦.分子生药学[M].北京：北京医科大学出版社,2000.
[18] 黄璐琦.分子生药学[M].2版.北京：北京大学医学出版社,2006.
[19] Huang LQ. Molecular Pharmacognosy [M]. New York：Springer, 2012.
[20] Liu CX, Chen SL. Development and Application of Molecular Identification based Systems Biology to Medicinal Plants and Molecular Pharmacognosy in China [C]//Recent Progress in Medicinal Plants, 2013.
[21] 黄璐琦,刘昌孝.分子生药学[M].3版.北京：科学出版社,2015.
[22] Huang LQ. Molecular Pharmacognosy [M]. 2th edition. New York：Springer, 2020.
[23] Bruhn JG, Bohlin L. Molecular pharmacognosy：An explanatory model [J]. Drug Discovery Today, 1997, 2(6)：243-246.
[24] Larsson S, Backlund A, Bohlin L. Reappraising a decade old explanatory model for pharmacognosy [J]. Phytochemistry Letters, 2008, 1(3)：131-134.
[25] 肖小河,刘峰群,贺承山,等.中药分子鉴定学概论[J].中药材,2000,23(2)：109-112.
[26] 中国药典委员会.中华人民共和国药典（一部）[M].北京：中国医药科技出版社,2010.
[27] 黄璐琦,胡之璧.中药鉴定新技术新方法及其应用[M].北京：人民卫生出版社,2010.
[28] Hua ZY, Tian DM, Yuan Y. Towards comprehensive integration and curation of chloroplast genomes [J]. Plant Biotechnology Journal, 2022, 20(12)：2239-2241.
[29] 胡世林.中国道地药材[M].哈尔滨：黑龙江科学技术出版社,1989.
[30] 胡世林.中国道地药材原色图说[M].济南：山东科学技术出版社,2000.
[31] 黄璐琦,张瑞贤."道地药材"的生物学探讨[J].中国药学杂志,1997(9)：53-56.
[32] 黄璐琦,陈美兰,肖培根.中药材道地性研究的现代生物学基础及模式假说[J].中国中药杂志,2004,29(6)：5-7,121.
[33] 黄璐琦,郭兰萍,华国栋,等.道地药材的属性及研究对策[J].中国中医药信息杂志,2007,14(2)：44-46.
[34] 黄璐琦,郭兰萍.环境胁迫下次生代谢产物的积累及道地药材的形成[J].中国中药杂志,2007,32(4)：277-280.
[35] Zheng H, Fu XQ, Shao J, et al. Transcriptional regulatory network of high-value active ingredients in medicinal plants [J]. Trends in Plant Science, 2023, 28：429-446.
[36] 黄璐琦,戴住波,吕冬梅,等.探讨道地药材研究的模式生物及模型[J].中国中药杂志,2009,34(9)：1063-1066.
[37] 袁媛,郑汉,黄璐琦.再论道地药材"优形、优质、优效"特征成因及研究模式[J].中国中药杂志：2024,49(15)：3977-3985.
[38] Lorenzo C, Jakob F, Scott CF, et al. Missing enzymes in the biosynthesis of the anticancer drug

vinblastine in Madagascar periwinkle [J]. Science, 2018, 360(6394): 1235 - 1239.
[39] Ryan SN, Warren L, Elizabeth SS. Discovery and engineering of colchicine alkaloid biosynthesis [J]. Nature, 2020, 584(7819): 148 - 153.
[40] Prashanth S, Christina DS. Biosynthesis of medicinal tropane alkaloids in yeast [J]. Nature, 2020, 585(7826): 614 - 619.
[41] Benke H, Dagny G, Lorenzo C, et al. Biosynthesis of strychnine [J]. Nature, 2022, 607: 617 - 622.
[42] Jiang B, Gao L, Wang HJ, et al. Characterization and heterologous reconstitution of Taxus biosynthetic enzymes leading to baccatin Ⅲ [J]. Science, 2024, 383: 622 - 629.
[43] Chen K, Huang XY, Kan SBJ, et al. Enzymatic construction of highly strained carbocycles [J]. Science, 2018, 360(6384): 71 - 75.
[44] 许玲,何秋伶,梁宗锁.药用植物育种现状、存在的问题及对策[J].科技通报,2021,37(8):1 - 7.
[45] 钱润,周骏辉,杨健,等.中药材分子标记辅助育种技术研究进展[J].中国中药杂志,2020,45(20):4812 - 4818.
[46] 沈奇,张栋,孙伟,等.药用植物 DNA 标记辅助育种(Ⅱ)丰产紫苏新品种 SNP 辅助鉴定及育种研究[J].中国中药杂志,2017,42(9):1668 - 1672.
[47] 董林林,陈中坚,王勇,等.药用植物 DNA 标记辅助育种(一):三七抗病品种选育研究[J].中国中药杂志,2017,42(1):56 - 62.
[48] Guo J, Ma XH, Cai Y, et al. Cytochrome P450 promiscuity leads to a bifurcating biosynthetic pathway for tanshinones [J]. New Phytologist, 2015, 210: 525 - 534.
[49] Shi YS, Wang D, Li RS, et al. Engineering yeast subcellular compartments for increased production of the lipophilic natural products ginsenosides [J]. Metabolic Engineering, 2021, 67: 104 - 111.
[50] Ma R, Su P, Guo J, et al. Bornyl Diphosphate Synthase From Cinnamomum burmanni and Its Application for (+)-Borneol Biosynthesis in Yeast [J]. Frontiers in Bioengineering and Biotechnology, 2021, 9: 631863.
[51] Gao W, Matthew LH, Huang LQ, et al. A Functional Genomics Approach to Tanshinone Biosynthesis Provides Stereochemical Insights [J]. Organic Letters, 2012, 11: 5170 - 5173.
[52] Zhou YJ, Gao W, Rong QX, et al. Modular Pathway Engineering of Diterpenoid Synthases and the Mevalonic Acid Pathway for Miltiradiene Production [J]. Journal of the American Chemical Society, 2012, 134: 3234 - 3241.
[53] Guo J, Zhou YJ, Matthew LH, et al. CYP76AH1 catalyzes turnover of miltiradiene in tanshinones biosynthesis and enables heterologous production of ferruginol in yeasts [J]. Proceedings of the National Academy of Sciences of the United States of America, 2013, 110: 12108 - 12113.
[54] Ma Y, Cui GH, Chen T, et al. Expansion within the CYP71D subfamily drives the heterocyclization of tanshinones synthesis in Salvia miltiorrhiza [J]. Nature Communications, 2021, 12(1): 685.
[55] Hu ZM, Ren L, Bu JL, et al. Functional Characterization of a 2OGD Involved in Abietane-Type Diterpenoids Biosynthetic Pathway in Salvia miltiorrhiza [J]. Frontiers in Plant Science, 2022, 13: 947674.
[56] Mao YP, Ma Y, Huang LQ. Functional Integration of Two CYP450 Genes Involved in Biosynthesis of Tanshinones for Improved Diterpenoid Production by Synthetic Biology [J]. ACS Synthetic Biology, 2020, 9(7): 1763 - 1770.
[57] Hu TY, Zhou JW, Tong YR, et al. Engineering chimeric diterpene synthases and isoprenoid biosynthetic pathways enables high-level production of miltiradiene in yeast [J]. Metabolic Engineering, 2020, 60: 87 - 96.
[58] Dai ZB, Wang BB, Zhang XL. Producing aglycons of ginsenosides in bakers' yeast [J]. Scientific Reports, 2014, 15(4): 3698.
[59] Yan X, Fan Y, Zhou ZH. Production of bioactive ginsenoside compound K in metabolically engineered yeast [J]. Cell Research, 2014, 24(6): 770 - 773.
[60] 黄璐琦,肖培根.分子生药学[M].北京:中国中医药出版社,2008.

(黄璐琦　袁媛　郑汉)

第二章

药用植物分子系统学

第一节 概　　述

一、植物分子系统学的概念

系统学(systematics)是一门既古老又年轻的学科,其基本研究内容是根据生物有机体外部形态和内部结构(器官、组织、细胞和染色体等),以及 DNA 和氨基酸序列的同源性将有机体个体的组合(居群)确定为种及以上的分类单元(taxon),首先给分类单元命名,进而研究它们之间的相互关系和演化历史,最后根据这种关系将之排列成一个具有可预测性的分类系统。因此在一定意义上,系统学与分类学(taxonomy)是同义词[1,2]。

性状是系统学研究的基础,传统的性状大都来自形态、显微解剖和理化特性,这些特征都属于表型特征。从分子遗传学的角度来看,表型的差异归根到底应追溯到基因的差异,即在 DNA 序列上的差异。对 DNA 序列差异的比较无疑为生物类群进化与分类提供了最直接的证据。与其他性状相比,DNA 性状含有更为丰富的信息,DNA 序列中每个碱基的位置就是一个性状特征,每个特征有 4 种不同的特征状态(A、T、G、C),隐含的信息量巨大。分子特征状态清晰,A、T、G、C 易于辨认,不会相互混淆,分子资料容易转换成数字形式,易于进行数学和统计学分析。与传统的形态性状相比,DNA 序列更容易获取,它与生物体的发育时期和部位无关,任一发育时期、任一组织都可以获取同样的 DNA 信息。这些优点使基于 DNA 性状的分子系统学(molecular systematics)迅速发展。

植物分子系统学(plant molecular systematics)是应用分子性状来研究植物分类和演化关系的学科。早期的植物分类学主要是依靠形态性状和地理分布来构建可能反映植物间亲缘关系的分类系统,而现代植物系统学(plant systematics)则包括对植物物种和种下多样性的发现、描述和解释,以及对这些信息的综合分析。因此,一些学者认为植物系统学就是研究植物多样性的科学。随着大量具有比较和演化意义的系统学数据的产生和积累,特别是 DNA 序列数据的迅速增加,利用这些数据进行系统发育重建已成为系统学研究的一个崭新途径,植物分子系统学应运而生。随着植物分子系统学研究的深入开展,使我们更容易理解植物物种间不同性状的同源性,进而探讨和追溯其系统发育过程并推断演化关系;使我们可以重新审视传统植物分类学,以及系统与演化研究的一些重要结论;也使我们可以应用系统发育关系的理论和最新方法,并结合其他可用的证据,如化石和古气候、古地理、古环境数据,获得越来越准确的关于植物演化历史的真实"画面"。

二、药用植物分子系统学的发展

植物系统(分类)学的发展,经历了五个重要时期[3]。

(一) 本草学时期

公元前 200 年至 1700 年(显微镜发明),人们从研究民间医药,发展到形成"本草学",即按照植物的一般生活习性、外表形态、药用价值等将植物进行粗略分类,代表性著作有我国的《神农本草经》(约公元前 200 年),是世界上最早的本草典籍之一,书中把药用植物按其毒性分为上品(无毒)、中品(小毒)、下品(有毒),共计 365 种;到明代李时珍的《本草纲目》(1578)已记载植物千种以上,初步建立起分类群的概念。西方的代表性著作有 Otto Brunfels 的《图经本草》(1530)、Gaspard Bauhin 的《植物大观》(*Phytopinax*)(1596)等,Gaspard Bauhin 还创立了双名法,成为林奈双名法的先驱。

(二) 人为分类时期

1700 年至 1860 年左右,即达尔文《物种起源》(1859 年)发表以前的时期,由于显微镜的发明和使用,形态观察发展到显微水平,促使人们考虑按照某种规则把植物安排到统一的系统中,这就使植物分类方面的研究逐步脱离医药实用的范围而独立成为一个专门学科,产生了许多人为安排的分类系统,最具代表性的是林奈的《高地植物园目录》(*Hortus Uplandicus*)(1703),纯粹按雄蕊数目和其花部性状排列成系统,这必然会把一些自然的分类群人为地割裂,所以称为"人为分类系统"(Artificial Systema)。

(三) 自然分类时期

1860 年至 1900 年,即达尔文《物种起源》发表到孟德尔遗传学论文被重新发现,这一时期生物进化论被普遍接受,建立在系统发育观点上的"自然分类系统"(Natural Systematics)已接近现代规模,以 Bentham、Hooker、Wettstein 等为代表的"真花学派"和以 Eichler、Warming、Engler 等为代表的"假花学派"是自然分类系统的两大代表学派。

(四) "新分类学"时期

1900 年至 1960 年左右,是细胞学、群体遗传学和生态学等植物学其他分支学科蓬勃发展的时期,关于生物遗传变异的机制和物质基础的研究取得重大进展,在属、种和种下水平上广泛运用群体遗传学和统计学资料,逐步弄清了遗传变异的规律和物种起源问题。分类学与遗传学的结合使分类学深入到研究种系发生、并建立系统发生谱系的阶段,学科间的渗透交叉,产生了"新分类学"。

(五) 分子生物学时期

1960 年后,分子生物学的迅速发展,使利用蛋白质、DNA、RNA 等大分子来揭示物种的本质和系统发育规律成为可能,在分子水平探索进化规律,日本学者 Motco Kimurat 和美国学者 Jack Lester King 和 Thomas H. Jukes 提出了进化的"中性学说",认为核苷酸和氨基酸在进化过程中在逐渐地被随机置换着,这对生物既无害也无利,是"中性"的,不受自然选择。1993 年,Mark Chase 等[3,4]42 位学者通过对 499 种种子植物叶绿体基因 *rbcL* 的序列分析,开启了被子植物系统发育研究组(angiosperm phylogeny group,APG)重建分类系统,在 1998、2003、2009 和 2016 年分别发表了 APG-Ⅰ、APG-Ⅱ、APG-Ⅲ和 APG-Ⅳ被子植物分类系统,成为目前世界公认的最新分类系统。

药用植物分子系统学是应用植物分子系统学的理论和方法来研究药用植物分类和进化关系以及可持续利用的学科,其发展要追溯到 1995 年,黄璐琦在《中国中药杂志》上发表《展望分子生物技术在生药学中的应用》一文首次提出了"分子生药学"的概念,其中包含了药用植物分子系统学这一重要分支,随后黄璐琦率先开启了栝楼属(*Trichosanthes*)分子系统学研究。2000 年,黄璐琦主编的《分子生药学》第一版在北京医科大学出版社出版,首次将药用植物分子系统学作为一章写入书中,详细介绍植物分子系统学的历史及研究进展、理论基础和研究方法、药用植物分子系统学研究的内涵和意义,最后介绍了两个重要药用植物属——栝楼属(*Trichosanthes*)和姜黄属(*Curcuma*)分子系统学研究案例。在2015年第三版《分子生药学》中重点对植物分子系统学的理论和方法作了更系统深入的阐述,研究案例用了系统进化上有代表性的石斛属(*Dendrobium*)[5]和白及属(*Bletilla*)[6],同时将种下进化独立出来成为单独一章——药用植物分子谱系地理学。而第四版《分子生药学》将增加药用植物系统学研究进展部分的比重,新增研究前沿"基因组进化"和"世界药用植物志"部分,同时将种上和种下进化重新合并为一章。

三、药用植物分子系统学研究的意义

(一) 药用植物的鉴定和分类

据第四次全国中药资源普查统计,我国有药用植物18 871种。对中药材的准确鉴定是保证药物品质和疗效的先决条件。由于历代本草对药用植物描述语焉不详,不同药学流派在传承过程中对其理解不同以及部分药材在历史沿革中产生的品种变迁,使中药材基原同名异物、同物异名和多基原现象普遍。此外,因正品药材短缺难以满足市场需求,民间常用其他类似品种取而代之,代用品、习用品的随意使用使得中药材混乱程度加剧。中药基原鉴定的混乱在很大程度上制约了中药产业的标准化、现代化和国际化的进程,建立科学的中药及基原鉴定方法成为中医药事业发展的关键。传统中药鉴定有基原鉴定、性状鉴定、显微鉴定和理化鉴定,鉴定依据均为药材的表型性状,这些性状虽然受一定遗传因素的影响,但在很大程度上与生长发育阶段、生态环境、栽培驯化程度等有着密切关系,存在主观性强、重复性和稳定性差等缺点,同时对经验的依赖性强。药用植物分子系统学有效地克服了传统中药鉴定的这些不足[7],从2004年邵鹏柱等的《中药分子鉴定》,到2010年版《中华人民共和国药典》收载*Cytb*序列对蕲蛇和乌梢蛇的鉴定以及该版药典增补本收载"中药材DNA条形码分子鉴定指导原则",直到2015年第三版《分子生药学》将分子系统学的研究方法写入生药DNA条形码鉴定的技术规范,标志着基于药用植物分子系统学的中药分子鉴定技术日臻完善。近年来,进化基因组学的迅速发展,进一步为药用植物的分子鉴定提供更为强大的工具[8,9]。

(二) 新药源的发掘

根据药用植物的亲缘关系-化学成分-疗效之间的相关性,从植物种、属的系统关系来发现某一类药效成分在植物类群中的分布规律,从而指导新的药用植物发掘[10]。例如,龙胆科(Gentianaceae)植物大部分含苦味苷;蓼科(Polygonaceae)植物多含有蒽醌苷;麻黄属(*Ephedra*)植物多含有麻黄碱;马钱子属(*Strychnos*)植物中含有士的宁和马钱子碱;萝芙木属(*Rauwolfia*)植物中多含利血平等。利血平具有显著降压作用,是1930年在印度草药印度萝芙木(*Rauvolfia serpentina*)中发现的,后来通过药用植物系统学和亲缘学研究,在我国资源丰富的同属植物云南萝芙木(*Rauvolfia yunnanensis*)也发现利血平,并以此开发了系列降压新药;治疗肿瘤的秋水仙碱最初也发现于国外的百合科秋水仙属(*Colchium*)植物中,近来在我国同科山慈菇属植物丽江山慈菇(*Iphigenia indica*)中也找到了秋水仙碱。随着《世界植物简志》[11]编撰的完成,编写《世界药用植物志》也成为可能,在充分了解掌握国外药用植物资源及民族医药用法的基础上,结合药用植物系统学和亲缘学研究,以此发掘我国中药新药源,这必将为我国中药用药范围的拓展开辟出一条新路。

(三) 药用植物栽培起源及品种选育

栽培植物和它们的野生祖先常常形成野生-栽培复合体并构成植物繁衍的重要遗传资源。伴随着农业上将植物从野生变为适合栽培和人类利用的引种驯化过程的开始,围绕着野生-栽培复合体的基础理论研究(作为一种植物进化的模式)和应用研究也开始兴起,确定驯化植物的地理起源或评价作物进化的种群动态可以为遗传资源的合理利用和管理提供科学指导[12]。分子谱系地理学作为研究种下进化的最新进展,能通过分析栽培和野生居群在遗传多样性和遗传结构上的差异有效揭示选择作用的大小和栽培居群的进化历史,从而阐明栽培药材的地理起源、遗传瓶颈强弱和种质混杂程度。例如,通过对黄芩的栽培起源研究,发现野生黄芩的遗传多样性在栽培居群中下降不大,没有出现大多数栽培作物出现的遗传瓶颈,表明栽培黄芩具有较大的初始居群且没有受到太多的人工选择。然而其遗传结构却发生了显著的改变,栽培居群内的遗传多样性明显升高,而居群间的遗传分化显著减小,表明栽培过程人为加大了居群间基因流,使得栽培黄芩出现明显的种质混杂,其后果可能引起栽培种质的远交衰退和种质退化[13]。药用植物栽培历史相对于作物较短,最长的仅有2 600多年,多数是像黄芩一样仅有几十年的栽培历史,处于人工驯化的初期[14],缺乏严格意义上的"品种",主要问题是栽培过程人为加大异地间的种子交流而引起的种质混杂导致的远交衰退。如何开展药用植物的品种选育、解决种质混杂是中药遗传资源有效管理的当务之急。目前作物品种的系统选育是依据形态性状,这需要很多代的观察选育且会引起遗传多样性的丢失,导致遗传瓶颈。因此,药用植物的品种选育应结合分子谱系地理分析的栽培起源研究,将谱系基因型选育与形态性状相结合,在保护遗传多样性完整性的同时选育出人类需要的优良品种。

第二节 理 论 基 础

一、分子进化与分子钟假说

(一) 分子进化

分子进化(molecular evolution)是指细胞内分子(如DNA、RNA和蛋白质)在世代间序列组成发生变化的过程。分子进化研究的主要内容包括探讨单个核苷酸变化的速率和影响、中性进化与自然选择之间的平衡、新基因的产生方式、复杂特征的遗传机制、物种形成的遗传基础,以及进化力量如何影响基因组和生物特征的变化。分子进化的历史可以追溯到20世纪初的比较生物化学,以及在20世纪50年代的"指纹法",例如使用免疫测定、凝胶电泳和纸层析对同源蛋白质的研究。随着分子生物学的兴起,分子进化学科在20世纪60年代和70年代开始蓬勃发展。蛋白质测序技术的出现使得分子生物学家能够基于序列比较建立系统发育树(phylogenetic tree),并利用同源序列之间的差异作为分子钟(molecular clock)来估计最后普遍共同祖先出现的时间。20世纪60年代末,分子进化的中性理论为分子钟提供理论依据。20世纪70年代后,核酸测序技术使分子进化学不仅限于蛋白质,还能对核酸序列展开研究。基因组测序技术出现以来,分子进化研究已经拓展到进化基因组学,关注多个基因乃至整个基因组的变异与进化。

(二) 分子钟假说

分子钟假说[15]认为,氨基酸或核酸替代速率在进化过程中是近似保持恒定的,尽管替代速率的观察值受随机误差的影响。严格地说,对长期进化而言,既无基因亦无基因产物蛋白质以恒定速率变化,因为一个基因的功能可能发生改变,特别是在从简单有机体向复杂有机体的进化过程中,或者环境条件发生变化使基因组的基因数目增加时更是如此。此外,DNA 损伤及其修复机制也因有机体类型而异。

1. 分子钟假说的提出和发展　1962 年,Émile Zuckerkandl[16]和 Linus Pauling 注意到血红蛋白在不同谱系间的氨基酸差异随着时间大致呈线性变化。他们将这一现象推广,提出任何特定蛋白质的进化速率在时间和不同谱系上大致恒定。

Emanuel Margoliash[17]在 1963 年首次提出了遗传等距现象。他发现:从任意两个物种的细胞色素 c 上观察残基差异的数量,似乎主要取决于这两个物种原始分化以来经过的时间。基于 Émile Zuckerkandl 和 Linus Pauling 的研究成果和遗传等距现象,分子钟假说在 20 世纪 60 年代初期被正式提出。

2. 分子钟假说的应用　分子钟假说在问世之初就被用来计算生物类群间的分歧时间。例如 Sarich 和 Wilson[18](1966)的血红蛋白免疫研究表明人与黑猩猩在 500 万年前分歧。Dickerson[19](1971)研究了血红蛋白的进化并估计出动物、植物、真菌在 10 亿～12 亿年前分歧。以 tRNA 和 5S RNA 为研究材料,McLaughlin 和 Dayhoff[20](1970)以及 Kimura 和 Ohta[21](1973)估计出原核类和真核类在 20 亿～26 亿年前分开。

3. 分子钟假说的争议　首先,氨基酸替代的恒定速率机制不明确。Kimura[22,23](1968,1969)以及 King 和 Jukes[24](1969)指出,如果大多数氨基酸或核苷酸替代是由中性突变和遗传漂变两个因子作用引起的,且每年中性突变的速率是恒定的话,那么分子钟假说是可以解释的。然而,这一解释难以被众多遗传学家和进化学家所接受,他们习惯于接受果蝇、小鼠、人和玉米中每个世代而不是每年突变速率为恒定的观点[25]。其次,随着氨基酸替代数据的增多,人们并未发现很多符合分子钟假说的例子。第三,由古生物学推断的分歧时间往往是不可靠的,从而导致分子钟研究的错误。

20 世纪 80 年代以来,随着 DNA 测序数据的增多,有关分子钟的争论有增无减,一些学者认为速率的变异是由 DNA 修复系统的异同导致的。此前,Laird[26](1969)和 Kohne[27](1970)以 DNA-DNA 杂交实验研究核苷酸替代数与进化时间的关系。这些研究表明,大鼠和小鼠的 DNA 演变大大快于其他哺乳动物类,而人的 DNA 演变相当缓慢。据此,这些学者认为,核苷酸替代速率是与世代长短而不是与物理时间成正比的。Britten[28](1986)广泛收集了 DNA-DNA 杂交数据,也观察到了不同类群间进化速率的变异。分类群间的这种速率变化有几个可能原因,一是因为一些变化来自世代长度:从一个世代到下一个世代基因频率会发生变化,所以,在单位时间内,世代长度短的物种替代速率更高。体型大的生物的进化速率比体型小的生物慢,部分原因是体型大的生物世代一般比较长。此外,物种间变异速率不同,可能还部分由于它们的代谢率不同。另一个重要因素是有效种群大小:并非只有纯中性的突变能在小种群中固定,轻微有害的突变也是如此,因为相对于大种群而言,在小种群中遗传漂变比自然选择效力更大。

二、系统发生学

(一) 系统发生学的概念

自达尔文从 1859 年提出自然选择进化理论以来,所有生命都经历了相当长的演化过程,来自某个或某些原始祖先,并同处于一棵巨大的生命之树上的观点已被大众所共识、接受。而为了以这种"生命之树"的形式来描述我们这些生命之间以及与祖辈之间的演化关系,系统发生学这一学科便应运而生。在《物种起源》第 5 版,达尔文第一次使用了"系统发生"一词,其书中"系统发生"为所有生物的传代线(the lines of descent of all organic beings)[29],这与我们现在的定义基本相同。

系统发生(phylogeny)也称系统发育,它含有两个希腊词根,phylon＝stem、tribe、race 和 genesis＝origin,是指某一类群的形成和发展过程,其研究的是起源和演化关系。系统发生学(phylogenetics)是一个研究如何构建系统树或网络并借此表现研究类群之间的起源和演化关系的学科,该学科通过利用基因、个体、种群、物种等生物实体之间的特征的共有或特有,从而构建出反映其形成发展和起源演化过程的系统树或网络[30]。从某种程度上来说,系统发生学是一门"数学"课。因为系统发生学所构建的系统树或网络十分依赖于对研究类群的性状的分布进行数学推论,这涉及不同类群间共享的相同性状,并在各种假设和模型的前提下,通过这些性状分布和数学推算来推断系统树。

为了描述地球上这棵由各种生命组成的宏伟壮阔的"生命之树"几十亿年来的起源和演化,理解发生在时间长河里的进化故事,理想的情况是收集生物的化石证据,即它们的历史的痕迹,从这个意义上来说,系统发生学又是一门"历史"课,因为相比于实验性学科,它无法通过设计实验和对照获得类群演化历史,只能从演化历史遗留下来的各种痕迹(同源性状)推论曾经发生的分歧事件[31]。但是由于化石是如此的零散且不完整,致使大多数研究者转向比较形态学和比较生理学的方法。通过后两条途径,经典进化学家已得出有机体进化历史的主要框架。然而,形态和生理性状的进化如此复杂,推断几百万年前甚至几十亿年前发生的生物演化关系不管怎么说都是一件十分困难的事情,再加上对形态和性状的标准可能因人而异,从而使得基于物种、种群等类群的形态和性状而建立的系统树或网络几乎不可能做到完全客观、普遍一致,所以宏大的生命进化历史图像的细节问题上,学者们争议不休[32]。

(二) 系统发生学的历史发展

直到 20 世纪 50 年代,系统发生研究仍然沿用自达尔文以来的思想和方法(即进化分类学派的理论和方法),主要凭借系统学家个人的主观意见,不能客观地定义和操作。真正科学的系统发生学的分析方法是五六十年代从三个领域几乎同时发展起来的[33]。第一类是直接应用表征分类学的聚类分析方法,即将数据变换为成对分类单元间的距离矩阵,之后再进行聚类分析,建立表征图。这一方法在 60～80 年代盛行,主要以形态数据为分析对象。第二类是支序分析方法,形成于 50 年代,经过与表征分类学和进化分类学的激烈争论,于 80 年代后期在系统学领域取得了主导地位。最后一类是直接从分子数据分析中产生的数值及统计学分析方法,如叠加树法、数值简约法、最大似然法和贝叶斯统计法等[34,35]。而叠加树、数值简约以及最大似然法等数学分析方法所使用的分子数据正是分子生物学中生物技术进展的产物,它们一起为系统发生学推开了一扇革新的大门,在 20 世纪 80 年代后期,因为诸如蛋白质、DNA 测序和保守引物的 PCR 扩增等技术的应用,让系统树或网络构建过程中可以利用成百上千的同源位点(即性状),与此前只能利用几十个,甚至最多上百个形态特征相比,有力地增强了解决系统发生推论的数据力度,当时,一些线粒体基因和 rDNA 成为最广泛应用的标记,其中编码 SSU rRNA 的基因甚至识别出了作为生命树的第三分支的古细菌(archaea)[36]。

系统发生学研究自从以上述情形为代表的事件过后,就标示着以生物大分子的性状特征为建树手段的新的系统发生学——分子系统发生学（molecular phylogenetics）研究时代的到来，直至21世纪的如今，由于测序技术的飞速发展，测序成本的进一步降低，以及大量具有线性数字编码特征的DNA和蛋白质序列数据更多地建立起位点之间的同源关系等原因，从而让构建的系统树或网络更客观可靠，分子系统发生学也已成为主流[37]。

三、模型选择和系统发生推断

（一）进化模型及其选择

碱基替换（base substitution）是指基因组中一个碱基被另一种碱基所替代的现象，是生物进化和遗传变异的重要驱动力之一。在实际情况下，不同类型的碱基乃至不同位点的碱基替换率都是不同的。此外，在祖先序列进化为子序列的过程中，仅仅计算两个核苷酸之间的距离是不够的，比如某个位点由A替换成了C，然而我们无法知道这中间是否可能先由A替换成T，接着再从T替换成C，这与A直接替换成C的替换率显然是不同的。因此我们需要选择进化模型来尝试解释这些替换，以更准确地估计序列进化的过程。

进化模型（evolutionary model）是将生物进化中每一类可能的随机突变事件以明晰的突变速率进行数学描述。当给定一个系统树和树上的每一分枝的长度后，这些相对速率可用于计算任一分枝上一个性状维持不变或突变为其他性状的概率参数。使用不合适的模型或缺乏模型会影响后续的分析，使系统发生方法精确度较差，或显示出不一致性。因此，模型选择是系统发生推断的一个至关重要的步骤。选择模型一般来说主要考虑：① 采用什么标准判断模型与数据拟合的好坏。② 采用什么方法计算选择模型的目标函数。目前仅有在DNA和蛋白质水平上的进化模型研究比较深入，开发出了较好的模型选择软件，如jModelTest、ProtTest和IQ-TREE等。

（二）系统发生推断

在现代分子进化研究中，根据生物的基因或物种的多样性重建生物进化史是研究者极为关心的问题，因此，一个可靠的系统发生推断尤为关键。目前一般是根据核酸和蛋白质的序列信息推断物种之间的系统发生关系。其基本原理非常简单，从一个序列转变为另一个序列所需要的变换越多，这两个序列的相关性就越小，具有共同祖先的可能性也就越小。反之，则具有共同祖先的可能性也就越大。根据研究中所使用的数据的不同特性，衍生出了很多种系统发生推断的方法，这里主要介绍其中五种[38-41]。

1. 距离法（distance method） 距离法利用所有物种或分类单元间的进化距离，依据一定的原则及算法构建系统发育树。基本思路是列出所有可能的序列对，计算序列之间的遗传距离，选出相似程度比较大或非常相关的序列对（图2-2-1）。最简单的方法是非加权分组平均法（unweighted pair group method using arithmetic average，UPGMA），这一方法最初在数值分类学中用于反映类群的表征相似程度，最早由Sokal和Michener在1958年建立。当用来重建分子系统发育树时，其假定的前提条件是：在进化过程中，每一世系发生趋异的次数相同，核苷酸或氨基酸的替换速率是均等且恒定的。通过UPGMA法所产生的系统发育树可以说是物种树的简单体现，在每一次趋异发生后，从共祖节点到2个分类单元（operational taxonomic unit，OTU）间分支长度一样。UPGMA法在聚类时，首先将距离最小的2个OTU聚在一起，并形成一个新的OTU，其分支点位于2个OTU间距离的1/2处；然后计算新的OTU与其他OTU间的平均距离，再找出其中最小的2个OTU进行聚类；如此反复，直到所有的

OTU 都聚到一起,最终得到一个完整的系统发育树。由于 UPGMA 法的优点是简单直观,运算速度快,所以应用较广;缺点是当分子变异速度较大时,在建树过程中会引入系统误差。

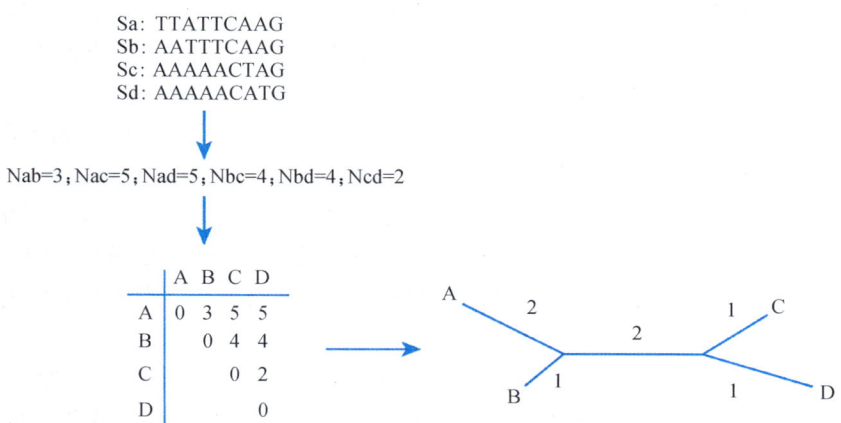

图 2-2-1　距离法基本思路

2. 邻接法(neighbor-joining method,NJ)　在一棵进化树中,枝长代表序列变化的程度,枝长越长碱基变化次数越多,发生多重替换的可能性就越大。对不同进化树的比较常以枝长总和来进行衡量,我们把枝长总和最小的树称为最小进化树(minimum evolution tree)。邻接法最早由 Saitou 和 Nei 在 1987 年提出,是基于最小进化标准的一种聚类算法。该方法通过确定距离最近(或相邻)的分类单元来使系统树的总距离达到最小。它首先假定只有一个内部节点的星状树(图 2-2-2),在这个星状树上随机选择一对序列,将它们从星状树上移开,建立第二个内部节点,以分支与星形中心相连,计算这棵新树所有分支的长度,然后将这对序列放回原处。再挑选另一对序列并连接至第二个节点,再计算所有分支的长度。重复以上计算过程,直到所有可能的序列对都被检查,以确定所有分支总长度最短的组合。这对序列最终在系统树中相邻,它们组成一个新单位,地位与一条新序列相当,与其余序列组成一个新的星形结构,这样矩阵的维数就减少了一次。重复整个选择及计算分支长度的过程,确定第二对相邻的序列,不断重复这一过程,直到建立一棵完整的进化树。

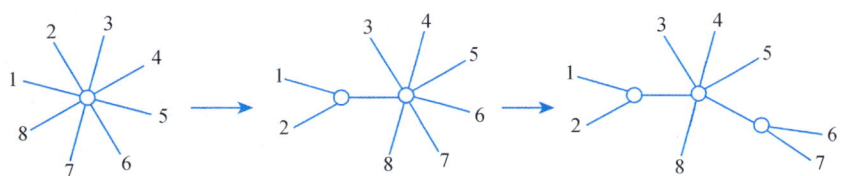

图 2-2-2　邻接法基本思路

邻接法的优势在于将多重比对信息减少到最简单的形式,因此数据处理相对容易,较适合遗传距离较小的近缘物种之间的分析,而对于远缘的序列常会带来较大的误差。目前已经有很多修正方案,如 Gascuel 的 BIONJ 方法改进了 NJ 算法中的更新枝长公式,以整合距离估计中的近似方差和协方差,这种算法特别适合置换速率较高且在谱系间变化较大的序列矩阵。Bruno 等提出来加权邻接法(weighted neighbour-joining),采用了一种近似似然标准来处理大距离难以估计的情况,大大地改进了长枝吸引问题。

3. 最大简约法（maximum parsimony methods，MP） 最大简约法来源于一个具有哲学意义的 Ockham 简约性原理，即对两种竞争的假说进行裁决时，倾向于支持最少无关假设的假说。在最大简约性法则概念下，生物演化应该遵循最简单的原则，即所需变化次数最少的进化树可能是最真实的树。在分子序列中，最大简约性法则将序列位点看作离散性状，在这些位点中发生碱基变异的位点称为变异位点，在每个位点至少出现 2 个不同碱基且每个碱基至少出现 2 次的位点是信息位点。只有一个碱基且只在一个序列中出现的位点不属于信息位点，因为这种独特的碱基位点更可能是单个碱基变更所引起的。针对某个可能的树，首先对每个位点祖先序列的核苷酸做出推断，然后统计每个位点用来阐明差异核苷酸的最小替换数目。在整个树中，所有简约信息位点的最小核苷酸替换数的总和称为树长或树的代价。通过比较所有可能的树，选择其中长度最小、代价最小的树作为最可能的树，即最大简约树（maximum parsimony tree）。

4. 最大似然法（maximum likelihood methods，ML） 最大似然法是一种比较成熟的参数估计方法，该方法在样本很大时可以获得参数估计的最小方差。最大似然法最初由 Gauss 和 Fisher 分别提出。Fisher 的学生 Cavalli-Sforza 和 Edwards 最早采用最大似然法构建基于基因频率的系统发育树。Felsenstein 将该方法引入基于核苷酸的系统发育树，Kishino 将该方法扩展到蛋白质序列数据分析。最大似然法将系统树的拓扑结构、分枝长度及进化模型参数等全部或部分作为需要估计的参数，在给定数据集和进化模型的基础上，用最大似然法的标准——似然值最大化来估计这些参数。用最大似然法来建树时，先选择一个适合数据集的进化模型，然后对指定拓扑结构的一棵树进行分支长度优化使所计算的该拓扑结构的似然值最大化。通过计算不同拓扑结构树的似然值，将具有最大似然值的树看成指定模型下的能够产生观测数据的最佳估计。在 ML 法中所需估计的参数类型有进化模型、树拓扑结构和枝长中的各种参数。在这些参数中进化模型可以在模型选择中确定，而树拓扑结构是通过比较搜索过程获得树的似然值大小确定的，所以似然法计算过程中主要考虑的是如何优化一个拓扑结构树的枝长，以实现该拓扑结构似然值的最大化。似然法是一种成熟的系统发育分析方法，它对进化过程有着明确的模型假设，目前无论在 DNA 水平还是蛋白质水平，都已经提出了参数数目不等的大量进化模型假设，这些假设都可以用统计学的方法来检验，因而可以根据特定的基因选择最适合的模型。与简约法相比，似然法考虑到除空位以外的所有位点，而不仅仅是信息位点，因而能避免长枝吸引而更加准确，但计算量巨大。

5. 贝叶斯推断法（Bayesian inference，BI） 贝叶斯推断法源于英国统计学家 Thomas Bayes 于 1763 年提出的一种针对参数的概率分布概念。这里的概率不是指群体随机抽样中的频率，而是用来表示参数的不确定性。贝叶斯学者认为既然参数是未知的，明智的做法是指定一个分布概率来描述该参数的可能值。贝叶斯概率有先验概率（prior probability）和后验概率（posterior probability）之分。先验概率是属于检验前的概率，未经实验证实，是根据历史资料和主观判断确定的各事件发生的概率。当无先验信息可以利用时，还要考虑先验就用无信息先验。通常假定所有可能的分支形式的进化树都有相同的概率。后验概率是指根据贝叶斯公式，结合实验或调查等方式获得了新的数据后，对先验概率进行修正得到的更符合实际的修正概率，即在给定序列数据条件下某进化树的正确概率，后验概率最大的树为最优树。因为后验概率不仅涉及所有可能的树，对于每一棵树还要考虑分枝长度和替换参数模型的所有可能组合，所以不可能采用常规的方法来计算每一棵树的后验概率（数目太大）。马尔可夫链蒙特卡罗算法(MCMC)成功解决了这一难题,其基本思想是虽然无法计算出每一棵树的后验概率,但是可以相对容易地计算出后验概率的分布密度和相对比例,马尔可夫链的稳态分布就是后验概率的密度分布。蒙特卡罗算法首先构造出一条马尔可夫链,该链的空间状态为统计模型参数和后验概率分布参数,随机扰动该参数,使当前状态改变为一个不同参数组合的新状态,计算新状态的相对后验概率密度,若高于扰动前状态则被接受,若低于扰动前状态则被拒绝。重复上述过程几十万到几百万次,最终马尔可夫链停留在后验概率较高的状态,每一次状态的改变都伴随着树拓扑结构、分枝长度和碱基替换模型参数的改变。大数据集的树空间中存在多重局部峰,MCMC方法中马尔可夫链很难从一个峰移动到另一个峰,结果只停留在某一峰上,导致取样不能正确地逼近后验概率。一种改进的算法称为Metropolis-MCMC或MCMCMC。在该算法中,具有不同稳态分布的m个链(通常4个)并行运行,第一条链为冷链(cold chain),其他链为热链(hot chain)。热链容易访问局部峰,热链和冷链间的状态交换会让冷链偶尔跳跃低谷,形成更好的混合。但只有冷链会收敛于正确的后验密度,热链是用来改进混合行为的,运行结束时仅用冷链输出结果,丢弃热链结果。从一棵随机树和随机赋值的分枝长度开始的马尔可夫链计算的似然值通常是很小的,随着链的运行次数增加,似然值上升很快并最终达到一个稳态期,此时意味着链的运行到了参数的目标分布区域,如果MCMC始终运行于稳态期则称为收敛(convergence)。链从开始运行至收敛到稳态分布前的世代常称为老化(burn-in)过程。将运行世代与相应的似然值作的图称为示踪图(trace plot),它是监测MCMC运行性能的重要指标。

(三)进化树的评价

在实际应用中,我们需要评价一棵系统发生树的可靠性,这涉及整棵树和它的分支的置信度是多少?这样得到正确树的可能性比随机选出一棵是正确的树的可能性大多少?有很多方法解决这两个问题,其中自举法(bootstrap)已成为解决该问题的主要方法。自举检验(bootstrap test)是一种重抽样技术,能粗略地量化这些置信度水平。造成统计误差的一个原因是数据采样误差,测量采样误差的一个好方法是,对于分析的对象多次采样,比较不同样本得到的估计值,估计值的分布可以说明一些问题。自举检验的基本方法是从原数据集中抽取(同时替换)部分数据组成新的数据集,然后用这个新的数据集构建系统发生树。重复该过程,产生成百上千的重采样数据集,并同时生成对应的自举树,最终将系统发生树与各个自举树进行比较,其中,在各个自举树中都有出现或大量出现的那些部分将具有较高的置信度。产生相同分组的自举树的数目常常标注在系统发生树相应节点的旁边,表示树中每个部分的相对置信度,一般Bootstrap的值大于70,则认为构建的进化树较为可靠。尽管有些系统发生树的构建方法会使自举过程非常耗时,但自举法已经成为系统发生分析中很受欢迎的算法。

四、基因组与比较基因组学

基因组是指生物体内的一套完整的染色体或细胞器的DNA序列。"genome"一词是由德国汉堡大学汉斯·温克勒(Hans Winker)在1920年将"gene"和"chromosome"组合后提出。基因组包括核基因组及细胞器基因组,如线粒体基因组和叶绿体基因组[42]。

(一)叶绿体基因组(chloroplast genome)

叶绿体是陆生植物光合作用的重要器官,它们在陆生植物的细胞内往往存在多个个体,其数量因器官的部位而异。叶绿体在绝大多数植物中为母系遗传,极少数为父系遗传,如松柏类植物、猕猴桃科（Actinidiaceae）的猕猴桃属（*Actinidia*）等[43,44]。叶绿体基因组为环状线性DNA分子，每一叶绿体内的基因组的拷贝数都与器官的年龄、成熟度和距基部分生组织的距离有关。例如，在烟草（*Nicotiana tabacum*）幼嫩叶片中每个细胞含有190个叶绿体基因组，在成熟的叶片中叶绿体基因组的数量下降至70个。叶绿体基因组在叶绿体内的分布并不均匀，往往集中于被称为类核（nucleoids）的区域。在内共生（endosymbiosis）过程中，由于部分叶绿体基因向核基因组转移致使叶绿体丢失了1 700多个基因，目前的陆生植物叶绿体基因组大小为70～217 kb，除一些寄生植物外，目前陆生植物基因组大小普遍为120～160 kb。叶绿体基因组为线状环形结构，由4部分组成：大单拷贝区（large single-copy region，LSC，长81～90 kb）、小单拷贝区（small single-copy region，SSC，长18～20 kb），它们之间被两个反向重复区（inverted repeat，IRA/IRB，长20～30 kb）所分割。当然，叶绿体基因组结构也有一些特例，如三叶草属、牻牛儿苗属等物种因丢失了一个反向重复区而不具有四分体结构[45,46]；拟南芥属和番茄属植物中仅40%～50%的叶绿体基因组以线性环状的形式存在，其余部分或者以线性的形式存在（占20%～25%），或者以D环（D-loops）、索套形式存在。大单拷贝区和小单拷贝区的长度相对比较稳定，一般为16～27 kb（SSC）和80～90 kb（LSC）。叶绿体基因相对保守，平均进化速率仅为核基因的1/5，一般来说非编码区的突变率高于编码区，不同区域的突变率也有差异，LSC的突变率高于SSC，反向重复区的突变率仅为单拷贝区的1/4～1/3，但其长度变化决定了叶绿体基因组长度的变异，它们的长度变异往往在5～76 kb范围内，在豆类植物甚至裸子植物中反向重复区甚至完全丢失。另外一些突变较为集中的区域形成了热点突变区（hot spot）。不同物种中叶绿体DNA拷贝数目存在差异，但基因组成和排列相似，基因数目几乎相同。不同的叶绿体基因序列适用于不同的分类阶元研究，目前广泛使用的基因区段既包括编码区，如 *rbc*L、*mat*K、*ndh*F；也包括编码区内含子，如 *rp*L16、*rpo*C1；而基因间序列，如 *trn*H-*psb*A、*trn*L-F、*trn*S-G 由于进化速率较快正成为较低阶元系统学研究、特别是DNA条形码研究的热点[47,48]。叶绿体基因为直系同源基因（ortholog），因此利用叶绿体基因构建系统发育树时很少受旁系同源基因（paralog）干扰；同时叶绿体基因组进化速率适中、基因组小、单拷贝且一般为单亲遗传，因此被广泛应用于系统发育、物种鉴定、群体遗传及谱系地理学研究[49]。例如，Chase等使用叶绿体基因 *rbc*L 分析了代表种子植物各类群的499个物种，全面探讨了种子植物主要类群的系统发育关系，成为植物系统发育研究的典范。

（二）核基因组（nuclear genome）

叶绿体基因组在植物分子系统学研究中起到了重要作用，但细胞器DNA主要为单亲遗传，不能完整记录物种进化的历史；另一方面，细胞器基因在进化过程中相对保守，物种间的序列差异很小，不能提供足以解决物种亲缘关系的信息位点。虽然经过20多年的研究，利用多个细胞器基因甚至全基因组重建的系统发育树仍无法全面解决物种间的关系，而低拷贝核基因在分子系统学研究中显示出细胞器基因所缺乏的优势，表现在以下几方面：

1. 基因进化速率快 核基因平均进化速率是叶绿体基因的5倍，是线粒体基因的20倍，因此核基因能更好地解决物种间的系统发育关系。

2. 独立遗传位点多 植物一系列的进化事件会使重建其系统发育关系变得非常困难，得到的基因树常不同于物种树，因此常常使用多基因联合分析的手段来追溯其进化的历史，如果利用遗传背景不同的基因得到一致的系统发育树会使研究结果更加可靠，如果结果有冲突则可以为物种或基因的进化历史分析提供证据。虽然细胞器基因具有很多系统发育上有价值的基因,但是它们是连锁遗传的,具有相似的进化历史,因此不管使用多少细胞器基因往往都得到相似的研究结果。而核基因来自不同的染色体,可以为物种树提供多种独立的遗传位点。

3. **双亲遗传**　细胞器基因组来自父母一方,在杂交或异源多倍化事件中,它们仅能显示一半的进化信息。而核基因来自父母双方,与细胞器基因联合分析可以更全面地显示物种的进化历程。

虽然核基因在被子植物系统发育研究中的重要性不容忽视,但是编码蛋白质的核基因或核基因组的使用却远远滞后于叶绿体基因,一方面是因为核基因拷贝数低,传统的 PCR 扩增困难;另一方面,核基因往往以基因家族(genefamily)的形式存在,在不同物种中同一基因家族的成员根据产生的方式不同可分为直系同源基因和旁系同源基因,只有直系同源基因才能反映物种间的进化关系,对于不同的多基因家族,单个基因的 DNA 序列同源性有很大差异,在不同物种间旁系同源基因或许比直系同源基因更小,这给植物系统学上的应用带来困难。由于被子植物在进化过程中经历多次全基因组加倍,近期的多倍化事件更加频繁,据保守估计被子植物中约有 50% 的物种是由于多倍化形成的,其他机制导致的基因加倍事件也频繁发生,导致不同类群中存在丢失不同拷贝的现象。这些因素使得同源核基因是直系同源还是旁系同源的关系难以确定。而单拷贝或低拷贝的核基因可以最大限度地减少系统发育分析中的随机误差,因此寻找单拷贝或低拷贝的核基因是目前植物系统发育分析研究的热点。

一个个体的基因组信息只是物种基因组的代表,并不能全面地反映物种基因水平的全部遗传信息。所以,目前提出一种归纳一个物种或群体全部基因组信息的总和被称为泛基因组(pan-genome),即整合多个样本的基因组信息来代表其基因组。泛基因组分析可以把基因组分为核心基因组区(core genome)和非必需基因组区(dispensable genome)。核心基因组区由所有样本中都存在的共有基因(序列)组成,主要包括维持该物种存活所必需的最基本生理功能的基因,反映了物种的稳定性。非必需基因组区由仅在部分样本中存在的基因(序列)组成,一般与物种对特定环境的适应性或特有的生物学特征相关,反映了物种的特殊性。自 2005 年在研究微生物基因组时提出泛基因组,迄今已有多种动植物开展了泛基因组测序研究,包括人类、猪、大豆、木豆和番茄等。

对一个没有基因组数据的物种,完成其基因组测序及注释涉及三个步骤:测序,组装及注释。测序技术从最初的 Illumina 边合成边测序为代表的高通量测序到现在以 Pacific Biosciences 单分子实时测序和 Nanopore 纳米孔测序为代表的长读长测序技术,测序通量得到大幅提升,成本急剧下降,为基因组学的研究等提供了极大便利。重测序技术则是通过高通量测序手段对已有参考序列的物种的不同个体进行基因组测序。

随着基因组数据积累得越来越多,多个物种基因组的比较分析即比较基因组学(comparative genomics)显得非常重要。比较基因组学的研究基础是物种基因序列的相似性,当物种刚开始分化时序列高度相似,随着分化时间越来越长,物种间的序列变异会越来越多(图 2-2-3)。比较基因组学基于全基因组测序,通过对种间或种内基因组序列和结构的比较,能够揭示基因组变异的过程和规律。比较基因组学通过对不同物种基因组序列的比较,鉴定同源基因和物种特有基因,获得不同物种在核苷酸组成及基因结构等方面的异同,从而推断出物种在进化过程中的遗传信息变化。常见分析包括基因家族聚类得到直系同源基因、系统进化分析、物种分歧时间估算、鉴定基因融合与基因簇、信号通路基因簇重构、基因家族收缩与扩张和全基因组共线性比较等。

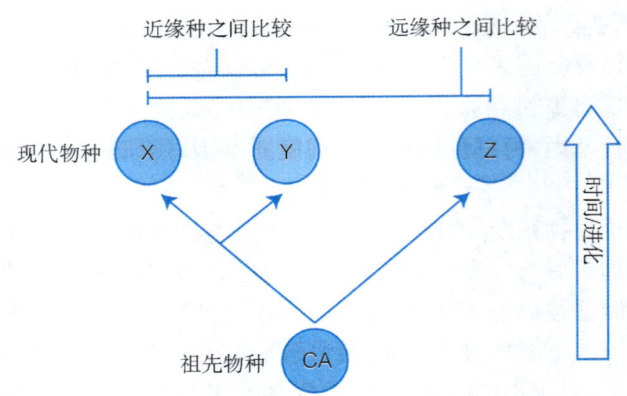

图 2-2-3　比较基因组中物种生物学分类距离（改自 Kawashima[50]，2019）

除物种间的比较之外，物种内的基因组比较分析也是一个重要的研究内容。同一物种的不同群体或不同个体，通过全基因组重测序的方法对不同群体或个体基因组之间大量变异信息进行鉴定，从而揭示进化的模式和规律。常见的分析有单核苷酸多态性（single-nucleotide polymorphisms，SNPs）及拷贝数多态性（copy number polymorphisms，CNPs）等[51,52]。

第三节　研究方法与技术

一、分子系统树的模型选择与构建

（一）分子系统树的碱基替换模型

选择进化距离模型是构建进化树的基础。DNA 分子中基因的进化距离是通过对碱基替代数进行估计获得的，想要估计碱基替代数，就必须应用碱基替代的数学模型。在模型选择方面，判断模型与数据拟合包括似然率（LRT）检验、AIC 信息标准（information criteria）、贝叶斯因子（BIC 标准）和决策论法（DT）等方法；在计算选择模型的目标函数时，主要采用最大似然法和贝叶斯法两种方法计算模型在给定数据集和系统树上的似然值。目前可以进行替换模型选择的工具比较多，例如：Mega、ModelFinder、ModelTest、JmodelTest 等。

（二）分子系统树的构建方法

虽然当下软件可以快速自动地完成系统发生树的构建，但是对于基本算法的了解还是必不可少的。根据所使用的数据类型，系统发生树构建方法可分为基于距离和基于性状两大类：

1. 基于距离的方法　先将序列矩阵转化为遗传距离的数据矩阵，然后再进行系统树构建。常用方法包括最小进化法（minimum evolution）、最小二乘法（least squares）、邻接法（NJ）和聚类法（UPGMA）等。当前，生物类群系统发生研究中较少使用基于距离的建树方法，但其中邻接法运算速度快，常用于序列筛选时构建临时树。

2. 基于性状的方法　直接使用比对好的序列矩阵，例如用 DNA 序列或氨基酸序列进行系统树的推断。常用方法包括最大简约法（MP）、最大似然法（ML）和贝叶斯法（BI）等。MP 依据简约性原则建树，即最接近真实系统关系的树是所要求的性状状态改变数最少的树，但是易产生长枝吸引。ML 和 BI 能在一定程度上消除长枝吸引对系统树构建的影响，但对模型依赖性较大，对计算能力要求也较高[53]。这三种方法是当前构建系统发生树最常用的方法，由于不同分析方法对数据集的敏感性不同[54],在实际工作中一般会选用 MP、ML 和 BI 中的两种方法进行系统发生树构建。

系统发生树构建常用软件纷繁复杂、种类繁多,常用的四种软件如下。

(1) PAUP:是利用最大简约法建树的常用软件[55]。

(2) RAxML:是利用最大似然法建树的常用软件[56]。

(3) MrBayes:是利用贝叶斯法建树的常用软件[57]。

(4) MEGA:采用图形用户界面,可以利用 ML、MP、NJ 和 UPGMA 等多种方法构建系统发生树(https://megasoftware.net/)。

(三) 分子系统树的构成与分类

1. 分子系统树的构成　地球上所有的生命形式都被共同的祖先联系在一起,重建物种关系,即"生命之树"是进化生物学研究的重要内容之一。系统发育树或系统树"phylogenetic tree"是指分类群间谱系关系的一种表现形式,是由分枝和节点组成的图形。在系统树中任何连接两节点的线称为分枝,分枝的长度称为枝长(branch length)。分枝长度是进化速率与进化时间的乘积,代表了该分枝遗传信息的改变量。在 MP 树中,枝长代表性状状态变换的步骤;在 ML 和 BI 树中,枝长代表变异位点碱基替换数。系统树上任何连续的分枝组成的、随时间发生的一系列祖裔关系称为支系(lineage)。对于物种水平及更高阶元的系统树,根据分枝发生的先后顺序,将早期发生的分支称为基部分支(basal branch)或深层系统发生(deep phylogeny),将近期发生的分支称为端部分支(terminal branch)或浅层系统发生(shallow phylogeny)。系统树的分枝终端节点称为操作分类单元(operational taxonomic unit,OTU)、端节(terminal node)或外部节点(external node),在一些著作中也常称为末梢(tip)或叶(leave)。外部节点根据研究对象的不同可以是现存的物种,可以是基因、个体、群体或种上高级阶元。系统树的内部节点(internal node)是类群的假想祖先,根据研究类群的不同所代表的意义也不同,在物种关系树中一个内部节点代表一次物种(基因)形成事件,在地理种群谱系关系树中一个节点代表一次地理分离事件,在基因谱系关系树中一个节点代表了一个新基因形成事件。在操作分类单元中研究者实际分析考察的对象类群,即要探讨其成员间谱系关系、推断其系统发育历史的类群称为内群(ingroup)。研究者为正确推断内群的系统发育关系,在其研究对象之外选取的与内群有密切联系的分类单元称为外群(outgroup),外群是推断系统发育的一个参照系。外群用于比较,通常用来判断一对或一系列同源性状的相对极向,普遍认为,最重要、最有比较价值的外群是内群的姐妹群。当两个分类单元共同拥有一个不为第三者所有的最近祖先时,此两者称为一对姐妹群(sister group)。

2. 分子系统树的分类　在系统发生分析的不同阶段或不同场合,树的名称不同,在此对分子系统树的构成与分类进行简单介绍[58]。

(1) 树状图与网状图:任何能够反映进化历史的、由节点和分支构成的图都称为树状图(dendrogram),用于描述将现存个体、种群、物种或分类群联系在一起的演化历史;任何能够反映网状进化历史的、由节点和分支及回环构成的图称为网状图(reticulogram),用于描述重组、杂交物种形成和基因水平转移等的演化历史。

(2) 有根树和无根树:如果系统树的一个节点代表了在时间上早于其他所有节点,则该节点称为该系统树的根(root),这样的系统树称为有根树(rooted tree),也称为进化树(evolutionary tree)。有根树由根向外定义了时间方向、分支的先后次序和各级分支的共同祖先;反之,一棵系统树如不指明最初的共同祖先则称为无根树(unrooted tree)或无向树(undirected tree)。

(3) 基因树和物种树:基因树(gene tree)是根据DNA或蛋白质序列数据构建的系统树;物种树(species tree)则是表达生物类群进化路径的系统树。

二、分子系统树与物种分类

(一) 单系、并系与复系

传统分类学依据形态相似性将生物分成不同的类群,但同一类群的亲缘关系可能相距甚远。支序分类学(cladistics)则依据生物之间的亲缘关系(系统发育关系)进行类群划分,只有由某一共同祖先产生的所有后代构成的类群(clade)才是自然类群。为了方便地确定哪些类群是自然的,哪些类群是不自然的,并对不自然的类群进行修正,单系群、并系群、复系群这三个概念便随之提出。

1. **单系群(monophyletic group)** 分类群包含一个共同祖先以及来自这个共同祖先的所有后代,这个分类群就称为单系类群或单系群(图2-3-1a)。

2. **并系群(paraphyletic group)** 分类群包含一个共同祖先以及来自这个共同祖先的大多数后代,这个分类群就称为并系类群或并系群(图2-3-1b)。

3. **多系群(polyphyletic group)** 分类群成员来自两个或多个分支,不包含所有成员的最近共同祖先,那么这个分类群就称为多系类群或多系群(图2-3-1c)[59]。

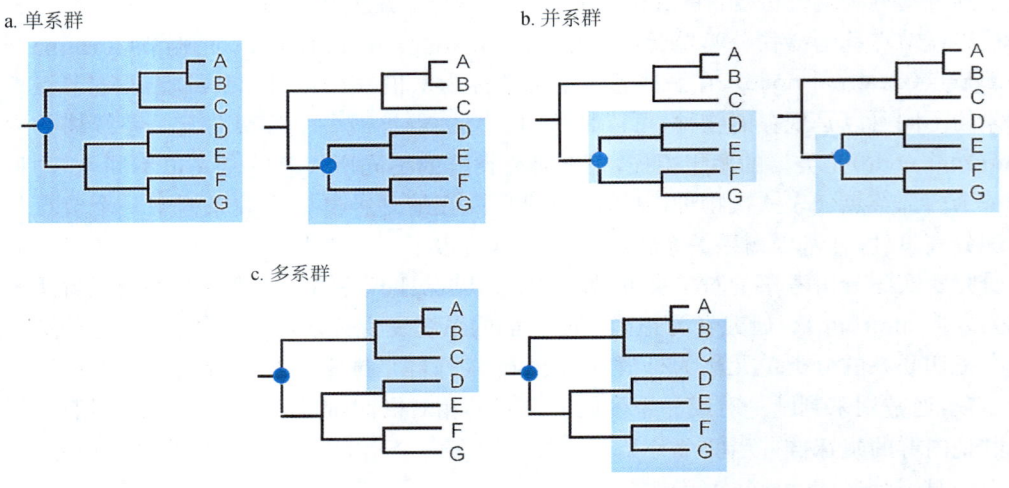

图2-3-1 单系群、并系群与多系群分类

(二) 直系同源和旁系同源

真核生物核基因组的特点之一就是存在多基因家族(multigene family)。基因家族是指在基因组进化中由某一祖先基因经过重复和变异产生了两个或更多的拷贝,这些基因即构成一个基因家族。同一家族中的成员有时紧密地排列在一起,成为一个基因簇;更多的时候,它们却分散在同一染色体的不同部位,甚至位于不同染色体上,具有各自不同的表达调控模式。旁系同源(paralogs)基因是由于基因复制产生多个基因拷贝,在物种进化过程中这些基因逐渐产生一些碱基差别而发生分歧。与此对应的是直系同源(orthologs)基因,是由于在物种分化过程中共同祖先产生的后代所携带的对应基因,这些基因在垂直遗传的过程中发生变异,并逐渐产生某些差别,这些差别会相应地遗传给后代。在分子系统学中,直系同源基因是某一基因拷贝在不同物种内的垂直遗传,用它作为分子标记可以很好地追溯物种进化的历史;而旁系同源基因则是同一基因的不同拷贝,在拷贝取样不全的情况下,往往会得到错误的建树结果。如图 2-3-2 所示,祖先基因经过复制产生两个旁系同源基因 A 和 B,随着物种分化基因 A 和 B 会分别遗传给后代 1、2、3、4 和 5,产生 A1/B1、A2/B2、A3/B3、A4/B4 和 A5/B5。如果取样完全,任何一种基因(A 或 B)都会得到正确的物种树(物种 3 和 4 是姐妹群)。如果取样不完全,如在物种 3 中取到基因 A,在物种 4 和 5 中取到基因 B,在建树的过程中 B 的不同拷贝因为具有最近的共同祖先会首先聚在一起,这样相应的物种 4 和 5 会首先聚在一起成为姐妹群而得到错误的系统关系[60]。

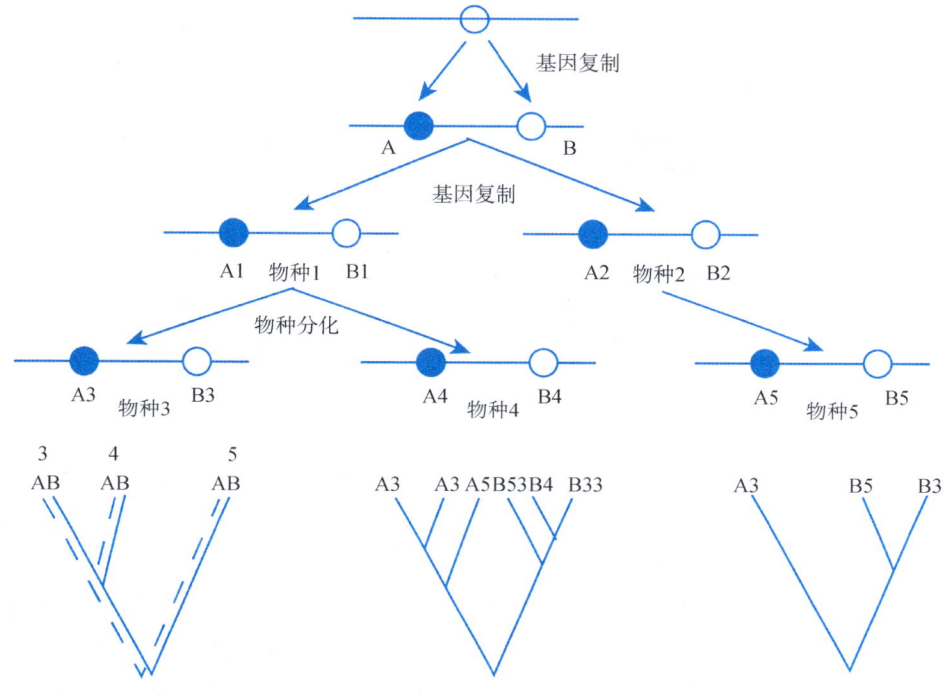

图 2-3-2 直系同源和旁系同源

(三) 基因树与物种树的冲突

系统发育树是用来重建生物的进化历史,以树状结构的形式来表示生物类群之间的进化关系。建立可靠的系统发育关系是生物分类和命名的基础,也是阐明类群起源和扩散、探讨性状演化和揭示物种形成机制的前提。利用某一基因片段提供的信息所构建的系统发育树是基因树(gene tree),分歧点代表基因分离的时间。物种树(species tree)则是反映物种之间真实进化关系的系统发育树,分歧点代表物种形成的时间。因此,基因树不能等同于物种树,分化时间比物种树更早,且基因树的分支式样不能够反映物种的进化历史(图 2-3-3)[61]。

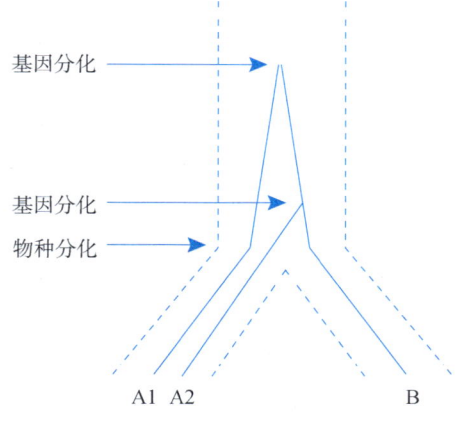

图 2-3-3 基因分化与物种分化的关系

物种树是唯一的,当所构建的多个基因树之间以及基因树与物种树出现冲突时,实质上是体现了部分(或者全部)的基因树没能正确反映物种进化关系。因此,探讨基因树冲突的原因实际上是探讨基因树不能正确反映物种树的原因。从随机误差、系统误差以及生物学因素三个方面进行全面的分析,结果见图2-3-4。

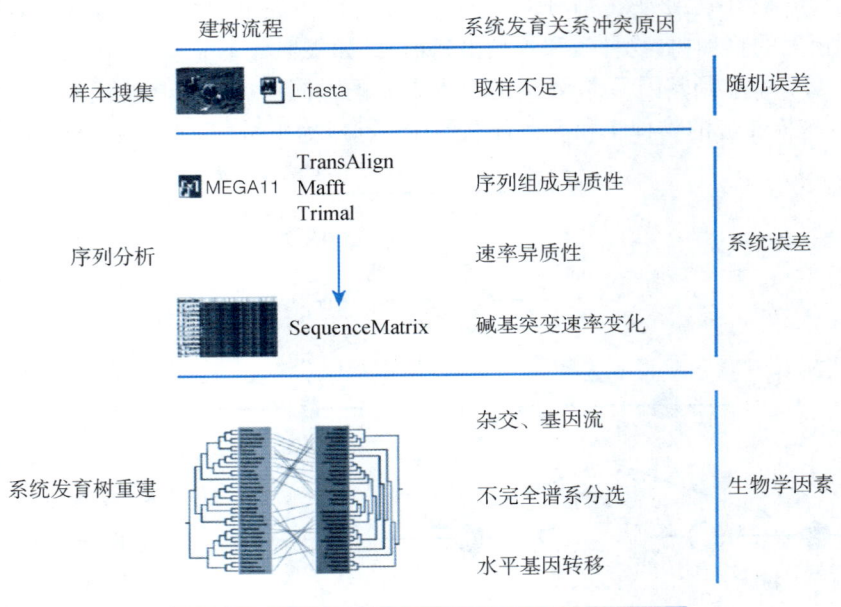

图2-3-4　系统发育关系冲突的原因

1. **随机误差**　又称为取样误差(sampling error),由于位点的取样不够从而使得所构建的系统发育关系与实际的演化历史存在偏差。

2. **系统误差**　在系统发育重建过程中,建树所用的方法是否适合分子数据实际的进化模式,是决定所得系统树正确与否的重要因素之一。分子进化的复杂性和多样性常常使我们现有的方法并不能很好地拟合基因真实的进化模式,于是所建系统树可能就不能反映真实的进化关系。

3. **生物学因素**　杂交(hybridization)和渐渗(introgression)、不完全谱系分选(incomplete lineage sorting)、基因水平转移(horizontal gene transfer)均可能造成基因树与物种树的冲突。杂交是通过不同基因型个体之间交配而使得某些双亲基因重新组合,可以通过使先前孤立的亚种群均一化来抵消分化,也可以通过杂交物种的形成导致新的(网状)谱系的形成。如果两个物种个体之间的交配产生了至少部分可育的后代,那么这种杂交后代可能会与它们的一个(或两个)亲本物种个体一起繁殖,产生回交的后代,如果这些回交后代继续与相同的亲本物种繁殖,随着时间的推移,这可能导致DNA从一个物种转移到另一个物种的基因组中,这个过程被称为"基因渐渗",它是从一个物种到另一个物种的DNA结合。综上,渐渗与杂交是相通的概念,但渐渗更强调后代回交,是否成种不确定,但在系统发育树上是分化开了的;而杂交则更强调已经形成新的物种,二者都产生了基因流,因此可能造成基因树与物种树的冲突。不完全谱系分选是祖先多态性在后代中随机保留而导致的单个基因位点的系统发生关系与真实的进化历史不一致的现象,在快速的辐射进化中尤为常见(图2-3-5)。基因水平转移则是一种基因跨物种的非生殖传播方式,其效果与杂交和渐渗有某种相似之处,但它发生在亲缘关系很远的物种之间[62-65]。

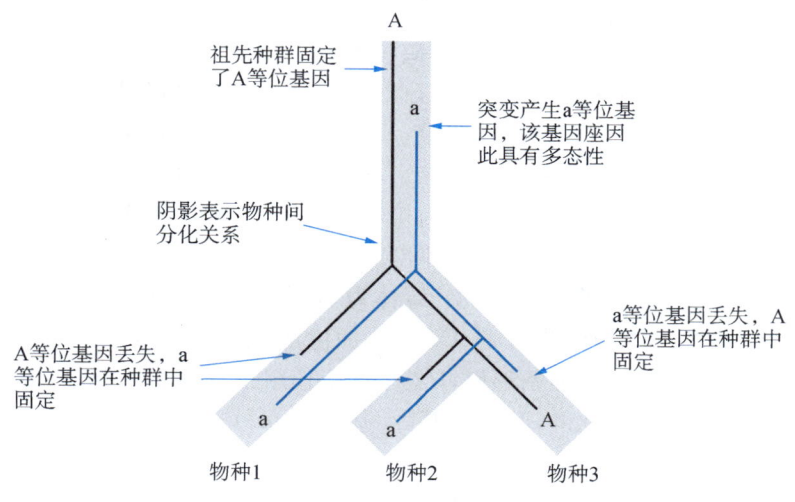

图 2-3-5 不完全谱系分选

注:第一次分化过程中祖先种群分化出物种 1,多态位点固定为 a,而在物种 2 和物种 3 的祖先中依旧以多态的形式存在,当物种 2 和物种 3 发生分化,此等位基因以随机的方式进入物种 2 和物种 3 中。当我们检测到物种 2 和物种 1 关系更近的时候,会误以为在物种 2 形成后他们之间发生了基因流,但事实上是在物种 2 形成前发生了不完全谱系分选造成的(不完全谱系分选表现为近缘物种不共享关系更近的基因)。

三、常规分子鉴定技术

(一) 微卫星 SSR 分子标记技术

DNA 序列可按照其在基因组中出现的次数分为单一序列和重复序列。重复序列系指基因组中重复出现的 DNA 序列,主要分为两大类,分别是串联重复序列和散置重复序列。串联重复和散置重复的区别在于其重复序列是否相邻,如:ACACACACAC 为以 AC 为单位的串联重复,AC…AC…AC…AC 则为关于 AC 的散置重复序列。微卫星(microsatellite)也称为简单重复序列(simple sequence repeat,SSR)或短串联重复序列(short tandem repeat,STR),是一类由 1~6 个碱基为重复单位的串联序列,常见有 $(TG)_n$、$(GA)_n$、$(AAT)_n$ 或 $(GACA)_n$ 等样式的重复序列,在植物体中以 $(AT)_n$ 最为常见,SSR 广泛随机存在于真核生物的细胞核和叶绿体、线粒体 DNA 之中,一般长度在 100 bp 以内[66,67]。

SSR 分子标记技术的发展主要由于以下特性及优势:简单重复序列均匀、随机分布于真核生物的基因组的非编码内含子之中,数量极为丰富,遗传变异的保留不受个体水平自然选择的影响;故而多态性高,等位位点多,信息含量极为丰富;同时 SSR 序列的两侧常为保守序列,在同种而不同遗传型间多相同,这为扩增过程中引物的设计、使用提供了条件;按孟德尔方式遗传为共显性,在单个 SSR 位点上可做共显性的等位基因分析,因而对个体鉴定具有特殊意义;同时 SSR 分子标记技术的实验操作简单,可直接用 PCR 方法进行分析,重复性好,可靠性高。SSR 分子标记的关键技术在于引物的筛选,随着国际遗传信息共享平台的不断开放、发展,科研人员可以自 GenBank 等网站中获取相关类群的引物信息。

自 20 世纪 90 年代 SSR 分子标记技术首次提出,其在各个领域皆取得了显著进展,目前成果已应用于植物、动物和微生物等领域的遗传多样性研究、基因组作图、物种分类和遗传表达调控等方面,由于该技术在种下水平(居群、家系、品种)高效的鉴定能力及较低的成本,直至现在依然是物种分子鉴定的重要技术。

(二) DNA 序列片段分析技术(DNA 条形码技术)

2003 年加拿大学者 Hebert 等首次提出 DNA 条形码概念,即利用 1 个或几个短 DNA 片段对地球上现有的物种进行快速识别和鉴定。目前,线粒体基因细胞色素 C 氧化酶亚基 I(CO I)已被广泛应用于动物的物种识别和鉴定,成为动物的通用 DNA 条形码。但在植物体中,线粒体基因进化速率缓慢,并不适合作为植物通用条形码,又由于植物种类繁多、倍性复杂,类群之间存在杂交以及同一基因往往在不同类群之中进化速率不同,至今针对全部植物的通用条形码也没能发现。绝大多数植物的叶绿体为单亲遗传方式,避免了基因重组,进化速率也较快,在一些植物加工材料中相较于核 DNA 更加稳定,使得其可作为筛选植物 DNA 条形码的最适区域。2009 年,国际生命条形码联盟植物工作组推荐使用叶绿体基因片段 rbcL 和 matK 作为植物通用条形码。此外,叶绿体基因间隔区 trnH - psbA 和核基因 ITS 也被证实具有良好的物种鉴定能力,可作为植物的补充条形码。

植物 DNA 条形码技术所具有的快速分析识别能力,同时综合成本低、分析操作简单、可重复等优势,使其在以物种鉴定为基础的各项科学、实践中大放异彩:首先,基于遗传信息的优势,DNA 条形码在物种鉴定中避免了分类学家在残缺标本鉴定中的困难,同时也帮助解决分类学的问题,发现新的物种或隐种;其次,在应用方面,该技术可以提高出入境植物的检验和检疫工作效率,药用植物的 DNA 条形码发展也为中药材的鉴定奠定了坚实的分子理论基础[68]。

事实上,仅仅依靠叶绿体片段或几个片段的联合作为条形码对物种的鉴定依旧存在局限性,matK、rbcL、trnH - psbA 等片段的组合对于快速演化或者近期演化的植物类群识别依旧不准确。近年来,随着测序技术的发展,高通量测序技术带来的叶绿体全基因组获取方法已经成熟,于是作为传统条形码的补充,将叶绿体全基因组作为超级条形码进行物种鉴定,或者应用叶绿体全基因组数据筛选出的特定类群的特异 DNA 条形码序列将具有更高的鉴定效率和准确性,超级条形码也将成为"后 DNA 条形码时代"的研究重点[69,70]。

四、叶绿体基因组扩增子测序分析技术

(一) 叶绿体基因组扩增子测序技术的优势

扩增子测序是一种专门用于分析特定 DNA 或 RNA 序列的高通量测序技术,是一种靶向性的方法。它通常聚焦于特定的基因区域或基因组中的特定序列,通过靶向捕获目标区域,然后对该区域进行高通量测序。通常来说,扩增子测序主要包括 16S rRNA 基因测序、18S rRNA 基因测序、ITS 基因测序及其他目标区域测序等。这种技术在现代生物学中具有重要意义,特别是在微生物群落分析、遗传疾病诊断、环境生物学和进化生物学等领域。

叶绿体基因组的变异并非均匀分布,大部分区域均比较保守,突变率较低,没有系统发育分析的有效信息,在进行叶绿体基因组分析时,不必要对这些区域进行测序,只需要聚焦于有变异位点的区域进行测序即可。应用扩增子测序技术对叶绿体基因组有变异位点的区域进行高通量测序,即叶绿体基因组扩增子测序,能够很好地满足这一定向获取叶绿体变异区域数据的需求。该技术的原理是通过叶绿体比较基因组分析鉴定出变异区域,应用 PCR 对这些区域进行靶向获取并通过高通量测序得到大量个体叶绿体基因组的变异信息,其最大特点是可以

快速且低成本地获取大量目标序列,这对群体遗传学研究中数百甚至数千个的大规模个体样品,实现了以最小的成本获得最大的叶绿体基因组变异信息[71]。如黄连与短萼黄连群体遗传学的研究,应用叶绿体基因组扩增子测序技术在短时间内获得了 227 个个体的叶绿体基因组的变异信息且成本还不到常规测序方法的 1/10[72]。

(二)叶绿体基因组扩增子测序技术的方法流程

1. 文库构建

(1)基于所测的对象代表性个体的叶绿体基因组比较分析,鉴定变异区域,按所选测序平台选定相适应的目标片段大小设计带标签接头的引物,尽可能覆盖叶绿体基因组上的所有变异。标签接头由用于区分样本的标签序列和用于连接标签序列与引物序列的引导接头序列组成。

(2)对所采集的所有个体进行所设计引物的扩增。

(3)利用两轮 PCR 原理,以第二步的 PCR 产物为模板,接上样本特异性的标签接头以区分样本。

(4)将上一步带有样本特异性接头的 PCR 产物进行混合,使用文库构建试剂盒进行建库,最后在测序平台进行高通量测序。标签接头构建原理见图 2-3-6[71]。

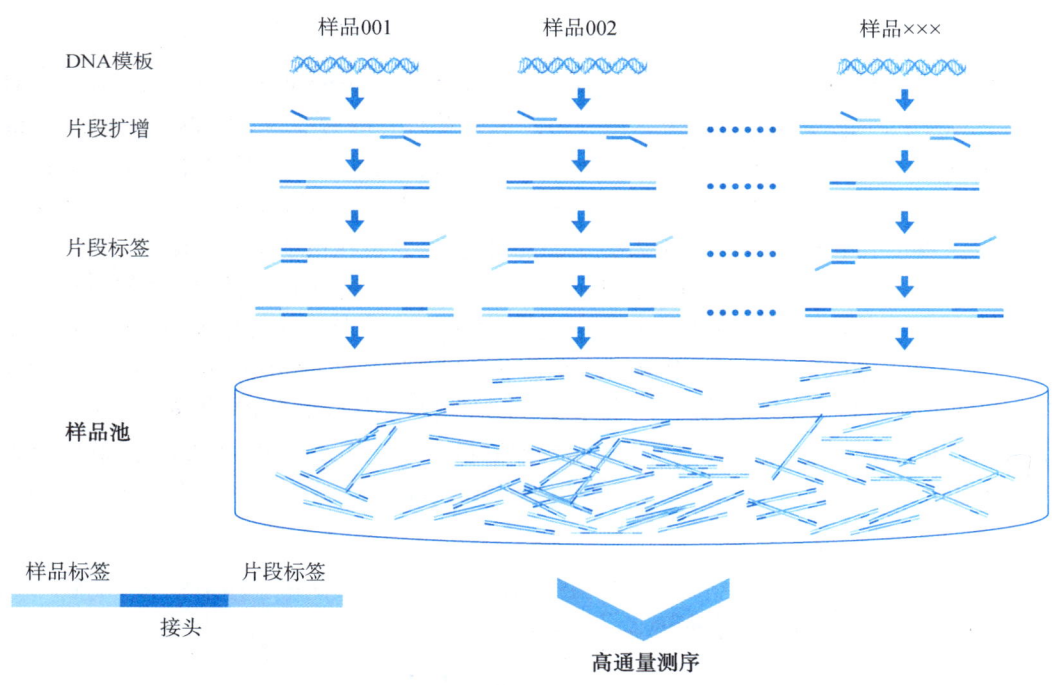

图 2-3-6 扩增子标签接头构建(彩图见附图)

2. 数据的质控与一致性序列的生成 高通量数据下机后,数据质控和序列生成主要基于以下步骤(以 Illumina 平台的高通量下机数据为例):

(1)数据质量控制:Illumina 平台的高通量测序数据是 pair-end 的格式,测序结果包含两个文件,分别是从同一扩增子的一个方向向另一个方向测序的结果,3′端测序质量低,因此需要进行数据质控。此步骤可用 Geneious 或 NGS QC Toolkit 执行[73],生成 fastq 格式的质控剪切后的数据。

(2) 序列对接：剪切后的 read 使用 FLASH 将正反向两个文件的 read 对接[74]，获得扩增子全长，对接不上的 read 舍弃不用。

(3) 序列拆分：根据标签序列，将对接后的所有 read 拆分到样品，再根据基因引物序列，将 read 拆分成不同分子标记。两个拆分步骤使用 python 脚本 divide.py 4.1(https://github.com/wpwupingwp/divide)依次执行。

(4) 人工序列去除：样本拆分完成后，将人工添加的标签接头和引物序列删除。可以通过 Geneious 或者 Linux 系统下的 Cutadapt 软件进行操作。

(5) 一致性序列生成：去除人工序列后的数据可通过 vsearch(http://man.sourcentral.org/ubuntu1510/1+vsearch-gz)基于相似性进行精细分组并通过 MAFFT(https://mafft.cbrc.jp/alignment/software/)进行精细比对，最后利用 Cotu-generator(https://github.com/Mycroft-maker/Cotu-generator)生成一致性序列(Consensus sequence)。本步骤可以按上述描述分步执行，也可通过 Cotu master(https://github.com/Mycroft-maker/Cotu-master)，可以实现 Cotu 的一键生成[71,75]。

五、关键性状的全基因组关联分析技术

(一) 技术方法

全基因组关联分析(genome-wide association study，GWAS)是指在全基因组范围内对群体进行全基因组扫描，利用分布在全基因组范围内的单核苷酸多态性，以连锁不平衡(linkage disequilibrium，LD)为基础将表型性状与序列变异关联的分析方法。连锁不平衡指标记等位基因与数量性状基因座(quantitative trait loci，QTL)等位基因不是随机连锁。GWAS 由 Risch[76]在 1996 年提出，最早应用于人类疾病的研究，后来也在植物中广泛使用。

相比于根据基因间的重组值确定基因在染色体上的相对位置的连锁作图，关联分析具有以下优势(图 2-3-7)：① 定位精度高。关联作图群体的基因组来自自然群体，标记密度高，定位的精度能达到基因的级别，而连锁定位遗传变异仅来自作图群体的亲本，定位精度仅能达到染色体片段的级别。② 研究周期短。关联分析直接使用自然群体，研究周期短，连锁定位的群体需要人工构建好几代，周期较长。③ 等位变异数目多。关联分析所使用的自然群体经数千代的交换重组，遗传变异丰富，而连锁定位遗传变异仅来自作图群体的亲本重组，遗传变异少。

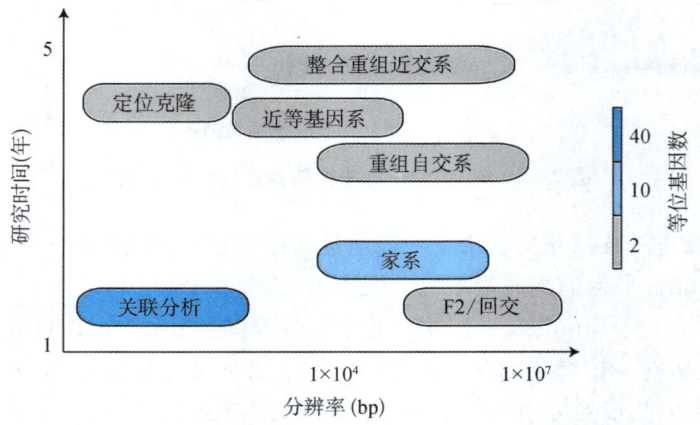

图 2-3-7　数量性状位点定位方法在定位精度、研究时长、等位变异的比较(改自 Yu & Buckler[77]，2006)

1. **关联分析的基础——连锁不平衡** 全基因组关联分析以连锁不平衡为理论基础,连锁不平衡与等位基因或单倍型频率共同影响着关联分析的分辨率。连锁不平衡是指群体内不同等位基因的非随机关联,描述了一个 SNP 的等位基因与群体中另一个 SNP 的等位基因遗传相关的程度[78]。连锁是两个等位基因不依照自由组合定律,共同遗传频率高于随机遗传的现象。其原理如下:假设有两个连锁的位点 A 和 B,4 个等位基因的频率分别为 PA、Pa、PB 和 Pb。实际观测到的单倍型频率与期望单倍型频率之间的差异以 D 表示,D 的计算公式为 $D_{AB}=P_{AB}-P_AP_B$。其中 P_{AB} 表示等位基因 A 和 B 的配子的频率,P_AP_B 表示等位基因 A 和等位基因 B 频率的乘积,D_{AB} 表示连锁不平衡系数。当 D=0 时,两基因座位处于自由交换状态;而当 D 不等于 0 时,两基因座位处于连锁不平衡状态。在实际应用中,一般以 r^2(squared allele frequency correlations)来度量 LD 的水平。$r^2=D^2/(PA*Pa*PB*Pb)$,r^2 值越大,表示两个多态性位点之间的连锁程度越强,$r^2=0$ 表示无连锁,$r^2=1$ 表示完全连锁。

2. **关联分析的研究策略** GWAS 可以分以下四步来实现目标性状与遗传标记的关联分析:

(1) 材料选取:因为 GWAS 是在群体中检测位点与表型的关联,所以选材料群体应包含物种全部遗传变异。但群体数量的增加会带来表型数据测量和测序费用的增加,因此可以选择核心种质进行 GWAS 分析,以最少的种质资源最大限度地代表该物种的遗传多样性。

(2) 性状调查:准确的表型数据测量对于 GWAS 是否能定位到基因至关重要。选定的表型需要具有一定的生物学意义并且数据调查要科学准确并具有可重复性,对于受环境影响较大的性状需要多次重复表型考察,尽量降低环境影响。

(3) 基因型测定:高密度的遗传标记决定了 GWAS 的分辨率。SNP 是指基因组 DNA 中的单个核苷酸发生变异而引起的 DNA 序列变化。SNP 标记因其数量多、分布广、准确性高等特点是全基因组关联分析中最常用的遗传标记。检测 SNP 的技术有 SNP 芯片、重测序技术和基于测序的基因分型(genotyping by sequencing, GBS)。SNP 芯片是用已知的数以百万计覆盖全基因组的 SNP 作为探针,然后与待测样品杂交,即可得到相应个体的 SNP 信息。缺点是只能检测已知的 SNP 变异,无法发掘稀有未知的 SNP 变异,因此现在更加常用的是重测序技术。全基因组重测序是对已有参考基因组的物种个体进行再次测序,并以此为基础进行个体或群体水平的遗传差异性分析。重测序技术不仅能检测到常规的 SNP 变异,还能发掘稀有和未知的 SNP 变异。除此之外还有基于测序的基因分型技术。基于测序的基因分型是一种常见的简化基因组测序技术,其原理是选取合适的限制性内切酶将物种的基因组 DNA 进行酶切,然后对酶切片段进行高通量测序,得到酶切片段序列并获得 SNP 信息。该技术具有快速、简便、低成本等优点,可对大量样品进行大规模地标记筛选。

(4) 群体结构估计和关联分析:GWAS 可以使用线性回归、方差分析、t 检验和卡方检验等方法在 SAS 或 R 语言等统计软件中进行分析。定位群体中存在的亚群体可能会导致无关基因与所研究性状假关联的现象,因此首先要控制群体结构以降低其假阳性。目前通常采用 STRUCTURE、INSTRUCTURE 等软件对群体结构进行估计[79]。植物中关联作图常用的软件是 TASSEL(http://www.maizegenetics.net)[80]。TASSEL 软件不仅可进行各种模型的关联分析,绘制基于遗传距离的树状图,而且能估算 LD 值完成图表化。

(二) 应用研究

拟以玉米 GWAS 分析为例。全世界的玉米产量受到干旱胁迫的威胁,玉米抗旱基因的发掘对玉米生存和产量具有重要的意义。Wang 等通过对 367 个重组自交系(按地理来源划分为热带血缘 TST、亚热带血缘 SS 和温带血缘材料 NSS)在中国科学院植物研究所室外实验场进行了三个环境的苗期干旱胁迫处理。处理方法如下:实验设计是随机区组设计,每次两个生物学重复,每个抗旱池 6 m×1.4 m×0.22 m 大小,每块地分成 460 个点,最外围的 82 个点用作保护行,每个实验每个点同一基因型种植 12 株。苗期复水存活率鉴定的方法是当幼苗生长至 3 叶期时控制水分供给,当玉米苗受旱至出现诸如叶片萎蔫、植株死亡的表型时开始复水,在复水 7 d 后统计每个小区的存活率。记录每种基因型的存活率,幼苗为绿色且能养活作为幸存者。干旱胁迫处理表型数据结合全基因组重测序数据进行 GWAS 分析,鉴定到 83 个遗传变异位点,其中 42 个候选基因与抗性相关,特别是在 *ZmVPP1* 位点检测到了一个 GWAS 的峰值信号。该基因编码液泡膜上的质子泵-焦磷酸水解酶,对抗旱具有显著的作用。通过序列分析后发现,*ZmVPP1* 基因的启动子区域有一段 366 bp 的插入,其中包括 3 个干旱应答的 MYB 顺式作用元件。这三个 MYB 顺式作用元件使 *ZmVPP1* 在耐旱基因型中具有干旱诱导型表达。*ZmVPP1* 表达增强的转基因玉米表现出更强的耐旱性,这很可能是由于光合效率和根系发育增强所致。这些信息为了解玉米耐旱性的自然变异提供了重要的遗传学依据,所发现的基因可作为基因工程的直接目标,促进玉米性状的改良[81]。

六、植物大数据汇集方法和分析技术

(一)植物大数据时代

随着网络信息技术和分子生物学的飞速发展,科学数据呈现爆发式增长,我们已迈入大数据研究时代[82,83]。生物学家和计算机科学家开始协同应对大量、高维和复杂的数据洪流,在大数据的存储、集成、分析等多方面同时面临机遇和挑战[84-86]。《自然》和《科学》杂志分别于 2008 年(http://www.nature.com/news/specials/bigdata)和 2011 年(http://www.sciencemag.org/site/special/data)推出了标题为"大数据的机会和挑战"和"数据洪流处理"的专辑,高屋建瓴地阐述了大数据对我们日常生活、科技、经济、文化和政治等诸多活动的深刻影响。大数据正悄然改变着我们的思维和工作方式[87,88]。

基于大数据的科研活动已逐渐覆盖到从数据采集、信息存储、数据挖掘以及科学假设的形成与验证等各个方面,影响深入自然科学、社会科学、人文科学和工程学等各个领域[82,83]。大数据科研模式的重要性不言而喻。例如,已故图灵奖得主 im Gray,2007 年在美国国家科学研究委员会的演讲中描绘了"数据密集型"科研的愿景。他将大数据科研从 3 个科学研究范式(实验归纳、模型推演、仿真模拟)中区别开来,称之为第四范式[89],在大数据和数据科学间建立起了密不可分的关系[90]。2012 年美国政府启动了"大数据研究和发展计划(Big Data Research and Development Initiative)";欧盟委员会自 2014 年起依托 2020 地平线、云计算行动等计划主导大数据领域的研发和创新。我国自 2012 年开始就将大数据科学提上日程,科技部、国家自然科学基金委员会等先后设立了与大数据相关的重点与重大研究项目。2015 年,国务院正式印发了《促进大数据发展行动纲要》,并在党的十八届五中全会上提出实施"国家大数据战略",标志着大数据发展正式成为国家战略[83]。

大数据方法和技术已在生物多样性、宏生态学[91,92]和药用植物[93,94]等多个领域开始了积极探索研究。例如,应用人工智能技术的药用植物鉴定[95]、基于机器学习和多源数据的药用植物评价[96,97]和药用植物组学研究[98,99]。与传统数据相比,大数据具有体量大(volume)、类型多(variety)、周转快(velocity)的 3V 基本特征(图 2-3-8)[100,101]。有时候甚至还包括数据的价值(value)、变化(variability)和可靠性(veracity)等多 V 特征[100,101]。植物大数据除了上述基本特征外,也有其特定研究领域的数据特性。比如,植物形态数据是物理信息,植物分布的地点是地理信息,植物的内含物质是生物化学信息,而植物的基因组数据则是遗传学信息。这些数据完全是不同性质、不同领域的。因此植物大数据就需要把涉及一个植物方方面面的数据全部进行整合统一,而这一特点将可能把植物学研究带入一个新境界[102-105]。

植物大数据的汇集方法和分析技术通常包括以下六个方面:① 数据采集:通过植物学调查、植物园资料、卫星遥感数据、传感器数据等途径收集植物相关数据。数据可能包括植物种类、生长环境、地理位置、形态特征、遗传信息等。② 数据清洗和整合:对采集到的数据进行清洗、去重、格式标准

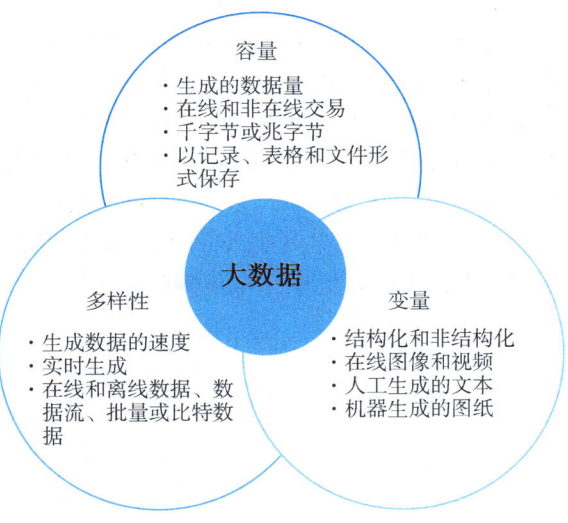

图 2-3-8 大数据的 3V 特征:体量大、类型多和周转快(改自 Yu & Wang[106], 2020)

化等处理,确保数据质量和一致性。将不同来源的数据整合到统一的数据库或数据仓库中,方便后续分析。③ 数据存储和管理:选择合适的数据库系统或数据存储技术,存储植物大数据,并确保数据的安全性和可靠性。利用数据管理工具对数据进行索引、备份和恢复,方便数据的管理和查询。④ 数据分析技术:利用数据挖掘、机器学习、深度学习等技术对植物大数据进行分析和挖掘。可以通过聚类分析、关联规则挖掘、分类预测等方法揭示数据中的模式和规律。⑤ 数据可视化:利用数据可视化技术,如图表、地图、热力图等,将分析结果直观地展示出来。通过可视化分析,可以更直观地理解数据,发现隐藏的信息和趋势。⑥ 数据应用:将数据分析结果应用于植物学研究、生态保护、农业生产等领域,为决策提供科学依据。可以开发植物识别 App、智能农业系统等应用,将植物大数据应用于实际生产和生活中。

(二) 植物大数据的整合

随着数以亿计的基础生物多样性数据的可公开免费获取[107,108],数据的整合、降噪、去冗余、互操作和质量控制等方面出现了一些新的亟待解决的问题[109-115]。植物大数据时代既充满希望也充满挑战。在大数据时代,整合和分析海量植物大数据在提高我们对不断变化的世界中植物多样性的认识方面发挥了核心作用[102,115-117]。过去几十年来,植物多样性数据数字化、网络化和新信息的不断收集正在扩大全球尺度上基础数据的可用性[118-122]。例如,全球生物多样性信息咨询(Global Biodiversity Information Facility,GBIF)——世界领先的生物多样性观测大数据数据量已达到了 16 亿条,在支持科学研究上发挥了巨大作用[123,124]。然而,我们距离全面描述地球上所有物种的分类、地理分布和功能多样性还有很长的路要走[125,126]。解决这些不足需要在数据整合方面做出新的努力。同时,应对野生植物资源保护和可持续利用的挑战,需要掌握前所未有的跨时间、空间和分类尺度的生物多样性数据[127,128]。虽然

数据的价值巨大,但是基于传统思维与技术,人们在实际环境中往往面临信息泛滥而知识匮乏的窘态,大数据的价值利用密度低[83]。因而,有效的大数据汇集和分析技术就显得特别重要[129]。

为有效保护生物多样性,决策者经常需要从大数据分析中找到有效的指标和知识。要开发和部署生成这些指标的工具和技术,就必须从生物标本、实地调查和自动传感器、分子数据和历史学术文献中获取可信的数据。要将这些原始数据转化为适合使用的综合信息,需要经过许多步骤(图2-3-9),用于管理和分析这些数据的方法和技术构成了一个被称为生物多样性信息学的研究领域[113,130-132]。植物大数据的生命周期包括规划、收集、认证、描述、保存、发现、整合和分析。无论是数据的生产者还是消费者,研究人员都有可能至少按照相关的工作流程和数据标准执行其中一个步骤的相关活动[133,134]。

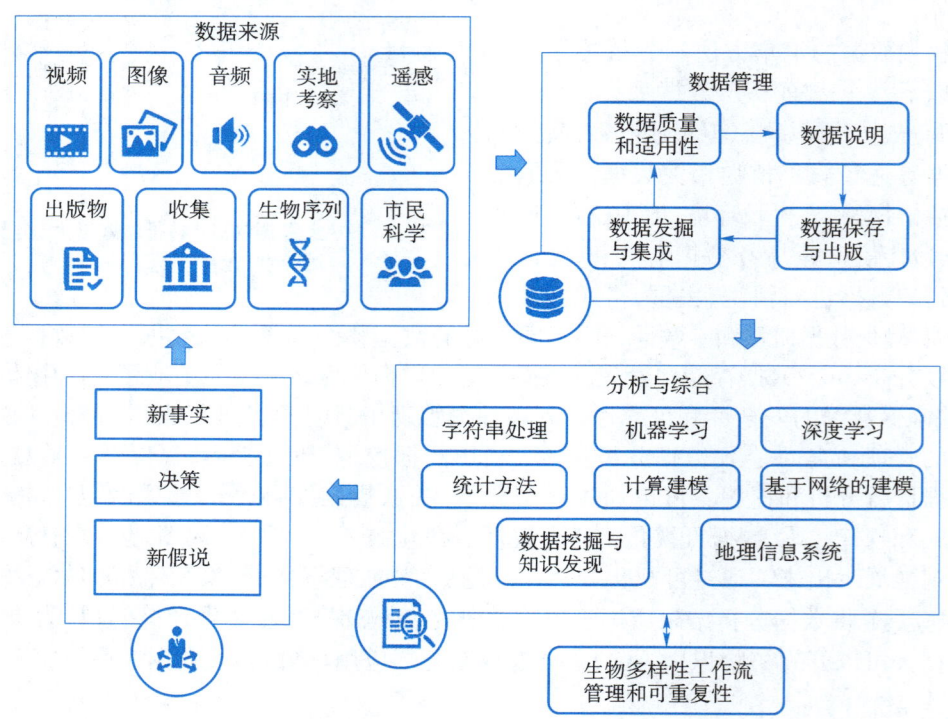

图2-3-9 植物多样性大数据整合和分析流程(改自Gadelha[134],2020)

数据整合一直是植物多样性大数据应用最首要的目标[112,128]。现有的植物大数据系统已经开展了大量工作。例如,基于行业标准的达尔文核心(Darwin Core)[135,136]和专业工具"整合发表工具包"(Integrated Publishing Toolkit)[137]。在过去二十年中,包括植物学信息和生态网络(Botanical Information and Ecology Network,BIEN)、GBIF和iDigBio等网络化的大数据系统在线提供了超过数十亿条物种的分布记录数据。然而,全面的数据整合任务依然任重道远。由于现有各种大数据集应用目标较为简单,因此遵守不同的协议和标准[138],例如GBIF使用的达尔文核心,BIEN使用的Veg-X[139],以及生命大百科(Encyclopedia of Life,EOL)使用的结构化属性图数据[140]。各大数据集在空间、时间和分类学上存在高度的异质性[141,142]。

(三)植物学名大数据及其关键技术

随着生物学科向"大数据"时代的发展,需要一个基于名称的基础架构来对分布式数据进行索引和互联。如果要管理所有信息,这些基础设施必须能够访问所有生物的所有名称。编纂物种名录的研究人员对适用于名录的知识产权持有不同看法,这就造成了不确定性,阻碍了亟须的数字世界生物数据共享基础设施的发展[143]。生物多样性研究的各个方面,从分类、保护到药用价值,都依赖于与物种名称相关的数据[144-146]。有效整合多个领域的名称至关重要,这取决于分类数据的协调和组织。植物大数据整合最重要的问题之一是将时间和空间上高度异质性的数据来源按照相关的标准进行关联,而实现这种有效关联的核心是使用研究对象公认的学名将其属性信息进行整合[147]。

植物多样性数据处理的最大挑战之一是保持与不同植物属性相关的物种名称分类的一致性[109,114,148-150]。分类学的动态性质因信息量的不断增加以及越来越多地使用基因方法来识别物种而得到加强,导致被认为已被接受的分类群名称不断变化。分类学家首先在野外对个体进行取样,当认为个体尚未被描述时,就会根据最佳知识和确定的程序对其进行命名[151]。这些名称事实上已被接受。然而,有些名称可能会过时,例如,当研究人员后来意识到该物种以前已经被命名过。这些名称就会被用作另一个现已被接受的名称的同义词,即异名。除了名称本身,分类学家还通过分类学概念(即生物实体)来指称物种。在不同的研究文化中,研究人员使用的分类学概念(即被定义为合法有效的概念)可能会有所不同[152]。对于某些分类群而言,还远未就某一分类学概念达成普遍共识[153],从而造成混乱。这一动态过程导致最终用户难以明确指向单一分类概念的单一有效名称。使用分类数据库有助于解决名称与分类概念之间存在的不同关系(一对一、一对多、多对一,有时甚至是多对多的关系)[152]。

过去十年中,分类学研究在克服"分类学障碍"(taxonomic impediment)[154,155],即每个分类群缺乏全面信息方面取得了很大进展[156]。这些努力产生了大量的分类群名称列表,这些列表中的分类群信息分散在不同的资源库中[157]。例如,我们知道现在由4个全球植物学名数据库:莱比锡维管植物编目(the Leipzig Catalogue of Vascular Plants,LCVP)、在线植物志(World Flora Online,WFO)、世界植物在线(The World Checklist of Vascular Plants,WCVP)和世界植物(World Plants,WP)[158]。据估计,陆地植物的总的物种多样性目前约有40万个已知物种[159],另有15%左右的物种估计仍在等待发现[160]。其中维管植物约38万种,苔藓植物约2万种,蕨类植物1.3万种,种子植物约37万种,开花植物约有36万种[161],这些种类涉及的学名高达130万~140万[158]。

虽然我们知道不同的数据库提供了关于分类群定义的不同观点,这意味着它们都有助于科学辩论,但没有一个数据库是对或错的。那么非分类学专家的最终用户应该如何知道哪种资源最适合他的目的呢?需要验证分类群名称的研究人员面临着许多不同的分类数据库,这些数据库的空间或分类覆盖范围往往相互重叠,却没有明确的方法来选择使用哪个数据库。为了构建整个生命树上统一的分类名称应用,许多研究团队提出了分类群接受名和异名的对照列表(分类学数据库)。这些分类学数据库通常基于广泛的研究群体和个人专家知识的贡献。决定哪些分类群名称被接受通常基于可靠的科学证据[161-163]。这些决定也可能基于不那么客观的原因,如原始资源与相互矛盾的研究相比是否可靠,或个人对语法和拼写的偏好例如蕨类植物水韭属的学名有时使用 *Isoëtes*,有时候又使用 *Isoetes*[164]。然而,尽管在创建世界分类群的统一权威列表方面付出了巨大努力,但分类学的统一在很大程度上是通过目标和范围不同(如按分类群或地区)的多项独立工作来推进的[165,166]。例如,一些分类数据库,即主要提供参考分类数据的数据库,侧重于特定的分类群,例如莱比锡世界维管植物数据库(LCVP)[167],另一些则侧重于环境领域,提供全球或区域范围的参考,如国家数据库(图2-3-10)。

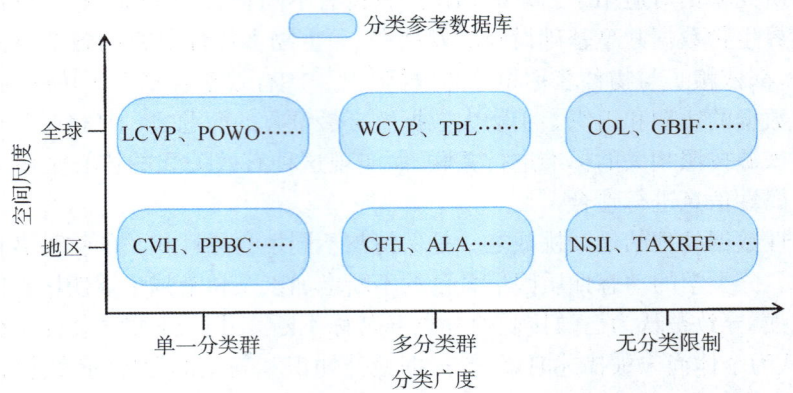

图2-3-10　根据分类广度和空间尺度划分的分类数据库类型(改自Grenié[168],2022)

注:横坐标表示分类广度的增加,从单一分类群到无明确分类限制(如考虑所有生物群或所有真核生物群);纵坐标代表从区域到全球的空间范围;每个方框代表一种特定类型的分类或命名数据库。LCVP:莱比锡世界维管植物名录;POWO:邱园世界植物在线;WCVP:邱园世界维管植物名录;COL:生物物种名录;NSII:国家标本资源共享平台;CVH:中国数字植物标本馆。

通过分类群名称(图2-3-11)获得的分类学信息可作为索引和合并不同植物多样性数据的共同基础[169],可以整合包括GBIF、世界自然保护联盟(International Union Conservation Nature, IUCN)的红色名录评估等级[170]、植物种类的性状[171]、系统发生关系[172]、入侵状况[173]等信息。除了维护更新和全面的分类数据库本身所面临的挑战之外,合并和统一额外的植物数据也可能存在问题,因为这些数据集可能是在不同时间(有的甚至跨越几十年时间)创建和更新的,可能使用不同的分类数据库来规范分类群名称,甚至可能与任何一致的分类概念都没

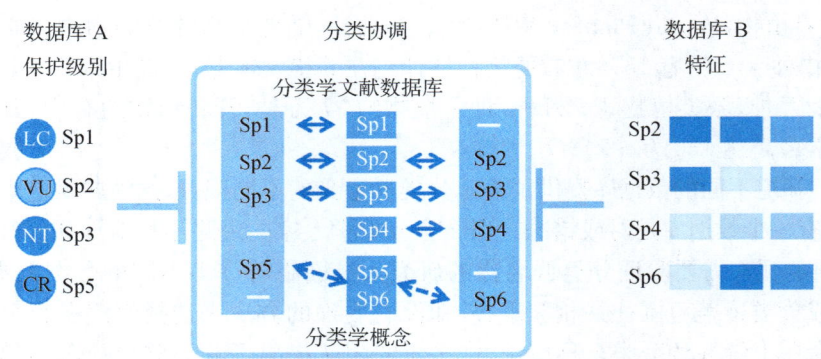

图2-3-11　分类学是植物大数据集的统一关键(改自Grenié[168],2022)

注:两侧分别代表两个示例数据集,其中A包含分类群(此处为物种)的保护状况,B包含其性状(颜色表示不同性状)。数据集以分类群名称"Sp1"至"Sp6"为索引。中间的圆角矩形描述了分类学协调过程:(A)从每个数据集中提取名称,分别显示在左右矩形中;(B)然后将两个列表与协调所有名称的分类学数据库进行比较。在这里,"Sp1"和"Sp6"指的是分类数据库中的同一分类群(如虚线所示)。如果不进行分类学协调,在合并两个数据集时,名称的完全匹配将导致Sp5和Sp6的丢失。LC、NT、VU和CR是红色名录受威胁状态的缩写,分别表示无危、近危、易危和极危。

有关联[157,174,175]。归根结底,如果分类学名称统一化工作执行不当,研究人员很可能会引入并传播大量数据错误,从而导致数据不匹配和多种量化分析的错误[146,176,177]。由于物种数量和分类广度的增加会导致分类不准确,因此数据量越大,问题就越严重[144]。

正确处理分类群名称是药用植物大数据研究和分析的先决条件。在数据统一标准需求的推动下,出现了多种用于这项任务的工具。但对于如何将这些工具组合成一个有意义和高效的工作流程却没有明确的指导。因此,提高我们对现有分类参考工具的了解,对于开发强大而全面的工作流程以实现高水平的数据质量和准确的下游分析至关重要。植物学名大数据汇集和分析技术包括3个主要步骤:① 原始名称数据的清理和标准化。② 数据库比对。③ 使用模糊匹配算法进行名称匹配(图2-3-12)。由于R语言及其相关软件包已成为植物大数据处理最常用的方法,我们列举了在处理植物名称数据处理过程中最常见的软件包供参考(表2-3-1)。

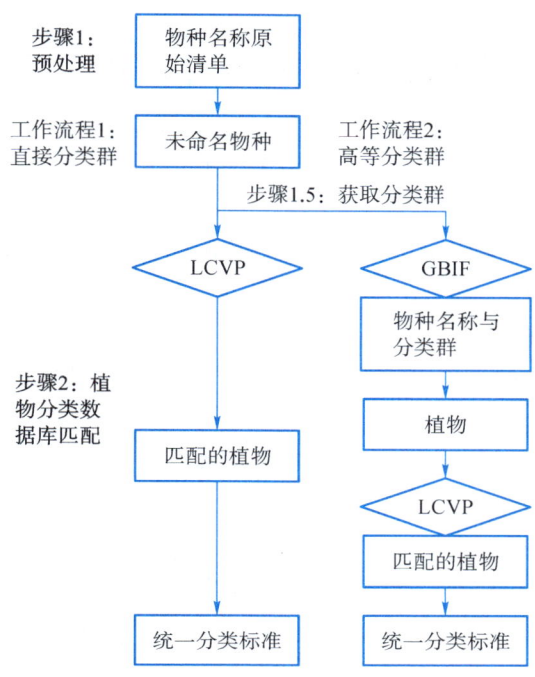

图 2-3-12　不同的分类协调工作

注:工作流程所考虑的步骤、数量和所利用的数据库各不相同;圆角矩形代表分类群名称列表,菱形代表分类群数据库,名称与数据库进行匹配。

表 2-3-1　分类学名称数据处理所使用的 R 软件包(改自 Grenié et al.,[168] 2022)

软件包名称	开 发 者	参考文献或链接
algaeClassify	AlgaeBase	https://CRAN.R-project.org/package=algaeClassify
BIEN	NA	Maitner B, Boyle B, Casler N, et al. The bien r package: A tool to access the Botanical Information and Ecology Network (BIEN) database [J]. Methods in Ecology and Evolution, 2018, 9(2): 373-379.
finbif	FinBIF	https://doi.org/10.5281/zenodo.3612814
flattax	NCBI	https://docs.flatpak.org/en/latest/using-flatpak.html
flora	FB2020	https://cran.r-project.org/web/packages/flora/index.html
GenomeInfoDbData	NCBI	https://bioconductor.org/packages/release/data/annotation/html/GenomeInfoDbData.html
genomes	NCBI	https://bioconductor.org/packages/release/bioc/html/genomes.html

续 表

软件包名称	开 发 者	参考文献或链接
kewr	IPNI, POWO, WCVP	https://barnabywalker.github.io/kewr/
lcvplants	LCVP	Freiberg M, Winter M, Gentile A, et al. LCVP, The Leipzig catalogue of vascular plants, a new taxonomic reference list for all known vascular plants [J]. Scientific Data, 2020, 7: 416.
monographaR	NA	Reginato M. monographaR: An R package to facilitate the production of plant taxonomic monographs [J]. Brittonia, 2016, 68: 212-216.
natserv	NatureServe	https://CRAN.R-project.org/package=microclass
ncbit	NCBI	https://cran.r-project.org/web/packages/ncbit/index.html
neotoma2	Neotoma	https://cran.r-project.org/web//packages//neotoma2/index.html
paleobioDB	PBDB	https://www.rdocumentation.org/packages/paleobioDB/versions/0.7.0
phyloseq	NA	Mcmurdie P, Holmes S. phyloseq: An R package for reproducible interactive analysis and graphics of microbiome census data [J]. PloS one, 2013, 8(4): e61217.
phyndr	NA	Pennell M, Fitzjohn R. A simple approach for maximizing the overlap of phylogenetic and comparative data [J]. Methods in Ecology and Evolution, 2016, 7(6): 751-758.
plantlist	TPL	https://github.com/helixcn/plantlist/
rcol	COL	https://CRAN.R-project.org/package=rcol
rentrez	NCBI	Winter D. rentrez: An R package for the NCBI eUtils API [R]. PeerJ Preprints, 2017, 9: 520-526.
restax	NA	https://rdrr.io/github/EDiLD/restax/man/restax.html
rgbif	GBIF	Chamberlain S, Boettiger C. R Python, and Ruby clients for GBIF species occurrence data [R]. PeerJ Preprints, 2017. 3304v1.
rgnparser	NA	https://CRAN.R-project.org/package=rgnparser
ritis	ITIS	https://CRAN.R-project.org/package=ritis
Rocc	FB2020	https://cran.r-project.org/web/packages/rocc/index.html
rotl	Open Tree of Life	Michonneau F, Brown J, Winter D. rotl: An R package to interact with the Open Tree of Life data [J]. Methods in Ecology and Evolution, 2016, 7(12): 1476-1481.

续　表

软件包名称	开 发 者	参考文献或链接
rredlist	IUCN	https://CRAN.R-project.org/package=rredlist
rtaxref	TAXREF	https://github.com/Rekyt/rtaxref
SP2000	COL，CASD，TaiCOL，	Ding L, Li H, Tao J, et al. SP2000：An open-sourced R package for querying the Catalogue of Life [J]. Biodiversity Science, 2021, 29(1)：118.
splister	NA	https://github.com/sckott/splister
taxlist	NA	Alvarez M, Luebert F. The taxlist package：Managing plant taxonomic lists in R [J]. Biodiversity Data Journal, 2018(6)：e23635.
taxonlookup	NatureServe	Pennell MW, FitzJohn RG, Cornwell WK. A simple approach for maximizing the overlap of phylogenetic and comparative data [J]. Methods in Ecology and Evolution, 2016, 7(6)：751－758.
taxonomizr	NCBI	https://CRAN.R-project.org/package=taxonomizr
taxonomyCleanr	ITIS，Tropicos，GBIF，WoRMS	https://github.com/EDIorg/taxonomyCleanr
Taxonstand	TPL	Cayuela L, Granzow C, Albuquerque F, et al. Taxonstand：An R package for species names standardisation in vegetation databases [J]. Methods in Ecology and Evolution, 2012, 3(6)：1078－1083.
taxotools	ITIS，Wikipedia，GNR，GBIF	https://CRAN.R-project.org/package=taxotools
taxreturn	NCBI	https://github.com/alexpiper/taxreturn
traitdataform	GBIF	https://doi.org/10.5281/zenodo.4594227
twn	TWN	https://CRAN.R-project.org/package=twn
vegdata	GermanSL	Jansen F, Dengler J. Plant names in vegetation databases—a neglected source of bias [J]. Journal of Vegetation Science, 2010, 21(6)：1179－1186.
vegtable	NA	https://doi.org/10.5281/zenodo.3776780
wikitaxa	Wikipedia	https://CRAN.R-project.org/package=wikitaxa
WorldFlora	WorldFlora	Kindt R. WorldFlora：An R package for exact and fuzzy matching of plant names against the World Flora Online taxonomic backbone data [J]. Applications in Plant Sciences, 2020, 8(9)：e11388.

续 表

软件包名称	开 发 者	参考文献或链接
worms	WoRMS	https://cran.r-project.org/web/packages/worrms/index.html
worrms	WoRMS	https://CRAN.R-project.org/package=worrms
yatah	NA	https://CRAN.R-project.org/package=yatah

第四节　研究内容与进展

一、药用植物的分类与鉴定

在对药用植物资源的研究中,利用植物分类学的原理和方法,对药用植物进行合理的科属划分和物种水平的鉴定与描述,在此基础上对药用植物的形态、生理生化以及药用价值进行评估,关系到药用植物资源的合理利用和科学保护。由于历代本草对药用植物描述语焉不详,不同药学流派在传承过程中对其理解不同以及部分药材在历史沿革中产生的品种变迁,使得中药材基原同名异物、同物异名和多基原现象普遍。此外,因正品药材短缺难以满足市场需求,民间常用其他类似品种取而代之,代用品、习用品的随意使用使得中药材品种复杂混乱的情况加剧。作为中医药事业运行和发展的基本环节,中药材基原鉴定的混乱在很大程度上制约了中药产业的标准化和现代化的进程,因此建立科学的中药鉴定方法成为中药事业发展的关键。

中药材的准确鉴定直接关系到用药安全,其根本是基原植物的正确分类鉴定。中药的分子鉴定依据基因序列的相似性,其前提是理清药用植物所在科(属)的分子系统关系,全面完整的植物进化系统对于药用植物的鉴定起着"坐标系"的作用。中药 DNA 条形码分子鉴定技术与系统发育的有机结合使药用植物的鉴定更准确。根据高连明等提出的植物 DNA 条形码研究技术规范和标准,利用 DNA 条形码鉴定药材应分两步进行:① 在对该属物种完全取样的基础上,构建高分辨率的系统进化树,作为标准参照树。② 获取待鉴定药材的 DNA 条形码序列,与已构建的参照树进行比对,判断该药材与哪个物种聚为一支,从而达到鉴定目的[178]。药用植物的分子鉴定大致经历了四个阶段:① 通用 DNA 条形码的鉴定。② 类群特异性条形码的鉴定。③ 细胞器基因组学水平的鉴定。④ 全基因组学水平的鉴定。由于利用叶绿体基因组进行系统发育研究更为精准和便捷,因此在中药材鉴定中有着广泛的应用[179]。

(一) 分类和物种问题的重要性

分类是分类学的主要研究内容,是鉴定和命名的基础。分类包括两个过程:① 把自然界中客观存在的个体"编组"(to group)为分类群(taxon,复数 taxa)。② 把分类群"评定"(to rank)到分类等级系统中的合适等级上,建立分类系统,用以存储生物多样性信息。自然的分类系统必须符合达尔文主义演化论,早期的分类学对于生物演化关系的判定存在很多主观成分,而 DNA 分子的演化则可客观反映不同分类群之间的亲缘关系。因此通过对 DNA 分子序列的测算来构建自然的分类系统是学界追求客观事实的体现。分类学通用的阶元等级由高到低分别为界、门、纲、目、科、属、种,其中科、属、种为最常用和最重要的等级。根据药用植物亲缘学的理论,亲缘关系相近的植物类群具有相似的化学成分以及疗效,因此搞清药用植物的科、属范畴对认识和利用药用植物资源具有十分重要的意义。近年来,随着以DNA测序为基础的分子系统学的高速发展,以单系原则对科属范畴进行界定的支序学对于植物系统分类产生了深远的影响。利用分子系统学手段获得更自然可靠的植物系统分类关系,使很多植物的科属范畴产生了变化。例如,五味子属(*Schisandra*)、南五味子属(*Kadsura*)和八角属(*Illicium*)从木兰科(Magnoliaceae)中拆分出来,独立为五味子科(Schisandraceae)。因此,药典基原物种五味子(*Schisandra chinensis*)、华中五味子(*Schisandra sphenanthera*)、异形南五味子(*Kadsura heteroclita*)、八角(*Illicium verum*)和地枫皮(*Illicium difengpi*)应为五味子科药用植物。槲寄生属(*Viscum*)从桑寄生科(Loranthaceae)并入檀香科(Santalaceae)。因此,药典基原物种槲寄生(*Viscum coloratum*)应为檀香科药用植物。豆科扁豆(*Lablab*)常被并入镰扁豆属(*Dolichos*),但扁豆属染色体基数、花的构造及花粉粒与镰扁豆属不同,FRPS将二者分开处理。因此,药典基原物种扁豆(*Dolichos lablab*)的拉丁学名应为 *Lablab purpureus*[180]。

2005年,《科学》杂志在庆祝创刊125周年之际,向社会公布了125个最具挑战性的科学问题,其中涉及物种问题的有3个,分别是:① What is a species? ② How many species are there on Earth? ③ What determines species diversity? 可见物种问题的重要性。时隔16年,《科学》杂志于2021年重新提出了125个科学问题,其中涉及物种问题还是3个:① How many species are there on Earth? ② How do organisms evolve? ③ Why were there species explosions and mass extinction? 说明在十余年中,物种问题非但没有解决,反而迎来了新的挑战。根据《中国生物物种名录》,我国生物多样性极其丰富,物种及种下单元138 293个,其中物种125 034个,种下单元13 259个。如何认识和利用物种,一直是科学家研究的重点之一。

生物多样性包含三个层次:生态系统多样性,物种多样性与遗传多样性,其中,物种起着承上启下的作用,是生物多样性保护与持续利用的基础。在药用植物的研究中,准确理解和识别物种的重要性显得尤为突出。物种作为生物分类学中的基本单位,不仅承载了生物多样性的丰富性,也是药用植物学研究的核心。每个物种都具有其独特的形态特征、生化成分和药理作用,这些特性决定了其特定的药用价值。因此,对物种的准确鉴定是实现药用植物有效利用的前提。对于珍稀濒危物种而言,不正确的物种界定将导致不合理的保护措施,进而影响对濒危物种的保护成效。对于生态系统的生物多样性维持来说,每个物种都在生态系统中扮演独特的角色,有些物种是关键物种,对于维持整个生态系统的平衡至关重要,失去任何一个物种都可能导致生态系统的功能受损。

(二) 统一药用植物名称的重要性

首先,行业内应该使用统一的药材名称,这是鉴定的基础。药材名称的统一与规范,不仅关系到整个行业的发展,还是其与现代科学、现代医学等相关学科、相关领域结合的关键,同时也是中医药学术交流和学术发展的需要,是中医药现代化和国际化的需要,意义重大。当代中药资源学家谢宗万曾提过由于药源植物中文名不统一造成的诸多问题。国际上已普遍接受《国际藻类、菌物和植物命名法规》(*International Code of Nomenclature for Algae, Fungi, and Plants*)作为管理藻类、真菌和植物科学命名的法规。该法规由历届国际植物学大会修订,最新版的"深圳法规"由2017年在中国深圳召开的第19届国际植物学大会修订通过。植物的科学命名采用瑞典植物学家林奈提出的双名法,即由属名+种加词+命名人的格式构成。

不同的植物具有不同的命名史,有的只有一个拉丁名称,有的却有数个甚至更多,这些复杂名称之间的关系往往间接地揭示了物种复杂的分类研究历程。一个物种只有一个唯一的合法拉丁学名,称为接受名(accepted name),其他拉丁名为异名(synonym)。异名的产生主要有以下几种原因:① 同一物种被不同学者命名,但根据命名优先原则,最早的有效发表名称为该物种的接受名,在此之后发表的为异名。② 属范畴变动导致的属名异名。③ 新组合(combinatio nova):对物种的进一步研究,使得原来属于某个属的物种被移到另一个属。④ 新等级(status novus):属下分类等级变动。⑤ 物种归并:不同的物种归并到同一个种当中。⑥ 不合法名称(illegitimate name)的修订[180]。

《中国药典》2020年版(一部)收载药材和饮片品种共计618味,其中植物类药材有533味,其基原植物有602种。药典中对药材和饮片基原植物的记载包括所属科、中文名和拉丁名,其分类和名称的引用一直沿用国内20世纪出版的工具书或地方典籍,与国际植物分类学的发展严重脱节,有一些使用的是异名,甚至出现同物异名、同名异物的现象。例如,药典基原物种天南星(*Arisaema erubescens*)的拉丁名在植物分类学上应为一把伞南星,而"天南星"实际上为另一种植物 *Arisaema heterophyllum*;又如,药典基原物种桃金娘科的丁香(*Eugenia caryophyllata*)的拉丁名在植物分类学上对应丁子香,"丁香"易与木樨科丁香属一些物种的名称混淆。这些现象严重影响了药典的权威性和用药安全,并严重阻碍了国际交流。因此,统一药用植物中文名并与国际植物命名法规接轨势在必行。

(三) 物种的概念

物种概念在生物分类中有多种解释,最常见的是生物学物种概念,即能够繁殖有生殖能力后代的个体群体。除此之外,还有进化种、系统发生种、家系种、认知种、凝聚种等。常见的几种物种概念如下:

1. 实质论学派物种概念(essentialist species concept) 这个学派认为物种有如下4个特点:① 物种由那些具有相同实质的相似个体组成。② 物种之间有间断。③ 物种在时间长河中保持稳定。④ 物种的变异是极有限的。

2. 唯名论学派的物种概念(nominalistic species concept) 在20世纪90年代,也有相似的观点,例如 Longino[181] (1993)提出:分类是一种在多维性状空间(multidimensional character space)中,区分和命名不同点簇(clusters of points)的过程,这些点代表不同个体,而这些簇代表不同物种。

3. Darwin 的物种观 Darwin 于1895年在《物种起源》中,认为生物种具有相当程度之变异性,是自然淘汰及适者生存所产生的结果,其中物种是可变的,这是 Darwin 的最大贡献,也是人类对物种问题在认识上的一次飞跃,是现代生物进化论的基石。但它混淆了种系内的适应和新种系起源这一问题(Coyne, 1994)[182]。

4. 生物学物种概念(biological species concept 或 biospecies) 生物学物种概念是以 Dobzhansky[183]和 Mayr[184-189]为代表,认为生物学物种概念是以居群之间的生殖隔离为基础,强调种内个体生殖遗传上的连续性和相通性,即存在着基因交流,而不止形态上的相似性;其最大特点是物种可以通过居群之间是否交配而加以区分;但其致命的缺陷是它不能解决所有无性生殖的生物的物种划分问题,如孤雌生殖的生物以及次生的失去有性繁殖能力的植物,以及在化石类型上的应用。

5. 进化物种概念(evolutionary species concept,BSC) Simpson[190]提出进化物种定义,

认为进化物种是一个独立进化的世系(lineage,居群的祖-裔系列),扮演着固有的进化角色,有自己的进化趋势。这一概念的最大缺点是淡化了有关物种的根本问题,如物种间的不连续是如何产生和保持的。

总之,关于物种的不同定义,Ereshefsky[192]归纳为3个大类:第一是广为流传的生物学种概念,该定义将生殖隔离作为区分物种的标准;第二是系统发育和演化物种概念,通过系统发育分析,划分演化单元,进而确定物种;第三是形态学种概念,以表型或基因型的差异来区分物种。植物分类学家洪德元院士也提出了一个既反映物种本质又具可操作性的全新物种概念——形态-生物学物种,即物种是由一个或多个自然居群组成的生物类群,种内呈现形态性状的多态性和变异的连续性,而种间有两个或多个独立的形态性状显现变异的间断或统计上的间断[193]。但几乎所有物种定义都认同一个核心观点,即物种是独立演化的谱系,这些定义的差异主要体现在用于界定这些谱系的特性上。在众多的物种定义中,最为常用的是生物学种概念和系统发生种概念,以及它们的几种衍生概念。这两种概念的主要差异在于,系统发生种概念更加强调物种作为演化过程(即进化分化历史)的结果,而生物学种概念则侧重于物种形成的过程,以及对未来种群演化的预期。生物学种概念及其相关定义是重视演化过程的进化生物学家们最常用的概念。然而,无论选择哪种概念,都存在着将某些生物种群明确划分入特定物种的难题。不论是哪种定义下的物种,其特性始终处于不断地演变之中,因此难免会出现一些界定上的模糊情况。

生物学种被定义为生殖上隔离的种群。然而,物种的界定通常并不经常直接检验它们之间的杂交可能性或产生有生育能力后代的能力。形态学和其他表型特征为物种界定的主要依据,尽管物种的定义并不基于这些表型差异。严格来说,这些形态和表型特征可以被视为不同种群之间生殖隔离的迹象。当在同一地域的生物被划分特征上存在差异的明确组群时,它们通常被认为是不同的物种。同样,遗传标记也被用来判断同一地域是否存在不同的物种。那么,表型差异到底能在多大程度上反映种群之间的基因交换障碍呢?根据群体遗传学的基本原则,在随机交配的种群中,一个基因位点的基因型频率应该严格符合哈迪-温伯格定律。此外,如果存在两个或多个基因位点,它们应该接近于连锁平衡状态,除非有强烈的选择压力或重组被抑制。如果这些基因位点控制的是基本上呈加性遗传的性状,那么这些性状的变异将呈现近似正态分布的单峰形态。如果它们影响的是不同性状,这些性状的变异不太可能紧密相关联。相反地,如果一个样本包含两个或更多在生殖上隔离的种群,并且这些种群在等位基因频率上存在差异,那么相对于哈迪-温伯格的预期,单一基因位点会显示出杂合子的缺失,而多个性状的变异可能呈现双峰分布。遗传上独立的不同性状的变异可能会紧密相关。应用这些准则于两个或更多基因位点的分子标记,可以提供比表型特征更清晰的生殖隔离证据[194]。

事实上,物种的极端多样性导致了定义的局限性,但无论何种定义,物种都不是由个体直接组成,而是个体在时空中有规律地组成居群,再由居群有规律地组成物种。可以说,物种是由一个或若干个甚至许多个多少间断的居群所组成。因此,要较好地认识与分类处理各个物种,就应当先去研究这些居群系统。一个物种的概念需包含下列属性:① 物种内的所有成员共享一个基因库,个体间和居群间存在基因流,而物种之间由于隔离(也包括地理隔离和生态隔离)不发生基因交换。② 一个独立的谱系,与别的谱系分别进化。③ 形成有两个或多个共有衍征的最小的单系群。④ 与别的物种在生态位上有分化。⑤ 有独立的地理分布。只有达到了这些标准,才能经得起分子和/或基因组系统发生分析的考验。

(四)新种的界定

截至2024年3月,第四次全国中药资源普查相关工作共发表了1个真菌新科、4个植物新属(包括1个新组合属)和199个新种(种及以下类群)(图2-4-1)。1个新科为角孢伞科(Asproinocybaceae fam. nov.),4个新属分别是征镒麻属(*Zhengyia* T. Deng, D.G. Zhang & H. Sun)、希陶木属(*Tsaiodendron* Y.H. Tan, Z. Zhou & B.J. Gu)、先骕兰属(*Hsenhsua* X.H. Jin, Schuit. et W.T. Jin)和薯椒属(*Tuberowithania* Ze H. Wang & Yi Yang),199个新种包括真菌3种、动物2种、植物194种。3种真菌为线虫草科1种、角孢伞科2种;2种动物分别为蜈蚣科1种和缘潮虫科1种;194种植物涵盖蕨类、被子植物的56个科,包括苦苣苔科23种、天门冬科21种、兰科12种、毛茛科11种、马兜铃科9种、报春花科7种、景天科6种、凤仙花科6种,以及蔷薇科等48个科均在5种或以下。发表植物新物种较多的类群与近20年我国发现新物种较多的科属基本一致,例如蜘蛛抱蛋属(*Aspidistra*)、马兜铃属(*Aristolochia*)、马铃苣苔属(*Oreocharis*)等中国西南地区的热带、亚热带石灰岩地区特有的植物类群,详细内容将在《第四次全国中药资源普查新分类群汇编(2011—2024)》一书中进行汇编。根据《新资源的发现及功效研究》中药用植物亲缘学及新物种化学成分的研究,79种新物种中有60%的物种具有潜在的药用价值,推测199种新物种中有100余种可开发为中药新资源[195]。

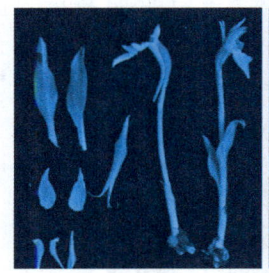 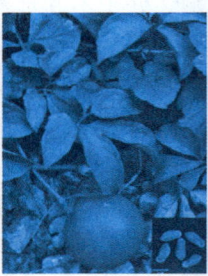 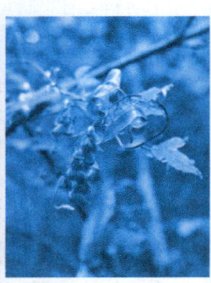 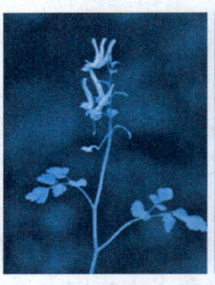 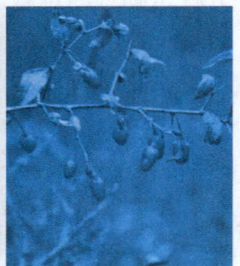

先骕兰 *Hsenhsua chrysea* (W. W. Sm.) X. H. Jin, Schuit., W. T. Jin & L. Q. Huang   　　那坡栝楼 *Trichosanthes napoensis* D. X. Nong & L. Q. Huang   　　安徽乌头 *Aconitum anhuiense* L. Q. Huang, H. S. Peng & M. Z. Yin   　　黄山夏天无 *Corydalis huangshanensis* L.Q. Huang & H. S. Peng   　　苦味枸杞 *Lycium amarum* L. Q. Huang

图2-4-1　第四次全国中药资源普查发表的部分新种(彩图见附图)

对于新种的界定,也做到了居群水平。首先基于形态间断确定疑似新种,然后对于疑似新种及其近缘物种进行群体采样。通过群体基因组学研究构建系统发育关系,根据全基因组居群水平的分子谱系地理学分析结果,确定疑似新种是否为好种(在系统发育树上聚为单系),再回到形态上明确其性状间断变异,并编制与近缘种的形态检索表。以环江黄连(*Coptis huanjiangensis* L.Q. Huang, Q.J. Yuan & Y.H. Wang)的发现为例,研究人员通过对黄连属所有物种分布区的踏查,采集到黄连属24个居群[196],发现了一个形态上与其他居群具有间断变异的短萼黄连(*Coptis chinensis* var. *brevisepala* W.T. Wang et Hsiao)居群,其植株显著高大,判断为疑似新种,在此基础上进行黄连属全基因组分子谱系地理学研究表明该居群为分化水平大于物种水平的单系,故确定为新种。该新种的界定做到了居群水平的谱系地理分析,客观、可重复,是药用植物新种界定研究模式的突破。

二、新药源发掘

野生药用植物资源的减少,不仅限制了中药材饮片的使用,也导致了植物来源药物的供应危机。因此,寻找替代药用植物资源关系到药用植物和植物来源药物的可持续利用。亲缘相近的种或属不仅体现在形态、生境习性上的相似,同时还体现在生理生化特性的相似,因而含有相似的化学成分,因此各种不同的次生代谢产物如生物碱、黄酮类、皂苷类、蒽醌类、萜类等在植物分类系统中有明显的分布规律。肖培根院士在大量卓有成效的研究基础上,提出了"药用植物亲缘学",用于研究药用植物化学成分特征、化学成分在植物系统中的分布规律,探索植物亲缘关系—化学成分—药理药效活性及传统疗效间的相关性,一方面为植物化学系统学和植物系统分类学提供大量证据,另一方面为药用植物新资源的发现、寻找进口替代药物和珍稀濒危药材的替代资源提供新的理论和方法[197]。

(一) 国内新药源的发掘

药用植物亲缘—化学成分—功效—药性关联性的存在,为中药材多基原的合理性提供了支持,例如《中国药典》中的山银花、石斛、淫羊藿、大黄、黄连、川贝母、天南星等,其基原为同属多种植物,其中石斛的基原甚至规定为同属植物近似种;同时,这种关联性也为中药材不断吸纳新资源,使中药材的种类不断发展壮大提供了保障,为新资源创新性地开发利用提供了依据。对于中药新资源,在确定了其分类地位的基础上,将主要依托药用物种同属亲缘关系相近的类群,来寻找新药源。具体而言,新资源的中药功效研究需要包括以下四个方面:一是梳理新资源所在分类系统中的地位,了解所在属的性状特征,分布特点和生态环境要求;新资源所在属内物种的亲缘关系,以及属内物种的鉴定特点和鉴定的难易程度。二是了解新资源所在属的植物或药材的功效或药理作用物质基础,或者化学成分特征,了解新资源同属植物或药材的现代药理研究,具有的共同药理作用,甚至其作用机制。三是了解新资源物种及其同属植物的分布特征,以及资源量的多少,成为药材商品的可行性等情况;新资源同属植物或药材的使用情况,包括药用历史、民族民间的药用传统习惯,是否在传统上是多来源入药,即有相同或相似性状的植物作为同类药材使用的情况,研究新资源在民间或传统上已经使用与否。四是基于植物系统分类学、中药法象药理、药用植物亲缘学原理,研究新资源物种可能作为中药材使用的药用部位、具有的功效特点,以及使用方法等。

第四次全国中药资源普查中发现的两个新物种那坡栝楼(*Trichosanthes napoensis* D. X. Nong & L.Q. Huang)和宽叶山蒿[*Artemisia stolonifera*(Maxim.)Koma]是新药源研发的很好案例。① 根据栝楼属的系统发育关系,那坡栝楼与趾叶栝楼亲缘关系相近,趾叶栝楼的块根或全草入药,具有清凉散毒的功效,用于治疗疮疥,其变种云南趾叶栝楼 *Trichosanthes pedate* var. *yunnanensis* 的果实在云南作为栝楼的替代品使用。那坡栝楼的块根、果实和种子的形态、性味等与趾叶栝楼或云南趾叶栝楼相近,推测应该可以作为瓜蒌和瓜蒌子等的替代资源,也应具有清热涤痰、宽胸散结、滑肠通便等功效,其块根也应具有清热泻火、生津止渴、消肿排脓的功效。② 宽叶山蒿在第四次全国中药资源普查中被考证为"艾之精英"九牛草,与艾(*Artemisia argyi*)同为菊科蒿属艾组真艾系植物,在药效价值上相似但也有区别,其叶片非腺毛含量、出绒率和制成叶绒的燃烧值高,并含有多种黄酮类和挥发性成分,发展潜力巨大,现已根据九牛草的特性,开发了一系列中药产品[198,199]。

(二) 国外新药源的发掘

中西方文化交流自古有之,如早在西汉时期,张骞便出使西域,打通了"丝绸之路",他将中原文明传播至西域,同时又从西域引进了葡萄、石榴、胡麻、苜蓿等众多作物,其中便有红花、胡麻仁等药材。红花古名红蓝花,张华《博物志》言:张骞得红蓝花种于西域。《伤寒论》中便有

"红蓝花"酒,以疗妇科疾病,早期同时用于染红,自宋代起正式收载于《开宝本草》。又如"郁金"这一味药材,一般古籍均认为不产于我国,如《梁书·海南传》载"郁金独出罽宾国",又《唐书·西域传》载郁金产天竺、波斯、罽宾、大勃律、乌荼等国,非中原本土植物,早期作香料、染黄染料及马药用,唐代将其收载于《新修本草》中,至今已有上千年药用历史。

明代外来药材的代表番红花(Crocus sativus),又称藏红花、西红花,是一种鸢尾科番红花属的多年生花卉。其柱头在亚洲和欧洲作为药用,有镇静、祛痰、解痉作用,用于胃病、调经、麻疹、发热、黄疸、肝脾肿大等的治疗。番红花是亚洲西南部原生种,最早由希腊人人工栽培。主要分布在欧洲、地中海及中亚等地,普遍认为此药是由蒙古远征军传入中国,明代官修本草《本草品汇精要》首次将它列入药物之类,中国浙江等地有种植。清代外来药材引进的典型案例西洋参(Panax quinquefolius),为人参(Panax ginseng)的近缘种。人参主产我国东北地区、朝鲜半岛、日本以及俄罗斯的西伯利亚地区,西洋参原产于加拿大的魁北克省与美国的威斯康星州。清代法国传教士来华后得知人参在中国是一味灵丹妙药,便将人参性状、生长环境等详细写下,并预测在地理环境相似的西半球也可能有人参生长,其同伴在美国北方多个州也陆续发现了与中国人参长得非常相似的植物,定名为 Panax quinquefolium,随后大量收购并售往中国。1980年我国医学科学院药用植物研究所成功将西洋参引种于吉林集安,后于吉林、北京、河北、山东等省市建立栽培基地。西洋参虽不能完全代替人参的功效,但已成为我国中医临床常用益气养阴的良药。

欧洲益母草(Leonurus cardiaca)为唇形科野芝麻亚科野芝麻族野芝麻亚族益母草属(Leonurus)植物[155],与《中国药典》记载的益母草(Leonurus japonicus)为同属近缘种。欧洲益母草为多年生,原产东欧、中欧、俄罗斯东部、高加索、土耳其、伊朗和一些中亚国家,现在欧洲的英格兰、斯堪的纳维亚和北美地区已有引种栽培[156]。益母草为两年生,主要分布在亚洲,原产中国、柬埔寨、日本、韩国、老挝、马来西亚、缅甸、泰国和越南等,在整个亚洲的荒野地和路边随处可见,近来在巴西等国的类似生境中也开始见到分布,北美、南美和德国等地目前已有引种栽培[157]。通过对欧洲益母草和益母草化学成分及含量的比较分析,发现两者整体上化合物成分类似,欧洲益母草中苯乙醇苷类化合物含量普遍较高,黄酮类和葡萄糖二酸类成分的含量根据具体化合物两者各有不同,但总含量上欧洲益母草中含量较高。由此推断,欧洲益母草有益母草不具备的药理药效,欧洲益母草在临床上可以扩展益母草的适应证范围,它们在治疗妇科疾病中具有相似疗效,但欧洲益母草治疗的适应证更广,扩展到了神经系统和心血管疾病,而益母草对妊娠和产后疾病具有突出优势。因此,欧洲益母草是下一步值得引入我国的又一个外来新药源[200]。

三、药用植物栽培起源及品种选育

(一)药用植物栽培起源

药用植物的栽培是满足人们目前和将来对药材需求、缓解野生资源压力、保存种质资源的有效途径。然而,栽培对种质资源的保护也会带来负面影响,一方面奠基者效应以及对高产优质性状的人工选择可能导致遗传瓶颈而出现近交衰退,如大多数的粮食作物;另一方面异地间的种子交换在现代发达的交通和商业条件下变得更加容易,人为加大了栽培居群间的基因流而引起种质混杂,最终导致远交衰退,并且衰退混杂的种质还可能污染附近的野生居群。因此,药用植物的栽培如何避免这些负面影响,是一个重要的课题,直接关系到中药资源的可持续利用。

我国药用植物的栽培有2 600多年的历史,最早栽培的药用植物如南北朝时期《齐民要术》等记载的地黄、红花、吴茱萸、姜、栀子、桑、胡麻等有20余种,大多数的药用植物栽培是在1958年国务院颁布《关于发展中药材生产问题的指示》提出"发展药材生产,注意保护野生药材,并且根据可能条件逐步进行人工栽培"后迅速发展起来的,目前栽培面积近1亿亩,栽培种类已有250多种。与栽培历史有1万多年的作物相比,药用植物的栽培有如下特点:① 栽培驯化时间短,驯化程度低,栽培与野生居群间分化小甚至无分化,可能存在基因交流。② 栽培种类多,每种栽培面积小,生物学特性各异,人工选择技术难以规范。③ 药用植物被选择的性状(如药用成分、药效等)不易定量和观察,人工选择的方向不明确。因此,栽培对药用植物的负面影响不同于作物,是研究驯化初期人类活动对植物进化影响的良好材料,开展药用植物栽培起源研究不仅解决中药资源可持续利用的实践问题,而且还具有进化理论研究的重要价值。

栽培驯化历史不同的药用植物受到人为影响的程度会有所不同,Yuan QJ等[201-204]选取栽培历史短(近60年)、野生居群尚丰富的黄芩(*Scutellaria baicalensis*)和栽培历史长(1 000多年)、野生居群几乎消失的当归(*Angelica sinensis*)以及栽培历史中长(700多年)、野生居群已灭绝的黄连(味连 *Coptis chinensis* var. *chinensis* 和雅连 *Coptis deltoidea*)为代表进行栽培起源研究,系统评价栽培药用植物的遗传多样性和遗传结构、起源方式及其与野生居群或近缘种的亲缘关系,阐明栽培对药用植物种质资源可能带来的负面影响,提出栽培药用植物种质资源遗传管理和品种改良的有效策略,建立了药用植物栽培起源的研究模式。

黄芩28个野生和22个栽培居群的3个叶绿体DNA片段共形成32个单倍型,15个SSR多态位点被筛选,单倍型网状进化树和SSR的UPGM树栽培居群均未聚成单系分支,表明栽培黄芩从多个地点起源;栽培野生居群相近的叶绿体DNA总遗传多样性h_T(栽培:0.832,野生:0.888)和SSR期望杂合度He(栽培:0.744 1,野生:0.755 4)及平均等位基因数A(栽培:14.066 7,野生:13.600 0)表明栽培黄芩只有轻微的遗传瓶颈;基因分化系数G_{ST}栽培居群(cpDNA:0.220,SSR:0.063 0)显著低于野生居群(cpDNA:0.701,SSR:0.113 0)表明野生居群存在显著地理分化的遗传结构在栽培居群中已经消失。

当归6个野生和57个栽培居群的10个叶绿体DNA片段均无多态性,18个SSR多态位点被筛选,甘肃、云南和湖北的56个及四川的1个栽培居群分别聚为2个单系分支,表明栽培当归单(或少)起源的历史;STRUCTURE分析可见栽培和野生居群具有完全不同的基因型,表明栽培居群不是直接起源于现存的野生居群;相对于栽培黄芩,栽培当归显著低的期望杂合度He(0.347 7)和平均等位基因数A(5.944 4)表明栽培当归有严重的遗传瓶颈;相对高的基因分化系数G_{ST}(0.119 0)表明栽培当归居群间存在较明显的遗传分化。

黄连属(*Coptis*)我国有2个栽培种(味连 *C. chinensis* var. *chinensis*、雅连 *C. deltoidea*)和4个野生种(峨眉黄连 *C. omeiensis*、短萼黄连 *C. chinensis* var. *brevisepala*,云南黄连 *C. teeta*、五叶黄连 *C. quinquefolia*),6个种27个居群的3个叶绿体DNA片段共形成24个单倍型,栽培黄连的遗传多样性(Hd:0.70,0.62。π:0.001 44,0.001 45)与野生黄连相当(Hd:0.53~0.74。π:0.000 86~0.005 08),种群动态分析显示栽培黄连存在近期居群大小的扩张,历史生物地理推断揭示了栽培黄连和野生种峨眉黄连存在多个扩散事件,表明栽培黄连高的遗传多样性可能是由于大的初始居群大小和在种植区扩大的过程中与野生近缘种的杂交或基因渗透。失配分析的多峰曲线及种间和居群间中性检测的正负分化表明栽培黄连的一些居群经历了遗传瓶颈。栽培黄连单一单倍型居群的比例以及居群间的遗传分化显著低于野生黄连,表明栽培过程人为加大了居群间的基因流并引起栽培居群的均质化。网状进化树显示味连、雅连、短萼黄连、峨眉黄连形成网状进化关系,叶绿体全基因组系统发育分析揭示味连和短萼黄连为单系的姐妹群,雅连和峨眉黄连为一个多系的复合体,表明短萼黄连和峨眉黄连是栽培黄连最近缘的野生种。

综上所述,栽培对药用植物遗传多样性和遗传结构的影响可能存在三种模式:① 黄芩短期模式:多地点起源,轻微遗传瓶颈,居群间均质化和居群内种质混杂。② 当归长期模式:单(或少)起源,严重遗传瓶颈,栽培种质相对纯化。③ 黄连中长期模式:杂交起源,部分居群存在遗传瓶颈,居群间均质化。可能存在的潜在危机:① 黄芩、黄连模式:远交衰退。② 当归模式:近交衰退。合理的遗传管理和品种改良策略:① 黄芩模式:从野生居群就地引种,避免异地间种子交流。② 当归模式:寻找野生居群或近缘种,增加遗传多样性,杂交改良现有栽培种质。③ 黄连模式:分子标记辅助品种选育,纯化现有混杂的栽培种质。

(二) 药用植物品种选育

1. 基于分子谱系地理学的 DUS 测试指南　药用植物栽培历史较短、种类多、药用性状不易观察等特点,使药用植物的品种选育工作相对于作物严重滞后,基本上没有严格意义上的"品种",普遍存在以黄芩、黄连为代表的种质混杂问题,少数存在以当归为代表的遗传瓶颈。如何有效地开展药用植物品种选育工作,既选育出优良品种,又保护好遗传多样性的完整性,避免大多数作物目前已存在的遗传瓶颈,除了参照作物品种选育的方法,还要结合分子谱系地理学分析遗传多样性和遗传结构。

在对一种植物进行品种选育之前,先要制定它的 DUS 测试指南,DUS 测试是指依据相应植物测试技术与标准,通过田间种植试验或室内分析对品种的特异性(distinctness)、一致性(uniformity)和稳定性(stability)进行评价的过程。目前国际新品种保护联盟及国内植物品种测试指南的性状均以形态为主的表型性状。以形态性状进行品种选育,一方面在判断形态性状是遗传分化还是环境饰变存在困难,要通过多代的观察评价,耗时费力;另一方面会无意地引起遗传多样性的丢失,导致遗传瓶颈。

分子谱系地理学是研究种内基因谱系时空分布格局的学科;品种是种内具有共同来源、经过人工选育或发现并改良,形态特征和生物学特性一致,遗传性状相对稳定的植物群体。将分子谱系地理学引入药用植物的品种选育,能为形态选育中上述两方面问题的解决提供有效手段。以黄连(*Coptis chinensis* var. *chinensis*)为例阐明形态加分子谱系的黄连 DUS 测试指南研制。

黄连 DUS 测试指南基本性状选取地上部分形态性状。叶主要形态性状:叶片数量(Ⅰ~Ⅴ级)、叶片光亮程度(有光、哑光、无光)、叶裂片宽度(宽、中、窄)、叶面斑纹(大、小、无)、叶片颜色深浅(深、中、浅)、侧裂片着生方式(交叠、接触、分离)、中裂片长度(Ⅰ~Ⅴ级)、叶片与叶柄间有无关节(有、无)等;花主要形态性状:花序梗长度(Ⅰ~Ⅲ级)、花序梗粗度(粗、中、细)、花序梗花青苷显色强度(Ⅰ~Ⅴ级)、花梗长度(Ⅰ~Ⅲ级)、萼片形状(线形、披针形、狭卵形)、萼片姿态(平展、下披、扭曲)、萼片花青苷显色强度(Ⅰ~Ⅴ级)、萼片长度(Ⅰ~Ⅲ级)、萼片基部宽度(宽、中、窄)等;果实主要形态性状:果序类型(Ⅰ型、Ⅱ型、Ⅲ型)、果序长度(Ⅰ~Ⅳ级)、蓇葖果数量(多、中、少)、蓇葖果大小(大、中、小)、蓇葖果着生角度(大、中、小)、蓇葖幼果绿色程度(强、中、弱)、菁葵果花青苷显色强度(强、中、弱)等。

叶绿体基因组分子谱系地理分析的结果表明目前栽培黄连主要围绕单倍型Ⅰ、Ⅱ形成两大分支,在两大分支的末端或中间存在一些关键节点或共享单倍型(Ⅲ~ⅩⅩⅧ)。栽培黄连呈现了严重的遗传瓶颈;同时,每个居群未能聚成单系,而是呈现在进化树上均匀分布的多系,表现出居群间的均质化和居群内的种质混杂(图2-4-2)。然而栽培黄连的姊妹类群、野生变种短萼黄连(*C. chinensis* var. *brevisepala*)的情况则完全不同,居群间形成显著分化的6个单系进化枝(A~F),居群内种质单一纯化,居群间表现出明显的遗传分化及谱系地理结构,整体遗传多样性高,没有遗传瓶颈。由此推断栽培的过程引起了黄连的遗传瓶颈和种质混杂。因此,黄连的DUS测试指南应该加上Ⅰ~ⅩⅩⅧ等关键单倍型遗传指标,特别是处于基部位置的稀有单倍型,这样才能在有效避免品种选育过程中种质纯化的同时保护好遗传多样性的完整性。

关于形态性状与遗传分化的相关性,我们分析了一个比较明显的农艺性状叶片光亮程度在进化树上的分布规律,结果表明,黄连的有光、哑光、无光三种表型在进化树上的分布没有规律性,既和进化分枝亲缘关系的远近不相关,也和在居群中的分布没有关联。然而在短萼黄连中则表现出明显规律性,主要表现为与地理分布的显著相关性,三个地理距离较近的沿海居群浙江景宁、福建建阳和广东乳源均为有光(或哑光),两个地理上相邻的内陆山区居群安徽黄山和江西井冈山则全为无光。由此初步推测,叶片光亮程度可能是黄连在进化过程中对环境光照强度适应性进化的结果,表明这一表型与遗传分化明显相关,不是随机的环境饰变,具有显著的谱系地理结构,这种结构在黄连栽培过程中由于种质混杂而丧失。因此,在黄连品种选育过程中,应根据形态表型与遗传分化的相关性模拟重建谱系地理结构,能有效缩短品种达到一致性和稳定性的历程,同时更好地保护了物种的进化潜能。

综上所述,形态加上谱系分析基因型的DUS测试指南,有效避免了品种选育的遗传瓶颈,保护了遗传多样性的完整性,并提高了种质纯化的效率,增加了形态性状与遗传分化相关性的判断力,加速了品种选育进程,为药用植物DUS测试指南研制和品种选育提供了新思路。

2. 繁育系统及品种选育策略 制定出DUS测试指南,即可进行品种选育,品种选育策略的制定取决于繁育系统,然而大多数药用植物的繁育系统是不清楚的,这也是药用植物品种选育难以开展的一个主要问题,必须致力解决。以黄连为例阐明繁育系统的研究及品种选育策略的制定。

繁育系统包括三个方面:杂交指数(out crossing index, OCI)、花粉-胚珠比和传粉特性。OCI为花朵直径、花药开裂时间与柱头可授粉期的间隔、柱头与花药的空间位置三个参数之和,黄连花朵直径均>6 mm(记为3)、花药开裂时间与雌蕊成熟同时或雌蕊先熟(记为0)、柱头与花药空间分离(仅有1朵为同一高度,平均为0.95),OCI=3.95,按照Dafni的标准为异交型,部分自交亲和,多数需要传粉者。黄连单花花粉粒数为32 813~137 500粒,平均80 380粒;单花胚珠数为70~112枚,平均84枚;花粉-胚珠比为371.09~1 651.79,平均984.38,依据Cruden的标准云黄连的繁系统为兼性异交。黄连在自然条件下的结实率为92.94%,自发的自花传粉结实率为17.86%,人工同株异花传粉结实率为31.61%,人工异株异花传粉结实率为30.72%,说明黄连自交亲和,花器结构避免主动自交,需要传粉者,异株异交与自交的结实率相近;去雄套纸袋结实率为5.77%,去雄套网袋结实率为24.01%,去雄不套袋结实率为28.84%,表明黄连基本没有无融合生殖,存在风媒传粉。

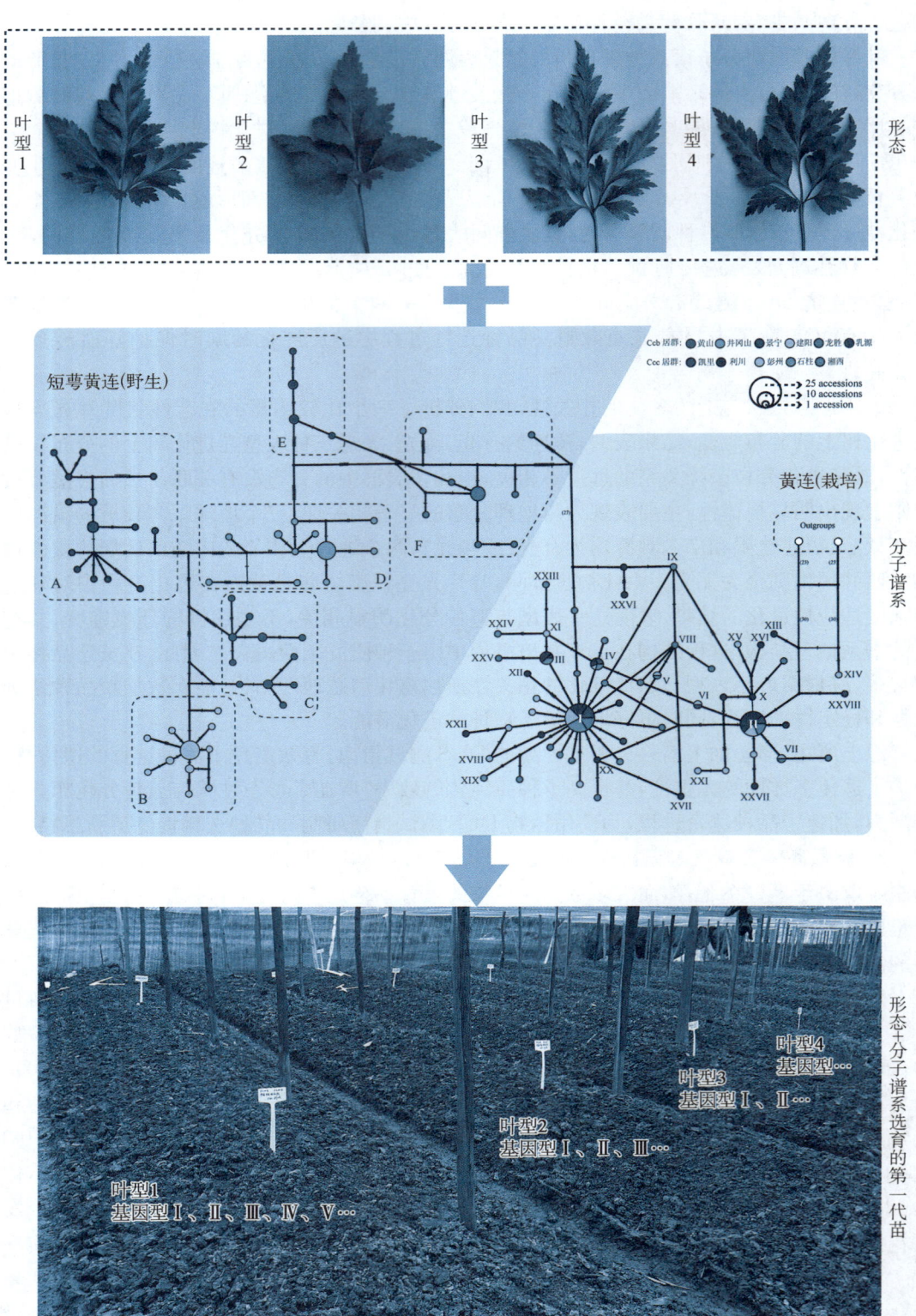

图 2-4-2 黄连形态加分子谱系的 DUS 研制及种质筛选（彩图见附图）

综上所述,黄连的繁育系统为兼性异交,自交亲和,需要传粉媒介,存在风媒传粉,基本没有无融合生殖。其种质纯化的品种选育策略为同形态或同亲本的后代个体进行异交,用80目以上的纱网隔离;性状特别优良的单株可采用人工辅助自交套纸袋选育(图2-4-3)。在系统选育基础上,结合分子谱系地理学进行分子辅助育种,筛选单系群体,以缩短育种进程。

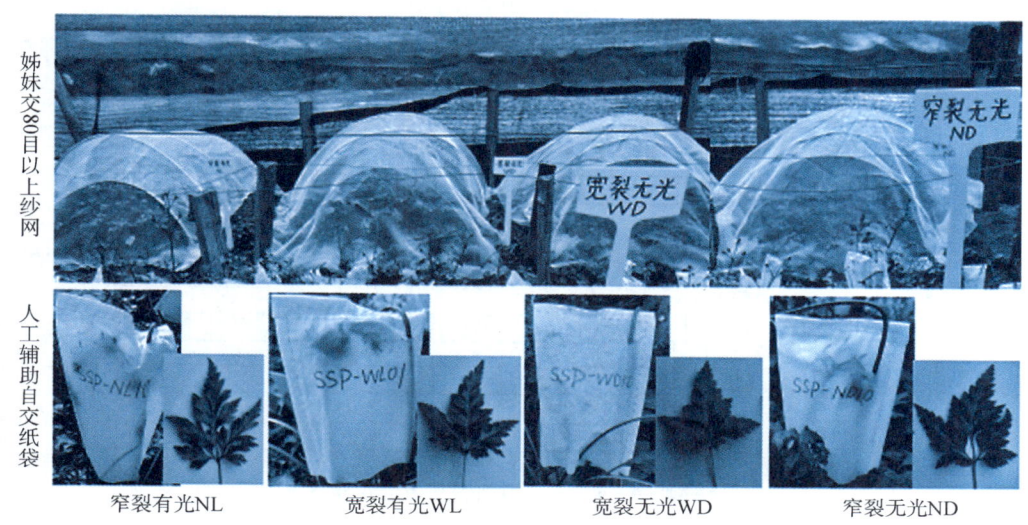

图2-4-3 黄连的育种策略(彩图见附图)

四、基因组进化

(一) 基因组结构性变异及比较基因组学研究

基因组序列的种间比较是研究植物适应性进化的常用方法。通过物种间的比较基因组学研究可以找到多种多样的基因组变异(图2-4-4),按照变异类型的长度可分为:① 单碱基的变异,包括转换和颠换,即单核苷酸多态性(single nucleotide polymorphism,SNP),在基因组中最为常见。② 基因组上小片段序列的插入(insertion)和缺失(deletion)通常被合并称为indel,长度通常在50 bp以下,在基因组中的分布频率仅次于SNP。③ 基因组结构性变异(structural variations,SVs),通常指基因组上大长度的序列变化和位置关系变化,可以进一步分为长片段序列插入缺失、染色体间异位和拷贝数变异等。基因组结构性变异因为变异的序列更长,所以虽然其在基因组中的发生频率相较于SNP和indel要低,但带来的影响更大,可以影响基因组的稳定性、相关基因的表达量调控、表型变异和适应性。

早在DNA是遗传物质被揭示之前,人们就通过比较 *Drosophila melanogaster* 和 *D. simulans* 果蝇染色体发现了染色体倒位的现象。除了染色体倒位之外,McClintock还在玉米中发现了转座子的存在,这些发现说明基因组不是静态的,而是常常发生组合改变。随着分子生物学和基因组学的发展,结构变异的相关研究也越来越多。例如四川农业大学水稻研究教授李仕贵与钦鹏[205]基于33个水稻生产广泛使用具有多态性和代表性的材料,利用long-reads测序拼接成的达百万级长度的DNA片段构建了"图形参考基因组",并对染色体排列的结构变化进行了检查。该研究发现基因组结构性变异沿染色体分布不均匀,并发现了140个基因组结构性变异热点区,特别是11号染色体上的一个结构性变异热点区域有868个独立的结构性变异。

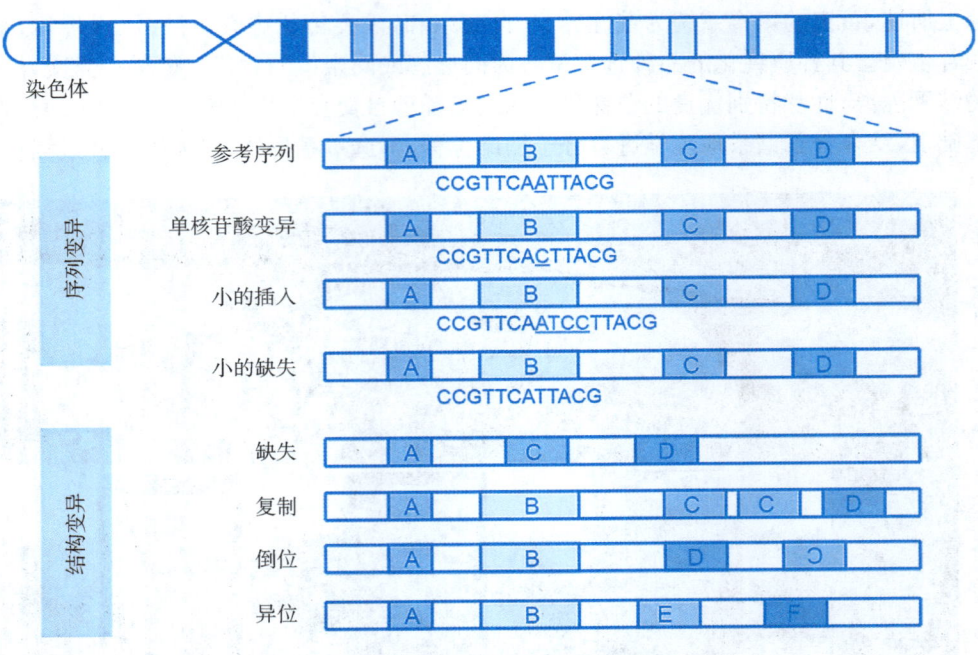

图 2-4-4 不同类型的基因组变异

结构变异是物种进化过程的重要驱动力。Catanach 等[206]通过对海洋硬骨鱼基因组的重新组装,具体量化了 SNP 和结构变异在基因组的位置和发生频率,发现受结构变异影响的碱基的数量几乎要比 SNP 的数量多 3 倍,并且很多结构变异位于基因组受选择的区域。染色体倒位作为结构变异中重要的组成部分,常常在进化和分化中扮演重要作用,与生物适应性表型、行为、交配策略和分化等生物过程有关。Hooper 等[207]利用澳大利亚北部长尾雀(Poephila acuticauda)两个亚种探讨了染色体倒位,发现与常染色体相比,在 Z 染色体上不同程度地积累导致了 Z 染色体分化,特别是 Z 染色体上的倒位和两个亚种的分化有很大关系。

结构变异还促进了物种的驯化和育种。Wang 等[208]对番茄的野生祖先种小果番茄 Solanum pimpinellifolium 进行了高质量染色体水平基因组组装,并收集了近 600 个代表了小果番茄、古老大果番茄品种以及现代育种大果番茄品种的基因组重测序数据。对这些数据进行基因组共线性分析和检测结构变异后确定了番茄驯化改良和现代育种过程中经过选择的等位基因,并发现了许多结构变异与已知调控重要育种性状的基因重叠。并结合基于变异的表达 QTL 定位分析发现了控制重要果实品质性状的主调控因子,以及促成这些复杂调控网络的结构变异。除了番茄以外,Wang 等[209]比较了包括栽培稻和野生稻物种在内的 58 个长序列集合,发现了 156 319 个结构变异,部分结构变异会影响高产温带粳稻亚群集合内相关基因的表达。该研究还发现结构变异可以提高水稻的抗逆性、产量潜力和品质,比如 LTG1 启动子中的结构变异对寒冷敏感性有影响,而 GNP1 拷贝数的增加则增加了谷粒数。

(二) 基于物种内群体测序的群体历史研究

居群(population)指在一定时间内占据一定空间的同种生物的所有个体,比如同一鱼塘的草鱼或者是同一池塘里的青蛙。群体中的个体彼此可以交配,并通过繁殖将各自的基因传给后代。群体是进化的基本单位,也是群体遗传学研究的对象,种内个体通过不定向变异与自然选择不断进化。自然群体具备以下三种基本特征:群体具有一定的分布区域的空间特征;单位面积上的个体数量不恒定的数量特征；和群体具有一定的基因组成的遗传特征。群体遗传学就是研究物种内多个个体之间遗传差异及其对群体演化的影响的一门学科。随着测序技术的飞速发展，特别是重测序技术价格的降低，使物种内大量个体测序成为可能。通过对大量个体的基因组进行测序和比较，可以快速准确地识别出物种内的遗传变异，并准确地鉴定出单核苷酸多态性、基因组重排和结构变异等遗传变异，使群体遗传学特别是群体基因组学研究的范围和深度得到了极大的拓展。

群体数量会在时间和空间上发生变动，群体基因组学利用基因组数据解决多个种群遗传学问题，包括群体的遗传组成在时间和空间上的变化，进化过程是如何影响物种内的群体和基因组的遗传差异，以及群体历史。群体动态历史分析的原理是基于种群内个体的基因序列相似性，在种群的进化历史中，基因组被重组打断成许多小的片段，重测序数据可以分析出这些小片段上的变异位点，进而推测这些小片段之间的最近共祖时间（the time to the most recent common ancestor，TMRCA）。相似度高的片段最近共祖时间比较短，差异度比较高的片段最近共祖时间比较长。计算基因组各个片段的最近共祖时间，就可以得到最近共祖时间的分布。根据最近共祖时间分布的比例，可以推算该群体在历史各个时期有效群体大小和群体的分离时间。

随着高通量测序技术的发展，群体水平的全基因组测序数据不断积累，利用重测序数据分析种群历史动态在植物中已有许多案例。例如 Zou 等[210]对来自中国长江流域和西北地区的 118 份拟南芥（*Arabidopsis thaliana*）自然品系进行了全基因组重测序，结合世界范围 103 份有代表性的拟南芥重测序数据，探讨了拟南芥群体结构、群体历史和适应性基因。发现拟南芥可以分为长江、中亚、欧洲三个群体，其中长江群体的遗传多态性最低，是相对独立的一支。并通过种群历史动态分析发现，三个群体均在末次盛冰期分开。长江群体与其祖先群体分开的时间大概是 6 万年前，其间与中国西北群体发生过两次微弱的基因流，几千年前群体有扩张，并结合生态位模拟推测长江流域拟南芥群体的祖先种可能是沿喜马拉雅山向东扩散的。银杏（*Ginkgo biloba*）作为著名的活化石森林树种，起源于 2.45 亿年前的石炭纪，是古代银杏类植物在地球上存活的唯一物种，其种群历史的研究不仅为其他活化石物种的研究和保护提供了可借鉴的范例，还有助于揭示物种适应和灭绝的规律和机制。Zhao 等[211]对采自全球 51 个种群的 545 棵银杏大树进行全基因组测序，对种群遗传结构和动态历史的模拟分析后发现银杏在中国有着 3 个避难所：以浙江天目山为代表的东部地区；以贵州务川、重庆金佛山为代表的西南地区；和以广东南雄、广西兴安为代表的南部地区。更新世晚期的多次冰期既导致不同避难所的种群之间出现分化，也促进了不同避难所特有的遗传成分发生混合，从而在物种水平上维持住这一活化石植物较高的遗传多样性。研究进一步表明，如今遍布全球的银杏几乎都源自浙江天目山种群为代表的中国东部种群，欧洲的银杏源自中国，而非一直认为的源自日本，证实了人类在银杏从避难所向中国其他地区和向全球迁移的过程中发挥的重要作用，进而揭示了现存银杏全球分布格局的基本成因。

（三）群体内及跨物种基因保守性及假基因化研究

基因保守性是指一个基因在不同物种之间序列相似程度都比较高。在进化的过程中，由于遗传突变的存在，基因经过长时间的演化会累积很多变异，但有些关键的基因序列却依然保持着序列的高度一致性，这些基因往往十分重要，参与了生物活动的核心过程。必需基因是指正常生存和繁殖所必需的基因，就是一类非常保守的基因。必需基因的鉴定一般是在特定的实验室条件下在生物体中将单个基因敲除,然后以个体的存活与否及适合度作为衡量标准。但有一些不适合做实验的物种或者是实验难度较大的物种,基因组测序鉴定基因功能缺失变异则是更高效的方法。例如 Narasimhan 等[212]基于 3 222 个巴基斯坦血统英国人的外显子组进行了测序,鉴定到 1 111 个罕见的纯合型基因功能缺失变异位点,预测其中 781 个基因会出现功能缺失,并发现每个成年人平均携带 1.6 个隐性致死的基因功能缺失位点。

有保守的基因就有丢失的基因,基因功能缺失(loss-of-function mutations,LoF)是指在基因的编码区发生了严重的有害变异,导致基因丧失原有功能的现象。导致基因缺失的机制主要有两种:一种是一个或多个基因片段缺失导致的物理打断,比如转座子的插入或者是重组;另一种是基因编码区的有害突变破坏了原有基因序列结构导致的功能缺失突变。基因功能缺失变异通常有以下几种类型(图 2-4-5):第一类是在基因编码蛋白的核心功能域发生了单核苷酸变异,或是外显子区域发生了形成提前终止密码子的单核苷酸变异,使蛋白质失去了功能从而导致基因功能失活;第二类是外显子上产生了非三个核苷酸倍数的序列插入或缺失变异,导致原有基因在变异之后阅读框发生改变,从而丧失了原有的基因功能;第三类是基因的起始密码子(ATG)和终止密码子发生了变异,导致基因的读码框发生了改变,基因无法转录或是形成了未知的氨基酸序列,从而导致了原有基因功能的改变。

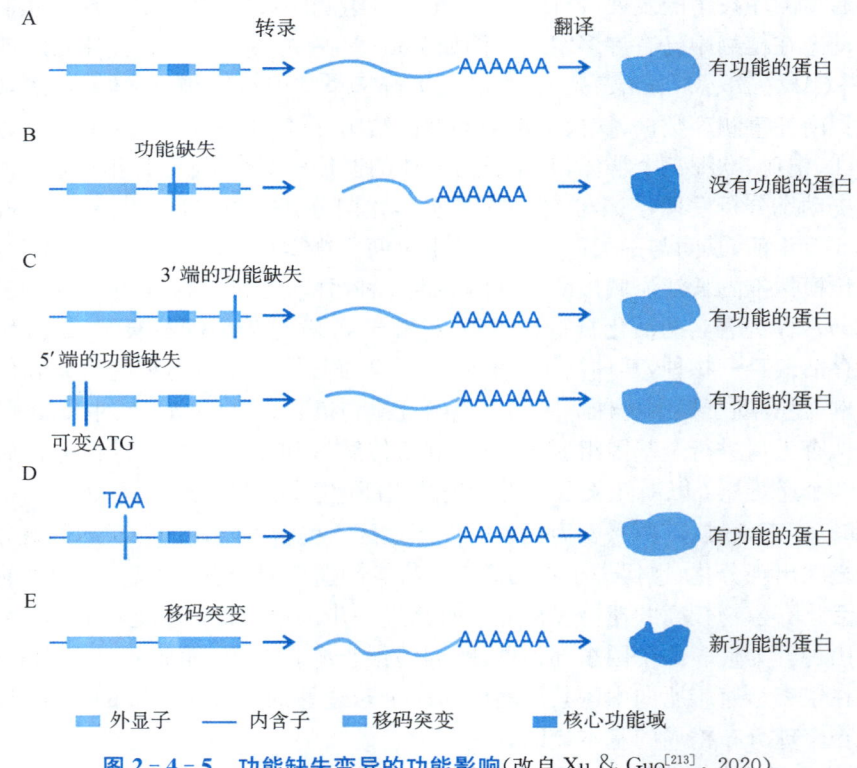

图 2-4-5 功能缺失变异的功能影响(改自 Xu & Guo[213],2020)

(A. 无功能缺失变异的功能基因;B. 有功能缺失变异的基因;C. 功能缺失变异位于 3′或 5′末端;
D. 提前终止密码子导致蛋白截短;E. 基因翻译成带有移码突变的新功能蛋白质)

基因的丢失对于生物的表型变异、适应性进化和生存繁衍同等重要。以"减少就是增加"(less is more)为代表的假说提出了基因的假基因化或丢失等基因数目减少事件与增加事件一样重要。Xu 与 Guo[213]利用拟南芥的群体基因组数据,运用群体遗传学及数量遗传学的方法,对"减少就是增加"假说进行了验证。通过其研究发现假基因化对表型变异非常关键,1%的假基因化变异在群体里。

受到正选择,表明假基因化与基因重复一样,与适应性进化密切相关。在 1 000 多个全球分布的拟南芥自然品系的基因组中,有 34%的基因没有发生假基因化突变,说明这些基因对于拟南芥在自然条件下生存繁衍是不可缺少的。研究证明基因数目的减少与增加一样都能对生物进化产生巨大的影响,基因数目的增加与减少只是相对的,进化的核心是变异。

五、基于《世界植物简志》大数据的《世界药用植物志》编研

(一)生物多样性信息学的发展

生物多样性信息学(biodiversity informatics)是一门蓬勃发展的研究领域[214-216],它利用现代化的信息技术手段改善生物多样性基础数据的管理、算法探索、分析和解释不同时空尺度上的多样性现象,特别是物种和生态系统水平上的研究[217-220]。生物多样性信息学将信息学技术应用于分类学、生物地理学和生态学等传统学科产生的大量生物多样性基础信息[107],在生物多样性基础数据的数字化、模型工具和各种工具软件的开发、数据整合,以及全球、地区和国家尺度生物多样性信息网络建设等多个方面的发展,向我们展示了未来全球范围内自由、免费、共享生物多样性基础数据,利用相关的数据分析工具,开展生物多样性基础研究的广泛前景。例如,利用物种分布模型(species distribution modelling,SDM),又称生态位模(ecological niche modelling,ENM)[221,222],可以分析物种现代地理分布与环境变量的相互关系,以及评估未来气候变化情景下物种的生存风险。简而言之,生物多样性信息学应用信息学技术来改进生物多样性信息的管理、展示和分析[223]。

"生物多样性信息学"这一术语的出现时间相对较新(1992 年),但这门学科的历史却要悠久得多。早在 20 世纪 70~80 年代相关的研究活动就在"分类学计算"(taxonomic computing)的标题下开展[224-227]。因此,从某种意义上说,生物多样性信息学目前正处于复苏阶段,而不是兴起阶段[228]。最初,利用计算机辅助大量具体科研活动似乎是一件相对简单的事情。我们需要能够利用计算机撰写形态特征描述、编制鉴定检索表以及处理分类学的命名问题,我们还需要一些数据库来存储植物多样性基础信息,例如名称、标本和特征等。开发合适的计算机工具似乎是一个可以实现的目标,从 20 世纪 70 年代开始,人们就在积极努力实现这一目标。生物多样性信息学和生物信息学(Bioinformatics)相互联系又有区别,前者主要关注物种和生态系统水平[218-220],而后者主要关注遗传和分子水平的多样性。

生物多样性信息学相关的实践活动可以追溯到 20 世纪 70 年代早期第一个计算机分类学数据库的建立[229]。最早有文献记录的分类学数据库可能是美国弗吉尼亚海洋科学研究所开发的 Biota of Chesapeake Bay 和澳大利亚联邦科学与工业研究组织(Commonwealth Scientific and Industrial Research Organisation,CSIRO)开发的分类学自然描述语言系统 DELTA(Description Language for Taxonomy)[230]。澳大利亚是生物多样性信息学研究的先行者之一,70 年代中期就开始了标本馆标本的数字化工作;1989 年又发起了环境资源信息网络(Environmental Resources Information Network,ERIN),开始收集澳大利亚不同地理区域的环境数据。同时他们也发布了最早的标本馆数据共享协议和标准 HISPID(Herbarium Information Standards and Protocols for Interchange of Data)(http://plantnet.rbgsyd.nsw.

gov.au/HISCOM/HISPID/HISPID-3/hispidright.html)。到了 80~90 年代,一些大型生物信息网络系统和数据库建立,例如墨西哥的 CONABIO(1992)、哥斯达黎加的 INBio(1989)、生物多样性信息标准 TDWG(Biodiversity Information Standards:TDWG)(1985)、整合分类学信息系统(Integrated Taxonomic Information System,ITIS)(1996),以及后来的物种 2 000 项目(1996)。

2000 年以后,"生物多样性信息学"这个词语及其涉及的相关研究活动开始更为正式地出现在科学研究群体。这一方面得益于科学家通过一些世界顶级学术刊物的专题栏目、增刊或者是学术会议专辑等连续报道。例如:*Science* 在 2000 年的专栏中以《生物多样性的数字化》《分类学的复兴》《网络上的化石数据库》《安静的革命——生物多样性信息学》《互联网与生物多样性数据库的互操作性——生物多样性信息在我们的计算机桌面》等 5 篇文章讨论了这个领域的相关问题。《伦敦皇家学会哲学会刊》B 刊(*Philosophical Transactions of the Royal Society of London,Series B: Biological Sciences*)在 2004 年的专刊"21 世纪的分类学"专题中用 19 篇文章讨论了与生物多样性信息学相关的议题。*BMC: Bioinformatics* 则于 2009 年专门在"生物多样性信息学"为标题组织了 10 篇文章,特别是 DNA 条形码技术及其相关的研究进展丰富了生物多样性信息学的内容[214]。

高质量的生物多样性数据是认知生物多样性的起源和维持机制及应对其丧失风险的科学基础。当前,在新物种发现、已知物种的地理分布、种群数量与时空动态、物种进化史、功能性状、物种与环境之间以及物种与物种之间的相互作用等多个方面都存在着知识上的空缺[231]。大数据时代的到来为弥补这些知识空缺提供了可能,大数据的挖掘及其应用最近已成为国际生物多样性与宏生态学研究的前沿内容[232,233]。如何有效地利用和分析不断增长的生物多样性大数据是生物多样性研究面临的一个极大挑战[234,235]。生物多样性信息学内容覆盖了生物系统学、进化生物学、种群生物学、行为科学和生物群落学等领域。目前,生物多样性信息学的核心问题是:① 有什么。② 在哪里。③ 怎么用[215]。"有什么"主要通过生物物种名录来回答,包括分类学名称的处理及其系统结构;DNA 序列信息,特别是条形码数据,主要用于分类和构建系统树。"在哪里"主要通过标本数字化/地标化、文献数字化及公众科学的观察数据和遥感影像解译出生态系统/生境的结构和分布数据,以及模型预测的物种潜在分布信息等。"怎么用"主要通过在线工具和科学工作流等 eScience 平台,实现生物多样性信息整合和深度挖掘,为相关学科的研究人员、决策者和管理者提供个性化服务[236]。

(二)植物大数据信息资源与《世界植物简志》

植物多样性基础数据的大量涌现和数字化,一方面为研究者提供了诸多机遇,有助于我们深入地研究物种起源和进化、地理分布格局和生物多样性维持等理论问题,也有助于我们快速准确地应对濒危物种保护、保护区管理等实践问题[232],另一方面也为生物多样性研究带来了挑战。首先,这些数据资源零散地分布在不同的网络平台、研究论文中,给研究人员的检索和更新带来了极大的困难。第二,由于生物多样性本身的复杂性,研究方法多种多样,测量和记录的信息在不同的研究中也千差万别,这就导致大部分数据库结构复杂、变量繁多,个人很难在短期内对数据库有比较全面的了解,很有可能出现对数据库的误用和滥用。第三,这些零散的数据库之间还存在很多重复,研究人员需要花费很多时间和精力来筛选。如何高效选择和有效地利用这些海量的生物多样性数据资源,成为研究人员在大数据时代面临的一大难题。鉴于上述问题,本文把与药用资源植物有关的数据库归纳如下,为研究人员了解和使用这些数据库提供桥梁,也可以帮助我们了解生物多样性信息学的进展,为我国相关领域的研究提供参考(表2-4-1)[237,238]。

表2-4-1 主要植物大数据信息资源

类群	数据集	数据描述	数据范围	网址
植物	FIA(U.S. Forest Inventory and Analysis)	目前有20多万个永久监测样地,主要监测木本植物	美国	https://www.fia.fs.fed.us/
	BIEN(Botanical Information and Ecology Network)	整合了500多个数据源,目前的版本(BIENv3.4)包括37万多种维管植物物种的8亿多条记录	美洲	http://bien.nceas.ucsb.edu/bien/
	RAINBIO(African RAIN forest community dynamics)	整合了13个数据源,目前包括25 356种维管植物的610 117个调查记录	热带非洲	http://rainbio.cesab.org/
	USDA PLANTS	美国和加拿大维管植物在州或省等级的维管植物分布数据,包括约5 000个物种	北美	https://plants.usda.gov/java/
	Atlas of North American Trees	北美木本植物的地理分布图	北美	http://esp.cr.usgs.gov/data/atlas/little/
	NAPA(BONAP's North American Plant Atlas)	北美所有维管植物在州等级和县域等级的分布数据	北美	http://bonap.org/
	EU-Forest	249 410个欧洲样地中共588 983个植物物种水平的分布点数据及589 657个属水平的分布点数据	欧洲	http://www.nature.com/articles/sdata2016123
	AFE(Atlas Florae Europaeae)	欧洲本地植物和外来归化植物的地理分布信息	欧洲	https://www.luomus.fi/en/database-atlas-florae-europaeae
	sPlot	来自130个国家、110个数据库、111 570个样地的100多万份植物分布记录	全球	http://www.idiv.de/splot
	eMonocot	全球单子叶植物多样性信息资源包括277 033个分类群	全球	http://www.e-monocot.org/
	WSCP(World Checklist of Selected Plant Families)	全球173个科的种子植物分布信息	全球	http://apps.kew.org/wcsp/prepareChecklist.do?checklist=selected_families%40%4028209 1020151616535
	Global Plants on JSTOR	超过200万份植物物种标本	全球	http://plants.jstor.org/
	GIFT(Global Inventory of Floras and Traits)	分布在2 308个地理区域的296 269个植物物种的分布信息	全球	http://gift.uni-goettingen.de/

续 表

类群	数据集	数据描述	数据范围	网址
植物	The Alwyn H. Gentry Forest Transect Data Set	全球六大洲共226个站点的胸径超过2.5 cm的维管植物地理信息	全球	http://www.mobot.org/mobot/research/gentry/welcome.shtml#bignon
	GlobalTreeSearch	全球60 065个乔木树种在国家等级的分布记录	全球	http://www.bgci.org/globaltree_search.php
	Plants of TAIWAN 台湾植物资讯整合查询系统	包含12.5万份数字化的标本记录	中国	http://tai2.ntu.edu.tw/index.php
多类群	GBIF(Global Biodiversity Information Facility)	共整合全球范围内160万个物种数的地理分布信息,共有29 770数据集	全球	http://www.gbif.org
	IUCN(International Union for Conservation of Nature)	共记录受威胁物种数超过76 000种,其中大约有2/3的物种有空间分布数据	全球	https://www.iucn.org
	PREDICTS (Projecting Responses of Ecological Diversity In Changing Terrestrial Systems)	共有超过320万份的物种分布记录,物种数超过47 000	全球	http://www.predicts.org.uk/
	MOL(Map of Life)	共有279个数据集,844 971个物种,555 744 036份地理信息记录	全球	https://www.mol.org
	ABMI(Alberta Biodiversity Monitoring Institute)	追踪物种数超过2 500种,共有1 656个永久样地	加拿大阿尔伯塔省	http://www.abmi.ca/home.html
	Swiss BDM (Biodiversity Monitoring Switzerland)	整合了超过1 700个物种的分布信息	瑞士	http://www.biodiversitymonitoring.ch/en/home.html
	NSII (National Specimen Information Infrastructure)	整合了1 959个科、11 731个属共66 708个物种的地理信息	中国	http://www.nsii.org.cn/2017/home.php
	NatureServe	超过90万份物种分布记录	北美	http://www.natureserve.org/getData/index.jsp
	ALA (Atlas of Living Australia)	数据来源于超过6 700万的分布点记录	澳大利亚	http://www.ala.org.au
	Movebank	全球不同区域的研究者对动物进行追踪监测,最后整合成的物种分布范围数据	全球	http://www.movebank.org

在我国基于植物大数据信息以及三代植物分类科学家半个多世纪积累的标本和数据,2004年完成了《中国植物志》80卷126册的编撰出版,在此基础上,综合世界各国植物志、海量数字化标本数据,根据最新的植物分类学研究进展,对世界高等植物物种多样性在各个国家的分布情况进行了科学总结,建立起世界维管植物全面的大数据集,包括大于150万条维管植物

名称及其原始文献、大于40万种的维管植物国家和地区分级名录、地理分布、形态特征、经济用途、珍稀濒危等级情况,以及大于5亿条的数字化植物标本信息。在这些大数据集的支持下,编撰出版了《世界维管植物:种志初编》(50卷,2010年)、《世界植物简志》(数据库版)(2021年)、《植物科属大辞典》(2022年)等世界植物分类学专著(图2-4-6)。这些专著是21世纪生物学领域以中国植物学家贡献为主的重要代表作,为后续针对特定地区的植物,如"一带一路"沿线国家植物,以及特定植物类别,如药用植物等,开展志书编研奠定了重要基础,极大地促进了世界植物资源的保护和利用。

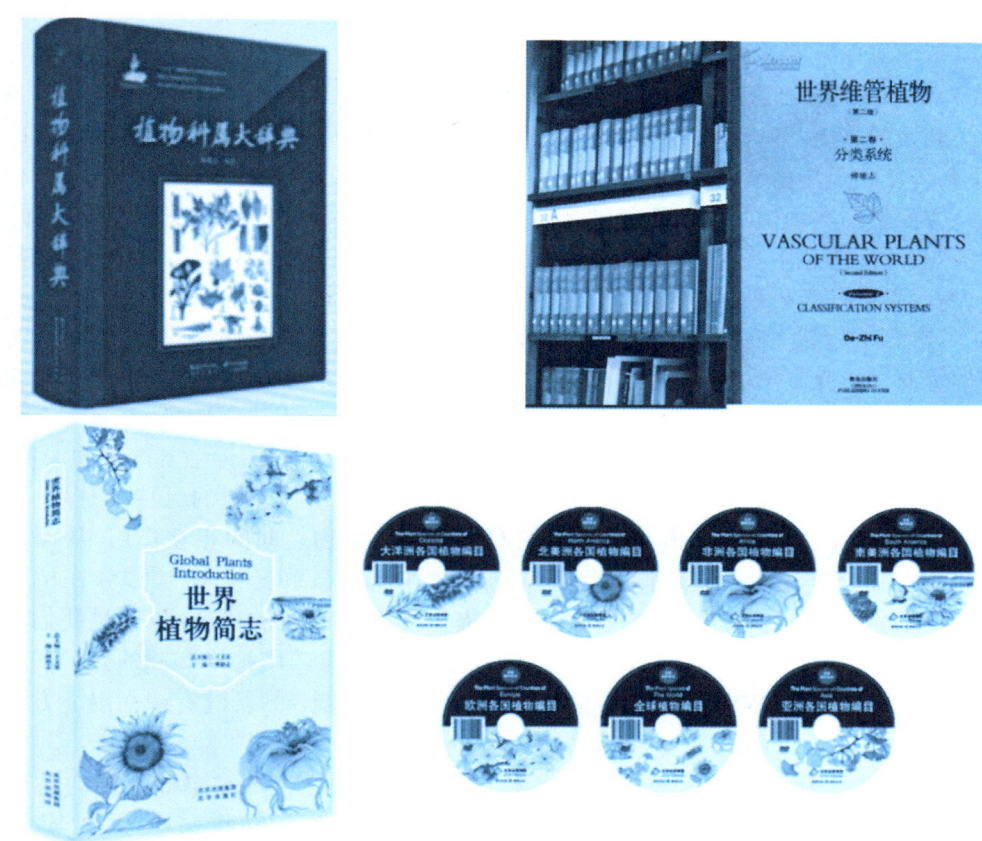

图2-4-6 《世界植物简志》等世界植物分类学专著

(三)《世界药用植物志》编研展望

药用植物是生物多样性与文化多样性之间的重要纽带,占生物多样性的很大一部分。据估计,全世界有5万多种植物可能是药用植物[239,240],当地社区在保护这些物种和保存利用这些植物的传统知识方面发挥着至关重要的作用。然而,这些物种的自然栖息地在世界各地都遭到退化、过度开发和破坏,而且还受到气候变化的影响,因此它们面临灭绝[241]。其中许多野生植物也将因过度采伐和非法贸易而遭到破坏[242]。此外,年轻一代在药用方面的技能和知识往往有所减少[243]。就药用植物而言,有关当地药用植物利用知识的信息在地理上分散于不同的土著部落、机构和研究组织,因此很难获取,也限制了其应用。

分类学以发现、描述和分类鉴定地球物种为目标,无疑可以被称为大科学[244,245]。分类学最重要的知识产品之一——植物志,则具有数据密集型科学的典型特征。林奈提出的双命名法有效解决了记录世界植物多样性面临的第一次信息学危机[245]。生物多样性信息学[233]、互联网在线植物志[246,247]、植物大数据的科学发展已悄然改变了传统植物志和药用植物志编研工作的模式和效率[214,248-253]。学科的交叉融合发展,极大地推动了药用植物资源鉴定、评价和保护的相关研究,例如《中国药用植物红皮书》[254]是中药资源与植物分类学科交叉融合研究的代表作。我国第四次全国中药资源普查工作的完成以及"一带一路"的国家发展战略,对世界药用植物资源的综合可持续利用研究,已成为中药资源研究的迫切需要。

植物志是指对一定时空范围内植物物种多样性的全面记述,是了解一个地区植物种类和资源最基本的科学依据。植物志既是记载植物"身份"的"户口簿",又是全面记录植物特征的"信息库",植物志的编研是分类学研究最基本和最重要的科学实践活动。药用植物志是根据药用种类利用的需要,融合植物分类学和药学研究形成的对药用植物种类全面而系统的科学记载,是系统反映药用植物资源的基础和应用研究最新进展的综合性学术专著。药用植物志的编研一方面将为药用植物的应用提供高标准的科学参考,回答清楚我们所利用的药用植物"本源"问题,从而避免中药材品种混淆带来的安全风险;另外一方面,在植物多样性保护的大背景下,为珍稀濒危药用种类的合理开发利用提供重要的科学依据。

基于《世界植物简志》大数据及编研的基础和技术规范,《世界药用植物志》的编研有了充分的数据资源和研究方法保障。利用植物大数据首先在全面准确的物种鉴定和分类学描述基础上,汇编和分析化学成分、药理特性及其在不同文化中的传统用法等信息,这将为新药源的发掘打下基础。另一方面利用植物大数据绘制药用植物物种分布图,评估其濒危和保护状况,并预测环境变化可能对其种群产生的影响,这将有助于药用植物资源的可持续利用。此外,植物大数据还可用于研究药用植物与其生态系统中其他生物之间的相互作用,从而深入了解这些植物的生态作用以及它们如何促进生物多样性和生态系统功能。总之,在植物大数据背景下对《世界药用植物志》研究视角为我们提供了令人兴奋的机会,以促进我们对传统医学、植物多样性和生态系统健康的了解,并对新药源的发掘、药用植物资源的保护和可持续利用产生深远影响。在植物大数据时代,未来《世界药用植物志》的研究有望在以下方面发挥积极作用:

1. 全球药用植物资源调查与数字化　利用植物大数据技术,对全球范围内的药用植物资源进行调查和数字化,建立更加完善的数据库,为《世界药用植物志》提供更丰富、准确的信息。

2. 基于人工智能的药用植物识别与分类鉴定　结合人工智能技术,开展药用植物的自动识别和分类研究,提高《世界药用植物志》的数据处理效率和准确性。

3. 药用植物活性成分研究　通过植物大数据分析,深入研究药用植物的活性成分及其药理作用,为新药源发掘提供依据。

4. 药用植物资源可持续利用　结合植物大数据,探索药用植物资源的可持续利用策略,促进药用植物的合理开发和保护,实现生态、经济和社会效益的协调发展。

5. 跨学科合作与国际交流　借助植物大数据平台,加强跨学科合作,促进国际的学术交流与合作,推动《世界药用植物志》的研究成果在全球范围内的传播和应用。

当然,编撰《世界药用植物志》将是一项庞大而复杂的任务,需要系统性地收集、整理和描述全球各地的药用植物信息,遵循以下一般步骤进行编撰:

(1) 确定编撰范围：分期分批明确编撰《世界药用植物志》的范围，包括所涵盖的地区、植物种类等，确立编撰的目标和方向。

(2) 资源调查：开展全球范围内的药用植物资源调查工作，收集各地药用植物的数字和实物标本、文献和信息资料。

(3) 分类与命名：对收集到的药用植物标本进行分类鉴定和命名，确保准确描述每一种药用植物的分类学信息，这是编志工作的关键所在。

(4) 信息描述：对每种药用植物进行详细描述，包括形态特征、生长习性、生态环境、地理分布等方面的信息。

(5) 药用价值与化学成分：研究每种药用植物的药用价值，包括传统用法、现代研究进展、化学成分等内容。

(6) 数据库建设：建立药用植物数据库，将编撰的信息进行数字化整理和管理，方便检索和应用。

(7) 专家评审与修订：邀请植物分类学和药用植物领域的知名专家对编撰的内容进行评审和修订，确保信息的准确性和权威性。

(8) 出版与传播：将编撰完成的《世界药用植物志》出版成书籍或形成在线资源，推广应用于植物学、中医药、生物医药等领域，促进药用植物资源的研究与保护利用。

第五节　研　究　实　例

例一　黄连属分子系统学及新种发现

(一) 研究背景

据《中国植物志》记载我国黄连属(*Coptis*)有 6 个种 1 个变种，分布于我国中南、西南、华东及台湾地区，包括黄连(*C. chinensis* var. *chinensis*)、三角叶黄连(*C. deltoidei*)、峨眉黄连(*C. omeiensis*)、云南黄连(*C. teeta*)、五叶黄连(*C. quinquefolia*)、五裂黄连(*C. quinquesecta*)及黄连的变种短萼黄连(*C. chinensis* var. *brevisepala*)。这几个种生物学特性差异较大，三角叶黄连是三倍体，通过走茎繁殖，其他种均为二倍体；峨眉黄连与云南黄连具有走茎/种子兼性繁殖方式，而黄连与短萼黄连主要通过种子繁殖。

中药黄连是我国大宗药材，有着悠久的药用历史，始载于东汉《神农本草经》，"其根连珠而色黄，故名"。性味苦、寒，无毒，具有泻火解毒、清热燥湿的功效。现代药理学研究发现黄连具有抗肿瘤、抗菌、抗病毒、降血糖、降血压等功效[255,256]。《中国药典》规定中药黄连的基原植物为黄连(*C. chinensis* var. *chinensis*，味连)、三角叶黄连(*C. deltoidea*，雅连)和云南黄连(*C. teeta*，云连)的干燥根茎。而在我国民间，黄连属所有的种均被当作清热解毒的药用植物。近一个世纪以来，随着人口增长，人们对药用植物的需求也日益增长，加之对野生的"痴迷"，黄连及近缘类群的野生资源面临过度采挖和栖息地退化或丧失的威胁，甚至黄连、五裂黄连已经几乎从野生环境中灭绝[257]。在生物学特性的差异与人为因素的影响等方面作用下，国内大部分黄连属物种均被列为国家二级保护野生植物。在日益强调植物资源保护的今天，遵循科学的方法，对我国黄连及近缘种进行合理的保护与利用，实现资源的可持续利用尤为重要。

然而，清晰的系统关系是物种保护和利用的重要前提。国内黄连物种的亲缘关系一直还不明确，特别是黄连、短萼黄连、峨眉黄连和三角叶黄连的关系争议较大。遗传标记因进化速率的不同会形成不同甚至相冲突的物种关系。样本量大小、居群覆盖度的差异，也会对种间系统关系重建的准确性造成一定影响。参考洪德元院士[258]提出的物种的定义：物种是由一个或多个自然居群组成的生物类群，种内呈现形态性状的多态性和变异的连续性，而种间则有两个或多个独立的形态性状显现变异的间断或统计上的间断。可见从群体层面入手，能更清晰客观地厘清物种间进化与分类学的相关问题。

因此，本研究从国内黄连属物种的居群水平入手，通过群体基因组学的手段获取高密度广覆盖的变异位点，并重建客观准确的黄连属系统关系，为国内黄连及近缘物种的保护与利用奠定基础。

(二) 材料与仪器

1. 供试材料 通过对各大标本馆标本与中国植物志的查阅，我们确定了中国黄连属 6 个种 1 个变种的主要分布区，并对这些分布区进行实地勘查并按群体采集分子材料，由于五裂黄连野外几乎灭绝，因此未包含五裂黄连。在踏查过程中发现了两个形态特殊的类群：

(1) 分布于四川峨眉山地区的一个居群，被当地人称为是三角叶黄连，但具有显著更修长的花萼，后经验证应该是王天志教授 1989 年发表的线萼黄连。

(2) 分布于广西环江的一个居群，被当地人称为是短萼黄连，但具有显著更高大的植物形态，后经验证应该是新种环江黄连。

居群采样原则：① 尽量采成年植株，避免采样工作影响幼株生长。② 每个个体尽量采集嫩叶或者发育良好无外伤的叶片。③ 条件允许前提下，个体间距尽量保持在 15 m 以上。

最终按居群采样，共采集了 239 个个体用于分析，其中五叶黄连(Cqf)、线萼黄连(Cl)、环江黄连(Chj)、日本黄连(Cj)各采集了 1 个居群；云南黄连(Ct)与峨眉黄连(Co)采集了 2 个居群；三角叶黄连(Cd)与黄连(Ccc)采集了 4 个居群；短萼黄连(Ccb)采集了 8 个居群。

2. 试剂 提取 DNA、PCR 扩增等常用试剂。

3. 仪器 PCR 仪、Illumina PE150。

(三) 研究方法

1. 样本建库测序 所采集样本的 DNA 提取参考改良 CTAB 法进行提取。植物 DNA 通过 Covaris 超声波破碎仪随机打断，经末端修复、加 A 尾、加测序接头、纯化、PCR 扩增等步骤完成整个文库制备，并进行 Illumina PE150 测序。

2. 原始数据质控 因下机原始数据(raw data)中包含大量接头序列(adapter)、低质量碱基以及 N 碱基，会对后续分析造成严重干扰，所以需要先进行质控数据过滤以获取有效数据(clean data)。原始数据质控按照以下步骤：

(1) 过滤接头 reads：删除与接头序列匹配度大于 10% 的整条 reads。

(2) 过滤 N 碱基 reads：当 N 的含量超过 reads 长度 10% 时，删除此 paired reads。

(3) 过滤低质量 reads：当 reads 中低质量(质量值 Q≤5)碱基数超过该 reads 长度的 50% 时，删除此 paired reads。

(4) 对数据的严格质控获取到高质量的 clean data。

3. SNP 检测 经上步质控所得的有效数据比对到黄连参考基因组上，参考基因组下载链接为 https://www.ncbi.nlm.nih.gov/genome/66396?genome_assembly_id=1501006[256]。数

据比对通过 BWA v0.7.8 软件进行,具体参数：mem－t4－k32－M[259],比对结果经 SAMTOOLS 软件 v1.1 去除重复序列(参数：rmdup)[260]。

比对后,我们基于 SAMtools 软件的贝叶斯方法在群体范围内进行 SNP 调用。随后计算了每个个体在每个基因组位置的基因型概率,以及样本中的等位基因频率。使用"mpileup"命令来识别 SNPs,具体参数：－q1－C50－tSP－tDP－m2－F0.002。不正确的映射或 InDels 引起的 SNP 调用错误被排除后,只有高质量的 SNPs(覆盖深度≥3 和≤50,RMS 映射质量≥20,maf≥0.05,miss≤0.1)被保留。

4. 系统发育与群体结构　为了从全基因组的角度阐明系统发育关系,我们基于过滤后的 SNP 位点进行系统发育与群体结构分析。我们使用 TreeBest v1.9.2 软件,基于位点遗传距离 p－distance 矩阵构建了邻接树,bootstrap values 设为 1 000[261]。树图由在线工具 iTOL 绘制(http://itol.embl.de)。通过 Plink 软件,根据连锁不平衡情况(LD：r^2<0.05)进行变异位点过滤,并将 VCF 文件转换成 ADMIXTURE v1.3.0 所需格式进行分析种群结构。聚类数 K 范围(预估祖先成分)为 1—11,每个 K 都有 20 次重复,输出结果由 CLUMPP v1.1.2 进行比对[262]。使用默认的交叉验证选出错误率最低的 K 值作为最优 K 值,并通过 R 包"ggplot2"进行绘制结果。

(四)研究结果

1. 基于重测序数据的系统发育重建　五叶黄连和日本黄连作为外类群重建了黄连及近缘类群的系统发育关系,结果表明：① 前期踏查中发现了两个特殊的类群各自聚为单系,形成独立的进化分支,遗传上支持该类群为新物种。② 云南黄连位于基部位置,最早分化；峨眉黄连与三角叶黄连聚为一支,与环江黄连、线萼黄连、黄连和短萼黄连形成的分支呈姊妹群关系。③ 峨眉黄连与三角叶黄连系统关系清晰,分为两支,但在三角叶黄连内部存在明显的分化,形成两个分支,分别对应雅安居群与峨眉山地区的居群。④ 黄连种群内部各居群差异较小,短萼黄连种群内部分化明显,多样性程度较高。⑤ 随着进化关系的发展,从最基部的云南黄连到最支部的黄连、短萼黄连,走茎繁殖方式呈现出从有到无的规律(图 2－5－1)。

2. 黄连属新种　通过居群水平的采样与分析,我们发现了两个相比于其他物种具有间断变异的黄连居群,结合群体进化关系的结果,支持这两个居群应该为黄连属独立的物种。这两个居群分别是植株显著更加高大的环江黄连和花萼显著更长的线萼黄连(1989 年王天志教授发表的新种但未被植物志等相关资料收录)。

(1) 环江黄连 *Coptis huanjiangensis* L.Q. Huang, Q.J. Yuan & Y.H. Wang, sp.nov.：多年生草本。根状茎常分枝,无横走匍匐茎。叶基生,具 15～40 cm 长柄,无毛。叶片卵状三角形,长 12～22 cm,宽 9～22 cm,三全裂,纸质或稍带革质,背面无毛,正面叶脉近无毛,基部心形,叶边缘多上翘毛刺；中央全裂片卵状菱形,长 11～18 cm,宽 7～14 cm,具 2.5～4 cm 的细柄,4～10 对羽状深裂,裂片彼此分离,底部裂片边缘具锐齿,先端锐尖或钝尖；侧裂片与中央裂片相似或略短,斜卵形,不等二深裂。花葶 1 至多条,垂直直立,高 20～32 cm,有细棱,无毛。花序顶生,常单歧聚伞花序,有花 5～10 朵。花两性,辐射对称。苞片披针形,掌状分裂。萼片 5 或 6,绿色或浅粉黄色,长椭圆形或披针形,疏被绒毛,长 5.5～9.0 mm,宽 1.8～3.5 mm。花瓣匙形,长 2～5 mm,无毛,顶端圆形或钝尖,为萼片长的 1/3～1/2。雄蕊多数,无毛,长 2～4 mm,外部的比花瓣稍短。雌蕊 8～14,长 3～5 mm。蓇葖果长 4.5～9 mm,有柄。种子椭圆

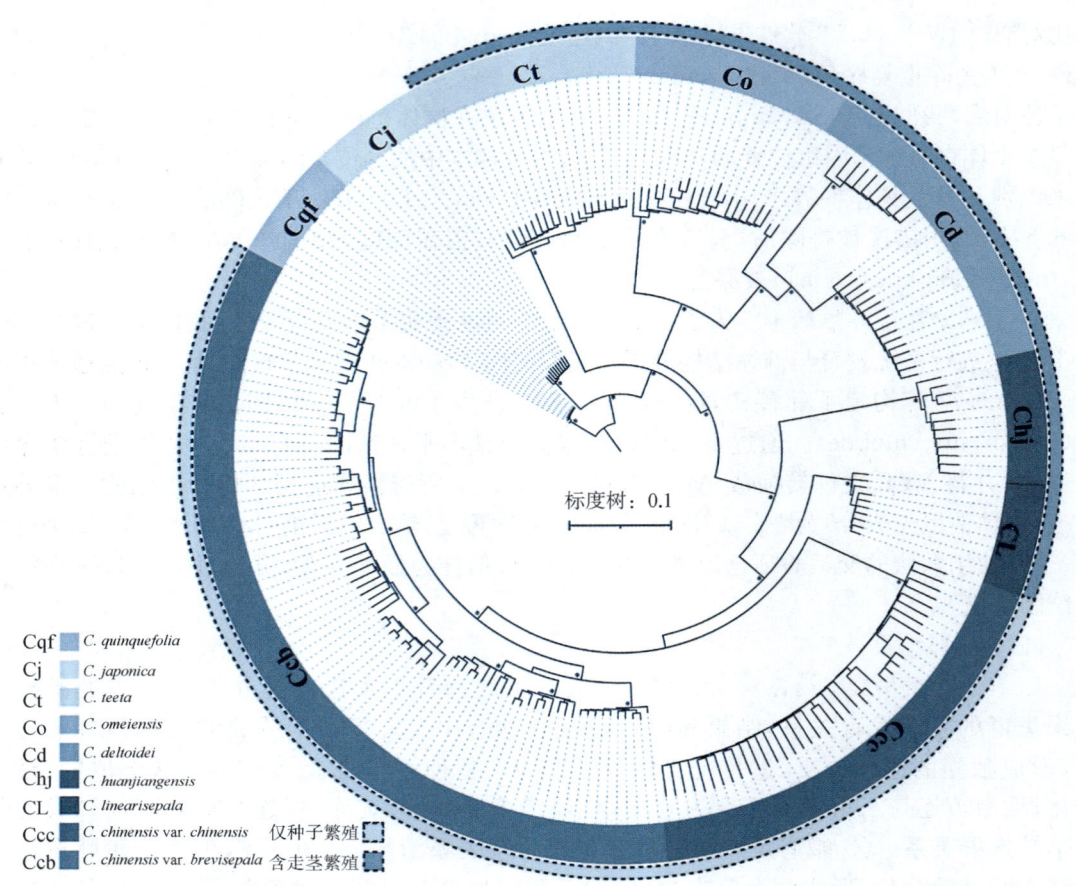

图 2-5-1　基于 SNP 数据黄连及近缘物种的系统发育关系（*表示支持率为 100）（彩图见附图）

形,长 1～2 mm,棕色。花期 2～3 月,果期 3～4 月。(图 2-5-2)

（2）线萼黄连 *Coptis linearisepala* T.Z. Wang et C.K. Hsieh, sp.nov.：相较于黄连属其他物种,其最明显的特点是花萼线形且显著较长。针对这个特点,通过查阅大量标本与文献,我们发现 1989 年王天志老师曾发表一个黄连属新种——线萼黄连(*C. linearisepala*),性状特征与发现的这个居群较为相似,其中关于花萼与花瓣的描述也均为线形。该新种的凭证标本保存于四川大学华西医学院标本馆中,凭证标本照片见图 2-5-3。花萼线形特征清晰可见。

综合上述形态与分子证据,我们确定该物种是线萼黄连,并且是一个独立的好种。

3. **国内黄连属物种的群体遗传结构**　基于重测序 SNP 数据进行黄连与近缘物种的群体结构分析。当 K=10、K=9、K=8 时,CV error 值最小,因此,选取这三个 K 值绘制 ADMIXTURE 遗传结构图(图 2-5-4)。

代表每个个体的柱状图颜色成分越多,表示"祖先血统"越丰富,意味着古基因流越复杂。环江黄连、三角叶黄连和短萼黄连存在"祖先血统"不同程度的混杂现象。当然,短萼黄连中虽然居群间的分化较明显,但除了个别居群,其他的大部分居群遗传背景都较纯。三角叶黄连中,峨眉与洪雅居群遗传背景相似,与雅安居群截然不同。三角叶黄连的雅安居群与峨眉黄连存在古杂交。同时,环江黄连与三角叶黄连、短萼黄连的广西居群存在古交流。有趣的是,亲缘关系较近的两变种——黄连与短萼黄连之间,却鲜有基因交流的发生。

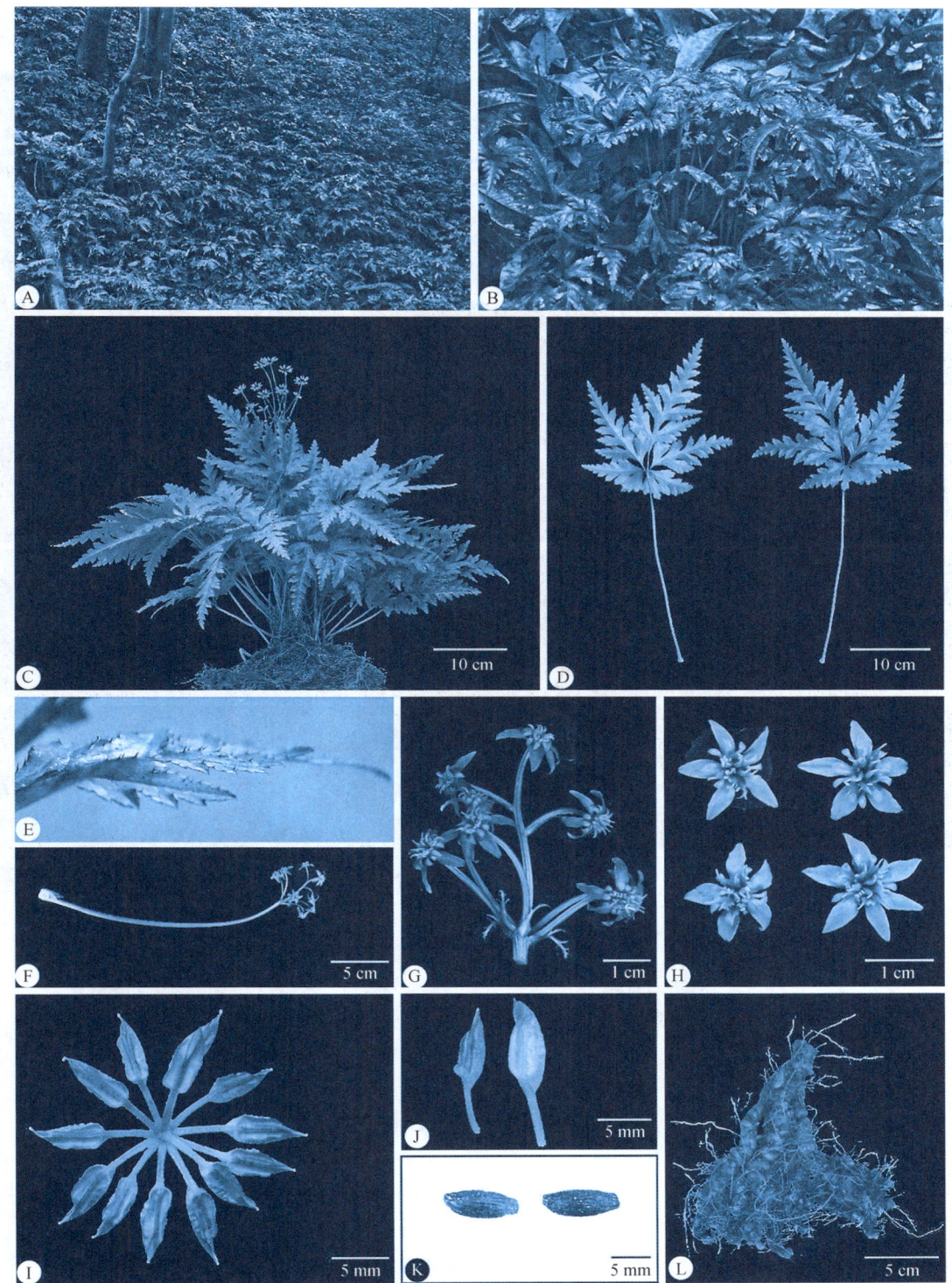

图 2-5-2 环江黄连 Coptis huanjiangensis L.Q. Huang, Q.J. Yuan & Y.H. Wang, sp.nov（彩图见附图）

（A. 生境；B. 花期；C. 果期及整体植株形态；D. 叶正面与反面；E. 叶边缘毛刺；F~H. 花序与花；I~K. 种荚与种子；L. 根）

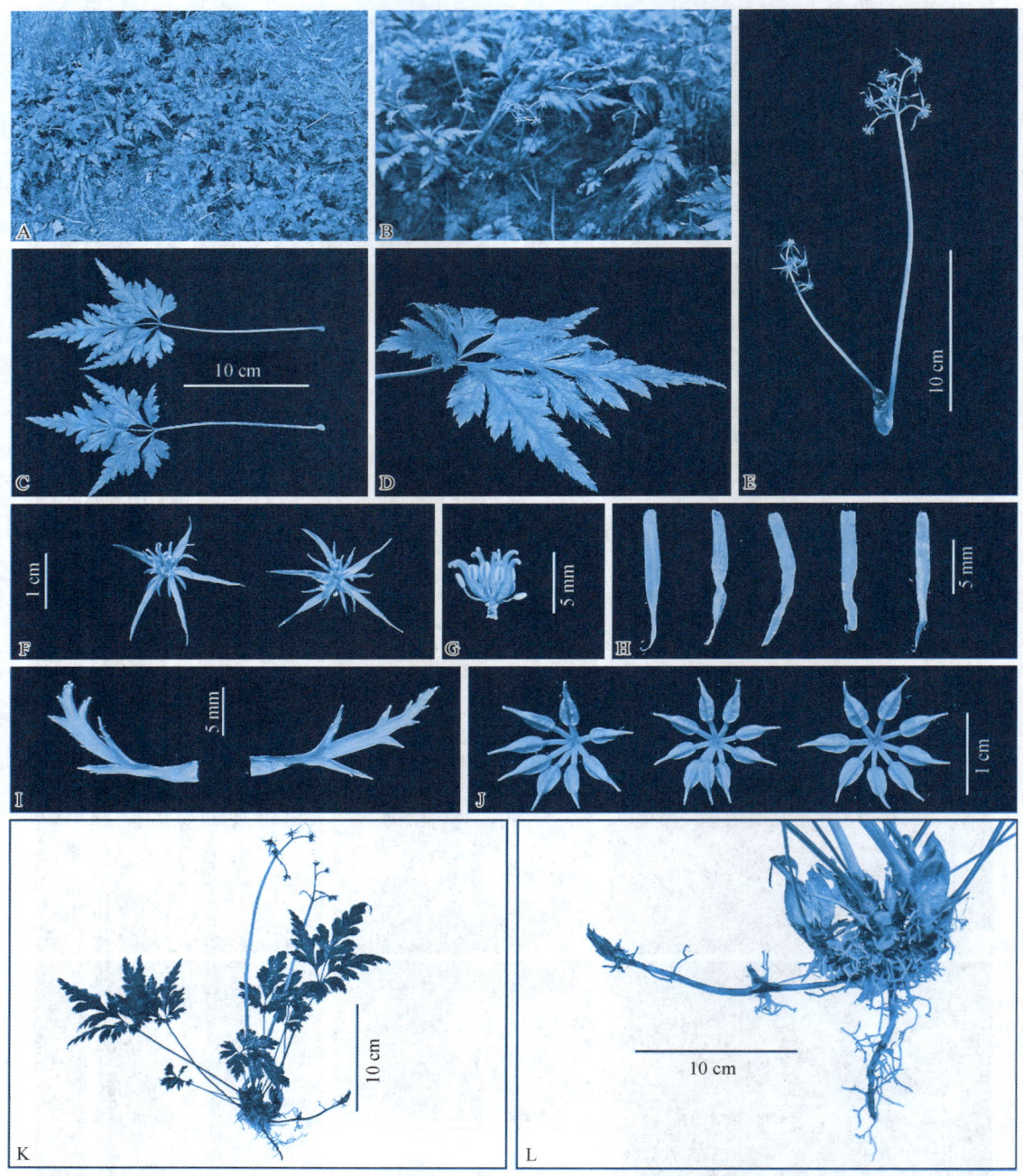

图2-5-3 线萼黄连 *Coptis linearisepala* T.Z. Wang et C.K. Hsieh, sp.nov.(彩图见附图)

(A. 生境;B. 花期;C. 叶正面与反面;D. 叶边缘特征;E. 花序;F~H. 花;I. 苞片;J. 种荚;K. 整体植株形态;L. 根)

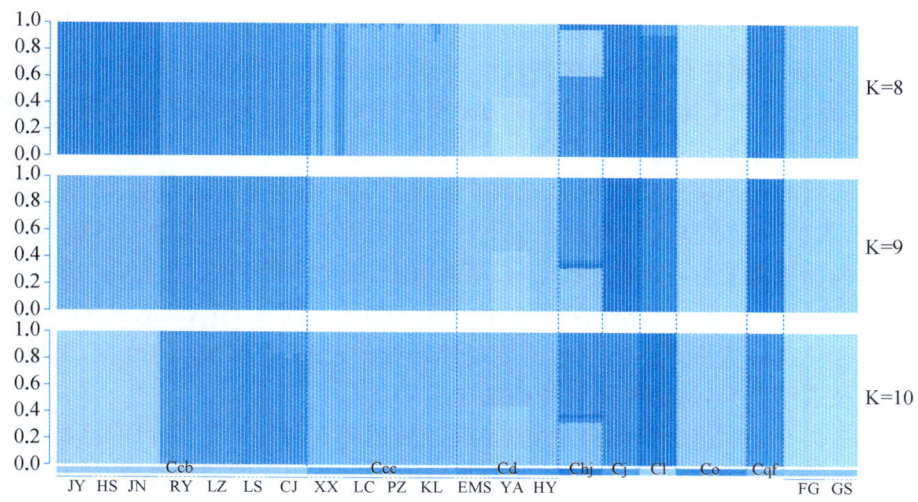

图 2-5-4 黄连与近缘物种的 ADMIXTURE 群体遗传结构(彩图见附图)

(五) 思考与拓展

1. 创新性 正如前文所言,目前国内分布的黄连属物种中,前人基于几个片段所构建的系统发育结果并不能充分厘清三角叶黄连、峨眉黄连、黄连与短萼黄连四个物种混乱的亲缘关系,并且峨眉黄连与三角叶黄连两个物种几乎分不开。造成这种混乱结果的原因在于:

(1) 有限的变异位点所包含的信息太少,不能充分呈现系统关系。

(2) 不同基因片段(或区段)所受到的选择压力不同,有的片段进化较快,有的较慢,所有联合建树会存在冲突的情况,从而呈现出"虚假"的系统发生关系[263]。

本案例从群体层面入手,基于全基因组重测序数据,重建了国内黄连属清晰的物种关系,并将居群概念引入到了新种的界定,结合居群水平的形态特征与分子数据,可以更加准确、客观的呈现系统进化或分类学问题,避免了因取样过少所产生鉴定不可靠或者实验问题引起的"虚假"系统关系或分类处理,为未来分类研究或进化研究提供了一个新思路。

2. 问题与启发 黄连属全分布区的群体研究策略,让我们在国内黄连属物种关系中有了新发现或者新问题:

(1) 从遗传层面出发,发现了环江黄连与线萼黄连,具有独立的系统发生地位。同时,这两个种是黄连及变种短萼黄连亲缘关系最近的野生类群。

(2) 在三角叶黄连中,雅安居群与峨眉山、洪雅居群截然不同,有较长的一段独立进化过程,该居群的物种地位有待进一步发掘,可能有助于解答三倍体物种三角叶黄连的起源。

(3) 国内黄连属物种生物学特性尤其是繁殖方式差异较大,有的只能通过走茎繁殖,有的为走茎/种子兼性繁殖方式,有的则主要依托种子繁殖。随着进化关系的发生,从基部到枝部,走茎方式呈现从有到无的变化规律,其背后是物种延续潜力的提高,而这个规律背后的原因后续也将进一步挖掘。

例二 转座子在药用植物荠菜快速适应过程中的进化机制

(一) 研究背景

遗传多样性是物种进化的物质基础,对物种的适应性至关重要。低水平的遗传多样性可能会导致杂合度的降低和近交衰退,进而影响物种的进化潜力和繁殖适应性,增加了物种灭绝的风险[264,265]。但是有些物种形成或物种入侵到一个新生境后,经历了瓶颈效应,遗传多样性降低,但适应了新环境甚至比物种形成之前的分布范围更广,这种很低的遗传多样性与很强的适应能力间的巨大反差被称为"生物入侵的遗传悖论"(genetic paradox of invasion)[266-272]。

这类物种入侵的新环境或是物种形成后扩张的区域与原生境相比温度、水分、营养等条件都会发生改变,为了适应这些变化物种不得不快速进化或增加表型可塑性,目前已经发现一些对适应性有帮助的表型变异,如快速增长率、高繁殖力、强竞争能力等,然而其中的分子遗传机制还知之甚少[273,274]。在遗传多样性降低的情况下,转座子(Transposable elements,TEs)能够响应环境的变化在后代中产生大量的遗传变异导致附近基因的功能的改变,可能增加物种的遗传多样性及表型变异,从而提高物种的快速适应性[275]。

转座子是一类在基因组上可以自主复制或移位的 DNA 片段[276-278],目前已经发现转座子几乎存在于所有的真核生物基因组中,普遍参与基因和表型的调控,对基因组进化及基因的表达调控非常重要[279-282]。研究发现,桦尺蠖颜色的加深是由于一个 *carbonaria* 转座子插入在 *cortex* 基因的内含子上使其表达量增加而引起的[283]。通过对 216 个拟南芥自然品系进行全基因组的转座子鉴定和比较,发现转座子在拟南芥中大多是低频分布而且与基因的表达量和 DNA 甲基化相关,大多数转座子都会影响附近基因的表达量和 DNA 甲基化程度,并且有三分之二的转座子与附近的 SNP 并不连锁,说明转座子是新的遗传多样性来源[284]。因为转座子自身的可转座和受表观遗传修饰调控,所以有研究提出转座子在物种形成或者生物入侵前的源种群中就可能会储备一些对适应新生境有益的遗传变异或者表型可塑性。而当物种形成或者引入新环境时,由于奠基者效应物种的遗传多样性降低,但环境的变化会导致表观遗传调控的改变从而增加转座子的活跃度,而新形成的转座子可能会产生对适应新环境有益的新遗传和表型变异,这些变异成为物种适应新环境的重要遗传变异基础,从而可以解释入侵的遗传悖论[273]。

荠属(*Capsella*)属于十字花科(Brassicaceae),是模式植物拟南芥的近缘属,是一年或二年生草本,可入药,包括 5 个物种,其中分为 2 个四倍体物种(*C. bursa-pastoris* 和 *C. thracica*)和 3 个二倍体物种(*C. grandiflora*、*C. rubella* 和 *C. orientalis*)[285]。其中 *C. rubella* 在距今 3 万~5 万年前与其近缘种 *C. grandiflora* 分化,并经历了一个极端的瓶颈效应,其遗传多样性低但生态型表型差异很大,分布范围较 *C. grandiflora* 也更加广泛,是研究"生物入侵的遗传悖论"的理想研究体系[272]。对 *C. rubella* 基因组的研究有助于理解遗传多样性低的物种如何快速适应新的生境,有助于解释生物入侵的遗传悖论,为其他重要的药用濒危物种的研究和保护提供了可借鉴的范例。

本研究使用比较基因组上的同源序列方法来分析 *C. grandiflora* 和 *C. rubella* 的转座子在全基因组上的分布和数量,再在 *C. rubella* 群体内部看转座子对邻近基因表达量的影响,然后聚焦对适应性十分重要的开花时间性状,选取了开花时间通路中的核心基因 *FLOWERING LOCUS C*(*FLC*),研究转座子对 *FLC* 的影响并结合环境和生态数据探讨其中的适应性意义,为揭示"生物入侵的遗传悖论"之谜提供新思路。

(二) 材料与仪器

1. 供试材料　实验材料为二倍体物种 *C. grandiflora* 参考基因组品系、二倍体物种 *C. rubella* 的 27 个品系和参考基因组品系 MTE。

2. 试剂 提取 RNA 所用的试剂盒为 SV Total RNA Isolation System(Promega, Madison, WI, USA)。

3. 仪器 Illu mina HiSeq 2500。

(三) 研究方法

1. 转座子鉴定 首先, 使用软件 RepeatModeler 分别对 C. grandiflora 和 C. rubella 两个参考基因组进行 TE 库的鉴定, 鉴定出来的超过 80 bp 的 TE 序列与 NCBI non‐redundant 数据库进行比对, 去除掉相似度 80% 以上的可能的基因序列; 然后, 使用 RepeatMasker 基于建好的 TE 序列库文件分别对两个参考基因组进行 TE 注释。其次, 对 LTR retrotransposon 的鉴定使用 Genome Tools v1.5.9 包中的 LTRharvest 软件。鉴定完成之后将上面两步的 TE 合并, 进行后续分析。

2. 直系同源基因鉴定 基于蛋白序列的相似度, 使用 InParanoid(4.1 version)软件, 对 C. grandiflora 和 C. rubella 间的直系同源基因进行鉴定。

3. polymorphic TE 鉴定 参考基因组 MTE 和 27 个重测序基因组 polymorphic TE 鉴定, 使用 GATK 默认参数对 27 个重测序基因组 SNP 注释, 共得到 1 850 955 个 SNPs。基于这些 SNP, 使用 PHYLIP 软件构建 100 次 bootstrap 的 neighbor‐joining tree。基于 MTE 参考基因组使用 TEPID 软件对 27 个重测序品系进行多态性 TE 注释。

4. 转录组数据分析 对 3 个 C. rubella 代表性的样品进行 RNA‐seq 分析。首先, 提取 3 个样品的花组织中的总 RNA, 每个样品三个生物学重复, 构建 RNA 文库, 使用 Illu mina HiSeq 2500 进行测序, 共 9 套转录组数据。其次, 基于 MTE 参考基因组, 使用 Tophat 软件进行序列比对, Cufflink 软件计算基因表达量, 共得到 26 521 个基因的表达数据。

5. 反转录合成 cDNA 第一链 使用 RevertAid First Strand cDNA Synthesis Kit(Thermo, K1622)合成 cDNA 第一链。具体方法如下。

(1) 冰上在一个管子中制备如下反应混合物。

$\left\{\begin{array}{l}\text{模板 RNA: } 2\ \mu g \\ \text{Oligo(dT)}_{18}\text{引物: } 1\ \mu L \\ \text{DEPC 处理过的水补齐到 } 12\ \mu L\end{array}\right.$

轻柔混合, 微量离心机离心 3~5 s。

(2) PCR 仪中 65 ℃ 孵育混合物 5 min, 快速放于冰上冷却, 短暂离心。

(3) 管子置于冰上, 按指定顺序加入以下成分:

$\left\{\begin{array}{l}5\times \text{反应缓冲液: } 4\ \mu L \\ \text{RiboLock}^{TM}\text{核糖核酸酶抑制剂: } 1\ \mu L \\ 10\ mmol/L\ dNTP\ 混合物: 2\ \mu L\end{array}\right.$

轻柔混合, 短暂离心。

(4) PCR 仪中 42 ℃ 孵育混合物 60 min。

(5) 70 ℃ 加热 10 min 终止反应, 所得 cDNA 样品存放于 −20 ℃ 或直接用于 PCR。

6. Quantitative Real‐time PCR 使用 SYBR Premix Ex Taq Ⅱ (TaKaRa)进行 Real‐time PCR 扩增, 仪器为 Applied Biosystems 荧光定量 PCR 仪 ViiATM 7 Real‐time PCR System, 计算方法为 $2^{-\Delta\Delta CT}$。

7. 生态位模拟 本研究利用生态位模拟(ecological niche modeling, ENM)的方法[286],

来估测荠菜不同分组间现在的最适地理分布范围,并探讨分组间的生态分化程度和式样,计算中的参数参考之前文献[287]。

(1) 有 TE 插入的总共有 7 个样品,无 TE 插入的共 28 个样品,对两个集合分别提取 Bio1-Bio19 共计 19 个生态因子。

(2) 使用 SPSS 21 对所有的生态因子进行 Pearson 相关性分析,根据 $-0.7<r<0.7$ 的标准,筛选出两两之间相互独立的 6 个生态因子(Bio2,Bio3,Bio5,Bio8,Bio13,Bio17)。

(3) 分别将两个集合的点坐标输入 MaxENT 3.3.3,设置 random test percentage 为 25,其他使用默认参数,使用 6 个生态因子进行建模。

(4) 使用 ENMtools 1.3 进行 ecological niche overlap 分析,使用上一步计算得到的建模图层作为输入数据,同样使用第二步筛选出的 6 个生态因子作为环境图层进行分析,计算出观测的 Warren's Ⅰ值。

(5) 使用 ENMtools 1.3 进行 Identity test,使用两个样点 GPS 坐标的集合作为输入数据,6 个生态因子为环境图层,设置重复为 100 次,计算出重复 100 次的 Warren's Ⅰ的模拟值,并使用单样本 t 检验计算观测Ⅰ值(Io)与模拟Ⅰ值(Is)之间的差异。

(四) 研究结果

1. *Capsella rubella* 和 *Capsella grandiflora* 直系同源基因转座子比较 通过对 *C. rubella* 和 *C. grandiflora* 基因组进行注释比对找到了 19 795 个直系同源基因对,将这些直系同源基因划分为外显子区域、内含子区域、5'UTR 上游 2 kb 区域和 3'UTR 下游 1 kb 区域四个区域。对这四个区域的转座子进行注释并对其数量进行比较,结果显示 *C. rubella* 在这四个区域的转座子总数为 9 848,多于 *C. grandiflora* 的转座子总数 3 349。在每个分区的转座子 *C. rubella* 的转座子也多于 *C. grandiflora*,特别是在 5'UTR 上游 2 kb 区域和 3'UTR 下游 1 kb 区域;在 5'UTR 上游 2 kb 区域中 *C. rubella* 的转座子数量是 *C. grandiflora* 的 3.6 倍,相差最大;在 3'UTR 下游 1 kb 区域中 *C. rubella* 的转座子数量是 *C. grandiflora* 的 3.0 倍;在外显子区域和内含子区域的转座子数量 *C. rubella* 分别是 *C. grandiflora* 的 1.4 倍和 2.2 倍(图 2-5-5)。

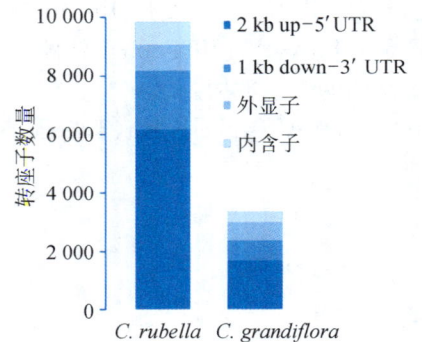

图 2-5-5 *Capsella rubella* 和 *Capsella grandiflora* 全基因组不同区域转座子数量比较

2. *Capsella rubella* 群体多态性转座子分析 通过对 28 个 *C. rubella* 自然品系的全基因组重测序数据进行分析后共找到 3 808 个多态的转座子,这些转座子在基因组的 8 条染色体各个区域都有分布。将这些转座子按照插入在基因中的位置划分并进行统计后发现,位于基因组区间的转座子数量最多,占转座子总数百分比的 89.84%;位于外显子上的转座子其次,占转座子总数百分比的 3.70%;位于内含子、5'UTR 和 3'UTR 上的转座子分别占转座子总数百分比的 3.39%、2.02% 和 1.05%(图 2-5-6)。

3. *Capsella rubella* 转座子对表达量的影响 转座子可能对附近基因的表达量影响显著,因此本研究选取了 *C. rubella* 代表性品系 879、86IT1 和 MTE,提取其花序中 RNA 并进行测序,结合 RNA-seq 结果和全基因组上的转座子分布来分析转座子对基因表达的影响。这三个品系中一共有 1 309 个多态性转座子,其中 5.45% 分布在基因区域,94.55% 分布在基因组间

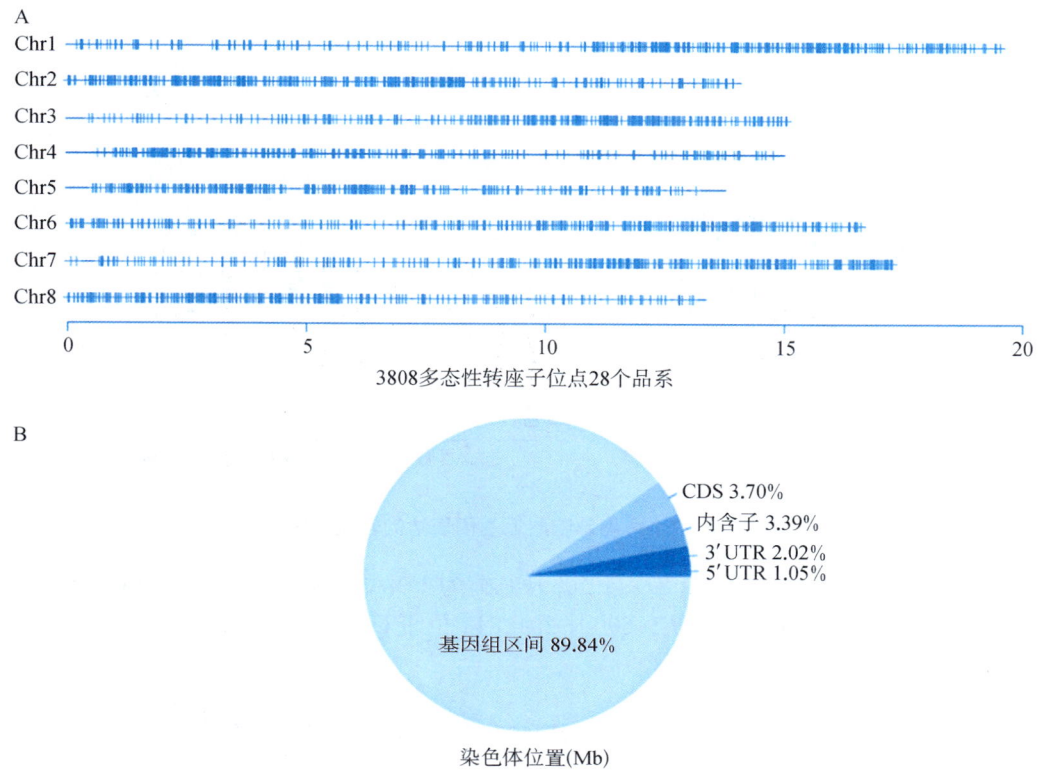

图 2-5-6 多态性的转座子在 28 个 *Capsella rubella* 自然品系基因组不同位置的分布

区,在这些转座子中有 55 个多态性转座子显著影响了附近基因的表达量,占所有多态性转座子的 4.2%。在这 55 个多态性转座子中只有 3 个位于 CDS 区,其余都位于调控区域。

对这 55 个转座子的类型进行注释并统计发现逆转录转座子在其中所占比例最高,所占百分比为 36.37%;Helitron 其次,所占百分比 29.09%;DNA 转座子,所占百分比为 27.27%;剩余为其他类型。对这些转座子所在家族进行进一步细分统计发现 Helitron 家族的转座子数量最多,所占百分比为 29%,逆转录转座子中的 LINE 其次,所占百分比为 16%(图 2-5-7)。对这些受转座子影响表达的基因进行拟南芥同源基因注释,并用注释结果进行 Gene Ontology(GO)分析,结果发现这些基因主要参与了侧根的形成和防御反应。以上结果说明,转座子的插入可以影响相邻基因的表达水平。

4. 转座子频繁插入在 Capsella rubella 的 CrFLC 上 *C. rubella* 在距今 3 万~5 万年前与其近缘种 *C. grandiflora* 分化,并经历了一个极端的瓶颈效应,其遗传多样性低,但是生态型间表型差异很大,分布范围相比于 *C. grandiflora* 更广,特别是在欧洲的西南部也都有分布[285],这些区域的环境因子与欧洲中部的不同。开花时间作为最重要的适应性性状之一,对 *C. rubella* 适应新环境至关重要,而 *FLC* 又是影响开花时间的核心基因[288,289]。

之前的研究中发现 *CrFLC* 上有转座子的插入[290],因此本研究测了 8 个 *C. rubella* 品系的 *CrFLC* 序列并下载了之前发表的 27 个品系的 *CrFLC* 共 35 个进行比较(测序范围从启动子上游 2 kb 处到下游 3′UTR)。结果表明在这 35 个品系中有 7 个品系在 *CrFLC* 上有转座子插入,占总数的 20%,因为有 2 个转座子的品系有重复,所以共分为 5 类转座子,其中 4 类为

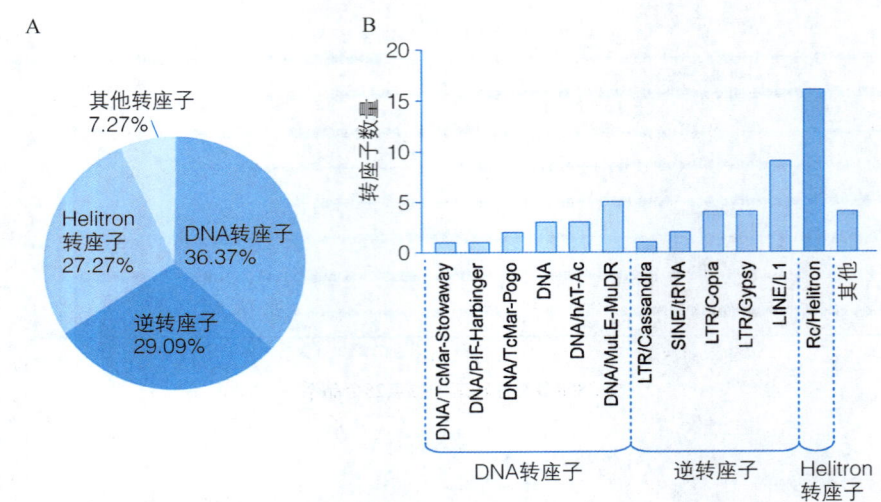

图 2-5-7 可能影响附近基因表达的转座子组成

Helitron(39.1、690/1 204、844 和 879/1 208),1 类为 DNA 转座子(844),大小从 498 bp 到 1 958 bp(图 2-5-8)。TAAL、39.1、690/1 204、844 位于 CrFLC 第一个 Intron,879/1 208 位于 3′UTR。

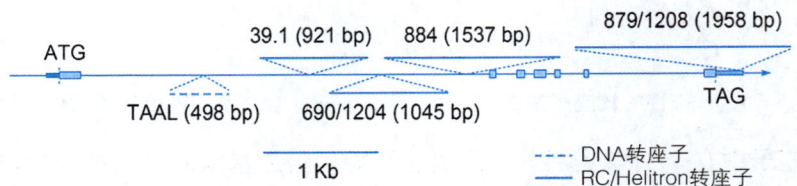

图 2-5-8 *Capsella rubella* 群体中转座子在 CrFLC 上的插入

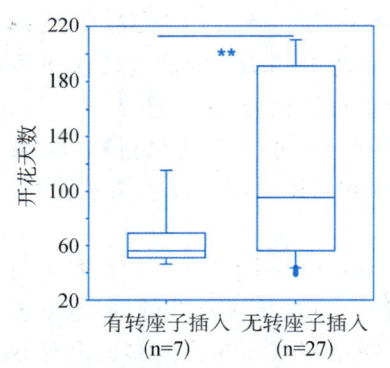

图 2-5-9 CrFLC 上有转座子插入和没有转座子插入的品系开花时间比较

5. **不同分组之间开花时间比较** 35 个品系按 CrFLC 上有无转座子插入分为有转座子插入和没有转座子插入两组并对其开花时间进行统计分析。开花时间是指从萌发后移入温室到长出第一个花苞的时间。本实验室前期研究有其中 34 个 C. rubella 自然品系在 20 ℃温室中的开花时间[291]。结果发现,CrFLC 上有转座子插入的品系和没有转座子插入的品系开花时间差异显著($p<0.05$),有转座子插入的品系平均开花时间 61 天,显著早于没有转座子插入的品系的平均开花时间 110 天(图 2-5-9)。结合有无转座子和开花时间进行分析发现,12.5%的开花时间变异可以被 CrFLC 上的转座子的插入解释(Pearson's correlation coefficient,$r^2=0.125$,$p<0.05$)。

6. **CrFLC 表达量检测** 转座子经常影响插入基因的表达量,因此本研究首先检测了这些品系的 CrFLC 表达量是否有差异。具体操作是将有转座子插入的 7 个自然品系以及晚花品系 MTE 提取 14 天大小幼苗的 RNA,反转成 cDNA 后进行 RT-PCR,检测 CrFLC 及其下游

CrFT 和 *CrSOC1* 的表达量。从结果可以看出除 1 204 以外,有转座子插入的品系 *CrFLC* 表达量都显著低于 MTE($p<0.05$)。其中 879 *CrFLC* 的表达量最低,为 MTE 的四分之一,1 208 和 879 接近,TAAL、39.1、690 和 844 *CrFLC* 的表达量差不多是 MTE 的一半,而 *CrFT* 和 *CrSOC1* 趋势正好相反(图 2-5-10),说明转座子的插入可能降低了 *CrFLC* 的表达量。以上结果表明转座子在 *CrFLC* 上的插入可能和 *C. rubella* 的早花变异有关。

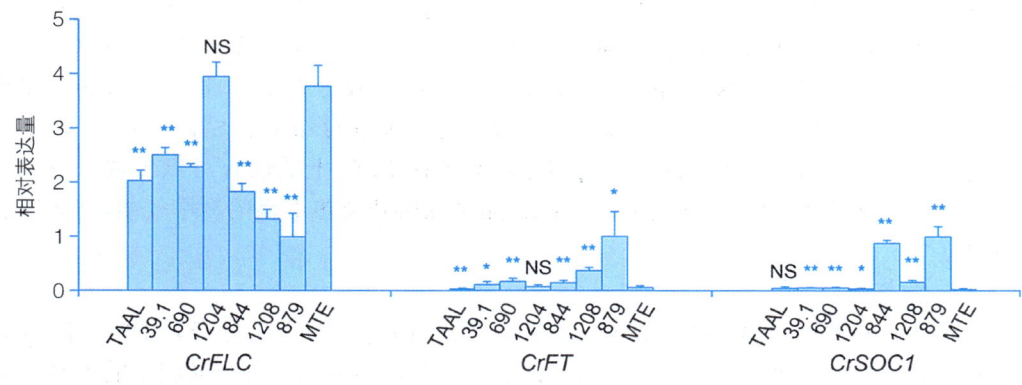

图 2-5-10 有转座子插入的品系的 *CrFLC*、*CrFT* 和 *CrSOC1* 相对表达量

7. 荠菜品系的地理分布 如果 *FLC* 的转座子插入对 *C. rubella* 物种的适应性有影响,那这些具有 TE 的品系的分布应该能反映这种情况。确实,有转座子插入的品系都分布在地中海气候区域。这个区域的气候特点是冬季潮湿多雨,夏季炎热干燥。在这个区域内的植物为了躲避夏季往往选择早花[292-295]。

8. 生态位模拟分析 为了验证这个推测,本研究将在 *FLC* 上有转座子插入和没有转座子插入的品系分为两组,并针对这两组做了生态位模拟分析。结果表明,有转座子插入和没有转座子插入的品系地理分布差异显著,有转座子插入的更趋向于分布在夏季降雨线 60 mm 以下的区域。根据以上分析可以看出,转座子在 *FLC* 上的插入可以导致 *FLC* 表达量下降,从而使开花时间提前,而早花使分布在地中海气候区的 *C. rubella* 品系能够在炎热干燥的夏季来临前就完成了生命周期,提高了生存率,从而增加了物种的适应性。

9. 总结 本研究用比较基因组的方法通过比对 *C. rubella* 和 *C. grandiflora* 的直系同源基因间的转座子数量,发现 *C. rubella* 无论是在总数还是在划分出的外显子区域、内含子区域、5′UTR 上游 2 kb 区域和 3′UTR 下游 1 kb 区域四个区域中的转座子数量都高于 *C. grandiflora*。在 28 个 *C. rubella* 自然品系内部也进行了转座子分析,共找到了 3 808 个多态性转座子,这些转座子在 8 条染色体上都有分布。将这些转座子按其在基因组中的位置划分并进行统计后发现,89.84% 的转座子都位于基因组间区,67.17% 为中等频率转座子,多态性转座子的频率呈 U 型,低频的转座子占大多数。这和很多物种中群体的转座子的分布频率趋势一致,在大多数已经被研究的物种中转座子都多以低频分布,且更趋向于基因组间区[296]。结合三个代表品系的 RNA-seq 结果和全基因组上的转座子分布发现 4.2% 的多态性转座子显著影响了其附近基因的表达。在这些影响表达的转座子中,逆转录转座子所占比例最高,如果进一步细分类型,Helitron 家族所占转座子数量最多。对这些被转座子影响了表达量的拟南芥同源基因进行 GO 分析,发现这些基因参与了侧根的形成和防御反应。结合以上结果,本研究发现转座子在 *C. rubella* 中显著富集多态性高,许多多态性转座子能够影响其附近基因的表达。

开花时间作为最重要的生活史和适应性性状之一,对植物的生存十分重要,而 *FLC* 作为调控开花时间的关键基因,对自然品系的开花时间变异非常关键[297-300]。因此,本研究比较了 *C. rubella* 35 个自然品系中的 *CrFLC* 序列,在其中的 7 个品系上发现了 5 种转座子插入,分别位于 Intron 1 和 3′UTR 上。结合开花时间数据进行分析发现 *CrFLC* 上有转座子插入的品系和没有转座子插入的品系开花时间差异显著,并且可以解释 12.5% 的开花时间变异。由于转座子经常会影响插入基因的表达量,通过检测 7 个有转座子插入品系和 MTE 的 *CrFLC* 表达量发现,除 1 204 以外有转座子插入的品系表达量都显著低于 MTE。通过将有转座子插入和没有转座子插入的品系进行生态位模拟后发现两者在地理分布上有显著差异,有转座子插入的主要分布在地中海气候区。这可能是因为转座子在 *FLC* 上的插入可以导致开花时间提早,而早花使分布在地中海气候区的 *C. rubella* 品系躲避开炎热干燥的夏季气候,从而增加了物种的适应性。

(五) 思考与拓展

1. 创新性 本案例说明转座子在 *C. rubella* 里高度富集,转座子的变异影响了附近基因的表达量并促进了快速的表型变异。揭示了在遗传多样性很低的物种里转座子的大量扩增能够快速产生遗传变异从而提高其适应能力,在一定程度上解释了生物入侵的遗传悖论,为其他重要的药用濒危物种的基因组研究提供了思路。

2. 问题与启发 除了转座子以外,其他基因组的变异如何调控物种的适应性,多物种多个体系统性的基因组研究有助于更好地理解适应性的机制和濒危物种保护,为药用植物合理的开发利用提供参考。

参考文献

[1] Judd WS.植物系统学[M].3 版.李德铢等,译.北京:高等教育出版社,2012.
[2] 徐宏发,王静波.分子系统学研究进展[J].生态学杂志,2001,20(3):41-46.
[3] 王文采.植物分类学的历史回顾与展望[J].生物学通报,2008,43(6):1-4.
[4] 汪小全,洪德元.植物分子系统学近五年的研究进展概况[J].植物分类学报,1997,35(5):465-480.
[5] Pearce N, Cribb P, Renz J. Notes relating to the Flora of Bhutan: XLIV. Taxonomic notes, new taxa and additions to the Orchidaceae of Bhutan and Sikkim (India) [J]. Edinburgh Journal of Botany, 2001, 58(1): 99-122.
[6] Chase MW, Cameron KM, Barrett RL, et al. DNA data and Orchidaceae systematics: a new phylogenetic classification [J]. Orchid Conservation, 2003, 69(89): 32.
[7] 黄璐琦.分子生药学[M].北京:北京医科大学出版社,2000.
[8] Applequist W. The identification of medicinal plants: a handbook of the morphology of botanicals in commerce [M]. City of Saint Louis: Missouri Botanical Garden Press, 2006.
[9] Vardhana R. Direct uses of medicinal plants and their identification [M]. New Delhi: Sarup & Sons, 2008.
[10] 郝大程,肖培根,刘明,等.从药用亲缘学到药用基因组亲缘学:分子系统发育、进化与药物发现[J].药学学报,2014,49(10):1387-1394.
[11] 王文采.世界植物简志[M].北京:北京出版集团,2022.
[12] John FD, Brandon SG, Bruce DS. The molecular genetics of crop domestication [J]. Cell, 2006, 127: 1309-1321.
[13] Yuan QJ, Zhang ZY, Hu J, et al. Impacts of recent cultivation on genetic diversity pattern of a medicinal

plant, *Scutellaria baicalensis* (Lamiaceae) [J]. BMC Geneticsics, 2010, 11: 29.
[14] Hornok L. Cultivation and processing of medicinal plants [M]. UK: John Wiley & Sons Ltd, 1992.
[15] Thorpe JP. The molecular clock hypothesis: biochemical evolution, genetic differentiation and systematics [J]. Annual Review of Ecology and Systematics, 1982, 13(1): 139-168.
[16] Zuckerkandl E, Pauling L. Molecular disease, evolution, and genic heterogeneity [J]. Horizons in Biochemistry, 1962: 189-225.
[17] Margoliash E. Primary structure and evolution of cytochrome C [J]. Proceedings of the National Academy of Sciences of the United States of America, 1963, 50(4): 672-679.
[18] Sarich VM, Wilson AC. Quantitative immunochemistry and the evolution of primate albumins: microcomplement fixation [J]. Science, 1966, 154(3756): 1563-1566.
[19] Dickerson RE. The structure of cytochrome c and the rates of molecular evolution [J]. Journal of Molecular Evolution, 1971, 1: 26-45.
[20] Mclaughln PJ, Dayhoff MO. Eukaryotes versus prokaryotes: an estimate of evolutionary distance [J]. Science, 1970, 168(3938): 1469-1471.
[21] Ohta T, Kimura M. A model of mutation appropriate to estimate the number of electrophoretically detectable alleles in a finite population [J]. Genetics Research, 1973, 22(2): 201-204.
[22] Kimura M. Evolutionary rate at the molecular level [J]. Nature, 1968, 217(5129): 624-626.
[23] Kimura M. The rate of molecular evolution considered from the standpoint of population genetics [J]. Proceedings of the National Academy of Sciences of the United States of America, 1969, 63(4): 1181-1188.
[24] King JL, Jukes TH. Non-Darwinian Evolution: Most evolutionary change in proteins may be due to neutral mutations and genetic drift [J]. Science, 1969, 164(3881): 788-798.
[25] Lewontin RC. The genetic basis of evolutionary change [M]. New York: Columbia University Press, 1974.
[26] Laird CD, Mcconaughy BL, Mccarthy BJ. Rate of fixation of nucleotide substitutions in evolution [J]. Nature, 1969, 224(5215): 149-154.
[27] Kohne DE. Evolution of higher-organism DNA [J]. Quarterly reviews of biophysics, 1970, 3(3): 327-375.
[28] Britten RJ. Rates of DNA sequence evolution differ between taxonomic groups [J]. Science, 1986, 231(4744): 1393-1398.
[29] Darwin C. On the origin of species by means of natural selection, or the preservation of favoured races in the struggle for life [M]. 5th ed. London: John Murray, 1869.
[30] Wiley EO, Lieberman BS. Phylogenetics: theory and practice of phylogenetic systematics [M]. UK: John Wiley & Sons Ltd, 2011.
[31] Wägele JW. Phylogenetic systematics [M]. Germany: Verlag Dr. Friedrich Pfeil, 2005.
[32] Page RDM, Holmes EC. Molecular evolution: a phylogenetic approach [M]. UK: John Wiley & Sons Ltd, 2009.
[33] Avise JC, Wollenberg K. Phylogenetics and the origin of species [J]. Proceedings of the National Academy of Sciences of the United States of America, 1997, 94(15): 7748-7755.
[34] Felsenstein J. Numerical methods for inferring evolutionary trees [J]. The quarterly review of biology, 1982, 57(4): 379-404.
[35] Congdon P. Bayesian statistical modelling [M]. UK: John Wiley & Sons Ltd, 2007.
[36] Semple C, Steel M. Phylogenetics [M]. Oxford: Oxford University Press, 2003.
[37] Yang Z, Rannala B. Molecular phylogenetics: principles and practice [J]. Nature reviews genetics, 2012, 13(5): 303-314.
[38] 李涛,赖旭龙,钟扬.利用DNA序列构建系统树的方法介绍[J].遗传,2004,26(2): 205-210.
[39] Challa S, Neelapu NRR. Phylogenetic trees: applications, construction, and assessment [C]//Khalid RH, Noor AS, Babajan B, et al. Essentials of Bioinformatics, Volume Ⅲ Silico Life Sciences: Agriculture.

[40] Rizzo J, Rouchka EC. Review of phylogenetic tree construction [J]. University of Louisville Bioinformatics Laboratory Technical Report Series, 2007, 1: 1-7.

[41] Saitou N, Imanishi T. Relative efficiencies of the fitch-margoliash, maximum-parsimony, maximum-likelihood, minimum-evolution, and neighbor-joining methods of phylogenetic tree construction in obtaining the correct tree [J]. Molecular Biology and Evolution, 1989, 6: 514-525.

[42] 李伟, 印莉萍. 基因组学相关概念及其研究进展[J]. 生物学通报, 2000, 35(11): 1-3.

[43] Testolin R, Cipriani G. Paternal inheritance of chloroplast DNA and maternal inheritance of mitochondrial DNA in the genus Actinidia [J]. Theoretical and Applied Genetics, 1997, 94: 897-903.

[44] Guo F, Hu SY, Yuan Z, et al. Paternal cytoplasmic transmission in Chinese pine (*Pinus tabulaeformis*) [J]. Protoplasma, 2005, 225: 5-14.

[45] Wickett NJ, Forrest LL, Budke JM, et al. Frequent pseudogenization and loss of the plastid-encoded sulfate-transport gene cysA throughout the evolution of liverworts [J]. American Journal of Botany, 2011, 98(8): 1263-1275.

[46] Cai Z, Guisinger M, Kim HG, et al. Extensive reorganization of the plastid genome of *Trifolium subterraneum* (Fabaceae) is associated with numerous repeated sequences and novel DNA insertions [J]. Journal of Molecular Evolution, 2008, 67: 696-704.

[47] Dobrogojski J, Adamiec M, Luciński R. The chloroplast genome: a review [J]. Acta Physiologiae Plantarum, 2020, 42(6): 98.

[48] 邢少辰. 叶绿体基因组研究进展[J]. 生物化学与生物物理进展, 2008, 35(1): 21-28.

[49] Wang Y, Wang S, Liu Y, et al. Chloroplast genome variation and phylogenetic relationships of Atractylodes species [J]. BMC Genomics, 2021, 22(1): 103.

[50] Kawashima T. Comparative and evolutionary genomics [M]. UK: Elsevier, 2019.

[51] Rannala B, Yang Z. Phylogenetic inference using whole genomes [J]. Annual Review of Genomics and Human Genetics, 2008, 9: 217-231.

[52] Kapli P, Yang Z, Telford MJ. Phylogenetic tree building in the genomic age [J]. Nature Reviews Genetics, 2020, 21(7): 428-444.

[53] Yang Z, Rannala B. Molecular phylogenetics: principles and practice [J]. Nature Reviews Genetics, 2012, 13: 303-314.

[54] Dong W, Xu C, Wu P, et al. Resolving the systematic positions of enigmatic taxa: Manipulating the chloroplast genome data of Saxifragales [J]. Molecular Phylogenetics and Evolution, 2018, 126: 321-330.

[55] Wilgenbusch JC, Swofford D. Inferring evolutionary trees with PAUP [J]. Current protocols in bioinformatics, 2003, 6(4): 1-28.

[56] Stamatakis A. RAxML version 8: a tool for phylogenetic analysis and post-analysis of large phylogenies [J]. Bioinformatics, 2014, 30: 1312-1313.

[57] Ronquist F, Teslenko M, Van DMP, et al. MrBayes 3.2: Efficient Bayesian Phylogenetic Inference and Model Choice Across a Large Model Space [J]. Syst Biol, 2012, 61: 539-542.

[58] Gregory TR. Understanding evolutionary trees [J]. Evolution: Education and Outreach, 2008, 1: 121-137.

[59] Platnick NI. Paraphyletic and polyphyletic groups [J]. Systematic Biology, 1977, 26(2): 195-200.

[60] 苏杰, 姚杨, 黄原, 等. 基因间的同源关系[J]. 现代生物医学进展, 2012, 12(23): 4552-4554.

[61] Brower A, Desalle R, Vogler A. Gene trees, species trees, and systematics: a cladistic perspective [J]. Annual Review of Ecology Evolution and Systematics, 1996, 27(1): 423-450.

[62] Barton NH. The role of hybridization in evolution [J]. Molecular Ecology, 2001, 10(3): 551-568.

[63] Racimo F, Sankararaman S, Nielsen R, et al. Evidence for archaic adaptive introgression in humans [J]. Nature Reviews Genetics, 2015, 16(6): 359-371.

[64] Mailund T, Munch K, Schierup MH. Lineage sorting in apes [J]. Annual Review of Genetics, 2014, 48: 519-535.
[65] Soucy SM, Huang J, Gogarten JP. Horizontal gene transfer: building the web of life [J]. Nature Reviews Genetics, 2015, 16(8): 472-482.
[66] Buschiazzo E, Gemmell NJ. The rise, fall and renaissance of microsatellites in eukaryotic genomes [J]. Bioessays, 2006, 28(10): 1040-1050.
[67] Kelkar YD, Tyekucheva S, Chiaromonte F, et al. The genome-wide determinants of human and chimpanzee microsatellite evolution [J]. Genome Research, 2008, 18(1): 30-38.
[68] 任保青, 陈之端. 植物DNA条形码技术[J]. 植物学报, 2010(1): 1-12.
[69] Dong W, Cheng T, Li C, et al. Discriminating plants using the DNA barcode rbcLb: an appraisal based on a large data set [J]. Molecular Ecology Resources, 2014, 14(2): 336-343.
[70] Chen Q, Wu X, Zhang D. Comparison of the abilities of universal, super, and specific DNA barcodes to discriminate among the original species of Fritillariae cirrhosae bulbus and its adulterants [J]. PLoS One, 2020, 15(2): e0229181.
[71] Wang Y, Sun J, Zhao Z, et al. Multiplexed massively parallel sequencing of plastomes provides insights into the genetic diversity, population structure, and phylogeography of wild and cultivated Coptis chinensis [J]. Frontiers in Plant Science, 2022, 13: 923600.
[72] Liu Y, Xu C, Sun Y, et al. Method for quick DNA barcode reference library construction [J]. Ecology and Evolution, 2021, 11(17): 11627-11638.
[73] Kearse M, Moir R, Wilson A, et al. Geneious Basic: an integrated and extendable desktop software platform for the organization and analysis of sequence data [J]. Bioinformatics 2012, 28: 1647-1649.
[74] Magoc T, Salzberg SL. FLASH: fast length adjustment of short reads to improve genome assemblies [J]. Bioinformatics, 2011, 27: 2957-2963.
[75] 徐超. 桔梗科沙参属的分子系统学研究[D]. 北京: 中国科学院大学, 2019.
[76] Risch N, Merikangas K. The future of genetic studies of complex human diseases [J]. Science 1996, 273: 1516-1517.
[77] Yu JM, Buckler ES. Genetic association mapping and genome organization of maize [J]. Current Opinion in Biotechnology, 2006, 17: 155-160.
[78] Flint-Garcia SA, Thornsberry JM, Buckler ES. Structure of linkage disequilibrium in plants [J]. Annual Review of Plant Biology, 2003, 54: 357-374.
[79] Zhu CS, Gore M, Buckler ES, et al. Status and prospects of association mapping in plants [J]. Plant Genome, 2008, 1: 5-20.
[80] Bradbury PJ, Zhang Z, Kroon DE, et al. Software for association mapping of complex traits in diverse samples [J]. Bioinformatics, 2007, 23: 2633-2635.
[81] Wang XL, Wang HW, Liu SX, et al. Genetic variation in *ZmVPP1* contributes to drought tolerance in maize seedlings [J]. Nature Genetics, 2016, 48: 1233-1241.
[82] 李国杰. 大数据研究的科学价值[J]. 中国计算机学会通讯, 2012, 8(9): 8-15.
[83] 李国杰, 程学旗. 大数据研究: 未来科技及经济社会发展的重大战略领域——大数据的研究现状与科学思考[J]. 中国科学院院刊, 2012, 27(6): 11.
[84] Frankel F, Reid R. Big data: Distilling meaning from data [J]. Nature, 2008, 455(7209): 30.
[85] Baraniuk RG. More is less: signal processing and the data deluge [J]. Science, 2011, 331(6018): 717-719.
[86] Mattmann CA. A vision for data science [J]. Nature, 2013, 493(7433): 473.
[87] 盛杨燕, 周涛. 大数据时代: 生活、工作与思维的大变革[M]. 杭州: 浙江人民出版社, 2013.
[88] Dumbill E. A revolution that will transform how we live, work, and think: An interview with the authors of big data [J]. Big data, 2013, 1(2): 73-77.
[89] Hey T, Tansley S, Tolle K. The fourth paradigm: data-intensive scientific discovery [J]. Proceeding of

[90] Raban DR, Gordon A. The evolution of data science and big data research: A bibliometric analysis [J]. Scientometrics, 2020, 122(3): 1563-1581.

[91] 马克平,朱敏,纪力强,等.中国生物多样性大数据平台建设[J].中国科学院院刊,2018,33(8): 838-845.

[92] 张健.大数据时代的生物多样性科学与宏生态学[J].生物多样性,2017,25(4): 355-363.

[93] Li GZ, Liu BY. Big data is essential for further development of integrative medicine [J]. Chinese Journal of Integrative Medicine, 2015, 21: 323-331.

[94] 刘海波,马培,许利嘉,等.信息学与大数据——药用植物亲缘学发展的新阶段[J].中国现代中药,2021, 23(9): 1506-1511.

[95] Azadnia R, Al-Amidi MM, Mohammadi H, et al. An AI based approach for medicinal plant identification using deep CNN based on global average pooling [J]. Agronomy, 2022, 12(11): 2723.

[96] Zhang YY, Wang YZ. Recent trends of machine learning applied to multi-source data of medicinal plants [J]. Journal of Pharmaceutical Analysis, 2023, 13: 1388-1407.

[97] Richard-Bollans A, Aitken C, Antonelli A, et al. Machine learning enhances prediction of plants as potential sources of antimalarials [J]. Frontiers in Plant Science, 2023, 14: 1173328.

[98] Ahmad A, Asif A. Omics studies of medicinal plants [M]. Pittsburgh: Academic Press, 2023.

[99] Afendi FM, Ono N, Nakamura Y, et al. Data mining methods for omics and knowledge of crude medicinal plants toward big data biology [J]. Computational and Structural Biotechnology Journal, 2013, 4(5): e201301010.

[100] Ahmed H, Ismail MA. A structured approach towards big data identification [J]. IEEE T on Big Data, 2023, 9(1): 147-159.

[101] Chen M, Mao SW, Zhang Y, et al. Big data: related technologies, challenges and future prospects [M]. USA: Springer, 2014.

[102] Lasalle J, Williams KJ, Moritz C. Biodiversity analysis in the digital era [J]. Philosophical Transactions of the Royal Society B-Biological Sciences, 2016, 371(1702): 20150337.

[103] Soltis DE, Soltis PS. Mobilizing and integrating big data in studies of spatial and phylogenetic patterns of biodiversity [J]. Plant Diversity, 2016, 38(6): 264-270.

[104] Arend D, Psaroudakis D, Memon JA, et al. From data to knowledge-big data needs stewardship, a plant phenomics perspective [J]. Plant Journal, 2022, 111(2): 335-347.

[105] Heberling JM. Herbaria as big data sources of plant traits [J]. International Journal of Plant Sciences, 2021, 183(2): 87-118.

[106] Yu T, Wang X. Real-Time data analytics in internet of things systems [M]. Singapore: Springer, 2020.

[107] Chapman AD. Principles and methods of data cleaning: primary species and species-occurrence data, version 1.0. [R]. Copenhagen: Global Biodiversity Information Facility, 2005.

[108] Mandeville CP, Koch W, Nilsen EB, et al. Open data practices among users of primary biodiversity data [J]. Bioscience, 2021, 71(11): 1128-1147.

[109] Jin J, Yang JB. Dcleaner: A workflow for cleaning taxonomic and geographic errors in occurrence data archived in biodiversity databases [J]. Global Ecology and Conservation, 2020, 21: e00852.

[110] Kissling WD, Walls R, Bowser A, et al. Towards global data products of Essential Biodiversity Variables on species traits [J]. Nat Ecology & Evolution, 2018, 2(10): 1531-1540.

[111] Lenters TP, Henderson A, Dracxler CM, et al. Integration and harmonization of trait data from plant individuals across heterogeneous sources [J]. Ecological Informatics, 2021, 62: 101206.

[112] Nelson G, Ellis S. The history and impact of digitization and digital data mobilization on biodiversity research [J]. Philosophical Transactions of the Royal Society B: Biological Sciences, 2018, 374(1763): 20170391.

[113] Soberón J, Peterson AT. Biodiversity informatics: managing and applying primary biodiversity data [J]. Philosophical Transactions of the Royal Society B: Biological Sciences, 2004, 359(1444): 689-698.

[114] Thomas C. Biodiversity databases spread, prompting unification call [J]. Science, 2009, 324(5935): 1632-1633.

[115] Wüest RO, Zimmermann NE, Zurell D, et al. Macroecology in the age of Big Data—Where to go from here? [J]. Journal of Biogeography, 2020, 47(1): 1-12.

[116] Hampton SE, Strasser CA, Tewksbury JJ, et al. Big data and the future of ecology [J]. Frontiers in Ecology and the Environment, 2013, 11(3): 156-162.

[117] Michener WK, Jones MB. Ecoinformatics: supporting ecology as a data-intensive science [J]. Trends in Ecology & Evolution, 2011, 27(2): 85-93.

[118] Ball-Damerow JE, Brenskelle L, Barve N, et al. Research applications of primary biodiversity databases in the digital age [J]. PLoS One, 2019, 14(9): e0215794.

[119] Page LM, Macfadden BJ, Fortes JA, et al. Digitization of biodiversity collections reveals biggest data on biodiversity [J]. Bioscience, 2015, 65(9): 841-842.

[120] Bisby FA. The quiet revolution: biodiversity informatics and the internet [J]. Science, 2000, 289(5488): 2309-2312.

[121] Hardisty A, Roberts D. A decadal view of biodiversity informatics: challenges and priorities [J]. BMC Ecology, 2013, 13(1): 1-23.

[122] Hobern D, Baptiste B, Copas K, et al. Connecting data and expertise: a new alliance for biodiversity knowledge [J]. Biodiversity Data Journal, 2019, 7: e33679.

[123] Luo MF, Xu ZP, Hirsch T, et al. The use of global biodiversity information facility (GBIF)-mediated data in publications written in Chinese [J]. Global Ecology and Conservation, 2021, 25: e01406.

[124] Edwards JL. Research and societal benefits of the global biodiversity information facility [J]. Bioscience, 2004, 54(6): 485-486.

[125] Hortal J, de Bello F, Diniz-Filho JAF, et al. Seven shortfalls that beset large-scale knowledge of biodiversity [J]. Annual Review of Ecology, Evolution, and Systematics, 2015, 46(1): 523-549.

[126] Stork NE. How many species of insects and other terrestrial arthropods are there on earth? [J]. Annual Review of Entomology, 2018, 63(1): 31-45.

[127] Beck J, Ballesteros-Mejia L, Buchmann CM, et al. What's on the horizon for macroecology? [J]. Ecography, 2012, 35(8): 673-683.

[128] Runting RK, Phinn S, Xie Z, et al. Opportunities for big data in conservation and sustainability [J]. Nature Communications, 2020, 11(1): 2003-2006.

[129] Feng X, Enquist BJ, Park DS, et al. A review of the heterogeneous landscape of biodiversity databases: Opportunities and challenges for a synthesized biodiversity knowledge base [J]. Global Ecology and Biogeography, 2022, 31(7): 1242-1260.

[130] Sarkar IN. Biodiversity informatics: organizing and linking information across the spectrum of life [J]. Briefings in Bioinformatics, 2007, 8: 347-357.

[131] Sarkar I. Biodiversity informatics: the emergence of a field [J]. BMC Bioinformatics, 2009, 10(Suppl 14): S1.

[132] Paton A. Biodiversity informatics and the plant conservation baseline [J]. Trends in Plant Science, 2009, 14(11): 629-637.

[133] Kagan JS. Biodiversity informatics: challenges and opportunities for applying biodiversity information to management and conservation [J]. Northwestern Naturalist, 2006, 87(1): 80.

[134] Gadelha L, Siracusa PCD, Dalcin E, et al. A survey of biodiversity informatics: Concepts, practices, and challenges [J]. Wiley Interdisciplinary Reviews: Data Mining and Knowledge Discovery, 2020(2020): e1394.

[135] Wieczorek J, Bloom D, Guralnick R, et al. Darwin core: an evolving community-developed biodiversity data standard [J]. PLoS One, 2012, 7(1): e29715.

[136] 王利松.生物多样性信息标准(TDWG)组织简介[J].生物多样性,2012,20(4): 532-533.

[137] Robertson T, Döring M, Guralnick R, et al. The GBIF integrated publishing toolkit: Facilitating the efficient publishing of biodiversity data on the internet [J]. PLoS One, 2014, 9(8): e102623.

[138] Mesibov R. An audit of some processing effects in aggregated occurrence records [J]. ZooKeys, 2018, 75: 129-146.

[139] Wiser SK, Spencer N, de Cáceres M, et al. Veg-X—an exchange standard for plot-based vegetation data [J]. Journal of Vegetation Science, 2011, 22(4): 598-609.

[140] Parr C, Schulz K, Hammock J, et al. TraitBank: Practical semantics for organism attribute data [J]. Semantic Web, 2016, 7(6): 577-588.

[141] Cornwell WK, Pearse WD, Dalrymple RL, et al. What we (don't) know about global Plant Diversity [J]. Ecography, 2019, 42(11): 1819-1831.

[142] Reichman OJ, Jones MB, Schildhauer MP. Challenges and opportunities of open data in ecology [J]. Science, 2011, 331(6018): 703-705.

[143] Patterson DJ, Egloff W, Agosti D, et al. Scientific names of organisms: attribution, rights, and licensing [J]. BMC Research Notes, 2014, 7(1): 79.

[144] Patterson DJ, Cooper J, Kirk PM, et al. Names are key to the big new biology [J]. Trends Ecology and Evolution, 2010, 25(12): 686-691.

[145] Remsen D. The use and limits of scientific names in biological informatics [J]. ZooKeys, 2016, 550: 207-223.

[146] Bennett BC, Balick MJ. Does the name really matter? The importance of botanical nomenclature and plant taxonomy in biomedical research [J]. Journal of Ethnopharmacology, 2014, 152(3): 387-392.

[147] Sandall EL, Maureaud AA, Guralnick R, et al. A globally integrated structure of taxonomy to support biodiversity science and conservation [J]. Trends in Ecology & Evolution, 2023, 38(12): 1143-1153.

[148] Meyer C, Weigelt P, Kreft H. Multidimensional biases, gaps and uncertainties in global plant occurrence information [J]. Ecology Letters, 2016, 19(8): 992-1006.

[149] Tessarolo G, Ladle R, Rangel T, et al. Temporal degradation of data limits biodiversity research [J]. Ecology and Evolution, 2017, 7(17): 6863-6870.

[150] 王利松,陈彬,纪力强,等.生物多样性信息学研究进展[J].生物多样性,2010,18(5):429-443.

[151] Dayrat B. Towards integrative taxonomy [J]. Biol J Linn Soc, 2005, 85(3): 407-415.

[152] Lepage D, Vaidya G, Guralnick R. Avibase—a database system for managing and organizing taxonomic concepts [J]. ZooKeys, 2014, 420: 117-135.

[153] Chawuthai R, Takeda H, Jinbo U. Presenting and preserving the change in taxonomic knowledge for linked data [J]. Semantic Web, 2016, 7: 589-616.

[154] Rodman JE, Cody JH. The taxonomic impediment overcome: NSF's partnerships for enhancing expertise in taxonomy (PEET) as a model [J]. Syst Bio, 2003, 52(3): 428-435.

[155] de Carvalho MR, Bockmann FA, Amorim DS, et al. Revisiting the taxonomic impediment [J]. Science, 2005, 307(5708): 353b.

[156] Rouhan G, Gaudeul M. Plant taxonomy: A historical perspective, current challenges, and perspectives [J]. Methods in Molecular Biology, 2021, 2222: 31-38.

[157] König C, Weigelt P, Schrader J, et al. Biodiversity data integration—the significance of data resolution and domain [J]. PLoS Biology, 2019, 17(3): e3000183.

[158] Costa SD, Boehnisch G, Freiberg M, et al. The big four of plant taxonomy—a comparison of global checklists of vascular plant names [J]. New Phytologist, 2023, 240(4): 1687-1702.

[159] Lughadha EN, Govaerts R, Belyaeva I, et al. Counting counts: revised estimates of numbers of accepted species of flowering plants, seed plants, vascular plants and land plants with a review of other recent estimates [J]. Phytotaxa, 2016, 272(1): 82-88.

[160] Joppa LN, Roberts DL, Pimm SL. How many species of flowering plants are there? [J]. Proceedings Biological Sciences, 2011, 278(1705): 554-559.

［161］Boyle B, Hopkins N, Lu Z, et al. The taxonomic name resolution service: an online tool for automated standardization of plant names [J]. BMC Bioinformatics, 2013, 14: 16.

［162］Bortolus A. Guiding authors to reliably use taxonomic names [J]. Trends in Ecology & Evolution, 2012, 27(8): 418.

［163］Page RDM. Taxonomic names, metadata, and the Semantic Web [J]. Biodiversity Informatics, 2006, 3: 1-15.

［164］Isaac NJB, Mallet J, Mace GM. Taxonomic inflation: its influence on macroecology and conservation [J]. Trends in Ecology & Evolution, 2004, 19(9): 464-469.

［165］Costello MJ. Taxonomy as the key to life [J]. Megataxa, 2020, 1(2): 105-113.

［166］Garnett ST, Christidis L, Conix S, et al. Principles for creating a single authoritative list of the world's species [J]. PLoS Biology, 2020, 18(7): e3000736.

［167］Freiberg M, Winter M, Gentile A, et al. LCVP, The Leipzig catalogue of vascular plants, a new taxonomic reference list for all known vascular plants [J]. Scientific Data, 2020, 7(1): 416.

［168］Grenié M, Berti E, Carvajal-Quintero J, et al. Harmonizing taxon names in biodiversity data: A review of tools, databases and best practices [J]. Methonds Ecology and Evolution, 2022, 14(1): 12-25.

［169］Dyer EE, Redding DW, Blackburn TM. The global avian invasions atlas, a database of alien bird distributions worldwide [J]. Scientific Data, 2017, 4(1): 170041.

［170］IUCN. Guidelines for using the IUCN Red List Categories and criteria version 15.1 [J]. IUCN, 2020, 3: 44.

［171］Kattge J, Bönisch G, Díaz S, et al. TRY plant trait database—enhanced coverage and open access [J]. Global Change Biology, 2020, 26(1): 119-188.

［172］Smith SA, Brown JW. Constructing a broadly inclusive seed plant phylogeny [J]. American Journal of Botany, 2018, 105(3): 302-314.

［173］van Kleunen M, Pyšek P, Dawson W, et al. The global naturalized alien flora (GloNAF) database [J]. Ecology, 2019, 100(1): e02542.

［174］Edwards JL, Lane MA, Nielsen ES. Interoperability of biodiversity databases: Biodiversity information on every desktop [J]. Science, 2000, 289: 2312-2314.

［175］Farley SS, Dawson A, Goring SJ, et al. Situating ecology as a big-data science: Current advances, challenges, and solutions [J]. Bioscience, 2018, 68(8): 563-576.

［176］Bortolus A. Error cascades in the biological sciences: The unwanted consequences of using bad taxonomy in ecology [J]. AMBIO: A Journal of the Human Environment, 2008, 37(2): 114-118.

［177］Casiraghi M, Galimberti A, Sandionigi A, et al. Life with or without names [J]. Evolutionary Biology, 2016, 43(4): 582-595.

［178］高连明,刘杰,蔡杰,等.关于植物DNA条形码研究技术规范[J].植物分类与资源学报,2012,34(6):592-606.

［179］袁庆军,张文婧,姜丹,等.论中药分子鉴定的方法和原则[J].植物分类与资源学报,2012,34(6):607-613.

［180］孙嘉惠,刘冰,郭兰萍,等.植物分类学于中药资源学的意义:《中国药典》植物药材基原物种科属范畴变动考证及学名规范化研究[J].中国科学:生命科学,2021,51(5):579-593.

［181］Longino JT. Scientific naming [J]. Natl Geogr Res and Explor, 1993, 9(1): 80-85.

［182］Coyne JA. Ernst Mayr and the origin of species [J]. Evolution, 1994, 48(1): 19-30.

［183］Dobzhansky T, Levene H. Development of heterosis through natural selection in experimental populations of Drosophila pseudoobscura [J]. The American Naturalist, 1951, 85(823): 247-264.

［184］Mayr E. The origin and history of the bird fauna of Polynesia [J]. Proceedings of the Sixth Pacific Science Congress, 1941, 4: 197-216.

［185］Mayr E. Systematics and the origin of species [M]. New York: Columbia Univ. Press, 1942.

［186］Mayr E. The biological meaning of species [J]. Bio J of the Linn Soc, 1969, 1: 311-320.

[187] Mayr E. The growth of biological thought [M]. Cambridge: Harvard University Press, 1982.

[188] Mayr E. Speciation and macroevolution [J]. Evolution, 1982, 36: 1119-1132.

[189] Mayr E. A local flora and the biological species concept [J]. American Journal of botany, 1992, 79(2): 222-238.

[190] Simpson GG. Principles of animal taxonomy [M]. New York: Columbia Univ Press, 1961.

[191] Ereshefsky M. The units of selection: Essays on the nature of species [M]. Massachusetts: MIT Press, 1992.

[192] 黄璐琦.分子生药学[M].北京:北京大学医学出版社,2006.

[193] 洪德元.生物多样性事业需要科学、可操作的物种概念[J].生物多样性,2016,24(9):979-999.

[194] 索尔蒂斯.被子植物系统发育与进化[M].北京:科学出版社,2022.

[195] 江维克.新资源的发现及功效研究[M].上海:上海科学技术出版社,2019.

[196] Wang Y, Sun J, Wang J, et al. Coptis huanjiangensis, a new species of Ranunculaceae from Guangxi, China [J]. PhytoKeys, 2022, 213: 131-141.

[197] 肖培根,李旻辉,郝大程,等.药用植物亲缘学理论创新与应用实践[J].中国现代中药,2021,23(9):1499-1505.

[198] 李双鸽,李慧,黄璐琦,等.HS-SPME-GC-MS联用技术分析宽叶山蒿叶与艾叶的挥发性成分[J].中药材,2023,46(2):395-400.

[199] 罗丹丹,彭华胜,张元,等.基于UPLC-Q-TOF-MS分析比较宽叶山蒿与艾的化学成分[J].中国中药杂志,2020,45(17):4057-4064.

[200] Thomas AG.中西益母草比较研究[D].北京:中国中医科学院,2020.

[201] Wang ML, Wang X, Sun JH, et al. Phylogenomic and evolutionary dynamics of inverted repeats across *Angelica* plastomes [J]. BMC Plant Biology, 2021, 21(1): 26.

[202] Wang X, Liu XQ, Ko YZ, et al. Genetic Diversity and Phylogeography of the Important Medical Herb, Cultivated Huang-Lian Populations, and the Wild Relatives *Coptis* Species in China [J]. Frontiers in Genetics, 2020, 11: 708.

[203] Yuan QJ, Zhang ZY, Hu J, et al. Impacts of recent cultivation on genetic diversity pattern of a medicinal plant, *Scutellaria baicalensis* (Lamiaceae) [J]. BMC Genetics, 2010, 11: 29.

[204] Wang YH, Sun JH, Zhao ZY, et al. Multiplexed Massively Parallel Sequencing of Plastomes Provides Insights into the Genetic Diversity, Population Structure, and Phylogeography of Wild and Cultivated *Coptis chinensis* [J]. Frontiers in Plant Science, 2022, 13: 923600.

[205] Qin P, Lu HW, Du HL, et al. Pan-genome analysis of 33 genetically diverse rice accessions reveals hidden genomic variations [J]. Cell, 2021, 184: 3542-3558.

[206] Catanach A, Crowhurst R, deng C, et al. The genomic pool of standing structural variation outnumbers single nucleotide polymorphism by threefold in the marine teleost [J]. Molecular Ecology, 2019, 28: 1210-1223.

[207] Hooper DM, Griffith SC, Price TD. Sex chromosome inversions enforce reproductive isolation across an avian hybrid zone [J]. Molecular Ecology, 2019, 28: 1246-1262.

[208] Wang X, Gao L, Jiao C, et al. Genome of solanum pimpinellifolium provides insights into structural variants during tomato breeding [J]. Nature Communications, 2020, 11: 5817.

[209] Wang Y, Li FC, Zhang F, et al. Time-ordering japonica/geng genomes analysis indicates the importance of large structural variants in rice breeding [J]. Plant Biotechnology Journal, 2023, 21(1): 2022.

[210] Zou YP, Hou XH, Wu Q, et al. Adaptation of Arabidopsis thaliana to the Yangtze River basin [J]. Genome Biologyogy, 2017, 18: 239-250.

[211] Zhao YP, Fan GY, Yin PP, et al. Resequencing 545 ginkgo genomes across the world reveals the evolutionary history of the living fossil [J]. Nature Communications, 2019, 10(1): 4201.

[212] Narasimhan VM, Hunt KA, Mason D, et al. Health and population effects of rare gene knockouts in adult humans with related parents [J]. Science 2016, 352: 474-477.

[213] Xu YC, Guo YL. Less is more, natural loss-of-function mutation is a strategy for adaptation [J]. Plant Communications 2020, 1: 100103.

[214] 王利松,陈彬,纪力强,等.生物多样性信息学研究进展[J].生物多样性,2010,18(5):429-443.

[215] 马克平.生物多样性信息学在中国快速发展[J].生物多样性,2014,22(3):251-252.

[216] 钟扬,张亮,任文伟,等.生物多样性信息学:一个正在兴起的新方向及其关键技术[J].生物多样性,2000,8(4):397-404.

[217] Soberón J, Peterson AT. Biodiversity informatics: managing and applying primary biodiversity data [J]. Philosophical Transactions of the Royal Society B: Biological Sciences, 2004, 359(1444): 689-698.

[218] Sarkar IN. Biodiversity informatics: organizing and linking information across the spectrum of life [J]. Briefings in Bioinformatics, 2007, 8: 347-357.

[219] Sarkar I. Biodiversity Informatics: the emergence of a field [J]. BMC Bioinformatics, 2009, 10(Suppl 14): S1.

[220] Paton A. Biodiversity informatics and the plant conservation baseline [J]. Trends in Plant Science, 2009, 14(11): 629-637.

[221] Peterson AT, Soberón J, Pearson RG, et al. Ecological niches and geographic distributions [M]. Princeton: Princeton University Press, 2011.

[222] Franklin J, Miller JA. Mapping species distributions spatial inference and prediction [M]. Cambridge: Cambridge University Press, 2010.

[223] Nimis PL, Lebbe RV. Tools for identifying biodiversity: progress and problems [M]. Trieste: Edizioni Università di Trieste, 2010.

[224] Goodall DW. Identification by computer [J]. Bioscience, 1968, 18(6): 485-488.

[225] Pankhurst RJ. Practical taxonomic computing [M]. Cambridge: Cambridge University Press, 1991.

[226] Edwards M, Morse DR. The potential for computer-aided identification in biodiversity research [J]. Trends in ecology & evolution, 1995, 10(4): 153-158.

[227] Keene S. Digital collections: museums and the information age [M]. Oxford: Butterworth Heinemann, 1998.

[228] Morrison D. Tools for Identifying Biodiversity: Progress and Problems [J]. Systematic Biology, 2012, 61: 710-712.

[229] Krishtalka L, Humphrey PS. Can natural history museums capture the future? [J]. Bioscience, 2000, 50: 611-617.

[230] Dallwitz MJ. A flexible computer program for generating identification Keys [J]. Systematic Biology, 1974, 23(1): 50-57.

[231] Hortal J, de Bello F, Diniz-Filho JAF, et al. Seven Shortfalls that Beset Large-Scale Knowledge of Biodiversity [J]. Annual Review of Ecology, Evolution, and Systematics, 2015, 46(1): 523-549.

[232] 张健.大数据时代的生物多样性科学与宏生态学[J].生物多样性,2017,25(4):355-363.

[233] Bisby FA. The Quiet Revolution: Biodiversity Informatics and the Internet [J]. Science, 2000, 289(5488): 2309-2312.

[234] Hardisty A, ROBERTS D. A decadal view of biodiversity informatics: challenges and priorities [J]. BMC Ecologyogy, 2013, 13(1): 16.

[235] Guralnick R, Hill A. Biodiversity informatics: automated approaches for documenting global biodiversity patterns and processes [J]. Bioinformatics, 2009, 25(4): 421-428.

[236] Hey T, Trefethen AE. Cyberinfrastructure for e-Science [J]. Science, 2005, 308(5723): 817-821.

[237] 王昉,张凤麟,张健.生物多样性信息资源.Ⅰ.物种分布、编目、系统发育与生活史性状[J].生物多样性,2017,25(11):1223-1238.

[238] 张凤麟,王昉,张健.生物多样性信息资源.Ⅱ.环境类型数据[J].生物多样性,2018,26(1):53-65.

[239] Schipmann U, Leaman DJ, Cunningham AB, et al. Impact of cultivation and collection on the conservation of medicinal plants: global trends and issues [J]. Acta Horticulturae, 2005(676): 31-44.

[240] Schippmann U, Leaman D, Cunningham A. Impact of Cultivation and Gathering of Medicinal Plants on Biodiversity: Global Trends and Issues [M]. Roma: FAO, 2002.

[241] Hawkins B. Medicinal plant conservation and botanic gardens [C]//3rd Global Botanic Gardens Congress. Wuhan, 2007.

[242] Hidayat S, Subositi D, Batubara I, et al. Scientific Databases for Conservation of Medicinal Plants[C]// Jha S, Halder M. Medicinal Plants: Biodiversity, Biotechnology and Conservation. Singapore: Springer Nature. 2023.

[243] Hamilton AC. Medicinal plants, conservation and livelihoods [J]. Biodivers Conserv, 2004, 13(8): 1477-1517.

[244] Wheeler QD, Raven PH, Wilson EO. Taxonomy: Impediment or Expedient? [J]. Science, 2004, 303 (5656): 285.

[245] Godfray HCJ. Linnaeus in the information age [J]. Nature, 2007, 446: 259.

[246] Brach AR, Song H. eFloras: New directions for online floras exemplified by the Flora of China Project [J]. Taxon, 2006, 55: 188-192.

[247] Smith GF, Klopper RR, Jackson PW, et al. The World Flora Online, Target 1 of the Global Strategy for Plant Conservation, and the Species Plantarum Programme: Flora of the World: Compatible Concepts or Mutually Exclusive Mandates? [J]. Annals of the Missouri Botanical Garden, 2017, 102(3): 551-557.

[248] 刘海波,马培,许利嘉,等.信息学与大数据——药用植物亲缘学发展的新阶段[J].中国现代中药,2021, 23(9): 1506-1511.

[249] 王利松,杨永,张宪春.在线植物志:网络时代分类学的方法和实践[J].植物学报,2013,48(2):174-183.

[250] 王利松,Smith VS,张红瑞,等.Scratchpads 2.0:互联网时代的生物多样性虚拟研究环境[J].生物多样性,2014,22(3):264-276.

[251] Soltis PS, Nelson G, James SA. Green digitization: Online botanical collections data answering real-world questions [J]. Applications in Plant Sciences, 2018, 6(2): e1028.

[252] Borsch T, Berendsohn W, Dalcin E, et al. World Flora Online: Placing taxonomists at the heart of a definitive and comprehensive global resource on the world's plants [J]. Taxon, 2020, 69(6): 1311-1341.

[253] Grace OM, Pérez-Escobar OA, Lucas EJ, et al. Botanical Monography in the Anthropocene [J]. Trends in Plant Science, 2021, 26(5): 433-441.

[254] 黄璐琦,张本刚,覃海宁.中国药用植物红皮书[M].北京:北京科学技术出版社,2022.

[255] 杜用玺,蒋靖怡,徐扬,等.黄连常见病害研究进展与防治策略[J].中国中药杂志,2021,46:6.

[256] Liu Y, Wang B, Shu S, et al. Analysis of the Coptis chinensis genome reveals the diversification of protoberberine-type alkaloids [J]. Nature Communications, 2021, 12: 3276.

[257] Wang Y, Sun J, Zhao Z, et al. Multiplexed massively parallel sequencing of plastomes provides insights into the genetic diversity, population structure, and phylogeography of wild and cultivated Coptis chinensis [J]. Frontiers in plant science, 2022, 13: 923600.

[258] 洪德元.生物多样性事业需要科学、可操作的物种概念[J].生物多样性,2016,24:979-999.

[259] Li H, Durbin R. Fast and accurate short read alignment with Burrows-Wheeler transform [J]. Bioinformatics, 2009, 25: 1754-1760.

[260] Li H, Handsaker B, Wysoker A, et al. The Sequence Alignment/Map format and SAMtools [J]. Bioinformatics, 2009, 25: 2078-2079.

[261] Vilella AJ, Severin J, Ureta A, et al. EnsemblCompara GeneTrees: Complete, duplication-aware phylogenetic trees in vertebrates [J]. Genome Research, 2009, 19: 327-335.

[262] Alexander DH, Novembre J, Lange K. Fast model-based estimation of ancestry in unrelated individuals [J]. Genome Research, 2009, 19: 1655-1664.

[263] Wang Z, Zhang J. Why is the correlation between gene importance and gene evolutionary rate so weak [J]. PLoS Geneticsics, 2009, 5: e1000329.
[264] Frankham R, Ralls K. Conservation biology—Inbreeding leads to extinction [J]. Nature, 1998, 392: 441-442.
[265] Reed DH, Frankham R. Correlation between fitness and genetic diversity [J]. Conservation Biology, 2003, 17: 230-237.
[266] Kolbe JJ, Glor RE, Rodriguez SL, et al. Genetic variation increases during biological invasion by a Cuban lizard [J]. Nature, 2004, 431: 177-181.
[267] Frankham R. Invasion biology—Resolving the genetic paradox in invasive species [J]. Heredity, 2005, 94: 385.
[268] Amsellem L, Noyer JL, Le BT, et al. Comparison of genetic diversity of the invasive weed Rubus alceifolius Poir. (Rosaceae) in its native range and in areas of introduction, using amplified fragment length polymorphism (AFLP) markers [J]. Molecular Ecology, 2000, 9: 443-455.
[269] Baumel A, Ainouche ML, Levasseur JE. Molecular investigations in populations of Spartina anglica C.E. Hubbard (Poaceae) invading coastal Brittany (France) [J]. Molecular Ecology, 2001, 10: 1689-1701.
[270] Zhang YY, Zhang DY, Barrett SCH. Genetic uniformity characterizes the invasive spread of water hyacinth (Eichhornia crassipes), a clonal aquatic plant [J]. Molecular Ecology, 2010, 19: 1774-1786.
[271] Tsutsui ND, Suarez AV, Holway DA, et al. Reduced genetic variation and the success of an invasive species [J]. Proceedings of the National Academy of Sciences of the United States of America, 2000, 97: 5948-5953.
[272] Guo YL, Bechsgaard JS, Slotte T, et al. Recent speciation of Capsella rubella from Capsella grandiflora, associated with loss of self-incompatibility and an extreme bottleneck [J]. Proceedings of the National Academy of Sciences of the United States of America, 2009, 106: 5246-5251.
[273] Stapley J, Santure AW, Dennis SR. Transposable elements as agents of rapid adaptation may explain the genetic paradox of invasive species [J]. Molecular Ecology, 2015, 24: 2241-2252.
[274] Richardson DM, Pysek P. Fifty years of invasion ecology – the legacy of Charles Elton [J]. Diversity and Distributions, 2008, 14: 161-168.
[275] Casacuberta E, Gonzalez J. The impact of transposable elements in environmental adaptation [J]. Molecular Ecology, 2013, 22: 1503-1517.
[276] Finnegan DJ. Transposable Elements in Eukaryotes [J]. International Review of Cytology-a Survey of Cell Biology, 1985, 93: 281-326.
[277] Doolittle WF, Sapienza C. Selfish Genes, the Phenotype Paradigm and Genome Evolution [J]. Nature, 1980, 284: 601-603.
[278] Orgel LE, Crick FHC. Selfish DNA—the Ultimate Parasite [J]. Nature, 1980, 284: 604-607.
[279] Song X, Cao X. Transposon-mediated epigenetic regulation contributes to phenotypic diversity and environmental adaptation in rice [J]. Current Opinion in Plant Biology, 2017, 36: 111-118.
[280] Chuong EB, Elde NC, Feschotte C. Regulatory activities of transposable elements: from conflicts to benefits [J]. Nature Reviews Genetics, 2017, 18: 71-86.
[281] Rebollo R, Romanish MT, Mager DL. Transposable Elements: An Abundant and Natural Source of Regulatory Sequences for Host Genes [J]. Annual Review of Genetics, 2012, 46: 21-42.
[282] Lisch D. How important are transposons for plant evolution? [J]. Nature Reviews Genetics, 2013, 14: 49-61.
[283] Van't Hof AE, Campagne P, Rigden DJ, et al. The industrial melanism mutation in British peppered moths is a transposable element [J]. Nature, 2016, 534: 102-105.
[284] Stuart T, Eichten SR, Cahn J, et al. Population scale mapping of transposable element diversity reveals links to gene regulation and epigenomic variation [J]. eLife, 2016, 5: e20777.

[285] Hurka H, Friesen N, German DA, et al. 'Missing link' species Capsella orientalis and Capsella thracica elucidate evolution of model plant genus Capsella (Brassicaceae) [J]. Molecular Ecology, 2012, 21: 1223-1238.

[286] Warren DL, Glor RE, Turelli M. ENMTools: a toolbox for comparative studies of environmental niche models [J]. Ecography, 2010, 33: 607-611.

[287] Han TS, Wu Q, Hou XH, et al. Frequent introgressions from diploid species contribute to the adaptation of the tetraploid Shepherd's purse (Capsella bursa-pastoris) [J]. Molecular Plant, 2015, 8: 427-438.

[288] Weigel D. Natural variation in Arabidopsis: from molecular genetics to ecological genomics [J]. Plant Physiology, 2012, 158: 2-22.

[289] Anderson JT, Inouye DW, McKinney AM, et al. Phenotypic plasticity and adaptive evolution contribute to advancing flowering phenology in response to climate change [J]. Proceedings of the Royal Society B-Biological Sciences, 2012, 279: 3843-3852.

[290] Guo YL, Todesco M, Hagmann J, et al. Independent FLC Mutations as Causes of Flowering-Time Variation in Arabidopsis thaliana and Capsella rubella [J]. Genetics, 2012, 192: 729-739.

[291] Yang L, Wang HN, Hou XH, et al. Parallel Evolution of Common Allelic Variants Confers Flowering Diversity in Capsella rubella [J]. Plant Cell, 2018, 30: 1322-1336.

[292] Kigel J, Konsens I, Rosen N, et al. Relationships between Flowering Time and Rainfall Gradients across Mediterranean-Desert Transects [J]. Israel Journal of Ecology & Evolution, 2011, 57: 91-109.

[293] Wolfe MD, Tonsor SJ. Adaptation to spring heat and drought in northeastern Spanish Arabidopsis thaliana [J]. New Phytologist, 2014, 201: 323-334.

[294] Shavrukov Y, Kurishbayev A, Jatayev S, et al. Early Flowering as a Drought Escape Mechanism in Plants: How Can It Aid Wheat Production? [J]. Frontiers in Plant Science, 2017, 8: 1950.

[295] Exposito-Alonso M, Vasseur F, Ding W, et al. Genomic basis and evolutionary potential for extreme drought adaptation in Arabidopsis thaliana [J]. Nat Ecology and Evolution, 2018, 2: 352-358.

[296] Gonzalez J, Lenkov K, Lipatov M, et al. High rate of recent transposable element-induced adaptation in Drosophila melanogaster [J]. PLoS Biology, 2008, 6: e251.

[297] Blumel M, Dally N, Jung C. Flowering time regulation in crops-what did we learn from Arabidopsis? [J]. Current Opinion in Biotechnologynol, 2014, 32C: 121-129.

[298] Duncan S, Holm S, Questa J, et al. Seasonal shift in timing of vernalization as an adaptation to extreme winter [J]. eLife, 2015, 4: e06620.

[299] Mendez-Vigo B, Savic M, Ausin I, et al. Environmental and genetic interactions reveal FLOWERING LOCUS C as a modulator of the natural variation for the plasticity of flowering in Arabidopsis [J]. Plant Cell and Environment, 2016, 39: 282-294.

[300] Whittaker C, Dean C. The FLC Locus: A Platform for Discoveries in Epigenetics and Adaptation [J]. Annual Review of Cell and Developmental Biology, 2017, 33: 555-575.

（袁庆军　郭亚龙　王利松　董文攀　孙嘉惠　汪奕衡　牛小敏）

第三章

生药分子鉴定

第一节 概 述

我国生药品种众多,来源复杂,存在同名异物、同物异名的现象。中华人民共和国成立以来,国家中医药管理部门先后组织了多次常用生药品种系统整理和质量评价研究项目,但受到历史沿革、地理差异等客观因素的影响以及研究手段的局限性,长期以来我国生药仍处于品种混乱和质量不统一的不利局面。真伪优劣是生药质量评价的核心内容,关系到下游用药安全和生药产业的健康发展。随着生药产业走向现代化、标准化和国际化,业内对生药质量评价提出了新的要求。生药分子鉴定技术应运而生并逐渐走向成熟。

一、生药传统鉴定研究现状

从《神农本草经》到《本草纲目》,再到 2020 年版《中华人民共和国药典》,经历长期发展后,生药鉴定主要包括了性状鉴定、基原鉴定、显微鉴定、理化鉴定以及分子鉴定。

(一) 性状鉴定

性状鉴定是指通过眼观、手摸、鼻闻、口尝、水试、火试等方法,利用生药的性状特征包括外观形状、大小、色泽、表面、质地、断面、气、味等特征为依据以感官方式鉴别生药。性状鉴别是我国劳动人民通过长期生产实践积累的药材性状的总结。其方法简便、快捷、有效,但主观性较强,鉴别结果准确性依赖鉴定人员的经验。

近年来,性状鉴定逐渐向微观化和客观化方向发展,与机器视觉、人工智能等技术结合,大大促进了生药性状鉴定的客观化和标准化。周建理等[1,2]提出中药微性状鉴定,借助仪器观察中药材表面(包括断面)肉眼不易察觉的细微性状特征,结合相机或显微摄影设备成像进行鉴定,能够观察到许多传统的性状鉴定看不到、显微鉴定又看不清的药材特征信息,具有简单、快速、廉价的特点。肖小河等[3]于 1992 年即开展中药组织图像计算机三维重建及立体定量分析,目前机器视觉和光谱成像等技术的发展已经初步实现了中药材中药饮片形、色方面的快速鉴别,并已搭建中药材真伪智能识别仪器设备原型机。侯富国等[4]基于电子眼和色差仪获取白及和混伪品天麻、玉竹、黄花白及的机器视觉信息,通过构建智能辨识模型可成功区分白及及其混伪品。基于机器感官研究人员还建立了川贝母真伪及不同规格、山楂、半夏、花椒等生药快速鉴别方法[5]。但整体来说,目前用于作为真伪鉴别训练的图片数量较少、涵盖药材品种种类不足,图片标注质量不高,图像识别算法多直接参考其他领域算法,缺乏适合生药鉴别的人工智能识别算法等核心技术。

(二) 基原鉴定

基原鉴定是应用分类学方法将动、植物药的物种来源鉴定清楚。中华人民共和国成立以来,我国学者在这方面进行了大量研究,取得了巨大的成就。1959 年,中国医学科学院药物研究所联合全国力量,对全国常用的500余种中药资料进行了系统的整理,编著了《中药志》[6]。书中将原动、植物与药材紧密结合,对药材的混杂品种也试作了初步澄清。谢宗万[7,8]先后编著《中药材品种论述》上册(1964年)和中册(1984年),进一步对常用中药尤其是植物源中药进行考订,基本澄清了我国常用中药材品种混乱的情况。楼之岑等[9]编撰的《常用中药材品种整理和质量研究》汇集常用中药101类,开展品种整理和质量研究,对澄清中药品种混乱、提高鉴定技术水平、保证药材质量、制定药品标准、开发利用新的药材资源具有重大的科学意义和实用价值。然而长期以来生药的原物种鉴定和分类一直采用基于模式种的经典形态分类学,其方法和结果具有较大的局限性和片面性,特别是对近缘种、多来源物种及人工栽培品(如川芎、吴茱萸)的鉴定尤为棘手。

(三) 显微鉴定

显微鉴定是指根据中药的细胞或组织显微特征进行药材鉴别的方法,一般分为粉末鉴定和断面鉴定。1865年德国学者最早开始利用显微镜鉴别植物药。目前该方法仍是生药鉴定的一种主要方法。1951年,徐国钧[10]首次整理形成101种"粉末生药检索表",1986年完成了377种中药材粉末的显微鉴定,覆盖了常用大宗中药材品种。但由于生药组织特征的相似性,显微特征难以解决近缘药材鉴别问题,同时显微鉴别结果准确性也非常依赖鉴定人员的经验。

(四) 理化鉴定

理化鉴定是指利用物理或/和化学手段,对主要成分或活性成分进行定性和定量分析的一类方法。生药理化鉴定既能定性又能定量,并以定量为主要特征,是判断真伪和品质优劣的有效手段。然而大多数生药有效成分或活性成分不明确,且起效往往通过微量多成分累加,难以确定用于判断真伪或优劣的适宜指标性成分。尤其是动物源性生药难以找到特征性理化成分而无法鉴定。

随着人们对"生药整体成分发挥作用"认识的加深,除指标性成分作为鉴别手段外,生药指纹图谱和生药特征图谱是近20年来发展起来的针对生药整体成分或主要特征成分的真伪鉴别方法。对于药效或有效成分明确的生药,以药效或有效成分为质量标志物进行真伪鉴别,对于药效或有效成分尚未明确的生药,建立指纹图谱和特征图谱,构建中药整体成分质量控制体系,已成为生药理化鉴定的发展方向[11-14]。随着高光谱成像、近中红外、三维荧光及可视化传感技术快速发展,结合化学计量学算法已实现生药中特征成分准确检测及整体化表征[15]。色谱与质谱联用技术,色谱与核磁联用技术以及部分各种系统化、集成化、自动化分离鉴定技术的发展将极大地提高生药化学成分的分离、鉴定、制备的工作效率及能力。

二、生药分子鉴定的发展历程

自20世纪对DNA双螺旋结构的解析以及中心法则提出以来,生命科学进入分子生物学时代。聚合酶链式反应法和DNA双脱氧测序法等方法的发明解决了分子生物学DNA信号放大和信息识别的两大关键技术问题,生药鉴定逐渐进入分子水平。生药研究学者敏锐地认识到DNA差异可用于生药物种来源和种下多样性判断。1994年,香港中文大学的学者开始尝试使用单引物PCR扩增技术鉴别人参和西洋参药材[16]。1995年,黄璐琦等[17]在《展望分子生物学技术在生药学中的应用》一文中系统提出利用分子生物学技术,依据遗传物质DNA在不同生物个体的差异来鉴别生药的物种基原,从而鉴别生药真伪的观点,并指出PCR技术有利于建立高效、优质、便于自动化的中药鉴定方法。香港中文大学邵鹏柱等[18]主编的《中药分子鉴定》较早系统介绍了中药分子鉴定的原理和方法,并记录了开展的一系列分子鉴定研究工作。黄璐琦[19]主编的《分子生药学》提出生药分子标记研究在近缘生药品种、名贵易混生药、动物源性生药、生药野生与家种(养)、生药道地性、生药制剂、药用植物种子种苗、生药出土文物鉴定的应用前景,以及技术规范化的重要性。

在这前后几年之内,涌现出目前已最为常用和认可的几种分子标记技术,并用于鉴别动、植物来源的生药,奠定了生药分子鉴定的技术基础。标志技术和事件包括:① 1995 年,随机扩增多态性 DNA 技术应用于蛇类的分类学研究和生药鉴定[20]。② 1996 年,$Cytb$ 序列分析技术用于鉴别鸡内金和鸭内金[21]。③ 1997 年,聚合酶链式反应-限制性内切酶酶切长度多态性技术(PCR-RFLP)和特异性 PCR 扩增技术用于人参、西洋参和竹节参药材的鉴定[22]。④ 1998 年,随机扩增多态性 DNA 技术应用于中药复方制剂玉屏风散中黄芪、白术、防风等 3 味生药[23]。⑤ 1999 年,随机扩增多态性 DNA 技术应用于瓜蒌农家品种种苗鉴别[24]。这一段时间生药分子鉴定研究百花齐放,在技术层面出现了特异性 PCR、PCR-RFLP 以及 DNA 测序等目前生药分子鉴定的核心技术方法;在应用层面,建立了以生药物种鉴定为核心,横向覆盖种子种苗、生药、中药复方制剂的生药产业全链条的生药分子鉴定应用框架,该框架一直延续至今。

2010 年,利用特异性 PCR 鉴别蕲蛇、乌梢蛇真伪的方法首次被《中华人民共和国药典》(2010 年版)收载,成为世界上首个生药、天然药物 DNA 分子鉴定国家标准;2012 年,DNA 条形码技术指导原则纳入《中华人民共和国药典》(2010 年版第一增补本)。此时 DNA 分子鉴定开始走向成熟,成为与基原鉴定、性状鉴定、显微鉴定、理化鉴定方法等同样不可或缺的生药鉴定方法。但建立和完善能够满足准确、快速、高通量、低成本的生药鉴定体系,开发野生与栽培品、生药生长年限、生药产地溯源分子鉴别方法仍是生药鉴定的重点和难点。

三、科技和产业发展对生药分子鉴定的新要求

在 2006 年《分子生药学(第二版)》[25]和 2015 年《分子生药学(第三版)》[26]中,著者系统阐释了生药 DNA 分子鉴定的基本原理、基本方法,阐释了特异性 PCR、DNA 条形码、植物端粒酶技术等在生药中的应用并阐述了生药分子鉴定在药材真伪、道地性、年限等方面的应用。然而,随着新型 DNA 分子标记的提出和分子生物学技术的进一步发展,尤其是高通量测序技术和组学技术的快速发展和应用,生药分子鉴定也随之进入组学时代。科技和产业发展对生药分子鉴定提出了新的要求,主要体现在:① 常用、大宗生药真伪分子鉴定方法已基本建立,但多来源药材尤其是近缘多来源药材鉴定仍有一定困难。② 基于 DNA 序列标记的方法多关注于物种间 DNA 水平差异,对其品种、产地、生长年限等鉴定方法研究较缺乏。③ 生药正伪掺杂方法以及定量鉴定方法研究不足。④ 高通量、自动化、多个物种同时检测的技术及相应标准化 DNA 数据库仍待进一步开发。

近年来 DNA 分子鉴定原理得到进一步明确,随着技术手段多样化,尤其是高通量测序技术的应用和相应 DNA 数据库的建立,这些问题将逐渐得到澄清和解决。

第二节 理 论 基 础

一、基本原理

DNA 分子标记是以 DNA 多态性为基础的一种遗传标记,是指 DNA 分子由于插入、缺

失、易位、重排等产生的DNA多态性技术。生药分子鉴定主要是利用DNA分子标记技术对生药和含有生药的中药加工制品进行真伪优劣鉴定。生药间存在DNA分子标记，是因为不同待鉴定的单元（属间、物种间乃至种下）存在DNA差异。以真伪鉴定的物种鉴定为例，则是生药不同基原物种DNA序列存在差别，即不同物种间存在明显物种DNA分化。准确的物种分子鉴定，是用已知物种的DNA序列开发标记并应用于未知样品上，通过扩增、酶切或测序等手段分析未知样品是否存在此DNA标记从而判断其是否为该物种。

生药分子鉴定的本质是物种的界定，物种的概念有生物学的种和分类学的种，生物学种的界限是生殖隔离，分类学种的界定是根据分类学特征（如形态特征、DNA序列特征等）的差异，在植物中，很多种间没有明显的生殖隔离，出现大量的过渡类型，导致分类学种界定的困难。如何界定某种中药的物种界限和种内变异幅度，是生药分子鉴定的瓶颈问题。根据溯祖理论，物种形成的方式之一是经历由多系群进化为并系群并最终形成单系群的谱系分选过程，只有实现了完全谱系分选的两个物种才存在明显的遗传间断。但由于生物进化机制的复杂性，如多倍化现象（如大黄属植物[27]）、基因水平转移（如菟丝子属[28]）、杂交（如独活属[29]、白珠属[30]）、基因渗入、辐射物种形成（如石斛属[31]、龙胆属[32]）等，经常造成生药基原物种存在谱系分选不完全现象，导致DNA标记序列在一些物种间没有鉴别力[33-37]。因此，即使药材正伪品来源于不同物种，其DNA标记序列也可能完全一致，从而导致错误的鉴别结论。为进一步解决该问题，研究人员提出了生药分子鉴定的二步法[38]：首先建立被鉴定生药所在属完全物种取样（包括药用和非药用的种）的分子系统数据库，然后将被鉴定生药在该数据库中进行比对判断其归属。数据库涵盖物种的全面与否决定了该鉴定系统的可靠程度。

二、标记的选择

用于生药鉴定的标记可分为分子遗传标记和分子序列标记两类。分子遗传标记可在未知生药基因序列本底的情况下，进行物种和种下品种/品系的鉴定，更多地适用于评估不同居群或品系间的遗传多样性。分子序列标记需要建立相应类群的DNA序列数据库，使用数据库序列进行比对或从中开发出特异性鉴别引用。通过PCR扩增条带有无或多少进行物种鉴定，一般用于种上水平的物种鉴定。对于部分近缘物种，使用单一片段难以获得好的分辨率时，可考虑使用整个细胞器（线粒体或叶绿体）基因组序列作为DNA标记进行物种鉴定，细胞器基因组序列可通过高通量测序手段，经序列组装和注释获得。对近缘物种或需后期炮制加工的生药，可选择标记片段更短，分辨率更高的DNA特征序列标记进行检测。对一些物种分类存在争议但生药性状差别明显，明确作为不同生药使用的，可根据性状差异发掘性状关联或性状决定基因，根据基因序列差异开发专属性标记。如川芎和藁本是两味生药，川芎根茎发达，形成不规则的结节状拳形团块，具有活血行气，祛风止痛的功效，而藁本根茎发达，具膨大的结节，具有祛风散寒，除湿止痛的功效。但分类学上川芎和藁本均作为藁本（*Ligusticum sinense* Oliv.）处理。可考虑根据川芎和藁本功效差异或形态差异发掘功能特异的DNA分子标记进行鉴定。

（一）分子遗传标记

分子遗传标记指可追踪染色体、染色体某一节段、某个基因座在家系中传递的任何一种分子标记。在生药鉴定上主要用于种下遗传多样性分析、品系/品种鉴定、道地药材溯源等方面。其方法多样，一般可分为以分子杂交为基础的分子遗传标记、以PCR扩增为基础的分子遗传标记、以序列分析为基础的遗传标记等 3 类。其标记原理和检测手段多样,在生药鉴定中较为常用的有简单重复序列(Simple sequence repeat,SSR)、简单重复间序列(inter-simple sequence repeat,ISSR)、特征序列扩增(sequence characterized amplified regions,SCAR)、相关序列扩增多态性(Sequence-Related Amplified Polymorphism,SRAP)、目标起始密码子多态性(start codon targeted polymorphism,SCoT)标记等。而单链构象多态性(single strand conformation polymorphism,SSCP)、随机扩增多态性 DNA(Random Amplified Polymorphic DNA,RAPD)、扩增片段长度多态性(Amplified Fragment Length Polymorphism,AFLP)等基于扩增技术的标记,及限制性片段长度多态性(Restriction Fragment Length Polymorphism,RFLP)、小卫星 DNA、卫星 DNA、基因芯片等标记在生药鉴定中应用较少,常被使用在遗传多样性分析中。

1. SSR 标记　SSR 标记又称微卫星 DNA,是一类由几个核苷酸(一般为 1~6 个)为重复单位组成的串联重复序列,其重复次数一般为 5~20 次。SSR 位点由其重复序列与其两侧具有特异性的侧翼序列构成。微卫星 DNA 本身重复单位数的变异是形成微卫星多态性的基础,多态性常表现为共显性。与其他遗传标记相比,SSR 具有分布广泛、共显性遗传、多态位点多、信息含量丰富、物种间转移性好、易于检测、重复性好的特点,多用于生药种下品种或农家种遗传多样性的评价,也可用于生药的物种鉴定。SSR 分型多通过聚丙烯酰胺凝胶电泳来进行,也可使用荧光标记引物通过测序仪进行 SSR 分型。SSR 标记主要基于高通量测序的基因组或转录组数据筛选获得,并依据侧翼序列设计 SSR 引物进行实验验证。

2. ISSR 标记　ISSR 标记是在 SSR 的基础上进一步发展而来。ISSR 标记是利用包含重复序列并在 3′或 5′端锚定的单寡聚核酸引物对基因组进行扩增的标记系统。其原理为利用生物广泛存在 SSR 的特点,通过在 SSR 的 3′或 5′端加上非重复的锚定碱基作为扩增引物,利用 PCR 扩增两侧具有反向排列 SSR 的一段序列。ISSR 无需预先克隆和测序,扩增的是反向排列、间隔不太大的重复序列间的基因组片段。ISSR 可通过琼脂糖凝胶电泳或聚丙烯酰胺凝胶电泳检测,也可使用荧光标记引物通过测序仪检测获得结果。最后利用 Popgen32、NTsys 等软件分析不同个体或群体中的遗传多样性(等位基因数、Nei's 基因多样性、香农指数)、群体间的杂合度、基因流等。ISSR 在 PCR 扩增时需要一定时间摸索最适反应条件;呈显性遗传标记,不能区分显性纯合基因型和杂合基因型。

3. SCAR 标记　SCAR 标记是在 RAPD、ISSR、SSR 及 SRAP 等标记基础上发展起来的一种 DNA 标记。RAPD 是最早应用于生药分子鉴定的分子标记之一,其以 DNA 为模板,利用单条随机核苷酸序列(通常为 9~10 个碱基对)为引物,在较低的退火温度(通常使用 36 ℃)下进行 PCR 扩增。扩增产物经琼脂糖或聚丙烯酰胺电泳分离、溴化乙锭染色后,在紫外透视仪上检测多态性。扩增产物的多态性反映了基因组的多态性。SCAR 主要是基于 RAPD、ISSR、SRAP 等扩增获得的特异性鉴别片段进行克隆和测序,再根据鉴别片段两端序列设计特异引物,对基因 DNA 片段进行 PCR 特异扩增,进而把与原扩增片段相对应的单一位点鉴别出来。由于 SCAR 标记为共显性标记,可直接通过有无扩增产物来表示样品 DNA 的差异,具有方便、快捷、可靠等优点,克服了 RAPD、ISSR、SRAP 等重现性不理想的问题。

(二)分子序列标记

1. 常用标记　分子序列标记是以核苷酸序列差异为基础的遗传标记。通常使用 DNA 测序技术获得相应标记的 DNA 序列与此前建立的核酸数据库参考序列进行比对分析鉴定对应物种。常用的比对分析方法或工具有基于局部比对算法的 Basic Local Alignment Search Tool (BLAST),基于溯祖理论的分子系统发育分析和基于序列差异的遗传距离分析等。常用于动物源性生药鉴定分析的分子标记片段主要有线粒体细胞色素 C 氧化酶亚基(COI)、DNA 细胞色素 b($Cytb$)基因片段以及核基因 ITS/ITS2 片段,常用于植物源性生药鉴定分析的主要有叶绿体 $psbA-trnH$、$rbcL$、$matK$ 片段以及核基因 ITS/ITS2 片段,用于菌物来源生药鉴定的主要是核糖体 18S 片段和核基因 ITS/ITS2 片段。

分子序列标记分析发展得非常早,1996 年王建云等[21]分别提取了鸡内金和鸭内金总DNA,使用 $Cytb$ 通用引物 L14841 和 H15149 进行 PCR 扩增,产物用双脱氧链终止法测序并比对二者及鸡、鸭参考的序列,证实 $Cytb$ 序列可作为生药鸡内金和鸭内金的分子标记进行鉴定。2003 年,加拿大科学家 Paul Hebert 对动物界包括脊椎动物和无脊椎动物共 11 门 13 320 个物种的 COI 基因序列比较分析,发现除腔肠动物 Cnidaria 外,98% 的物种遗传距离差异在种内 0%~2%,种间平均可达到 11.3%,据此提出可以用单一的小片段基因来代表物种,作为物种的条形码为全球动物编码,实现用 1 个片段作为全球物种鉴别的分子标记[39,40]。由于COI 基因在 GenBank 中有大量序列数据的积累,并且具有通用、易扩增、易比对的特点,已广泛用于各种动物类群,包括两栖爬行类、鸟类、鱼类和昆虫纲多个目的分类与鉴定以及隐存种的发现,并被证明是行之有效的生物鉴定条形码,因此,COI 成为动物条形码研究中最为普遍使用的标准条形码片段。

在植物方面,由于 COI 基因在植物中进化速率远慢于在动物中的进化速率,不适合作为植物的 DNA 条形码片段。Kress 等[41]通过对多个叶绿体 DNA 片段的分析与比较,提出叶绿体 $trnH-psbA$ 间隔区(约 450 bp)可作为植物的条形码来鉴定有花植物,而后他又提出 $trnH-psbA$ 和 $rbcL$ 可作为联合条形码片段用于鉴定陆生植物[42]。随后其他多个叶绿体片段,如 $matK$、$rpoC1$、$rpoB$、$accD$、$nhdJ$ 和 $ycf5$ 也被建议作为植物的条形码。

虽然不同学者提出了不尽相同的植物 DNA 条形码片段,由于植物进化的复杂性(如多倍化、杂交、谱系分化不完全和部分类群基因丢失等)和 DNA 片段在不同植物类群的进化速率的差异,目前尚未发现任何一个 DNA 片段能像 COI 基因作为动物类群通用条形码一样单独作为植物的标准 DNA 条形码。利用不同 DNA 片段的组合用于鉴定植物的观点逐步成为植物物种鉴定的共识。研究者对各种 DNA 条形码片段进行了广泛筛选,涉及的候选片段主要有分布在叶绿体基因编码区($rbcL$、$matK$、$trnL$、$accD$、$rpoC1$、$rpoB$、$ndhJ$ 等)和间隔区($trnH-psbA$、$trnK-rps16$、$rpl36-rps8$、$atpB-rbcL$、$ycf6-psbM$、$trnV-atpE$、$trnC-ycf6$、$psbM-trnD$、$trnL-F$、$psbK-psbI$、$atpF-atpH$ 等)[43]。Hollingsworth 等[44]对 7 个植物 DNA 条形码在三个大类群中的评估分析认为,三个 DNA 片段组合($rbcL+trnH-psbA+matK$、$rpoC1+rbcL+trnH-psbA$ 和 $rpoC1+rbcL+matK$)均能 57%~60% 成功鉴定到种,建议 $rbcL$、$rpoC1$、$matK$ 和 $trnH-psbA$ 间的一些组合可作为陆生植物条形码的解决方案。

生命条形码联盟(CBOL)植物工作组在 PNAS 杂志发表文章,建议将 $rbcL+matK$ 条形码组合作为陆生植物的核心条码用于植物物种鉴定的统一框图[45]。2009 年在墨西哥举办的第三届生命条形码大会上,生命条形码联盟植物工作组确定将 $rbcL+matK$ 条形码组合作为陆生植物的核心条码,由于这个组合条形码尚存在分辨率低、$matK$ 引物通用性低等问题,建议将 $trnH-psbA$ 和 ITS 作为补充候选片段,开展进一步的评价。2011 年,中国植物条形码工作组根据对主要来自中国的种子植物 75 科 141 属 1 757 种共 6 286 个样本的四个 DNA 候选条形码片段($rbcL$,$matK$,$trnH-psbA$ 和 ITS)引物通用性、序列质量和物种分辨率等的综合分析,发现三个质体 DNA 候选条形码片段具有较高的通用性;核糖体核 DNA 候选条形码 ITS 在被子植物中的通用性较高,而在裸子植物中稍低[46]。该研究还发现,ITS 具有最高的物种分辨率,与三个质体 DNA 条形码片段的任何一个组合均可分辨 69.9%~79.1%的物种,显著高于 $rbcL+matK$ 条形码组合 49.7%的分辨率。此外,ITS 的部分序列 ITS2 也表现出较高的物种分辨率,建议将 ITS 作为种子植物的核心 DNA 条形码。

与动植物相比,真菌的 DNA 条形码研究相对较晚。国际真菌 DNA 条形码工作组组织了来自 10 多个国家的 140 多位科学家,对主要真菌类群进行了多个基因序列评价,发现 ITS 可使真菌物种的分辨率达到 72%,是真菌物种分辨率最高的单一 DNA 片段[47]。ITS 主要优势在于片段长度合适(约 500 bp)、引物通用性强、扩增成功率高,便于高通量测序与分析。2011 年第四届国际生命条形码大会上,ITS 正式被推荐为真菌的首选 DNA 条形码。对真菌的具体某个类群则可加以辅助条形码来鉴定物种。

生药来源复杂,既有来源于动物、植物、菌物的局部或全体,也有动物、植物或/和菌物的加工制品。且多基原生药往往来源于近缘物种,鉴定更为困难。2001 年,邵鹏柱等[48]分析了 16 种石斛的 ITS2 序列,发现不同石斛种间差异平均为 12.4%,而同种石斛种内差异仅为 1%,可以作为石斛的分子序列标记鉴别石斛种类。2010 年,中国医学科学院药用植物研究所基于 753 属 4 800 种药用植物 DNA 序列分辨率分析,建议将 ITS2 作为药用植物鉴定的 DNA 条形码片段,$trnH-psbA$ 作为补充条形[49]。进一步通过对 GenBank 数据库中 50 790 条植物和 12 221 条动物 ITS2 序列的分析,发现 ITS2 序列长度上比较保守,物种鉴定成功率较高,提出可作为植物和动物类群的通用条形码[50]。在此基础上,构建了基于 ITS2 和 $trnH-psbA$ 的大型中药 DNA 条形码鉴定数据库,收集了 23 262 个物种,78 847 条序列,该中药数据库涵盖《中国药典》及美、日、韩、印度和欧盟等国药典收载的 95%的中药材[51]。而香港中文大学 2010 年即开始构建药材 DNA 条形码数据库,包含《中国药典》和《美国药典》收录的 100 种中药材,包括药材资源、掺假信息、药用部位、照片以及获取条形码的引物等信息[52]。

2021 年,中国中医科学院中药资源中心与中国科学院北京基因组研究所合作,提出了 DNA 特征序列(DNA signature sequence,DSS)的概念[53]。对 3 899 种植物中的 DSS 进行鉴定,并基于分子标记评估指标对 DSS 鉴定效率进行分析,结果表明长度为 40 bp 的 DSS 的特异性为 100%,通用性为 79.38%,可以有效鉴定植物物种。

2. DNA 条形码　条形码技术最初是应用于商品零售行业,方便商品的快速识别及分类。该技术是在计算机应用实践中产生和发展起来的一种自动识别技术,是实现快速、准确采集数据的有效手段。DNA 条形码鉴定技术是利用标准的一段或几段短的 DNA 片段对生物物种进行快速、准确鉴定的方法。理论上这个标准的 DNA 序列对每个物种来讲都是独特的,每个位点都有 A、T、G、C 四种碱基可选择,完全可以编码地球上所有物种。DNA 条形码技术的核心是以建立基于基因片段鉴定生物物种为目的,因此对于已经失去了重要形态分类特征的残缺标本或不同生活史阶段的样品都可以实现正确鉴定,它是对传统形态分类学强有力的补充。DNA 条形码鉴定方法更为高效、准确,易于实现自动化和标准化,在一定程度上突破了对专家和经验的过度依赖,并能够在较短时间内建立形成易于利用的应用系统。理想的 DNA 条形码需满足以下标准:① 有足够数量的变异性以区分不同的物种,在种内尽量保守,种内变异要比种间变异小。② 标准的、相同的 DNA 区域尽可能用于不同的分类群。③ 目标 DNA 区应当包含足够的系统进化信息以定位物种在分类系统中的位置。④ 具有高度保守的引物区以便于通用引物设计、DNA扩增和测序。⑤ DNA片段应该足够的短,以便降解的DNA能够扩增。

使用DNA条形码标记进行生药分子鉴定,一般至少要有以下三个步骤:

(1) 建立一个数据可靠、物种齐全的DNA分子标记序列参考数据库:数据库涵盖物种的全面与否决定了该鉴定系统的可靠程度。对生药鉴定而言,该数据库应包含被鉴定生药所在属全部物种,并应覆盖其可能的混伪品。需要多少样品才可以建立一个可靠的物种鉴定参考数据库一直存在争议,应综合该物种的地理分布,居群数量等信息判断,建议采样时应尽可能采集覆盖整个分布区不同居群的样品,通常每个物种不少于5个居群,每个居群最好3个以上样品。

(2) 提取DNA:使用分子标记引物(条形码一般使用对应片段的通用引物,表3-2-1)进行PCR扩增,产物纯化和测序,获得相应序列。需根据不同生药类型和鉴定要求调整DNA提取方法,尽管有动植物通用的DNA提取试剂盒和提取方法,还是更推荐分别使用针对动、植物优化过的提取试剂盒和提取方法提取。一般而言动物使用SDS法,植物使用CTAB法提取DNA,裂解完成的DNA提取液可使用硅胶膜离心柱或磁珠进一步纯化。PCR扩增时应设置阴性对照和阳性对照,扩增条件可依据不同片段或不同物种类群调整。测序一般要求正反双向测序。对一些特殊样品,如果其中某一方向出现重叠峰、测序无信号等情况,无法获得测序结果,可只使用另一方向的正确测序序列进行分析或采用克隆方法进行测序。

表 3-2-1 常用于生药分子鉴定的 DNA 条形码引物信息

类别	序列名称	引物序列(5'-3')	片段长度(bp)
动物	COI	正向:GGTCAACAAATCATAAAGATATTGG 反向:TAAACTTCAGGGTGACCAAAAAATCA	650
	ITS2	正向:ATGCGATACTTGGTGTGAAT 反向:GACGCTTCTCCAGACTA-CAAT	500
植物	rbcL	正向:ATGTCACCACAAACAGAGACTAAAGC 反向:GTYAAATCAAGTCCACCYCG	550
	matK	正向:CGTACAGTACTTTTGTGTTTACGAG 反向:ACCCAGTCCATCTGGAAATCTTGGTTC	850
	trnH-psbA	matK 472F:CCCRTYCATCTGGAAATCTTGGTTC matK 1248R:GCTRTRATAATGAGAAAGATTTCTGC trnH 端:CGCGCATGGTGGATTCACAATCC psbA 端:GTTATGCATGAACGTAATGCTC	776 280~750
	ITS	正向:AGAAGTCGTAACAAGGTTTCCGTAGG 反向:TCCTCCGCTTATTGATATGC	600
	ITS2	正向:AGAAGTCGTAACAAGGTTTCCGTAGG 反向:GACGCTTCTCCAGACTACAAT	500
	trnL-F	正向:AGAAGTCGTAACAAGGTTTCCGTAGG 或 GGAAGGAGAAGTCGTAACAAGG (裸子植物正向:GTCCACTGAACCTTATCATTTAG) 反向:TCCTCCGCTTATTGATATGC	350~500
	rps4	正向:GTAAAACGACGGCCAGT 反向:CA-GGAAACAGCTATGAC	700~900

续 表

类　别	序列名称	引物序列(5'-3')	片段长度(bp)
微生物	ITS	正向：TCCTCCGCTTATTGATATGC 反向：GGAAGTAAAAGTCGTAACAAGG	400~660
	18S rDNA	正向：AGATTAAGCCATGCATGTCT 反向：GATCCTTCCGCAGGTTCACCTAC	1 600

（3）序列分析：序列分析前应检查序列质量，获得的测序原始峰图应清晰可辨，无干扰峰。序列分析使用最多的方法有 BLAST 法、遗传距离法和系统发育树法。其中 BLAST 法得到的物种鉴定率最高，尤其在使用组合片段进行物种鉴定时，显著高于其他方法得到的物种鉴别率，而距离法与建树法得到的物种鉴别率相差不大。距离法和建树法用于序列分析需要通过 MEGA 或 PAUP 软件，可计算种内和种间的 Kimura-2-parameter distance(K2P)遗传距离，然后根据距离模型对物种的鉴定进行统计，即种间最小遗传距离大于种内最大遗传距离表明物种可成功鉴定。也可以根据该距离模型构建 Neighbour-joining tree(NJ 树)，如果某一物种的所有个体聚为一个单系分支，则表明该物种成功鉴定。

1）BLAST 法：BLAST 法(BLAST-Based Method)是一种基于 BLAST 搜索算法的鉴定评价方法。首先建立一个物种鉴定的序列参考数据库并确定一个值（即种间遗传变异的阈值），将目的物种的 DNA 条形码序列作为"query 序列"在参考数据库中搜索，根据设定的阈值，如果在数据库中可以 BLAST 到与"query 序列"具有最高匹配的序列为相同物种的序列，则认为可以将该"query 序列"准确鉴定到该种；如果 BLAST 到的序列包含不同物种的序列，则认为不能将该"query 序列"准确鉴定到种。如果 BLAST 不到相应的物种序列，则认为对该"query 序列"无法进行鉴定，表明参考数据库没有目的物种的条形码序列。阈值的确定是 BLAST 法的核心和难点，需要根据每个类群进行个案分析。

2）遗传距离计算：种间距离通常采用 pairwise uncorrected p-distance 或 Kimura-2-parameter distance(K2P)模型计算。K2P 距离是生物条形码联盟推荐使用的距离计算模型。种内遗传距离通常采用 3 种参数表示：K2P 距离、平均 θ 值和平均溯祖度。其中平均 θ 值是指每个物种内不同个体间的平均 K2P 距离，目的是消除不同物种因采样个体数不均引起的偏差；平均溯祖度是指物种内所有个体间最大的 K2P 距离，用以反映种内最大变异范围。K2P 距离可以通过 MEGA 或 PAUP 计算，在此基础上计算其余两个参数。

3）建树法：序列分析中通常采用标准的发育树构建方法（如 NJ、UPGMA、ML、MP、Bayes 等）。使用建树法鉴别生药的目的并不是利用 DNA 序列重建系统发育树，而是为了检验每个物种的单系性，即同一物种的不同个体能否紧密聚类到一起。不同的建树方法可能得到不同的物种分辨率，在使用时应根据需要进行选择。目前使用最多的建树方法是 NJ 树。建树时，应谨慎选择合适的外类群，外类群与待鉴定的物种亲缘关系既不能太近，也不能太远。如果待鉴定生药为已知属，可选择近缘属物种作为外类群。

3. DNA 特征序列　DNA 特征序列(DNA signature sequence，DSS)是指具有特定长度，与来源于其他分类单元相比，只出现在某个特定分类单元中的 DNA 序列。最常使用的 DNA 特征序列是物种这一层级概念的序列，即具有固定长度，某一物种特有而与其他物种可相互区分开的 DNA 序列。一个物种可以具有多条不同的 DNA 特征序列，而每条 DNA 特征序列是唯一的，独属于该物种而其他物种不存在完全一致的 DNA 序列。理论上，15 bp 长的 DSS 片段足以区分 10 亿个不同物种，但由于很多物种划分存在争议，以及渐渗杂交或不完全谱系分选，从而导致可于物种区分的 DNA 特征片段减少，部分物种难以找到独属于该物种的特有 DNA 片段。在实际应用中，通常选择 40 bp 作为 DNA 特征性片段的适宜长度。

DSS 开发直接基于基因组测序获得的高通量 DNA 序列信息（即本底数据）。本底数据可来源于叶绿体基因组、线粒体基因组乃至精细组装或粗组装获得的全基因组序列，组装的数据越完整，越能获得更多可供开发 DSS 序列的本底数据。无需预先设定特异性标记可能存在的潜在区域，且 DSS 标记长度可根据实际情况灵活调整，是一种兼顾特异性与通用性的分子标记。DSS 标记具有不依赖序列相似度、片段短、技术难度低及可与其他分子标记技术结合的特点，在生药分子鉴定应用中具有独特的优势。由于生药类型复杂，加工易导致 DNA 降解，极大地影响 DNA 的提取与 PCR 扩增效率，从而限制分子鉴定方法的应用范围。缩短 PCR 扩增产物的长度是解决该问题的重要手段之一，长度越短的片段，受 DNA 降解影响越小，药材水提取液中残留的 DNA 片段通常小于 200 bp[54]。研究表明，序列长度为 40 或 50 bp 时可获取数量最多的 DSS 标记。

使用 DNA 特征序列进行生药分子鉴定，一般至少要有以下三个步骤：

（1）首先要建立一个数据可靠、物种齐全的 DNA 特征序列本底数据库：数据库涵盖物种的全面与否决定了该鉴定系统的可靠程度。对生药鉴定而言，该研究样品应具有代表性，数量应最大限度地覆盖物种的整个遗传变异范围，不少于 10 批次，且覆盖主产区。采用高通量测序进行 DSS 序列开发时，样品需为原植物叶片，测序样本应不少于 2 个，且应覆盖其常见易混品或同科属近缘物种。

（2）获得 DSS 标记：选取样品及其易混品原植物叶片，提取总 DNA 进行叶绿体基因组测序。同时从公共数据库获取同科植物叶绿体基因组数据。用于样品 DSS 序列组的筛选。运用 DNA 序列特征性片段鉴定软件 IdenDSS 的索引（index）模块和鉴定（identify）模块，获得样品的 DSS 序列组。

（3）PCR 扩增和鉴定：引物设计可以借助专业的软件或在线网络服务器来进行，如 Primer Premier5.0。这些工具可以根据叶绿体基因组序列和 DSS 序列在叶绿体基因组上的位置，以及设置的 PCR 参数，自动搜索和评价合适的引物，并给出相关的热力学参数。采用筛选出的序列组引物，对样品及易混品基因组 DNA 进行扩增、测序，使用专业分析软件将测序结果与数据库中相应的 DSS 序列进行比对分析，以 Identities 值 100% 为依据进行鉴定。常用的序列比对方法有 BLAST 法或直接比对法，一般优先选择 BLAST 法。

（三）细胞器基因组标记

生药鉴定学家一直在努力寻找通用的 DNA 条形码。然而无论是植物还是动物源性生药，单个 DNA 片段通常难以实现物种鉴定，需要使用多个 DNA 条形码组合才能实现。虽然多个 DNA 条形码组合较单个 DNA 条形码的物种鉴定率有不同程度的提升，但对近缘类群的物种鉴定率仍不容乐观。随着二代测序（next-generation sequencing，NGS）平台的发展和测序成本的下降，测序通量呈指数增长，将完整细胞器基因组作为超级 DNA 条形码能够有效提升近缘物种的鉴定率[55-57]。

植物源性生药可使用完整的质体基因组（叶绿体基因组）作为物种鉴定的超级 DNA 条形码（ultra-barcoding 或 super-barcoding），或称二代 DNA 条形码（next-generation DNA barcode）。

与传统 DNA 条形码相比,超级 DNA 条形码序列更长,既有比较保守的基因,也有变异较大的间隔区,因此拥有更多的信息和变异位点,物种辨别能力和系统发生解析能力提升,有助于解决分类困难类群的物种鉴定问题,从而克服了传统 DNA 条形码的局限性。叶绿体基因组又具有高度保守的结构和基因组成,为单系遗传[58,59],一般不存在基因重组问题,分子进化速率适中,且不同区域核苷酸替换速率不同,可适用于不同分类阶元的系统发育分析。利用叶绿体全基因组作为超级条形码在植物系统发育研究和物种鉴定中具有很大优势[60,61]。

叶绿体基因组长度一般为 120～180 kb,通常为环状四分体结构,由两个反向重复区(inverted repeat region,IR)、一个大单拷贝区(large single copy region,LSC)和一个小单拷贝区(small single copy region,SSC)组成。部分物种具有特殊的叶绿体基因组结构,如伞藻 *Acetabularia cliftonii* 的叶绿体基因组为线状结构[62];石松类植物的两个重复区为正向重复[63];鹰嘴豆(*Cicer arietinum*)等部分豆科植物则丢失了一个 IR 区[64]。寄生植物叶绿体基因组通常会丢失部分编码基因,基因组明显小于其他非寄生植物。

动物源性生药可使用全线粒体基因组作为物种鉴定的二代 DNA 条形码。动物的线粒体基因组是保守的双链环状 DNA 分子,基因组大小为 15～18 kb,通常包括 13 个蛋白编码基因(protein coding genes,PCGs)、2 个核糖体 rRNA 编码基因(ribosomal RNA,rRNAs)和 22 个转运 tRNA 编码基因(transfer RNA genes,tRNAs)以及 1 个不编码、长度和序列在不同物种间变异较大的控制区(control region,CR)。

细胞器基因组一般使用基因组浅层测序(genome skimming)技术获得,也可使用简化基因组测序、转录组测序或杂交捕获测序等其他二代测序技术获得。基因组浅层测序一般仅需约 500 pg 总 DNA 为起始量作为低质量样品文库构建的标准流程,仅测较低测序深度(通常 1～5×)基因组数据,多数样本可以获得完整或几近完整的植物叶绿体基因组/动物线粒体基因组序列。目前已形成低质量样品文库构建的标准与技术规范,以及数据组装和拼接规范,常用组装软件包括 NOVOPlasty、GetOrganelle、Mitofinder、MitoZ 等。

利用细胞器基因组进行生药鉴定,其基本过程与 DNA 条形码相似,首先建立不同物种间的细胞器基因组数据库,而后对待测物种进行 DNA 提取、高通量测序和细胞器基因组组装。由于不同物种间存在基因排列顺序的变异,进行物种鉴定前需要先对细胞器基因组序列进行注释,提取对应的基因序列比齐后进行序列分析。获得的完整细胞器基因组序列可通过建树法或遗传距离法进行物种鉴定,一般较少使用 BLAST 法。此外,还可以使用 mapping 法。使用 BWA、Bowtie2 等比对软件将测序得到的数据分别 mapping 到相关物种的叶绿体基因组上,统计各物种叶绿体基因组 mapping 到的 reads 数,根据 mapping 结果进行物种鉴定。

(四)核基因组标记

充分利用高通量测序数据中的核基因数据有助于改进和提升物种鉴定的准确率和效率。叶绿体基因组序列无法解决具有不完全谱系分选、自然杂交和叶绿体捕获等复杂进化历史的类群和人工栽培类群的鉴定。很多研究人员通过靶向捕获和转录组等手段获得基因组数据中的低拷贝和单拷贝核基因序列以解决进化历史比较复杂物种的鉴定,如芸香科花椒属(*Zanthoxylum*)[65]和菊科千里光族(Senecioneae)[66]。近年来,研究人员还开发了 Skmer 方法以利用基因组数据,该方法不需要组装及序列比对[67]。Zhang 等[68]利用 Skmer 方法对兰科兰属(*Cymbidium*)开展了物种鉴定,物种分辨率比用叶绿体基因组提高了 4%。Skmer 方法能充分利用浅层测序数据中的核基因数据提升物种鉴定的分辨率,还能解决辐射分化、杂交起源和不完全谱系分选等复杂进化历史类群的鉴定等利用叶绿体基因组不能解决的问题。随着生物信息学的快速发展,人们对组学数据解读的能力进一步增强,对高通量测序数据的挖掘和利用也迅速提升,有望形成比基于质体基因组的超级 DNA 条形码更有效的物种鉴定方法。但对于近期分化的物种来说,核基因与叶绿体基因组相比并无优势[69]。

(五) 表观遗传标记

除核酸序列差异外,核酸的表观修饰也可作为分子标记鉴定生药,有望用于解决生药产地、生药生长年限、药用部位等其他标记难以处理的鉴定问题。其中最常用表观遗传标记是 DNA 甲基化标记。DNA 甲基化是指在 DNA 甲基化转移酶的作用下,在基因组 CpG 二核苷酸(5′-胞嘧啶-磷酸-鸟苷-3′)的胞嘧啶 5 号碳原子位置共价结合一个甲基基团的化学修饰过程。DNA 甲基化是典型的表观遗传修饰,与植物生长环境密切相关。研究表明,地理环境差异会导致植物不同地理亚群间的 DNA 甲基化水平显著差异,进而调控相关基因转录水平变化,影响植物表型。DNA 甲基化是潜在的适合中药产地鉴别的分子标记。Wang 等[70]使用 10 个不同基因的甲基化标记数据将 39 种不同产地、种质金银花分为 4 类,分别对应华北地区、中原地区、东南地区和西部地区,并发现 DNA 甲基化主要受海拔和纬度等地理环境因素影响,而与省市区划无关,实现了金银花产地的客观分子鉴定。

第三节 研究方法与技术

一、基于 DNA 扩增的分子鉴定

在生药分子鉴定过程中,选择适当的分子标记至关重要。然而,在实际的应用实践中,存在有些标记在药材基因组中的拷贝数较少,导致检测的灵敏度和结果的准确性下降的问题,从而限制了后续分析的有效性。因此,进行 DNA 扩增变得至关重要。DNA 扩增是通过复制增加一段特定的 DNA 序列拷贝数的过程。可发生在体内或体外。体内扩增的 DNA 序列可以是经过转化进入细胞的外源 DNA 或染色体自身的一段基因组 DNA;体外扩增可通过聚合酶链式反应获得。通过 DNA 扩增技术,可以特异地增加目标 DNA 片段的数量,从而获得充足的目标片段以满足后续的实验需求。这不仅提高了分子鉴定的准确性和可靠性,还增强了信号的强度,降低了误判和遗漏的风险。

基于 DNA 扩增的分子鉴定方法,如特异性 PCR 技术和等温扩增技术等,是中药分子鉴定中常用的手段。这些方法利用 DNA 序列的多态性,通过放大目标 DNA 片段的复制来检测和鉴定特定的基因或序列。通过凝胶电泳、荧光检测等手段,可以检测扩增产物的存在,从而实现药材的准确鉴定,具有灵敏度高、适用性强的特点。因此,在生药分子鉴定中,筛选得到 DNA 分子标记后,进行 DNA 扩增是确保后续鉴定工作顺利进行的关键步骤,它为确保药材的真实性和质量提供了有力的技术支撑。

(一) 特异性 PCR 技术

1. 概念原理 聚合酶链式反应(polymerase chain reaction,PCR),是一种用于扩增 DNA 片段的分子生物学技术,可以指数扩增极其微量的 DNA,它可看作是生物体外的特殊 DNA 复制。PCR 基本原理为双链 DNA 在高温下发生变性解链成为单链 DNA,当温度降低后又可以复性成双链,通过温度变化控制 DNA 的变性和复性,加入引物、DNA 聚合酶、脱氧核糖核

苷三磷酸(dNTP)及相应缓冲液,完成特定 DNA 片段的体外复制[71]。PCR 技术能够在有限的 DNA 情况下对其进行扩增,从而对 DNA 进行识别[72]。PCR 技术的特点是不受样品形态限制,对于中药材、饮片、粉末以及含有生药原粉的中药剂型均可应用,此外在配方颗粒等不含原药材的剂型的鉴别中也能发挥作用[73],具有准确性高、重现性好等优势[74]。

在进行生物体 DNA 的 PCR 扩增过程中,引物与模板之间的碱基错配可以有效地抑制 PCR 反应,使得设计的特异性引物只能扩增目标 DNA 序列,将引物的 3′端设计在有碱基突变之处,由于 Taq DNA 聚合酶缺乏 3′端到 5′端外切酶活性,导致引物错配延伸受阻,因而无法扩增非引物目标片段基因,从而降低非特异扩增,提高目标片段扩增特异性。而特异性 PCR 技术正是根据正、伪品药材存在一段碱基差异的特定区域 DNA 序列,设计特异性的正品鉴别引物,在 PCR 过程中仅扩增正品药材的 DNA,对来自混伪品或其他生物 DNA 模板的同源区域不能扩增,因此可根据电泳条带的大小及有无以区分正品和伪品,从而准确鉴别生药正、伪品,实现药材及饮片的鉴定[75]。

在特异性 PCR 技术的应用中,引物设计是关键一环。在设计引物时,需要综合考虑引物长度、GC 含量、3′端密码子、碱基分布以及二级结构等多方面因素。当前,PCR 引物设计大多借助计算机软件完成,这不仅提高了设计的准确性,还大幅缩短了设计周期。引物长度一般在 15~30 个碱基之间,引物过短可能导致非特异性结合,而引物过长可能降低 PCR 的效率。为确保引物特异性,通常将特异性变异位点互补碱基设计在引物 3′端最末端(或在靠近 3′端的 2~6 个碱基引入变异碱基)[76]。一般中药材 DNA 的 PCR 产物所期望的大小通常在 150~500 bp,可以减少正品药材降解导致的假阴性情况,因为较小的扩增产物片段更有可能在药材降解后仍然被有效扩增,有助于确保 PCR 产物的稳定性和易于分析。

特异性 PCR 技术具有高特异性、高灵敏度、高效率等优势[77]:① 对检测样品要求低、操作简便、所需检样量少,可以应用于化石标本和珍稀药材。② 检测简便,通过电泳分析即可进行鉴定,无需进行复杂的测序或软件分析。③ 引物设计所依据的 DNA 序列信息可通过 GenBank 等公共 DNA 数据库查询获得,减少了实验前的工作负担。

2. 技术现状　　特异性 PCR 技术已广泛应用于中药材提取液、中成药、贵细药材、配方颗粒的基原鉴定中。《中国药典》2020 年版收载了分子生物学检查法 1001 "聚合酶链式反应法" 以及蕲蛇、乌梢蛇、金钱白花蛇饮片的特异性 PCR 鉴别方法,有效弥补了传统鉴定方式的缺陷,不仅为特异性药材的鉴别提供解决方法,也提高了临床用药的安全性。解盈盈等[78]通过对蚂蟥及常见混伪品 COI 序列及全基因组序列进行分析,设计蚂蟥特异性引物,建立特异性 PCR 方法。谢美霞等[79]建立了基于 ITS 序列中高度保守相对变异的片段的珠芽蓼及其混淆品的特异性鉴别方法。胡力等[80]建立可以鉴别出地龙药材、配方颗粒、冻干粉中的参环毛蚓源性成分的特异性 PCR 方法。

(二)特异性内切酶酶切长度多态性技术

1. 概念原理　　限制性核酸内切酶:限制性核酸内切酶是可以识别并附着特定的核苷酸序列,并对每条链中特定部位的两个脱氧核糖核苷酸之间的磷酸二酯键进行切割的一类酶。限制性内切酶可以应用在分子克隆实验、疫苗研发生产、基因测序、SNP 鉴定、ddPCR 等领域。

单核苷酸多态性(single nucleotide polymorphism,SNP),主要是指在基因组水平上由单个核苷酸的变异所引起的 DNA 序列多态性。变异类型包括单个碱基的转换(transition)或颠换(transversion),碱基的插入(insertion)或缺失(deletion)[81]。

限制性片段长度多态性（restriction fragment length polymorphism，RFLP）是根据特定的限制性核酸内切酶所识别的位点是否存在而确定的，对某一内切酶而言，识别位点上碱基的替换、DNA片段上一个或多个碱基对的缺失或插入以及重组等，均可导致限制性片段的多态性，从而使酶切片段的大小和数量产生变化，并在电泳中被辨别出来[82,83]。它是最早用于构建遗传图谱的DNA分子标记，1974年由Grodjicker等提出。RFLP是遗传指纹技术、遗传疾病基因识别、基因组图谱绘制、疾病风险确定和亲子鉴定的重要工具[84,85]。RFLP技术广泛应用于分子遗传多态性检测，其优势在于它简单直观，特异性高，重复性好，适用于已知突变位点检测[86]。

将PCR技术与RFLP技术相结合的限制片段长度多态性聚合酶链反应技术（PCR-RFLP），利用PCR技术扩增目的DNA片段，再使用特定的限制性内切酶识别特异性DNA位点进行切割，如果酶切位点发生突变，便不能被切割，最后通过凝胶电泳技术对酶切产物进行分析，达到鉴别和鉴定物种的目的[87]。这种方法与传统RFLP相比，克服了RFLP分析需要大量DNA的缺陷，可对微量的DNA样品进行研究，避免了RFLP烦琐的DNA酶切、转移、杂交等步骤，适用于需要快速结果的场合，有利于不同物种的区分[88,89]。该技术不仅可以实现种属的鉴别，还能进行掺伪程度的半定量检测，具有特异性好，灵敏度高，不受生长环境、发育阶段、供试部位的影响等优点[90]。

PCR-RFLP技术的不足之处在于能够恰好找到合适的限制性内切酶位点的机会有限；样品DNA降解会导致酶切位点丢失；酶切对反应体系和DNA质量要求较高，酶抑制因子存在时会导致酶切不完全，且PCR-RFLP技术是建立在已知序列物种的基础上的一种PCR方法，因此在对未知序列的物种使用时不能得到满意的结果[91,92]。

2. 技术现状　近年来，PCR-RFLP技术广泛应用于生药鉴定。2015版《中国药典》中已收载PCR-RFLP技术鉴定川贝母药材真伪，2020版《中国药典》也收载了霍山石斛的PCR-RFLP方法。此外，PCR-RFLP也用于生药的定量和半定量鉴定。PCR-RFLP的典型性应用研究包括：张文娟等[93]将PCR-RFLP法用于川贝母掺伪检测，检出限为0.5%，且可通过条带灰度定量的方法反应掺伪比例大小。周海琴等[94]建立了可以鉴别出鹿角药材、标准汤剂和配方颗粒中的马鹿成分，并可区分梅花鹿和其他混伪品的PCR-RFLP方法。朱晓燕等[95]利用ITS2序列上可被限制性内切酶$HpyCH4Ⅲ$识别的关键差异位点，建立了2种不同性状白茅根的PCR-PFLP鉴别方法。

（三）等温扩增技术

1. 概念原理　等温扩增技术是一类分子生物学检测方法，能够在恒定的温度下扩增核酸，这类技术通常具有快速、高效和特异性的优点，且不需要特殊的设备，被许多学者认为是一种可以与PCR相媲美的检测方法。经过20多年的发展，等温扩增技术日趋成熟，在临床诊断、环境监测、病原体检测等多个领域得到广泛应用。与PCR技术需要通过反复升降温来实现核酸扩增的操作不同，等温扩增技术能够在恒定温度下实现微量核酸的快速扩增。等温扩增技术采用单一温度操作，简化了扩增过程，降低了扩增过程对精密仪器的需求，因此特别适合用于现场检测。

2. 分类　根据不同的扩增机制，等温扩增技术可以分为依赖核酸序列的扩增技术（nucleic acid sequence-based amplification，NASBA）、滚环扩增技术（rolling circle amplification，RCA）、环介导等温扩增技术（loop-mediated isothermal amplification，LAMP）、重组酶依赖的等温扩增技术（recombinase polymerase amplification，RPA）、解旋酶依赖的等温扩增技术（helicase-dependent amplification，HDA）等[96]。目前，只有环介导的等温扩增技术、重组酶依赖的等温

扩增技术以及解旋酶依赖的等温扩增技术在生药鉴定领域有相关的研究报道。因此，我们将重点关注 LAMP 技术、RPA 技术和 HDA 技术在中药鉴定中的应用。

（1）环介导的等温扩增技术：环介导的等温扩增技术是 Notomi 等[97]于 2000 年首次发明的一种开创性方法。该方法只需在恒温（60～65 ℃）条件下即可完成核酸的指数扩增，极大地提高了检测效率。此外，LAMP 方法无需使用昂贵的 PCR 仪，同时也省去了凝胶电泳和紫外检测等复杂设备的使用，大幅降低了实验成本。初始的 LAMP 扩增采用专门设计的 2 组特异性引物，分别靶向识别目标序列上的 6 个区域。在具有链置换活性的 DNA 聚合酶的作用下进行核酸扩增，最终的扩增产物为长短不一的茎环状结构与花椰菜状结构所组成的混合物（图 3-3-1）[96]。随后，Nagamine 等[98]在反应体系中额外加入两条环引物，显著提高了体系

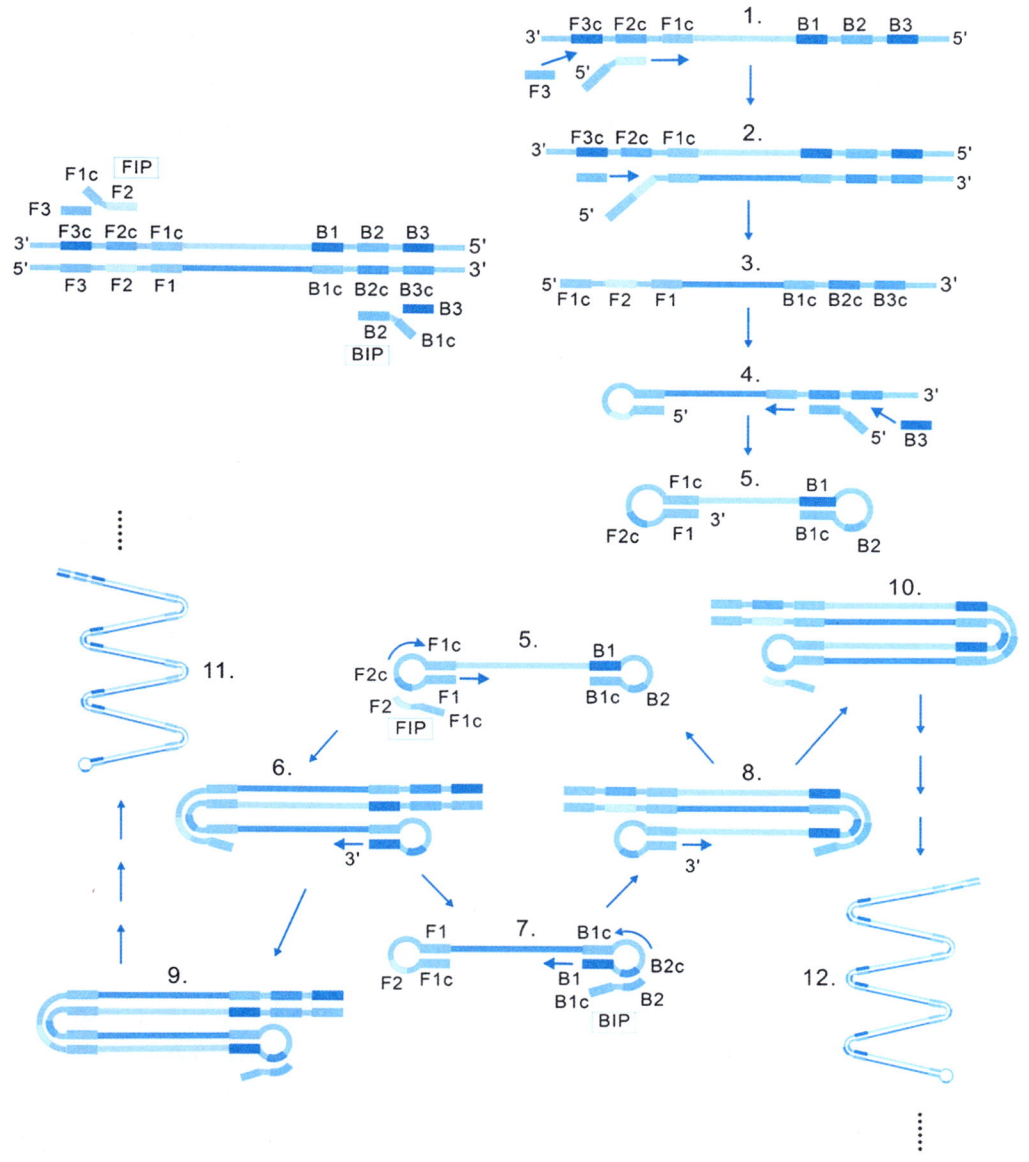

图 3-3-1　LAMP 扩增原理（彩图见附图）

的扩增效率,目前已报道的部分体系可在 10 min 内达到扩增的平台期。LAMP 技术是目前应用最广泛的等温扩增方法之一,由于其显著的优势,在生药鉴定及其他医药检验领域也受到了极大关注[99-104]。

(2) 重组酶依赖的等温扩增技术:重组酶依赖的等温扩增技术是 Armes 等[105]于 2006 年发明的一种等温核酸扩增技术(图 3-3-2)[96]。RPA 使用重组酶、单链结合蛋白和具有链置换活性的 DNA 聚合酶三种酶完成双链 DNA 的打开和引物的延伸。具体来说,在 RPA 扩增过程中,引物首先与重组酶形成复合物,并在同源区与双链 DNA 配对。然后,单链 DNA 结合蛋白与已解开的 DNA 链结合,使单链保持稳定的结构。然后,DNA 聚合酶从引物的 3′端开始合成 DNA。一对引物的配对和延伸过程产生一个目标 DNA 分子。这一过程的循环重复可实现目标 DNA 的指数扩增。RPA 扩增通常在 37~42 ℃的温度下进行,因此无需 PCR 仪器即可进行扩增。其最终产物是由 DNA 聚合酶合成的长链 DNA,可通过不同的分析方法进行检测。RPA 体系的两个显著性优势是反应温度低和扩增速度快,可在 20 min 内完成扩增检测。与 LAMP 相比,RPA 可在更低温度(通常 37 ℃,甚至可以在常温)下进行。

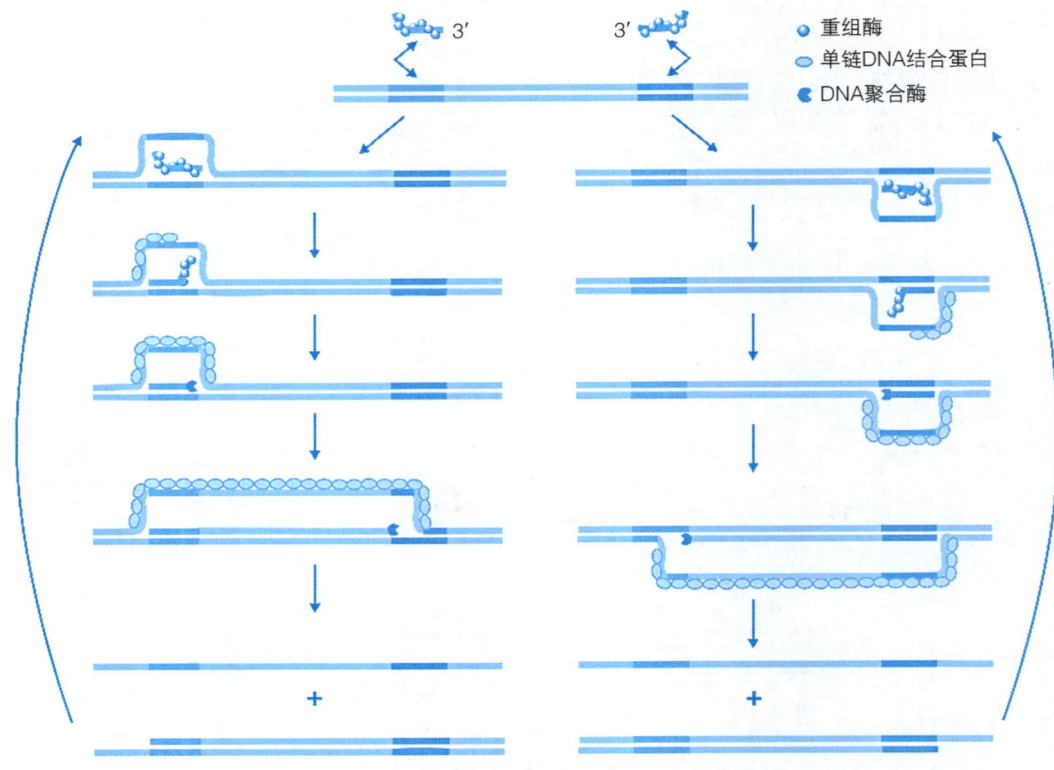

图 3-3-2　RPA 扩增原理(彩图见附图)

(3) 解旋酶依赖的等温扩增技术:解旋酶依赖的等温扩增技术[106]的原理主要是模拟体内 DNA 复制的自然过程,通过解旋酶在恒温条件下解开 DNA 双链,单链结合蛋白结合至单链上,使单链保持稳定状态,引物识别单链区的特异性区域并杂交,并在 DNA 聚合酶的作用下合成互补的双链 DNA,从而实现靶序列的指数式扩增(图 3-3-3)。HDA 是一种简单的等温 DNA 扩增,其采用与 PCR 基本相同的反应方案(即 DNA 变性、引物退火和引物延伸,包括仅使用一种引物组），不同之处在于 HDA 使用热稳定 DNA 解旋酶而不是在 PCR 中使用较高的变性温度以解开两条互补 DNA 链。

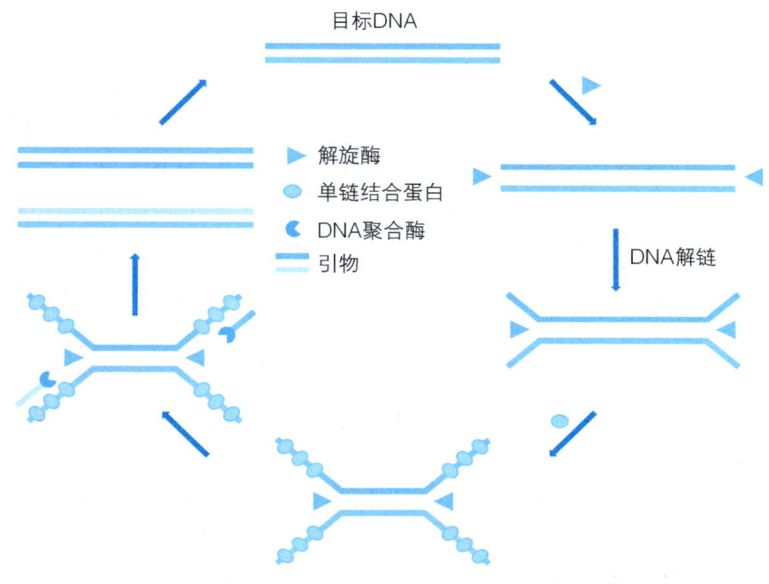

图 3-3-3　HDA 扩增原理（彩图见附图）

3. 扩增结果检测方法　等温扩增分析结果可通过荧光分析法、比色法或与 CRISPR/Cas 系统[107]相结合的方式等进行报告。

（1）荧光分析法：荧光分析法是提前在体系中加入荧光染料，该染料本身不会发出荧光，但是与 DNA 双链结合后会发出高度荧光。在扩增体系中，随着等温反应的进行，各种长度的产物不断积累，荧光染料与新产生的扩增产物结合而发出荧光信号，通过实时荧光定量 PCR 仪可以实时检测荧光信号的变化，当扩增达到一定程度时，荧光信号达到峰值。在 LAMP 体系中，目前最常用的染料是 SYBR Green Ⅰ，由于其可以无差别和 DNA 结合，因此，对引物的特异性设计要求较高。定量的关键在于监测 Ct 值并将其与已知浓度的标准曲线进行比较。通常，首先需要准备一系列已知浓度的标准样品，然后进行等温扩增。在扩增过程中，实时监测每个样品的 Ct 值，将每个浓度样品的 Ct 值与其对应的已知浓度的对数值相对应，建立一个标准曲线。最后，将未知样品的 Ct 值与标准曲线进行比较，根据 Ct 值在标准曲线上的位置，推断出未知样品中目标序列的相对浓度。

（2）比色法：比色法则是加入相应的显色试剂，由于核酸扩增过程会消耗 dNTPs，同时产生大量的氢离子和焦磷酸根等副产物，其中氢离子可以使溶液的 pH 下降，而焦磷酸根则可以与镁、钙、锰等二价金属离子形成稳定的络合物。在反应前的溶液中加入适宜浓度的 pH 指示剂，可实现对反应结果的目视检测。如加入中性红试剂，反应前溶液呈现橙黄色，反应后，体系的 pH 降低，反应液则从橙黄色变为粉红色；苯酚红试剂的显色情况与中性红相反，溶液的颜色会由扩增前的粉红色变为反应结束后的橙黄色。焦磷酸根与适宜浓度的 Mg^{2+} 相结合会产生沉淀，该沉淀可以通过浊度仪进行检测；羟基萘酚蓝染料与镁离子结合时呈现紫色，随着核酸扩增反应发生，溶液中产生大量的焦磷酸镁沉淀，游离镁离子减少到一定程度时，羟基萘酚蓝由紫色变为天蓝色，由此可通过颜色判断扩增的反应结果。比色法以其操作简单、结果读出直接、成本低等优点,广泛用于现场基层检测以及疾病的床旁诊断(point-of-care testing,POCT)。

(3) 结合 CRISPR/Cas 系统的报告方式:等温扩增技术与 CRISPR/Cas 系统的结合是一种创新的核酸检测方法,这一方法融合了等温扩增的快速高效与 CRISPR/Cas 系统的极高特异性,可以实现对目标 DNA 的快速精准检测。具体操作中,首先利用如 LAMP、RPA 等温扩增技术在固定温度下迅速扩增目标核酸序列,随后通过专门设计的 sgRNA 引导 CRISPR/Cas 系统精确识别并结合到这些扩增序列上。当 sgRNA 引导 CRISPR/Cas 系统定位到目标序列时,其剪切活性被激活,不仅切割目标序列,还可切割体系中预先添加的荧光探针,从而产生可检测的荧光信号。这种技术的优势在于其简易快捷的操作流程和对极低浓度 DNA 或 RNA 的高灵敏度检测能力,且无需依赖复杂设备,特别适合在资源受限或现场检测的场合使用。

4. 技术现状

(1) 基于环介导等温扩增技术的生药鉴定研究:Sasaki 等[103]首次报道了 LAMP 方法在姜黄和郁金鉴定中的应用,也是第一次将 LAMP 技术用于中药鉴定领域,为后续在中药鉴定方法的研究提供了理论依据。Lee 等[102]建立了何首乌的 LAMP 鉴定方法,研究了 LAMP 体系对经过炮制加工后样品的检测能力。结果发现,即使经过 3 次和 6 次重复加工、高压蒸煮和 γ 射线照射,样品仍可被 LAMP 体系准确鉴定。此外,针对木通[99]、藏红花[104]、马齿苋[101]等中草药的 LAMP 检测方法也有报道。但是,现有研究主要聚焦于定性分析,定量检测方面还比较缺乏。LAMP 引物设计较为复杂,目前已有专门网站可提供设计指导。LAMP 体系中最常用的 DNA 聚合酶是 Bst,目前可从多家厂商购买。LAMP 体系的等温特性使其特别适合用于现场检测试剂盒的开发,已有基于 LAMP 体系的新型冠状病毒以及结核病的诊断试剂盒,随着研究的推进,LAMP 技术在中药 DNA 现场快速检测中会得到更多的应用。

(2) 基于重组酶依赖的等温扩增技术的生药鉴定研究:尽管 RPA 已在多个领域得到广泛应用,但在中药鉴定方面的报道还比较有限。Zhao 等[104]建立了藏红花的 RPA 分析方法,并将该方法与侧流免疫分析方法相结合,使藏红花的检测时间缩短至 15 min。Liu 等[107]建立了银杏叶保健品中银杏叶及其掺假物 RPA 的鉴定方法。在检测的 36 份保健品中,34 份被确定含有银杏的 DNA 序列,9 份被发现含有槐树的 DNA 序列。郑夏生等[108]将基于滤纸的 DNA 提取方法与 RPA-LFD 相结合,对有毒植物钩吻和药用植物金银花进行现场快速鉴定,能够在 30 min 内完成快速现场鉴定。该方法无需专业设备,检测结果通过 LFD 试纸条判读,非常适用于现场物种的快速鉴定。RPA 技术具有多项优势,但其应用也需要考虑一些关键因素,如极易产生非特异性扩增、三种酶的使用可能带来的系统不稳定性以及与侧流免疫检测方法相结合时可能存在的污染风险等。未来的研究工作应优先解决这些问题,以提升 RPA 的检测性能和实用价值。

(3) 基于解旋酶依赖的等温扩增技术的生药鉴定研究:HDA 在中药领域的研究相对较少,Jiang 等[109]设计了人参和西洋参的 HDA 鉴定方法,该方法对纯化的 DNA 和粗水提取物都能有效地检测,并在人参根、人参粉、人参茶颗粒等多种样品中验证了该方法的准确性和适用性。HDA 与 RPA 反应相似,整个反应涉及多个酶和蛋白质(如解旋酶、单链结合蛋白和 DNA 聚合酶)的协同作用,这增加了反应体系的复杂性和不稳定性,使得检测结果的重复性和稳定性较低也限制了其更广泛的应用。

5. 展望 目前,等温扩增方法已广泛用于病原微生物检测、环境监测、临床诊断等多个领域,已然成为 PCR 技术的替代方法。在扩增效率、操作简便性和结果检测方面等方法,等温的方法展现出了独特的优势。此外,等温扩增技术还可以与微流控技术、CRISPR/Cas 系统、Argonaute 蛋白[110]等报告系统结合,实现中药材的现场快速检测。目前结合上述两种技术的生药鉴定研究工作还相对较少,未来可能会更广泛地应用于中药 DNA 的现场快速检测。

二、基于序列分析技术的生药鉴定方法

(一) Sanger 测序技术

1. 测序技术发展简史 基因测序技术也称作 DNA 测序技术,是指获得目的 DNA 片段碱基排列顺序的技术,而目的 DNA 片段序列是进一步进行分子生物学研究和基因改造的基础。1977 年 Sanger 和 Gilbert 分别提出双脱氧链终止法和化学降解法,这标志着第一代测序技术的诞生。由此开始,人类拉开了探索生命遗传本质的序幕,生命科学的研究进入了基因组学时代。

早在 1975 年,英国生物化学家 Sanger 与 Coulson[111]共同发明了加减测序法(plus-minus sequencing)技术,并于 1977 年在加减测序法的基础上,创建了双脱氧链终止法测序技术[112]。该测序方法与 Gilbert 和 Maxam 合创的化学降解测序法相比,虽然在测序原理上截然不同,但都以生成相互独立的若干组有放射性标志的寡核苷酸混合物为目的[113]。虽然 Sanger 测序法与化学降解法均称为一代测序技术,但由于化学降解法中所使用的试剂对实验人员的身体有潜在的危害,所以 Sanger 测序法逐渐在科研界中占据主要地位,也就造成目前人们认为一代测序技术就是 Sanger 测序方法的原因之一。Sanger 测序技术直到现在依然被广泛使用,为分子生物学及基因组学的发展奠定了理论基础,直至今日依然是基因序列测定的金标准。

2. Sanger 测序技术原理与流程 加减测序法运用特异性引物,以放射性核素标记的 dNTP 为原料,在 DNA 聚合酶作用下进行 DNA 链的延伸反应和碱基特异性链终止反应。但由于反应速度各不相同,导致有些片段的重读或漏读现象时有发生,结果有时不孚人望[111]。基于加减测序法的原理,Sanger 和 Coulson 将双脱氧核苷三磷酸(dideoxyn-ucleoside triphosphate, ddNTP)引入测序体系中,作为链反应的终止剂,以此创建了更加快速、准确的双脱氧链末端终止测序法,又称 Sanger 测序法或酶法。

Sanger 测序法以待测单链 DNA 为模板,以 dNTP 为底物,在寡核苷酸引物作用下的引导下依据碱基互补配对原则,在 DNA 聚合酶催化作用下,dNTP 的 $5'$ 磷酸基团与引物的 $3'-OH$ 末端生成 $3',5'-$ 磷酸二酯键。通过形成磷酸二酯键,新的互补 DNA 链得以从 $5'\rightarrow 3'$ 方向不断延伸。ddNTP 作为链终止剂从 $5'-$ 三磷酸基团渗入正在延伸的 DNA 链中,由于和 dNTP 相比在 $3'$ 位置缺少一个羟基,因此不能与 dNTP 形成 $3',5'-$ 磷酸二酯键,从而达到终止 DNA 链的延伸的目的[114]。最终产生分别终止于 $3'$ 末端的 A、T、C、G 位置上的 4 组 DNA 片段混合物。由于对 ddNTP 进行荧光素标记,可以实现 4 个测序反应均在同一反应管中进行[115]。在通过高分辨变性聚丙烯酰胺凝胶电泳和放射自显影技术,可直接读出新合成链的 DNA 碱基顺序,进而推断互补待测 DNA 链的碱基序列。

Sanger 测序流程包括:

(1) DNA 碎片化:在进行完整基因组测定前,首先要将提取得到的样品完整 DNA 打碎,形成 DNA 片段。

(2) PCR 扩增和体外克隆:针对特定目的核酸片段进行测序时,需对目的测序区域进行

PCR扩增;针对碎片化DNA的测序,则要将碎片化的DNA片段通过克隆的方式连接到质粒载体中;对于部分PCR产物的测序也可以对其进行克隆,以保证测序样品的纯度和浓度。

(3) ddNTP法循环扩增:向待测样品中分别加入4种dNTP和4种ddNTP,以获得匹配不同位置的终止序列。

(4) 凝胶电泳获得序列:对得到的序列进行凝胶电泳,根据碱基的顺序和位置确定序列信息。

Sanger测序法是最经典的一代测序技术,是实现大规模基因组测序的基础。时至今日,Sanger测序法仍是实时荧光PCR检测技术和高通量测序技术的验证方法。

(二) 高通量测序技术

1. 发展简史 随着人类基因组计划的完成,生命科学进入后基因组时代——功能基因组时代。因基因组测序体量不断增大,人们对测序效率提出了更高的要求。第一代测序技术虽然具有读长较长、准确率高等优势,但其测序耗时长、通量低、灵敏度较差,无法发现低频突变等缺点,无法满足深度测序和重测序等大规模测序的需求。因此,高通量测序技术应运而生,以满足庞大的测序需求。

1996年,Ronaghi和Uhlen[116]建立了焦磷酸测序(pyrosequencing),与第一代测序技术相比,其最大的特点是边合成边测序。2005年,454 Life Sciences公司首先推出了基于焦磷酸测序原理的Genome Sequencer 20测序系统,拉开了第二代高通量测序的序幕,改变了测序的规模化进程。Illumina公司和Life Technologies公司分别于2006年和2007年分别推出Solexa高通量测序系统和SOLiD高通量测序系统[117]。以上三种测序系统的出现标志着第二代测序技术的诞生。此外,在2010年Life Technologies公司收购Ion Torrent后推出的Ion PGM/Ion Proton测序系统;2014年,华大基因收购美国Complete Genomics(CG)公司后,基于CG平台推出了BGISEO-1000/500测序系统,这些系统同属于高通量测序技术。第二代测序技术的核心思想是边连接边测序或边合成边测序,具有高通量和自动化等显著特点。

2. 二代测序技术概述 二代测序技术(NGS),自2005年以来,已经成为基因组学研究的核心工具。该技术提供了快速、高通量的测序能力,适用于全基因组测序、基因表达分析、表观遗传学研究等多个领域。二代测序技术相较于传统的Sanger测序,具有成本低、速度快和数据输出高等优势,使得从全基因组测序到靶向区域测序都变得经济高效[118]。

3. 主要平台及技术原理

(1) Illumina平台:Illumina平台采用序列化学反应(Sequencing by Synthesis,SbS)技术,其核心是可逆终止技术(reversible terminator technology)。在具体操作中,DNA模板首先固定在流动槽的固定相表面,通过桥式PCR(bridge PCR)在表面形成高密度的DNA簇。在测序过程中,四种带有荧光标记的可逆终止核苷酸(A、T、C、G)被逐一引入,每加入一个正确配对的核苷酸,荧光信号会被记录下来,然后终止标记和荧光标记被化学剥离,允许下一个核苷酸的加入[119]。该平台广泛应用于:① 全基因组测序:用于快速、全面地评估个体的基因组结构[120]。② 转录组测序(RNA-Seq):分析表达基因,揭示基因调控复杂性和转录变体[121]。③ ChIP-Seq:用于确定蛋白质与DNA相互作用的位置,揭示调控网络[122]。

(2) Ion Torrent平台:Ion Torrent平台利用半导体技术,通过检测DNA合成过程中释放的氢离子导致的pH变化来确定核苷酸序列。在微孔阵列芯片中,每个微孔都包含一个DNA模板,随着dNTPs的逐个加入并被DNA聚合酶催化合成,释放的氢离子导致局部pH

下降,这一变化被传感器捕捉并转换为电信号,进而确定 DNA 序列[123]。该平台应用在:① 肿瘤遗传标记检测:快速检测肿瘤样本中的突变,用于个体化医疗[124]。② 微生物基因组测序:鉴定和分类微生物,特别是在感染控制中[125]。

(3) Roche 454 平台:Roche 454 平台使用乳化 PCR(emPCR)将 DNA 模板扩增并固定在微珠上,每个微珠只扩增单一模板分子。测序时,珠子置于微孔板上,每个微孔一珠。随着核苷酸的逐一加入,通过硫代硫酸盐发光反应的光信号来确定核苷酸类型[126]。该平台通常应用在:① 环境微生物多样性分析:用于快速识别环境样本中的微生物种类[127]。② 古 DNA 研究:由于能处理较长的读段,适用于破损或降解严重的 DNA 样本[128]。由于 Roche 454 平台通量相对其他方法更低,成本较高,目前已较少使用。

4. 二代测序技术分析方法与流程

(1) 文库构建:二代测序中的第一步,关键在于将提取的 DNA 或 RNA 通过物理或酶处理方法切割成适合测序的小片段,然后通过连接适配器序列,使其可以固定在测序平台的反应界面上。适配器还提供引物结合位点,供 PCR 扩增使用[129]。在文库构建过程中,磁珠分离技术是确保 DNA 片段大小选择和文库纯化的关键技术。磁珠技术可以有效清洗并选择所需大小的 DNA 片段,保证文库的质量和一致性[130];此外,使用不同类型的适配器是实现不同的测序策略的关键,如单端测序和配对端测序(paired-end Sequencing)。

(2) 测序与数据收集:在测序平台上,经过库构建的样本将进行高密度的 PCR 扩增,形成数以百万计的单一分子簇,每一步的荧光信号都被精确记录,并转换为电子数据。其中确保测序过程数据准确性的关键技术包括:实时影像分析技术(如 Illumina 的 Real-Time Analysis,RTA 软件)用于监控测序过程中的信号强度和质量,确保数据的准确性[131]。此外,每个平台使用不同的化学测序方法,如 Illumina 平台使用可逆终止子和荧光标记技术,Ion Torrent 平台则使用 pH 变化检测。

(3) 数据分析:包括数据质量控制、过滤低质量和污染读段,常用工具如 FastQC 和 Trimmomatic。随后,读段需与参考基因组进行比对或进行 *de novo* 组装,工具如 BWA 和 Bowtie 支持这一过程[132]。

二级分析在读段成功比对后进行,涉及变异检测(如 GATK 工具)、表达量统计(如 Cufflinks)和其他多种基于读段比对结果的分析,以解读生物学意义[133]。

三级分析涉及变异注释和解释,通常对发现的变异(例如 SNP、INDEL 和 CNV)进行功能注释,以确定其生物学和病理学意义。常用工具包括 ANNOVAR 和 VAT[134]。

二代测序技术通过其高通量和成本效率的特点,已经成为基因组研究的标准工具,在基因组学、表型组学和转录组学等多个生物学领域中发挥了重要作用。不同的测序平台有各自的技术特点和优势,科研工作者可以根据实验的具体需求选择合适的平台和策略。从 Illumina 到 Ion Torrent,不同的平台通过各自独特的化学和物理方法,为科研工作者提供了广泛的选择。通过合理的库构建、严格的数据质量控制和精准的生物信息学分析,二代测序不仅能够提供基因的序列信息,还能深入解析基因的功能和调控机制。随着技术的不断进步和成本的进一步降低,二代测序将在更多的生物医学领域发挥出更大的作用。

(三) 单分子测序技术概述

单分子测序技术(single molecule sequencing,SMS)标志着基因组测序技术的一次飞跃,该技术能够直接从单个 DNA 或 RNA 分子进行测序,无须进行 PCR 扩增,大大减少了测序过程中的偏差和错误。这种技术提供了更高的测序精度、更长的读长以及更快的输出速度,是研究基因组结构变异、表观遗传修饰和复杂区域测序的理想选择[135]。

1. 主要平台及技术原理

(1) Pacific Biosciences(PacBio):PacBio 的单分子实时测序(SMRT)技术利用了特制的纳米孔"零模式波导"(ZMW)来监测 DNA 聚合反应。在 ZMW 中,单个 DNA 分子与 DNA 聚合酶结合,并在聚合酶的催化下逐一加入带有荧光标记的 dNTPs。每当有一个 dNTP 被正确地加入新合成的 DNA 链上时,荧光被激发并通过高灵敏度的相机捕捉到,记录加入的核苷酸种类[136]。目前应用在:① 全基因组测序:用于检测基因组中的大段插入、删除和其他结构变异[137]。② 复杂基因区域测序:例如高 GC 含量区域或同源重复序列[138]。③ 表观遗传修饰识别:如 DNA 甲基化或糖基化的检测[139]。

(2) Oxford Nanopore Technologies(ONT):ONT 平台利用的是纳米孔技术,通过测量 DNA 分子通过生物或固态纳米孔时引起的电流变化来确定核苷酸序列。当 DNA 分子通过纳米孔时,不同的核苷酸会引起不同程度的电流阻断。ONT 设备(如 MinION)记录这些电流变化,使用特定的算法实时解析出 DNA 的序列信息[140]。主要应用于:① 病原体检测:快速识别和分类在临床和环境样本中的病原体[141]。② 环境监测:分析环境样本中的微生物多样性[142]。③ 实时基因组测序:提供现场快速基因组测序能力,尤其适用于流行病追踪和生物多样性研究[143]。

2. 单分子测序的技术分析方法与流程

(1) 样本准备:样本准备过程中,首先需要从研究对象中提取高质量的 DNA 或 RNA。得到的核酸样本需保证高纯度和完整性,以适应单分子测序对样本质量的高要求。此外,根据测序平台的需求,可能需要进行文库构建或修饰步骤,如 ONT 测序通常需要附加接头和引物以便核酸通过纳米孔[144]。

(2) 测序过程:在 PacBio 的 SMRT 技术中,样本 DNA 经过修饰后装载到具有数以万计 ZMW 的芯片上,每个 ZMW 可以容纳一个 DNA 聚合酶和一个单链 DNA 模板。测序过程中,特定的荧光标记 dNTPs 被逐个加入,通过监测每个 ZMW 中的荧光变化来识别被加入的核苷酸类型。每次只有当核苷酸被正确配对时,荧光信号才会被检测到,从而实现高精度的读取。这一过程可以连续进行,允许生成极长的读段,平均读长可达 10~20 kb,极大地促进了复杂基因组区域和结构变异的解析[145]。

在 ONT 平台中,单链 DNA 或 RNA 分子线性地通过纳米孔,分子通过孔的速度和孔阻断电流的变化能精确地反映出通过的核苷酸的类型。这种方法的主要优势是可以实时输出数据,并能处理极长的读段,理论上测量只受样本质量和长度的限制,实际应用中读取长度常常超过 100 kb,甚至达到 Mb 级别,这对于全基因组结构变异分析和病原体全基因组测序来说尤为重要[146]。

(3) 数据处理与分析:单分子测序数据处理流程较为复杂,需要高效的算法来准确解析大量的数据。数据分析一般包括以下几个步骤:

1) 数据质量控制:首先进行原始数据的质量控制,包括检测和过滤低质量的读段,以及去除可能的技术性污染,如接头序列等。此步骤是保证后续分析准确性的关键[147]。

2) 读段比对与组装:将处理后的高质量读段比对到参考基因组或进行 de novo 组装。对于 PacBio 和 ONT 这类产生长读段的技术,常用的比对工具包括 Minimap2、NGMLR 等,这些工具能有效处理长读段带来的比对挑战[148]。组装工具如 Canu 和 Flye 专门优化了对长读段的支持,能够构建高质量的基因组组装图[149]。

3) 变异检测与注释:基于比对结果,使用专门的算法进行变异检测,包括 SNPs、插入删除(InDels)以及大片段结构变异(SVs)。对于单分子测序数据,PacBio 的 SMRT Link 和 ONT 的 Medaka 等工具针对数据特点进行优化,提高了变异检测的准确性和敏感性[150]。

4) 功能注释与生物信息学分析:最后,将检测到的变异进行功能注释,分析其可能的生物学影响。此外,还可以进行深入的生物信息学分析,如基因表达、表观遗传学研究等,以全面理解基因组数据。

3. 展望　单分子测序技术以其独特的优势,正逐渐改变基因组研究的面貌。PacBio 和 Oxford Nanopore 技术的发展,特别是它们提供的超长读段和较高的测序准确度,使得复杂基因组结构的解析和难以捕捉的遗传变异成为可能。随着技术的进步和成本的进一步降低,未来单分子测序技术将在更多生物医学领域展现出巨大的应用潜力。

通过这些详细的技术解读和应用示例,我们可以深刻理解单分子测序技术在当前生物医学研究中的重要位置及其未来发展的巨大潜力。这些进展不仅推动了科学研究的深入,也为临床诊断和治疗提供了新的思路和工具。

(四)基于高通量测序技术的实验设计及平台选择依据

由于测序样本的类型不同,其构建的测序文库可分为 DNA 类文库及 RNA 类文库。

DNA 类文库制备步骤:首先提取待测样本的 DNA,再将其打碎以获得片段化的 DNA,通过凝胶电泳或磁珠纯化选择大小合适的 DNA 片段,随后对 DNA 进行末端修复、5′端磷酸化处理,并在其 3′端加上适当的接头,最后 PCR 扩增并定量检测,形成最终的文库[151,152]。

1. DNA 提取方法　目前提取 DNA 的方法主要为有机溶剂提取法、离心柱提取法及磁珠吸附提取法。

(1)有机溶剂提取法:主要利用 DNA 易溶于水而不溶于有机溶剂、蛋白质在有机溶剂可变性沉淀的原理进行提取 DNA,如酚/氯仿提取法。由于该方法耗时长,无法大批量提取 DNA、难以实现自动化,因此在高通量测序中应用较为有限。

(2)离心柱提取法:主要利用 DNA 分子固相结合的原理,首先将 DNA 吸附到吸附膜上,然后通过离心去除蛋白质等其他分子。该方法可满足提取多种样本类型,并获得高质量 DNA 的需求。且离心柱法操作简便,适用于大规模和高通量样本的处理,因此在高通量测序检测中被广泛应用。但是,如果初始材料过多,则易导致吸附膜出现堵塞,从而降低产量或污染提取物。

(3)磁珠吸附提取法:用于 DNA 分离提取的磁珠通常为硅基磁珠,主要利用氧化硅纳米微球具有超顺磁性,在 Chaotropic 盐(盐酸胍、异硫氰酸胍等)和外加磁场的作用下,可以特异高效地吸附 DNA 分子的提取原理。其与离心柱提取法相比,可消除样本堵塞吸附膜的影响,并且操作简便、易于自动化,因此该方法如今在高通量测序检测中所占比例日益增大[153]。此外,因为纳米级别的硅基磁珠可以均匀地分散到溶液中,故与 DNA 分子接触面积比离心柱法更大,能够更充分地吸附小片段 DNA 分子,尤其适用于血浆肿瘤游离 DNA 等小片段 DNA 分子的提取。

2. DNA 片段化方法　在获得样本的 DNA 后,需对提取的 DNA 样本进行打碎,形成片段化以符合各测序平台的读长。目前 DNA 片段化主要通过物理方法(如超声打断法等)或酶消化方法（如非特异性核酸内切酶消化法等）实现。

（1）超声打断法：超声打断法主要利用几何聚焦声波能量，在大于 400 kHz 的球面固态超声传感器中将波长为 1 mm 的声波能量聚焦在样品上，在等温条件下，将核酸样本断裂成小片段分子并同时保证其完整性。其中以 Covaris 超声破碎系统较为常用[153-155]。配合专门设计的 Adaptive Focused Acoustic(AFA)管，Covaris 超声破碎仪可将 DNA 精确地打断成 100～1 500 bp 或 2～5 kb 的片段。而 g-TUBE 可通过离心产生剪切力以产生 6～20 kb 的片段，可满足那些需要更长 DNA 片段的测序。

（2）非特异性核酸内切酶消化法：非特异性核酸内切酶也是对 DNA 进行片段化处理的常用方法之一。NEB 公司推出的 NEB Next dsDNA Fragmentase 是两种酶的混合物：一种是在 dsDNA 上产生随机切割，而另一种是识别随机切割位点并切割互补的 DNA 链，从而产生 100～800 bp 的双链 DNA 断裂。Illumina 公司 Nextera 系列文库构建试剂盒中所使用的转座酶 Tn5，也可通过转座子序列的特异性识别而产生约 300 bp 大小的切割。

研究证实，超声法和酶切法对 DNA 的片段化处理均有较高效的作用，相比之下，Covaris 超声破碎系统可得到更窄的 DNA 片段分布；但酶切法在操作过程中丢失的样本量更低。

3. DNA 片段大小的选择　通过凝胶电泳或磁珠吸附片段化处理后的 DNA 样本，可筛选出大小合适的 DNA 片段，从而为文库构建做准备。如果样本浓度足够且质量高时，可使用 Agencourt AMPure XP 磁珠选择片段的大小；如果当样本质量不高时，如福尔马林固定石蜡包埋样本应进行凝胶电泳回收片段，如 E-Gel SizeSelect 凝胶或 Pippin Prep 试剂盒。由于某些 AT 富集区在胶回收过程中因加热而导致变性，从而无法连接接头。因此，为了避免 GC 偏倚，可换用室温搅拌溶解的方式取代胶回收过程中的加热过程。

4. 文库构建　回收纯化后的 DNA 片段应进行末端修复及 $5'$ 端磷酸化，并随后在其 $3'$ 端加上适当的接头。常用 T4 DNA 聚合酶及 Klenow 酶来实现末端修复，也可采用 Taq DNA 聚合酶替代 Klenow 酶。为了将待测的目的片段锚定在测序芯片或半导体磁珠上，需加接头来实现。此外，接头旁的附加引物亦可大批量扩增足量的测序片段模板，达到提高检测效率的目的。由于检测平台及测序原理的不同，接头序列中的引物序列或条形码序列也不尽相同。目前，添加接头序列的方式有两种：一种为 TA 克隆式连接，另一种为 PCR 方式连接。两种方式的连接效率均较好，适用于不同文库构建方式。

目前市场上越来越多的公司提供接头添加试剂盒，主流的文库构建试剂盒厂商有 Illumina、Thermo Fisher、Agilent、Bioo Scientifc、KAPA Biosystems 及 NEB 等。其中，Illumina 公司生产的 DNA 文库构建试剂盒主要分为 Nextera 系列及 TruSeq 系列。TruSeq 系列使用超声打断法对 DNA 进行随机打断，然后通过 TA 克隆方式连接相应接头，片段筛选后再进行 PCR 扩增放大。由于 TruSeq DNA 建库方法对基因组的覆盖度较高，并对 DNA 的质量要求较低，自动化程度高，因此常用于普通基因组的文库构建中。但 TruSeq 系列文库构建试剂盒操作步骤较多，实验耗时偏长。相反，Nextera 系列运用高活性的携带有特定转座子序列的转座酶，可一次性完成 DNA 的片段化和加接头添加，具有更简便、更快速和低建库起始量的优点，但其插入的序列具有偏好性，并对 DNA 的浓度及纯度均有较高的要求。因此 Nextera 系列文库构建试剂盒特别适用于样品量较少的应用场景。

DNA 是生物遗传信息的主要载体，RNA 在遗传信息向表型转化过程中作为桥梁发挥着不可或缺的作用。与 DNA 分子相比，RNA 分子质量相对较小且种类繁多。除信使 RNA (messenger RNA，mRNA)、转运 RNA(transfer RNA，tRNA)及核糖体 RNA(ribosome RNA，rRNA)这三种参与蛋白质合成的主要 RNA 外，小分子细胞核 RNA(small nuclear RNA，snRNA)、小分子胞质 RNA(small cytoplasmic RNA，scRNA)、小分子核仁 RNA(small nucleolar RNA，snoRNA)、染色质 RNA、反义 RNA 及各种病毒 RNA 等也在遗传信息表达和调控过程中各自发挥着重要作用。因此，与 DNA 测序直接提取 DNA 样本不同，在制备 RNA 文库前，需要根据实验目的选择不同类型的 RNA 样本及文库构建方法。

(1) RNA 提取方法：以转录组测序为例，制备 RNA-Seq 文库的第一步是提取样本中的总 RNA 或 mRNA。目前，总 RNA/mRNA 的提取方法主要有 Trizol 提取法、离心柱提取法及磁珠吸附提取法三种[46]。

1) Trizol 提取法：主要利用 Trizol 试剂中的苯酚、异硫氰酸胍等物质，快速破碎细胞并抑制细胞释放核酸酶的作用，在异丙醇作用下沉淀样本中的总 RNA。该方法最为经典、传统，适用于绝大多数样本类型。同时该方法在操作过程中也可能会引入抑制剂，影响后面 PCR 酶促反应。如果这些抑制剂没有去除，会对后面的反转录、末端修复、接头连接及 PCR 扩增等产生影响，最终影响获得的测序数据[156]。

2) 硅胶膜特异性吸附的离心柱提取法：主要利用一系列裂解液裂解组织或细胞的同时抑制 RNA 酶，在硅胶膜特异性吸附 RNA 后通过多次漂洗去除 DNA、蛋白质及其他杂质，最后采用低盐溶液洗脱 RNA。与 Trizol 提取法相比，硅胶膜特异性吸附的离心柱提取法的操作更为简便快速、易于自动化，适于大规模和高通量的处理，因此目前在高通量测序检测中逐渐广泛地应用。

3) 磁珠吸附提取法：采用不同类型的磁珠，可分别对样本的总 RNA 及 mRNA 进行提取。磁珠法提取样本总 RNA 与磁珠法提取样本 DNA 的原理大致相同，均采用硅基磁珠对核酸的亲和吸附能力，在高盐环境和外加磁场的作用下对核酸进行分离。但在对 RNA 进行提取前，需利用特殊的裂解液对样本进行前处理，在保证去除 RNase 并分离 RNA 层后再进行总 RNA 提取[157]。此外，包被有亲和素的磁珠常用于提取样本 mRNA，将待提取的样本与生物素标记的 oligo(dT)探针进行退火结合后，再与包被有亲和素的磁珠相互作用即可达到分离 mRNA 的目的[157]。与离心柱提取法相比，采用磁珠法提取 RNA 不仅消除了样本堵塞吸附膜的影响，而且操作更为便捷。但由于 RNA 吸附磁珠的制备要求和成本较高，目前普及程度尚不如离心柱法。

(2) 去除干扰 RNA：由于直接对样本总 RNA 进行测序将产生许多无用的冗余信息，故通常在提取到符合标准的总 RNA 后，需对占提取总 RNA 80%～90%比例的 rRNA 进行干扰去除。目前去除 RNA 干扰的方式主要有两大类：一类为 poly(A)纯化法；另一类则为 rRNA 直接去除法。

1) poly(A)纯化法：其原理是基于大部分真核生物中的 mRNA 及长链非编码 RNA(lncRNA)均带有 poly(A)尾结构。该方法可通过带有 oligo(dT)的磁珠进行靶向杂交富集，或使用 oligo(dT)引物进行反转录，扩增捕获带有 poly(A)尾的 RNA。但由于此单向扩增过程具有 3′端转录偏好性，容易产生偏倚，且 oligo(dT)引物可能与 RNA 链中的 poly(A)区域结合而产生偏倚扩增。故该方法仅可适用于去除低 RNA 样本量时的 rRNA。此外，对于不含 poly(A)尾的转录本或部分降解的总 RNA 样本，poly(A)纯化法并不适用。

2) rRNA 直接去除法：对于不含 poly(A)尾的转录本或部分降解的总 RNA 样本，可利用

rRNA 直接去除法去除总 RNA 中的 rRNA。目前直接去除 rRNA 的途径有多种，如 rRNA 特异探针杂交消减法、依赖于双链特异核酸酶的 cDNA 均一化法、选择性引物扩增法及 5′单核苷酸依赖的外切酶处理法[158]。其中，依赖于双链特异核酸酶的 cDNA 均一化法利用 DSN 和 DNA 复性动力学的优势，可特异性降解大部分双链高丰度 cDNA 分子，保留完整的单链 cDNA[159]。但此方法需要较高的总 RNA 样本量，因此在临床使用时存在一定的局限性。

（3）文库构建：文库构建采用去除 rRNA 后获得的 mRNA，常用思路有两种：一是先对 mRNA 进行 oligo(dT)结合反转录，再对 DNA 进行片段化；二是先进行 mRNA 片段化处理，然后结合随机引物进行反转录。目前研究显示，先对 mRNA 进行打断后反转录构建的文库测序 reads 主要针对基因本体；而先反转录再打断处理的 reads 则偏向转录本的 3′端。因此，在 RNA-seq 中建议优先采用先对 mRNA 进行打断，再进行反转录处理的文库构建方法。

目前对 mRNA 片段化处理方法主要有碱处理法、二价阳离子溶液处理法（Mg^{2+}、Zn^{2+}）及酶（RNase Ⅲ）处理法等三种。前两种处理法需在较高温度下进行，以降低 RNA 结构改变的风险。在完成 cDNA 反转录后，文库处理与 DNA 类文库构建过程类似。完成文库定量及标准化处理后，RNA 文库即构建完成。在将文库构建完成后即可进行上机测试，一般会输出 FASTA 格式的数据，最后对数据结果进行分析即可。

（4）平台选择依据：Illumina 测序技术具备可扩展的超高通量，其 Genome Analyzer IIx 系统每次运行可获取最高 95 GB 的高质量过滤数据；2017 年推出的 NovaSeq 6000 系统，每个流动槽的最高输出数据量可达 3 000 GB。Illumina 测序技术需要样品量少、操作简单、快速、自动化，减少了手工操作可能带来的误差和污染。其测序技术采用可逆荧光标记终止子，在 DNA 链延伸过程中检测单个碱基掺入，减少误差，实现大规模平行测序，确保高质量数据。Illumina 测序技术支持单端或双端，文库构建过程简单，减少了样品分离和制备时间。Illumina 测序所采用的 SBS 策略很好地解决了相同碱基聚合导致的测序不准问题，错误率低。但 Illumina 测序技术在可逆反应中，随反应轮数增加，效率降低，信号衰减，读取序列较短，导致从头测序拼接困难。

Ion Torrent 半导体测序速度快，实验周期短。根据测序通量需求，可选择不同的离子半导体芯片，最小可获得 10 MB、最大 1 GB 以上的高准确度序列，而且具有良好的测序覆盖均衡度。Ion Torrent 具有理想的测序读长，目前测序最大读长可达 600 bp。但是如果单个碱基出现多次重复，会导致在一个循环里产生大量的氢离子从而引起 pH 的剧烈变化，导致信号不准确，因此测量单个碱基重复出现可能导致误差。这是由于技术原理导致的，是限制该测序技术发展的一个主要原因[160]。为此，Ion Torrent 推出了 Hi-Q 酶，该酶聚合反应非常快，可以产生更高、更尖的峰，更利于判读并提高准确性。

Complete Genomics 测序平台与其他二代测序技术相比，DNB 测序技术可实现降低试剂耗费的同时增加了数据产出，提高了测序准确性，具有以下几个优势：① DNB 通过增加待测 DNA 的拷贝数，进而增强信号强度，实现提高测序准确度。② 与 PCR 指数扩增不同，在滚环扩增过程中，扩增错误不会积累。③ DNB 与芯片上活化位点的大小相同，实现每个位点只固定一个 DNB，保证信号点之间相互不干扰。④ 阵列化测序芯片和 DNB 测序技术的结合使成像系统像素和测序芯片的面积得到最大化利用。

单分子测序平台具有最长的平均读长，可获得具有均一覆盖度的最长的平均读长。且具有高准确率，通过多次测序，对基因组组装和基因组变异检测的准确率最高可达 99.999%[161,162]。

单分子测序平台还具有均一的测序深度,由于SMRT技术在测序中没有序列偏好性,因此整个基因组区域,在复杂度低或高的区域都可以得到均一的测序深度。并且可检测表观遗传特征,可以统一分析基因组学和表观遗传学数据。还包括循环一致性测序(circular consensus sequencing,CCS)模式,是目前可生成分子内一致性序列的技术,在样本含量很低的DNA分子,也可以得到高度精确的碱基序列[163]。SMRT的技术局限性也是第三代测序技术的通病,其测序错误率可达13%~15%。但是,此类技术的局限性可通过多次测序用以纠错,从而可达到较高的准确率。

纳米孔单分子测序平台:纳米孔单分子测序的显著优势包括无标记、读长长、高通量、材料需求低,不会受PCR所引入的扩增偏差的影响,简化了实验过程,并且可以很容易地用于DNA测序应用。同时,纳米孔单分子测序设备体积小,可在检测车甚至野外直接开展测序工作。由于传输速度非常快,该技术信号灵敏度低,很容易出错。为提高测序准确率,当前已有通过减缓传输速度来改进的研究。

三、基于微流控技术的生药鉴定研究

(一)微流控技术介绍

1. 概念原理 微流控技术以其在微尺度通道中对微量流体的精密操纵而闻名,因而被形象地称为"芯片上的实验室"(lab-on-a-chip)。该技术在分析化学、生物学及医学研究中的应用推动了相关领域的显著进步。在核酸检测领域,理想的微流控芯片应整合核酸的提取、扩增及扩增产物检测等多个步骤,实现快速、高效及自动化的检测流程。尽管该技术已应用于临床致病菌的研究中[164],但在中药鉴定领域处于起步阶段。目前中药鉴定中主要应用的是侧向层析检测技术(lateral flow assay,LFA或lateral flow dipstick,LFD)。

侧向层析技术一般是指胶体金免疫层析技术,是一种将胶体金标记、层析分析和免疫检测结合的新型低成本、快速检测技术,摆脱了对大型仪器以及专业人员的依赖[165]。侧向层析装置主要由吸水垫、硝酸纤维素膜(NC膜)、金标垫、样品垫以及底板五部分组成。其原理是以条状纤维材料为固相,通过毛细扩散作用使样品溶液在层析条上流动。待测物先与金标合物结合,继续在毛细作用下泳动至检测线,待测物与标记物的复合物被检测线上的抗原或抗体通过高亲和性的免疫结合而截获,呈现肉眼可见的红色条带[166]。

在生药鉴定当中,当前应用的侧向层析检测技术通常采用"夹心法"进行检测,原理如图3-3-4所示。特异性引物与标记分子(如异硫氰酸荧光素FITC和生物素Biotin)偶联。这些被标记的引物在核酸扩增过程中(可使用PCR、LAMP、RPA等技术)与目标序列特异性结合,扩增后产生带有FITC和Biotin双标记的产物。随后,这些产物被滴加到检测试纸上,借助层析作用,扩增产物在试纸上迁移,带有生物素标记的一端会被固定在膜上的链霉素(streptavidin)或抗-生物素抗体捕获,带有FITC标记的一端与金纳米颗粒标记的抗FITC抗体结合,形成三明治夹心结构,在检测区域形成可肉眼观察的条带,实现阳性结果的直观显示。

2. 分类 微流控技术发展迅速,种类众多,应用十分广泛,对于微流控技术种类的划分尚无统一标准。目前在药物分析领域,常见的微流控技术的应用形式有侧向层析技术、微流控芯片和器官芯片等。

侧向层析技术是在免疫检测领域已成熟应用的技术,随着分子生物学技术的发展,将核酸扩增产物与侧向层析技术结合逐渐受到关注[167]。根据核酸扩增技术的不同,常见的结合方

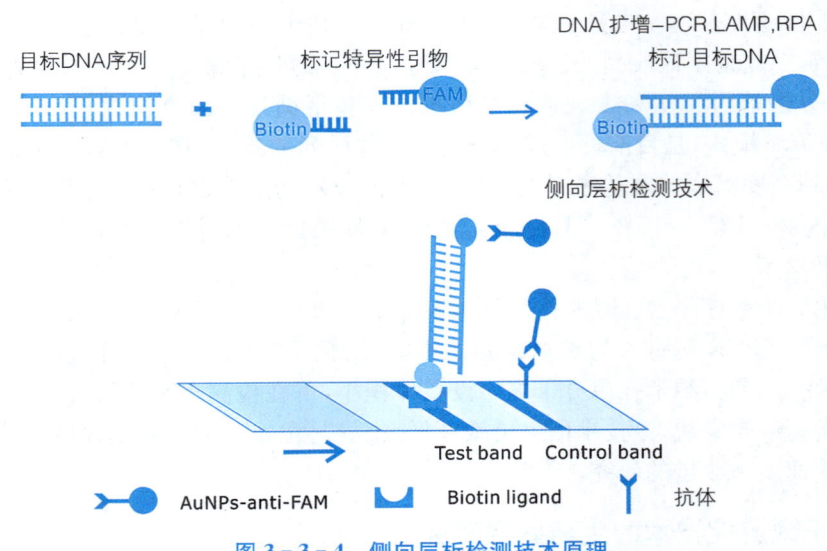

图 3-3-4 侧向层析检测技术原理

式包括聚合酶链式反应结合侧向层析技术(PCR-LFA)、环介导等温扩增结合侧向层析技术(LAMP-LFA)、重组酶聚合酶扩增结合侧向层析技术(RPA-LFA)和规律成簇的间隔短回文重复结合侧向层析技术(CRISPR-LFA)等。

(1) 聚合酶链式反应结合侧向层析技术：PCR-LFA 技术结合 PCR 技术与侧向层析技术，能够简单快速地检测目标 DNA，避免了 PCR 法结果检测中电泳处理和 PCR 产物污染等问题。胶体金试纸条是侧向层析试纸条中应用最为广泛的检测方式，首先使用 FAM 或 FITC 等小分子修饰的引物对靶序列进行扩增。随后，通过侧向层析试纸对扩增后的 PCR 产物进行检测，在结合垫上包被胶体金-链霉亲和素偶联物，在检测线上喷涂羊抗 FAM 单克隆抗体，在控制线上喷涂链霉亲和素，若有待测目标物，则羊抗 FAM 单克隆抗体识别目标物 5′端的 FAM，在检测线显色，控制线通过链霉亲和素和生物素的亲和作用显色；若无待测物，则只有控制线显色，检测线不显色。通过 PCR-金标层析试纸的显色情况即可判断出待测物是否还有目标物质，通常可在 15 min 得到检测结果，可直接通过肉眼定性、操作较为简便[168]。

(2) 重组酶聚合酶扩增结合侧向层析技术：LAMP 是一种在恒温 60～65 ℃条件下，针对靶基因序列设计两对特异性内、外引物，利用 Bst DNA 2.0 聚合酶的链置换作用及识别延伸效应实现核酸大量且快速扩增的方法[169,170]。LAMP 产物通常需通过琼脂糖凝胶电泳或浊度仪等判读结果，但存在易导致假阳性、仪器价格昂贵、不便于在基层应用等缺点[171]。LAMP-LFA 结合 LAMP 扩增技术与横向流动试纸条，通过由 FAM 标记的探针与生物素标记的 LAMP 扩增产物特异性杂交，在 LFA 上完成显色和结果判断[172]。该方法具有操作简便、特异性及敏感度较强、无需 EB 等有毒试剂、不依赖仪器设备等优点[173]。

(3) 重组酶聚合酶扩增结合侧向层析技术：RPA-LFA 结合 RPA 与侧流层析技术，建立了一种现场快速检测方法。在 RPA 反应中，引入 FAM 标记探针及生物素标记引物，探针与扩增产物结合，当探针被内切酶内切后，探针发挥引物的作用，可与生物素标记的引物共同扩增，产生一端生物素标记、另一端 FAM 标记的双链 DNA 产物。再将 RPA 反应液滴加于样品垫时，标记有 FAM 和生物素的扩增产物与纳米金偶联抗体及检测线上的生物素配体形成复合物使纳米金聚集显色出现检测线。试纸条上的质控线包被有 FAM 二抗,可与游离的 FAM 针及 FAM 抗体标记的纳米金粒结合而显色,出现质控线,以指示结果的有效性。

(4) 规律成簇的间隔短回文重复结合侧向层析技术:CRISPR 与 CRISPR 相关蛋白(Cas)是源自细菌和古菌中应对外源核酸入侵的免疫防御系统[174],因其高效性和精准性成为当今最为流行的基因编辑工具之一,在医疗、农业等领域都有广泛的应用。张锋团队于 2019 年将 CRISPR 和侧向层析试纸结合,推出了 SHERLOCK 技术。在该系统中,引入了一段在两端分别标记生物素(Biotin)和荧光素(FAM)的探针序列。采用的侧向层析试纸条可以检测同时含有 Biotin 和 FAM 的序列,在近端的条带处包被有结合 Biotin 的亲和素(SA),在胶体金上标记有抗 FAM 抗体,另外远端还有一条条带,包被有可与抗 FAM 抗体结合的二抗。这是一种夹心法的试纸条,当样品中存在同时含有 Biotin 和 FAM 的序列时,会在近端的条带处形成 SA - Biotin - 探针 - FAM - 抗 FAM 抗体 - 胶体金复合物,从而显色[175]。CRISPR 系统具有精准、高效的特点,与侧向层析技术的快速、简便特点相结合,能够显著提高目标 DNA 或 RNA 检测的效率。

(二) 侧向层析技术研究现状

1. PCR - LFA 目前,PCR - LFA 主要应用于疾病诊断、食品安全、环境监测、生物科学研究以及法医鉴定等领域。Yan 等[176]建立了基于金磁性纳米粒子的 PCR - LFA 体系用于 CYP2C19 基因分型,结果显示该系统与测序结果的符合率为 99.93%,可在 5 min 内完成基因分型结果的视觉或自动判读。Cheng 等[177]开发、优化了一种基于等位基因特异性 PCR(AS - PCR)和基于金纳米颗粒的侧向层析测定平台,用于检测耐药基因 *pfmdr1* 的 SNPs。结果显示,基于临床分离株,AS - PCR - LFA 平台的敏感性和特异性分别高达 99.43% 和 100%。Chayapol Tungphatthong 等[178]基于麻醉植物卡痛的 *matK* 序列中的物种特异性核苷酸序列设计了双重引物 MS - F - FAM、Ctrl - F - DIG 和 Ctrl - R - Biotin,建立了 PCR - LFA 检测法医标本中卡痛的方法,结果显示在 8 个标本中 7 个含有卡痛。在中药鉴定中,PCR - LFA 技术的应用可以为生药真伪鉴别、质量控制和安全性评价提供新的工具和策略。如 Thongkhao 等[179]以马兜铃属植物 *rbcL* 序列为目标,设计了马兜铃属植物特异性引物,开发了马兜铃属植物的 PCR - LFA 检测方法,并证明其在各种样品中检测马兜铃属植物的有效性。然而,生药的基因多样性可能导致鉴定过程中的复杂性和不确定性;此外,生药中的其他成分可能会对 PCR 扩增和 LFA 检测产生干扰。因此,未来的研究需要进一步探索和优化 PCR - LFA 技术在中药鉴定中的应用策略,以提高其准确性和可靠性。

2. LAMP - LFA LAMP 反应产物检测方法包括荧光法、琼脂糖凝胶电泳法、染料显色法、LFA 法等,将 LAMP 与 LFA 结合,结果判读更方便、准确。如段钰[180]等以 *mt - COI* 基因保守区段为靶标设计引物及探针,建立了一种捻转血矛线虫的 LAMP - LFA 检测方法。经检验,建立的 LAMP - LFA 方法对捻转血矛线虫基因组 DNA 的最低检测限为 100 fg,与奥斯特线虫、夏伯特线虫、毛首鞭形线虫基因组 DNA 不发生交叉反应。龙宥荗等[181]根据鸭疫里默氏菌(riemerella anatipestifer, RA)的 *ompA* 基因设计 4 条环介导等温扩增特异性引物和 1 条带有异硫氰酸荧光素标记的 DNA 探针,研究结果显示建立的 LAMP - LFA 检测方法能快速、特异地检测 RA,可作为早期诊断的有效手段。

3. RPA - LFA RPA 技术具有引物设计简单、反应速度快、反应温度低的优点[182],通过对 RPA 引物进行化学修饰,利用金纳米颗粒(AuNPs)与修饰后的扩增产物特异性相互作用,可以用肉眼直接在 LFA 上读取彩色信号[183]。将 RPA 与 LFA 相结合,可以充分发挥两者的优势,实现对目标分子的高效、快速、灵敏检测。这种结合应用已经在多个领域展现出巨大的潜力,如病原微生物检测、食品安全检测、环境监测等。如 Dhananjay Kumar 等[184]建立和规范 RPA-LFA 体系用于牛、水牛和猪等食用动物物种来源的鉴定,建立的 RPA 分析结果显示,牛、水牛和猪的 DNA 模板扩增产物大小分别为 294、405 和 283 bp,所开发的检测方法的诊断灵敏度为 10 pg,并与作为金标准的物种特异性 PCR 检测高度相关。Aleksandr V. Ivanov 等[185]设计并筛选了 5 对针对马铃薯黑胫病菌基因组不同区域的引物,利用所建立的 RPA-LFA 检测马铃薯块茎中马铃薯黑胫病菌的潜伏侵染,并进行了 PCR 验证。结果表明,RPA-LFA 在高灵敏度检测潜伏感染方面具有很大的潜力。RPA-LFA 在中药鉴定也有所应用,如 Zhao 等[104]针对贵细中药材藏红花的 ITS2 序列,以 RPA 为扩增方法,LFA 为扩增产物检测方法建立了藏红花的 RPA-LFA 鉴定体系,经过一定数量样本的检测,显示方法具有高度的准确性和灵敏度。然而,由于该技术具有高效扩增的灵敏度,在开管盖、取样、上样以及样本在侧向流动试纸条上层析的过程中,气体与样本液面摩擦可能产生核酸气溶胶污染,在下一次实验时容易出现假阳性结果[186]。RPA-LFD 技术的引物和探针既没有明确的设计原则,也没有专业的设计软件,所以未来将此技术应用在中药鉴别中,也需要克服上述技术难关。

4. CRISPR-LFA 通过将 LFA 技术与 CRISPR-Cas 系统相结合,检测人员可以直接用肉眼读取检测结果并实时做出判断,突破了传统 CRISPR 技术依赖光学设备读取荧光信号的局限。Li 等[187]开发了适配体辅助的 CRISPR/Cas12a 介导的侧向层析体系(BA-CASLFA)。这一系统大幅缩短了适配体与 ATP 结合的时间,降至原来的十分之一,并已成功应用于卡那霉素的检测。这表明 BA-CASLFA 平台不仅局限于一种应用,而是具有广泛的适用性,能够针对多种小分子进行检测,展示出高度的应用潜力。此外,Cheng 等[188]开发的基于核酸杂交的侧向层析检测平台(CHLFA),能够在 50 min 内检测到 1~10 个拷贝的靶基因。进一步地,该团队使用 CRISPR-CHLFA 平台对 SARS-CoV-2 Omicron 变体和结核分枝杆菌标记基因进行了检测,实现了对临床样本的分析,准确率达到了 100%。在生药鉴定领域,CRISPR 技术可用于设计针对中药特定序列的引导 RNA,结合侧向层析技术,可以快速检测物种特异性的序列,实现生药品种的快速鉴定。

(三) 微流控芯片

微流控芯片(microfluidic chip)是一种基于微加工和毛细管电泳的新型分析技术,该系统集成了毛细管通道、微电极、微检测器、微进样装置等,具有样品用量少,分离效率高,分析速度快,自动化程度高等优点[189]。近年来,将核酸检测技术与微流控技术相结合,成为检测领域的热点[190]。二者的结合可降低实验操作的复杂性,缩短反应时间,提高效率,有助于构建自动化、高效的诊断系统[191]。石艳萍等[192]采用微流控芯片环介导等温扩增技术,收集 3 种猪圆环病毒临床阳性样本进行核酸提取,与市场上 3 种猪圆环病毒荧光探针法检测试剂盒进行灵敏度、特异性和重复性同步比对。结果显示,微流控芯片 LAMP 法在 3 种猪圆环病毒联检测试中具有较好的灵敏度、特异性和重复性。表明微流控芯片 LAMP 法可以满足现场检测的要求,适用于养猪场等场所的猪圆环病毒现场快速检测。王可可等[193]提出了一种基于微流控荧光定量聚合酶链式反应的血液病毒快速检测新技术。根据血站血液核酸检测工作中乙型肝炎病毒(HBV)、丙型肝炎病毒(HCV)、人类免疫缺陷病毒(HIV)的筛查流程,在微流控芯片上进行 HBV 检测。实验结果表明,该芯片具有良好的温度均匀性和导热性,可实现血液样本中 HBV 的快速检测。核酸检测技术与微流控芯片技术联用在中药鉴定中具有很大的潜力,未来应设计更具针对性的微流控芯片以满足不同生药的分析需求,推动微流控芯片技术在生药鉴定领域的广泛应用。

微流控技术的应用是生药 DNA 分子鉴中的重要创新点,上述侧向层析检测技术(LFA)可实现对扩增产物的可视化检测,可有效替代传统核酸检测方法中琼脂糖凝胶电泳的步骤,具有一定的便捷性。但是此类检测方法仍需在扩增结束后阶段进行"开盖"的操作以进行结果读取,这种"开盖"的操作极易产生气溶胶污染,可能导致假阳性结果的产生。为了解决这一问题,未来生药 DNA 分子鉴定的发展方向应当聚焦于研发完全封闭的微流控系统。在这样的系统中,核酸提取、扩增,以及扩增产物检测等各关键步骤将全部在一个封闭且集成的环境中进行,可有效避免样品暴露带来的交叉污染问题,提高检测的准确性,也符合现场快速检测对操作便捷性的要求。微流控芯片能够并行处理多个样本,大大提高中药鉴定的通量,缩短分析时间,并且能够实现微量样本的高效分离和检测,提高中药鉴定的灵敏度和准确性。然而,生药化学成分复杂以及各成分相互作用,给其在生药鉴定的应用带来困难,且目前微流控芯片技术仍处于发展阶段,其制造和运营成本较高,限制了其在生药鉴定领域的广泛应用。随着技术的不断进步和成本的降低,该技术有望在生药鉴定领域发挥更大的作用。

四、定量鉴定技术

(一)实时荧光定量技术

1. 概念原理 实时荧光定量(real-time quantitative PCR,qPCR)技术是一种基于 PCR 反应实时监测荧光信号强度的定量分析方法。该技术结合了 PCR、酶动力学和光谱分析,通过在 PCR 反应体系中引入荧光物质,实时监测样品和荧光物质产生的荧光信号变化来定量分析起始模板的数量。样品在 PCR 反应中产生的荧光信号,会随着每个循环形成一个数据点,连接所有数据点形成的曲线称为扩增曲线,是描述 PCR 动态过程的重要工具[194]。在中药掺伪鉴定中,利用实时荧光定量技术,可以监测熔解曲线进行定性分析,并利用扩增曲线中 Ct 值和标准曲线的关系推断目的基因的含量,从而达到对中药掺伪定量检测,提高中药鉴定的准确性和灵敏度。

qPCR 技术的扩增曲线可由 4 个时期进行描述,即基线期、指数增长期、线性增长期和平台期。在基线期,PCR 反应初期模板 DNA 的扩增不明显,荧光信号被背景信号掩盖,无法判断扩增产物量的变化[195]。指数增长期是 PCR 反应中模板 DNA 明显扩增、扩增产物数量随 PCR 循环次数呈指数增长的阶段,此时荧光信号逐渐超过背景信号并达到设定的阈值[196]。线性增长期是扩增产物数量每个循环加倍,扩增曲线呈线性增长,斜率逐渐减小。而平台期则是 PCR 反应末期,扩增产物增加趋缓,荧光信号稳定,PCR 终产物量与起始模板量之间没有线性关系,无法通过荧光信号准确计算起始 DNA 拷贝数[197]。这些阶段的特征可以帮助分析 PCR 反应的动态过程,定量分析起始模板的数量。

理解 qPCR 原理的关键在于理解扩增曲线中的 3 个基本概念,即基线、阈值和 Ct 值。在对数图谱中,基线体现在背景信号杂乱部分,线性图谱中是处于跟 X 轴平行的部分,仪器会自动形成基线的起始循环数和终止循环数,也可手动进行调节[198]。荧光阈值(threshold)是根据荧光强度值设定的,通常设定为 3~15 个循环的荧光信号标准差的 10 倍。在扩增曲线上,穿过阈值并与X轴平行的线即为阈值线,所有样品的荧光强度和本底荧光强度的差值保持一致。循环阈值(Cycle threshold,Ct值)是指在PCR循环过程中,扩增产物的荧光信号达到设定的阈值时所经历的循环次数,与模板初始量的对数值成反比线性关系。

2. 分类　目前,根据荧光物质的不同,常见的实时荧光定量技术可以分为荧光染料法和荧光探针法。

(1) 荧光染料法:荧光染料法依赖于荧光染料,分为饱和与非饱和类型,都能与双链DNA结合。qPCR技术常用非饱和荧光染料SYBR Green标记双链DNA,但该染料可能不完全嵌合所有扩增产物,且未及时脱落可能抑制PCR反应;相比之下,饱和荧光染料如Eva Green、LC Green等,与双链DNA结合力强,能完全嵌合扩增产物,解链后释放的染料不再与DNA结合,减少PCR反应抑制。

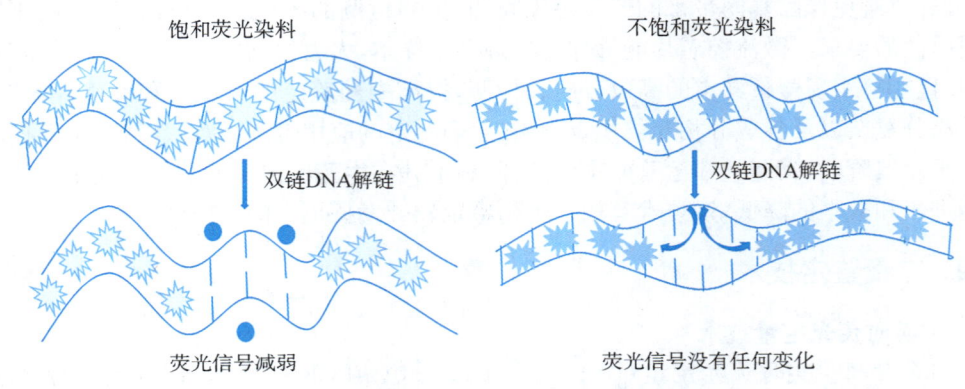

图3-3-5　双链DNA解链前后荧光染料结合情况

[左图:饱和染料在双链DNA解链时,荧光分子同步脱落,信号减弱;右图:不饱和染料在双链DNA解链时,荧光分子重新结合于未解链的双链DNA部位,荧光信号没有变化,不能反映样品熔解温度(Tm)]

SYBR Green Ⅰ是一种能够结合于双链DNA双螺旋小沟区域的具有绿色激发波长的非饱和荧光染料(图3-3-6)。在PCR反应中,SYBR Green Ⅰ与DNA双链结合后发射荧光信号,游离的染料不发射荧光。伴随每轮PCR反应的进行,PCR产物不断积累,SYBR Green Ⅰ不断与新增加的产物结合并发出荧光,荧光信号不断积累,荧光定量PCR仪实时记录荧光信号的变化。通过监测SYBR Green Ⅰ染料与DNA双链结合形成的荧光信号强度,并观察扩增曲线和标准曲线,可定量PCR体系中双链DNA的数量。

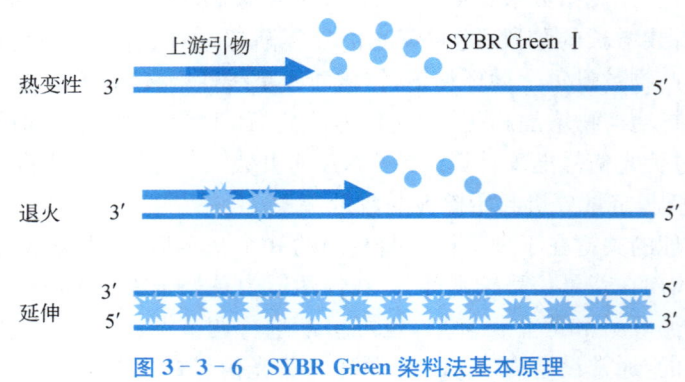

图3-3-6　SYBR Green染料法基本原理

荧光染料法在中药鉴定中显示出明显的优势。实验准备时,无需针对不同模板设计特定引物或探针,实验流程简便通用;实验过程中,荧光染料与双链 DNA 结合后发出强荧光信号,具有较高的灵敏度;相较于荧光探针,荧光染料成本较低,降低实验操作成本。

此外,高分辨率熔解曲线(high-resolution melting,HRM)技术结合 PCR 扩增和熔解曲线分析,利用单核苷酸在熔解过程中的不同温度而形成不同形态的熔解曲线,结合饱和型双链 DNA 荧光染料,无需特异性探针,即可实现对样品的检测。随着 PCR 反应温度升高,DNA 双链开始解链,荧光染料脱落,荧光信号减弱或消失。利用仪器记录这一过程中荧光信号的变化,可获得高分辨率的熔解曲线。不同 DNA 序列的熔解温度各异,通过熔解曲线的形状和峰值差异,可实现中药 DNA 序列的定性和定量分析。

(2)荧光探针法:生药分子鉴定最常用的是 TaqMan 探针。TaqMan 探针是一种用于实时荧光定量 PCR 的短寡核苷酸,5′端带有报告荧光基团(R),3′端带有淬灭荧光基团(Q),能够与目标 DNA 双链中的一条链互补配对(图 3-3-7)。当探针独立存在时,由于荧光共振能量转移的发生,R 发射的荧光信号会被 Q 吸收。探针与目标 DNA 特异性结合后,在 PCR 过程中,Taq 酶的 5′-3′外切酶活性识别并切割探针,导致 R 和 Q 分离,释放出荧光信号,这个过程每生成一个 PCR 产物就有一个探针被切割,伴随一个荧光信号的释放。随着 PCR 反应的进行,不断有荧光信号产物被释放并积累,切割的荧光分子数与结合探针的 PCR 产物数量是一对一的关系,可根据监测 PCR 反应产生的荧光信号强度计算出初始模板的数量。

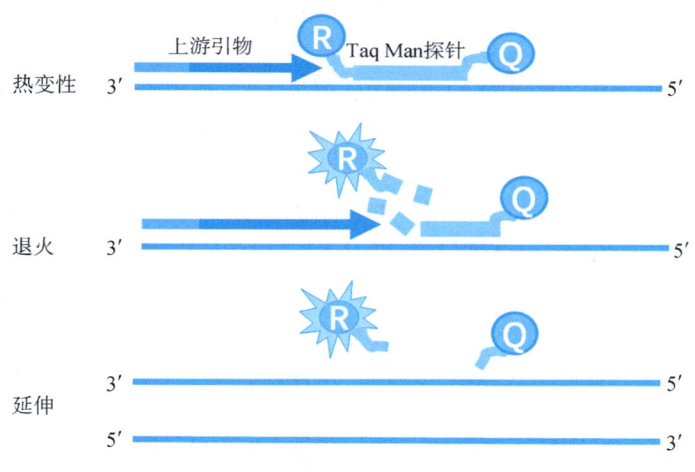

图 3-3-7 Taq Man 实时荧光定量 PCR 基本原理

在 PCR 过程中,扩增引物和探针序列都匹配后扩增的产物才能产生荧光信号,确保荧光信号仅来源于目的片段的特异性扩增,保证结果准确性,有利于低拷贝和低浓度的样品检测。在检测过程中,在探针的 5′端标记不同的荧光修饰,不同的探针会发出不同的荧光信号,可以在同一反应中实现对多个目的基因或基因型的同时检测,实现多重检测,节约成本和时间,提高检测的效率和适用性。

3.定量方法 实时荧光定量 PCR 的数据分析包括绝对定量和相对定量。绝对定量可测定目的基因在样本中的具体拷贝数,相对定量测定的是目的基因在两个或多个样本中的相对表达水平。根据具体检测目的,选择合适的定量方式。

(1)绝对定量:绝对定量是使用一系列已知浓度(通常是 5~6 个梯度稀释的浓度,且涵盖待测样品中目的基因可能出现的全部浓度范围)的标准品绘制标准曲线,建立 Ct 值与起始模板量[总核糖核酸(RNA)或脱氧核糖核苷酸(DNA)]的对数值之间的线性关系。根据未知样品的 Ct 值,即可从标准曲线推算出未知样品的起始拷贝数。绝对定量适用于需要测定目的基因拷贝数所采用的 qPCR 分析。

采用绝对标准曲线时,标准品必须是具有明确拷贝数浓度的样品,如克隆质粒、基因组 DNA 或 PCR 产物等。标准质粒是插入目标扩增片段的一段序列,能够反映特定引物探针的扩增检测效率,通过标准质粒绘制的标准曲线比通过提取样本 DNA 绘制的标准曲线具有更强的适用性、更高的准确度。标准质粒的合成就是将生药的特异性引物或通用引物的扩增片段插入到质粒载体中合成[199]。合成好的标准质粒用双蒸水溶解,测定其浓度后制成荧光定量 PCR 标准曲线绘制的 DNA 模板,即用核酸稀释液将其 10 倍梯度稀释成 5 个梯度。按照优化的反应条件进行 qPCR 实验,检测每份样品的 Ct 值,并以 DNA 浓度的对数为横坐标、Ct 值为纵坐标绘制标准曲线,进而计算检出限[198]。

(2)相对定量:相对定量指的是在一定样本中,目的基因表达量相对于参照样本的变化量,主要用于比较不同样本中目的基因的表达水平差异。相对定量有两种主要实施方法:双标准曲线法和比较 Ct(循环阈值)法。

双标准曲线法指的是通过构建目的基因和内参基因的标准曲线,允许考虑并校正不同基因之间扩增效率的差异。标准曲线的构建需要一系列已知浓度的模板,通过 PCR 扩增这些模板并绘制 Ct 值与模板浓度的关系图。可以精确计算出样本中目的基因和内参基因的初始拷贝数,进而得出目的基因相对于内参基因的表达水平。比较 Ct 法($2^{-\Delta\Delta Ct}$法)无需构建标准曲线,通过计算目的基因与内参基因的 Ct 值差值(ΔCt)评估基因表达的相对变化。该方法假设目的基因和内参基因的扩增效率相近。通过计算处理组和对照组之间的 ΔCt 差值($\Delta\Delta Ct$),并应用 $2^{-\Delta\Delta Ct}$ 公式,可以得到目的基因在不同样本中的相对表达水平。由于其简便性,比较 Ct 法在实际应用中非常广泛,但准确性依赖于内参基因选择的合理性和扩增效率的匹配度。

4. 技术现状 实时荧光定量技术结合 PCR 反应和扩增曲线分析,成为一种高效、准确的中药掺伪定量检测方法。通过选取合适的目的基因,设计特异性的引物或探针,结合扩增曲线、标准曲线、熔解曲线分析和 Tm 值的比对,能快速、准确地鉴定生药的真伪,达到生药掺伪定量检测的目的[199]。

(1)荧光染料法:早期,荧光染料主要用于快速检测 PCR 扩增产物。魏艺聪等[200]根据 matK 基因上的特异位点设计多重 PCR 引物对鱼腥草和百部还魂进行扩增,反应结束后使用 SYBR Green I 染料,在紫外灯下进行荧光识别,实现对鱼腥草和百部还魂的快速区分。此方法最早应用在金银花[201]和蛇类药材[202],之后广泛应用于中药鉴定,如西红花[203]、绞股蓝[204]、菟丝子[205]、蛤蚧[206]等动植物药材的真伪鉴定和质量控制。这种方法简单、可视性强,但不适用于样品的定量检测或确定最低检出限。

通过实时荧光定量 PCR 仪对整个实验进行监控,结合标准曲线和熔解曲线分析,可以有效进行物种识别和定量分析。徐攀等[207]利用 ITS2 区域设计引物,通过熔解曲线峰型和 Tm 值的差异,准确鉴定前胡的真伪,甚至在 5% 的掺伪水平也能有效区分。近年来,熔解曲线分析被广泛应用于多种生药的鉴定,如三七[208]、鹿茸[209]、木通类药材[210]等,通过标准熔解曲线的峰型和 Tm 值,实现对未知样品的精准鉴定。

高分辨熔解曲线(HRM)分析为中药掺伪鉴定提供了更精确的检测手段,能够检测并区分生药样品中的不同基因型或亚型,实现快速、准确的鉴定。郭鑫等[211]通过建立正品梅花鹿茸的 HRM 分析模型,并利用熔解曲线归一化图及 Tm 值进行比对,即使在缺乏掺伪信息的情况下,也能有效区分正品梅花鹿茸和杂交鹿茸,体现了 HRM 技术在中药鉴定领域中的高稳定性和重复性。

结合 DNA 条形码与 HRM 分析技术的方法,利用 DNA 条形码的高通量、快速特点及 HRM 分析的准确、可视化优势,实现对中药基原物种的全面、精确鉴定。该技术已成功应用于蛤蚧[212]、西红花[213]、肉苁蓉[214]、杭白菊[215]等中药材的鉴定,表明其广泛的适用性,为中药材的鉴定提供了一种可靠、高效的方法,有助于保障中药材的质量和安全性。

(2) 荧光探针法:相比染料法,常规荧光探针法通过在设计引物的基础上额外设计一条或两条特异性探针,显著提高检测的特异性,更适用于目标序列的精确检测和定量。杨宝等[216]基于 ITS2 基因的特异位点设计特异性引物和 TaqMan 探针,利用多重多色实时荧光 PCR 技术,实现在单一反应中同时鉴定酸枣仁及其伪品理枣仁。此方法相比传统性状鉴定,在用时、灵敏度、操作闭环性方面具有明显优势,有效降低出现假阳性结果的概率。

在荧光探针法中,利用通用 DNA 条形码序列设计的引物和探针,具有通用性、可靠性和成本效益等优势,为生药样品提供了高灵敏度、高通量的检测和鉴定手段。覃桂等[217]利用 DNA 条形码和实时荧光定量技术,基于卷柏科植物 ITS2 序列的变异位点,设计特异性引物及探针,建立了快速鉴定翠云草的新方法。这种方法的应用在生药鉴定领域中有巨大潜力,可作为一种快速、精确的鉴定策略。

5. **展望** 实时荧光定量技术整合了普通 PCR 反应的优势,并通过直接监测 PCR 反应过程中荧光信号的变化,实现了 PCR 反应的扩增和分析过程均在同一封闭系统内完成,显著降低了样品污染的风险,无需扩增后的额外实验操作。与普通 PCR 技术的终点定性相比,实时荧光定量 PCR 技术可以在 PCR 反应的同时监测荧光信号的变化,及时确定是否有目标序列的扩增发生。比较两者的定量方式,常规 PCR 只能做到半定量,实时荧光定量技术通过荧光信号的量化,结合标准曲线或绝对定量方法,能够准确地确定初始模板拷贝数,提供优异的结果重现性。

(二) 数字 PCR 技术

1. **概念原理** 数字 PCR(digital PCR,dPCR)技术是一种前沿的核酸检测与定量手段。它通过将 PCR 反应中的核酸模板精细分配到大量独立的反应单元中进行扩增,随后收集并分析每个单元产生的荧光信号,从而精确计算出样品中的核酸浓度[218]。

其反应原理是将标准 PCR 反应分散到成千上万个等体积的反应单元中,每个反应单元构成了一个独立的 PCR 反应体系。每个单元中包含或不包含一个或多个待检靶标分子(DNA)[219],然后对这些反应单元中的 DNA 模板同时进行 PCR 扩增,结束后采集每个反应单元信号,并以终点信号的有无作为判断标准(阳性判读为"1",阴性判读为"0"),最后根据泊松分布(poisson distribution)原理计算待检靶标分子的浓度或拷贝数(图 3-3-8)[220]。

数字 PCR 具有高灵敏度与特异性、绝对定量、无需内参基因等优势:① 数字 PCR 通过将样品分配到大量的独立反应单元中,实现了极高的灵敏度和特异性。对于单拷贝基因来说,由于其拷贝数低,传统 PCR 方法可能难以准确检测。而数字 PCR 的每个反应单元中只包含一个或少数几个拷贝的目标分子,因此能够更准确地检测到单拷贝基因的存在[221];对于存在多酚等次生代谢产物的样本来说,提取时会产生质量和数量较差的 DNA,并且扩增时也会受到次生代谢产物的影响,在这种情况下,采用数字 PCR 技术将 DNA 模板分布到数千个纳米分

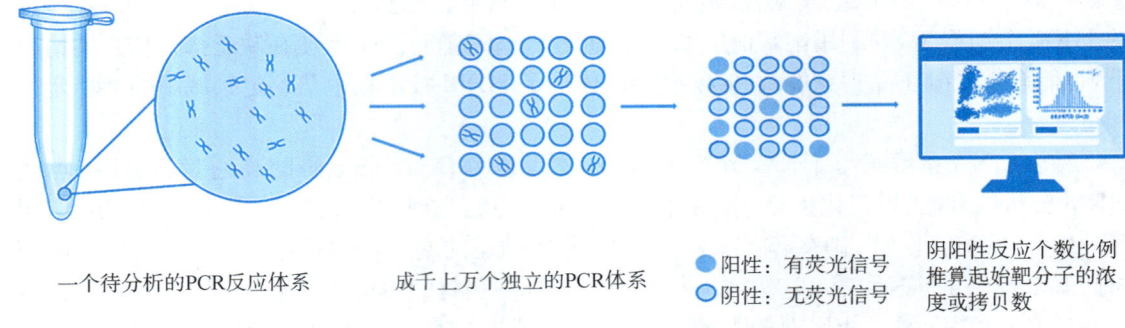

图 3-3-8 数字 PCR 基本原理

区的同时稀释了次生代谢产物,以此提供了扩增的高灵敏度和特异性;对于复杂样本来说,某些组分中的 DNA 可能比其他组分更难提取,即使目标 DNA 在某些分区中的浓度较低,也能通过检测足够多的分区来准确地识别其存在,dPCR 增加了在不均匀提取的 DNA 池中检测到低频目标 DNA 的概率[222]。② 定量 PCR 依靠标准曲线或参照基因来测定核酸含量[223],而数字 PCR 能够直接算出 DNA 分子的个数,是对起始样品的绝对定量,特别适用于检测 Ct 值难以分辨、目的核酸含量较低的样品[224]。

2. 应用 dPCR 与普通 PCR、qPCR 相比具有独特的技术优势,dPCR 平台可以与 NGS 对接,实现对测序文库的质量控制、提供对测序文库的定量分析和质量评估信息[225]。一方面,dPCR 对 NGS 的测序结果进行验证,对诸如单核苷酸多态性,突变及拷贝数变异在内的基因组变异进行验证,确保测序结果的可信度;另一方面,dPCR 还能够提供测序文库质量的信息,如接头与接头二聚体、错误连接片段、过长连接片段等。

3. 技术现状 研究者们将扩增子测序与数字 PCR 相结合,更准确地量化微生物组的组成。这种方法结合了两种技术的优势:扩增子测序能够提供微生物群落中不同物种或谱系的信息,数字 PCR 则能够提供这些谱系绝对数量的精确测量[226]。Antoon Lievens 等[227]采用数字 PCR 和 NGS 的宏条形码相结合的方法,在宏条形码技术提供的读取百分比数据往往不能准确地反映这些物种的真实比例的背景下,使用数字 PCR 定量方法来确定污染物的水平,可以检测和量化牛至样品中的掺假物和污染物。

同时,数字 PCR 在食品领域也得到了较为宽泛的应用。陈佳等[228]采用微滴式数字 PCR 技术对浆果中欧洲甜樱桃品种进行掺假定量检测,通过欧洲甜樱桃和苹果两种浆果的质量及其 DNA 含量,DNA 含量及其扩增 DNA 拷贝数之间的线性拟合关系,得到欧洲甜樱桃和苹果两种浆果的质量和扩增 DNA 拷贝数的计算公式:$M_{樱}=0.083\,3C-3.842\,0$、$M_{苹}=0.408\,4C-1.574\,7$,从而可以快速鉴别欧洲甜樱桃的掺假情况。杨硕等[229]建立了市售核桃乳中核桃源及主要掺杂物种大豆 2 种源性成分的准确、快速多重 ddPCR 检测方法,该方法灵敏度高,核桃中掺杂大豆的质量检测限为 0.5%,相对误差为 5.6%,用实际样品进行验证,样品大豆与核桃质量之比高于 10%时,判断存在掺杂使假,大豆与核桃质量之比低于 0.2 时,极低的检出量推断为工艺沾染,该研究建立的准确、快速的多重 ddPCR 定量检测方法可以作为鉴别核桃乳中掺杂使假的有效手段。在中药领域,数字 PCR 也已用于三七粉中三七含量的定量检测,以及阿胶药材与阿胶速溶粉中阿胶投料量测定[230,231]。

4. 展望 数字 PCR 作为高灵敏度和高特异性的定量检测技术,目前在生药领域的应用尚处于起步阶段。数字 PCR 在中药致病菌检测领域和复方中药的有毒成分检测中展现了巨大的潜力能够快速准确定量生药中的致病菌以及需要严格控制的有毒成分，为生药的安全生产和质量控制提供科学依据和坚实保障。

第四节　研究内容与进展

一、生药基原鉴定

由于生药基原具有多样性、复杂性的特点，易受到物种延续性、变异性、地域性和复杂性等因素的影响。因此，从源头上控制生药的质量，对保障中药生产和下游中药产业的健康发展起到举足轻重的作用[232]。利用分子生物学技术依据遗传物质 DNA 在不同生物个体的差异鉴别生物物种，可为生药品种鉴别提供依据。近 20 年来，以 PCR 技术为基础的中药 DNA 分子鉴定技术因其不受外界环境的影响、具有较好的客观性，已逐渐被业内认可。其中乌梢蛇、蕲蛇、川贝母等药材的 DNA 分子鉴别方法已被《中国药典》收载。DNA 分子鉴定技术在生药鉴定中的应用，主要包括正伪品鉴定、正品与替代品鉴定、多基原鉴定三类。

（一）正伪品鉴定

正伪品鉴定是指对形态上相似但亲缘关系较远，不同科属或更远的正品和混伪品的鉴定，如蕲蛇（*Agkistrodon acutus*）的混伪品主要为百花锦蛇（*Elaphe moellendorffi*）、金环蛇（*Bungarus fasciatus*）、银环蛇（*Bungarus multicinctus*）等，檀香降香（*Aquilaria sinensis*）的混伪品主要为侧柏（*Platycladus orientalis*）和白木香（*Caesalpinia sappan*）等。由于鉴定对象的亲缘关系较远，DNA 序列的差异较大，遗传间断无疑非常明显，只需对需要鉴别的正伪品选取少数个体，一般为 1~3 个，用合适的 DNA 片段，动物样品可用 Cytb 和 COI，植物样品可用 trnH - psbA 和 ITS 或 ITS2，获取样品的序列。根据正伪品序列差异较大的区段设计正品的特异性引物，若设计的引物能对正品实现特异性扩增，可开发成试剂盒，在中药鉴定的实际工作中可用特异引物对需鉴定的样品进行 PCR，通过检测特异条带的有无判断样品的正伪，不需要测序和序列分析即可进行鉴定。该方法即为 2010 年版《中华人民共和国药典》中蕲蛇和乌梢蛇的分子鉴定方法，可进一步推广到其他药材正伪品的分子鉴定。

（二）正品与替代品鉴定

正品与替代品鉴定中，正品是指药典等法定标准正式记载的药材，替代品是指与正品亲缘关系较近且药效相似但法定标准没有记载的药材。替代品多是一些地方习用品，民间用以代替正品药材使用。如黄芩（*Scutellaria baicalensis*）是正品，替代品有滇黄芩（*S. amoena*）、甘肃黄芩（*S. rehderiana*）、黏毛黄芩（*S. viscidula*）和丽江黄芩（*S. likiangensis*）；当归属（*Angelica L*）的当归（*A. sinensis*）、独活（*A. biserrata*）和白芷（*A. dahurica*）是正品，当归替代品有东当归（*A. acutiloba*）、青海当归（*A. nitida*）朝鲜当归（*A. gigas*）和欧当归（*Levisticum officinale*）；独活替代品有狭叶当归（*A. anomala*）、雾灵当归（*A. porphyrocaulis*）和欧当归（*Levisticum officinale*）；白芷替代品有拐芹（*A. polymorpha*）。正品和替代品药材虽然具有相似的药效，但品质存在较大差异，准确的物种鉴定是药材质量控制的保障。正品和替代品中药的遗传间断相对于不同科属的正伪品会更小，如果没有正品和替代品所在属完全物种取样构建的参考序列数据库，而仅仅是对药用物种进行序列比对或构建系统进化树来判断种间遗传间断的大小和单系性,难以保证较高的准确性。因此,对于这一类分子鉴定,正品和替代品所在属完全的物种取样是必需的,包括药用和非药用的物种。该类鉴定可以采用 DNA 条形码鉴定法,分如下两步进行:

(1) 根据高连明等[233]提出的植物 DNA 条形码研究技术规范和标准,在对正品和替代品药材基原植物所在属完全物种取样的基础上进行 DNA 条形码鉴定分析,构建系统进化树,判断正品和替代品药材基原植物种间遗传间断的大小,只有当正品与替代品及非药用种在进化树上分别为单系时,才有可能成功实现分子鉴定。

(2) 获取待鉴定生药的 DNA 条形码序列,并与已构建的系统进化树进行比对,判断待鉴定中药是否与正品或替代品基原植物或非药用物种聚为相同或相近的进化支,从而判断所鉴定药材为正品或替代品或非药用物种。此外,也可以在 DNA 条形码序列分析的基础上,根据正品和替代品之间的序列差异,利用特异性 PCR、特异性的等温扩增方法以及杂交法等特异性检测方法对各品种进行区分,为了提高分析的特异性,还可以在扩增体系中引入特异性的探针,如在 PCR 体系中引入 TaqMan 探针,在等温的 RPA 体系中引入 Exo 探针等实现正品和替代品的特异性鉴别。

(三) 多基原鉴定

多基原是指某些生药来源于多种近缘的基原植物,而每种基原植物均为药典记载的正品,如黄连有 3 种正品基原植物:黄连(*Coptis chinensis*)、三角叶黄连(*Coptis deltoidea*)和云南黄连(*Coptis teeta*);秦艽有 4 种正品基原植物:秦艽(*Gentiana macrophylla*)、麻花秦艽(*Gentiana stra-minea*)、粗茎秦艽(*Gentiana crassicaulis*)和小秦艽(*Gentiana dahurica*)。多基原中药具有完全相同的药理药效,有效成分的组成和含量非常接近,但药材质量和价格存在一定差异,在更为严格的药材质量控制中需要对多基原药材进行准确的物种鉴定。多基原物种间比正品和替代品物种间具有更近的亲缘关系,它们往往是分类学上的近缘种,可能存在不完全的谱系分选、杂交和多倍化等进化现象,处于物种形成的多系或并系阶段,交互单系尚未形成,生殖上还没有完全隔离,也就是说它们可能是生物学上的同一个种,多基原的分子鉴定可行与否取决于同一生物学种内居群间遗传分化的大小,即 DNA 分子差异的"烙印",对这种"烙印"的准确判断必须基于群体遗传学对居群遗传结构进行深入的分析。因此,这类中药鉴定在保证多基原植物种所在属完全物种取样的前提下,对较小的属(10 个种以下)应对所有种进行充分的居群和个体取样。对较大的属可对多基原物种及近缘种进行充分的居群和个体取样,在分子实验过程中,对不能直接测序的个体要进行克隆测序。在此基础上进行群体遗传学分析,才能有效评估种间分化的大小和种内变异的幅度,由此对多基原中药能否进行分子鉴定作出准确判断。对于确定可以利用 DNA 分子鉴定法进行区分的物种,可以参考上述"正品和替代品"的鉴定法,采用 DNA 条形码、特异性引物 PCR、特异性的等温检测方法等对多基原的中药材进行鉴定。由于多基原物种间亲缘关系较近,在使用上述方法进行鉴定时容易遇到难以区分的情况,此时就需要对鉴定体系进行系统的优化和考察,同时也可采用一些提高特异性的方法,如引入探针、使用 CRISPR/Cas 系统等,从而提高鉴定方法的区分能力,实现不同基原物种的区分鉴定。

二、生药加工制品鉴定

生药加工制品,一般指经过后续炮制加工或深加工形成的产品或成方制剂,包括中药提取物和中成药等。中成药往往由几味甚至几十味生药加工而成,经过工业加工的药材,其本身的性状已经难以辨别,其质量控制也更加困难,所以自古以来就有"丸散膏丹,神仙难辨"的说法。利用 DNA 分子鉴定技术实现中成药中原料药的真伪鉴定是一条新的研究途径,与传统的化学分析方法有着显著的区别。中成药的种类十分丰富,包括丸剂、片剂、胶囊剂、口服液、注射液等,不同的剂型使用到的基质、药用辅料均不相同,在样品处理阶段均需对样品的 DNA 提取进行方法学考察。总体而言,固体粉末入药的中成药当中,原药材的 DNA 含量较大,CTAB 法、SDS 法,以及以吸附柱为基础的 DNA 提取试剂盒法可以适用于大部分丸剂、片剂、胶囊剂等固体制剂 DNA 的提取[234-238]。但是对于口服液和注射液或者其他经过提取入药的中成药而言,其 DNA 含量相对较低,检测难度极大。陈蓉等[235]构建了重结晶结合 DNA 柱纯化联用技术,通过重结晶技术对大量样本中微量的 DNA 进行富集,再利用柱纯化技术对富集的 DNA 进行纯化,并建立了适合微量 DNA 扩增的巢式 PCR 扩增体系,从而首次从 DNA 层面实现了口服液和注射液中原料药的正伪鉴定。在特异性 DNA 的检测方面,除了以琼脂糖凝胶电泳进行报告的特异性 PCR 技术以及以 TaqMan 荧光探针进行信号报告的实时荧光 PCR[237],还可以使用以二代测序技术为基础的 DNA 微型条形码(mini-barcode)和 DNA 宏条形码技术(DNA metabarcoding)[238,239]。田晓轩等[239]利用 DNA 微型条形码和 DNA 宏条形码技术对 25 批含有地龙的中成药进行了分析,成功地检验到了中成药中地龙的 DNA。基于二代测序技术的 DNA 微型条形码和 DNA 宏条形码技术具有同时对中成药中所有物种的 DNA 进行定性和定量分析的能力,尽管在检测过程中可能存在 PCR 扩增的偏好性,从而影响定量的准确性,但是目前业内普遍认为这一技术在一定程度上能够监测中成药的投料情况,期望未来会有更多涉及不同品种的相关研究展开,以进一步完善该技术的应用。

三、生药品质相关生物特性鉴定

包括对其生长年限、产地、野生/栽培、杂交情况等对生药品质有影响的生物特性进行鉴定。

(一)生长年限鉴定

大多数中药材为多年生,其有效成分积累随时间变化呈现一定的规律性。药材的质量因生长年限不同而存在差异,其功效也有区别。例如,生长 4 年以上的黄芩宿根称"枯芩",善清上焦肺火,主治肺热咳嗽痰黄;生长 2~3 年的黄芩称"子芩"善泻大肠湿热,主治湿热泻痢腹痛。故临床用药上常对生药的生长年限做出规定,传统认为人参、黄连等部分根及根茎类药材需生长 5 年以上才能采收,桔梗等需生长 3 年以上才能采收,厚朴等需生长 15 年以上才能采收使用。药材生长年限不同,其有效成分会有差异,导致生药质量的差别,对不同年限采收的人参总皂苷含量进行分析发现,根中人参总皂苷含量随年限增长而增加[240]。对 1~5 年西洋参根中总皂苷含量分析结果也发现其含量随年限增长而升高[241];而黄明远等[242]对中江不同采收年限的白芍进行了分析,发现含量与栽培年限正相关;张永清等[243]对一年生、两年生与三年生徐长卿中丹皮酚含量进行了测定,发现两年生、三年生徐长卿中丹皮酚含量差异不大,其中三年生徐长卿含量略高,但远高于一年生;韩桂茹等[244]对不同栽培年限的知母菝葜皂苷元含量进行了测定,结果表明菝葜皂苷元含量随栽培年限的延长而升高。但化学成分含量并不一定与生长年限呈线性关系。对内蒙古和甘肃不同栽培年限甘草总皂苷和总黄酮含量进行分析表明,其总皂苷和总黄酮含量均在 3 年时达到最高峰,而后随着生长年限延长而总量下降[245];对不同产地、不同生长年限黄芪药材和饮片中毛蕊异黄酮葡萄糖苷及芒柄花素含量测定分析结果表明,毛蕊异黄酮葡萄糖苷及芒柄花素含量随生长时间逐步升高,但到第 7 年开始急剧下降[246];对不同生长年限太白贝母中贝母辛和总生物碱含量进行测定结果表明,生长 2~3 年的太白贝母贝母辛的含量随着生长年限的增加而增加,生长 4~6 年的太白贝母贝母辛的含量随着生长年限的增加而降低,生长 2~4 年太白贝母的总生物碱含量逐年增加,生长 5~6 年总生物碱含量逐年下降[247]。目前年限鉴别的主要方法是传统性状鉴别,如人参通过芦头形状和芦碗数目来判断年限,依赖于药工的经验,难以实现鉴定方法的定量化、标准化。

分子鉴定有望成为生药年限鉴定的有力工具,目前对植物年限进行分子检测分析的主要手段有端粒长度和甲基化检测两种。端粒(telomere)是真核生物染色体末端的特殊结构,由一段串联重复的非编码序列及其相关特异结合蛋白组成。动物实验结果表明,随着生长年龄的增高和体细胞有丝分裂次数的增加。端粒重复序列逐步丢失。从而导致端粒长度逐渐缩短[248,249]。体细胞的分裂次数与端粒长度缩短存在密切的相关性,因此端粒长度可以在一定程度上反映生物个体的年龄水平[250],故端粒也有了 DNA 的"年轮"和"分子钟"之称。梁加贝等[251]使用端粒酶切长度分析(telomere restriction fragment,TRF)对抚松大马牙人参,集安大马牙人参和宽甸石柱人参端粒长度进行了分析,通过不同部位端粒酶活性比较,确定芦下 1 cm 与人参分裂关系最大,在根中代表人参年限,用于作为人参年限鉴别的取样部位;通过 TRF 分析结果,发现了端粒长度随生长年限变化的规律,建立了不同年限人参的端粒长度鉴别方法,并建立了对应的数学模型;通过取集安 5 年生人参样品测定 TRF 长度,代入到所建立的大马牙人参与 TRF 值得拟合数学模型公式,得出年龄为 5.15 年,与实际结果相符。蒋超等[252]发明了一种利用人参端粒限制性片段长度(TRF 值)鉴别人参年限的方法。该方法测定的人参年限与实际年限吻合度极高,且该方法所需样品量极少,对人参损害极小。在此基础上,他们还利用人参单拷贝基因和端粒长度之间的量值差异建立了人参属物种端粒 qPCR 快速检测方法[250],考察了生长年限、产地及不同生长季对人参端粒长度的影响,发现主根在不同生长季和不同生长年限端粒长度均出现一定变异而叶受生长年限和生长季影响较小。程春松等[254]利用 TRF 对不同年限石柱人参及赤芍端粒长度进行了进一步研究,发现石柱人参及赤芍端粒均随生长年限延长而变短,表明平均端粒长度的缩短可作为年限鉴别的依据,从而提出了"植物骨龄"的概念,提出植物的生长发育年限均会在端粒中得以体现。银杏植物端粒因素复杂,调控形式多样,用端粒鉴定生药年限须确定物种并建立特点的模型,Liu 等[255]利用 TRF 对 1 年、7 年、70 年、700 年的银杏端粒长度进行了分析,发现银杏叶、树枝孢子端粒长度等均随着年龄延长而变长;Flanary 等[256]研究了 1~3 500 年刺果松端粒长度,发现 2 000 年以上老树松针的端粒长度比约 1 200 年的成熟树端粒长度长,但比幼嫩松树端粒长度短,在整个发育过程中端粒长度呈周期性变化,均表明不同物种端粒长度随年限的变化形式多样。

除端粒长度外,甲基化也是生药年限分子鉴定的候选标记。董亚娟等[257]使用反相高效液相色谱,对不同年限人参的 DNA 甲基化水平进行了研究,通过比较 5 年栽培人参、8 年移山参和 12 年移山参 DNA 甲基化水平发现,8 年移山参 DNA 甲基化水平显著高于 12 年移山参和 5 年栽培人参,表明随着衰老程度增加,DNA 甲基化水平降低,而且 DNA 甲基化与品种相关栽培人参衰老程度快于移山参。甘晓燕等[258]采用 MSAP 技术对中药模式植物丹参幼苗期、拔节期、盛花期、果熟期和衰亡期的甲基化变化进行了分析,发现生殖生长期间丹参甲基化率有所下降,但进入营养生长后甲基化率明显增高。陈菲菲等[259]使用 HPLC 技术分析了地黄块根和叶片的基因组甲基化程度,发现成熟期的地黄块根和叶片的基因组甲基化程度高于幼苗期。目前对不同年限生药 DNA 甲基化的研究非常少,解决多年生生药年限鉴别问题,将理论研究转化为实际应用工具还需要开展更多深入的工作。

(二) 产地鉴定

产地鉴别是指对不同产地的同一种药材进行鉴别,不同产地的同一种药材在品质上存在差异,这就形成了中药质量评价的一个重要经验指标——道地药材。道地药材的生物学本质是同种异地,即同一物种因其具有一定的空间结构,能在不同的地点上形成大大小小的群体单元,如果其中某一群体单元产生质优效佳的药材,生物上可视为道地药材。同一物种在不同地点上形成的群体单元,实际上就是生物学上的居群。道地药材的鉴别是目前生药鉴别的一大难题,没有一个标准的鉴定评价体系,传统的鉴定方法无法勾画出道地药材的轮廓。DNA 条形码主要适用于物种水平的鉴定和分子系统学研究,也难以阐明种下居群水平的遗传分化。谱系地理学(phylogeography)是 Avise 等[260,261]提出的对种内居群扩散、迁移等微观进化历史进行有效推测的新概念。分子谱系地理学基于溯祖理论的原理,应用嵌套分支分析的统计分析技术,能够把单倍型网状进化树提供的遗传分化的时间尺度用于分析目前单倍型遗传变异的空间分布,并能将影响居群遗传分化的现代因素(如基因流)和历史性事件(如片段化、快速扩展和拓殖现象等)区分开来,使之成为研究居群进化历史和遗传分化的最新理论和方法。植物的叶绿体 DNA 在大多数被子植物中为母系遗传,反映了居群间种子流的大小,比核基因更能显示居群间的地理分化和历史变迁的地理印迹。因此,叶绿体 DNA 越来越多地被用来重建植物居群的谱系地理模式。张彬等[262]对覆盖我国黄芩整个分布区的 17 个不同产地的居群进行采集和分析,证明叶绿体 DNA 基因间序列在黄芩居群间存在明显遗传分化,可用于地理分布范围宽窄不同的黄芩产地鉴别。Wang 等[263]基于 6 对叶绿体序列和 5 对核基因对不同产地掌叶大黄的遗传分化进行分析,群体遗传结构分析结果将 38 个居群的掌叶大黄划分为东、西 2 个亚群,分别与中国大黄的道地产区(青海、甘肃和四川)和非道地产区相吻合。将分子谱系地理学用于道地药材的遗传基础和分子鉴定研究,将会有效推进生药的产地鉴别。

此外,稳定同位素产地溯源技术基于同位素自然分馏原理,具有分析精度高、操作过程相对稳定及不易受外界因素的干扰等优点[264,265],使其在中药产地溯源中具有良好的应用前景。如杨健等[266]采集安徽亳州、湖北荆门和四川西昌 3 个何首乌产区的样本,采用稳定同位素比结合元素分析技术对样品进行分析,结果表明稳定同位素可以有效区分何首乌产地。但是目前该技术在中药材产地溯源中的应用多数集中于名贵中药材,且对样品的收集往往集中于几个小的区域尺度,后续研究应当扩大样本量与地域类型,进一步推进稳定同位素在中药产地溯源中的应用。

四、分子本草考古

本草考古就是应用现代考古理论与方法,以考古出土的药物及其相关遗存为对象,探索人类与药物的相互关系,揭示人类发展和利用药物的历史和规律,重建中医药文化遗存的时空框架,理清中医药发展历史脉络,为中医药传承、创新、发展开辟新的路径。本草考古是传统药物学与考古学交叉融合形成的领域,具有本草学与考古学双重性质与学科基础。从考古角度出发,本草考古主要研究利用考古调查发掘所获的有关药物的遗迹、遗物,复原中国中医药文化历史,复原中医药文化发展进程。从本草学角度出发,本草考古研究本草发展进程与历史,确定古代药物的基原,揭示药物的起源和发展、药物的形成和变迁以及药物生产过程的规律,推动本草事业的传承与发展,增强中医药文化认同与自信[267]。将科技考古引入到中医药研究当中,在开展实地调查、建立现代样品数据库等基础上,运用性状鉴定、显微鉴定、理化鉴定以及DNA分子鉴定等现代技术手段,有助于确定古代药物的基原。

由于古DNA具有高度片段化、内源DNA含量极低、化学损伤严重等典型特征,导致其获取和分析研究非常困难。但现在随着分子考古技术的不断革新,古DNA液相杂交捕获方法在古人类和古动物考古领域已取得突破。也用于出土或流传生物来源文物的物种鉴定。如通过利用线粒体DNA技术对故宫博物院院藏的明角灯及织绣文物进行了种属来源鉴定,实现了角质文物种属来源的检测,并发现原始宫廷档案记载存在着不准确之处,从而对红漆镂雕镶嵌牛角画龙纹绣球式庆成灯的原始档案记载进行了科学的修正,对缺失档案记载的座灯和明角灯残片信息进行了有效补充,同时对文物的修复、复制及预防性保护提供了科学指导[268]。这样的案例还包括对古建筑木材的树种鉴定。如以我国明十三陵、太庙等古建筑"楠木"构件作为研究对象,通过构建包括古DNA提取、液相杂交捕获及数据分析在内的木材古DNA分子鉴定方法,证明了该方法在古建筑木结构用材树种鉴定方面的可行性,该方法将为古建筑木结构用材树种精准鉴定提供科学的方法[269,270]。与传统显微方法相比,分子生物学方法更为系统、科学,受人为主观因素的影响更小,结果更为可靠。这些古DNA分子鉴定方法的应用实例为本草考古提供新思路,将其运用到本草考古中,可望推动本草事业的传承与发展。

五、生药分子鉴定数据库

通过遗传标记、分子序列以及多组学的方法进行分子层面鉴定已成为生药鉴定的重要方法之一,而通过数据库和生物信息学工具的结合,使得这些分子鉴定方法更加高效和可靠。研究人员能够通过比对生药样品中的分子序列数据与数据库中的序列进行比对,来确定其物种来源和纯度,进一步提高鉴定的准确性,这为生药研究和质量控制提供有力支持。

(一) 生药分子鉴定数据库建库方法

1. **数据库结构** 分子生药数据库构架应当由以下几点组成:

(1) 明确的物种系统分类:物种分类学是一种科学方法,旨在按照一定的生物学特征、遗传学信息和进化历史等规则和原则进行分类和命名,将生物体分为不同的类群[271]。

明确的物种分类有助于数据库中数据的有效管理、检索与查询。目前数据库物种系统分类可以参照一些权威的分类学平台或分类学专著,如国际生物多样性信息系统(GBIF)、《中国植物志》等,美国国家生物技术信息中心(NCBI)等平台数据也可供参考。

(2) 样品信息库:生药样品信息库是专门用于收集、存储和管理与生药相关的生物样品信息的数据库系统,应当涵盖:

1) 物种信息:包括分类学信息、拉丁学名、中文名、英文名、异名和俗名关联等。准确的物种信息有助于用户准确地识别和定位所需的物种。

2) 样品信息:样品应当包含样品标本、分子材料、药材等,而具体的样品信息包括样品形态学描述、样品图像、采集信息(采集地点、采集日期、采集者)、保存信息等。

3) 遗传信息:包括样品物种的基因组序列、DNA分子序列、分子标记数据等。

4) 生物图像:植物的形态特征、动物的外部特征等。

5) 化学成分:生药目前研究较明确的化学成分信息,包括分类、分子量、标准CAS号等信息。

6) 传统与现代功效:包括古籍记载与现代药理活性研究功效。

7) 附加信息：如参考文献外部链接等。

(3) 分析/工具模块库：生药的分析或工具模块库是用于存储、管理和分析生药样品的相关数据和信息的系统，应当涵盖：

1) 基因组数据模块：包括与药材相关的基因组序列数据，如植物、菌类等生物的基因组序列，可用于基因组学分析、基因功能预测等研究。

2) 转录组数据模块：包括与药材相关的转录组数据，如植物、菌类等生物的转录组测序数据，可用于基因表达分析、功能基因预测等研究。

3) 蛋白质组数据模块：包括与药材相关的蛋白质组数据，如蛋白质组测序数据、蛋白质互作网络数据等，可用于蛋白质结构预测、功能注释等研究。

4) 代谢组数据模块：包括与药材相关的代谢组数据，如代谢组测定数据、代谢通路数据等，可用于代谢物鉴定、代谢通路分析等研究。

5) 生物信息学工具模块：包括各种生物信息学工具，如序列比对工具、基因功能预测工具、通路分析工具等，可用于对基因组、转录组、蛋白质组、代谢组等数据进行分析和挖掘。

6) 数据可视化模块：提供数据可视化工具，如基因表达图、蛋白质互作网络图、代谢通路图等，以帮助用户直观地理解和分析数据。

7) 数据下载与共享模块：提供数据下载和共享服务，便于用户获取和分享生物信息学数据。

2. 数据质控、入库、审核、管理及维护 数据质控、入库、审核、管理及维护是数据管理中至关重要的环节，数据质控能够确保数据的准确性、一致性和完整性，检查数据是否符合预期的标准，识别数据中的错误或缺失之处[272]。数据入库要求将源数据从各种来源(数据库、文件、传感器等)导入至数据库中。因此为确保数据入库过程中的安全性和完整性，应当选择适当的数据存储方案和技术，避免数据丢失或损坏[273]。数据审核验证是对数据质量进行评估和分析，以确定数据是否具有可信度以及提高数据准确率[274]。数据管理能够组织和分类数据，确保数据的访问权限和安全性，控制数据的使用和共享。实施数据备份、恢复和归档策略[275]。监控数据的使用情况和性能，优化数据管理流程。数据维护定期更新和维护数据，能够监控数据系统的运行状况并确保数据的时效性和可用性。

3. 数据库权限 数据库权限是指在数据库管理系统中控制用户对数据库对象(如表、视图、存储过程等)的访问和操作的权限设置。数据库权限管理是确保数据安全性和完整性的关键措施之一，它可以限制用户只能执行特定的操作，以防止未经授权的访问或修改数据。

4. 数据库发布、共享及访问策略 数据库发布、共享及访问策略是组织确保数据安全、完整性和可用性的关键措施。

(1) 数据库的用户界面应该设计简洁易用，方便用户进行检索、浏览和分析数据。提供详细的搜索功能和过滤选项。

(2) 数据库应该定期更新，确保其中的数据保持最新。同时，需要建立专门的团队负责数据库的维护和更新工作，及时解决用户反馈的问题和需求。

(3) 在数据库的宣传推广方面，应当通过各种渠道如：发表文章、学术会议、论坛、社交媒体等平台进行宣传推广，提高数据库的知名度和影响力，进而吸引更多的用户关注和使用数据库。

(4) 在开放访问与授权限制层面上，考虑到数据库的价值以及维护等运营成本，可以考虑采取不同的访问策略。例如，可以提供部分数据或者针对学生等学术团体的免费访问，同时对更深层次或更详细的数据提供付费访问或授权许可。

(二) 主要的分子鉴定数据库简介

1. 分子标记类数据库 分子标记是指能反映生物个体或种群间基因组中某种差异的特异性 DNA 片段，其具有共显性、不受个体发育阶段和取样部位影响、可供标记数量丰富、检测手段简便迅速等特点，目前被广泛应用于农林园艺育种、中草药栽培、植物保护等多个领域[276-278]。现如今分子标记技术已发展至第四代技术，而其中如简单重复序列(SSRs)标记又称为微卫星(microsatellite)标记，因其由于重复单位的重复次数在个体间呈高度变异性并且数量丰富，适用于生药的鉴定[279]。常见分子标记数据库有 SSRome，MSDB 等。

SSRome 数据库[280] (http://mggm-lab.easyomics.org/) 作为一个基于网页平台的全面和动态的数据库，提供包括在基因组或者转录组中发掘、分类比较和开发微卫星标记等模块的交互式管道。SSRome 数据库中的绝大部分的核基因组、线粒体、叶绿体基因组的序列以及注释信息来源于 NCBI，目前，SSRome 鉴定到 1.58 亿个微卫星基序。此外，设计了 4 510 万个微卫星引物，并根据其定位将其分类为基因或非基因，该数据库可以用于包括植物、后生动物、微生物等 6 533 种生物的 SSR 标记开发。SSRome 主要通过主页、搜索页、下载页、比较页、工具页等 5 个交互式页面进行访问与检索。主页直观展示了 SSRome 数据库简介，多组学分析管道流程图，可供分析的物种组成等内容。在搜索页面中分成了三个检索模块，包括基因组、转录组和细胞器，用户能够通过重复序列、基因符号、基因座标签或引物 ID 等进行搜索，更可以独立搜索每个生物体基因或非基因区域内的微卫星。其检索结果显示以列表视图展示。在下载页面中，用户能够检索数据库所收录的生物体/基因组相关文件，包括基因型和非基因型 SSR 基序、SSR 统计情况、单独和复合的 SSR 信息以及 SSR 引物等。在比较页中，用户能够对于物种之间的 SSR 基序分布等情况进行比较。工具页中则提供了一套用于发掘基因组和转录组中微卫星标记等的模块工具供用户免费使用。

MSDB 数据库[281] (https://data.ccmb.res.in/msdb/) 同样作为一个基于网页平台的数据库，包含了 6 983 个物种超过 6.5 个亿的微卫星标记，后续经过数据进一步更新，目前包括 40 204 个物种的 46 112 个基因组、52.9 亿多个微卫星的集合，并且还在不断更新中。这是迄今为止访问和分析多物种微卫星数据的最全面数据库之一。MSDB 相较于其他 SSR 数据库最大的特点是使用户能够以交互式图表的形式同时查看与比较多个物种之间的数据。MSDB 中基因组数据主要来源于 NCBI 的 RefSeq 库、GenBank 库以及 UCSC 基因组库，包含了序列信息以及系统发育分类等信息。在重复的识别方面，MSDB 使用一种名为 PERF 的算法对来自基因组序列的微卫星序列进行鉴定。该算法能够对 5 356 种长度在 1~6 个 nt 的 DNA 基序的可能排列分为 501 种独特的微卫星进行归类，并且能够描述所识别的微型卫星的位置和其他信息。MSDB 数据库可以分为前端和后端两个部分，其前端是使用虚拟环境接口和元素界面构建的一个单页应用程序。而后端的数据库由两个表组成：基因组表将有关可用基因组的所有信息存储在数据库中，所有微卫星信息都存储在单个大型微卫星重复表中。MSDB 数据库平台界面由主页、浏览页、下载页以及帮助页组成。主页同样是介绍该数据库的情况，并且对于常见研究物种提供一个快速链接。浏览页面包括仪表板视图、物种选择、模态视图、表视图。在下载页中，用户能够通过检索获得目标物种的微卫星标记相关信息，并且针对信息提供三个选项，包括：查看、下载信息 tsv 格式文件或 tsv.gz 格式文件。而帮助页面帮助用户了解网站的功能和布局。该页面的各个部分详细描述了 MSDB 的每个图表，并提供了有关如何获取或处理数据的信息。

2. 分子序列类数据库　用于生药分子鉴定的序列主要包括 ITS/ITS2、*psbA - trnH*、*rbcL*、*matK*、*COI* 等。分子序列类数据库主要有 BOLD、MMDBD、UNITE 等。

加拿大生物多样性基因组学中心开发的生命条形码数据系统[282]（The Barcode of Life Data System，BOLD，http://www.boldsystems.org）可帮助获取、存储、分析和发布 DNA 条形码记录。目前已有 16 439 000 个 DNA 条形码，覆盖了 255 000 种动物、72 000 种植物、25 000 种真菌及其他生物（于 2024 年 4 月 10 日登录）。BOLD 由四个主要模块组成：数据检索（允许使用多个搜索条件在 BOLD 中搜索超过 970 万条公共记录）、教育平台（为教育工作者和学生探索条形码数据并向 BOLD 数据库贡献新条形码的定制平台）、条形码索引号数据库（条形码索引号、相近物种序列集的可搜索平台）、数据收集和分析工作台（用于数据收集和分析，支持 DNA 条形码和其他序列的组装和验证）。

香港中文大学邵鹏柱教授团队[283]开发了药材 DNA 条形码数据库（Medicinal Materials DNA Barcode Database，MMDBD，http://rdccm.cuhk.edu.hk/mherbsdb/），为记录药材 DNA 条形码序列提供了一个交互式数据库。该数据库目前包含《中国药典》《膳食补充剂药典》和《美国药典》中所列药材的 DNA 条形码序列，存储了 2 111 种药材的 62 011 个 DNA 序列。MMDBD 包含每种药材的详细信息，包括药材名称、药用部位、药典信息、科属生物分类、物种濒危情况等。DNA 序列可通过拉丁名、中文名、科名、药用部位和简体中文笔画等方式进行检索。MMDBD 包含一个基于"BLAST"的 DNA 序列搜索引擎，并以网络界面的形式整合了"Clustal Omega alignment tool"和"Primer 3"等工具，有助于进行多序列比较和设计用于扩增目标 DNA 条形码区域的引物。

UNITE 数据库[284]（https://unite.ut.ee）是用于真菌鉴定和多样性检测的主要 marker 基因数据库。它目前是真菌核糖体内部转录间隔区（ITS）整理最全面的数据库，包括超 45 万多个假定物种，有上百万的全长 ITS 高质量序列。用户可以通过在方框中填入感兴趣的物种，查看数据库中该物种的序列统计信息和对应的扇形图。UNITE 数据库还内置了 BLAST 功能，用户可以通过数据库菜单栏"Run Analysis"进行操作。该功能允许用户通过 BLAST 来进行序列的比对和相似性搜索。UNITE 数据库为主流分析流程 QIIME、Mothur 和 USEARCH 都制作了相应格式的文件，便于用户使用。

3. 组学数据类数据库　组学数据包括基因组学、转录组学、蛋白质组学、代谢组学等，其中用于生药分子鉴定的主要有全基因组、叶绿体基因组、线粒体基因组。中国中医科学院黄璐琦院士团队开发的组学数据类数据库有整合药用植物组学平台、叶绿体基因组综合数据库等。

整合药用植物组学平台[285]（Integrated Medicinal Plantomics，IMP，https://www.bic.ac.cn/IMP）收录了 84 个高质量的基因组，整理了 8 565 672 个基因，以及 2 158 个转录组测序样本，涵盖了多个器官、组织、发育阶段和胁迫刺激。此外，IMP 还包括 27 890 个 GO terms，7 320 个 PFAM 结构域和 258 个 KEGG 通路（于 2024 年 4 月 10 日登录）。研究人员可以免费下载这些基因组和基因注释文件，对自己生成的组学数据进行内部分析。生成的基因列表可用于提取序列，注释或在 IMP 中进行功能富集分析。IMP 中所有的可视化结果都是以交互方式生成的，允许研究人员对可视化样式进行微调并下载 SVG 格式的交互式图表，便于修改后用于出版。主页具有基于索引的全局搜索功能，允许研究人员快速访问单个基因/基因组。研究人员可以通过 IDs、功能描述或通路搜索基因获得匹配的基因列表及相关注释信息，并且可以点击 GO terms 名称、KEGG 通路或 KEGG KO 名称导航到相应的数据库。IMP 针对收录的数据提供了10个功能分析模块,示例性结果包括多基因表达图谱的绘制、共表达基因的搜寻和鉴定、基因簇的展示、BLAST序列搜索、多序列比对、在线差异基因分析(样品相关性热图、差异基因热图和火山图)、GO/KEGG富集分析、GSEA富集分析、IGV基因组浏览器展示、引物设计、序列提取等。

叶绿体基因组综合数据库[286](Chloroplast Genome Information Resource,CGIR,https://ngdc.cncb.ac.cn/cgir)目前共整合和编辑了来自16 435个物种的29 069个叶绿体基因组(于2024年4月10日登录)。数据库包含基因组(genomes)、基因(genes)、微卫星序列(SSRs)、DNA特征序列(DSSs)、DNA条形码(barcodes)五个模块。根据生物物种名录(The Catalogue of Life),经过大规模人工审编,CGIR对所收录叶绿体基因组的物种分类信息进行审编,并依据世界功能植物名录(World Checklist of Useful Plant Species)对植物的功能信息进行标注,包括药用植物、食用植物、环境植物、能源植物、有毒植物等。CGIR修正了基因名的不规范命名、异名、错误注释等情况。同时,CGIR使用生物信息学方法计算了所收录叶绿体基因组的SSRs、DSSs和Barcodes三种不同类型分子标记信息,目前SSRs模块包括10 914 100个序列,DSSs模块包括27 400 816个序列,Barcodes模块包括606 695个序列。由于叶绿体数据总是用于物种间比较,CGIR为关注叶绿体数据特定方面(如 *rbcL* 基因、CDS序列)的用户提供了分类树视图,使用该视图,用户可以浏览、搜索和检索任何分类级别的基因、条形码和DSS数据,并提供了一个单独的下载模块,方便用户下载数据。此外,"BarcodeBLAST"允许用户使用BLAST将其条形码序列与保存在CGIR中的条形码序列进行比对,"BarcodeFinder"可帮助用户在上传的叶绿体序列中识别条形码区域。

(三) 展望

生药分子鉴定数据库不仅能够提高生药鉴定的准确性和效率,还有助于实现鉴定过程的标准化和可追溯性,进而确保生药产品质量和安全性。SSRome数据库提供了三种工具来识别、分类和比较基因组或转录组范围内的基序,只需上传测序的数据,即可方便地进行在线交互式分析,这极大地方便了研究人员对物种微卫星的识别与鉴定。MSDB数据库为微卫星标记的分析和可视化提供了一个在线网站界面,通过使用其绘图功能,研究人员可以直接了解基因组的全球微卫星标记的数据并且进行多个物种间的分析。BOLD为研究人员提供了一个集成的平台,致力于收集并整合全球范围内的DNA条形码数据、分析工具和数据库资源。这有助于构建更全面、准确的生物物种分类系统,为推动物种分类学和分子生物学等领域的发展提供支持。MMDBD数据库对《中国药典》《美国药典》中收录的药材及其DNA序列进行了全面整理,为药材的鉴定和质量控制提供了重要工具。UNITE数据库收集了来自全球各地的真菌DNA序列数据,涵盖了大量的真菌物种。这种广泛的物种覆盖使得研究人员可以获取到全球范围内不同环境中的真菌多样性数据,有助于深入研究真菌的生态学、系统学和生物地理学等方面的问题,为真菌类药材的鉴定提供依据。IMP平台提供了免费可访问的大量基因注释和基因表达数据,为研究人员提供了检测基因注释、序列、结构、功能、分布和表达的一站式模式,并配备了各种交互式工具,方便用户进行数据可视化和分析。IMP平台集成的10个分析模块使研究人员能够探索基因表达模式,进行功能富集分析,并识别潜在的功能基因和代谢途径。这一综合资源将在增进对药用植物分子代谢途径理解方面发挥重要作用,推动分子生药学的进展,并促进对药物发现和药物生产等方面的天然来源的探索。CGIR数据库通过自主测序、整合公开基因组资源和人工数据审编向用户提供了目前为止最全面、物种数量最多的叶绿体基因组数据。经审编的物种分类、物种功能、基因名称与序列、分子标记等保证了数据的高度可靠,对植物系统发育、物种鉴定、叶绿体基因工程的发展均具有重要意义。

除了以上提到的数据库外,还有许多综合类分子数据库,例如 GenBank、EMBL、DDBJ、UniProt、RefSeq、ENSEMBL、PDB 等,这些数据库对于分子生物学研究具有重要的意义。然而,针对药用植物和药用动物的线粒体基因组数据库还并没有被开发,在下一步研究中应全面整理药材线粒体基因组数据,开发相应数据库。同时,仍需要更多地开发单一药用植物的完整信息数据库,让研究人员更有针对性地挖掘数据。在未来,可继续采用大数据云平台的方式全面地收集生药的分子信息,建立生药分子信息数据库,使其更好地应用于分子生药学科研究。

第五节 研 究 实 例

例一 基于 Shotgun Metabarcoding 的传统名方五虎散的物种鉴定

(一) 研究背景

本案例采用 Shotgun Metabarcoding 技术对传统名方五虎散中的生物成分进行物种鉴定,研究结果表明该技术能够为鉴定传统中药成药中的处方成分提供替代策略和技术手段,并可以作为传统方法的有效补充[287]。

(二) 材料与仪器

1. 供试材料 本实验收集了五虎散原料药材当归(Angelicae Sinensis Radix)、防风(Saposhnikoviae Radix)、白芷(Angelicae Dahuricae Radix)、红花(Carthami Flos)、天南星(Arisaematis Rhizoma)。分别采用形态学方法和传统的 DNA 条形码方法对中草药进行了鉴定。实验样品根据处方成分和 2015 年《中国药典》中五虎散制造方法制作。天南星按照《中国药典》中制天南星(Arisaematis Rhizoma Preparatum)的方法进行加工。制备两个样品并标记为 HSZY160 和 HSZY172。在 HSZY172 中加入与白芷含量相同的西洋参(Panacis Quinquefolii Radix)粉作为阳性对照,代表五虎散处方中最低的草药成分。从药店购买了三个五虎散样品,分别标记为 WHS001、WHS002 和 WHS003。

2. 试剂 植物基因组 DNA 提取试剂盒;2×Taq MasterMix。

3. 仪器 NanoDrop 超微量分光光度计;ABI 3730xL DNA 分析仪。

(三) 研究方法

1. DNA 提取、PCR 扩增、Sanger 测序、HTS 根据先前的研究和中药 DNA 条形码鉴定原理,我们使用植物基因组 DNA 提取试剂盒进行 DNA 提取。五虎散的宏基因组 DNA 提取方法是在先前发表的基于 CTAB 的方法基础上进行了改进。使用预洗缓冲液进行预处理,后加入裂解缓冲液。样品置于 56 ℃水浴中过夜裂解。使用氯仿/异戊醇(体积比 24∶1)和苯酚/氯仿/异戊醇(体积比 25∶24∶1)进行提取。加入醋酸钠和纯甲醇来纯化 DNA。提取的 DNA 采用 NanoDrop 超微量分光光度计进行质量评价。针对传统的 DNA 条形码区(ITS2、psbA-trnH、matK 和 rbcL),根据传统中药数据系统(TCM-BOL)、CBOL 植物工作组和国际条形码数据系统(BOLD)提供的引物进行 PCR 扩增。PCR 产物在 ABI 3730xL DNA 分析仪上进行双向测序。构建 PCR-free 文库后,将五虎散 DNA 剪切成片段,并使用 Illumina NovaSeq 平台进行测序。

2. 数据分析　根据获得的 Sanger 测序结果，组装序列色谱图，使用 CodonCode Aligner v 9.0.1 去除引物。对于 Illumina 测序数据，使用 Trimmomatic v0.38 对测序接头序列和低质量 reads 进行过滤。使用本地脚本富集获得 ITS2、psbA-trnH、matK 和 rbcL 的双末端 reads。使用 MEGAHIT v1.2.9 和 MetaSPAdes v3.13.2 组装 ITS2、psbA-trnH、matK 和 rbcL 的富集 reads。合并获得的 Contigs。通过基于隐马尔可夫模型（HMM）的注释方法获得 ITS2 区域。基于 Cutadapt v2.10 去除引物序列，获得 psbA-trnH、matK 和 rbcL 的传统 DNA 条形码区，使用 UCHIME v4.2 进行嵌合体检测，利用 Usearch v11（https://www.drive5.com/usearch/）将每个标记的序列以 100% 的一致性聚类到 OTUs 中，并选择每个 OTU 的代表性序列进行进一步分析。使用 bowtie 2v2.4.1 将 shotgun 双末端 reads 映射到 OTU 代表性序列，并使用 Samtools v1.10 计算测序深度和覆盖度。选择测序深度小于 3 或覆盖率小于 95% 的数据，去除低质量 OTUs。其余的高质量 OTUs 在 TCM-BOL、BOLD 和 GenBank 数据库上进行 BLAST。使用 MEGAN v6.18.9 对五虎散的物种组成进行统计和分类可视化。

（四）研究结果

1. 五虎散中的五种原料 ITS2、psbA-trnH、matK 和 rbcL DNA 条形码的鉴定　先对原料进行形态学鉴定，后进行 DNA 条形码鉴定，以确保模拟样本的准确性。从材料中提取高质量的 DNA，使用相应的通用引物扩增 ITS2、psbA-trnH、matK 和 rbcL DNA 条形码。除天南星的 psbA-trnH 序列和白芷的 rbcL 序列外，均成功扩增，并采用 Sanger 测序技术进行双向测序。通过 Sanger 测序获得的 ITS2 和 psbA-trnH 序列通过 TCM-BOL 系统进行物种鉴定，使用相同方法获得的 matK 和 rbcL DNA 条形码通过 BOLD 系统和 GenBank NT 数据库进行物种鉴定。结合 4 种 DNA 条形码的鉴定结果，鉴定出物种基原，原物种当归、防风、白芷、红花和制天南星分别鉴定为 Angelica sinensis (Oliv.) Diels、Saposhnikovia divaricata (Turcz. ex Ledeb.) Schischk.、Carthamus tinctorius L.、Angelica dahurica (Hoffm.) Benth. & Hook. f. ex Franch. & Sav. 和 Arisaema amurense Maxim.。

2. HTS 和 Shotgun Metabarcoding 数据组装　将获得的测序数据去除低质量序列后，使用 MEGAHIT v1.2.9 和 MetaSPAdes v3.13.2 组装并删除重复，经过注释和去除引物后，分别得到 136、26、16 和 21 个独特的 contigs。对 ITS2 区域的聚类分析共得到 80 个 OTUs，平均长度为 207.5 bp，平均 GC 含量为 54.4%。通过核 ITS2 获得的 OTUs 数量是叶绿体 psbA-trnH、matK 和 rbcL 的 7 倍以上。ITS2 序列的 GC 含量均高于 psbA-trnH、matK 和 rbcL 序列。4 个标记类型的具体数据结果见表 3-5-1。

表 3-5-1　四种标记类型的数据分析结果

参　　数	ITS2	psbA-trnH	matK	rbcL
独特 contig 数量	378	6 416	44	46
注释嵌合体后 DNA 条形码数量	136	26	16	21
OTU 数量	80	11	9	8
平均长度(bp)	207.5	321.1	836.3	703
GC 含量(%)	54.4	32.2	34.7	44.1

3. 利用实验室制造的模拟样品对 Shotgun 测序数据组装的 DNA 条形码序列进行准确性验证 为确定组装准确性,对 Shotgun Metabarcoding 获得的序列与 Sanger 测序获得的 ITS2、psbA-trnH、matK、rbcL 参考序列进行一致性分析。除通过 Sanger 测序未获得 Arisaema amurense(天南星)psbA-trnH 序列和 Angelica dahurica(白芷)rbcL 序列外,其他比较结果如下:

在 ITS2 序列中,得到了两个样品处方中所有成分的组装序列。Angelica sinensis(当归)和白芷的序列碱基与参考序列一致。两种测序方法获得的天南星序列存在明显的一个碱基差异。得到的两个 Saposhnikovia divaricata(防风)组装序列中,一个与参考序列碱基相同,另一个有 3 个碱基不同。得到的两个 Carthamus tinctorius(红花)组装序列,与参考序列分别相差 0 和 1 个碱基。

在 psbA-trnH 序列中,得到了当归,防风,红花和白芷的组装序列,Shotgun Metabarcoding 未能获得天南星序列。当归、防风和红花的组装序列与 Sanger 测序获得的参考序列一致。通过 Shotgun Metabarcoding 获得了两个 psbA-trnH 序列。与传统 DNA 条形码获得的序列相比,一个相同,另一个有 2 个碱基差异。

在 matK 序列中,得到了除 Angelica dahurica 外的两个模拟样品中所有物种的组装序列。对 4 种植物的 matK 组装序列和参考序列进行了比较,天南星与参考序列的碱基相同。通过 Shotgun Metabarcoding 获得了红花和防风的两个组装序列,与参考序列有 0～3 个碱基的差异。共获得了 2 条组装的当归 matK 序列,与参考序列分别相差 5 个碱基和 7 个碱基。

在 rbcL 区域中,得到了红花和天南星的组装序列。在当归、防风和白芷的 rbcL 序列中,由于只有 5 个差异位点,未能单独组装出这三个物种的 rbcL 序列。采用 Shotgun 和 Sanger 测序均获得了红花和天南星的 rbcL 序列。两个物种的组装序列与参考序列完全一致。对于阳性对照中采用 Shotgun Metabarcoding 方法获得的所有 ITS2、psbA-trnH、matK 和 rbcL 序列均与传统 DNA 条形码法获得的序列相同。样品 DNA 条形码组装结果见表 3-5-2。

表 3-5-2 高通量测序检测到的实验室自制五虎散样品中五种成分的 DNA 条形码序列

药 材 名	HSZY160				HSZY172			
	ITS2	psbA-trnH	matK	rbcL	ITS2	psbA-trnH	matK	rbcL
当归(Angelicae Sinensis Radix)	√	√	√	√	√	√	√	√
红花(Carthami Flos)	√	√	√	√	√	√	√	√
防风(Saposhnikoviae Radix)	√	√	√	√	√	√	√	×
制天南星(Arisaematis Rhizoma Preparatum)	√	×	√	√	√	×	×	×
白芷(Angelicae Dahuricae Radix)	√	√	×	×	√	√	√	√
西洋参(Panacis Quinquefolii Radix)	/	/	/	/	√	√	√	√

注:"√"表示可检测到该物种序列;"×"表示未检测到该物种序列;"/"表示无相应内标未做分析。

4. 通过 Shotgun Metabarcoding 鉴定的市售五虎散样品的植物种类组成 对于处方中标注的成分,结合 ITS2、$psbA-trnH$、$matK$ 和 $rbcL$ 区域,当归、红花、防风和白芷均可以被检测到(图 3-5-1、3-5-2)。在 ITS2 和 $psbA-trnH$ 序列中,三种样品均检测到当归、红花和防风,只在 WHS003 中检测到白芷。

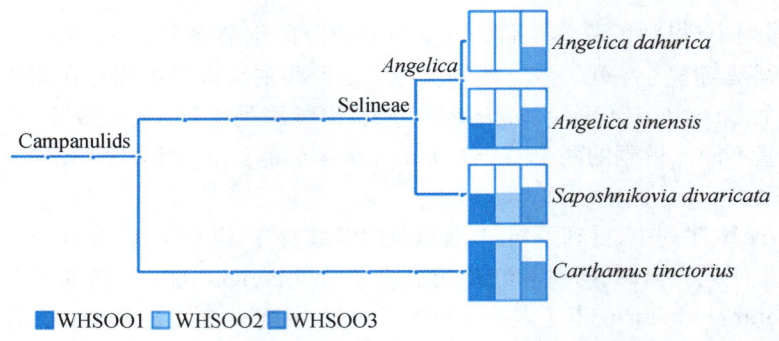

图 3-5-1 基于 ITS2 区域的三个样本的分类分析

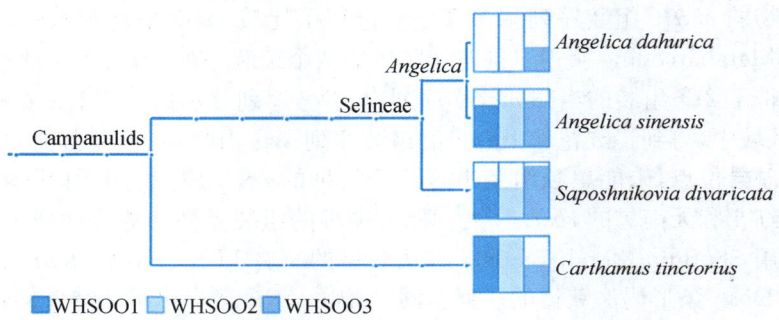

图 3-5-2 基于 $psbA-trnH$ 区域的三个样本分类分析

基于 ITS2 序列,在市售样本 WHS001 和 WHS002 中检测到 *Ferula bungeana* Kitag.(硬阿魏)。除了这些标志性的成分及其掺假物外,在市售五虎散样品中还发现了其他一些杂质,如在 ITS2 序列的两个市售样品(WHS001 和 WHS002)中检测到 *Scutellaria baicalensis* Georgi(黄芩),在 WHS002 和 WHS003 中检测到 *Salix* L.。在 WHS003 中也发现了 *Convolvulus arvensis* L.(田旋花)、*Chenopodium album* L.(藜)和 *Citrus* L.(黎檬)等杂质。

5. 通过 ITS2 检测到的实验室制造和市售五虎散样品的真菌污染 基于 ITS2 序列,共获得 36 个真菌 OTUs,包括 22 科 24 属。24 个属中 reads 数最高的是根瘤菌属,占真菌序列总数的 94.33%。本研究以巨噬菌属、镰刀菌属、曲霉属和链格孢属为主,这些真菌大多数是在草药储存过程中存在的霉菌,此外还有一些是土壤真菌。

分别在 HSZY160、HSZY172、WHS001、WHS002 和 WHS003 中检测到 8、7、13、16 和 20 个真菌属。在所有 5 个样品中均检测到镰刀菌属、根霉属和链格孢菌属的真菌。此外,两个实验室样品(HSZY160 和 HSZY172)中鉴定的真菌组成在属水平上相似。商业样品中发现的真菌种类数量明显高于实验室制造的模拟样品,三种市售样品的真菌组成存在明显差异(图 3-5-3)。3 个商业样品中均检测到曲霉属、青霉属、地丝菌属和中央孢子菌属。

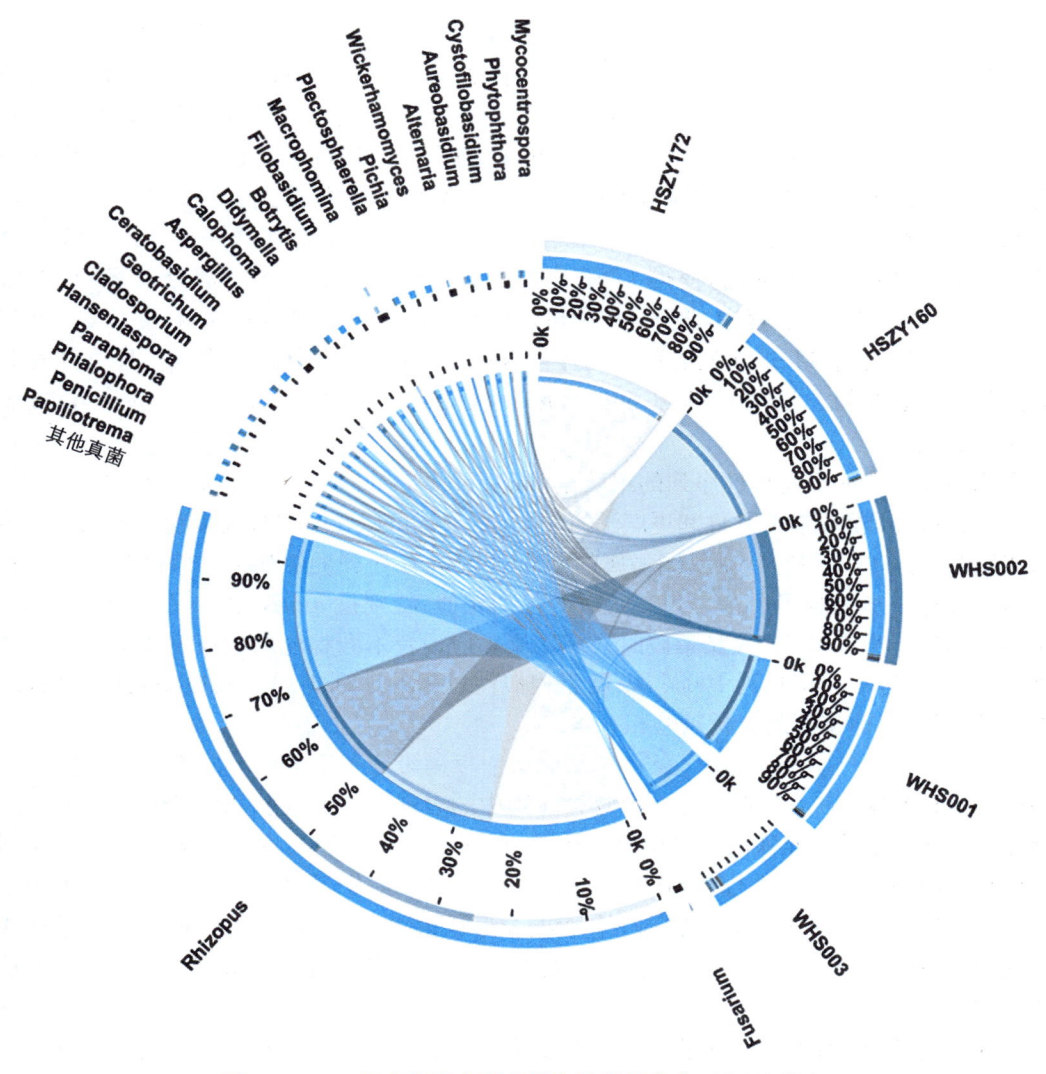

图 3-5-3 每个样品在属水平上的真菌分布(彩图见附图)

(五) 思考与拓展

1. Shotgun Metabarcoding 技术在五虎散草药成分鉴定中的可行性　DNA Metabarcoding 是目前应用最广泛的混合生物样本检测方法。但是,通用 DNA 条形码引物的 PCR 扩增效率易受到中药 DNA 严重降解的影响。在使用引物进行 PCR 扩增的过程中,可能会产生偏差。而 Shotgun Metabarcoding 直接对混合样本的总 DNA 进行文库构建和测序,通过组装可以获得 ITS2 序列和多个叶绿体 DNA 条形码序列用于物种鉴定。该方法也应用于临床或复杂环境样本的研究。

Shotgun Metabarcoding 方法可以减少或消除 PCR 扩增引起的偏倚,获得比 DNA 宏条形码更长的 DNA 条形码序列间隔。一些基于 shotgun 测序技术的生物多样性分析研究表明,该技术可用于生物多样性评估。该方法避免了特定基因标记的 PCR 扩增,以高保真度显示物种丰富度,而大多数物种的 reads 与生物量之间存在显著的相关性。不过,该技术成本高,对样本质量要求高,数据处理较复杂。

2. 当前 Shotgun Metabarcoding 方法在数据分析中面临的挑战 本研究对实验室样品组装而成的 *Peucedanum japonicum* Thunb.(前胡)的 ITS2 序列进行研究。reads 映射的覆盖率为 100%,测序深度为 1 445.61。然而,在实验室制作的样品中并没有添加前胡。基于 CodonCode Aligner 的视觉读取映射表明,ITS2 序列尾部的映射深度超过 2 000×,但在前端只有两个映射读取。虽然片段的覆盖不均匀,但尾部异常高的覆盖显著增加了序列的总体覆盖,导致了假阳性序列的发生。BLAST 结果表明,这是一个 28S 保守序列。进一步研究发现,ITS2 序列尾部组装不准确,使得 ITS2 序列注释过程无法识别 28S 部分。28S 区非常保守,Bowtie2 软件在定位过程中,将 reads 随机定位到相同序列的参考基因组,导致保守的 28S 区域的定位深度极高,ITS2 序列的平均测序深度高。因此,数据分析中准确的序列注释和引物去除是非常必要的。此外,CodonCode Aligner 软件还可以对注释结果进行验证,以减少假阳性序列的发生。

高相似性序列或低变异性序列的组装是 Shotgun Metabarcoding 数据分析中的一个难题,优化后的宏基因组数据装配软件和更广泛的 k-mer 参数可以在一定程度上克服较低相似度序列的装配误差。在同一科,特别是同一属的 *matK* 和 *rbcL* 序列的组装中仍然存在一些困难。

本研究进一步揭示了白芷、当归、防风的序列相似,特别是 *matK* 和 *rbcL* 序列。因此,当使用不同物种分辨率的 DNA 条形码时,OTU 聚类应设置不同程度的相似度水平。对于同源物种,相似性应进一步调整到 100%,以避免相似性过高的序列出现无法检测到的现象,这也与 USEARCH 目前推荐的分析策略相一致。

3. ITS2、*psbA-trnH*、*matK* 和 *rbcL* DNA 条形码的物种鉴别能力 本研究评估了四种不同的 DNA 条形码在五虎散处方成分物种鉴别中的表现。结果显示,所有样本的 ITS2 序列均能在 BLAST 比对后准确识别出物种。然而,在鉴别西洋参和人参时,*psbA-trnH* 序列未能提供足够的变异位点来进行精确区分。同样,*rbcL* 和 *matK* 区域在伞形科物种鉴定中也显示出一定的局限性。对于五虎散处方中包含的伞形科植物(如白芷、当归和防风),由于这些物种间的 *rbcL* 和 *matK* 序列差异较小且组装精度有限,这可能是导致在五虎散样品中未能检测到白芷的原因之一。

总的来说,ITS2 序列具有最强的物种鉴别能力,而 *psbA-trnH* 次之。相比之下,*matK* 和 *rbcL* 序列的物种分辨能力较弱。尽管叶绿体基因(包括 *psbA-trnH*、*matK* 和 *rbcL*)的鉴别效率低于核基因(如 ITS2),但叶绿体基因组因其母系遗传特性以及植物细胞中较高的拷贝数,使得其 DNA 提取较为容易,并且能够简化物种识别过程。此外,通过结合多种 DNA 条形码技术,可以提升物种识别的分辨率与准确性。此外,ITS2 序列还能用于检测真菌,有助于监控传统中药中可能存在的真菌污染。因此,采用 Shotgun Metabarcoding 技术并结合多种条形码信息,不仅能增强实验结果的可靠性,也能更好地保障传统中药产品质量。

例二 高通量测序方法定量鉴别含赤芍中成药中的不同基因型比例

(一) 研究背景

赤芍(Radix Paeoniae Rubra)是一种多基原中药,具有清热凉血、散瘀止痛的功效,是"脑血栓片"的主要原料,基原为毛茛科(Ranunculaceae)植物川赤芍(*Paeonia veitchii*)或芍药(*P. lactiflora*)的干燥根[288]。前期报道提示,赤芍两个品种间的化学成分与药效活性存在差异[289]。在中药饮片乃至中成药中,多基原赤芍混用将影响药物质量稳定,为临床应用带来疗效乃至安全性问题。因此,亟须一种可靠敏感的方法来鉴定赤芍的两种基原,以确保临床疗效。

ITS2 已被证明可用于赤芍鉴定,但中成药中的赤芍常经过多重处理,DNA 严重降解,难以提取高质量长片段 DNA 进行常规 DNA 条形码鉴定[290]。本案例通过对芍药和川赤芍的叶绿体基因组进行测序、组装和结构解析,筛选出能准确区分两个物种的短片段序列(微型条形码),并结合 DNA 宏条形码技术实现赤芍多基原的定性定量鉴定,为含赤芍的中成药产品质量提供技术支持,也为其他多基原植物药材相关工作提供参考。

(二) 材料与仪器

1. 供试材料　　从中国国家药品标准物质管理平台购买了芍药($P. lactiflora$)和川赤芍($P. veitchii$)的标准产品,并将芍药和川赤芍以不同比例混合,得到七个实验混合物。此外,购买七个不同批次的包含赤芍成分的中成药"脑血栓片"(批号分别为 AP11023、AP11014、AP11024、AP11025、AP11027、20190103 和 20190102)进行研究。

2. 试剂　　植物基因组 DNA 提取试剂盒;Tks Gflex DNA 聚合酶(R060Q)等。

3. 仪器　　NanoDropTM 分光光度计、PCR 仪、超净工作台、电泳仪、微型离心机、水平电泳槽(小)、紫外分析仪等。

(三) 研究方法

1. 基因组 DNA 提取、基因组测序　　使用植物基因组 DNA 提取试剂盒,从 $P. lactiflora$ 和 $P. veitchii$ 中提取基因组 DNA,并使用 NanoDropTM 分光光度计测量 DNA 浓度及纯度。按照生产商建议,使用 Truseq Nano DNA HT 样本制备试剂盒生成测序文库,并在 Illumina HiSeq X Ten 平台上进行测序,生成 150 bp 的双端读数。

2. 叶绿体基因组组装与注释　　首先对测序数据进行质控,去除低质量 reads,生成 clean reads 用于后续分析。以紫斑牡丹叶绿体基因组序列(NCBI 登录号:NC_037772)为参考序列,用 Bowtie 2、NOVOPlasty 3.7.2 软件将 $P. lactiflora$ 和 $P. veitchii$ 的 clean reads 映射到参考基因组并进行 de novo 组装。叶绿体基因组序列经 GeSeq 注释,并手动校正密码子。然后,使用 tRNAscan-SE 检测 tRNA 基因边界,OGDRAW 绘制叶绿体基因组图。

接着,通过 MISA 和 REPuter 识别 SSRs(简单重复序列)和重复序列,并使用 IRscope 分析叶绿体基因组 IR 区域的收缩和扩张。

最后,将组装的叶绿体基因组与已报道的进行比较,包括基因组大小、结构和 GC 含量。然后,使用 Geneious 和 MEGA-X 进行序列比对和系统发育分析,构建系统发育树采用 Kimura 2 参数模型,Bootstrap 为 1 000,选择矮牡丹($P. jishanensis$ T. Hong and W.Z. Zhao)作为外类群[291]。

3. 特异性 DNA 微型条形码的设计　　由于长非蛋白编码区域无合适保守区域,且短片段信息不足,最终选择蛋白编码区域设计引物。首先使用 PhyloSuite_v1.1.15 提取并比对两个叶绿体基因组的蛋白编码基因,然后用 DNASP 6.11.01 进行滑动窗口分析,评估核苷酸多样性并选择高变异区域作为微型条形码候选区域。最后使用 Primer Premier 6.0 设计引物,并用 Oligo7.0 评估引物特性,排除可能形成发卡结构、引物二聚体或退火温度过高的引物。

4. 实验复方和中成药中微型条形码的验证　　通过使用植物基因组 DNA 提取试剂盒从 $P. lactiflora$ 和 $P. veitchii$ 的混合物以及中成药样品中提取基因组 DNA。PCR 实验在 25 μL 的反应体积中进行,包含 12.5 μL 的 2×Gflex buffer、0.5 μL 的 Tks Gflex DNA 聚合酶、2 μL 的 DNA 模板、0.5 μL 的引物和 9 μL 的 ddH_2O;扩增程序:在 98 ℃下进行 1 min 的初步变性,然后进行 30 个循环,98 ℃下变性 10 s,55 ℃下退火 15 s,68 ℃下延伸 30 s,最后在 68 ℃下延伸 5 min。序列扩增程序为 98 ℃预变性 10 s;98 ℃变性 10 s,55 ℃退火 15 s,68 ℃延伸 30 s,30 个循环;68 ℃延伸 10 min。

PCR 产物通过琼脂糖凝胶电泳检测后,进行 NGS PCR-free 文库构建,并在 Illumina HiSeq X Ten 平台上测序,生成 PE150 reads。为区分不同样品的引物,添加带有 8 bp 的标签序列。随后,依次使用 fastq-multx、Cutadapt、DADA2 软件包进行数据分割、去除引物序列以及质控等数据处理。在过滤掉总 reads 覆盖不足 1 000 的 ASV 序列后,将获得的 ASV 代表序列进行分类学信息匹配。

（四）研究结果

1. 赤芍叶绿体基因组特征　*P. lactiflora* 和 *P. veitchii* 的叶绿体基因组长度相近,均含一个 SSC 区、一个 LSC 区和两个 IR 区(图 3-5-4)。两个叶绿体基因组的 GC 含量为 38.4%,其中 IR 区 GC 含量较高,LSC 和 SSC 区较低。两个基因组均编码了 111 个基因,包括 77 个蛋白质编码基因、4 个 tRNA 基因和 30 个 rRNA 基因。

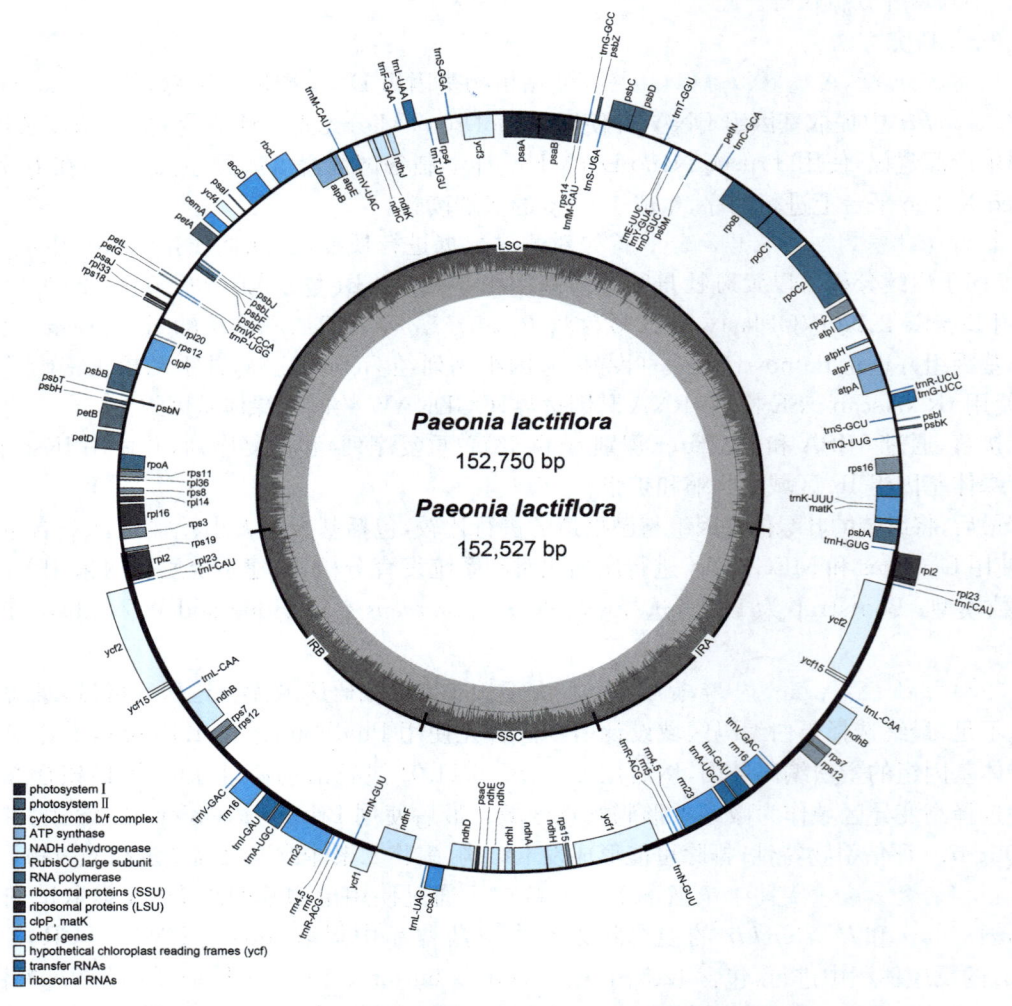

图 3-5-4　川赤芍和芍药叶绿体基因组图谱(彩图见附图)

本案例比较了 P. lactiflora 和 P. veitchii 叶绿体基因组的 IR/LSC 和 IR/SSC 边界（图 3-5-5），发现两个物种的 rps19 基因均跨越 LSC 和 IRb 区，向 IRb 区延伸了 8 个 bp；ndhF 基因在 P. veitchii 中越过 IRb/SSC 边界并与 ycf1 假基因重叠，而在 P. lactiflora 中完全位于 SSC 区。同时，两者在 SSC/IRa 和 IRa/LSC 边界有相似之处，如 ycf1 基因越过 SSC/IRa 边界，rpl2 基因位于 IRa 区，psbA 基因位于 LSC 区等。

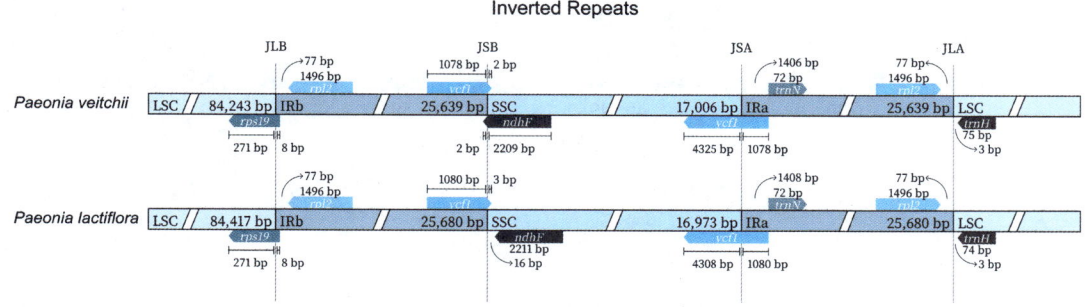

图 3-5-5　赤芍和川赤芍的 LSC、IR 和 SSC 连接位置（彩图见附图）

此外，在 P. lactiflora 和 P. veitchii 的叶绿体基因组中分别鉴定了 57 和 69 个 SSR 位点，均短于 18 bp，且单核苷酸 SSR 位点最丰富，主要为 A/T（表 3-5-3）。且通过重复序列分析发现 P. lactiflora 中存在三种长重复序列（即正向重复、反向重复和回文重复），而 P. veitchii 中仅发现两种（正向重复和回文重复），长度主要在 30～39 bp 的范围内（图 3-5-6）。

表 3-5-3　川赤芍和赤芍叶绿体基因组中 SSRs 的类型和数量

SSR 类型	重复单位	物种	
		赤芍	川赤芍
Mono	A/T	35	42
	C/G	0	2
Di	AG/CT	1	1
	AT/AT	10	12
Tri	AAT/ATT	7	7
Tetra	AAAC/GTTT	1	1
	AAAT/ATTT	2	2
	AGAT/ATCT	1	1
Penta	AAGAT/ATCTT	0	1
Hexa			
总　计		57	69

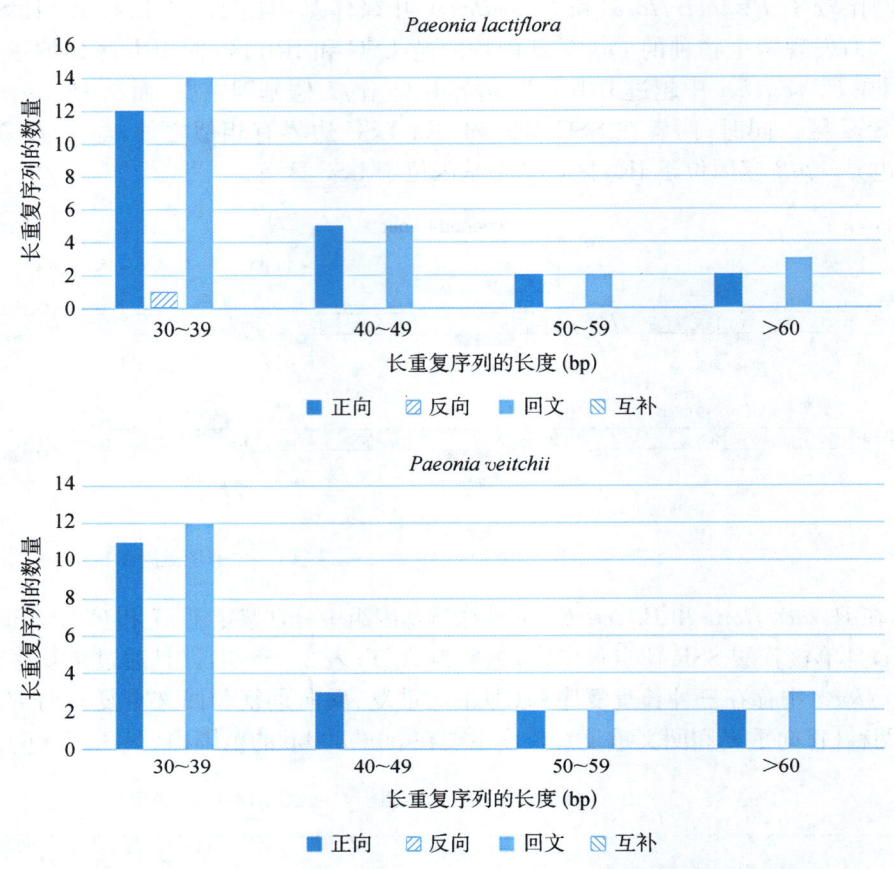

图 3-5-6　芍药和川赤芍的叶绿体基因组中长重复序列类型和数量

2. 用于物种识别的微型条形码设计　利用叶绿体基因组中的高度可变区域区分密切相关物种。本案例分析了 *P. lactiflora* 和 *P. veitchii* 的 77 个蛋白质编码基因,发现核苷酸多样性值在 0 至 0.010 75 之间,平均为 0.001 35,显示两个基因组存在轻微差异,且发现 7 个具较高 Pi 值的位点适用于微型条形码设计(图 3-5-7)。此外,考虑到条形码长度、引物保守性等限制,最终在 *ycf1b* 和 *ndhF* 区域成功设计两对引物(表 3-5-4),片段分别为 223 bp 和 250 bp,各含四个可变位点。

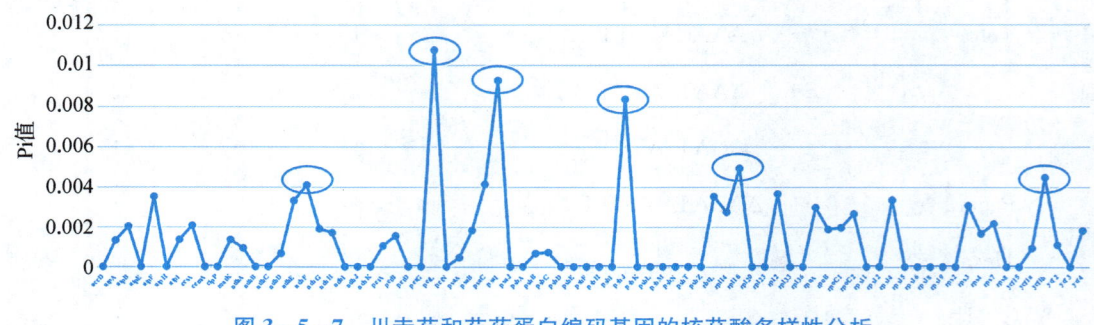

图 3-5-7　川赤芍和芍药蛋白编码基因的核苷酸多样性分析

表 3-5-4 两个微型条形码的引物信息

引物对名称	CS-*ycf1b*	CS-*ndhF*
前引物序列(5′→3′)	CCTCTACATAATCCGA	GCGTTATCTTTCTTCC
后引物序列(5′→3′)	CAATCAGATTTTCGTCG	ACAGCAGGATTAACTG
扩增子大小(bp)	223	250
微型条形码的变异位点	4	4
除引物序列长度(bp)	190	218
GC%(前/后引物)	43.8/41.2	43.8/43.8
Tm(℃)(前/后引物)	44.8/48.1	46/46.9

同时,为验证引物鉴定能力,从 NCBI 下载所有的 *P. lactiflora* 和 *P. veitchii* 的叶绿体基因组序列,以矮牡丹(*Paeonia jishanensis*)为外类群构建 NJ 树。系统进化树显示,来自 *P. lactiflora* 或 *P. veitchii* 的个体,其扩增子序列均可聚为单系(图 3-5-8)。综上,两对引物可有效区分赤芍的两个基原物种。

3. **借助 DNA 宏条形码技术,实现芍药和川赤芍的定性定量鉴别** 为验证设计的引物对 CS-*ycf1b* 和 CS-*ndhF* 的鉴定能力,进行了混合样本实验。所有样本在七个实验混合物中均成功扩增,经测序和质控后,共获得 14 852 184 条 clean reads。基于相似性,CS-*ycf1b* 的扩增产物被聚类成 6 个 ASV,其中 3 个归属 *P. lactiflora*(yASV2、yASV3 和 yASV6),3 个归属 *P. veitchii*(yASV1、yASV4 和 yASV5);CS-*ndhF* 的扩增产物被聚类成 5 个 ASV,一个归属 *P. lactiflora*(nASV1),其余归属 *P. veitchii*。

为进一步检验微型条形码对 *P. lactiflora* 和 *P. veitchii* 混合物的鉴别能力,将两基原标准品粉末按一定比例混合,共得到 7 个实验混合物。经 3 次 DNA 宏条形码重复实验及生物信息学分析,最终结果显示,*P. lactiflora* 和 *P. veitchii* 的序列读数与实际生物量比例正相关,两个微型条形码均可同时检出 *P. lactiflora* 和 *P. veitchii*,且最低检出量不超过 1%,具有较高的灵敏度(图 3-5-9)。

此外,我们发现引物 CS-*ycf1b* 的物种 reads 比例与物种生物量比例的相关性更高,意味着其定量能力相对较强(*P. lactiflora*:$R^2=0.9932$;*P. veitchii*:$R^2=0.9925$)(图 3-5-10)。

4. **微型条形码在中成药中的应用** 为检验所开发微型条形码的适用性,应用专属性 CS-*ycf1* 引物对 7 批不同来源的"脑血栓片"进行分子鉴定。测序共产生 2 359 378 条 clean reads,并聚集为 9 个 ASV(扩增子序列变异体),所有 ASVs 均被鉴定为 *P. lactiflora*,其中 ASVs 可在一定程度上被视为单倍体类型。此外,不同中成药样本的 ASVs 组成差异很大,这可能与生产厂家有关。这提示了芍药存在大量种下水平的生物多样性,其对药物效果是否具有影响,则需要未来更多的探索(图 3-5-11)。

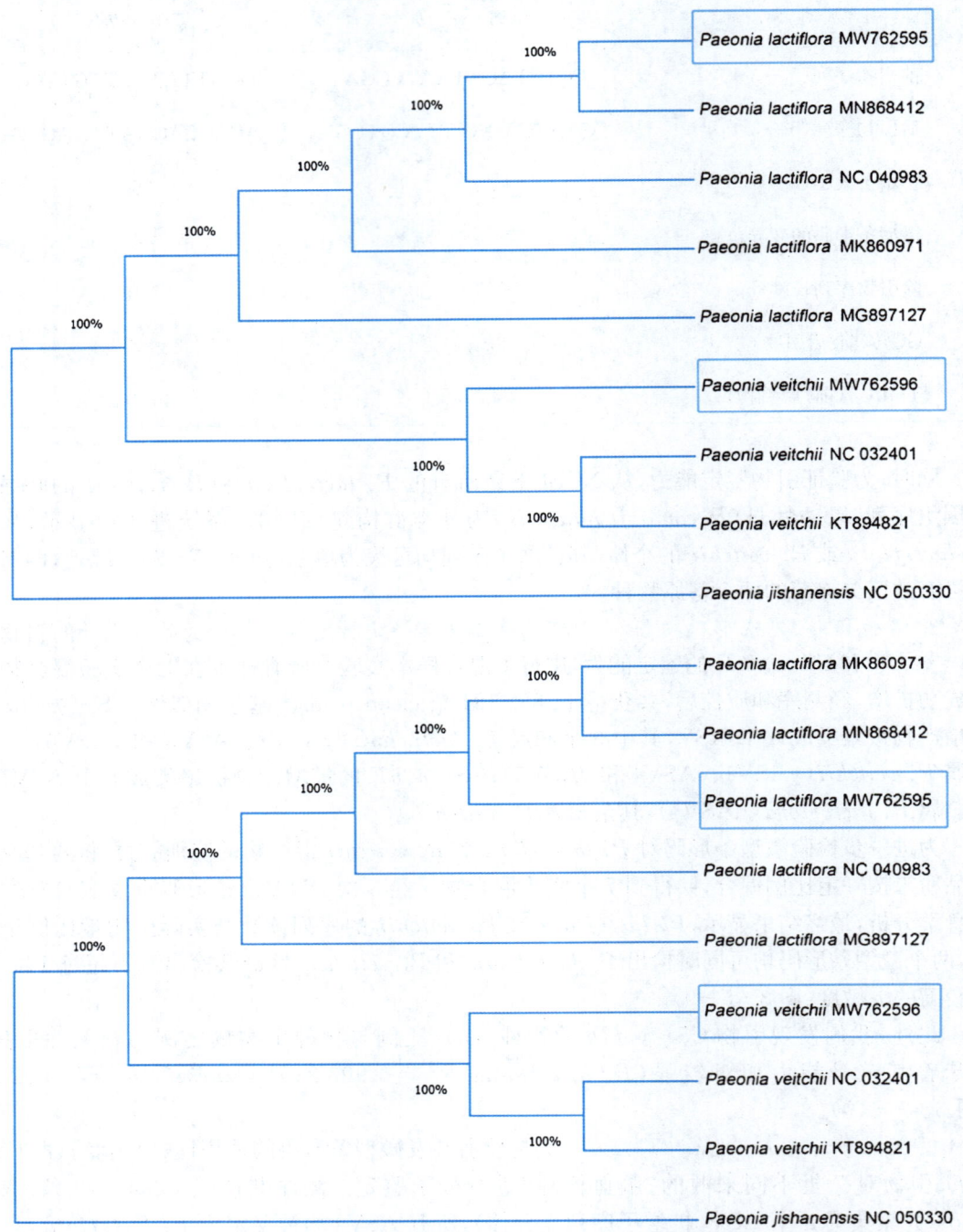

图 3-5-8 基于引物 CS-$ycf1b$ 和 CS-$ndhF$ 扩增的芍药和川赤芍的 NJ 系统发育树

(框标记为本案例提供数据)

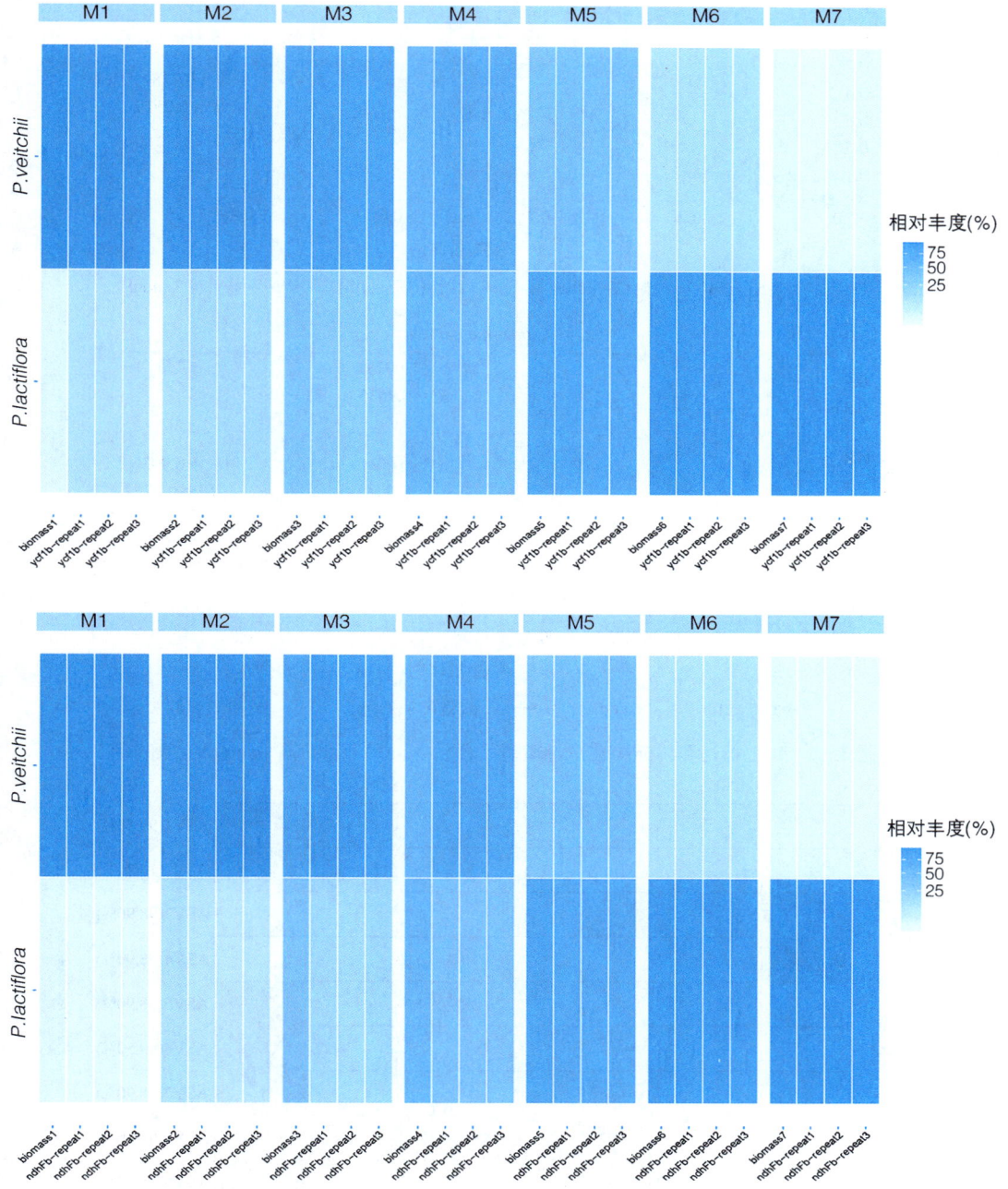

图3-5-9 两对不同引物在7个实验混合物中的read counts与biomass相对丰度

（A. 引物CS-*ycf1b*；B. 引物CS-*ndhF*）

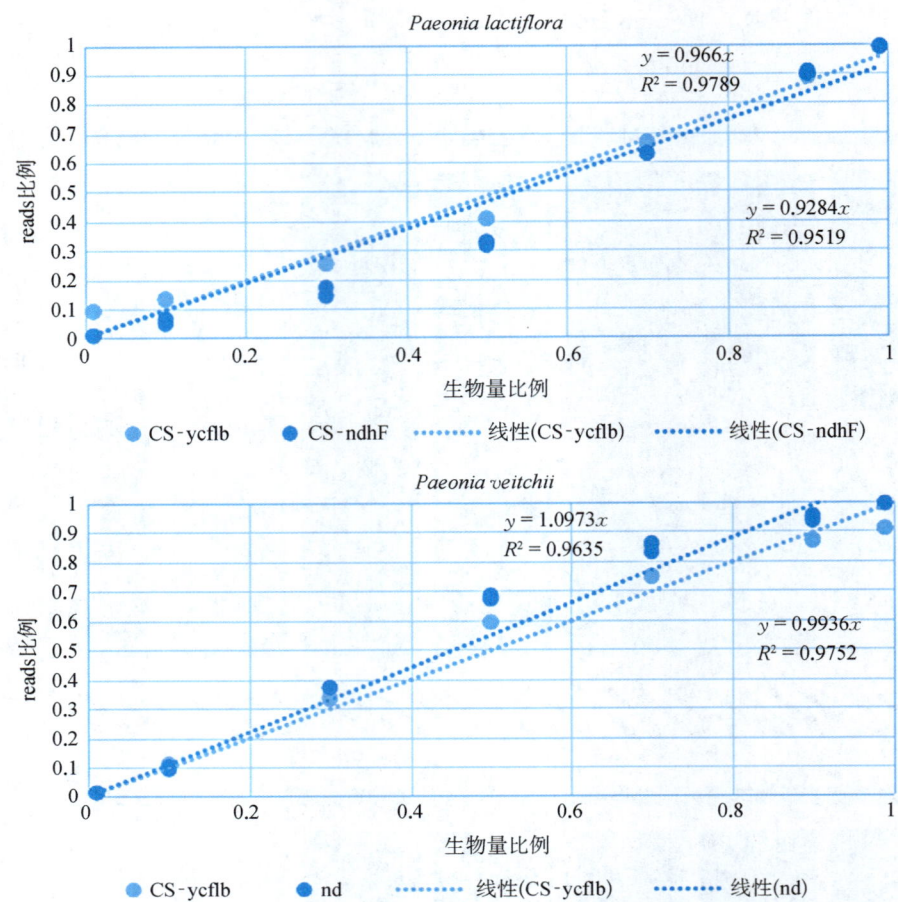

图3-5-10 芍药和川赤芍在7个实验混合物中 read counts 与 biomass 的相关性

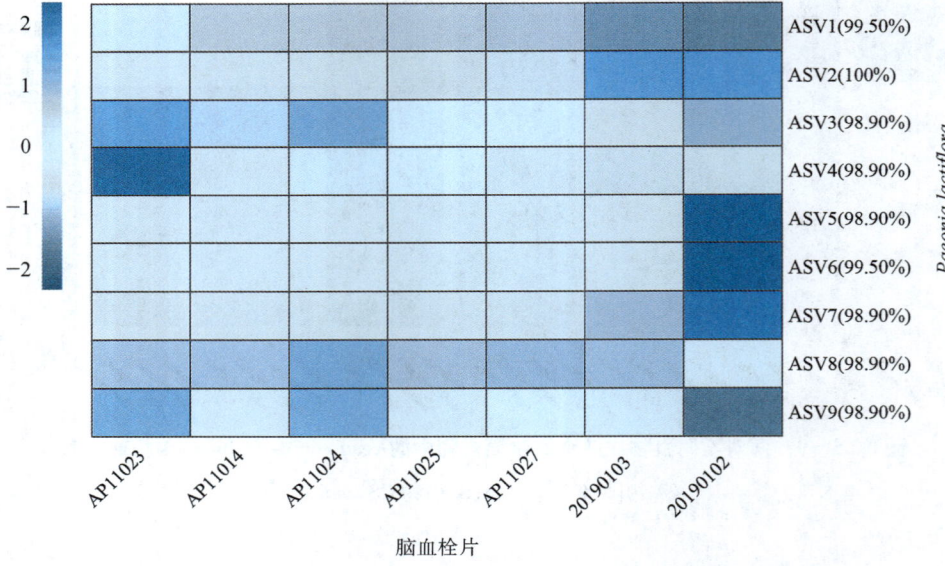

图3-5-11 7批中成药"脑血栓片"中赤芍的种类分析（彩图见附图）

(五) 思考与拓展

1. 检测限与定量限　检测灵敏度即检测限,是衡量分析物能被可靠检测的最小量或浓度的指标。本研究发现,占总样品质量1%的生物量百分比的赤芍物种可被检测到,且可能检测到更少量。

定量限则是能以可接受的准确度和精密度进行定量测定的最低量或浓度。本案例中,100 mg 样品混合物中,序列读数与实际生物量的比例呈线性关系。总体而言,引物 CS-ycf1 显示出比 CS-ndhF 更好的相关系数(Paeonia lactiflora, $R^2=0.9796$; Paeonia veitchii, $R^2=0.9888$)。

2. 引物的扩增偏差　本案例发现引物 CS-ndhF 对 P. veitchii 存在扩增偏差(如 M3 和 M4)。引物 CS-ycf1 在 M1 的量化结果中变异较大,但 M7 结果接近理论值; CS-ndhF 在 M7 和 M1 的测试值也接近理论值,表明本案例的物种生物量准备无误。此外,三次重复测序结果高度可再现,显示实验结果可靠。因此,本案例观察到的比例偏差可能源于 PCR 扩增、测序过程及宏条形码数据处理中的多种因素,这些因素可能改变检测到的读数百分比与物种丰度之间的对应关系[292-294]。

3. DNA 条形码在中药饮片、中成药鉴定中的重要性　DNA 条形码在中药饮片、中成药鉴定中具有重要意义。中药炮制加工可能导致 DNA 降解,影响提取的 DNA 数量和质量,降低扩增效率。而具有足够变异位点、长度较短、引物设计保守且特异的 DNA 微型条形码,适合用于鉴定 DNA 降解严重的样本[295]。其足够的变异位点可准确识别物种,较短的目标片段可提高扩增成功率,且特异性引物保证了鉴定准确性。

本研究选择"脑血栓片"进行验证,结果显示引物对 CS-ycf1b 能成功扩增特征区域,从加工后的片剂中鉴定出 P. lactiflora。DNA 宏条形码技术可对混合样本中的物种进行定量鉴定,尽管存在扩增偏好,但物种个体数量与测序序列数一般具有相关性。因此,DNA 条形码可克服中药材加工中的扩增困难,实现成功扩增,且 DNA 微型条形码与宏条形码技术的结合使用,可实现近缘物种的定性定量鉴定,为其他多基原中药材鉴定提供了研究实例。

例三　直接 LAMP 法对半夏及其伪品水半夏的快速荧光和比色鉴定

(一) 研究背景

半夏为天南星科植物半夏 Pinellia tenmta (Thunb.) Breit 的干燥块茎,具有燥湿化痰、降逆止呕、消痞散结的功效。半夏作为一味常用中药,不仅可供中医临床配方使用,也是多种中成药的重要原料。含有半夏的中成药中最知名的莫过于藿香正气液,藿香正气液能够有效缓解炎热天气引起的不适,在中国、加拿大、美国和新加坡等国家均有销售,深受消费者的喜爱[296]。由于商业需求量大,野生资源不断减少,加之巨大经济利益的驱使,市场上常存在以水半夏冒充半夏的情况。且半夏是以地下干燥块茎的形式入药,因此较难根据药材外观进行鉴定。而且基于化学成分的鉴定方法在特异性和稳定性方面也不理想。因此,迫切需要一种在没有植物形态和其他外部特征的情况下,也能简单、快速、准确对半夏及其混伪品进行鉴定的方法。

DNA 分子鉴定技术以其不受植物发育阶段、环境因素、人为因素等条件的影响,近年来被广泛用于生药真伪鉴定[297-300]。目前常用的 DNA 分子鉴定技术中主要是利用聚合酶链式反应法(PCR)对目标 DNA 进行扩增,但是由于 PCR 技术涉及一系列重复的加热和冷却循环,对检测仪器的要求很高,不适合现场样品检测。环介导等温扩增(LAMP)技术作为一种等温扩增技术,仅需要一个简单的恒温仪器即可进行检测,非常适用于发展现场检测方法。本案例采用环介导等温扩增技术结合可视化显色,建立了一种能快速检测半夏和伪品水半夏的方法。

(二) 材料与仪器

1. **供试材料** 半夏 *Pinellia ternata*（Thunb.）Breit.、水半夏 *Typhonium flagelliforme*（Lodd.）Blume、虎掌南星 *Pinellia pedatisecta* Schott 和天南星 *Arisaema erubescens*（Wall.）Schott 以及用于盲测的 48 个样品（编号 1—48）均由太极集团提供,所有药材经 DNA 条形码鉴定为对应物种。

2. **试剂** Easy Taq DNA 聚合酶,Bsm DNA 聚合酶,SYBR Green I 核酸染料。引物由生工生物工程(上海)股份有限公司合成并纯化（HAP 纯化）,用灭菌水溶解,$-20\,℃$保存。植物基因组 DNA 提取试剂盒。

3. **仪器** 荧光定量聚合酶链反应检测系统,DYY-6C 型电泳仪电源,JY04S-3C 型凝胶电泳成像系统,H1650-K 型台式微量高速离心机,S1010 型掌上离心机,XW-80A 型旋涡混合器,Thermo Cell Mixing Block 型振荡恒温金属浴。

(三) 研究方法

1. **特异性引物设计** 从 Genbank 中下载半夏（AF469036）及其常见混淆品水半夏（OK103618）、虎掌南星（AF469040）、天南星（KT634029）的 ITS2 序列,使用软件 MegAlign 进行序列比对,根据比对结果,使用在线软件 Primer Explorer version 5.0（LAMP primer designing software：PrimerExplorer）设计了 *P. ternata* 和 *T. flagiiforme* 的 LAMP 特异性引物。特异性引物序列设计如表 3-5-5。

表 3-5-5 特异性引物序列

名 称	序列(5′→3′)	碱 基
PR-F3	CGACGATCGCACCGTG	16
PR-B3	GAGCCTAGATATCCGTTGCC	20
PR-FIP	CGGGCCGTCACTTGACGTGCGGGACGACGAACCCT	35
PR-BIP	CGTGATCCATCCGTCCGTGCAGTCGTTCGAGACTCGTTTC	40
PR-LB	GCACGCGGTGCTCATCA	17
RTF-F3	TGCCTGGGCGTCACAC	16
RTF-B3	ACGGGCGTCATCCACG	16
RTF-FIP	TGGGCCATTCTCCGCATCCCCGACCCCCACACTCGT	36
RTF-BIP	AGTGCGGCGGGCTGAAGAAGCGTCGTCCACCACTC	35
RTF-LF	CGCAACCCGCAACATAGG	18
RTF-LB	TCCCGCCGGGCGACCAA	17

2. **总 DNA 提取** 取样时采用一次性刀片切去样品表面部分,刮取中间部分适量置于 1.5 mL 离心管中,按照植物 DNA 提取试剂盒说明书操作步骤进行 DNA 提取。所提取的 DNA 经超微量紫外可见分光光度计测量纯度和浓度,DNA 提取液置于 −20 ℃ 保存备用。

3. **LAMP 扩增** 半夏 LAMP 反应体系:实时荧光 LAMP 反应检测体系的总体积为 10 μL,含有 20 mmol/L Tris-HCl(pH 8.8)、60 mmol/L KCl、10 mmol/L $(NH_4)_2SO_4$、0.001% Tween 20、4 mmol/L Mg^{2+}、0.8 mol/L Betaine、0.8 mmol/L dNTP、1.6 μmol/L 内引物(PR-FIP 和 PR-BIP)、0.8 μmol/L 环引物(PR-LB)、0.4 μmol/L 外引物(PR-F3 和 PR-B3)、1×SYBR Green Ⅰ、0.16 U/μL Bsm DNA 聚合酶,加入 1 μL 基因组 DNA 和无菌水使反应体积为 10 μL。所有的实时 LAMP 反应都在 61 ℃ 的等温扩增系统中进行 60 min,然后在 85 ℃ 失活 5 min。

水半夏 LAMP 反应体系:实时荧光 LAMP 反应检测体系的总体积为 10 μL,该系统含有 20 mmol/L Tris-HCl(pH 8.8)、60 mmol/L KCl、10 mmol/L $(NH_4)_2SO_4$、0.001% Tween 20、5 mmol/L Mg^{2+}、0.8 mol/L Betaine、0.8 mmol/L dNTP、1.6 μmol/L 内引物(RTF-FIP 和 RTF-BIP)、0.8 μmol/L 环引物(RTF-LF 和 RTF-LB)、0.4 μmol/L 外引物(RT-F3 和 RTF-B3)、1×SYBR Green Ⅰ、0.16 U/μL Bsm DNA 聚合酶,加入 1 μL 基因组 DNA 作为模板,并加入无菌水使反应体积为 10 μL。所有实时 LAMP 反应均在 60 ℃ 恒温扩增系统中进行 60 min,并在 85 ℃ 灭活 5 min。

4. **比色 LAMP 反应** 比色 LAMP 反应系统是在原有实时 LAMP 系统的基础上进行改进而成。半夏 LAMP 比色反应使用 120 μmol/L 中性红(N-red)代替 SYBR Green Ⅰ,并将 Tris-HCl 的浓度调节至 5 mmol/L。反应在 61 ℃ 下进行 60 min。对于水半夏比色反应体系,使用 0.025% MG 作为指示试剂,同时也将 Tris-HCl 的浓度调节至 5 mmol/L,在 60 ℃ 下反应 60 min。

(四)研究结果

1. **半夏 LAMP 体系的特异性与灵敏度考察结果** 为了评价所设计引物的特异性,以半夏 DNA 作为阳性样品,从水半夏以及其他一些同科药用植物中提取的 DNA 作为阴性样品,通过优化扩增温度和 Mg^{2+} 浓度,建立了一个用于半夏 DNA 的等温扩增系统。如图 3-5-12A 所示,在大约 10 min 时,正品半夏显示出明显的扩增曲线,而其他样品在整个反应过程中都没有显示出扩增结果。这些结果表明,所设计的半夏特异性引物特异性良好,能将半夏与其混淆品准确地分开,该系统能实现半夏样品的准确鉴别。

对于灵敏度,在实时荧光 LAMP 实验中,使用从 10 ng/μL 至 0.1 pg/μL 进行梯度稀释的 DNA 作为模板。图 3-5-12B 显示该方法能够检测低至 0.1 pg 的 DNA 模板浓度。此外,我们还构建了一条标准曲线来评估线性工作范围,图 3-5-12C 显示了初始模板 DNA 浓度的对数(横轴)和扩增时间 Tt(纵轴)之间的线性关系,线性回归系数 R^2 为 0.988。这些结果证实了所建立的半夏实时荧光 LAMP 分析方法应用于定量分析的稳定性和可靠性。随后我们通过将半夏基因组 DNA 混入不同比例的水半夏基因组 DNA,来评估此方法在混合样品中的检测灵敏度。我们使用包含各种比例(100%、10%、1%、0.1%、0.01% 和 0%)的半夏基因组 DNA 的混合基因组 DNA 提取液作为扩增反应的模板。如图 3-5-12D 所示,即使在只含有 0.01% 半夏基因组 DNA 的混合模板中,也能观察到扩增曲线的出现。这说明我们的方法能够有效地检测到含量低至 0.01% 的混合物中的半夏基因组 DNA。

2. 半夏的比色法鉴别 用 pH 敏感染料 N-red 作为显色剂,对半夏进行比色鉴别。优化条件后,最终选择浓度为 120 μmol/L 的 N-red。图 3-5-12E 显示了特异性测试结果,结果表明,只有半夏样品表现出从橙色到粉红色的颜色变化,而阴性样本没有观察到颜色变化。因此,荧光鉴定和比色检测方法表现出相同的特异性,证明了所开发的比色方法在等温条件下能够迅速区分开半夏及其伪品。在灵敏度考察中,如图 3-5-12F 所示,可以目视检测到低至 0.1 pg 的模板浓度,这与实时荧光分析的结果一致。类似的,比色法也显示出从混合样品中区分低至 0.01% 的半夏 DNA 的能力(图 3-5-12G)。

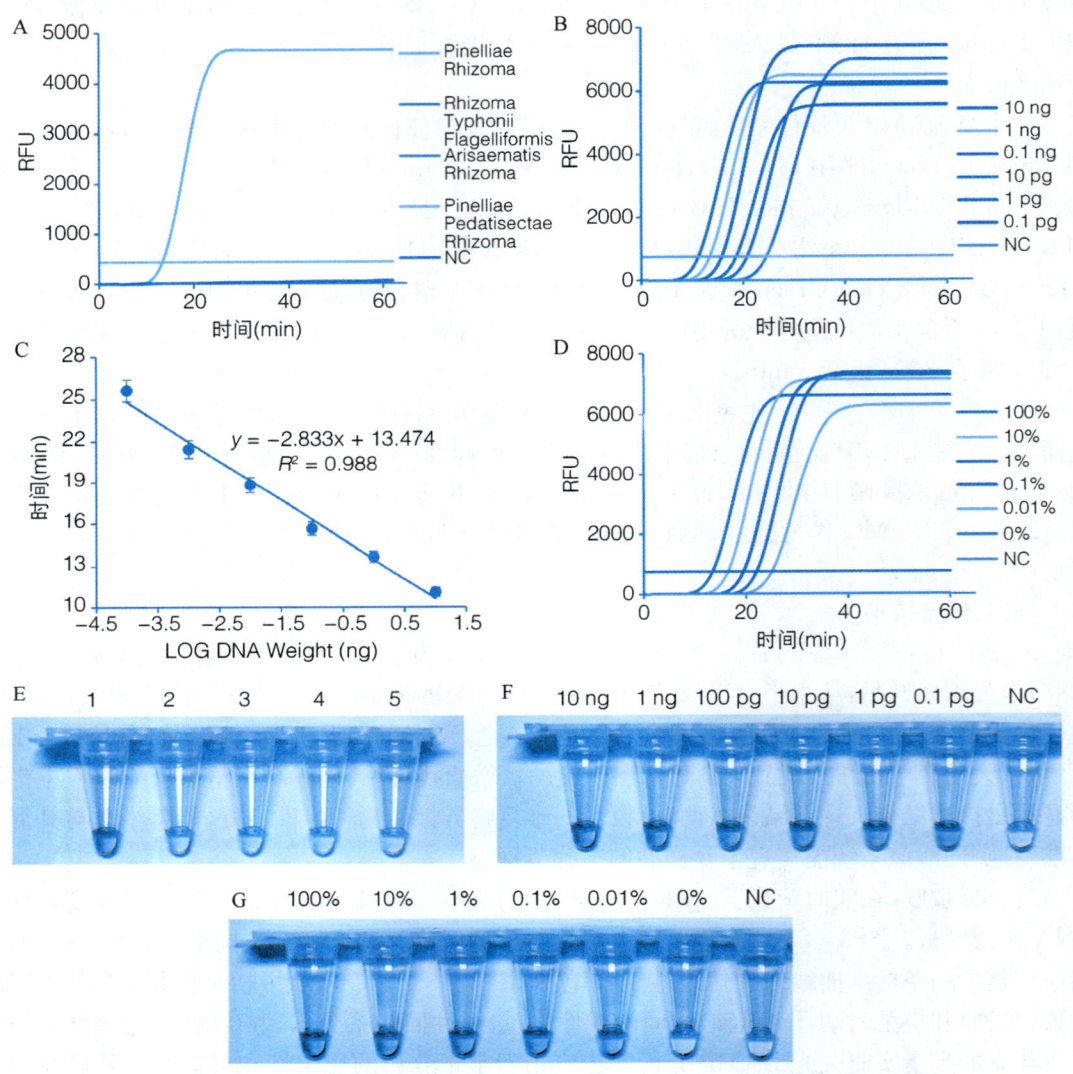

图 3-5-12 半夏 LAMP 检测体系的特异性和灵敏度分析(彩图见附图)

[A. 半夏实时荧光 LAMP 体系的特异性考察结果;B. 半夏实时荧光 LAMP 体系在 10 ng~0.1 pg 半夏基因组 DNA 范围内的灵敏度考察结果;C. 图 1B 所对应的标准曲线;D. 半夏实时荧光 LAMP 体系在混合样本中的检测灵敏度考察;E. 半夏比色 LAMP 体系特异性检测结果(1. 半夏;2. 水半夏;3. 天南星;4. 虎掌南星;5. 无菌水);F. 半夏比色 LAMP 体系在 10 ng~0.1 pg 半夏基因组 DNA 范围内的灵敏度考察结果;G. 半夏比色 LAMP 体系在混合样本中的检测灵敏度考察]

3. 水半夏 LAMP 体系的特异性与灵敏度考察结果 水半夏是半夏常见的伪品,我们也建立了水半夏的 LAMP 测定方法。为了检验引物的特异性,将水半夏作为阳性样品,而半夏和其他两种植物作为阴性样品。在最佳条件下,如图 3-5-13A 所示,只有水半夏的基因组 DNA 被扩增,而其他三种植物材料没有观察到扩增,这表明所设计的水半夏 LAMP 引物具有很高的特异性。此外,还评估了水半夏实时荧光 LAMP 体系的灵敏度,并成功检测到低至 0.08 ng 的水半夏 DNA(图 3-5-13B)。相关系数 R^2 为 0.990 1(图 3-5-13C)。类似地,水半

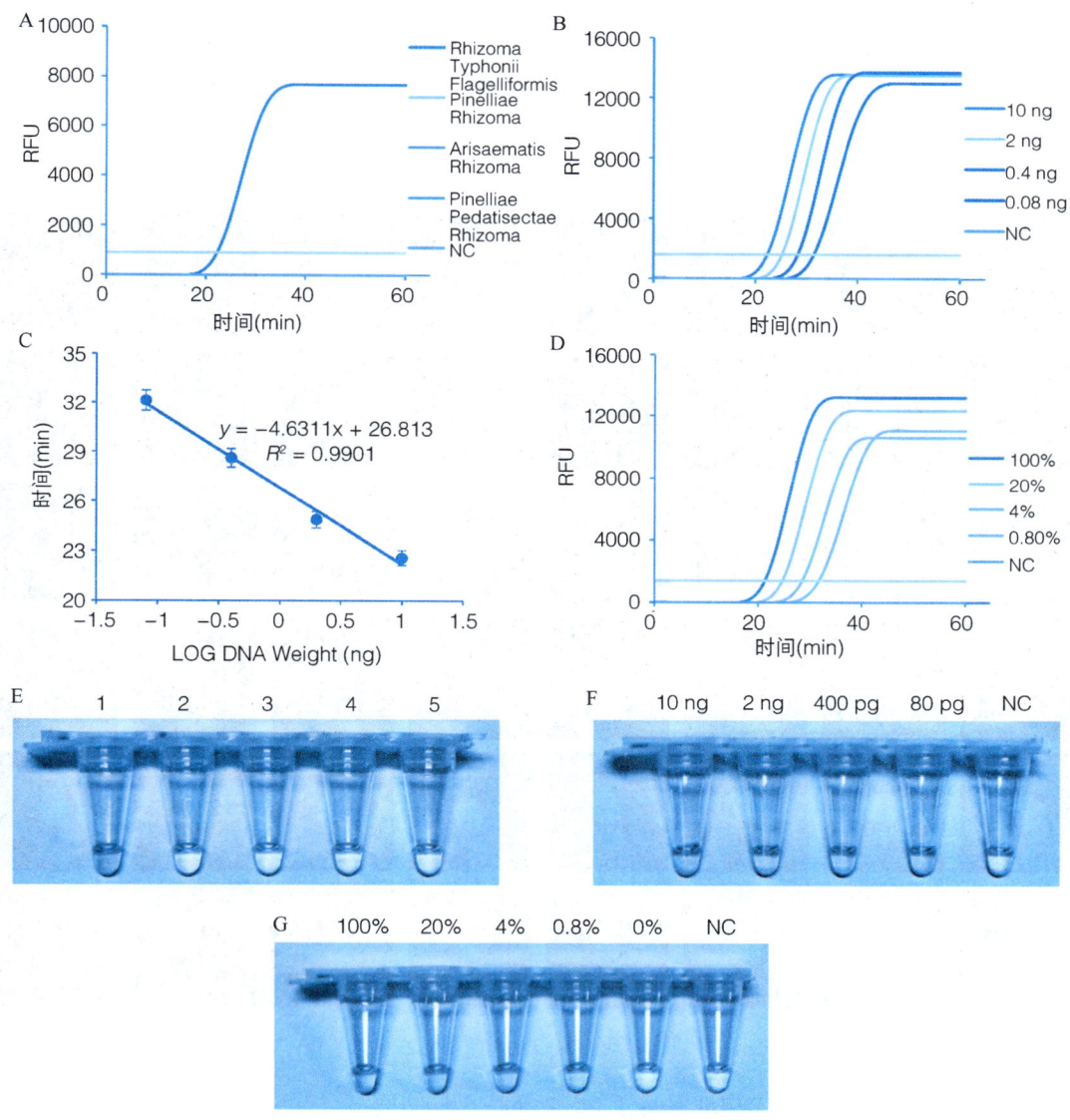

图 3-5-13 水半夏 LAMP 检测体系的特异性和灵敏度分析(彩图见附图)

[A. 水半夏实时荧光 LAMP 体系的特异性考察结果;B. 水半夏实时荧光 LAMP 体系在 10 ng~0.08 pg 水半夏基因组 DNA 范围内的灵敏度考察结果;C. 图 2B 所对应的标准曲线;D. 水半夏实时荧光 LAMP 体系在混合样本中的检测灵敏度考察;E. 水半夏比色 LAMP 体系特异性检测结果(1. 水半夏;2. 半夏;3. 天南星;4. 虎掌南星;5. 无菌水);F. 水半夏比色 LAMP 体系在 10 ng~0.08 pg 水半夏基因组 DNA 范围内的灵敏度考察结果;G. 水半夏比色 LAMP 体系在混合样本中的检测灵敏度考察]

夏实时荧光 LAMP 体系在混合样品中的检测灵敏度是通过将水半夏的基因组 DNA 加入其他三种药材基因组 DNA 中进行评估的,测定结果显示所建立的水半夏实时荧光 LAMP 体系可从混合样品基中检测到低至 0.8% 的水半夏 DNA(图 3-5-13D)。

4. 水半夏的比色法鉴别　在水半夏比色反应中,选择孔雀石绿作为显色试剂,通过对孔雀石绿浓度的优化,最终确定浓度为 0.025%。图 3-5-13E 显示了水半夏 LAMP 引物的特异性考察结果,仅在含有水半夏 DNA 的样品中观察到蓝绿色,而其他对照组则保持透明,证明了所开发的检测方法的特异性。此外,图 3-5-13F 表明,水半夏比色反应的灵敏度与实时荧光 LAMP 方法相当,比色法也能够区分混合样品中浓度低至 0.8% 的水半夏(图 3-5-13G)。

5. 真实样本检测　为了评估所开发比色方法的适用性,我们对 48 个样品(图 3-5-14)进行了检测。

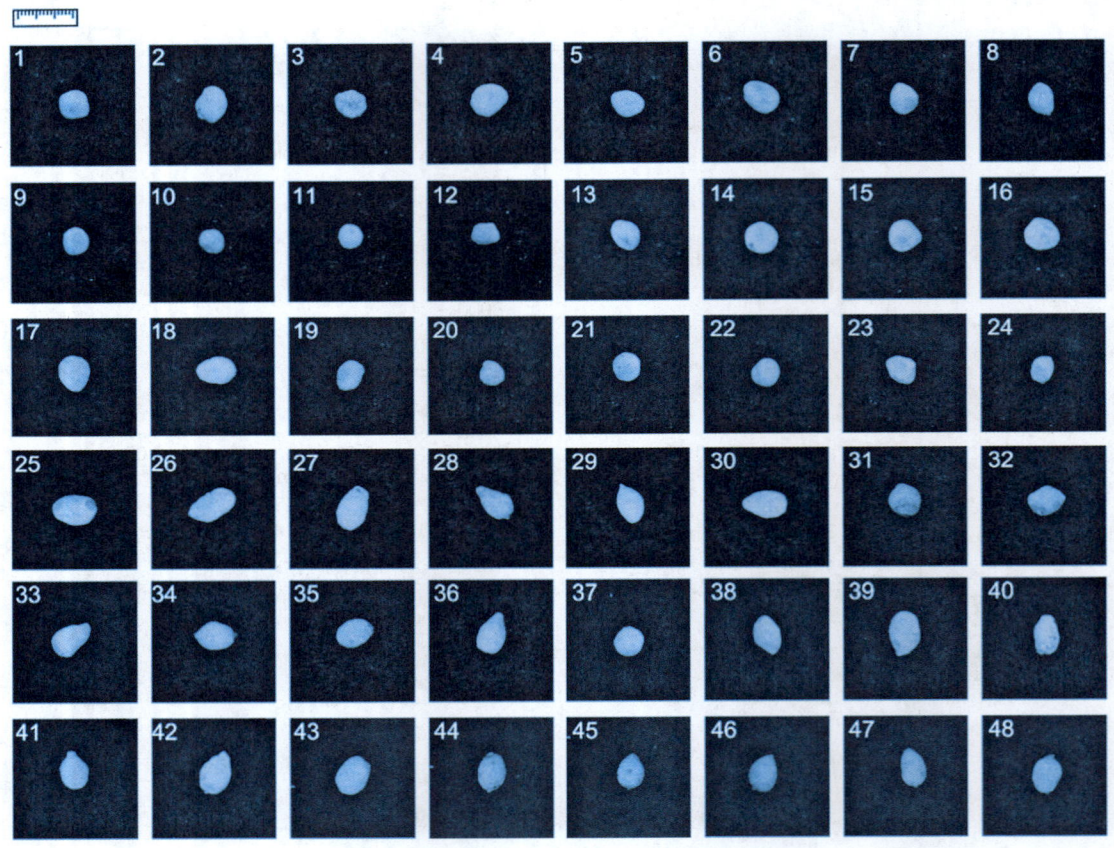

图 3-5-14　待测样本照片

结果表明,使用比色法成功地鉴定了 48 个样品。具体而言,样品 1~24 被鉴定为半夏,而样品 25~48 被鉴定为水半夏(图 3-5-15)。这些结果与测序结果一致,证实了所开发的直接 LAMP 比色方法的准确性和可靠性。

(五)思考与拓展

1. 创新性　基于 DNA 的中药鉴定方法越来越受到认可,本研究开发的方法为中药的分子鉴定提供了一定的依据,可扩展到其他中药品种的检测,这种多功能的方法或将为相关中药

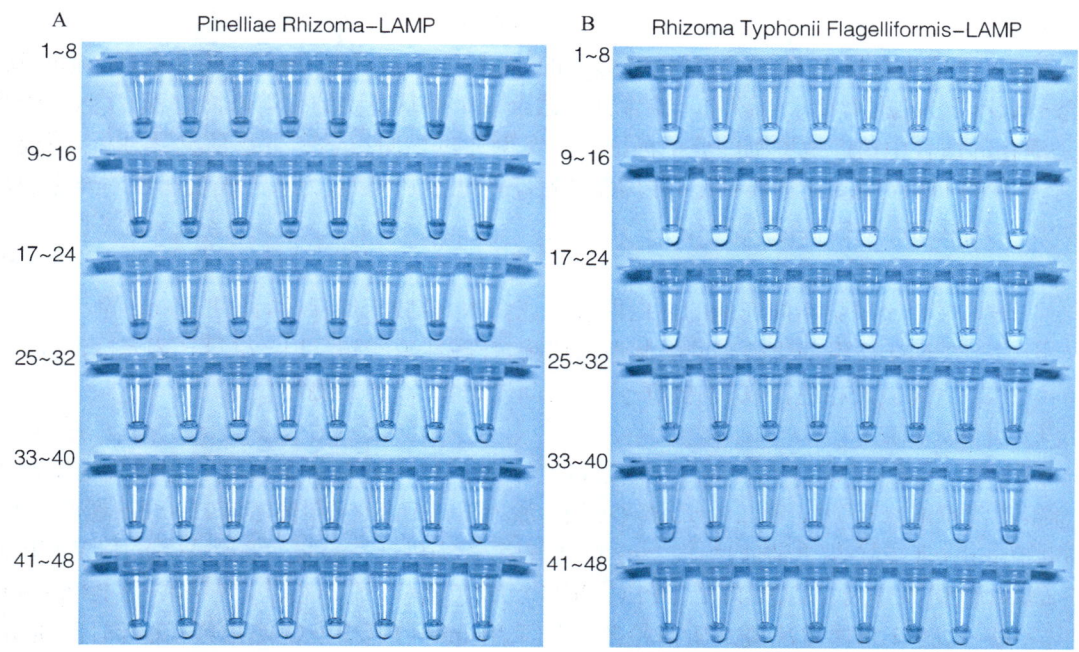

图 3-5-15　48 个样品的比色法检测结果（彩图见附图）

（A. 半夏比色 LAMP 法对 48 个样品的检测结果；B. 水半夏比色 LAMP 法对 48 个样品的检测结果）

质量控制提供一种有价值的工具。

本研究成功开发了一种经济高效的直接裂解技术，该技术无需传统的 DNA 提取步骤，仅在 2 min 内即可获得核酸扩增所需的模板。

实时荧光 LAMP 方法为半夏药材的检测提供了一种简单、特异、灵敏和准确的检测方法。可检测浓度为 0.1 pg 的半夏和 0.08 ng 的水半夏，所建立的体系分别在 0.1 pg～10 ng 和 0.08～10 ng 范围内呈良好的线性关系。

此外，结合显色试剂，在比色 LAMP 反应中，可通过目视完成检测结果的判断。当这种方法应用于 48 个实际样品时，其结果与 DNA 测序结果一致，进一步证明了其可靠性。

2. 问题与启发

（1）LAMP 体系的扩增效率极高，扩增产物的量远大于 PCR 扩增体系，易产生气溶胶污染，导致交叉污染和假阳性问题的出现，在实际应用中应当建立标准的核酸检测实验室，并对操作者进行专业的培训后方可进行应用。

（2）LAMP 体系的引物设计要求高，体系需要多条引物，引物的数量和复杂性增加了反应体系的不确定性和难度。其他品种在建立方法的过程中，应当设计多套引物进行筛选。

例四　基于 DNA 甲基化差异鉴定金银花产地研究

（一）研究背景

中药质量因其产地不同而存在差异已成为业界公论[301]，产地鉴别已成为中药鉴定中的重要研究方向。金银花传统道地产区为河南新密和山东平邑。然而，随着金银花需求量的增加，其栽培面积不断扩大，多个省份均有引种栽培[302]。对产区当地野生种的栽培驯化和各栽培产区间的相互引种,导致市售金银花种质混杂,DNA 差异难以反映其真实产地。

DNA 甲基化是指在 DNA 甲基化转移酶的作用下,在基因组 CpG 二核苷酸(5′-胞嘧啶-磷酸-鸟苷-3′)的胞嘧啶 5 号碳原子位置共价结合一个甲基基团的化学修饰过程。DNA 甲基化是潜在的适合中药产地鉴别的分子标记。本案例通过代谢组学和生物信息学分析,筛选出 10 个可靠的 DNA 甲基化遗传标记,并构建金银花产地鉴别模型,为基于表观遗传差异鉴别复杂种质中药材的产地提供范式[303]。

(二) 材料与仪器

1. **供试材料** 采集不同产地的二白期金银花样本,硅胶干燥保存,详见 Wang 等[303]。
2. **试剂** MspJI 甲基化敏感的限制性内切酶,虾碱性磷酸酶。Fl-dUTP 荧光标记等。
3. **仪器** 高效液相色谱仪、四极杆-飞行时间质谱仪、高通量测序仪等。

(三) 研究方法

1. **UPLC-Q-TOF-MS/MS** 采集 14 个产地的二白期新鲜金银花。精密称定冷冻干燥金银花蕾粉末 0.100 0 g 置 2.0 mL 离心管中,加入 1.5 mL 80% 甲醇溶液,100 Hz 超声提取。4 000 r/min,4 ℃离心取上清液过 0.22 μm 微孔滤膜,作为供试品溶液。采用 ACQUITY UPLC H-Class 色谱系统及 ACQUITY UPLC BEH C18 色谱柱,流动相 0.1% 甲酸-水溶液(A), 0.1% 甲酸-乙腈(B),梯度洗脱。质谱检测系统采用 micrOTOF-Q 四极杆-飞行时间质谱,Apollo II ESI 电喷雾离子源,在负模式下获得 MS 和 MS/MS 数据,检测范围为 50~1 500 Da。

2. **金银花绿原酸和环烯醚萜生物合成基因的生物信息学分析** 根据已发表文献[304]获取金银花绿原酸生物合成途径关键基因。利用 KEGG 数据库查找环烯醚萜的生物合成途径(map00902),并在 NCBI 数据库中利用 BLAST 从金银花基因组(assembly:ASM2146441v1)获取金银花环烯醚萜生物合成途径上的关键基因。利用 MethPrimer 软件预测金银花绿原酸和环烯醚萜生物合成基因 5′-UTR 区是否存在 CpG 岛。

3. **CCP-FRET 检测 DNA 甲基化水平** 提取金银花基因组 DNA。利用 MspJI 甲基化敏感限制性内切酶特性,建立基于 CCP-FRET 的 DNA 甲基化水平检测新方法(图 3-5-15)。将 DNA 样本分为两份平行处理:一份用 MspJI 甲基化敏感限制性内切酶处理,另一份用在 65 ℃孵育 15 min 的灭活 MspJI 处理。对酶切(MspJI 处理)和假酶切(灭活的 MspJI 处理)产物进行 PCR 扩增,以加入荧光标记。

在荧光检测前,加入 10×SAP 缓冲液和虾碱性磷酸酶孵育以降解剩余的 Fl-dNTPs。CCP-FRE 荧光检测体系如下:20 μL 虾碱性磷酸酶酶切纯化产物,80 μL HEPES 缓冲液(25 mmol/L),25 μL 15 mmol/L 水溶性阳离子聚合物 PFP{poly[9,9-bis(6′-N, N, N-trimethylammoniumhexyl) fluorenylene phenylene dibromide]}。在 425 nm 和 530 nm 波长下检测荧光强度。DNA 甲基化比例计算公式为:$RC_{FRET} = I_{530}/I_{425}$;$E = 1 - RC_{FRET(MspJI)}/RC_{FRET0(Inactive\ MspJI)}$。其中 I_{425} 和 I_{530} 为 425 nm 和 530 nm 波长下的荧光强度,$RC_{FRET(MspJI)}$ 和 $RC_{FRET0(Inactive\ MspJI)}$ 分别为 MspJI 酶切组和假酶切组的 RC_{FRET} 值。

CCP-FRET 检测 DNA 甲基化水平的原理如图 3-5-16 所示:

4. **数据分析** 使用 SIMCA-P 11.5 对不同产地金银花酚酸合成途径和环烯醚萜合成途径关键酶基因启动子区 CpG 岛甲基化率进行主成分分析(PCA)和正交偏最小二乘法判别分析(OPLS-DA)。使用 SPSS 20.0 Statistics 统计软件进行 Q 型聚类分析,采用 Ward 联接法,Euclidean 距离。

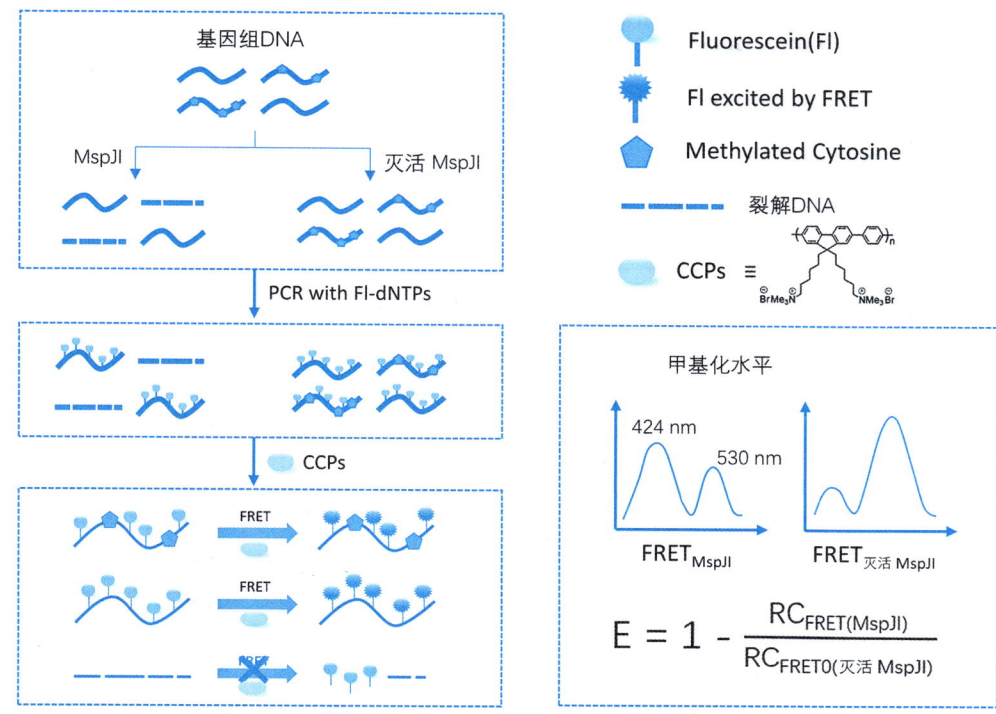

图 3-5-16 CCP-FRET 检测 DNA 甲基化水平

(四)研究结果

1. 不同产地金银花植物代谢组学分析 利用 UPLC-QTOF-MS 获取 14 个不同产地（广西、云南、宁夏、陕西、湖北、甘肃、安徽、重庆、河南新密、河南封丘、河北、山东、江苏、北京）的金银花代谢组数据，并运用化学计量学方法评估不同代谢物区分金银花产地的潜力。

OPLS-DA 得分图显示，产自河南、河北、山东、江苏和北京的金银花可显著区别于其他地区的金银花（图 3-5-17）。参考已有质谱数据在金银花中鉴定出 22 种化合物（表 3-5-6）。

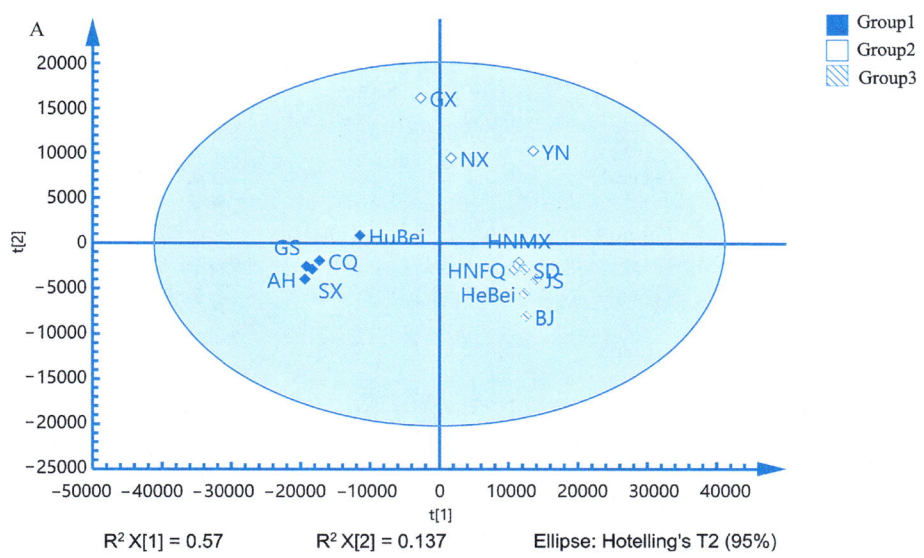

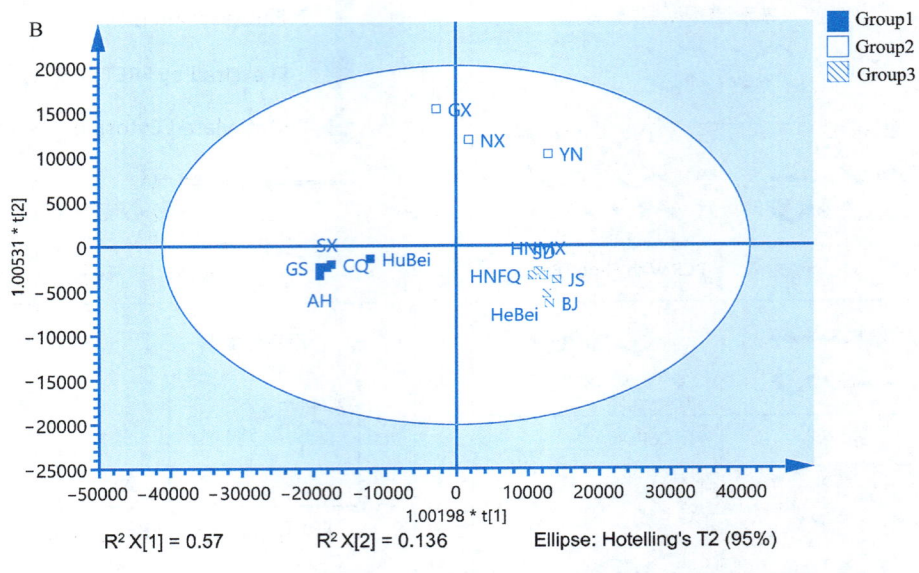

图 3-5-17 不同产地金银花代谢组 PCA(A)和 OPLS-DA(B)得分

表 3-5-6 不同产地金银花差异代谢物相对含量

样品编号	产地	PCA 分类	隐绿原酸	异绿原酸 C	马钱苷酸	断氧化马钱苷
YN	云南	Group2	0.429 8	0.337 5	0.221 7	0.270 3
NX	宁夏	Group2	0.314 9	0.320 2	0.296 8	0.233 5
GX	广西	Group2	0.324 3	0.425 4	0.156 1	0.343 7
SX	陕西	Group1	0.623 7	0.328 1	0.343 7	0.336 8
HuBei	湖北	Group1	0.042 4	0.684 3	0.225 6	0.298 6
AH	安徽	Group1	0.433 1	0.486 1	0.360 6	0.602 3
CQ	重庆	Group1	0.057 5	0.529 3	0.223 3	0.389 9
GS	甘肃	Group1	0.062 7	0.430 4	0.412 9	0.607 7
JS	江苏	Group3	0.932 2	1.000 0	0.333 2	0.440 1
BJ	北京	Group3	0.937 9	0.825 4	0.454 5	0.376 8
SD	山东	Group3	0.832 5	0.831 4	0.649 5	0.822 4
HNMX	河南新密	Group3	0.962 8	0.760 5	0.746 6	0.614 4
HeBei	河北	Group3	0.985 4	0.753 9	1.000 0	0.769 6
HNFQ	河南封丘	Group3	1.000 0	0.773 0	0.885 3	1.000 0

其中,隐绿原酸、异绿原酸 C、马钱苷酸和断氧化马钱苷的含量在上述 5 个产地的金银花中含量较高,且在 OPLS-DA 模型中的 VIP 值(High variable importance in projection)较高(VIP>2.0),说明上述四种代谢物对区分金银花产地具有较高的贡献。上述 4 种代谢物分属于绿原酸类代谢物和环烯醚萜类代谢物,因此,后续选择在金银花绿原酸和环烯醚萜生物合成途径上筛选适用于金银花产地鉴别的表观遗传标记。

2. 用于金银花产地鉴别的 DNA 甲基化分子标记筛选　依据研究方法中金银花绿原酸和环烯醚萜生物合成基因的生物信息学分析所述步骤,鉴定金银花绿原酸、环烯醚萜生物合成途径中的关键酶基因,包括 *PAL*、*4CL*、*C4H*、*CHS*、*CHI*、*HQT* 和 *FNS* 等绿原酸生物合成途径中的关键酶基因和 *MOS*、*LAM*、*3LS*、*8HD*、*G8H*、*SS*、*7D7H*、*LAM* 和 *IO* 等环烯醚萜生物合成途径中的关键酶基因(图 3-5-18)。

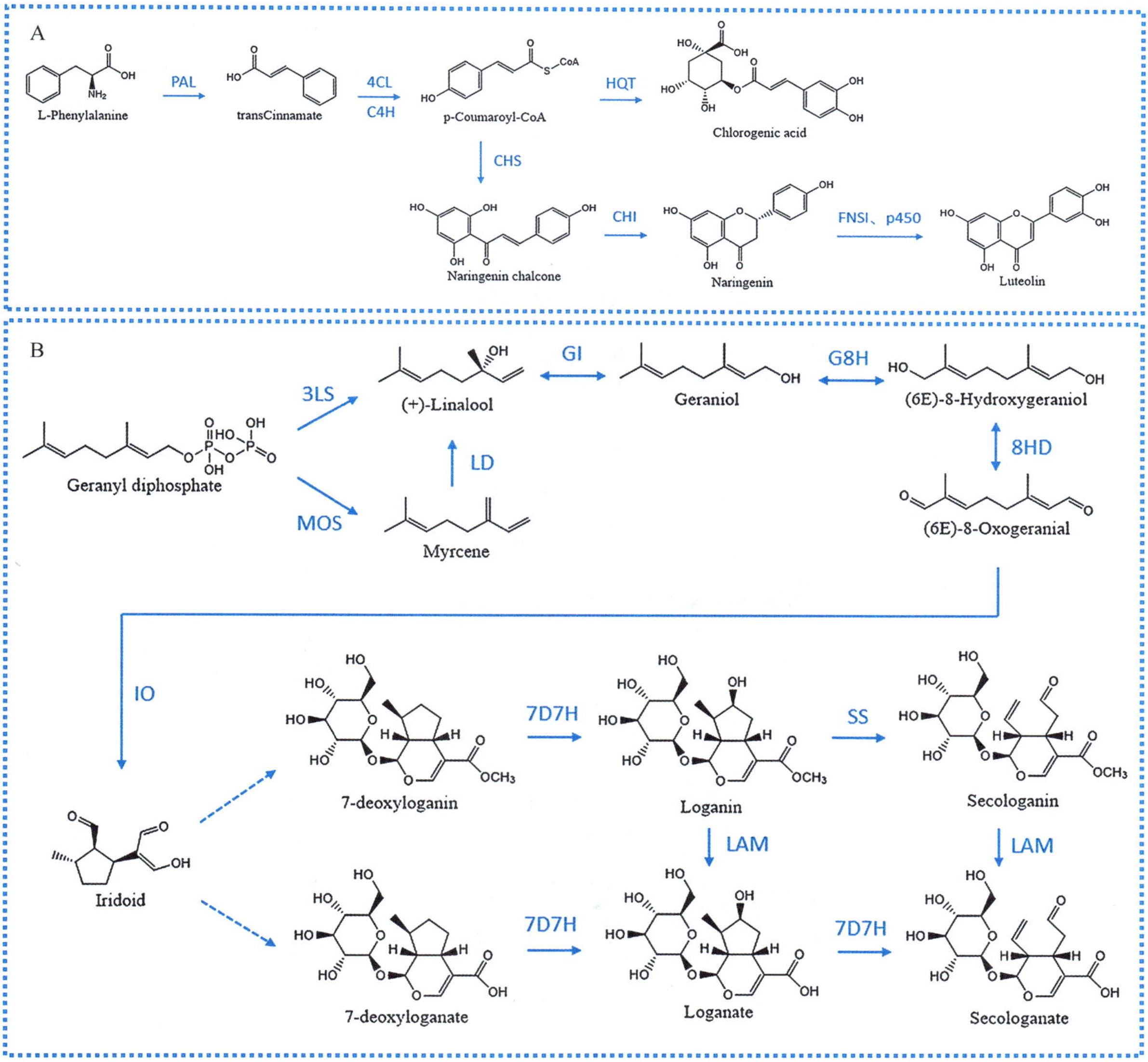

图 3-5-18　金银花绿原酸(A)和环烯醚萜(B)类成分生物合成途径

从 NCBI 金银花基因组中提取金银花绿原酸和环烯醚萜生物合成关键酶基因 5′-UTR 区 3 000 bp 序列,利用 MethPrimer 软件预测上述关键酶基因 5′-UTR 是否存在 DNA 甲基化特征 CpG 岛,结果发现金银花 *PAL3*、*4CL1*、*4CL2*、*CHS2*、*CHI2*、*C4H1*、*3LS*、*MOS1*、*MOS2*、*8HD1*、*IO1*、*SS7* 和 *7D7H2* 等 13 个基因 5′-UTR 区存在 CpG 岛,可作为潜在的金银花产地鉴别 DNA 甲基化分子标记。

3. 不同产地金银花酚酸和环烯醚萜关键酶基因 5′-UTR 区 CpG 岛甲基化水平 研究收集 39 个不同种质和地理来源的金银花样本,利用 CCP-FRET 方法检测上述 39 种金银花样品中 13 个 CpG 岛的 DNA 甲基化水平。与其他样本相比,来自甘肃、四川、宁夏、重庆和陕西的金银花在 CHS2、8HD1、3LS 和 7D7H2 上的 CpG 岛甲基化水平较低,而在 MOS1 和 MoS2 上的 CpG 岛甲基化水平较高,这与甘肃、四川、宁夏、重庆和陕西在地理上邻近的现象相一致。相反,产自湖南、湖北和安徽的金银花在 PAL3、MOS1 和 MOS2 上的 CpG 岛甲基化水平较低,表明这些邻近省份的金银花具有相似的 CpG 岛甲基化水平。另外,产地为北京的金银花样品在 4CL2、CHS2、4CL1、CHI2、SS7、8HD1 和 3LS 上的 DNA 甲基化水平在热图中明显区别于其他产地的样本。上述结果表明,筛出的 13 个 CpG 岛 DNA 甲基化水平与金银花产地密切相关,可作为合适的金银花产地鉴别分子标记(图 3-5-19)。

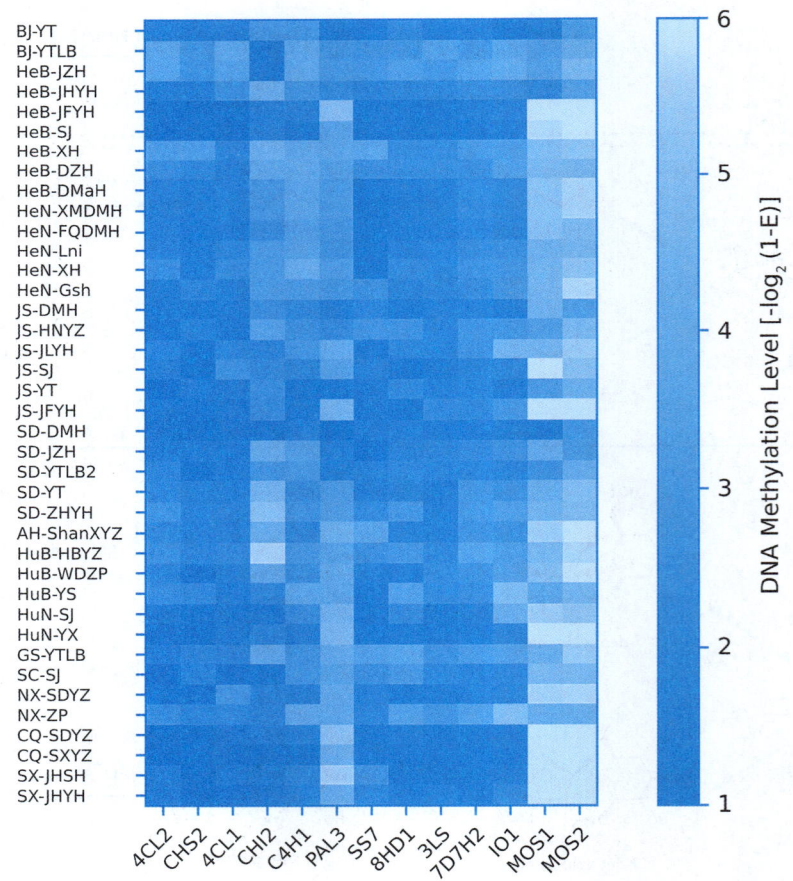

图 3-5-19 CCP-FRET 无标记荧光检测系统检测不同产地、种质金银花酚酸及环烯醚萜关键酶基因 5′-UTR 区 CpG 岛甲基化率结果

4. 金银花产地鉴别模型的建立 13 个 DNA 甲基化标记的 CpG 岛甲基化水平聚类分析可将 39 个不同地理来源的金银花样本分为 4 支:第 1 支为中原地区的金银花,包括河北、河南、江苏、山东等地的不同种质金银花,主要是传统道地产区及其周边区域;第 2 支为中国东南地区和华南地区所产的金银花,包括湖北、湖南、安徽以及河南南部等不同种质金银花;第 3 支为山东引种到中国北部的金银花品种;第 4 支为中国西部地区,包括西北和西南地区所产金银花(图 3 - 5 - 20A)。上述聚类结果与主成分分析的分类结果高度一致(图 3 - 5 - 20B),表明研究筛选的 13 个 CpG 岛对不同产地的金银花具有良好的鉴别能力,是合适的金银花产地鉴别表观遗传学分子标记。

主成分分析因子载荷图(图 3 - 5 - 20C)发现 4CL1、3LS 和 SS7 对区分金银花地理来源的贡献度较低。因此确定 PAL3、4CL2、CHS2、CHI2、C4H1、MOS1、MOS2、8HD1、IO1 和 7D7H2 等 10 个 CpG 岛作为金银花产地鉴别的分子标记,并依据 39 个金银花样本在上述 10 个标记处的 DNA 甲基化水平建立 OPLS - DA 模型。结果显示,OPLS - DA 模型对金银花产地具有良好的区分能力($R^2X_{cum}=0.756$,$R^2Y_{cum}=0.64$,$Q^2_{cum}=0.53$),分类结果与聚类分析和 PCA 分析结果相一致(图 3 - 5 - 20D、E)。

39 个不同产地、种质的金银花分类结果受产地影响明显,受种质、品系影响较小,体现了表观遗传学分子标记在产地鉴别中的独特优势。地理高程分析显示,河南、山东、河北和江苏等 4 个金银花产地的地理距离相近、海拔和纬度相近,这解释了上述 4 个产地金银花的代谢谱和 DNA 甲基化的相似性。本研究为开发表观遗传学产地鉴别分子标记,推动金银花产地溯源提供理论依据。

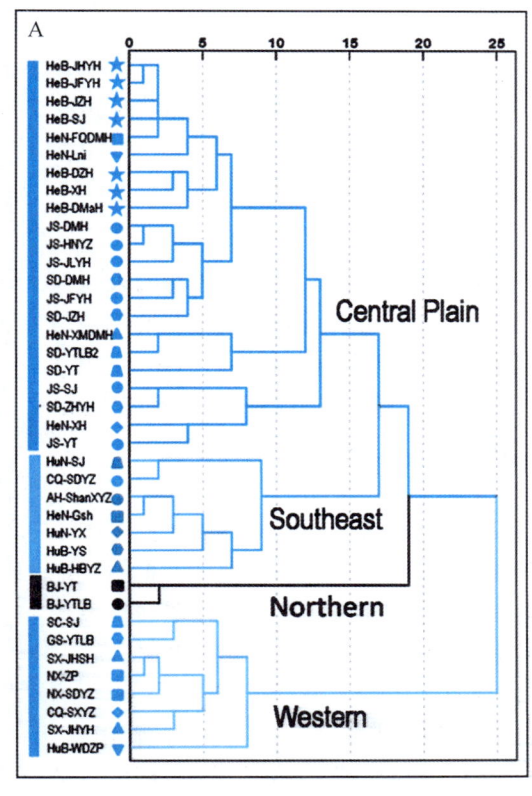

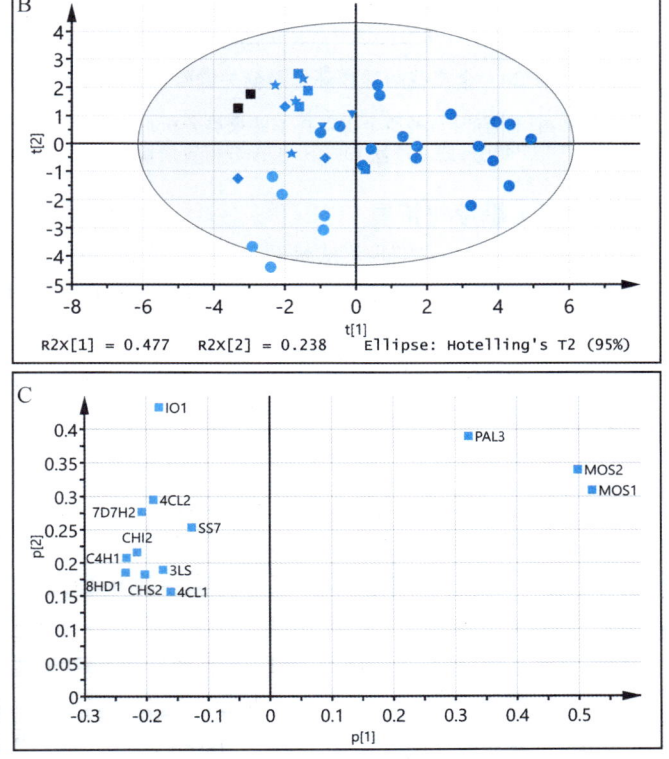

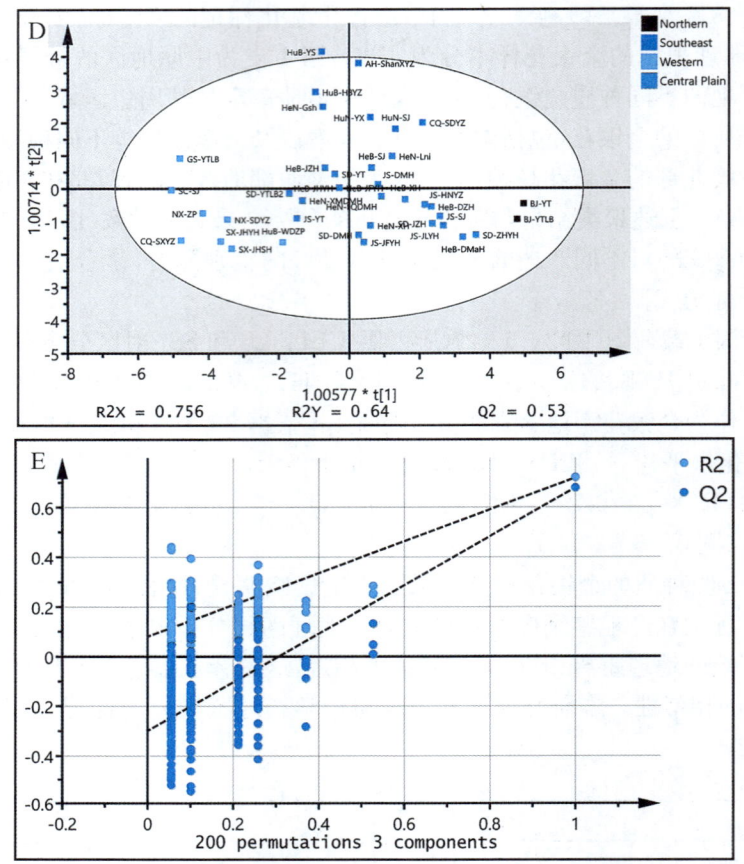

图 3-5-20　金银花酚酸和环烯醚萜关键酶基因 5′-UTR 区 CpG 岛甲基化与产区之间的相关性（彩图见附图）

（A. 39 个不同产地、种质金银花样本的聚类分析；B. 主成分分析得分；C. 主成分分析因子载荷；D. OPLS-DA 分析得分；E. 200 次 OPLS-DA 分析置换检验。A、B 样品点形状不同代表金银花样品品系差异）

（五）思考与拓展

1. 创新性　本研究从地理环境差异导致的 DNA 甲基化差异入手，开发出独特的表观遗传学分子标记，其产地鉴别结果不受种质来源和引种情况的影响，可直接表征金银花实际栽培地域。本研究对道地药材的产地鉴定、栽培中药的产区溯源研究具有启示意义。CCP-FRET 方法通过平行的 MspJI 酶切和假酶切反应，根据表观遗传标记上甲基化片段的比例衡量 DNA 甲基化水平，因此检测结果不受初始 DNA 加入量的影响。

2. 问题与启发

（1）金银花栽培产区与 DNA 甲基化水平的联系：研究基于 DNA 甲基化数据将 39 种不同产地、种质金银花分为 4 类，分别对应华北地区、中原地区、东南地区和西部地区。根据产地分类结果将金银花不同采样点标注在中国地理高程图上，结果表明同组的金银花地理距离相近。同时，中原地区（河南、山东、河北和江苏）的金银花栽培产区具有相近的海拔和纬度，表明 DNA 甲基化主要受海拔和纬度等地理环境因素影响，而与省市区划无关。

（2）金银花道地性与产地质量一致性评价：表观遗传方面，本研究发现产自河南、山东、江苏、河北等地的金银花具有相似的 DNA 甲基化模式，其结果与形态、化学成分、地理信息可相互印证,可作为产地质量一致性评价的新指标。

参考文献

[1] 周建理,余晶晶,张琼,等.中药材微性状鉴别方法的研究[C]//中华中医药学会中药鉴定分会.中华中医药学会第九届中药鉴定学术会议论文集——祝贺中华中医药学会中药鉴定分会成立二十周年.建德,2008.

[2] 黄璐琦,胡之璧.中药鉴定新技术新方法及其应用[M].北京:人民卫生出版社,2010.

[3] 肖小河,陈士林,夏文娟,等.中药组织图像计算机三维重建及立体定量分析[C]//首届中国药用资源开发研讨会论文集.重庆,1992.

[4] 侯富国,桂新景,王艳丽,等.基于智能视觉技术的白及饮片真伪快速辨识方法研究[J].中草药,2023,54(2):509-519.

[5] 谭超群.基于人工智能技术的中药饮片"形色"数字化表征探讨[D].成都:成都中医药大学,2022.

[6] 中国医学科学院药物研究所.中药志[M].北京:人民卫生出版社.1959.

[7] 谢宗万.中药材品种论述:上册[M].上海:上海科学技术出版社,1964.

[8] 谢宗万.中药材品种论述:中册[M].上海:上海科学技术出版社,1984.

[9] 楼之岑,秦波.常用中药材品种整理和质量研究[M].北京:北京医学出版社,1995.

[10] 徐国钧.中药材粉末显微鉴定[M].北京:人民卫生出版社,1986.

[11] 张铁军,白钢,刘昌孝.中药质量标志物的概念、核心理论与研究方法[J].药学学报,2019,54(2):187-196,186.

[12] 刘昌孝,陈士林,肖小河,等.中药质量标志物(Q-Marker):中药产品质量控制的新概念[J].中草药,2016,47(9):1443-1457.

[13] 谢培山.中药色谱指纹图谱鉴别的概念、属性、技术与应用[J].中国中药杂志,2001(10):5-7.

[14] 钱叶飞,尚尔鑫,段金廒,等.基于液质联用数据库技术的中药及天然产物化学成分快速鉴定方法的建立[J].中国中药杂志,2012,37(21):3256-3263.

[15] 李梦,李静,张小波.高光谱成像技术的发展现状及其在中药领域中的应用前景[J].西部中医药,2021,34(10):149-153.

[16] Cheung KS, Kwan HS, But PPH, et al. Pharmacognostical identification of American and Oriental ginseng roots by genomic fingerprinting using Arbitrarily Primed Polymerase Chain Reaction (AP-PCR)[J]. Journal of Ethnopharmacology, 1994, 42(1): 67-69.

[17] 黄璐琦.展望分子生物技术在生药学中的应用[J].中国中药杂志,1995(11):643-645,702.

[18] 邵鹏,曹晖,王骏,等.中药分子鉴定[M].上海:复旦大学出版社,2004.

[19] 黄璐琦.分子生药学[M].北京:北京医科大学出版社,2000.

[20] 王义权.蛇类药材的系统研究[D].南京:南京师范大学,1995.

[21] 王建云,王文,宿兵,等.DNA序列分析技术鉴定鸡内金的方法学研究[J].中国药科大学学报,1996(8):471-475.

[22] Fushimi H, Komatsu K, Isobe M, et al. Application of PCR-RFLP and MASA analyses on 18S ribosomal RNA gene sequence for the identification of three Ginseng drugs[J]. Biological and pharmaceutical bulletin, 1997, 20(7): 765-769.

[23] Cheng KT, Tsay HS, Chen CF, et al. Determination of the components in a Chinese prescription, Yu-Ping-Feng San, by RAPD analysis[J]. Planta medica, 1998, 64(6): 563-565.

[24] 黄璐琦,王敏,杨滨.栝楼农家品种苗期的分子标识鉴别[J].中国药学杂志,1999(9):66.

[25] 黄璐琦.分子生药学[M].2版.北京:北京大学医学出版社,2006.

[26] 黄璐琦.分子生药学[M].3版.北京:北京大学医学出版社,2015.

[27] Liu R, Wang A, Tian X, et al. Uniformity of karyotypes in *Rheum* (Polygonaceae), a species-rich genus in the Qinghai-Tibetan Plateau and adjacent regions[J]. Caryologia, 2010, 63(1): 82.

[28] Zhang D, Qi J, Yue J, et al. Root parasitic plant Orobanchea egytiaca and shoot parasitic plant Cuscuta

australis obtained Brassicaceae-specific strictosidine synthase-like genes by horizontal gene transfer [J]. BMC Plant Biology, 2014, 14(1): 19.

[29] Yu Y, Downie SR, He X, et al. Phylogeny and biogeography of Chinese *Heracleum* (Apiaceae tribe Tordylieae) with comments on their fruit morphology [J]. Plant Syst Evol, 2011, 296(3/4): 179.

[30] Lu L, Fritsch PW, Cruz BC, et al. Reticulate evolution, cryptic species, and character convergence in the core East Asian clade of Gaultheria (Ericaceae) [J]. Molecular Phylogenetics and Evolution, 2010, 57(1): 364.

[31] Xiang XG, Schuiteman A, Li DZ, et al. Molecular systematics of *Dendrobium* (Orchidaceae, Dendrobieae) from mainland Asia based on plastid and nuclear sequences [J]. Molecular Phylogenetics and Evolution, 2013, 69(3): 950.

[32] Zhang XL, Wang YJ, Ge XJ, et al. Molecular phylogeny and biogeography of *Gentiana* sect. Cruciata (Gentianaceae) based on four chloroplast DNA datasets [J]. Taxon, 2009, 58(3): 862.

[33] Degnan JH, Rosenberg NA. Gene tree discordance, phylogenetic inference and the multispecies coalescent [J]. Trends in Ecology & Evolution, 2009, 24: 332.

[34] Xiang L, Song J, Xin T, et al. DNA barcoding the commercial Chinese caterpillar fungus [J]. Fems Microbiology Letters, 2013, 347(2): 156.

[35] Zhang JM, Wang JX, Xia T, et al. DNA barcoding: species delimitation in tree peonies [J]. Science in China Series C-Life Sciences, 2009, 52(6): 568.

[36] Spooner DM. DNA barcoding will frequently fail in complicated groups: an example in wild potatoes [J]. American Journal of Botany, 2009, 96: 1177.

[37] Roy S, Tyagi A, Shukla V, et al. Universal plant DNA barcode loci may not work in complex groups: a case study with Indian Berberis species [J]. PLoS One, 2010, 5(10): e13674.

[38] 黄璐琦,袁媛,袁庆军,等.中药分子鉴定发展中的若干问题探讨[J].中国中药杂志,2014,39(19):3663-3667.

[39] Hebert PDN, Cywinska A, Ball SL, et al. Biological identifications through DNA barcodes [J]. Proceedings of the Royal Society of London. Series B: Biological Sciences, 2003, 270(1512): 313-321.

[40] Hebert PDN, Ratnasingham S, De Waard JR. Barcoding animal life: cytochrome c oxidase subunit 1 divergences among closely related species [J]. Proceedings of the Royal Society of London. Series B: Biological Sciences, 2003, 270(suppl_1): S96-S99.

[41] Kress WJ, Wurdack KJ, Zimmer EA, et al. Use of DNA barcodes to identify flowering plants. [J] Proceedings of the National Academy of Sciences of the United States of America, 2005, 102: 8369-8374.

[42] Kress WJ, Erickson DL. A two-locus global DNA barcode for land plants: the coding rbcL gene complements the non-coding trnH-psbA spacer region [J]. PLoS One, 2007, 2(6): e508.

[43] 裴男才,陈步峰.生物DNA条形码:十年发展历程、研究尺度和功能[J].生物多样性,2013,21(5):616-627.

[44] Hollingsworth ML, Andra Clark A, Forrest LL, et al. Selecting barcoding loci for plants: evaluation of seven candidate loci with species-level sampling in three divergent groups of land plants [J]. Molecular ecology resources, 2009, 9(2): 439-457.

[45] Hollingsworth PM, Forrest LL, Spouge JL, et al. A DNA barcode for land plants [J]. Proceedings of the National Academy of Sciences of the United States of America, 2009, 106(31): 12794-12797.

[46] China Plant BOL Group, Li DZ, Gao LM, et al. Comparative analysis of a large dataset indicates that internal transcribed spacer (ITS) should be incorporated into the core barcode for seed plants [J]. Proceedings of the National Academy of Sciences of the United States of America, 2011, 108(49): 19641-19646.

[47] Schoch CL, Seifert KA, Huhndorf S, et al. Nuclear ribosomal internal transcribed spacer (ITS) region as a universal DNA barcode marker for Fungi [J]. Proceedings of the National Academy of Sciences of

the United States of America, 2012, 109(16): 6241-6246.
- [48] Lau DTW, Shaw PC, Wang J, et al. Authentication of medicinal Dendrobium species by the internal transcribed spacer of ribosomal DNA [J]. Planta Medica, 2001, 67(5): 456-460.
- [49] Chen S, Yao H, Han J, et al. Validation of the ITS2 region as a novel DNA barcode for identifying medicinal plant species [J]. PloS one, 2010, 5(1): e8613.
- [50] Yao H, Song J, Liu C, et al. Use of ITS2 region as the universal DNA barcode for plants and animals [J]. PloS one, 2010, 5(10): e13102.
- [51] Chen S, Pang X, Song J, et al. A renaissance in herbal medicine identification: from morphology to DNA [J]. Biotechnology advances, 2014, 32(7): 1237-1244.
- [52] Lou SK, Wong KL, Li M, et al. An integrated web medicinal materials DNA database: MMDBD (Medicinal Materials DNA Barcode Database) [J]. BMC genomics, 2010, 11: 1-8.
- [53] Hua Z, Jiang C, Song S, et al. Accurate identification of taxon-specific molecular markers in plants based on DNA signature sequence [J]. Molecular Ecology Resources, 2023, 23(1): 106-117.
- [54] Jiang C, Liu J, Yuan Y, et al. Entire industrial chain botanical origin authenticity control of ginseng formula granule products using simple PCR-based identification [J]. Industrial crops and products, 2018, 123: 556-562.
- [55] Hollingsworth PM, Li DZ, van der Bank M, et al. Telling plant species apart with DNA: from barcodes to genomes [J]. Philosophical Transactions of the Royal Society B-Biological Sciences, 2016, 371: 20150338.
- [56] Li X, Yang Y, Henry RJ, et al. Plant DNA barcoding: from gene to genome [J]. Biological Reviews, 2015, 90(1): 157-166.
- [57] Fu CN, Mo ZQ, Yang JB, et al. Testing genome skimming for species discrimination in the large and taxonomically difficult genus Rhododendron [J]. Molecular Ecology Resources, 2022, 22(1): 404-414.
- [58] Zhang Q, Liu Y, Sodmergen. Examination of the cytoplasmic DNA in male reproductive cells to determine the potential for cytoplasmic inheritance in 295 angiosperm species [J]. Plant and Cell Physiology, 2003, 44(9): 941-951.
- [59] 陈超南,陆嘉惠,李学禹,等.甘草属种间杂交种叶绿体DNA父系遗传的发现及分析[J].广西植物,2017, 37(2): 162-168,138.
- [60] Kane NC, Cronk Q. Botany without borders: barcoding in focus [J]. Molecular Ecology, 2008, 17(24): 5175-5176.
- [61] Li X, Yang Y, Henry RJ, et al. Plant DNA barcoding: from gene to genome [J]. Biological Reviews of the Cambridge Philosophical Society, 2015, 90(1): 157-166.
- [62] Green BR. Covalently closed minicircular DNA associated with Acetabularia chloroplasts [J]. Biochimica et Biophysica Acta, 1976, 447(2): 156-166.
- [63] Mower JP, Ma PF, Grewe F, et al. Lycophyte plastid genomics: extreme variation in GC, gene and intron content and multiple inversions between a direct and inverted orientation of the rRNA repeat [J]. New Phytologist, 2019, 222(2): 1061-1075.
- [64] Jansen RK, Wojciechowski MF, Sanniyasi E, et al. Complete plastid genome sequence of the chickpea (Cicer arietinum) and the phylogenetic distribution of rps12 and clpP intron losses among legumes (Leguminosae) [J]. Molecular Phylogenetics and Evolution, 2008, 48(3): 1204-1217.
- [65] Reichelt N, Wen J, Pätzold C, et al. Target enrichment improves phylogenetic resolution in the genus Zanthoxylum (Rutaceae) and indicates both incomplete lineage sorting and hybridization events [J]. Annals of Botany, 2021, 128: 497-510.
- [66] Ren C, Wang L, Nie ZL, et al. Development and phylogenetic utilities of a new set of single-/low-copy nuclear genes in Senecioneae (Asteraceae), with new insights into the tribal position and the relationships within subtribe Tussilagininae [J]. Molecular Phylogenetics and Evolution, 2021, 162: 107202.
- [67] Sarmashghi S, Bohmann K, Gilbert MTP, et al. Skmer: assembly-free and alignment-free sample identification using genome skims [J]. Genome Biology, 2019, 20: 34.

[68] Zhang L, Huang YW, Huang JL, et al. DNA barcoding of Cymbidium by genome skimming: call for next-generation nuclear barcodes [J]. Molecular Ecology Resources, 2023, 23: 424-439.

[69] Pillon Y, Johansen J, Sakishima T, et al. Potential use of low-copy nuclear genes in DNA barcoding: a comparison with plastid genes in two Hawaiian plant radiations [J]. BMC Evolutionary Biology, 2013, 13: 35.

[70] Wang Z, Jiang C, Yuan Y, et al. Cationic conjugated polymer fluorescence resonance energy transfer for DNA methylation assessment to discriminate the geographical origins of Lonicerae japonicae flos [J]. Journal of Agricultural and Food Chemistry, 2023, 71(32): 12346-12356.

[71] 袁媛,王自强,蒋超,等.《中国药典》聚合酶链式反应法的建立[J].中国中药杂志,2020,45(19):4537-4544.

[72] 朱伟豪,杜伟锋,洪浩,等.聚合酶链式反应技术在中药鉴定研究中的应用进展[J].中华中医药杂志,2020,35(10):5091-5094.

[73] 段宝丽,陈天韵,施丹丹,等.全蝎分子鉴定及其配方颗粒的位点特异性PCR鉴别[J].中国中药杂志,2024,49(4):942-950.

[74] 黄璐琦,袁媛,袁庆军,等.中药分子鉴定发展中的若干问题探讨[J].中国中药杂志,2014,39(19):3663-3667.

[75] 陆游,吴桂凡,罗轶,等.相思子及其混淆品的特异性PCR鉴别[J].中药材,2023,46(5):1125-1129.

[76] 陈士林,郭宝林,张贵君,等.中药鉴定学新技术新方法研究进展[J].中国中药杂志,2012,37(8):1043-1055.

[77] 罗达龙,黄琳.PCR技术在中药鉴定中的应用[J].临床医药文献电子杂志,2017,4(24):4731.

[78] 解盈盈,李军,汪冰,等.基于DNA条形码和特异性PCR技术鉴别蚂蟥及其常见伪品[J].中国药事,2023,37(1):48-58.

[79] 谢美霞,沈千汇,黄琦,等.特异性PCR方法鉴别珠芽蓼与其混淆品[J].中国药师,2022,25(1):124-129.

[80] 胡力,赵玉洋,袁媛,等.地龙(参环毛蚓)配方颗粒的位点特异性PCR鉴别[J].中国实验方剂学杂志,2022,28(17):119-126.

[81] 范广轩,王洪亮,邢秀梅.SNP标记的研究进展及其应用[J/OL].特产研究,1-9[2025-02-24].https://doi.org/10.16720/j.cnki.tcyj.2023.209.

[82] 高琳.应用PCR-RFLP技术鉴别肉制品中的原料肉种类[D].南京:南京农业大学,2008.

[83] Botstein D, White RL, Skolnick M, et al. Construction of a genetic linkage map in man using restriction fragment length polymorphisms [J]. Am J Human Genetics, 1980, 32(3): 314-331.

[84] 刘云芳,剡根强,王新峰.RFLP技术在动物遗传育种中的应用[J].内蒙古畜牧科学,2002(2):17-19.

[85] Mittal B, Chaturvedi P, Tulsyan S. Restriction Fragment Length Polymorphism [M]//Maloy S, Hughes K. Brenner's encyclopedia of genetics. Pittsburgh: Academic Press, 2013.

[86] 王威,夏昭林.人类基因组单核苷酸多态性研究与疾病三级预防体系[J].国外医学(卫生学分册),2006(6):321-325.

[87] 闫华超,高岚,李桂兰.分子标记技术的发展及应用[J].生物学通报,2006(2):17-19.

[88] 燕梦遥,宋平顺,赖晶,等.基于ITS序列PCR-RFLP鉴别木香、川木香和藏木香[J].南京中医药大学学报,2022,38(4):339-346.

[89] Säde E, Björkroth J. DNA Fingerprinting: Restriction Fragment-Length Polymorphism [M]//Carl AB, Mary LT. Encyclopedia of Food Microbiology. Second Edition Pittsburgh: Academic Press, 2014: 274-281.

[90] 肖建才,闫滨滨,杨健,等.天南星、半夏的PCR-RFLP鉴别[J].中国实验方剂学杂志,2023,29(6):194-201.

[91] 王川易,郭宝林,肖培根.中药分子鉴定方法评述[J].中国中药杂志,2011,36(3):237-242.

[92] 王春仁.牛羊仰口线虫PCR-RFLP鉴别方法的建立及线粒体全基因组序列分析[D].长春:吉林农业大学,2013.

[93] 张文娟,刘薇,魏锋,等.聚合酶链式反应-限制性片段长度多态性法用于检定川贝母掺伪情况的研究[J].药物分析杂志,2014,34(10):1830-1835.

[94] 周海琴,海丰,胡剑虹,等.基于聚合酶链式反应-限制性内切酶长度多态性方法鉴别鹿角(马鹿)药材及其配方颗粒[J].中国中药杂志,2024,49(6):1517-1525.

[95] 朱晓燕,黄韵璇,黄昌杰,等.两种白茅根聚合酶链式反应法-限制性片段长度多态性分析鉴别方法的研究[J].中国药学杂志,2019,54(18):1486-1490.

[96] Li H, Song W, Li H, et al. Advances in isothermal nucleic acid amplification methods for hepatitis B virus detection [J]. Analyst, 2023, 148(16): 3708-3718.

[97] Notomi T, Okayama H, Masubuchi H, et al. Loop-mediated isothermal amplification of DNA [J]. Nucleic Acids Research, 2000, 28(12): E63.

[98] Nagamine K, Hase T, Notomi T. Accelerated reaction by loop-mediated isothermal amplification using loop primers [J]. Molecular and Cellular Probes, 2002, 16(3): 223-229.

[99] Wu L, Wang B, Zhao MM, et al. Rapid Identification of Officinal Akebiae Caulis and Its Toxic Adulterant Aristolochiae Manshuriensis Caulis (*Aristolochia manshuriensis*) by Loop-Mediated Isothermal Amplification [J]. Frontiers in Plant Science, 2016, 7: 887.

[100] Zhao MM, Shi YH, Wu L, et al. Rapid authentication of the precious herb saffron by loop-mediated isothermal amplification (LAMP) based on internal transcribed spacer 2 (ITS2) sequence [J]. Scientific Reports, 2016, 6: 25370.

[101] Xu MR, Sun FC, Yang BC, et al. Genetic Authentication of the Medicinal Plant *Portulaca oleracea* Using a Quick, Precise, and Sensitive Isothermal DNA Amplification Assay [J]. International Journal of Molecular Sciences, 2023, 24(13): 10730.

[102] Lee MS, Hxiao HJ. Rapid and sensitive authentication of *Polygonum multiflorum* (He-Shou-Wu) of Chinese medicinal crop using specific isothermal nucleic acid amplification [J]. Industrial Crops and Products, 2019, 129: 281-289.

[103] Sasaki Y, Nagumo S. Rapid identification of *Curcuma longa* and *C. aromatica* by LAMP [J]. Biological and Pharmaceutical Bulletin, 2007, 30(11): 2229-2230.

[104] Zhao M, Wang B, Xiang L, et al. A novel onsite and visual molecular technique to authenticate saffron (*Crocus sativus*) and its adulterants based on recombinase polymerase amplification [J]. Food Control, 2019, 100: 117-121.

[105] Piepenburg O, Williams CH, Stemple DL, et al. DNA detection using recombination proteins [J]. PLoS Biology, 2006, 4(7): e204.

[106] Vincent M, Xu Y, Kong H. Helicase-dependent isothermal DNA amplification [J]. EMBO reports, 2004, 5(8): 795-800.

[107] Liu Y, Wang XY, Wei XM, et al. Rapid authentication of Ginkgo biloba herbal products using the recombinase polymerase amplification assay [J]. Scientific Reports-UK, 2018, 8(1): 8002.

[108] 郑夏生,安文丽,姚晖,等.结合基于滤纸的DNA提取技术和RPA-LFD检测技术对有毒植物钩吻进行快速鉴别[J]. Engineering, 2021, 7(1): 32-37.

[109] Jiang LL, Wong KL, Wong YL, et al. Helicase-dependent amplification is effective in distinguishing Asian ginseng from American ginseng [J]. Food control, 2014, 43: 199-205.

[110] Yuan C, Fang J, Fu W. Thermus thermophilus Argonaute-Based isothermal amplification assay for ultrasensitive and specific RNA detection [J]. Analytical Chemistry, 2023, 95(21): 8291-8298.

[111] Sanger F, Coulson AR. A rapid method for determining sequences in DNA by primed synthesis with DNA polymerase [J]. Journal of Molecular Biology, 1975, 94(3): 441-448.

[112] Sanger F, Nicklen S, Coulson AR. DNA sequencing with chain-terminating inhibitors [J]. Proceedings of the National Academy of Sciences of the United States of America, 1977, 74(12): 5463-5467.

[113] Maxam AM, Gilbert W. A new method for sequencing DNA [J]. Proceedings of the National Academy of Sciences of the United States of America, 1977, 74(2): 560-564.

[114] Chidgeavadze ZG, Beabealashvilli RS, Atrazhev AM, et al. 2′,3′-Dideoxy-3′ aminonucleoside 5′-triphosphates are the terminators of DNA synthesis catalyzed by DNA polymerases [J]. Nucleic Acids Research, 1984, 12(3): 1671-1686.

[115] Prober JM, Trainor GL, Dam RJ, et al. A system for rapid DNA sequencing with fluorescent chain-terminating dideoxynucleotides [J]. Science, 1987, 238(4825): 336-341.

[116] Ronaghi M, Uhlén M, Nyrén P. A sequencing method based on real-time pyrophosphate [J]. Science, 1998, 281(5375): 363, 365.

[117] van Dijk EL, Auger H, Jaszczyszyn Y, et al. Ten years of next-generation sequencing technology [J]. Trends in Genetics, 2014, 30(9): 418-426.

[118] Hu T, Chitnis N, Monos D, et al. Next-generation sequencing technologies: An overview [J]. Hum Immunol, 2021, 82(11): 801-811.

[119] Ju J, Kim D, Bi L, et al. Four-color DNA sequencing by synthesis using cleavable fluorescent nucleotidereversible terminators [J]. PNAS, 2006, 103(52): 19635-19640.

[120] Tian Q, Guo Q, Guo Y, et al. Whole-genome sequence of the planarian Dugesia japonica combining Illumina and PacBio data [J]. Genomics, 2022, 114(2): 110293.

[121] Xiao F, Zhao Y, Wang X, et al. Comparative transcriptome analysis of dioecious floral development in Trachycarpus fortunei using Illumina and PacBio SMRT sequencing [J]. BMC Plant Biology, 2023, 23(1): 536.

[122] Kim TH, Dekker J. ChIP-seq [J]. Cold Spring Harb Protoc, 2018, 2018(5): 363-367.

[123] Merriman B, Dteam IT, Rothberg JM. Progress in Ion Torrent semiconductor chip based sequencing [J]. ELECTROPHORESIS, 2012, 33(23): 3397-3417.

[124] Schnidrig D, Garofoli A, Benjak A, et al. PipeIT2: A tumor-only somatic variant calling workflow for molecular diagnostic Ion Torrent sequencing data [J]. Genomics, 2023, 115(2): 110587.

[125] Nkongolo KK, Narendrula-Kotha R. Advances in monitoring soil microbial community dynamic and function [J]. Journal of Applied Genetics, 2020, 61(2): 249-263.

[126] Shin JM, Luo T, Lee KH, et al. Deciphering Endodontic Microbial Communities by Next-generation Sequencing [J]. Journal of Endodontics, 2018, 44(7): 1080-1087.

[127] Mughal SR, Niazi SA, Do T, et al. Genomic Diversity among Actinomyces naeslundii Strains and Closely Related Species [J]. Microorganisms, 2023, 11: 254.

[128] Blow MJ, Zhang T, Woyke T, et al. Identification of ancient remains through genomic sequencing [J]. Genome Research, 2008, 18(8): 1347-1353.

[129] Shendure J, Balasubramanian S, Church GM, et al. DNA sequencing at 40: past, present and future [J]. Nature, 2017, 550(7676): 345-353.

[130] Gandhi MJ, Ferriola D, Huang Y, et al. Targeted Next-Generation Sequencing for Human Leukocyte Antigen Typing in a Clinical Laboratory: Metrics of Relevance and Considerations for Its Successful Implementation [J]. Arch Pathol Lab Med, 2017, 141(6): 806-812.

[131] Yan L, Yin Z, Zhang H, et al. RabbitQCPlus 2.0: More efficient and versatile quality control for sequencing data [J]. Methods, 2023, 216: 39-50.

[132] Pereira R, Oliveira J, Sousa M. Bioinformatics and Computational Tools for Next-Generation Sequencing Analysis in Clinical Genetics [J]. J Clin Med, 2020, 9(1): 132.

[133] Li H, Durbin R. Fast and accurate short read alignment with Burrows-Wheeler transform [J]. Bioinformatics, 2009, 25(14): 1754-1760.

[134] Habegger L, Balasubramanian S, Chen DZ, et al. VAT: a computational framework to functionally annotate variants in personal genomes within a cloud-computing environment [J]. Bioinformatics, 2012, 28(17): 2267-2269.

[135] Goto Y, Akahori R, Yanagi I. Challenges of Single-Molecule DNA Sequencing with Solid-State Nanopores [J]. Advances in Experimental Medicine and Biology, 2019, 1129: 131-142.

[136] Rhoads A, Au KF. PacBio Sequencing and Its Applications [J]. Genomics, Proteomics & Bioinformatics, 2015, 13(5): 278-289.

[137] Chen J, Cheng J, Chen X, et al. Whole-genome long-read TAPS deciphers DNA methylation patterns at base resolution using PacBio SMRT sequencing technology [J]. Nucleic Acids Research, 2022, 50(18): e104.

[138] Larsen PA, Heilman AM, Yoder AD. The utility of PacBio circular consensus sequencing for characterizing complex gene families in non-model organisms [J]. BMC Genomics, 2014, 15(1): 720.

[139] Coy SR, Gann ER, Papoulis SE, et al. SMRT Sequencing of Paramecium Bursaria Chlorella Virus-1 Reveals Diverse Methylation Stability in Adenines Targeted by Restriction Modification Systems [J]. Frontiers in Microbiology, 2020, 11: 887.

[140] Rang FJ, Kloosterman WP, de Ridder J. From squiggle to basepair: computational approaches for improving nanopore sequencing read accuracy [J]. Genome Biology, 2018, 19(1): 90.

[141] Zhao X, Ge Y, Zhang Y, et al. Pathogen Diagnosis Value of Nanopore Sequencing in Severe Hospital-Acquired Pneumonia Patients [J]. Infection and Drug Resistance, 2023, 16: 3293-3303.

[142] Mchugh AJ, Yap M, Crispie F, et al. Microbiome-based environmental monitoring of a dairy processing facility highlights the challenges associated with low microbial-load samples [J]. npj Science of Food, 2021, 5(1): 4.

[143] van der Pol Y, Tantyo NA, Evander N, et al. Real-time analysis of the cancer genome and fragmentome from plasma and urine cell-free DNA using nanopore sequencing [J]. EMBO Molecular Medicine, 2023, 15(12): e17282.

[144] Ying YL, Hu ZL, Zhang S, et al. Nanopore-based technologies beyond DNA sequencing [J]. Nature Nanotechnology, 2022, 17(11): 1136-1146.

[145] Rhoads A, Au KF. PacBio Sequencing and Its Applications [J]. Genomics Proteomics Bioinformatics, 2015, 13(5): 278-289.

[146] Wick RR, Judd LM, Holt KE. Performance of neural network basecalling tools for Oxford Nanopore sequencing [J]. Genome Biology, 2019, 20(1): 129.

[147] Wick RR, Judd LM, Gorrie CL, et al. Unicycler: Resolving bacterial genome assemblies from short and long sequencing reads [J]. PLoS Computational Biology, 2017, 13(6): e1005595.

[148] Li H. Minimap2: pairwise alignment for nucleotide sequences [J]. Bioinformatics, 2018, 34(18): 3094-3100.

[149] Koren S, Walenz BP, Berlin K, et al. Canu: scalable and accurate long-read assembly via adaptive k-mer weighting and repeat separation [J]. Genome Research, 2017, 27(5): 722-736.

[150] Bansal V, Harismendy O, Tewhey R, et al. Accurate detection and genotyping of SNPs utilizing population sequencing data [J]. Genome Research, 2010, 20(4): 537-545.

[151] Xue Y, Wang Y, Shen H. Ray Wu, fifth business or father of DNA sequencing? [J]. Protein Cell, 2016, 7(7): 467-470.

[152] Gilbert W, Maxam A. The nucleotide sequence of the lac operator [J]. Proceedings of the National Academy of Sciences of the United States of America, 1973, 70(12): 3581-3584.

[153] Wu R, Taylor E. Nucleotide sequence analysis of DNA. II. Complete nucleotide sequence of the cohesive ends of bacteriophage lambda DNA [J]. Journal of Molecular Biology, 1971, 57(3): 491-511.

[154] Whitfeld PR. A method for the determination of nucleotide sequence in polyribonucleotides [J]. Biochemical Journal, 1954, 58(3): 390-396.

[155] Ouyang Q, Kavanaugh BC, Joesch-Cohen L, et al. GPT2 mutations in autosomal recessive developmental disability: extending the clinical phenotype and population prevalence estimates [J]. Human Genetics, 2019, 138(10): 1183-1200.

[156] Maxam AM, Gilbert W. Sequencing end-labeled DNA with base-specific chemical cleavages [J]. Methods in Enzymology, 1980, 65(1): 499-560.

[157] Sanger F, Air GM, Barrell BG, et al. Nucleotide sequence of bacteriophage phi X174 DNA [J]. Nature, 1977, 265(5596): 687-695.

[158] Sanger F, Coulson AR, Barrell BG, et al. Cloning in single-stranded bacteriophage as an aid to rapid DNA sequencing [J]. Journal of Molecular Biology, 1980, 143(2): 161-178.

[159] Tabor S, Richardson CC. DNA sequence analysis with a modified bacteriophage T7 DNA polymerase [J]. Proceedings of the National Academy of Sciences of the United States of America, 1987, 84(14): 4767-4771.

[160] Goodwin S, Mcpherson JD, Mccombie WR. Coming of age: ten years of next-generation sequencing technologies [J]. Nature Reviews Genetics, 2016, 17(6): 333-351.

[161] Lam HY, Clark MJ, Chen R, et al. Performance comparison of whole-genome sequencing platforms [J]. Nature Biotechnology, 2011, 30(1): 78-82.

[162] Koren S, Schatz MC, Walenz BP, et al. Hybrid error correction and de novo assembly of single-molecule sequencing reads [J]. Nature Biotechnology, 2012, 30(7): 693-700.

[163] Zhang X, Davenport KW, Gu W, et al. Improving genome assemblies by sequencing PCR products with PacBio [J]. Biotechniques, 2012, 53(1): 61-62.

[164] Kim G, Moon J H, Moh CY, et al. A microfluidic nano-biosensor for the detection of pathogenic Salmonella [J]. Biosensors & Bioelectronics, 2015, 67: 243-247.

[165] 王茜,李高华,张阳,等.胶体金侧向流免疫层析技术检测有机磷农药残留[J].食品安全质量检测学报,2015,6(11):4409-4415.

[166] 黄巧莲,金庆日,章先,等.基于侧向层析原理的赭曲霉毒素A快速检测试纸条的研制[J].浙江农林大学学报,2016,33(3):531-536.

[167] 何颖,褚为豹,王怡瑞,等.一种基于单链DNA探针设计的侧向层析方法和层析试纸:CN116769875A[P].2023-06-28.

[168] 贠紫光.基于PCR-LFD的沙门氏菌及金黄色葡萄球菌可视化检测方法研究[D].石河子:石河子大学,2024.

[169] Moehling TJ, Choi G, Dugan LC, et al. LAMP Diagnostics at the Point-of-Care: Emerging Trends and Perspectives for the Developer Community [J]. Expert Review of Molecular Diagnostics, 2021, 21(1): 43-61.

[170] Yu J, Xie J, Cao Y, et al. A modified loop-mediated isothermal amplification method for detecting avian infectious laryngotracheitis virus [J]. Animal Biotechnology, 2021, 32(6): 766-773.

[171] 蔡怡,周前进,陈炯.环介导等温扩增联合横向侧流试纸(LAMP-LFD)对嗜水气单胞菌快速检测方法的建立[J].中国兽医学报,2016,36(2):256-264.

[172] Hu YQ, Huang XH, Guo LQ, et al. Rapid and Visual Detection of Vibrio parahaemolyticus in Aquatic Foods Using bla (CARB-17) Gene-Based Loop-Mediated Isothermal Amplification with Lateral Flow Dipstick (LAMP-LFD) [J]. Journal of Microbiology and Biotechnology, 2021, 31(12): 1672-1683.

[173] 杨梦香,柴方超,周前进,等.应用LAMP-LFD技术可视化检测河流弧菌(*Vibrio fluvialis*)的研究[J].海洋与湖沼,2017,48(2):383-391.

[174] Barrangou R, Fremaux C, Deveau H, et al. CRISPR provides acquired resistance against viruses in prokaryotes [J]. Science, 2007, 315(5819): 1709-1712.

[175] 李诗焱.一种基于CRISPR系统的分子侧向层析检测方法及检测试纸条:CN113687066A[P].2021-09-16.

[176] Yan XH, Zhang SN, Liang JP, et al. A PCR-lateral flow assay system based on gold magnetic nanoparticles for CYP2C19 genotyping and its clinical applications [J]. Artificial Cells Nanomedicine and Biotechnology, 2019, 47(1): 636-643.

[177] Cheng W, Wang W, Zhu H, et al. Detection of Antimalarial Resistance-Associated Mutations in Plasmodium falciparum via a Platform of Allele-Specific PCR Combined with a Gold Nanoparticle-Based Lateral Flow Assay [J]. Microbiology Spectrum, 2022, 10(6): e0253522.

[178] Tungphatthong C, Phadungcharoen T, Sooksawate T, et al. PCR combined with lateral flow immunochromatographic assay to differentiate the narcotic Mitragyna speciosa from related species and detect it in forensic evidence [J]. Forensic Science International, 2022, 331: 111149.

[179] Thongkhao K, Tungphatthong C, Sukrong S. A PCR-lateral flow immunochromatographic assay (PCR-LFA) for detecting Aristolochia species, the plants responsible for aristolochic acid nephropathy [J]. Scientific Reports, 2022, 12(1): 12188.

[180] 段钰,汤洪宁,项继忠,等.捻转血矛线虫LAMP-LFD检测方法的建立[J].动物医学进展,2024,45(3):72-77.

[181] 龙宥茨,顾庆林,鲜思美,等.鸭疫里默杆菌LAMP-LFD快速检测方法的建立与初步应用[J].中国兽医学报,2023,43(10):2050-2055.

[182] 杜亚楠,赵笑,范小瑞,等.重组酶聚合酶扩增技术的研究进展及其应用[J].上海农业学报,2018,34(6):117-122.

[183] Yang X, Zhao P, Dong Y, et al. An improved recombinase polymerase amplification assay for visual detection of Vibrio parahaemolyticus with lateral flow strips [J]. Journal of Food Science, 2020, 85(6): 1834-1844.

[184] Kumar D, Kumar RR, Rana P, et al. On point identification of species origin of food animals by recombinase polymerase amplification-lateral flow (RPA-LF) assay targeting mitochondrial gene sequences [J]. International Journal of Food Science and Technology, 2021, 58(4): 1286-1294.

[185] Ivanov AV, Safenkova IV, Drenova NV, et al. Development of lateral flow assay combined with recombinase polymerase amplification for highly sensitive detection of Dickeya solani [J]. Molecular and Cellular Probes, 2020, 53: 101622.

[186] 于灵芝,陶凌云,魏晓锋.可视化核酸检测技术RPA-LFD的研究和应用进展[J].实验动物与比较医学,2021,41(6):547-553.

[187] Li X, Chen X, Mao M, et al. Accelerated CRISPR/Cas12a-based small molecule detection using bivalent aptamer [J]. Biosensors & Bioelectronics, 2022, 217: 114725.

[188] Cheng M, Tan C, Xiang B, et al. Chain hybridization-based CRISPR-lateral flow assay enables accurate gene visual detection [J]. Analytica Chimica Acta, 2023, 1270: 341437.

[189] 童艳丽.药物分析的微流控芯片相关技术的研究[D].中山:中山大学,2010.

[190] 李林岳,袁嘉康,李任峰,等.基于环介导等温扩增的微流控芯片检测技术研究进展[J].中国生物工程杂志,2023,43(10):52-61.

[191] 姜晓丹.基于微流控的核酸快速检测方法及装置研究[D].北京:北京化工大学,2024.

[192] 石艳萍,邓飞,周丽媛,等.微流控芯片环介导等温扩增技术检测3种猪圆环病毒[J].中国动物检疫,2024,41(2):58-64.

[193] 王可可,杨柯,赵俊,等.基于微流控芯片的荧光定量PCR法快速检测乙肝病毒核酸[J].分析科学学报,2018,34(4):450-454.

[194] 周良云,刘谈,王升,等.实时荧光定量PCR研究进展及其在中药领域的应用[J].中国现代中药,2016,18(2):246-251,62.

[195] Tichopad A, Dilger M, Schwarz G, et al. Standardized determination of real-time PCR efficiency from a single reaction set-up [J]. Nucleic acids research, 2003, 31(20): e122.

[196] Heid CA, Stevens J, Livak KJ, et al. Real Time Quantitative PCR [J]. Genome Research, 1996, 6(10): 986-994.

[197] von Ahsen N, Schutz E, Armstrong VW, et al. Rapid detection of prothrombotic mutations of prothrombin (G20210A), factor V (G1691A), and methylenetetrahydrofolate reductase (C677T) by real-time fluorescence PCR with the LightCycler [J]. Clinical Chemistry, 1999, 45(5): 694-696.

[198] 梁子英,刘芳.实时荧光定量PCR技术及其应用研究进展[J].现代农业科技,2020(6):1-3,8.

[199] 潘杰.基于实时荧光定量PCR技术在川贝母和鹿角真实性鉴别的探索研究[D].上海:上海中医药大学,2020.

[200] 魏艺聪,袁媛,陈建雄,等.快速PCR法鉴别鱼腥草与百部还魂的方法研究[J].中草药,2016,47(12):2163-2166.

[201] 蒋超,侯静怡,黄璐琦,等.快速PCR方法在金银花真伪鉴别中的应用[J].中国中药杂志,2014,39(19):3668-3672.

[202] 陈康,蒋超,袁媛,等.快速PCR方法在蛇类药材真伪鉴别中的应用[J].中国中药杂志,2014,39(19):3673-3677.

[203] 郑琪,蒋超,袁媛,等.基于特异性聚合酶链式反应的西红花快速分子鉴别研究[J].中国药学杂志,2015,50(1):23-28.

[204] 魏艺聪,陈建雄,黄泽豪,等.PCR方法快速鉴别绞股蓝与乌蔹莓[J].福建农业学报,2016,31(3):265-267.

[205] 蒋超,崔占虎,袁媛,等.菟丝子、莱菔子与其易混淆品的快速PCR法鉴别研究[J].中国中药杂志,2016,41(2):211-215.

[206] 蒋超,赵群,金艳,等.快速PCR技术鉴别中药材蛤蚧的方法研究[J].中国现代中药,2017,19(1):21-25.

[207] 徐攀,吴晓俊,陈如兵,等.基于DNA熔解曲线分析技术的前胡及其混伪品快速分子鉴定[J].中华中医药杂志,2023,38(3):1202-1207.

[208] 童宇茹,蒋超,黄璐琦,等.基于DNA熔解曲线分析技术的三七粉分子鉴定[J].药物分析杂志,2014,34(8):1384-1390.

[209] 陈康,蒋超,袁媛,等.基于熔解曲线分析技术的鹿茸药材分子鉴别[J].中国中药杂志,2015,40(4):619-623.

[210] 胡峻,詹志来,袁媛,等.基于熔解曲线分析技术的木通类药材的分子鉴别[J].中国中药杂志,2015,40(12):2304-2308.

[211] 郭鑫,张旭,任晓航,等.HRM技术在梅花鹿茸及其混伪品药材鉴定中的应用[J].时珍国医国药,2019,30(5):1140-1143.

[212] 苏燕燕,丁丹丹,马婷玉,等.蛤蚧及其混伪品基于12S rRNA序列的Bar-HRM鉴定研究[J].中国现代中药,2019,21(9):1197-1205.

[213] 刘玉雨,方海兰,李西文,等.DNA条形码结合高分辨熔解曲线技术在红花龙胆鉴定中的应用[J].中国药学杂志,2019,54(9):687-692.

[214] 过立农,刘杰,赵春艳,等.基于DNA条形码和高分辨率熔解曲线技术快速鉴别肉苁蓉[J].药物分析杂志,2018,38(4):665-671.

[215] 陈绍宁,顾小川,姜鹏辉,等.基于高分辨率熔解曲线分析技术鉴别杭白菊和黄山贡菊的初步研究[J].浙江理工大学学报(自然科学版),2018,39(3):346-351.

[216] 杨宝,郭星,郑巍,等.双重实时荧光PCR法鉴别酸枣仁和理枣仁[J].农产品加工,2021(14):67-71,4.

[217] 覃桂,聂晶,张飞,等.基于DNA条形码的翠云草快速鉴定方法研究[J].世界科学技术-中医药现代化,2018,20(5):697-702.

[218] 李婷婷.基于DNA检测的羊肉掺假鉴别技术研究[D].北京:中国农业科学院,2019.

[219] 王艺凯,齐玮,杨诣,等.数字PCR技术在国门生物安全保障领域的应用[J].分析仪器,2023(6):109-116.

[220] 冯秀晶,易红梅,任星旭,等.数字PCR技术及其在检测领域的应用[J].遗传,2020,42(4):363-373.

[221] 赵新,陈锐,刘娜,等.基于单拷贝核基因的数字PCR定量检测肉制品中羊源性成分[J].食品工业科技,2021,42(6):260-264,281.

[222] Shah AP, Travadi T, Sharma S, et al. Digital PCR: A Tool to Authenticate Herbal Products and Spices[J]. Methods in Molecular Biology, 2023, 2967: 17-30.

[223] 赵新,王永,兰青阔,等.荧光定量PCR方法鉴别肉制品中羊源性成分[J].食品工业科技,2015,36(1):299-302,308.

[224] 苗丽,张秀平,陈静,等.微滴数字PCR法对肉制品中牛源和猪源成分的定量分析[J].食品科学,2016,37(8):187-191.

[225] 林佳琪,苏国成,苏文金,等.数字PCR技术及应用研究进展[J].生物工程学报,2017,33(2):170-177.

[226] Leggieri PA, Liu Y, Hayes M, et al. Integrating Systems and Synthetic Biology to Understand and Engineer Microbiomes [J]. Annual Review of Biomedical Engineering, 2021, 13; 23: 169-201.

[227] Lievens A, Paracchini V, Garlant L et al. Detection and Quantification of Botanical Impurities in Commercial Oregano (Origanum vulgare) Using Metabarcoding and Digital PCR [J]. Foods, 2023, 12: 2998.

[228] 陈佳,秦丽,刘浩,等.微滴式数字PCR定量检测欧洲甜樱桃中掺假苹果成分的研究[J].食品工业科技,2022,43(19): 349-355.

[229] 杨硕,江丰,刘艳,等.多重微滴式数字PCR定量检测市售核桃乳中核桃,大豆源性成分[J].2022,38(16): 280-286.

[230] Ning Y, Ranran X, Ping W, et al. A novel duplex droplet digital PCR assay for simultaneous authentication and quantification of *Panax notoginseng* and its adulterants [J]. Food Control, 2022, 132: 108493.

[231] 王一村,苏本玉,李娜,等.基于微滴数字PCR阿胶定量检测方法的建立[J].食品工业科技,2018,39(14): 205-208,218.

[232] 袁媛,蒋超,黄璐琦.中药材分子鉴别现场运用的策略与实践[J].中国中药杂志,2013,38(16): 2553-2555.

[233] 高连明,刘杰,蔡杰,等.关于植物DNA条形码研究技术规范[J].植物分类与资源学报,2012,34(6): 592-606.

[234] 朱高倩,王丽,殷子喻,等.含灯盏花中成药DNA提取及其分子鉴定[J].中国现代中药,2023,25(9): 1878-1886.

[235] Chen R, Dong J, Cui X, et al. DNA based identification of medicinal materials in Chinese patent medicines [J]. Scientific Reports, 2012, 2: 1-5.

[236] 李红颖,宋文俊,李慧林,等.基于超快速VPCR荧光可视化检测技术的小檗皮及其藏成药中原料药的真伪鉴别研究[J].中草药,2023,54(12): 3983-3989.

[237] Chen R, Wang J, Yuan Y, et al. Weigh Biomaterials by Quantifying Species-specific DNA with Real-time PCR [J]. Scientific Reports, 2017, 7: 1-7.

[238] Xie H, Zhao Q, Shi M, et al. Biological ingredient analysis of Traditional Herbal Patent Medicine Fuke Desheng Wan using the shotgun metabarcoding approach [J]. Frontiers in Pharmacology, 2021, 12: 607197.

[239] Xing ZM, Gao H, Wang D, et al. A novel biological sources consistency evaluation method reveals high level of biodiversity within wild natural medicine: A case study of Amynthas earthworms as "Guang Dilong" [J]. Acta Pharmaceutica Sinica B, 2023, 13(4): 1755-1770.

[240] Shi W, Wang Y, Li J, et al. Investigation of ginsenosides in different parts and ages of *Panax ginseng* [J]. Food Chemistry, 2007, 102(3) 664-668.

[241] Qu C, Bai Y, Jin X, et al. Study on ginsenosides in diferent parts and ages of *Panax quinguefolius* L [J]. Food Chemistry, 2009, 115(1): 340-346.

[242] 黄明远,伍照万,张兴国.采收期与栽培年限对中江产白芍质量的影响[J].中药材,2000(8): 435-436.

[243] 张永清,李萍,王建成.不同生长年限徐长卿药材产量与质量的比较[J].中国中药杂志,2006(16): 1367-1369.

[244] 韩桂茹,徐韧柳,戴敬,等.不同栽培年限和采收季节的知母质量考察[J].中国中药杂志,1993(8): 467-468,509.

[245] 冯薇,王文全,赵平然.栽培年限和采收期对甘草总皂苷、总黄酮含量的影响[J].中药材,2008(2): 184-186.

[246] 姚雪莲,裴彩云,王宗权.不同产地、不同采收期黄芪药材及饮片中毛蕊异黄酮葡萄糖苷及芒柄花素含量测定[J].药物分析杂志,2012,32(5): 5,797-801.

[247] 王怀玉,马鹏,彭锐.不同生长年限太白贝母中贝母辛和总生物碱的含量测定[J].中药材,2011,34(7): 1034-1037.

[248] Allsopp RC, Vaziri H, Patterson C, et al. Telomere length predicts replicative capacity of human fibroblasts [J]. Proceedings of the National Academy of Sciences of the United States of America, 1992,

89(21): 10114-10118.

[249] Harley CB, Futcher AB, Greider CW. Telomeres shorten during ageing of human fibroblasts [J]. Nature, 1990, 345(6274): 458-460.

[250] Dunshea G, Duffield D, Gales N, et al. Telomeres as age markers in vertebrate molecular ecology [J]. Molecular Ecology Resources, 2011, 11(2): 225-235.

[251] Liang J, Jiang C, Peng H, et al. Analysis of the age of Panax ginseng based on telomere length and telomerase activity [J]. Scientific Reports, 2015, 5(1): 7985.

[252] 黄璐琦,蒋超,袁媛,等.一种利用人参端粒长度鉴别人参年限的方法: CN104293955A[P].2015-01-21.

[253] 黄璐琦,蒋超,袁媛,等.利用人参端粒长度鉴别人参年限的方法: CN104357560A[P].2015-02-18.

[254] 程春松.基于端粒研究的人参年限鉴定及数学模型的构建[D].合肥: 安徽中医药大学,2013.

[255] Liu D, Qiao N, Song H, et al. Comparative analysis of telomeric restriction fragment lengths in different tissues of Ginkgo biloba trees of different age [J]. Journal of Plant Research, 2007, 120: 523-528.

[256] Flanary BE, Kletetschka G. Analysis of telomere length and telomerase activity in tree species of various life-spans, and with age in the bristlecone pine Pinus longaeva [J]. Biogerontology, 2005, 6: 101-111.

[257] 董亚娟,程舟,李珊,等.HPLC法测定不同年龄人参DNA的甲基化水平[J].中草药,2007(9): 1416-1418.

[258] 甘晓燕.不同遗传背景和生长阶段丹参的MSAP及相关基因分析[D].成都: 成都中医药大学,2014.

[259] 陈菲菲.怀地黄的基因组DNA甲基化修饰与梓醇积累关系研究[D].新乡: 河南师范大学 2016.

[260] Avise JC. Phylogeography: the history and formation of species [M]. Massachusetts: Harvard university press, 2000.

[261] Avise JC. Phylogeography: retrospect and prospect [J]. Journal of Biogeography, 2009, 36(1): 3-15.

[262] 张彬,袁庆军,黄璐琦,等.基于居群DNA条形码的药用植物黄芩的产地鉴别研究[J].中国中药杂志,2012,37(8): 1100-1106.

[263] Wang X, Feng L, Zhou T, et al. Genetic and chemical differentiation characterizes top-geoherb and non-top-geoherb areas in the TCM herb rhubarb [J]. Scientific Reports, 2018, 8(1): 9424.

[264] 彭凯秀,刘欢,刘鸽,等.稳定同位素技术在动植物源食品溯源中的应用研究[J].食品工业科技,2021,42(8): 338-345.

[265] 马楠,鹿保鑫,刘雪娇,等.同位素指纹图谱技术在农产品产地溯源中的应用[J].食品研究与开发,2017,38(12): 215-218.

[266] 杨健,吴浩,杨光,等.基于稳定同位素比和元素分析技术的何首乌产地识别研究[J].中国中药杂志,2018,43(13): 2676-2681.

[267] 彭华胜,袁媛,黄璐琦.本草考古: 本草学与考古学的交叉新领域[J].科学通报,2018,63(13): 1172-1179.

[268] 赵丽.通过线粒体DNA技术追溯故宫博物院藏有机质文物材料的动物来源[J].中国文物科学研究,2019(3): 75-82.

[269] 陆杨,焦立超,陈勇平,等.古建筑木结构用材树种的DNA分子鉴定方法研究[J].木材科学与技术,2023,37(3): 12-18.

[270] Jiao L, Lu Y, Zhang M, et al. Ancient plastid genomes solve the tree species mystery of the imperial wood "Nanmu" in the Forbidden City, the largest existing wooden palace complex in the world [J]. Plants, People, Planet, 2022, 4(6): 696-709.

[271] Bock WJ. Species: the concept, category and taxon [J]. Journal of Zoological Systematics and Evolutionary Research, 2004, 42(3): 178-190.

[272] 施婉玲,张美吉,李凡珂,等.毒蛇咬伤专病数据库的建设实践与思考[J].医学信息,2024,37(6): 36-41.

[273] 王凯,李研研.浅谈地质矿产数据库存储设计分类与大数据入库模式[J].吉林地质,2022,41(3): 102-106.

[274] 张志豪,王竟成,舒畅,等.自然环境试验数据资源质量控制管理机制研究[J].环境技术,2024,42(1):

87-92.

[275] 侯博学,陈林.数据库技术发展研究综述[J].软件导刊,2024,23(6):214-220.

[276] 吴则东,江伟,马龙彪.分子标记技术在农作物品种鉴定上的研究进展及未来展望[J].中国农学通报,2015,31(33):172-176.

[277] 周兰英,王湘南,陈永忠,等.油茶种质遗传多样性的分子标记技术和EST文库构建[J].生命科学研究,2012,16(6):557-564.

[278] 吴超,夏岩石,吕永华,等.烟草青枯病抗性分子标记的研究进展[J].分子植物育种,2015,13(4):937-945.

[279] 魏姗姗.SSR标记技术在中药材鉴定中的应用[J].耕作与栽培,2022,42(5):132-134.

[280] Mokhtar MM, Atia MAM. SSRome: an integrated database and pipelines for exploring microsatellites in all organisms [J]. Nucleic Acids Research, 2019, 47(D1): D244-D252.

[281] Avvaru AK, Sharma D, Verma A, et al. MSDB: a comprehensive, annotated database of microsatellites [J]. Nucleic Acids Research, 2020, 48(D1): D155-D159.

[282] Ratnasingham S, Hebert PD. Bold: The Barcode of Life Data System (http://www.barcodinglife.org) [J]. Molecular Ecology Notes, 2007, 7(3): 355-364.

[283] Wong TH, But GW, Wu HY, et al. Medicinal Materials DNA Barcode Database (MMDBD) version 1.5-one-stop solution for storage, BLAST, alignment and primer design [J]. Database (Oxford), 2018, 112: 1-7.

[284] Nilsson RH, Larsson KH, Taylor AFS, et al. The UNITE database for molecular identification of fungi: handling dark taxa and parallel taxonomic classifications [J]. Nucleic Acids Research, 2019, 47(D1): D259-d264.

[285] Chen T, Yang M, Cui G, et al. IMP: bridging the gap for medicinal plant genomics [J]. Nucleic Acids Research, 2024, 52(D1): D1347-d1354.

[286] Hua Z, Tian D, Jiang C, et al. Towards comprehensive integration and curation of chloroplast genomes [J]. Plant Biotechnology Journal, 2022, 20(12): 2239-2241.

[287] Liu J, Mu W, Shi M, et al. The Species Identification in Traditional Herbal Patent Medicine, Wuhu San, Based on Shotgun Metabarcoding [J]. Front Pharmacol, 2021, 12: 607200.

[288] National Pharmacopoeia Committee. Pharmacopoeia of the People's Republic of China. Part 1 [M]. Beijing: Chinese medicines and Technology Press, 2015.

[289] Xu S, Yang L, Tian R, et al. Species differentiation and quality assessment of Radix Paeoniae Rubra (Chi-shao) by means of high-performance liquid chromatographic fingerprint [J]. Journal of Chromatography A, 2009, 1216(11): 2163-2168.

[290] 孙稚颖,宋经元,姚辉,等.基于ITS2条形码的中药材赤芍及其易混伪品的DNA分子鉴定[J].世界科学技术(中医药现代化),2011,13(2):407-411.

[291] Pan J, Zhang D, Sang T. Molecular phylogenetic evidence for the origin of a diploid hybrid of Paeonia (Paeoniaceae) [J]. American Journal of Botany, 2007, 94(3): 400-408.

[292] Elbrecht V, Leese F. Can DNA-Based Ecosystem Assessments Quantify Species Abundance? Testing Primer Bias and Biomass—Sequence Relationships with an Innovative Metabarcoding Protocol [J]. PLoS One, 2015, 10(7): e0130324.

[293] Piñol J, Mir G, Gomez-Polo P, et al. Universal and blocking primer mismatches limit the use of high-throughput DNA sequencing for the quantitative metabarcoding of arthropods [J]. Molecular Ecology Resources, 2015, 15(4): 819-830.

[294] Matesanz S, Pescador DS, Pías B, et al. Estimating belowground plant abundance with DNA metabarcoding [J]. Molecular Ecology Resources., 2019, 19(5): 1265-1277.

[295] Shokralla S, Hellberg RS, Handy SM, et al. A DNA Mini-Barcoding System for Authentication of Processed Fish Products [J]. Scientific Reports, 2015, 5: 15894.

[296] Chen R, Ding S, Wei Y, et al. Ultrafast identification of Pinelliae Rhizoma using colorimetric direct-

VPCR [J]. 3 Biotech, 2021, 11(12): 493.

[297] 崔光红,唐晓晶,黄璐琦,等.应用等位基因特异聚合酶链式反应鉴别半夏类药材[J].中国药学杂志, 2007(1): 17-20.

[298] Noh P, Kim WJ, Yang S, et al. PCR-based rapid diagnostic tools for the authentication of medicinal mistletoe species [J]. Phytomedicine, 2021, 91: 153667.

[299] Wallinger C, Juen A, Staudacher K, et al. Rapid plant identification using species- and group-specific primers targeting chloroplast DNA [J]. PLoS One, 2012, 7(1): e29473.

[300] Xu MR, Lee MS, Yang BC, et al. Development of a specific and sensitive diagnostic PCR for rapid molecular authentication of the medicinal plant Portulaca oleracea [J]. Molecular and Cellular Probes, 2023, 67: 101890.

[301] 国家药典委员会.中华人民共和国药典:一部[M].北京:中国医药科技出版社,2020.

[302] 房海灵,于盱,亓希武,等.金银花种质资源及育种研究进展[J].江西农业学报,2017,29(9): 45-50.

[303] Wang Z, Jiang C, Jin Y, et al. Cationic conjugated polymer fluorescence resonance energy transfer for DNA methylation assessment to discriminate the geographical origins of *Lonicerae japonicae flos* [J]. Journal of Agricultural and Food Chemistry, 2023, 71(32): 12346-12356.

[304] Yuan Y, Wang Z, Jiang C, et al. Exploiting genes and functional diversity of chlorogenic acid and luteolin biosyntheses in *Lonicera japonica* and their substitutes [J]. Gene, 2014, 534(2): 408-416.

(蒋超　袁媛　刘金欣　田晓轩　陈蓉)

第四章
道地药材形成的分子机制

第一节 概　　述

道地药材(Daodi herb or geo-herb)是指经过中医临床长期应用优选出来的,产在特定地域,与其他地区所产同种中药材相比,品质与疗效更好,且质量稳定具有较高知名度的中药材。道地药材已是我国中药行业一个约定俗成的质量概念,被视为古代中医辨别优质中药材独具特色的标准。

依据现代生命科学研究成果及发展趋势,道地药材可表现为"优形"(公认药材性状)和"优质"(独特化学成分组成)特点,并体现为药材使用上的"优效"(优于非道地药材的临床功效)。道地药材"优形、优质、优效"特征的提出,扩宽了传统药材辨状的范畴。近年来,随着中药道地性的自然属性、物质属性、药物属性研究的逐步深入,丰富和完善了道地药材"三优"特征的科学内涵。结合本草学、产区调查、数量分类学等学科,对道地药材"优形、优质"特征进行阐释和量化,并依据其独特的表型、生理、成分特征提出道地药材研究的模式生物及模型,推进了中医药和现代科学技术相互融合和相互促进,为建立中药材现代化质量控制体系奠定基础,助力中医药事业高质量可持续发展。

一、道地药材的概况

道地药材在中药中用量最大,经济价值最高。常用500种中药材中,道地药材约占200种,其用量占中药材总用量的80%[1]。道地药材的概念可追溯到公元2世纪本草专著《神农本草经》,书中记载"土地所出,真伪新陈,并各有法",强调了区分产地、讲究产地的重要性。20世纪80年代以来,不少学者就道地药材科学内涵展开研究。其中,胡世林主编的《中国道地药材》《中国道地药材原色图说》等著作是道地药材研究的重要成果之一。近年来,黄璐琦等[2-6]发表了道地药材生物学本质、道地药材形成的分子机制及其遗传基础、道地药材形成的模式假说、中药微生态与中药道地性、道地药材"优形、优质"形成的微进化机制等论述进一步丰富了道地药材的科学内涵。

二、道地药材的属性

(一) 具有"形质合一"的物质属性

中药材的道地品质体现为"优形"和"优质",从生物学角度讲,道地药材所反映的主要内容即植物适应性,其中优质的种质资源是道地药材的本质特点,独特的临床疗效是其主要价值特点。道地药材的特殊品质是其基因型、特定的生态环境和栽培措施共同作用的结果,从而塑造了道地药材区别于其他产地同类药材在外观性状、化学组成、药理作用及临床疗效方面特有的品质特征。

道地药材的"优形"即道地药材的形、色、气、味、质地等外观性状特征,实际上是药材内在质量在外部性状上的反映。"优形"的形成与遗传因素、环境因素及其相互作用有关,即"表型=基因型+环境饰变"。其中遗传因素主要包括物种群体间遗传变异、表观遗传修饰等;环境因素主要包括气候条件、土壤理化性质、微生物群落组成及动态变化等[7]。道地药材往往具备一些公认的性状特征,区别于非道地药材。例如宁夏枸杞以粒大饱满、色红、肉厚、油润、籽少、味甜微苦等性状特点区别于其他非道地枸杞;产于江苏茅山的道地药材茅山苍术具备"朱砂点"的特征;山西是黄芪的道地产区,湖北引种的黄芪,植株较高大,根部分枝多质硬,味不甜而微苦。

色泽也是中药"辨状"的主要内容,其主要包括药材表面的色泽特征、内部颜色以及炮制前后的色泽变化,在中药经验鉴别中具有重要的地位[8]。在传统鉴别中存在着许多有关"以色论质"的药材,如《增订伪药条辨》记载丹参"皮肉红,肉紫有纹……为佳",现代研究表明红色主要是由于丹参根周皮中含有红色丹参酮类物质所致,该类成分含量越高、红色越深[9]。铁皮石斛被列为九大仙草之首,在表型性状上,相关研究表明红秆铁皮石斛在品质上普遍优于青秆铁皮石斛[10]。黄酮类成分是红花主要活性成分,研究表明羟基红花黄色素 A 的含量与其外在色泽具有显著相关性。与"优色"类似,道地药材"气味"与药材含有的化学成分直接相关,直接反映药材内在品质,是道地药材外观特征与内在化学物质联系的关键点。一旦"气味"发生变化,也预示着中药质量发生了变化,即从"气味"上能反映中药材内在本质和整体质量[8]。

道地药材的"优质"特征主要体现为道地药材具有优势活性成分(群)及独特的生物合成及调控体系。药用植物活性成分的积累与其生长特性和生态学特性有关,主要表现为品种、产区生态因子、采收等人工栽培措施导致活性成分含量、成分比例变化,形成"独特化学型"。如樟通常被分为龙脑型、樟脑型、芳樟醇型、桉叶油型和橙花叔醇型 5 种化学型,萜类合酶是形成这些化合物的关键酶,研究结果显示 CcTPS1 和 CcTPS9 均可催化 GPP 生成冰片基焦磷酸,并在磷酸水解酶的作用下得到(+)-龙脑,产物占比分别为 0.4%、89.3%;CcTPS3 和 CcTPS6 均可催化 GPP 生成单一产物芳樟醇,CcTPS6 还可与 FPP 反应生成橙花叔醇;CcTPS8 与 GPP 反应生成 1,8-桉叶油(30.71%),表明其基因多样性是形成优势活性成分(群)及独特生物合成体系的决定因素[11]。

优势活性成分(群)具有双重作用,既可作为"优效"的物质基础,也可调控"优形"的形成,表现为"形质合一"。例如,人参皂苷 Rb_1、Rg_1、Re、Rf 等被作为人参"优质"评价和控制的主要指标,其含量容易受到栽培方法、根际微生物环境及生长年限的影响,可能与植物激素及转录因子调控有关。人参的形态特征与内在固有品质之间具有显著的相关性,生长年限为 3～4 年的人参,主根较细,根茎较长,侧根较多,人参总皂苷含量较高。林下山参与野生人参形态相近,均具有"人字形"根型,较长的芦头及须根,其人参皂苷 Rg_1/Re 含量比值存在显著特征。一方面,人参皂苷作为根系分泌物可释放到根际土壤中,通过影响微生物的多样性及丰度,间接影响人参的生长及防御;另一方面,低浓度的人参皂苷也可通过直接或间接调控干细胞关键基因的表达影响人参根系生长,如二醇型人参皂苷 Re 通过 PgWOW11-PgCLE45 调控环,齐墩果型人参皂苷 Ro 通过 PgSOC1-PgEXPs 环调控人参不定根的生长[12]。

(二) 具有"质优效佳"的药物属性

道地药材所具有独特的临床疗效源于药材的优质性,道地药材正是因为具有独特的化学物质基础而产生了有别于种内其他居群中药材的化学型,并在临床上呈现良好疗效。优质是优效的物质基础,即优效成分(群)发挥核心功效。例如,青海产大黄(道地药材)中蒽醌衍生物含量高,泻下作用明显,而黑龙江产大黄(非道地药材)鞣质含量高,反而有止泻作用;陕西秦皮道地药材有效成分含量比四川的高;四川厚朴道地药材所含酚类是江西产厚朴的 6 倍。道地药材在化学成分上的差异,最终可能会导致其临床疗效的不同。例如,广州产穿心莲道地药材,抗菌作用远较福建、安徽产者为优。最初,人们试图通过寻找道地药材特有的组分来作为识别道地药材的依据,但是随着道地药材研究的深入,逐渐认识到道地药材与非道地药材在化学成分上的差别可能不是某个或某几个成分的有或无,而是某些组分的特定含量或配比的改变。近年来,道地药材在化学成分上的差异表现为量变而非质变的理念得到普遍认可。郭兰萍等[13]分单株采样,发现苍术道地药材的挥发油中的主要组分苍术酮、茅术醇、β-桉叶醇及苍术素呈现出的一种特定配比关系。刘玉萍等[14]研究发现,藿香道地药材与非道地药材挥发油组分也存在配比的改变。围绕人参"大补元气"核心功效,采用心衰细胞模型和动物模型发现,吉林人参药效皆优于其他产地。研究表明,人参皂苷 Rb_1 对缺氧/复氧诱导心肌细胞凋亡具有保护作用,其含量在吉林人参具有明显的产地特征[15]。

(三)具有"遗传、环境交互作用"的自然属性

道地药材"优形优质"复杂性状的形成和演化由其内在的遗传物质决定,即由其特有的基因所决定。道地药材和非道地药材的遗传分化是道地药材形成的遗传学基础。遗传分化越明显,道地药材与非道地药材的差异越明显。同一种药材不同产地之间在药材品质上的差异也反映在居群间的遗传结构特征上。利用道地药材和非道地药材或不同道地产区药材基因序列的差异,可挖掘"优形优质"特征重要功能基因、建立道地药材 DNA 指纹图谱、阐明道地的遗传分化及对环境的适应性,解析道地药材优良种质资源的遗传特征,揭示道地药材品质特征演化的遗传学基础,为道地药材的定向培育、栽培和生产提供科学依据。目前道地药材遗传特征研究的技术主要包括 DNA 分子标记技术及转录组和蛋白组等组学技术,通过对不同产地药材基原植物遗传信息的比较分析,可揭示道地药材的形成机制,也为道地药材的分子鉴定、质量评价和品种选育提供遗传信息。

道地药材"优形优质"复杂性状同时也受到外在环境因素的影响。在特定的生长区域,道地药材基原物种选择性地表达与其性状表型相关的基因,使其在形态结构、生理机制、遗传特性方面表现出与非道地产区药材不同品质特征。影响道地药材性状相关基因表达的环境生态因子既包括非生物因素,如光照、温度、水分和土壤等,也包括生物因素,如土壤微生物的群落结构、和植物共生的微生物。环境因子影响基因和表观遗传调控,又由于不同等位基因对环境的敏感性有比较大的差异,使得道地和非道地产区的药材以及来源于不同道地产区的药材表现出不同的、连续的品质特征。研究环境生态因子对道地药材形成的影响,并进行中药材产地适宜性分析,可为优质中药材资源获得和资源保护策略制定提供科学依据。

道地药材"三优"特征受到遗传、环境及其交互作用的影响,可体现为种质主导型、气候主导型、生产措施主导型。道地药材是以特化种质为前提,特化的种质是决定药材质量的生物学基础。环境是植物赖以生存所必需的自然条件和自然资源总称,包括光照、温度、水分、土壤、生物等自然因素的综合。通常认为道地药材和非道地药材为同种异质,道地药材的形成离不开特定的产地。相同基原的道地药材在不同环境下生产出的药材,药效不同。采收加工等生产措施对道地药材品质的影响也具有一定作用。植物细胞具有全能性,细胞构成的组织基本含有全部次生代谢系统,在离体的情况下,植物细胞在一定时间和条件下仍能够进行正常的生

命活动。因此,在加工过程中,有的通过加工促进活性成分大量合成,有的通过加工防止原有成分分解。生产技术(含种植、养殖、加工炮制)是影响道地药材形成的有利的有时甚至是决定性因素之一。如四川江油与陕西汉中均大量产附子、附片,但因生产技术不同,药材质量迥异。一定的药材产区总是伴有一定的生产技术历史,历史愈悠久,技术愈精湛,质量愈优良,道地性愈突出。根际微生态是种质、气候、生产措施影响道地药材"优形优质"形成的重要因素之一。新会陈皮产于广东江门市新会区,是广陈皮道地药材,被视为陈皮中的"正品",其品质显著高于广东周边和其他区域种植的陈皮。研究发现新会地区位于海水和江水交汇处,特殊的地理环境造就新会土壤高营养和高盐度特殊环境,同时吸引大量耐盐胁迫的微生物类群,这些环境进而造就了新会陈皮特殊的品质[16]。

第二节 理 论 基 础

一、道地药材形成的生物学探讨

(一)道地药材的生物学本质

道地药材是一个与生态环境、遗传变异、社会密切相关的开放的复杂系统。其形成的基本规律是用进废退、去伪存真、优胜劣汰、择优而立、道地自成。因此,道地药材就是中药在长期复杂的系统演进过程中形成的最高级、最优秀的物质形式[17]。

道地药材的生物学本质是同种异地,即同一物种因其具有一定的空间结构,能在不同的地点上形成大大小小的群体单元,其中如果某一群体产生质优效佳的药材,即为道地药材,而这一地点则被称为药材的"道地产地"。同一物种在不同地点上形成的群体单元,在生物学上就称为"居群"。因此,道地药材在生物学上就是指某一物种的特定居群,这里的"特定"不是由研究者根据研究目的方便划定的,而是由一定的土壤、光热及阴湿等生境所决定的,有着比较稳定的边界,是一个比较稳定的"地方居群"(local population),是在特定的空间和时间里生活着的自然的或人为的同种居群。

黄璐琦等[18]认为道地药材的形成有其历史条件、地理条件和生长的生境因子(土壤、气候)及人为因子等,其表型是由自身的遗传本质基因型所决定的,受一定的生境条件影响。从生物学上说,道地药材的形成应是基因型与生境之间相互作用的产物,可用公式表示:

$$表型＝基因型＋生境饰变$$

表型(phenotype)是指道地药材可被观察到的结构和功能特性的总和,包括药材性状、组织结构、有效成分含量及疗效等。生境饰变(environmental modification),是指由生境引起的表型不可遗传的变异。基因具有产生某一特定表型的潜力,但不是决定着这一表型的必然实现,而是决定着一系列的可能性,究竟其中哪一个可能性得到实现,要看生境而定[18]。因为,器官的生长和性状的表现,都必须依靠来源于周围生境的物质,在合适的生境中产生道地药材所具有的特别表型特征。反之,在其他生境中该基因的这种调控则可能发生"弥散"(penetrant)[19],出现一种不确定性,如生长在东北三省、苏、皖、浙、鄂的一叶萩[*Securinega suffruticosa* (Pall) Rehd.],含有左旋一叶萩碱(*l*-securinine),生长在北京近郊县多为右旋(*d*-securinine),承德附近6个县一叶萩碱具有左、右两种旋光性[20]。生物类药材的同一基因在不同的外界生境条件下,有着不同的表型,称为表型可塑性(phenotypic plasticity)。表型可塑性说明为什么不同产地的同一种药材质量和疗效有着差别。与可塑性相关的另一个概念是耐受性,即指生物对极端生境的耐受能力,或者指生物所生存的生境因素范围。"道地产区"通常不是最适宜植物生长的地方,与该物种的某居群在某生境下表现出最大的适应性有关[18]。但应该清楚地认识到,决定药材疗效的物质基础是有效成分,有些有效成分在正常条件下没有或很少,只有当受到外界刺激(如干旱、严寒、伤害)时才会产生,此类物质被称为植保素(phytoalexin)[20]。这种对生物残酷的生境是处于该生物分布区的边缘,可见"道地产区"不仅在药材分布区的密度中心,也有可能在边缘,如甘草、大黄、枸杞、防风等药材的道地产区。这在实际应用上的意义就在于提示了建立道地药材生产基地时不能仅考虑适合药材生长的区域。

(二) 道地药材的表型可塑性

当生物体的结构、形态和功能还未达到成熟和稳定水平时,容易受环境因素的影响而产生变异,这种表型可塑性是相同基因型在不同环境下产生不同表型的能力,而药材"优形、优质"特征的形成也是其对所处生长环境适应的一种表现。表型可塑性被认为受遗传控制,包括基因和表观遗传调控。基因表达水平的变化受到环境的影响,不同等位基因对环境的敏感性也存在很大差异。来自外部环境的信号被生物体识别,召集不同的转录因子,激活不同结构基因的转录,产生不同的表型,从而形成生物体对不同环境信号的响应。另一方面,表观遗传(epigenetics)是指在基因组 DNA 序列没有改变的情况下,基因的表达调控和性状发生了可遗传的变化,主要包括 DNA 甲基化、组蛋白修饰、非编码 RNA 等。其中 DNA 甲基化是调节基因功能的重要手段之一,启动子区的 DNA 甲基化通常会抑制基因的转录,从而影响生物的表型。非编码 RNA 也可参与生物表型、环境应激反应、代谢的调控,如黄花蒿 miR160 通过靶向下游转录因子 ARF1 负调控分泌型腺毛形成和青蒿素合成[21]。

道地药材"优形、优质"特征的形成与其性状表型相关基因在内外环境下的选择性表达密切相关,其基原物种在特定生长区域内呈现出一定的形态结构、生理机制、遗传特性等特征。由于这种生物对环境的适应是相对的,使得道地药材对环境因子的适应性具有一定的界限范围,其上限和下限之间的生态区域即为道地药材的分布区。道地药材特征的可塑性不仅表现为多种环境因素的综合影响,还是其基原物种通过自身调控机制缓冲、平衡、抵抗或促进环境影响的整合性结果。当道地药材被引种到界限范围以外的产区,其表型可能发生改变而影响药材的道地性[9]。

(三) 道地药材形成的微进化

道地药材的形成符合微进化模型。道地药材的本质是"同种异地",就是说同一物种长期适应不同的生态环境,其遗传物质发生了一系列变异,形成了各自特有的遗传物质。道地药材品质形成在居群水平表现为基因频率的改变,即为微进化进程,可用公式表示:微进化=遗传变异+变异的不均等传递,其中遗传变异主要指个体水平的基因突变、重组及基因流;变异的不均等传递主要指居群水平的自然选择和遗传漂变,即生物适应环境过程中产生的居群水平的遗传分化。道地药材可被视为物种进化中的一个阶段或状态,基因交流仍在发生,因此在其与同种内其他居群个体尚未达到生殖隔离之前,统称为微进化过程。除此之外,道地药材和非道地药材的品质差异在化学成分上的区别特征通常包括某个化学组分的有或无、化学组分含量高低或者不同成分配比不同等,这些植物代谢表型上的适应和改变都源于受到了人为选择或者环境选择压力,理论在其进化上都有对应的痕迹,也就是这些特殊代谢产物的微进化过程。道地药材特定的基因组结构及其表型特征是等位基因频率变化的结果,其本质就是微进化过程[6]。

二、道地药材形成的模式假说

(一)道地药材具有独特的化学型

次生代谢产物是道地药材之所以有道地性的物质基础,道地药材正是因为具有次生代谢形成的独特的化学物质基础而产生了有别于种内其他居群中药材的化学型而发挥其良好疗效。作为一个开放的复杂系统,道地药材化学型(表型之一)的形成是长期适应环境的结果,也可称之为"生态化学型"。因此,针对不同的外部环境,不同生境的道地药材化学组成呈现出其独特的自适应特征。例如,广布种常呈连续分布,其化学成分的变异通常也会呈现出连续变异的特点,如薄荷、菊花、苍术等。一旦其分布区气候出现明显变化,尤其是影响其化学成分的生态主导因子发生明显变异,则其挥发油的变异则可能相应地出现由连续变异的量变转变为非连续变异的质变。道地药材化学成分的这种变化是其适应生境的结果,充分体现出复杂系统的自适应特征。有研究发现,苍术道地药材的挥发油组成特征明显不同于其他产地苍术。道地产地苍术总挥发油含量显著低($p<0.01$),其归一化百分率含量大于1%的组分数目显著高($p<0.01$),苍术酮与苍术素的含量极其显著高,而茅术醇与β-桉叶醇的含量极其显著低($p<0.01$),苍术酮、茅术醇、β-桉叶醇及苍术素呈现出的一种特定配比关系(0.70~2.00):(0.04~0.35):(0.09~0.40):1,证实苍术道地药材良好的临床疗效的物质基础是其独特的化学组成[13]。

(二)道地药材有其特定的基因或基因调控网络

药用植物在道地产区和非道地产区基因的差异性表达,可导致药材的次生代谢产物发生变化,影响药材的化学特征和临床疗效。通过高通量转录组的测序和分析,可全方位地研究道地药材和非道地药材在特定时期的差异表达基因,并与主要药效成分进行关联分析,揭示基因表达量与药效成分含量之间的相关性,从而揭示药材道地性形成的内在机制。Hua等[22]采用高通量RNA测序技术对不同产地太子参的转录组进行测序和功能分析,共获得非重复序列基因89 857条,对筛选到的29个显著差异表达的基因进行基因表达水平分析,发现道地产区江苏的太子参碳水化合物代谢、氨基酸代谢、能量代谢、脂质代谢和其他次生代谢产物的生物合成基因转录水平均高于其他产地的太子参。

(三)基因与生态因子互作调控道地药材的形成

中药材的药效成分通常是次生代谢产物,生态因子能够诱导相关基因的表达,进而影响次生代谢产物发生质或量的改变,从而造成不同产地药材品质的差异。基因表达是植物响应生态因子的首先反映。利用转录组学技术可以绘制道地产区和非道地产区药用植物间差异的基因表达谱,筛选出药用植物中参与某些关键生物过程的基因。对安徽产道地药材"凤丹"根皮进行转录组学分析,发现传统道地产区铜陵及其相邻地区南陵因生态环境、气候相近,两地来源"凤丹"根皮样本间次生代谢产物中差异基因的数量远远少于环境、气候距离较远的亳州栽培"凤丹"根皮样本[23]。对于不同产区的花椒进行转录组学测序分析,发现川产道地药材花椒果实与其他产区花椒果实中共有4 574个差异基因,3 740个基因上调表达,834个基因下调表达,其中27个上调基因与萜类化合物相关,8个上调基因与异喹啉类生物碱生物合成相关。以上研究充分说明基因和生态因子互作调控道地药材的形成[24]。

第三节 研究的方法与技术

一、道地药材数量性状遗传

(一) 道地药材数量性状特征

道地药材的特异性状有两个显著特征。一是道地药材具有明显的地域性,在某个地区的基原植物往往具有群体性特征。如四大怀药,浙八味、甘肃纹党等均具有典型的地域性[25]。二是,道地药材的性状往往是数量性状。如活性成分含量的是药材品质的重要指标,在群体内部的不同个体上呈正态分布的连续变异。此外,根系药材的尺寸、种子药材的籽粒数目和大小、生长期长短等都属于数量性状。

数量性状的连续性分布是由多基因共同作用引起的,是多个单个基因引起的表型的叠加效应。因此,彻底阐明一个数量性状的遗传机制具有极大难度。数量性状基因座(quantitative trait loci,QTL)分析,是当前鉴定数量性状基因的主要方法。QTL 分析在水稻、玉米等重要作物的研究中应用极为普遍,其分析的主要步骤包括依据目标性状,找寻差异显著的亲本杂交,获得性状分离的后代群体;检测分离群体样本中的基因型和表型;最后通过统计分析找出与表型相关的等位变异位点。对于中药来说,绝大部分基原物种还难以像农作物一样通过建立群体获得性状分类的谱系。但是,道地药材本身具有群体性特征,可以作为自然群体,通过和其他非道地产区的群体进行比较分析,来探究其道地性形成的数量性状遗传机制。

(二) 全基因组关联分析(genome-wide association study,GWAS)

当前,数量性状遗传的主要方法为全基因组关联分析。GWAS 是在已经具有研究对象参考基因组的基础上,对群体中的个体分别进行重测序,通过在全基因组水平上进行单核苷酸多态性分析(single nucleotide polymorphisms,SNP),将其与关注性状进行关联分析,在全基因组范围内选择遗传变异进行基因分析,比较不同群体之间每个遗传变异及其频率的差异,统计分析每个变异与目标性状之间的关联性大小,选出最相关的遗传变异进行验证,并根据验证结果最终确认其与目标性状之间的相关性(图 4-3-1)。不同研究对象的表型类型及特征各异,其分析思路需要针对研究对象来设定。基因型的研究方法则较为统一。目前最有效的分析基因型研究方法为重测序(resequencing)。测序后需对结果继续质量控制,包括剔除缺失率较高(>20%)的位点、过滤第二等位基因频率小于5%的位点、过滤多等位位点等。进行性状和基因型关联分析的模型主要有一般线性模型(general linear model,GLM)和混合线性模型(mixed linear model,MLM),Factored Spectrally Transformed Linear Mixed Models(FaST-LMM)等,模型的采用可依据群体样本的情况以及数据规模进行选择。此外,连锁不平衡分析(linkage edisequilibrium,LD)也是关联分析的基础,用于检测筛选出的显著性位点是否处于高度连锁的区域,以判断显著性位点准确性。

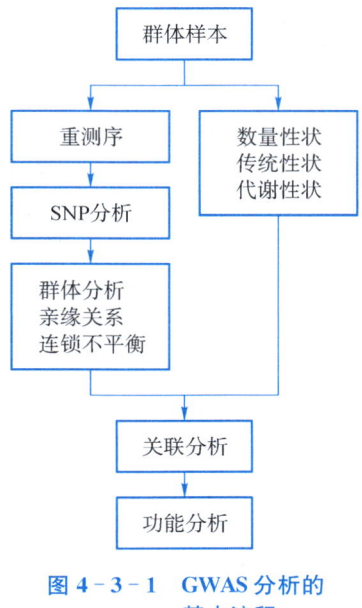

图 4-3-1 GWAS 分析的基本流程

GWAS分析具有几个主要优势。首先，无需构建遗传群体，自然群体或者种质资源即可开展分析，使其适用于道地药材研究的特性；其次，由于自然群体形成时间漫长，群体基因重组充分，关联定位准确；此外，利用GWAS分析可以关联任何表型性状。

(三) 代谢全基因组关联分析研究方法

药用植物的活性成分含量是主要关注的性状，其在不同药材间的差异表现为数量性状差异。针对生物个体的代谢差异，可采用代谢全基因组分析（metabolome genome-wide association study，mGWAS）挖掘调控活性成分合成的相关基因，作为优异性状的生物学标记、鉴定基因、遗传改良的位点等。mGWAS与常规GWAS分析的思路一致，其特点是以研究对象的代谢物变化为性状。

二、道地药材转录调控

道地药材独特品质形成是特定种质与环境饰变长期交互的结果。优良品质遗传基因是道地药材形成与发展的内在因素。遗传因素通过决定"代谢特质"与"形态特征"对道地药材品质形成发挥主导作用。环境因子通过"调控基因时空特异表达"间接影响药材品质。转录调控是植物表达调节的环节之一。转录因子作为转录调控最重要的成员，在细胞核内特异性识别并结合启动子上的顺时元件调控基因的时空表达，发挥中枢核心调控作用，参与植物的生长发育、信号转导、代谢调控及抗逆反应等各个关键环节。越来越多的报道表明转录因子在调控药用植物"代谢特质"与"形态特征"方面均发挥了重要作用，且有些转录因子可同时对两个方面发挥调控作用从而影响有效成分的合成积累与生物学形态的塑造。因此转录因子是道地药材"质优"与"形优"的关联枢纽之一，为从分子层面阐述道地药材形成规律和内在机制，进而开展药材品质提升和资源保障提供了重要切入点。

(一) 酵母单杂交

酵母单杂交（yeast one-hybrid，Y1H）技术是一种研究蛋白质和特定DNA序列是否直接结合的技术方法。在转录因子与其靶基因互作研究中发挥重要作用。在Y1H分析系统中，将特定的顺式作用元件构建到pBait-AbAi酵母表达载体上，将转录因子的cDNA构建到pGADT7酵母表达载体上。将上2个融合表达载体先后转入到酵母细胞中。此时，若转录因子能结合到目的基因的顺式作用元件上，则会启动下游报告基因的表达。目前，Y1H技术主要用于鉴定DNA结合位点，筛选潜在的DNA结合蛋白（如转录因子），因操作简单且耗时短受到研究者的青睐。然而，在利用Y1H分析转录因子与DNA的结合时可能受到酵母内源表达激活物的影响，即存在假阳性问题。此外，由于融合蛋白对酵母细胞有毒性或者酵母系统中不能稳定表达等原因，也会出现假阴性等问题。在实际操作过程中，可通过设置严格的对照试验减少假阳性和假阴性结果的干扰。

(二) 凝胶阻滞迁移率实验

凝胶阻滞迁移率实验（electrophoretic mobility shift assay，EMSA）是一种研究转录因子与DNA结合的实验技术，可用于定性和定量分析。通常将纯化的蛋白和同位素或生物素标记的DNA探针共同孵育，然后在非变性聚丙烯酰胺凝胶上电泳，从而将DNA-转录因子复合物与不结合的探针分离。由于分子量变大，DNA-转录因子复合物比不结合的探针迁移速度慢，因此转录因子结合标记探针后使自由探针含量减少。通常按照上述标准判断转录因子是否结合DNA。然而，EMSA很难鉴定低亲和力的结合元件；也无法鉴定蛋白复合体与DNA

之间的结合。此外,作为体外检测手段,EMSA 不能反映体内蛋白与 DNA 结合。

(三)双荧光素酶报告基因实验

双荧光素酶体系,即有两种荧光素酶,比较常见的组合是萤火虫素酶(firefly luciferase)和海肾荧光素酶(renilla luciferase)。萤火虫荧光素酶作用于甲虫荧光素,而海肾荧光素在氧的存在下作用于海肾荧光素。以其中一个作为内参基因,即表达量恒定,用于减少试验中不同处理间所固有的变化,包括培养细胞的数目及活力差异,细胞转染及裂解效率,而另一个荧光素酶则作为报告基因,用于指示不同处理下基因的表达情况。利用本氏烟草瞬时表达体系分析转录因子对基因的表达调控时,将融合编码转录因子 cDNA 的双元表达载体以及融合特异基因启动子-LUC 报告基因的表达载体共同转化到烟草叶片。若转录因子调控该基因表达,那么下游报告基因 LUC 的表达将发生变化,进而导致其编码的荧光素酶活性改变,可通过体外喷施荧光素酶底物进一步检测这种变化。pGreenII0800-LUC 载体含有编码萤火虫荧光素酶(LUC)以及海肾荧光素酶(REN)的基因序列[26]。REN 基因由 35S 启动子启动,其编码的 REN 与底物反应产生的荧光读数($LUC_{Renilla}$)作为内参。LUC 基因由外源插入的基因启动子驱动,其催化底物产生的荧光值读数为 $LUC_{Firefly}$。以 $LUC_{Firefly}/LUC_{Renilla}$ 比值表示转录因子对基因的转录调控作用。目前,利用双荧光素酶的瞬时表达系统由于操作简单和表达效率高等优点备受研究者青睐。

(四)染色质免疫共沉淀技术

染色质免疫共沉淀技术(chromatin immunoprecipitation,ChIP)在活细胞状态下将蛋白质-DNA 复合物固定,并将 DNA 随机切断为一定长度范围内的片段,再利用免疫学方法特异性富集目的蛋白,从而获得与目的蛋白相结合的 DNA(图 4-3-2)[27]。对于获得的 DNA,可以进一步与其他实验技术(如实时荧光定量 PCR 和 DNA 印迹杂交实验)相结合进行深入分析,以验证预计与目的蛋白在相同复合体内的 DNA 序列是否真实存在。免疫共沉淀技术与高通量测序技术相结合,可以对组蛋白修饰和转录因子在全基因组范围内的分布进行客观、无预期检测。目前,ChIP 已广泛应用于各类转录因子及组蛋白结合位点的体内定位。

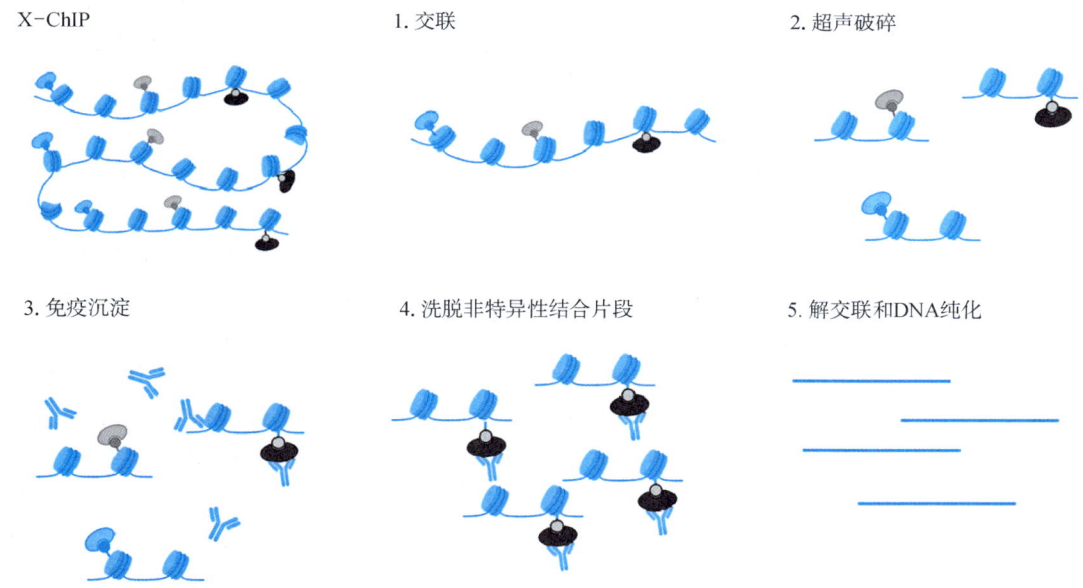

图 4-3-2 染色质免疫共沉淀实验流程

三、道地药材蛋白质翻译后修饰

(一) 蛋白质磷酸化修饰分析

蛋白质翻译后修饰几乎在所有的蛋白质上都会发生,蛋白质被修饰后其功能将会发生较为显著的变化。磷酸化修饰是最常见,也是功能最为重要的蛋白质翻译后修饰方式之一,在蛋白质翻译后修饰领域有着非常广泛的研究。

1. 磷酸化蛋白/多肽富集分离　根据磷酸基团的特殊物理特性,对磷酸化蛋白和多肽进行特异富集分离,如基于正负电荷吸引的金属氧化物富集法。该技术主要是利用磷酸基团在低 pH 条件下与二氧化钛(TiO_2)、二氧化锆(ZrO_2)等金属氧化物之间的静电吸引,从而实现磷酸化肽段的亲和富集。固相金属离子亲和色谱法是利用金属离子与磷酸化肽段中磷酸基团的配位作用,从而实现选择性富集。亲和取代富集法是利用磷酸基团在碱性条件下发生 β 消除反应生成双键后,使用亲和取代试剂在双键处引入生物素、巯基标签等,并结合亲和提取技术实现选择性富集。但苛刻的反应条件与大量伴生的副反应都限制了该技术在蛋白质磷酸化富集中的广泛应用。

2. 磷酸化蛋白/多肽的质谱鉴定　磷酸化肽段在以 ESI 源为离子化装置的质谱中易发生中性丢失,可采用中性丢失或前体离子扫描方式来检测磷酸化肽段。以三重四极杆质谱为例,中性丢失扫描是指在正离子模式下,将三重四极杆中 Q1 与 Q3 的电压差设定为只可以通过质荷比差为 98$[H_3PO_4(M+H)]^+$或 m/z 为 49$[H_3PO_4(M+2H)]^{2+}$的肽段离子,这样在 Q3 中就只能检测到在 Q2 中碎裂后丢失酸基团的磷酸化肽段,有效地降低了样品的复杂程度。

随着磷酸化蛋白质组学的快速发展,新的肽段裂解方式,如高能离子碰撞碎裂(HCD)电子转移解离(ETD)与电子捕获解离(ECD)等也成功应用到蛋白质磷酸化的质谱鉴定中快速提升了磷酸化蛋白质组的研究能力。

(二) 蛋白质泛素化修饰分析

蛋白质的合成与降解过程都受到精细、严密的调控,任何环节的失调都可能造成机体的紊乱甚至病变。泛素化修饰作为主要的蛋白质翻译后修饰方式之一,介导真核细胞内蛋白质特异性降解,参与调控细胞周期、应激反应、信号转导、代谢调控,以及 DNA 损伤修复等几乎所有的生命活动。

1. 泛素化蛋白/多肽富集分离技术　泛素化蛋白富集技术可分为 3 种:抗原表位标签表达系统(Ub epitope-tag expressing system)、泛素结合结构域(Ub binding domain)、泛素化亲和抗体(Ub affinity antibody)。抗原表位标签技术主要是利用融合表达系统,在内源性泛素链上嵌入标签,进一步针对标签开展对泛素化蛋白的特异性富集。泛素结合结构域也可用来亲和提取泛素化蛋白,目前已经发现了 20 余种针对泛素具有不同亲和常数的泛素结合结构域。泛素结合结构域串联富集技术将几种相同或不同的泛素结合结构域融合表达,有效增加了其对泛素化蛋白的亲和力降低对不同泛素链的偏向性。针对泛素化修饰被胰蛋白酶酶切后产生的 Gly-Gly 结构的特异亲和抗体富集效率高,有效促进了泛素化蛋白质组研究。

2. 泛素化蛋白/多肽的质谱鉴定　在泛素化蛋白的胰蛋白酶酶切过程中,会将泛素羧基端的 Arg-Gly-Gly 结构中的 Arg 残基水解,从而产生 Gly-Gly 二肽结构。在泛素化修饰肽段中的 Lys 残基上会产生相应的 Gly-Gly(114 Da)质量标签,利用常规的串联质谱技术,即可实现对泛素化肽段的规模化鉴定。

四、道地药材表观遗传

表观遗传是指通过 DNA 甲基化、组蛋白翻译后修饰、RNA 干扰诱导的可遗传基因表达变化,表观遗传修饰通过改变染色质状态来影响基因表达,在基因序列不发生变化的情况下基因的表达量发生变化,并且可以遗传,体现了基因对环境影响的响应。"表观遗传"的概念由发育生物学家 Conrad Waddington 在 20 世纪 40 年代提出,最初用来描述基因之间以及基因与环境间的相互作用,后来被进一步定义为在不改变基因的编码序列或上游启动子区域的情况下,生物表型、形态或分子层级的改变,对于道地药材,研究表观遗传机制可在一定程度解释在遗传背景一致或相近的情况下,在产地环境的影响下,道地药材为何可以表现出特异的优良性状,并且具有遗传力,使得相应优良性状成为道地药材的标签(图 4-3-3A)[21]。

目前,植物的表观遗传研究主要从表观修饰因子出发,主要包括 DNA 甲基化、组蛋白甲基化、染色质可及性分析等手段(图 4-3-3B)。

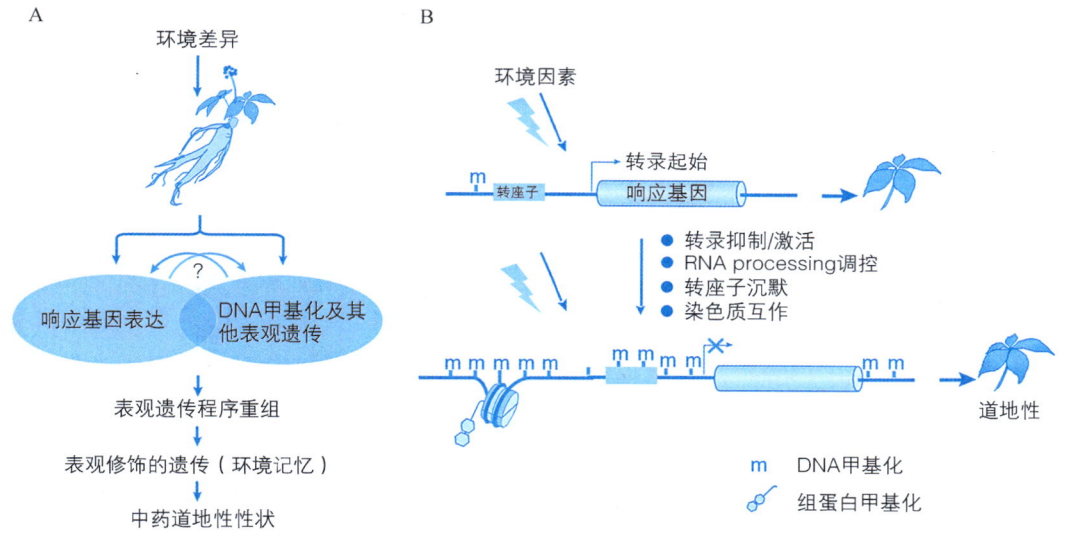

图 4-3-3 表观遗传影响药材道地性的作用模式

(A. 表观遗传影响中药道地性形成的过程;B. 表观遗传影响药材道地性形成的主要分子机制模型;
m. DNA 甲基化位点)

(一)染色质免疫共沉淀测序

染色质免疫共沉淀测序(chromatin immunoprecipitation sequencing,ChIP-Seq)是结合染色质免疫共沉淀和高通量测序技术,对目标组蛋白结合的 DNA 片段进行测序,能够高效地在全基因组范围内检测与组蛋白互作的 DNA 区段(图 4-3-4A)。首先将 DNA 打断成 200～600 bp 的小片段;然后用组蛋白特异性抗体免疫沉淀目标组蛋白结合的 DNA 复合物;其次,去交联释放 DNA 片段,片段经过末端修复、接头连接和其他文库构建准备步骤;最终,应用二代测序平台进行测序,获取与组蛋白结合的 DNA 片段信息。

(二)组蛋白甲基化测序

靶向剪切及转座酶技术(Cleavage Under Targets and Tagmentation CUT-Tag)是一种研究蛋白质-DNA 互作的新方法。首先提取细胞核 DNA,与组蛋白特异性抗体(一抗)孵育,再孵育二抗以放大信号,然后 pA/G-Tn5 融合蛋白与抗体结合,把转座体间接地固定在靶蛋白上。Mg^{2+} 激活 Tn5 酶,切割靶标区域。由于 Tn5 连有测序接头,在打断的同时直接在片段化的 DNA 两端添加接头,最终通过 PCR 扩增获得完整的文库(图4-3-4B)。相比传统 ChIP-seq 技术,CUT&Tag 是全方位的升级。其一,CUT&Tag 对样本量的需求更低,使得对少量或单个细胞的研究成为可能。其二,由于蛋白-DNA 复合物在原位进行切割和标签插入,不需要通过免疫沉淀步骤来富集靶标蛋白,因此可以大大减少非特异性背景信号,提高数据质量。其三,CUT&Tag 的操作流程简单,周期短,成本低,更适合大规模样本的处理。目前,基于 CUT&Tag 的组蛋白甲基化研究在模式及主要作物中广泛使用,挖掘其抗逆、发育等过程中的深度调控机制,在药用植物中还鲜有应用。

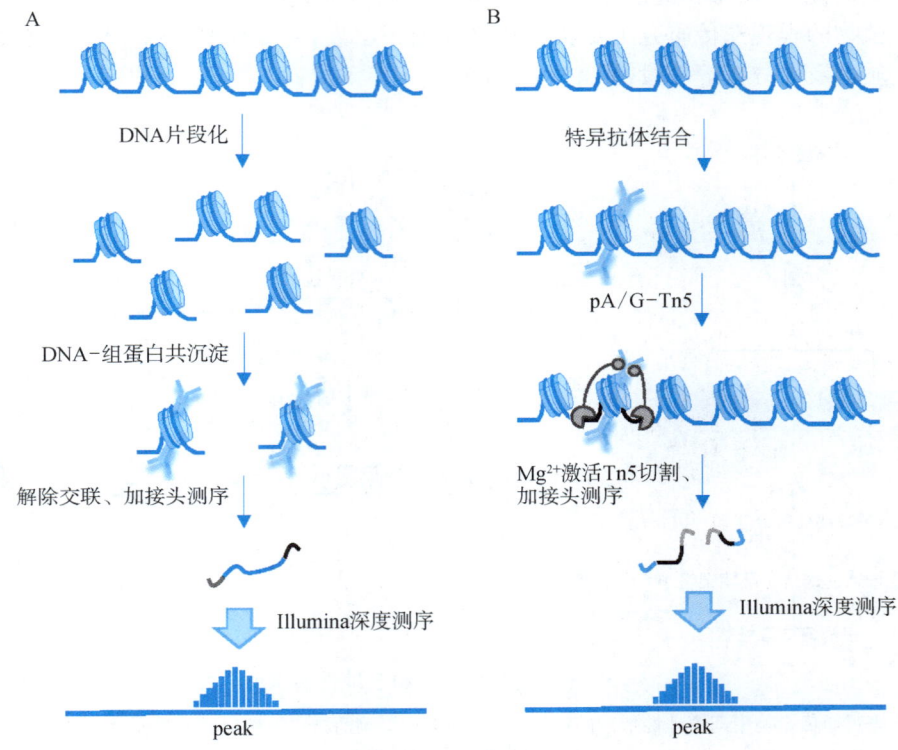

图4-3-4 组蛋白甲基化检测方法机制

(A. ChIP-seq 测序原理;B. CUT&Tag 测序原理)

(三)染色质可及性测序

真核生物的核 DNA 双链结构缠绕在组蛋白上,形成染色质,再进一步折叠、浓聚,形成染色体。DNA 以146碱基长度在4种组蛋白(H2A、H2B、H3、H4)各2分子形成的八聚体上缠绕1.75圈,形成核小体作为染色质的基础结构。染色质处于高度折叠压缩状态下无法读取 DNA 信息,因此存在一个精细的细胞机制动员核小体,改变染色质结构,从而使得基因片段暴露表达,这一过程称为染色质重塑(chromatin remodeling)。

通过染色质重塑复合物(chromosome remodeling complex)实现。染色质重塑复合物一般分两类。一类是借助 ATP 水解产生的能量改变核小体的位置,使核小体发生重排。真核生物中,这一类染色质重塑复合物称为 SWI/SNF(switch defective/sucrose non-fermentable chromatin remodeling complex),该复合体在不同物种相对保守,其主要特征为包含一个 ATPase 催化亚基。目前植物中 SWI/SNF 复合体的组成还未完全阐明,已经发现了 16 个组成亚基[28]。另一类染色质重塑复合物则是通过对组蛋白尾部特定氨基酸进行共价修饰导致组蛋白和 DNA 结合发生松动,进而对目标基因表达进行调控。其修饰类型包括甲基化、乙酰化、磷酸化、泛素化等。这类的染色质重塑复合物 SAGA(Spt-Ada-Gcn5 acetyltransferase)复合体的 Gn5 亚基负责对 H3 和 H2B 组蛋白尾部的赖氨酸进行乙酰化;NuA4 乙酰转移酶复合物(NuA4 acetyltransferase complex)的 Esa1 亚基负责对 H4 和 H2A 组蛋白尾部的赖氨酸进行乙酰化。

染色质重塑的现象主要反映在基因组不同区域上染色质开放情况的变化。因此,绘制染色质开放区域(Open chromatin)的图谱是当前染色质重塑机制的主要研究内容。染色质区域开放后,转录调控因子,RNA 聚合酶等一系列起始基因转录的蛋白质才可能与 DNA 链相互结合,此种特性称为染色质可及性(chromatin accessibility)。目前,染色质可及性的主要研究手段为 ATAC-Seq(assay for transposase accessible chromatin with high-throughput sequencing)技术。ATAC-Seq 由美国 Stanford 大学的 William Greenleaf 教授于 2013 年研发,该方法利用 DNA 转座酶结合高通量测序技术,来研究染色质的开放区。

ATAC-seq 测序的主要原理利用了转座酶(transposase)可对染色质开放区域片段进行切割的特性,对捕获到的 DNA 序列进行测序(图 4-3-5)。转座酶 Tn5 可以随机结合并切割染色质开放区的 DNA,并且可同时在切割位点插入接头序列,再利用已知序列标签进行 PCR 扩增即可形成文库,利用 Illumina 等高通量测序获得相应序列信息,最后和已知参考基因组进行比对,就可以获得全基因组层面的染色质开放区的序列信息。通过 ATAC-seq 可以获得丰富的表观遗传信息,包括开放染色质图谱、核小体定位、转录因子结合位点,并通过鉴定染色质开放区域中转录因子结合位点,分析得到转录因子及调控区域。目前,ATAC-seq 技术已经可以和单细胞测序技术结合,对于阐明中药活性成分在特定药用组织、器官的特异积累的表观调控机制发挥重要作用。

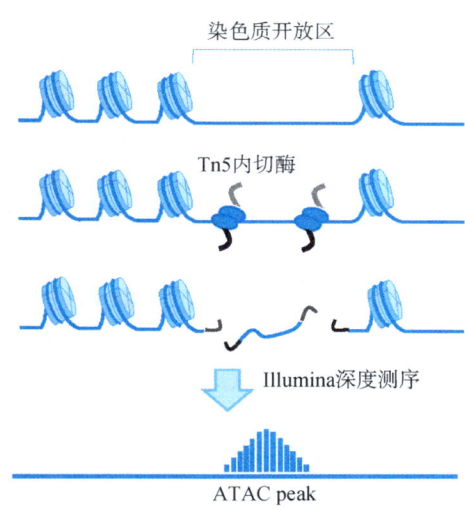

图 4-3-5 染色质可及测序(ATAC-seq)的工作原理

(四) 单分子实时测序检测 DNA 甲基化

DNA 甲基化作为一种保守的表观遗传修饰方式,是生物基因组中普遍存在的共价修饰方式,可以在不改变 DNA 分子一级结构的情况下调节基因组的功能,在基因调控和基因组稳定性中发挥着重要作用。DNA 甲基化通常指 DNA 复制后,在 DNA 甲基转移酶(DNA methyltransferase,DNMT)的作用下,将 S-腺苷甲硫氨酸(SAM)分子上的甲基(—CH_3)选择性地添加到胞嘧啶上形成 5'-甲基胞嘧啶的过程,形成 5-甲基胞嘧啶(5-mC)、N6-甲基腺嘌呤(N6-mA)以及 7-甲基鸟嘌呤(7-mG)。

植物甲基化的模式主要从头甲基化(de novo methylation)和维持甲基化(maintenance

methylation)两种。从头甲基化是指在甲基化转移酶的作用下,不依赖已有的甲基化 DNA 链而在一个新位点将 DNA 链中的胞嘧啶 C5 甲基化。维持甲基化是指在甲基化 DNA 半保留复制产生的新生链的相应位置上进行的甲基化修饰,且新生链仅在与亲本链甲基化位置相同的碱基位置发生甲基化。植物甲基化具有以下特点:① 植物 DNA 甲基化更倾向于在转座子或重复序列区域处修饰。② DNA 甲基化模式具有明显的继承性。在胚发育时期便建立起 DNA 甲基化模式,并在随后的细胞分裂过程中通过 DNA 复制来维持这种甲基化模式。③ DNA 甲基化模式并非恒定不变。随着个体发育进程推进或外界环境条件影响,DNA 甲基化模式时刻都处在动态的变化之中。因此,不同物种、不同器官、不同发育时期、不同环境条件下 DNA 甲基化模式存在着显著的差异,而这种差异体现了植物复杂的基因表达调控机制和对环境感知记忆的变化。目前研究 DNA 甲基化的技术手段主要有以下四种。

全基因组重亚硫酸盐测序(whole genome bisulfite sequencing,WGBS)依赖于基因组 DNA 的重亚硫酸盐转换,经重亚硫酸盐处理后基因组 DNA 未甲基化胞嘧啶(C)转换为尿嘧啶(U)(经 PCR 扩增后最终为 T),甲基化 C 保持不变,随后通过测序并与参考序列比对,即可判断 CpG/CHG/CHH 位点是否发生甲基化,从而实现单碱基分辨率的全基因组 DNA 甲基化图谱。同时,由于必须与参考基因组比较来判定甲基化位点,对于未开展全基因组测序的中药品种,具有较大的使用限制。

简化基因组甲基化测序(reduced representation bisulfite sequencing,RRBS)通过限制性内切酶(Msp I)对基因组进行酶切,富集基因组 DNA 上 CpG 富集区域的片段,经重亚硫酸盐处理和高通量测序技术进行基因组 CpG 富集区域内的单碱基分辨率的甲基化测序。由于 RRBS 的测序数据量较小,测序成本低,适用于大样本量的研究案例。

甲基化 DNA 免疫共沉淀测序(methylated DNA immunoprecipitation sequencing,MeDIP-Seq),通过 5′-甲基胞嘧啶抗体去特异性富集基因组上发生甲基化的 DNA 片段,接着通过高通量测序在全基因组水平上对 CpG 密集的高甲基化区域进行研究。这种技术可以发现基因组中高度甲基化的区域,如 CpG 岛,但不能进行单个碱基水平的分析。

基于 PacBio 测序平台的甲基化测序是目前最有应用前景的方法。通过 PacBio 测序仪进行单分子实时测序(single molecule real-time sequencing,SMRT)的过程中,基于其信号检测原理可以同时实现甲基化修饰的检测。PacBio 系列测序仪在测序过程中,DNA 聚合酶在 DNA 链延伸的过程中将标记有荧光信号的不同碱基进行核酸链的延伸,通过对添加的每个碱基进行荧光信号的辨别,进行碱基识别。当 CpG 位点的胞嘧啶发生甲基化修饰后,该碱基识别脉冲信号的时间和信号强度产生差异,从而可以判断该位点是否产生了甲基化修饰(图 4-3-6)。由于 PacBio 测序准确度高,甲基化测序的准确度可大于 90%。此外,在测序的同时,完成甲基化检测,可以不依赖所研究物种的参考基因组序列,相较于 WGBS 技术,具有明显优势。因此,利用 PacBio 测序平台开展甲基化测序是目前具有优势的 DNA 甲基化研究手段。

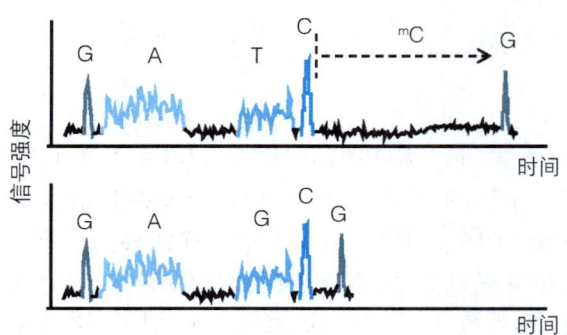

图 4-3-6 利用 PacBio 测序仪检测 DNA 甲基化的原理

第四节　研究内容与进展

一、道地药材形成的遗传学机制

（一）道地药材数量性状遗传理论

中药道地性实际上体现了一个中药品种在其不同类群所表现的品质、性状的差异，这些表型形成于漫长的物种自然演化以及人为驯化和选育。多数中药的品质特征，如有效成分含量、尺寸大小等均为连续变异，是基因型与环境互作的结果体现，且大多为多基因控制性状，呈典型的数量性状遗传特征。随着当前越来越多的中药材基原植物的基因组测序完成，使得通过 GWAS 手段来逐步挖掘中药道地性形成的遗传机制成为可能。以药食两用作物苦荞（*Fagopyrum tataricum*）为例[29]，产自我国西藏、云贵等高原地区的苦荞农艺性状变异性高，芦丁等活性成分含量高，其中米荞为云南小范围地区独有品种，具有易脱壳的独特性状，易于后续炮制，具有典型的道地性。通过对全球的 500 余份苦荞种质开展全基因组关联分析，发现一个位于 2 号染色体上控制易脱壳性状的主效 QTL，该基因作为编码一个木聚糖酶抑制剂的关键基因，可以抑制植物细胞壁中木聚糖的降解，从而引起其易脱壳的特性。此外，花青素糖苷酶 UFGT3 的显著序列变异，可能是其黄酮高度累积的关键基因。

除了基因变异以外，基因剂量效应也是数量性状形成的主要原因之一。基因剂量是指在基因组中某一特定基因的拷贝数，剂量效应则表明基因的"剂量"与表型的相关性。通常，基因组上某基因出现的次数越多，其表型越明显。通常，全基因组复制事件（whole genome duplication，WGD）可引起基因的拷贝数加倍。大部分植物都经历过古老的全基因组复制事件或多倍化，它是一种大规模的染色体倍增事件，一次性增加一个物种所有基因的剂量，导致基因组中保留着大量染色体倍增的片段。全基因组复制造成的重复区通常是一大片区域中所有基因的重复，而不是单个基因或几个基因的重复。此外，串联复制（tandem duplication）也是形成基因拷贝数增加的主要原因，串联复制主要发生在染色体重组区域，串联复制形成的基因家族成员通常紧密排列在同一条染色体上，形成一个序列相似、功能相近的基因簇。染色体片段的复制（segmental duplication）也可导致基因拷贝数增加，通常在基因组上位置较远，甚至位于不同染色体。

当前，依据基因组测序和注释，很轻易地获得基因组拷贝数的信息。基因拷贝数的增加，对于研究中药中活性成分的合成有两个主要意义。首先，基因拷贝数的增加是基因产生新功能的主要驱动力之一，在通过基因组结构变异导致了基因数目增多后，在漫长的演化历程里，部分基因继续保留原有的功能，部分基因发生了假基因化而缺失了实际功能或转录异常，更有一部分基因产生了新功能。对于活性成分合成途径上大部分催化酶基因而言，这种新功能的产生则可能是该物种产生新的特异次生代谢产物。同时，如果多个复制新增的基因拷贝依旧保留了原有的功能，则可能使得相应表型增强，这也是药材道地性形成的主要成因之一。如，通过对不同产区的黄花蒿进行青蒿素含量的分析，其青蒿素含量呈现显著的差异。对这些品系进行基因组分析及注释，发现在青蒿素合成途径的所有基因中，紫穗槐-4,11-二烯合酶基因（*amorpha-4,11-diene synthase*，ADS）的拷贝数在不同品系的黄花蒿中呈现显著差异，整个途径的相关基因仅 ADS 有这个特性。同时，ADS 的拷贝数与相应品系中青蒿素的含量呈显著的正相关性[30]（图4-4-1）。该发现，是一个基因剂量效应影响中药道地性的典型案例。

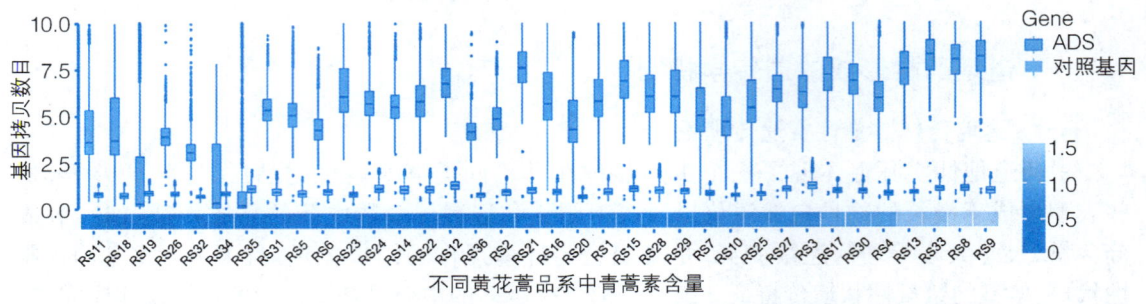

图4-4-1 ADS的基因剂量效应影响黄花蒿不同品系中青蒿素的含量水平

（二）转录调控影响道地性的分子机制

道地药材素来是中药材的"品质标杆"，它的形成是特定种质与特定环境长期交互作用的结果。遗传因素通过调控"代谢特质"（有效成分含量积累）与"形态特征"（独特的生物学性状）对道地药材品质形成发挥主导作用。转录因子作为发挥中枢核心调控作用的遗传基因，在影响中药有效成分积累和特定生物学性状形成中均发挥了重要作用。

通过转录因子调控植物次生代谢途径酶基因表达，整体激活中药有效成分生物合成，是实现中药有效成分高效合成和定向积累的有效途径。多种转录因子如bHLH、bZIP、WRKY、AP2/ERF等均参与药用植物中包括萜类、生物碱类、苯丙烷及其衍生物类等多种次生代谢产物的合成积累。例如：黄花蒿中的青蒿素是一种倍半萜类化合物，作为目前世界范围内治疗疟疾的首选药物而受到广泛关注，其生物合成途径逐渐被研究清晰。通过光照和茉莉酸处理的黄花蒿转录组分析，鉴定到一个MYB转录因子AaMYB108，其正调控黄花蒿中青蒿素的生物合成。AaMYB108还可以与另一个青蒿素合成正调节因子AaGSW1相互作用促进青蒿素生物合成。进一步研究发现，AaMYB108分别与AaCOP1和AaJAZ8相互作用。AaMYB108的功能受AaCOP1和AaJAZ8的影响。通过光和茉莉酸处理AaMYB108转基因植株，发现光和茉莉酸对青蒿素的促进作用依赖于AaMYB10[31]。丹参酮类成分是丹参的活性成分之一，研究者发现SmMYC2-SmMYB36转录因子能够形成复合体调控丹参酮的生物合成[32]。

转录因子对药用植物形态学的影响也是近年来研究的热点。分泌性腺毛是青蒿素合成贮存的场所。黄花蒿叶片上分布的腺毛发育增强，密度增大，或者处于分泌期的数量增多等，都可能提高青蒿素的产量。MYB转录因子家族成员参与黄花蒿腺毛的生长发育过程，在过量表达AaMYB1的黄花蒿植株中，腺毛的数量显著增加[33]；另一个MYB家族转录因子AaMIXTA1主要在分泌型腺毛的两个基细胞中优势表达，能够促进分泌型腺毛的生成，增加腺毛的密度[34]；转录因子AaHD1通过参与茉莉酸介导的腺毛生成过程促进腺毛的生成[35]；而AaHD8不仅能够直接激活黄花蒿角质层生物合成途径上的基因，还能促进AaHD1的表达，甚至可以与AaMIXTA1相互作用形成调控复合体进一步促进腺毛的生成和角质层的形成[36]。

（三）蛋白质翻译后修饰影响药材道地性

1. 磷酸化修饰影响药材道地性 蛋白激酶和蛋白磷酸酶分别扮演着蛋白质磷酸化和去磷酸化的功能。根据磷酸化修饰的氨基酸残基不同，蛋白激酶分为丝氨酸/苏氨酸蛋白激酶和酪氨酸蛋白激酶两大类[37]。丝裂原活化蛋白激酶（mitogen-activated protein kinase）属于丝氨酸/苏氨酸蛋白激酶，主要包括 MAPKKK、MAPKK 和 MAPK 三种蛋白激酶。这三种蛋白激酶通过逐级磷酸化的方式被激活，进而形成完整的 MAPK 级联途径，广泛参与植物生长发育、抗逆抗病以及多种次生代谢过程。长春花中 MAPK 级联途径以 MAPKKK1、MAPKK1、MAPK3/6 的逐级磷酸化与 AP2/ERF 转录因子 ORCAs 的磷酸化位点(ORCA-BS)结合，调控萜类吲哚生物碱生物合成关键基因的表达，最终影响活性萜类生物碱的生成[38]。Xie 等[39]发现一个受 SA、JA 诱导的蛋白激酶 SmMAPK3，它通过 SmMAPKK2/4/5/7-SmMAPK3-SmJAZs 级联复合体正调控丹酚酸的生物合成。

2. 泛素化修饰影响药材道地性　　泛素化降解途径是细胞内蛋白精准降解的主要方式，它承担了细胞内 80%～90%蛋白的降解。由于植物次生代谢物通常不是植物正常生长所必需的，过量积累通常会阻碍或抑制植物的生长和发育。因此，健康的植物通常会积累非常低水平的次生代谢产物；然而，当受到生物或非生物胁迫时，植物中次生代谢产物关键酶基因在转录因子的调控下，大量表达，激活次生代谢产物的合成，而胁迫去除后，或者产物积累到一定量时，会关闭相应的代谢途径，以维持内在的平衡。

王亮生等[40]以牡丹和芍药远缘杂交品种"和谐"为材料，利用转录组、蛋白质组及泛素化组学数据，对植物中类黄酮合成的调控机制进行研究。研究人员发现，查尔酮合成酶(PhCHS)存在 12 个赖氨酸泛素化位点，PhCHS 蛋白含量在花瓣发育后期通过 26S 蛋白酶体途径发生降解，呈现降低趋势。研究人员进一步筛选到与 PhCHS 互作的 E3 泛素连接酶蛋白 PhRING-H2，该蛋白包含锌指结构，与拟南芥中发现的参与 AtCHS 泛素化修饰的 E3 泛素连接酶不同；PhCHS 可与 PhRING-H2 互作并被泛素标记，受 26S 蛋白酶体介导降解；通过体内瞬时过量或者沉默 PhRING-H2 基因，可以调控 PhCHS 的泛素化水平。

梁宗锁等[41,42]从丹参中鉴定出 31 个 SmKFB(Kelch Repeat F-box)，并推测 SmKFB5 可能是参与酚酸生物合成的调控因子。在该研究中，研究人员深入解析了 SmKFB5 调控酚酸生物合成中的分子机制。该研究通过 Y2H 探索了酚酸生物合成酶的潜在蛋白-蛋白相互作用，结果表明 SmKFB5 与三种苯丙氨酸氨解酶(PAL)同工酶发生相互作用，并通过泛素化-26S 蛋白酶体途径介导了它们的蛋白水解转化。此外，该研究还发现，通过基因编辑敲除 SmKFB5 会影响 SmPAL 的蛋白丰度和酚酸积累，表明 SmKFB5 是介导 PAL 转换和负调控酚酸生物合成的翻译后调节因子。此外，该研究还发现茉莉酸甲酯处理会抑制 SmKFB5 的表达但是诱导 SmPAL1 和 SmPAL3 的表达，表明茉莉酸甲酯可以同时通过转录和翻译后调控机制，以增强酚酸的生物合成。

(四) 表观遗传影响道地性分子机制

1. 转座子影响药材道地性　　转座子影响道地药材形成的作用主要形式为插入关键调控因子的转录起始区，影响这些调控因子的转录起始。这些转录因子多为活性成分合成途径上催化酶基因的调控基因。如通过对来自不同产区的 191 份紫苏材料进行重测序，以其叶片中花青素累积为性状进行关联分析，从 478 万个 SNP 中，可以鉴定到位于第 8 号染色体的一个显著位点，该基因座位为转录调控因子 MYB113，该基因可以特异调控紫苏叶中花青素的累积模式。通过功能研究，显示 MYB113 发生了不同形式的突变，包括其编码区的序列缺失，以及启动子区的转座子插入，以上序列或结构的变异导致了 MYB113 的功能缺失或是转录异常，从而改变了花青素在紫苏叶片中的累积模式形成了紫苏、白苏的不同品种(图 4-4-2)。以上发现为阐明紫苏药材的道地性提供了明确的靶标基因[43]。

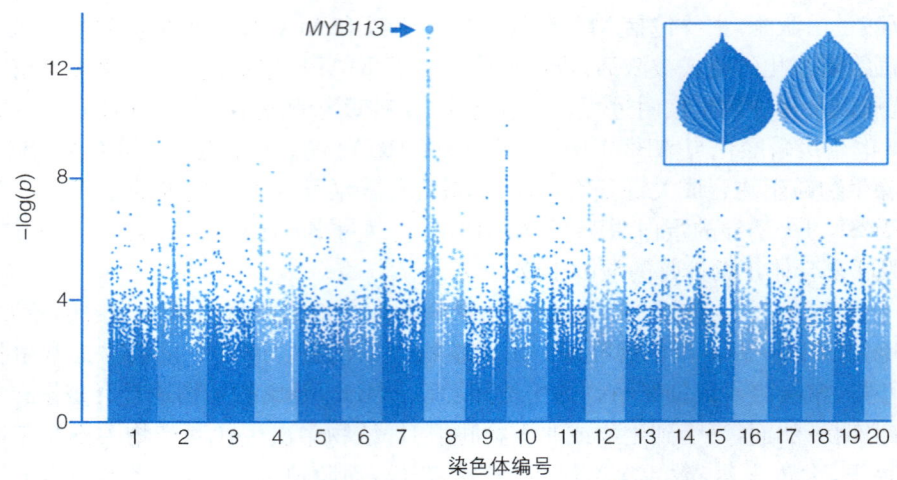

图 4-4-2 基于 mGWAS 分析解析紫苏叶片中花青素累积模式(彩图见附图)

2. DNA 甲基化影响药材道地性 DNA 甲基化可以影响相关基因的转录水平,目前在道地药材的研究中,主要探讨其对活性成分合成途径基因的影响。以不同基原丹参的研究为例,通过比较丹参(*Salvia miltiorrhiza* Bunge)和南丹参(*Salvia bowleyana* Dunn)的甲基化分布,发现丹参基因组的碱基甲基化比例为 21.85%,远高于南丹参 16.30% 的比例。然而,丹参中多个丹参酮合成途径的催化酶的启动区的 CHH 位点的甲基化程度远低于南丹参中对应基因,可能导致南丹参中相应催化酶基因的转录抑制,也成为丹参相应高水平累积丹参酮活性成分的主要成因之一[44,45]。

3. 组蛋白修饰影响药材道地性 基于组蛋白修饰的表征来研究表观遗传机制已经在水稻、小麦、玉米等作物物种中广泛应用。组蛋白修饰现象在器官生成、发育编程、抵御胁迫等诸多生理过程中全面发挥了重要的作用。通常,组蛋白修饰分析多与染色质可及测序以及表达谱测序关联进行,用以发现组蛋白甲基化—染色质可及性—基因转录三个层次遗传事件的关联性。例如,利用 ChIP-seq 对穿心莲(*Andrographis paniculata* Burm.f.Nees)叶片进行 H3K27me3 的组蛋白修饰表征,通过 Tn5 转座酶的 DNA 文库构建和测序,发现穿心莲内酯合成途径中的 *DXS* 和 *CYP* 等基因具有明显的组蛋白甲基化修饰特征差异,并与其转录水平直接相关[46]。目前,越来越多的药用植物已经获得了完整的基因组信息,在此基础上开展组蛋白甲基化研究将促进更深入认知中药道地性形成的表观遗传机制。

4. 非编码 RNA 影响药材道地性 非编码 RNA 的基因调控(non-coding RNA regulation,ncRNA)是指由短链双链 RNA 诱导的识别和清除细胞中非正常 RNA 的一种机制。ncRNA 主要包括短链非编码 RNA,如干扰小 RNA(small interfering RNA,siRNA)、小 RNA(microRNA,miRNA),长链非编码 RNA(long non-coding RNA,lncRNA)。严格意义上来说,非编码 RNA 调控不属于表观遗传范畴,但由于其对转录具有上一级的调控作用,也有部分观点将非编码 RNA 归类到表观组的研究内容中[10]。

目前,对于药用植物来说,非编码 RNA 的研究主要关注于其对活性成分合成途径的转录调控。且多聚焦于 miRNA 的研究。miRNA 是一种大小 21~23 个碱基的单链小分子 RNA,由长度为 70~90 个碱基的前体 pre-miRNA 经 Dicer 酶酶切后形成。在植物中,miRNA 往往和靶基因的 mRNA 互补配对结合从而切割 mRNA,影响靶基因的表达水平。如在黄花蒿中青蒿素合成途径的研究中,通过转录组和 miRNA 测序的整合分析,发现 miR160 能够特异响应激素水杨酸(SA)和茉莉酸甲酯(MeJA)的诱导,同时发现超表达 miR160 能够抑制拟南芥以及青蒿中腺毛的密度。在黄花蒿中采用短串联靶标模拟(short tandem target mimic, STTM)技术介导 miR160 表达沉默,导致黄花蒿腺毛密度以及青蒿素含量显著增加。采用 RNA-seq 分析 miR160 超表达和沉默表达的转基因黄花蒿材料发现能够影响青蒿素生物合成途径关键酶基因表达水平[21]。以上发现证明"miRNA-转录因子"模块深度参与黄花蒿活性倍半萜的合成与积累,是影响黄花蒿品质的重要因素,为阐明不同地区栽培的黄花蒿品质形成机制提供了崭新的视角。

二、道地药材形成的环境机制

(一) 环境因子对道地药材形成的影响

道地药材的形成与特定的自然环境密不可分,古人对环境影响道地药材的记述很多,如"诸药所生,皆有境界""离其本土,则质同而效异",充分说明环境因子对道地药材的重要性。从生物学角度讲,道地性所反映的主要内容为植物对环境的适应性,即药用植物在长期系统发育和个体发育过程中,对不同环境所产生的相应的适应性,表现为药用植物在形态、生理机能及次生代谢产物等方面的差异。道地性最常表现为产地的不同,温度、光照、湿度、土质等生态因子随之而异,所产出的药材品质相差甚远。例如,忍冬花花蕾中的绿原酸广西全州为 4.95%,广西桂林为 3.6%,山东临沂为 5.19%,江西南昌为 1.84%,重庆万州为 2.90%,云南马关为 1.88%,高低相差 2.83 倍[47]。又如,在采集时间相同条件下,上海闸北公园产的垂盆草治疗肝炎有效,而浙江章村产的却无效[47]。地理差异导致药材有效成分、疗效变化,而道地药材由于得天独厚的地理环境,因此在质量、疗效方面处于领先地位。

环境因子对道地药材形成影响主要是探索道地药材与其周围自然环境的关系,包括三个方面:一是从外部形态、生长发育特征角度研究道地药材的形态与生长环境之间的关系;二是从内部化学成分角度研究其动态累积与环境的相关性;三是从基因角度研究道地药材基因型特化与环境的相关性。化学成分是道地药材"道地性"的物质基础,近年来道地药材化学物质基础与生态环境关系的研究广泛开展,通常与外部形态或基因型特化相结合,从多角度阐述道地药材形成的机制[48]。杨庆珍等[49]开展基于化学成分与外观性状特征的黄芪生态型研究,结果表明黄芪的质量与外部形态紧密相关,黄芪的黄酮类成分及黄芪甲苷含量高低顺序为鞭杆芪>直根芪>二叉芪>鸡爪芪;PCA 分析结果表明 4 种生态型黄芪可很好地区分;聚类分析结果显示直根芪与鞭杆芪聚为一支,质量相近、较好;而二叉芪与鸡爪芪聚为一支表明两者质量相近、较差。

影响道地药材品质的自然环境因子主要包括:① 气候因子,如光、温度、水分、空气、雷电等。② 土壤因子,包括土壤结构、理化性质及土壤生物等。③ 地理因子,如海拔高低、坡度坡向、地面起伏等。④ 生物因子,指与植物发生相互关系的动物、植物、微生物及其群体。

1. **基于气候因子的道地药材品质形成机制** 气候环境因子包括气温、光照、降水量等气候要素,气候环境因子是影响道地药材的分布与品种的重要自然因素。气候等非可控因素的影响往往大于可控因素的影响,非可控因素在药材质量形成中的作用及其规律研究引起人们极大的重视。肖小河等[50]开展了对乌头的生态学研究,并探索了川产道地药材的气候生态的 Fuzzy 综合评判,为道地药材的生态学研究提供了思路。郭兰萍等[13]采用逐步回归的方法结合实地调查确定了影响苍术挥发油含量的气候主导因子和限制因子,并利用GIS对道地产区的生境特点进行了分析,取得了以中药次生代谢产物进行中药区划研究的突破,使得道地药材的研究取得前所未有的突破。运用地理信息系统(geographic information system,GIS)研究了气象因子对苍术挥发油形成的影响并证明了茅山苍术道地药材的形成中的逆境效应[51,52]。后续的研究中不断证明了道地药材逆境效应的普遍性,在此基础上将生态主导型道地药材分成气候主导型、土壤微生态主导型和综合因子主导型。其中黄芩和苍术为典型的气候主导型道地药材。郭兰萍等[13]通过对苍术道地产区气候特征提取和影响苍术挥发油组分的气候主导因子筛选发现:茅山地区气候具有高温、旱季短、雨量充足的特点。茅苍术挥发油的独特配比可能是特定环境造成苍术代谢特化的结果,当地生境特征如下:年均温高于15 ℃,冷月平均最低温度为-2~-1 ℃,热月平均最高温度在32 ℃左右,极端低温-17~-15 ℃,旱季为1~2个月之间,年降水量为1 000~1 160 mm。温度和降雨及其交互作用是影响茅苍术挥发油含量的主要外在生态因子,其中10月份的气象条件对苍术挥发油组分的影响最大,年平均及2、9月份气象条件对苍术挥发油组分的影响较大。高温是苍术生长发育的限制因子,而茅山地区几个与温度有关的气象因子均为其整个分布区的最高值,茅苍术道地药材的形成具有明显的逆境效应。

2. 基于土壤因子的道地药材品质形成机制 土壤微生物是影响道地中药材的重要因素之一,由于不同根际微生物的生长、繁殖及代谢所需要的温度、水分、营养物质等条件不同,因而对于来源于不同生态环境的道地药材与非道地药材,其根系分泌物类型和分泌量、生长的土壤特性及气候条件存在较大差异,这种差异调控着根际微生物的种群结构与数量,直接或间接影响药材质量。范俊安等[53]在测定四川道地药材味连、雅连、川芎、贝母、天麻、郁金、枳壳、麦冬、川乌、白芷、党参中所含微量元素铁、铜、锌、锰、锶、氟、碘、钴、钼、硒、锂、铋、锑、铅、钶、汞的量都高于非道地药材。范俊安等[54]研究还表明生态系统中GBS(地质背景系统)制约效应对川产道地药材产生影响。张重义等[55]比较了5个不同产区同一种质金银花的地质背景,分析土壤理化状况,发现道地金银花产区土壤受其成土母质影响,道地金银花最适合的土壤类型是中性或稍偏碱性的砂质土壤,且要求土壤的交换性能较高。Jiamu Su等[16]通过对比实验发现新会地区的土壤中具有较高的营养元素和盐度,进一步将土壤养分与高表达的基因进行关联分析,科研人员发现,新会特殊的土壤环境能够促进植物盐胁迫反应基因的表达,以及萜类合成酶的活性,进而提高单萜成分的含量。

3. 基于土壤微生态的道地药材品质形成机制 近年来土壤微生物对中药的质量的影响不断得到揭示,土壤微生物不仅直接影响植物的生长发育和次生代谢产物的生物合成,也影响植物内生真菌群落及其生长情况。目前研究结果显示,土壤微生物与植物内生真菌关系密切,不同药材、同一药材不同地区具有不同的内生真菌,内生真菌对药材的活性次生代谢产物的合成具有促进作用,如红豆杉中内生菌能促进紫杉醇的合成[56],石斛中的内生真菌能促进石斛多糖、生物碱的合成[57],苍术内生细菌促进茅术醇和β-桉叶醇等次生代谢性物质的积累[58]。土壤微生物不仅影响植物内生菌的组成及代谢,还可以通过促进土壤养分活化、调节植物生长发育以及控制植物病虫害等途径影响道地药材形成,与植物的连作障碍、植物生物代谢密切相关,如三七、西洋参、当归、人参等中药根际微生物与药材连作障碍关系密切。

在广陈皮的道地性成因研究中,不仅发现土壤养分对广陈皮有效成分合成积累有影响,还在新会产区的根际土壤中,发现大量微生物的基因组中存在与耐盐、萜类合成的相关基因,这说明根系微生物具备耐盐特性,且具备合成萜类化合物的潜能。通过关联分析,鉴定出与单萜含量显著相关的根际和根内微生物类群。通过合成群落(SynCom)实验进一步证实,根际土壤中的链霉菌 Strep-4 通过与宿主免疫系统相互作用,激活萜烯合成并促进单萜积累,而来自具有萜烯合成潜力的根内生菌可能通过提供单萜前体来增强茶枝柑中单萜的积累[16]。

(二) 道地药材形成的逆境效应

1. 环境胁迫与植物生长　植物的生存环境并不总是适宜的,植物生长发育的过程中经常受到各种环境胁迫(environmental stress,也称逆境)。20 世纪 80 年代以来,植物对逆境的反应及机制研究引起人们的高度重视。植物对逆境的抗性称为抗逆性,它通常是植物在长期适应环境中获得,或通过人工选育获得。植物抗逆性可体现在群体、个体、组织器官、细胞、生理代谢、分子、基因等不同水平。植物抗逆性研究在代谢机制、基因定位和遗传研究等方面取得重要进展。

植物本身是否能有效地运用自身的防御机制去抵制环境胁迫是决定其生存繁育的关键。多种因素决定植物如何适应环境胁迫,如植物的基因型、发育环境、胁迫程度及其持续时间、植株适应胁迫和多重胁迫协同效应的时间长短等。通常,植物通过多种反应机制抵抗胁迫,无法补偿均衡的严重胁迫将导致植株死亡。总体而言,植物可以通过避逆和耐逆两种方式来抵抗逆境。前者是指植物通过对分布范围和生育周期的调整来避开逆境干扰,在相对适应的环境中完成生活史;后者是指植物处于不利环境时,通过代谢反应来阻止、降低或修复由逆境造成的损伤,使植物仍保持正常的生理活动。

植物体通常是以细胞和整个生物有机体抵抗环境胁迫。逆境下,植物体可以接收到可识别的环境信号从而形成应激性反应,植物会在形态结构、组织细胞及分子水平不同层次做出反应,如植物形态结构、生理生化、渗透调节、植物激素水平、膜保护物质及活性氧平衡、逆境蛋白形成,以及次生代谢产物积累等诸多环节发生变化,涉及植物水分、光合、呼吸、物质代谢等过程。

2. 环境胁迫对植物次生代谢产物积累的影响　随着全球气候变化及人们对农作物品质需求的提升,环境胁迫对植物次生代谢的影响引起国内外逆境生理学研究的重视。人们认识到,植物在受到生物或非生物因子侵染时,能通过体内抗性基因的表达,合成并积累一系列具有抗病/虫作用的小分子化合物,来抵抗病原菌/害虫的侵害。随着研究的不断深入,发现这类植物的次生代谢对植物的生长、发育、生存、繁衍具有重大的生理学和生态学意义,植物通过这些特殊的代谢产物来适应环境和与周围环境进行交流,用于抵御天敌、防御病原微生物、吸引传粉者和种子传播者、帮助植物适应物理化学环境的改变、介导植物之间协同或竞争作用等,因此,目前多数研究人员亦称之为植物的特殊代谢。次生代谢产物是植物长期进化过程中适应环境的产物,多种生物、物理、化学胁迫会引起植物体内次生代谢产物积累的增多[59]。如金鸡纳(Cinchona calisaya)在干旱高温条件下奎宁含量较高,而土壤相对湿度为 90% 的环境下含量则显著降低;又如,花楸(Sorbus pohuashanensis)在正常生长条件下不产生联苯类化合物,但在受到梨火疫病菌等病原真菌侵染后可以在侵染部位和健康部位的交界处大量积累联苯类化合物以抵御病原菌的侵染[60]。

近年来,不少学者对逆境下植物的基因表达进行了研究,在基因水平揭示了逆境对植物次生代谢的影响[59],对揭示逆境影响植物次生代谢有重要意义。尤其是,环境胁迫对药用植物有效成分生物合成过程中相关基因的表达的影响的研究,对于药用植物有效成分的生物合成和积累调控具有重要意义。

3. 道地药材逆境效应　次生代谢产物积累是药用植物适应长期及短期环境胁迫的化学手段，环境胁迫（如干旱、严寒、伤害、高温、重金属等）能刺激植物次生代谢产物的积累和释放。从这个意义上讲，逆境可能更利于中药品质的形成。

郭兰萍等[51]在研究苍术道地药材形成机制的研究过程中发现，苍术道地药材茅山苍术在生长发育过程中土壤酸化严重，养分状况不理想，并受到严重的缺钾胁迫。同时发现，高温是苍术生长发育的限制因子，而茅山地区几个与温度有关的气候因子均为其整个分布区的最高值，其道地产区处于苍术整个分布区的东南边缘，运用地理信息系统研究了气象因子对苍术挥发油形成的影响并证明了茅山苍术道地药材的形成中的逆境效应。黄璐琦等[4]明确提出逆境能促进道地药材的形成，并进一步指出道地药材的这种"逆境效应"，可能导致其道地产区在物理空间上位于其整个分布区的边缘，并由此产生"边缘效应"。植物积累次生代谢产物所需的适宜生境与其生长发育的适宜生境可能并不一致，甚至相反，即药用动植物生态适宜性概念与普通生物的生态适宜概念并不完全相同，简言之，"顺境出产量，逆境出品质"。基于此，郭兰萍等[51]采用逐步回归的方法结合实地调查确定了影响苍术挥发油含量的气候主导因子和限制因子，并利用GIS对道地产区的生境特点进行了分析，取得了以中药次生代谢产物进行中药区划研究的突破，使得道地药材的研究取得前所未有的突破。"逆境效应"成为道地药材形成环境机制的核心。

植物整体抗逆性指的是植物在整个生命活动过程中（包括生长发育和果实种子收获储藏休眠期），具有由基因控制的、能够抵抗各种外来环境胁迫的能力，使生长发育、产量、生活力受到有限的危害水平，它可以反映在分子、细胞、组织器官、个体植株、群体甚至整个生态系统的不同水平上[61]。作为中药适应特定自然环境的最佳表型，临床疗效好、药效成分含量高是道地药材最重要的优良品质。此外，中药的道地性还包括外观性状好、高产、易储藏、抗虫、抗病性强等诸多优良性状的全部或部分。由于道地性是一个综合指标，其环境适应的机制涉及道地药材生长发育的多方面，与植物的整体抗逆性有关。因此，借鉴植物整体抗逆性理念，可以为环境胁迫下药材道地性的研究提供很好的思路和方法。

根据整体抗逆性的内涵，如抗性的多重性、抗性表现形式的多样性、抗性表现的阶段性、抗性效应的整体性等，观察和认识道地药材的抗逆性；然后根据不同因素将抗性进行分类，如抗寒、抗旱、抗高温、抗盐碱、抗病虫、抗辐射、抗缺素、抗药等，分析植物是单抗、多抗、兼抗、综合抗性或整体抗性。值得注意的是，道地药材通常面对的都属组合胁迫，比如高温高湿、高温干旱、干旱合并盐碱等。最后，以道地药材表型与生境和基因型的相互关系为切入点，采用对比试验，从分子、细胞和个体等不同水平，深入研究道地药材对干旱、盐胁迫和养分亏缺等逆境信息的感受、传递和信号转导机制，研究道地药材抗逆基因的功能表达的调控机制，及其适应逆境的生理及分子机制，从而最大限度地挖掘道地药材自身的生物学潜力，为利用基因工程方法培育道地药材抗逆优质品种，改进抗逆高效的栽培措施，大幅度地提高道地药材产量并保证道地药材的质量提供新思路，比如基于"拟境栽培"的生态种植。

随着植物抗逆性研究的广泛开展，人们日益认识到环境胁迫之前所处的条件（预先条件或预先胁迫）对决定植物能否克服这种胁迫有重要影响。不少研究表明，在预先条件中经历适度的胁迫，会提高植物抵抗下一次胁迫的能力[61]。道地药材是长期适应逆境的产物，道地性可能是在经历了无数次环境胁迫中获得。为此，在道地药材研究和生产中，设置预先胁迫可能会提高药材中次生代谢产物的积累量,并可能会有更有意义的发现。

植物对环境胁迫诱导的应答或抗性可以是短暂时,也可以是长期的,这种获得抗性也可以是跨代遗传的,后者称为植物胁迫记忆或印记。郭兰萍等[62]利用氧化组、代谢组、转录组和蛋白质组多组学技术,联合分析了酵母提取物诱导欧洲花楸(Sorbus aucuparia)悬浮细胞防御反应机制,推测酵母提取物触发的氧化应激反应先后启动了苯丙烷类生物合成途径和联苯类生物合成途径,产生了具有抵御外胁迫作用的联苯类化合物,发现重复胁迫可改善花楸悬浮细胞细胞壁的完整性和细胞氧化应激反应,通过促进联苯类生物合成途径关键酶基因的高表达,促进次生代谢产物的快速积累,存在胁迫记忆的现象。从表观遗传的角度,植物胁迫记忆与逆境诱导的DNA甲基化变异能够遗传有着密切的联系,蒲公英(Taraxacum officinale)无性系DNA甲基化的研究揭示胁迫处理组中甲基化位点改变的比例比对照组的高,而且发现DNA甲基化的改变能够延续到它们的后代。经历胁迫的植物后代即使在没有胁迫条件下,也显示出基因组整体的超甲基化状态。这种超甲基化可能是植物采取的一种胁迫环境下维持基因组稳定性的防御机制[63]。

三、人为因素对道地药材的影响

(一)品种选育

道地药材长期栽培过程中,一方面采用各种栽培技术措施通过改变中药材生产的微环境影响道地药材的品质;另一方面,选育出适宜当地生态环境的优良种质以提高药材品质。例如,地黄、牛膝、丹参等道地药材与其野生品相比,品质发生了巨大变化,由于栽培药材品质优良,原来的野生品逐步退出药用。与此同时,一些栽培道地药材由于长期连续种植以及不断地引种驯化,也可能会造成品种逐渐分化、退化,失去了其野生类型或道地产区居群在生存竞争中所形成的特异的生态生物学性质,即失去了它原来的"道地性",如山东莱阳沙参、四川绵阳麦冬、磐安的玄参、白芍[64]等。可见,科学留种是保证道地药材质量的重要环节。

优良的道地药材品种既是中药材质量稳定的基础,又是中药材规范化生产的保证。目前,我国已有近300种中药材实现了人工栽培,北柴胡、丹参、青蒿、桔梗等中药材共选育出200余个优良新品种,大部分得到了广泛推广[65]。选育方式有选择育种、杂交育种、诱变育种、植物组织培养、分子育种等。

选择育种是利用现有品种在繁殖过程中产生变异或原来性状表现出显著差异的现象,通过人工选择选出有益的变异个体,进行比较鉴定,择优去劣而成为新的品种,是常规育种的主要手段[66]。选择育种需广泛收集种质资源,建立区域道地药材资源库。如选种培育出的杭白菊新品种"金菊2号"具有分枝力强、花紧凑、品质优良、商品性和丰产性好的特点等[67]。

杂交育种是通过人工杂交将2个或多个基因型不同的亲本的优良性状通过交配集中在一起,再从分离的后代群体中经过人工选择和培育,最终获得新品种的方法[66]。如通过开展刺荠和苏荠的杂交育种,培育出的新荠一号出米率达52%,同时亩产增收150多斤,提高了道地药材苏荠的产量。

分子育种强调基因型选择,它是以优异表型性状为育种目标,建立起基因型和表型之间的联系,通过基因型选择外观表型。分子标记种类很多,如限制性片段长度多态性、简单重复序列标记及单核苷酸多态性(SNP)等[68],分子标记辅助育种周期为3~5年,大大加速了育种进程。基于简化基因组测序技术检测出抗病群体的特异SNP位点,利用与三七抗根腐病相关的

SNP位点筛选抗病群体进而辅助系统选育,选育出了"苗乡抗七1号"[69]。药用植物(分子)育种内容将在第七章做详细介绍。

(二)栽培技术

长久的实践为道地药材种植积累了丰富的经验技术,很多道地药材,如四川的川芎、黄连、东北的人参、云南的三七、甘肃的当归、浙江的浙贝母、杭白菊、河南怀庆府的地黄等,都具有悠久的栽培和药用历史,在长期的实践中积累了丰富的生产经验,形成了一套成熟的栽培技术,在留种、播种、移栽、嫁接、剪枝、施肥、病虫害防治等环节都有着约定俗成的操作规程,这些规程在控制与稳定药材质量方面发挥了重要作用。道地药材的规范化种植条件及栽培技术对道地药材质量的影响取得一定进展。

以附子为例,整个川西平原及周围的低山丘陵、川西南高原布拖、陕西汉中等均适合附子栽种,但唯独江油附子以其精细而繁复的修根留绊和去顶摘芽的田间管理技术,和在整好的厢上双行错穴,每穴载一个,芽头朝上,绊朝向沟心的栽培方式,以及精湛而独特的加工炮制技术而赢得了道地药材的美誉[70]。再如白芍,其主流品种分为杭芍(主产浙江东阳、磐安)、川芍(主产四川中江、渠县)、亳芍(主产安徽亳州、涡阳)三类。其中以杭芍质量为优,亳芍产量最大。杭芍栽培后至少需四年采收,亳芍多在栽后三年采收。杭芍栽培后,除第一年外,每年开穴修根一次(摘除小根,仅留粗壮的5~10根),集中养分,促使根条肥大,杭芍、亳芍每年在清明节左右,花蕾形成时,即需摘去,可提高产量,但川芍习惯不摘蕾[71]。川西(峨眉、洪雅)和川东(石柱、南川一带)均为川黄连的道地产区,其药材品质优良。两大产区不同栽培方法所产药材中小檗碱类生物碱含量总和顺序为:传统搭棚>自然战地棚>自然林下>现代遮阳棚>疏于管理的放荒林[72]。不同种植密度对怀地黄脱毒种苗生物学性状、产量和品质有影响,当种植密度为10 000株/亩时,怀地黄块根中梓醇和淀粉含量最高,而且可溶性总糖和蛋白含量也仅次于最高值[73]。

(三)采收加工

药用植物有效成分含量不是固定不变的,它常随着植物体生长、发育的进程而发生变化或波动,进而影响到药材质量、临床疗效也随之而变动。孙思邈在《千金翼方》中写道:"药采取不知时节,虽有药名,终无药实,故不依时采收,与朽木不株。"道地药材杭麦冬与川麦冬最大的区别在于杭麦冬的栽培年限为三年,川麦冬为一年。有研究表明麦冬块根中多糖、黄酮随麦冬栽培年限的增加而不断积累,因此三年栽培年限会增加麦冬的有效成分含量,从而提高麦冬质量。因此,适时采收是保证药材质量重要一关[74]。

中药材产地加工是指在中药材产地对药材进行初加工、处理的过程,包括清洗、挑选、去皮、蒸煮烫、发汗、干燥、包装等环节,是由鲜药变为药材的过程,可发生物理、化学、生物的变化,对中药材品质有重要影响。道地产区对药材特殊的加工方法亦是道地药材品质保证的关键一步,由于采用科学合理的产地加工方法,保证了道地药材形、色、气、味及内在质量。

附子是著名的有毒中药,采收加工尤为重要,不同产区附子的采收时间亦不同。江油附子在栽种后第二年夏至至7月上旬采挖,陕西附子在8月下旬至9月上旬采挖,云南、四川布拖等高海拔地区在10月下旬至11月上旬采挖。采收时,挖出全株,摘下乌头的子根,除去泥土、须根,即为泥附子,再按大小分开,运回加工。药用的附子含有多种乌头碱,有剧毒,临床上应用时必须对附子进行加工炮制,使毒性生物碱水解,来降低毒性。目前附子集中在四川江油进行产地加工,在采收24 h内放入食用胆巴的水溶液中浸泡,以防腐烂,然后经浸泡、切片、蒸煮等加工过程,制成盐附子、黑顺片、白附片等不同规格的附子产品,精湛复杂的产地加工技术,确保了附子药材的品质和临床用药安全。

药材加工完成并经检验合格后可根据中药材的性质选择合适的包装材料进行包装。《中华人民共和国药品管理法》规定,发运中药材必须有包装。在每件包装上,必须注明品名、产地、日期、调出单位,并附有质量合格的标志。对特殊管理的中药材包装标签上必须印有规定的标志。

(四) 贮藏养护

道地药材质量的好坏还与贮藏条件与养护方法有关。如贮藏不当引起虫蛀、霉变、走油、变色、腐烂等变质现象,轻则降低疗效,重则完全无效甚至对人体健康不利[74]。《全国道地药材生产基地建设规划(2018—2025年)》提出要加快道地药材生产基地贮藏设施设备建设,应用低温冷冻干燥、节能干燥、无硫处理、气调贮藏等新技术,提升药材保鲜能力,最大程度保持药效。有研究表明,采用高氮低氧环境联合绿色环保材料对高寒阴湿区道地中药材进行长期存放,发现在不使用任何杀虫、杀菌剂或者其他有害物质的情况下中药材不会发生任何污染,从根本上杜绝了外源物质对中药材造成的污染,有效抑制和杀灭各种霉菌、害虫,减轻中药材表面发生氧化变色,降低中药材自身的生化反应速率,最大限度保留了药材的各种药用成分,较好地保持了药材的品质,实现了中药材长期保质和绿色环保贮藏[74]。此外,有学者提出对道地药材贮藏过程进行信息采集,记录中药材贮藏企业、贮藏库的环境,采用的贮藏技术、贮藏批号、入库日期、管理人员等信息,对记录的信息进行备案等,建立区块链技术,从而完善道地药材质量安全追溯体系[75]。

四、道地药材研究展望

道地药材是指经过中医临床长期实践,优选出的产于特定地域的优质中药材,其品质和疗效优于其他地区所产的同种药材。药材的"优形"和"优质"是道地药材具体表现[76]。道地药材的品质和疗效得到了历代医家的认可,也是目前控制和评价中药品质的重要标准之一。通过比较道地药材和非道地药材,可以明显看出两者在表现特性上存在显著差异。

(一) 质量评价将更多体现出中医药特色

道地药材的质量评估涵盖了药材的性状、化学成分及药效毒理等方面的研究。性状研究主要关注道地药材独特的外观形态、色泽、气味等方面,例如茅苍术的朱砂点、杜仲的胶丝、山豆根黄连的苦味等。

近年来,学者们借助其他学科的技术手段,对道地药材的性状进行了客观评价,例如肖小河等[77]在研究附子的道地性时,借助计算机技术对药材进行三维重建与显示。化学成分一直是道地药材研究的重点领域。传统的做法是利用色谱法和光谱法对道地药材和非道地药材中有效成分或指标性成分对比进行研究。例如,张重义等[78]采用紫外分光光度法对怀山药道地产区与非道地产区药材质量进行分析,发现不同产地怀山药中的淀粉、蛋白质、浸出物、多糖含量不同,但道地产区怀山药中淀粉、多糖含量较高。次生代谢产物作为典型的多基因性状,所表现出来的这种连续变异,不但为道地药材质量评价带来了困惑,也为道地药材基因型的检测增加了难度。近来越来越多的学者采用化学指纹图谱和模式识别等对道地药材加以识别鉴定,如王荣等[79]、陈闽军等[80]、王雁等[81]、马英丽等[82]分别采用化学指纹图谱和模式识别的方法对大黄、川芎、三七、黄芪等药材的道地性进行了分析,这些研究为道地药材的优良品质提供了依据。由于道地和非道地药材的量变及配比变化微妙,常规的分析方法在信息提取方面存在较大困难。近年来飞速发展的近红外光谱具有全息性特点,配合化学计量学的方法,近红外光谱在道地药材独特化学成分的分析中显示出巨大的极大优势,并必将加快道地药材的化学特征的提取的进度[53]。

道地药材药效毒理学的研究也主要是采用对比的方法进行。如聂淑琴等[59,83]对不同产地苍术进行了药效毒理学方面的比较,表明不同产地苍术药效及毒性不同。有学者发现甘肃礼县所产掌叶大黄的止血有效率高于陕西的非道地药材,而对正常人的副作用也低于非道地大黄[84]。由于中药具有多组分多靶点的特点,而当前道地药材药效毒理研究多就单一组分开展,且药理模型大都套用了西药模型,致使目前的许多研究结果尚不能全面评价道地药材的临床疗效。因此,未来在道地药材药效毒理学研究时,人们在药理学模型的选择、给药方法及剂量等方面的设计中,将会更多地考虑道地药材临床用药的适应证及给药方法等具有中医药特色的因素。

(二) 中药材的生态适应性机制将成为道地药材研究的热点

生态适应是指生物体在面临环境生态因子的变化时,通过改变自身的形态、结构和生理生化特性,以适应环境的过程。这个过程是在长期的自然选择过程中逐渐形成的。目前,对于植物的生态适应性的研究涵盖了广泛的领域,包括植物的生理代谢、形态解剖、繁殖策略等多个方面。其中,以适应干旱、盐碱胁迫、低温、光照条件的变化为当前研究的热点。

中药材的生长通常依赖于特定的地理环境,其生长的适应性深受土壤、气候、海拔和光照等因素的影响。为应对环境胁迫对植物的影响,植物会调整其形态和生理特征以适应其自然生长环境[85]。比如,在干旱地区生长的中药材植物可能具有深根系和厚实的叶片,以减少水分损失;而在湿地环境中,一些中药材植物可能具有气生根以提供额外的氧气。此外,药用植物会根据其生长环境合成和积累特定的化学物质(具有抗氧化、抗菌、抗虫和抗病等特性),以应对逆境和防御外界威胁。光照和温度是影响中药材植物生长和发育的重要环境因素[86,87]。中药材植物具有不同的光合适应性和温度适应性机制,以适应不同的光照和温度条件。

药用植物可能具有叶片的特殊结构和组织来适应高光照环境,而其他植物可能通过休眠或抗寒物质的合成来适应低温条件。中药材具有一定的抗逆性,可以抵抗干旱、病虫害和其他外部压力。研究中药材的抗逆性机制有助于开发新的耐逆栽培技术,以提高道地药材的产量和质量[88]。中药材植物与其他生物之间的共生关系有助于它们在特定生境中获得营养和生长的优势。例如,一些中药材植物与土壤中的真菌形成菌根共生关系,以增强对养分的吸收和适应性[89,90]。这些生态适应性机制使得中药材植物能够在特定的自然环境中生存、繁衍和产生有效的药用成分。

经过数千年的驯化和选育,药用植物已形成了众多适于不同环境和生境的优良品种,并具备了各种抗性。这些品种在适应各类环境的过程中,形成了独特的生活习性。分析道地中药材的生态适应性,有助于了解药用植物的生物学特性,同时也能进一步探究药用植物应对环境胁迫的机制,为优化药用植物栽培模式提供有益的思路。

随着中药资源需求的持续增长,野生中药材的种群数量逐渐减少,导致许多药材资源濒临灭绝。为满足市场需求,道地药材逐渐从野生走向栽培[91]。然而,由于缺乏栽培经验,中药农业往往模仿作物农业,过于追求产量而滥用农药,这不仅影响了中药材的质量和安全,也对生态环境和土壤的可持续利用构成严重挑战。尽管中药材种植的数量和面积持续扩大,但许多药材存在连作障碍,如人参、西洋参和三七等。为实现可持续生产,必须解决产区扩展和重新选地问题,这将削弱药材的道地性并导致品质下降。因此,推行中药材生态适应性机制研究对于保护和合理利用中药资源以及推动中药材产业的可持续发展具有至关重要的意义。

(三) 道地药材的形成机制研究应高度重视基因与环境的交互作用

基因与环境间的互作是多基因遗传的重要特点,其互作有许多形式,最主要的有:一是环境通过施加于某一群体的选择压而影响该群体的遗传结构;二是基因型和环境可能借助于它们在发育中的相互作用所产生的非遗传效应,而在决定直接观察的个体和居群间的差异上表现为互作。这两种互作对道地药材的形成都有重要作用,而第二种形式正是道地药材的生产离不开特定生境的重要原因。研究基因与环境交互作用对药材道地性形成的影响目前刚刚起步,但现今发展迅猛的分子地理学、分子生态学等相关学科为这一领域的研究提供了很好的思路和方法。赵桂仿等[92]等应用 RAPD 技术,沿一个海拔梯度研究了阿尔卑斯山黄花茅自然居群的遗传变异和分化。结果表明,虽然在亚居群间有很少的亚居群独有遗传标记的存在,但通过聚类分析、主因子分析以及相关分析观察到遗传分化沿海拔梯度发生,而且亚居群间的遗传分化和它们的海拔(地理距离)呈有意义的正相关。唐晓萌等[93]利用 REP-PCR 方法,研究云南鸡足山及无量山不同生境下旱冬瓜根瘤内 FRANKIA 菌基因多样性及其变化。结果表明,多样性随地域、海拔和坡向不同而变化,表明多样性指数与环境胁迫大小呈正相关,自然环境胁迫是产生和保持 FRANKIA 基因多样性的重要因子之一。张劲松等[94]研究发现 ABA 均能诱导水稻 Japonica 77-170 品种(*Oryza sativa*, var. *Japonica* 77-170)(170)及其耐盐突变体 20(突变性 20)*salT* 和 *rab16* 基因的转录。白骨壤(*Avicennia marina*)为红树植物,黎中宝[95]采用垂直板型聚丙烯酰胺凝胶电泳测定了 5 个白骨壤种群遗传多样性、遗传分化,分析了白骨壤种群的样地气候和土壤理化指标。结果表明,环境因子与白骨壤种群的 Aat-1A、Aat-1AD、Me-1B、Me-1c 4 个等位基因相关性显著,说明环境因子对这 4 个等位基因具有选择压力,它们的变化与环境变量有关。

(四) 现代新技术和气候变化将加速驱动道地药材变迁

道地药材的变迁涵盖了种质、产区、药用部位、采集与加工、经验鉴别与质量评价等要素[96],这些要素在历史发展过程中,既有持续演变,也有保持不变的。对于认识和发掘道地药材,首要的是深入了解这些要素的演变历史。道地药材以其强调药材的产地为特点,许多道地药材的产地自古以来都未曾改变。例如,牛膝在宋代就以"怀州牛膝"为道地,至今仍以怀牛膝最为著名。再如乌药,《本草图经》中指出以"天台"产品为道地,与目前的情况仍相吻合。然而事实上,众多的道地药材在历史长河中经历了产地的巨大变迁。导致药材产地发生改变的原因包括栽培技术和气候的变化,二者相互影响。

中药材"拟境栽培"技术是一种通过模拟野生中药资源的原始生境和立地环境,以保持药材道地品质的方法。"拟境栽培"技术可以为中药材的生产提供优良的生长环境,并有效控制生长条件,从而提高产量和药用成分的含量。通过精确调控温度、湿度、光照和营养等因素,可以创造最适宜的生长条件,使植物充分发挥其生物活性物质的合成能力,从而提高中药材的产量和药效。

张进强等[97]总结的金钗石斛"拟境栽培"模式的关键技术包括:种苗组织快速繁殖技术、使用线卡配合腐熟牛粪浆和活苔藓覆盖根部的方法、附石栽培技巧以及统一菌根真菌的应用。

这些技术的不断改进与优化,为实现高品质金钗石斛的高效生产提供了强有力的支持。易善勇等[98]对霍山石斛的设施栽培、林下栽培和拟境栽培模式及技术特点进行了比较分析,发现拟境栽培的霍山石斛在形态上更符合《本草经集注》中所描述的"形似蚱蜢髀者为佳",并且其品质优于设施和林下栽培的霍山石斛。拟境栽培技术的应用对道地药材的规模化种植具有实际的指导意义。这种技术依赖于精确的环境模拟技术和空天一体化的智慧检测系统。方清茂等[99]利用通用分组无线服务技术(GPRS)网络进行远程数据传输,通过云端实时获取四川产道地药材暗紫贝母的野生生态环境与拟境栽培地的生态因子动态数据(包括土壤温湿度、空气温湿度、光照和气压)。综上所述,现代新技术的发展将加速推动道地药材的种植变迁。

另一方面,气候变化也对药用生物的分布适宜区产生了影响。有史以来,国内外气候经历了较大幅度的波动,这使得一些药用生物的主产区或道地产区在明清时期由北向南发生了转移。例如,中药泽泻、枳壳等对气候比较敏感,其分布区域的变动与近2 000年来我国气候变化特点相一致[99]。

干姜喜好温暖湿润的环境,明代时,主要在道地产区乌蒙军民府以及川西南山地区出产。然而到了清代,其生产地仅限于叙州府、屏山县、嘉定州和永川县等盆地中部区域。同样地,天麻的天然分布区域主要位于年均最低地面温度−4 ℃线与年均低温20 ℃线之间,而主产区则多位于年均水汽压14—16 hPa线之间。由于天麻对生态因子具有高度敏感性,因此其产区的变迁与气候条件密切相关。

道地药材作为中药材的品质标杆,其特殊品质的形成涉及诸多因素,包括遗传背景、生态环境及生产加工等。近年来,随着现代科学技术的进步,道地药材的栽培、质量评价、产品加工监测等技术逐步完善,其形成机制也正逐渐被揭示。虽然古人的方法未必完全正确,但我们应该了解并借鉴他们的思维观念。我们认为的科学方法未必是绝对真理。在评价药材优劣时,药效才是关键。因此,应建立道地药材的"优形-优质-优效"相关性研究模式,以进一步提高道地药材的品质评价标准。只有深入理解道地药材的本质,才能确立正确的道地药材研发方向。

第五节 研 究 实 例

例一 人参"优形、优质"的遗传成因

(一)研究背景

人参皂苷已被证实是人参主要的药理成分,是人参"优质"的物质基础。此外,人参皂苷在人参防御和根生长中起着重要作用[100]。人参皂苷可在大多数植物器官(根、茎、叶、花和果实)中合成[101]。生长年限长的人参主根和侧根中积累了高含量的原人参二醇(protopanaxadiol,PPD)型人参皂[102,103],如抑制幼苗生长的Rb1[104]。相反,原人参三醇(protopanaxatriol,PPT)型人参皂苷,如Re在人参的所有生长阶段都集中在人参浆果、叶和根中[103,105],并且可以促进幼苗生长[100]。枣核芋(根茎上的不定根)是野山参的品相特征之一,人参具有极强的不定根形成能力,从而保障人参根的再生,进而延长人参的寿命。研究具有代表性的人参皂苷Rb1和Re是否能够调控不定根的形成。

人参根的再生与人参干细胞调控相关,在拟南芥、玉米、水稻、番茄和杨树中,CLE肽和

WUSCHEL-related homeobox(WOX)转录因子的类似信号通路调控根分生组织中干细胞的数量[106]。在拟南芥中，CLE45可以抑制根生长，但会促进侧根的生长[107,108]。此外，WOX11控制水稻、拟南芥和杨树的根毛发育和不定根形成[109-113]。因此，研究人参不定根结构中潜在的CLE-WOX信号通路，以确定人参再生的分子机制。

为了研究人参再生的机制，先确认Rb1和Re如何调控不定根分支，以及编码多能干细胞主调控基因 *PgCLE* 和 *PgWOX* 的表达模式。阐明人参"优形、优质"的遗传成因。

(二) 材料与仪器

1. 供试材料 采集果实成熟阶段的4年生吉林人参(*Panax ginseng* C.A. Meyer)，将植物分为果肉、果蒂、果梗、叶片、小叶蒂、叶梗、茎、根茎、芋、主根韧皮部和周皮、主根木质部、侧根以及须根(13个部分)。组织样本立即被冷冻在液氮中，并在-80 ℃保存。

将吉林人参愈伤组织在添加的吲哚-3-丁酸(IBA)和3%(w/v)蔗糖的Murashige and Skoog(MS)培养基上培养，组培环境温度25±1 ℃。从愈伤组织诱导出的外植体中分离出不定根进行传代，在含3.0 mg/L IBA的1/2 MS液体培养基中培养，放置于旋转摇床上，黑暗条件下，温度25±1 ℃，100 r/min进行培育。每3周培育一代，12周后，采集稳定、快速生长的不定根进行后续实验。

人参皂苷是人参主要生物活性化合物，分为两大类，三醇型人参皂苷(PPT)和二醇人参苷(PPD)。由于PPT和PPD类型的人参皂苷比在不同组织间存在差异[114]，推测PPD和PPT类型的人参皂苷在人参发育过程中发挥不同的作用。为了比较PPD和PPT类型人参皂苷对人参根发育的影响，用不同浓度的人参皂苷Rb1(PPD类型中的主要人参皂苷)和Re(PPT类型中的主要人参皂苷)处理培育的人参不定根45天。人参皂苷Rb1和Re分别用50%(v/v)乙醇溶解，配制成10 mmol/L浓度的母液。将10 mmol/L浓度的Rb1和Re添加到MS固体培养基中，将不定根置于含有0、5、10、50、100、200 μmol/L的Rb1或Re的100 mL瓶中，培育45天。分析诱导45天后的根型，细胞增殖和 *PgCLE12*、*PgCLE25*、*PgCLE27*、*PgCLE45*、*PgWOX4*、*PgWOX5*、*PgWOX11*、*PgWOX13a* 和 *PgWOX13b* 的基因表达。在方形培养皿中测定不同根表型的分枝数，其中20个样品用于根分枝统计，5个样品用于EdU分析，3个样品用于qPCR。

采用5 μmol/L PgCLE多肽处理人参不定根30天，以未处理人参不定根为对照，检测不同PgCLE对人参不定根发育的影响。处理后计算侧根数($n=30$)，qPCR检测 *PgWOX11* 和人参皂苷生物合成基因的表达($n=3$)，UPLC-MS检测人参皂苷含量($n=4$)。

野生型拟南芥(*Arabidopsis thaliana*)植物(Col-0)在1/2 MS琼脂平板上生长。为了检测不同PgCLE对根型的影响，对照组为未处理植株，以1 μmol/L外源PgCLE多肽处理9天。计算诱导后的根长和侧根数($n\geqslant36$)后，用共聚焦显微镜检测上述幼苗的根尖($n\geqslant11$)。

2. 试剂 人参皂苷Rb1，人参皂苷Re，基因步移试剂盒，Trzol试剂，逆转录酶，KAPA SYBR FAST qPCR Master Mix试剂盒，Click-iT EdU成像试剂盒，Alexa Fluor 594染料，Hoechst 33342染料，Helios基因枪，6×His-Tagged Protein Kit试剂盒，Protein A/G-agarose beads，DNA fragment purification kit试剂盒。

3. 仪器 双光子共聚焦显微镜，PCR仪，实时荧光定量PCR仪。

(三) 研究方法

1. 基因和启动子克隆分析 人参不定根中 *PgWOX5*、*PgWOX11*、*PgWOX13a* 和

PgWOX13b 的引物与之前实验使用的引物相同[115]。用基因步移试剂盒分离 PgCLE 启动子。用 RegSite(http://softberry.com)和 PlantCARE[17,18] 预测启动子序列的转录调控位点。用 ClustalW 软件序列比对 PgCLE 蛋白序列。用 MEGA v.5 中邻接法(Neighbor-Joining，NJ)构建系统发育树[19]。

2. 实时荧光定量 PCR(qRT-PCR) 冷冻组织样本(100 mg)在液氮下粉碎，用 TRIzol 试剂提取总 RNA。在 42 ℃条件下，用逆转录酶和 oligo(dT)$_{18}$ 引物对 1 μg 的 RNA 进行逆转录。通过实时荧光定量 PCR 仪，使用 KAPA SYBR FAST qPCR Master Mix 试剂盒进行 qRT-PCR。基于比较 $2^{-\Delta\Delta Ct}$ 方法[116]，通过相对定量分析目的基因的表达量。

3. Edu 标记及显微检测 Edu 荧光标记法用于细胞增殖检测，以评价植物多能干细胞(pluripotent stem cell, SC)活性。分别使用 10 μmol/L、50 μmol/L 的 Rb1 和 10 μmol/L、50 μmol/L 的 Re 处理人参不定根，并且在 10 μmol/L Edu 溶液中孵育 24 h。移走培养基，添加 1 mL 含有 3.7%(v/v)甲醇的磷酸盐缓冲盐(PBS)至每个样品中，在室温下孵育 15 min，用 3%(v/v)BSA 的 PBS 洗涤 2 次。除去洗涤液，在每个样品中加入 0.5%(v/v)Triton X-100 的 PBS，样品在室温下孵育 15 min。用 Click-iT EdU 成像试剂盒进行 EdU 检测和 DNA 染色。采用双光子共聚焦显微镜，使用 Alexa Fluor 594 染料检测 Click-iT EdU 细胞。

4. PgWOX11 的亚细胞定位 将 PgWOX11 序列连接到用 Sacl 和 Kpnl 酶切的 pE3025 载体上，生成 pGEM-PgWOX11 质粒。PgWOX11-GFP 融合基因受花椰菜花叶病毒(Cauliflower mosaic virus，CaMV)35S 启动子控制。Sanger 测序验证构建好的质粒，并用 Helios 基因枪对洋葱内皮细胞进行瞬时转化。转化后细胞在 1/2 MS 培养基上 28 ℃培育 16 h。在共聚焦显微镜下观察转化后洋葱细胞表达的绿色荧光蛋白(Green fluorescent protein，GFP)荧光。

5. 酵母单杂交实验测试 PgWOX11-PgCLE45 启动子相互作用 酵母单杂交试验参照文献操作[117]。在 PgCLE45 启动子中发现了一个 'ATGATCGATGA' 序列，被 Softberry (http://softberry.com)鉴定为同源结构域(HD)转录因子结合基序[118,119]。将 3 个串联的 ATGATCGATGA 拷贝序列克隆到 pHis2 载体中。利用 Y187 酵母株进行单杂交分析。将含有 PgCLE45 启动子的 pHis2 载体和 PgWOX11 的 ORF 的 pGADT7 载体共转化到酵母细胞。作为阴性对照，将 pGADT7-PgWOX11 和 pHis2-53 载体共同转化到酵母细胞。作为阳性对照，将 pHis2-53 和 pGADT7-p53 共同转化到酵母细胞。将转化的酵母细胞在缺乏色氨酸和亮氨酸的营养缺陷型固体培养基(SD/-Trp/-Leu/-His)中生长，以确保成功共转化。SD/-Trp/-Leu 和 SD/-Trp/-Leu/-His 培养基中添加 50 mmol/L 3-氨基-1,2,4-三氮唑(3-AT)，培养皿在 30 ℃条件下孵育 30 天。

6. 大肠杆菌(Escherichia coli)中蛋白质表达和凝胶迁移实验 PgWOX11 基因的 ORF 插入到 pET28a 表达载体中的 BamHI 和 SacI 限制性位点之间。重组 PgWOX11 在 16 ℃下用 0.5 mmol/L 异丙基-β-d-硫代半乳糖苷(IPTG)诱导 12 h 后在大肠杆菌 BL21(DE3)中表达。然后用 6×his 标记蛋白试剂盒纯化。从空载体中纯化的 His 蛋白作为阴性对照。EMSA 实验参照文献操作[120]。寡核苷酸(5′-ATGATCGATGAATGATCGATGAATGATCGATGA-3′)包括三个 HD 结合基序，这些基序是根据 Softberry 检测 PgCLE45 启动子预测出的[118,119]。上述基因被合成并且 5′端用生物素标记。凝胶迁移率变化分析是通过在室温下将 12.5 nmol/L 标记探针与 1.5 μg PgWOX11 蛋白和 1.25 mmol/L(或 0 mmol/L)

竞争性寡核苷酸结合反应20 min。将DNA-蛋白质复合物进行电转移,并用Lightshift Chemiluminescent EMSA试剂盒进行检测。

7. **染色质免疫共沉淀(ChIP)**　人参幼苗(12 g),包括叶子和根部,在真空下用148 mL 1%(v/v)甲醛交联三次,每次15 min。终止交联:加入10 mL 2 M甘氨酸(终浓度为0.125 M),继续真空渗透5 min。用水冲洗幼苗,在液氮下将其粉碎,然后提取其染色质。样品在30%功率下超声处理30次,每次8 s(开启3 s,关闭5 s),并在超声处理之间置于冰上。平均目标片段大小范围为0.2~1.0 kb。沉淀前,将上清液按照1:10稀释液作为"input fraction"。将Protein A/G-agarose beads加入适当的抗体中,在4 ℃下轻轻旋转混合1 h。beads添加到每个稀释的样品中,在4 ℃条件下温和旋转孵育1 h。小鼠抗PgWOX11血清为抗PgWOX11的多克隆抗体,正常小鼠血清为阴性对照。每次4 ℃下轻轻旋转洗涤beads 3~5 min,除去上清。复合物在4 ℃下从beads上洗脱,洗脱步骤重复一次,合并洗脱产物。加入5 M NaCl,混合样品在65 ℃孵育4 h,解交联。加入蛋白酶K、0.5 M EDTA和Tris-HCl,45 ℃孵育1 h。消化蛋白质并用DNA片段纯化试剂盒纯化出DNA。采用半定量PCR和qRT-PCR检测DNA片段浓度。引物扩增 *PgCLE45* 基因启动子中含有WOX结合位点(−594~−314 bp)的序列。

8. **双荧光素酶实验(Dual-LUC)**　本氏烟草(*Nicotiana benthamiana*)叶片的dual-LUC实验参考文献[121,122]。使用 *pENTR* 定向TOPO克隆试剂盒扩增 *PgCLE45* 启动子并将其克隆到 *pENTR* 中,并通过Gateway克隆将其与LUC报告基因融合到 *pGWB35* 二元载体中。报告基因载体为 $P_{PgCLE45}$:*LUC*。效应载体 *PgWOX11* 的构建与前面提到的 $35Spro$:*PgWOX11GFP* 载体构建相同,效应载体为 $35Spro$:*PgWOX11*。用各种载体转化的农杆菌GV3101被孵育、收集,并重悬于渗透缓冲液(10 mmol/L MES、0.2 mmol/L乙酸丁酯和10 mmol/L $MgCl_2$)中,使其最终浓度为OD600=0.5。将等体积的转化农杆菌细胞以各种组合混合,并使用无针注射器渗入烟草叶片中。在28 ℃下将渗入的植物孵育72 h。使用低光、冷却的分子成像系统捕获显示LUC表达的图像并定量LUC发光强度。在发光检测之前,用1 mmol/L荧光素喷洒叶子并在黑暗中孵育3 min,重复5次。

9. **抗体生成**　将 *PgWOX11* 基因的ORF克隆到 *pET28a* 载体中,在大肠杆菌BL21(DE3)中表达His-PgWOX11蛋白融合体。用Ni-NTA His-Bind树脂纯化重组融合蛋白,用于制备小鼠多克隆抗体。在1:100的比例下稀释,将抗PgWOX11抗体用于ChIP分析。

(四) 研究结果

1. **人参皂苷Rb1和Re影响人参不定根分支**　为研究人参皂苷对人参不定根发育的影响,采用不同浓度的Rb1和Re处理培养的人参不定根(图4-5-1A)。当浓度为10 μmol/L时,Re对不定根的分支有促进作用,当浓度大于10 μmol/L时,Rb1对不定根的分支有抑制作用。然而在50 μmol/L时,Re抑制了不定根的分支(图4-5-1B)。通过分析Edu标记的细胞,比较Rb1和Re处理下人参不定根分生组织中的细胞增殖情况(图4-5-1C)。不定根根尖中,10 μmol/L Rb1和50 μmol/L Rb1处理的增殖细胞比例分别为3.35%和1.46%,诱导后的细胞增殖明显低于对照组(图4-5-1C)。10 μmol/L Re处理后,增殖细胞的比例为25.53%,远高于对照组(图4-5-1C)。不同浓度Rb1和Re处理的细胞增殖速率与其在不定根分支中的作用一致,说明在一定浓度下Rb1抑制不定根分支,而Re促进不定根分支。

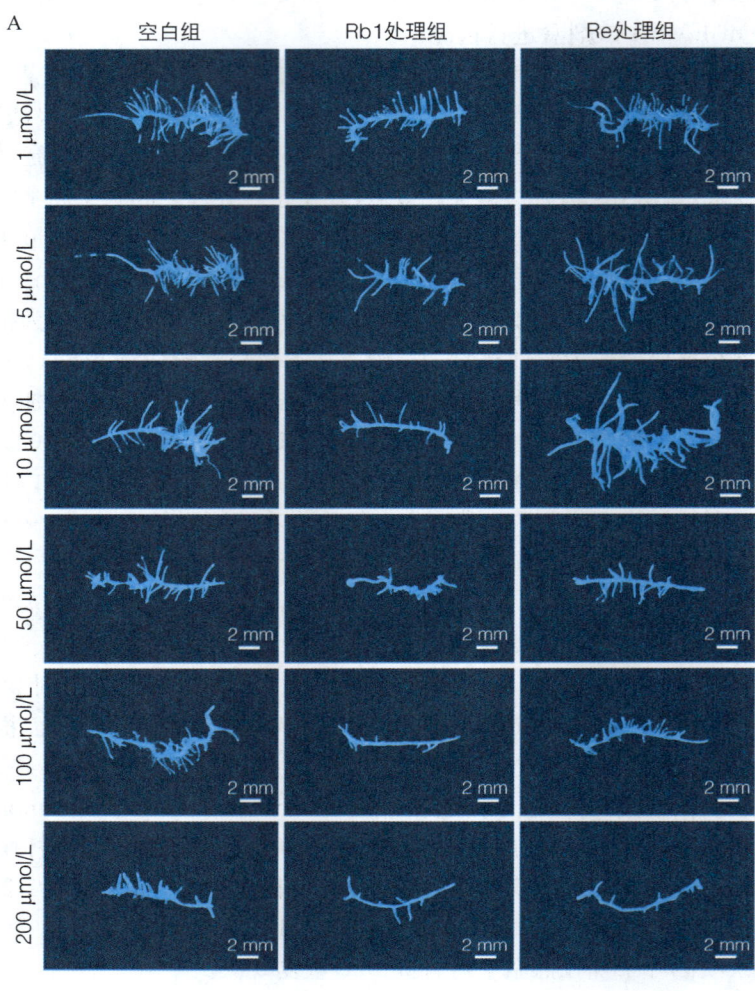
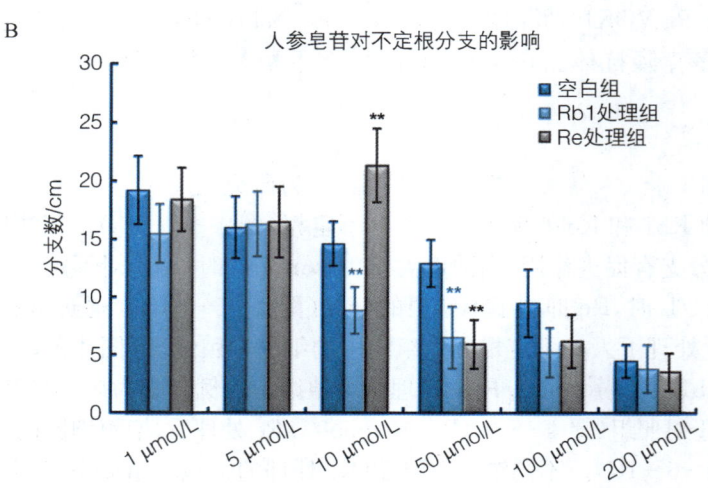

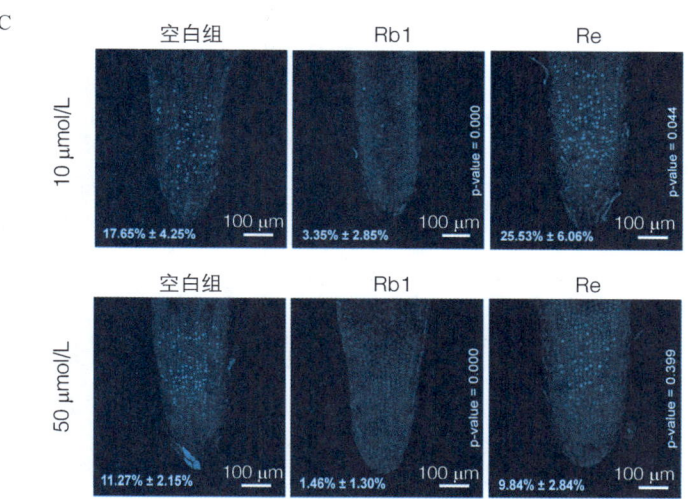

图 4-5-1 人参皂苷处理对人参不定根培养的影响

2. PgCLE45 参与人参皂苷调控的不定根分支 在拟南芥中,许多 CLE 多肽在根分生组织平衡中发挥重要作用[123-125]。因此,重点研究 PgCLEs 是否在人参中存在类似的调控途径。首先,在人参不定根中鉴定并克隆了 4 个 *PgCLE* 基因,并将其命名为 *PgCLE12*、*PgCLE25*、*PgCLE27* 和 *PgCLE45*(图 4-5-2)。

利用 qRT-PCR 检测 *PgCLE* 基因在人参不同组织中的表达谱,结果表明,这 4 个 *PgCLE* 基因在根组织中均有高表达,且 *PgCLE45* 特异性富集于根状茎中,具有较强的再生能力(图 4-5-3)。

接下来,检测 Rb1 和 Re 处理后 *PgCLE* 基因的相对转录水平。一般情况下,这 4 个 *PgCLE* 基因在 50 μmol/L Rb1 处理下表达上调,尤其是 *PgCLE45*。有趣的是,*PgCLE45* 在人参不定根分支中的表达模式与 Rb1 和 Re 作用相反(图 4-5-4A,B)。

为了进一步研究 PgCLE 对人参不定根分支的调控作用,外源施加合成的多肽 PgCLE12、PgCLE25、PgCLE27 和 PgCLE45 处理培养的人参不定根(图 4-5-4C)。5 μmol/L PgCLE12、PgCLE27 和 PgCLE45 处理后,人参不定根分支在 30 d 后显著减少至对照的 37.0、26.5 和 16.5%(图 4-5-4D),这与 Rb1 处理后的表型一致(图 4-5-1A)。然后,检测了参与人参皂苷生物合成的关键基因的表达水平,并测定了 PgCLE 处理后 Rb1 和 Re 的含量。人参皂苷主要通过法尼酯二磷酸合酶(FPS)、角鲨烯合酶(SQS)和角鲨烯环氧化酶(SQE)合成。此外,达玛烯二醇合成酶(DDS)和 CYP716A47 合成 PPD 型人参皂苷,而 CYP716A53 则催化 PPD 型人参皂苷生成 PPT 型人参皂苷。外源应用 PgCLE27 和 PgCLE45 可以上调 *FPS* 的表达,显著下调 *DDS*、*CYP716A47* 和 *CYP716A53* 的表达(图 4-5-4E)。PgCLE27 和 PgCLE45 处理后人参不定根中的 Re 含量显著降低(图 4-5-4F),Rb1 含量无显著变化。上述结果显示 PgCLE27 和 PgCLE45 可能参与了人参皂苷介导的不定根分支调控。

3. 外源施用 *PgCLEs* 导致拟南芥根系生长缓慢 有文献记载 CLEs 在根尖分生组织、维管发育和侧根中发挥重要作用[126],进一步研究了四种 PgCLE 对拟南芥根系生长的影响。外源施用合成的多肽 PgCLE12、PgCLE25、PgCLE27 和 PgCLE45 显著缩短了拟南芥的根长(图 4-5-5A,B)。与空白相比,1 μmol/L PgCLE12、PgCLE25 和 PgCLE45 处理 9 d 后拟

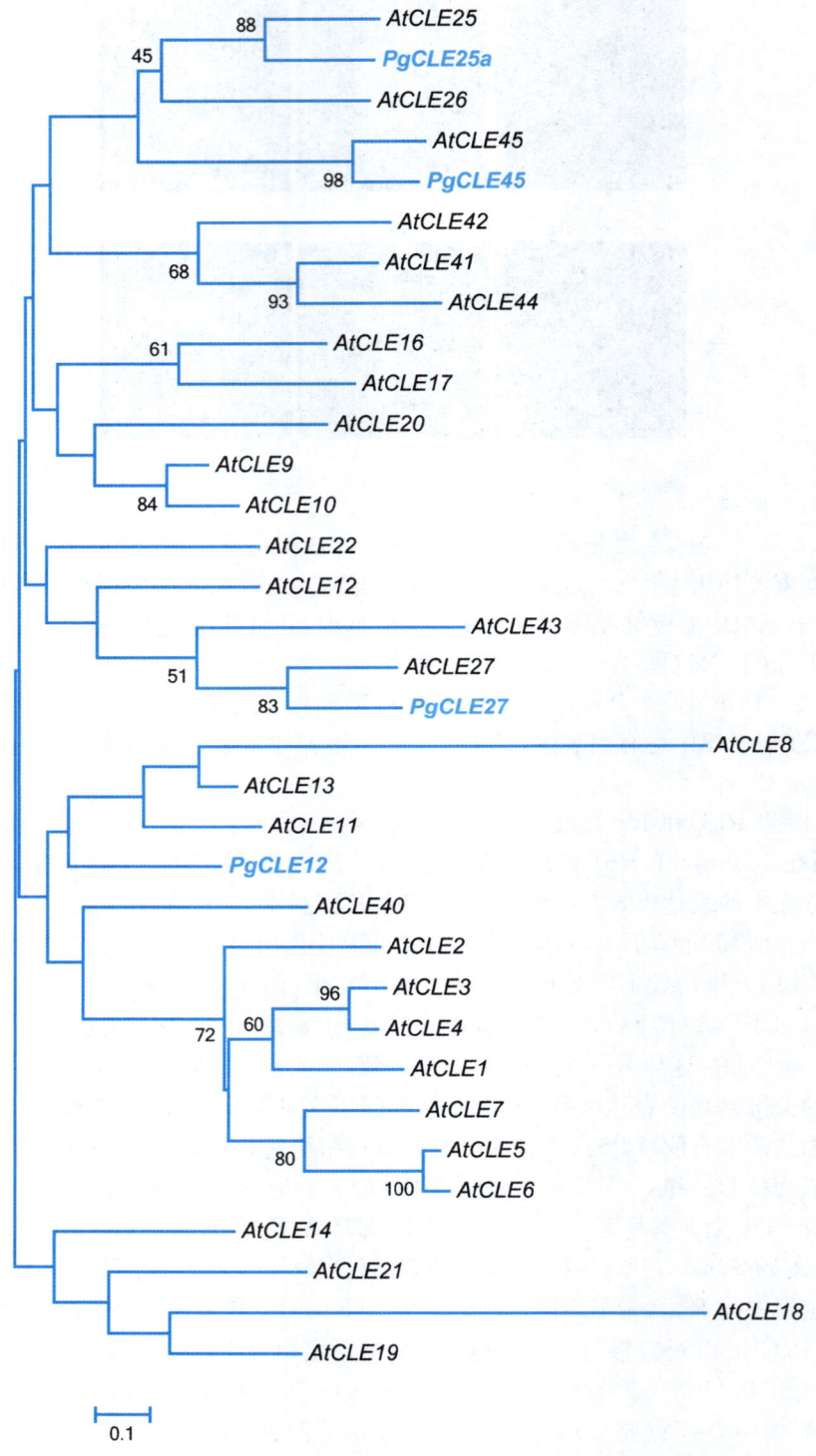

图 4-5-2 通过邻接(NJ)算法构建的 *PgCLEs* 蛋白序列的系统发育树

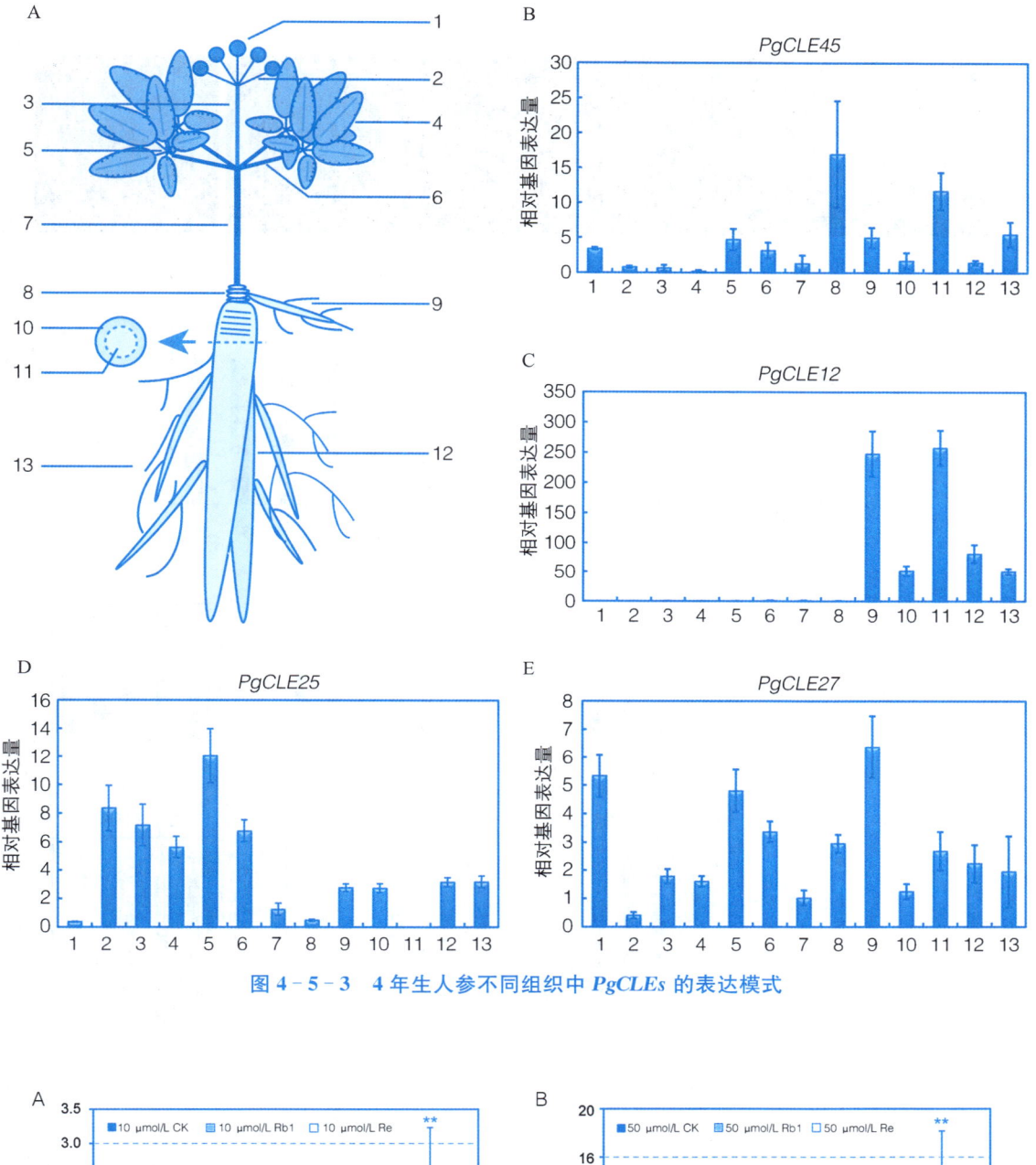

图4-5-3 4年生人参不同组织中 *PgCLEs* 的表达模式

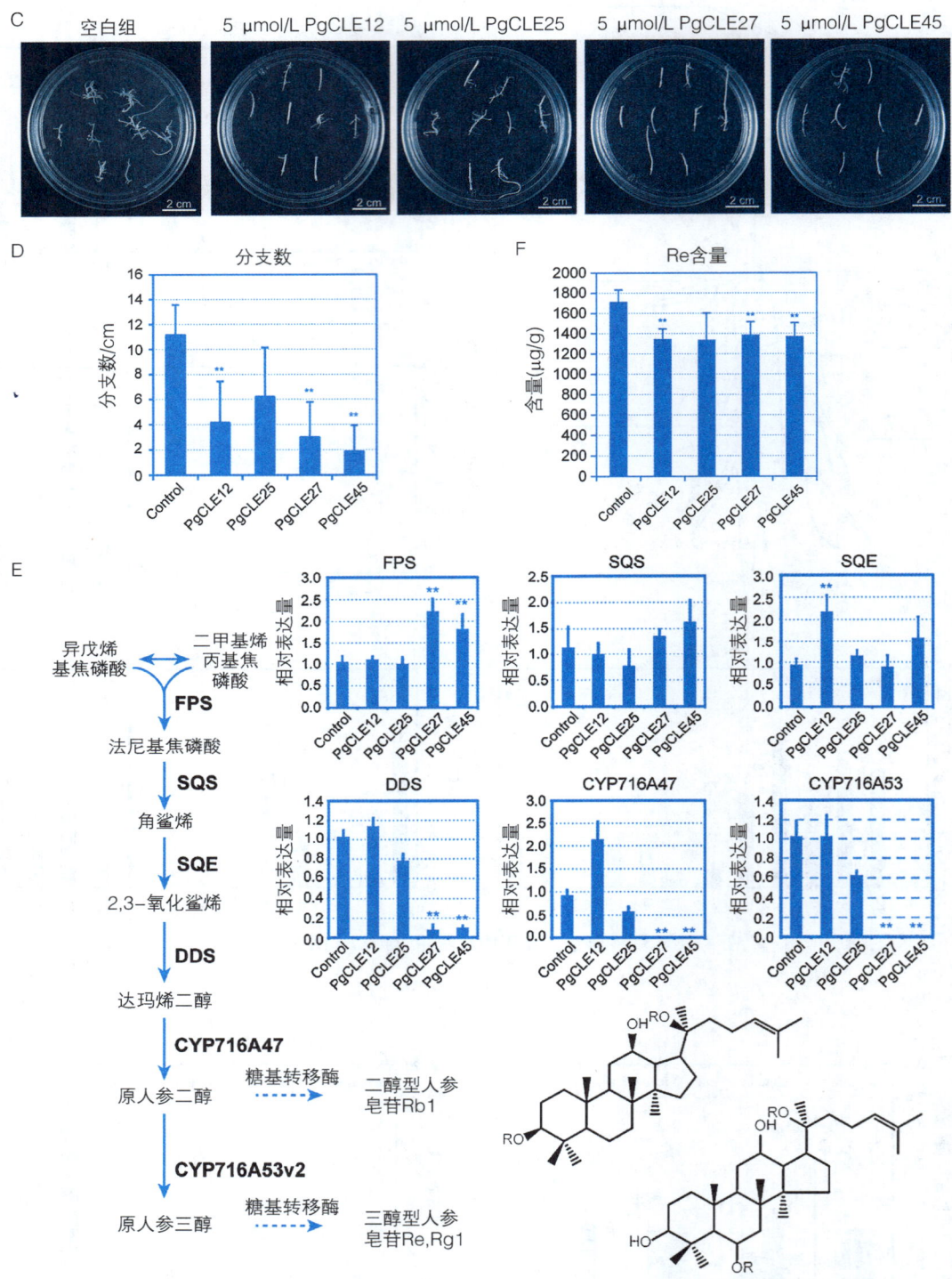

图4-5-4 探究 *PgCLE* 基因参与人参皂苷调控人参不定根分支

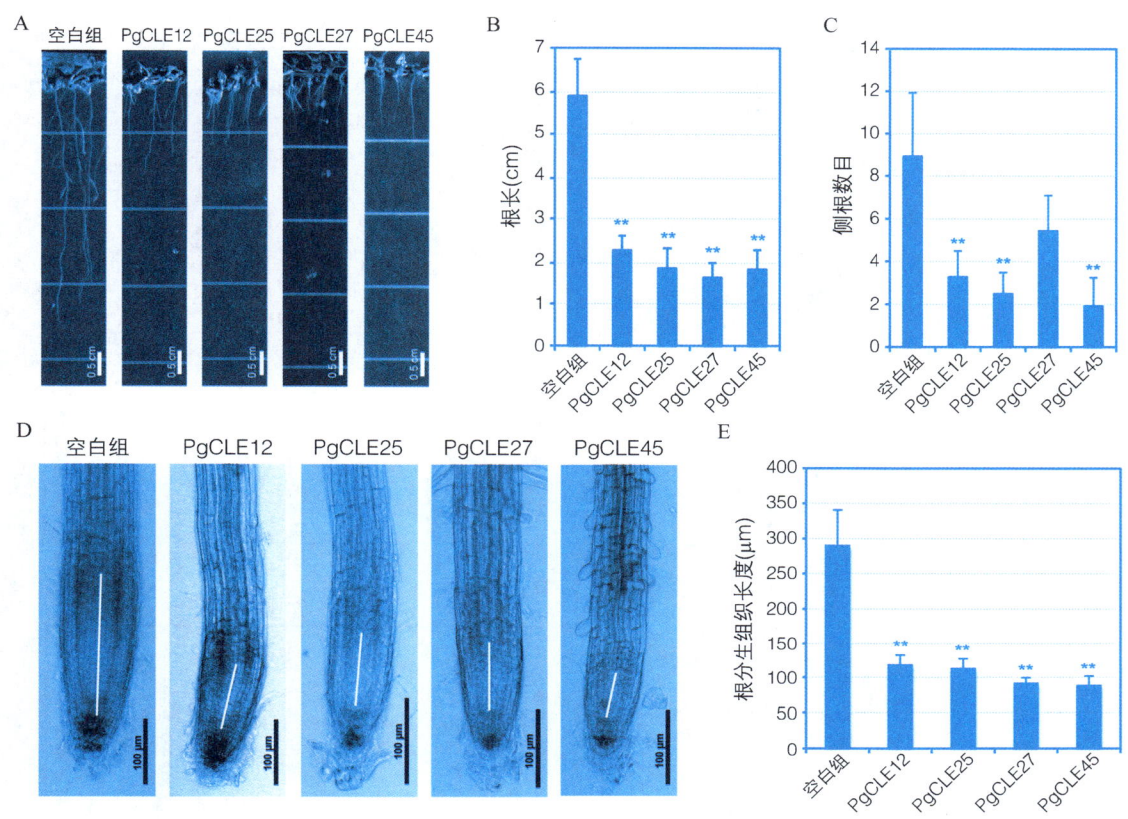

图 4-5-5 外源施用 PgCLE 对拟南芥根系表型的影响

南芥幼苗侧根数量显著降低（图 4-5-5C）。同样，在 1 μmol/L PgCLE12-、PgCLE25-、PgCLE27-和 PgCLE45 处理的拟南芥幼苗中，根分生组织长度降低（图 4-5-5D，E）。上述结果表明人参 CLE 肽与拟南芥的某些 CLE 具有相似的功能。

4. PgWOX11 在人参皂苷调控人参不定根分支的潜在作用 鉴于 WOXs 在拟南芥根系发育过程中参与 CLE 调控并形成反馈调控回路，因此研究 PgWOXs 在人参不定根分枝中的作用。首先检测了 *PgWOX* 基因的表达情况，发现所有 *PgWOX* 基因都在根组织中表达（图 4-5-6）。*PgWOX11* 在根茎中高度表达（图 4-5-6A，B）。*PgWOX4*、*PgWOX11* 和 *PgWOX13b* 在芋（毛状根）中高度表达（图 4-5-6B，D，F）。*PgWOX5* 和 *PgWOX11* 在侧根中表达上调，可能参与了根干细胞龛（SCNs）的形成（图 4-5-6B，C）。在人参不定根中，10 μmol/L Rb1 和 50 μmol/L Rb1 处理 *PgWOX* 基因相对转录水平下调，10 μmol/L Re 处理 *PgWOX* 基因相对转录水平上调（图 4-5-6G，H）。上述结果表明，*PgWOX11* 的表达可能受人参皂苷的调控，而人参皂苷参与了人参不定根分支过程。

5. PgCLE45 直接受 PgWOX11 转录因子调控 发现 PgWOX11 和 PgCLE45 在参与人参调控不定根分支中的功能一致，因此推测在人参不定根分支调控中存在一个反馈调控回路。首先，通过在洋葱表皮的生物转化，证实转录因子 *PgWOX11* 定位于细胞核中。在 CaMV 35S 启动子的控制下，将 *PgWOX11* 基因的 ORF 融合到 GFP 报告基因的 N 末端。用金粒子轰击法分别将重组融合物 *PgWOX11*-GFP 和 GFP 导入洋葱表皮细胞。如图 4-5-7A 所示，

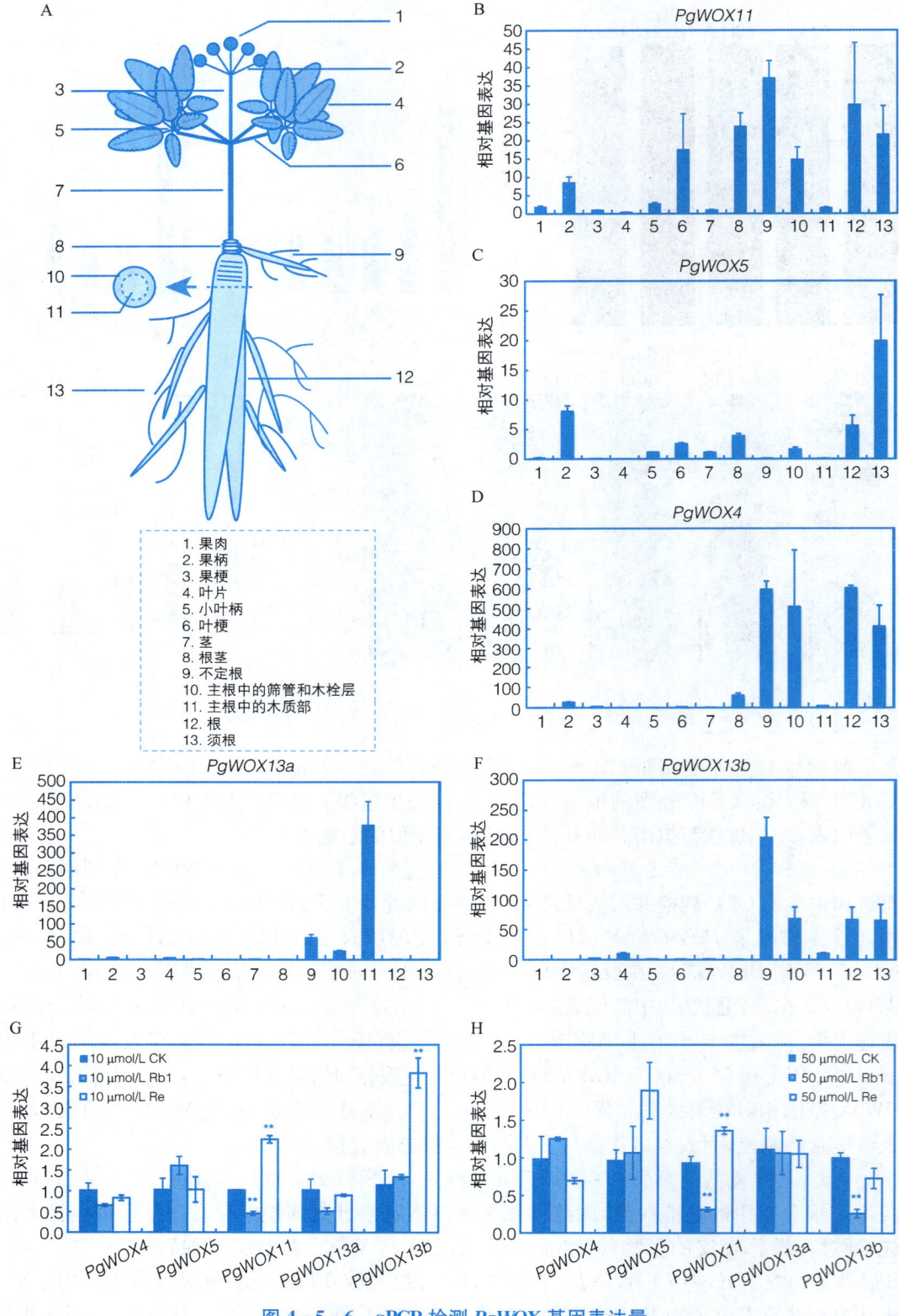

图 4-5-6 qPCR 检测 *PgWOX* 基因表达量

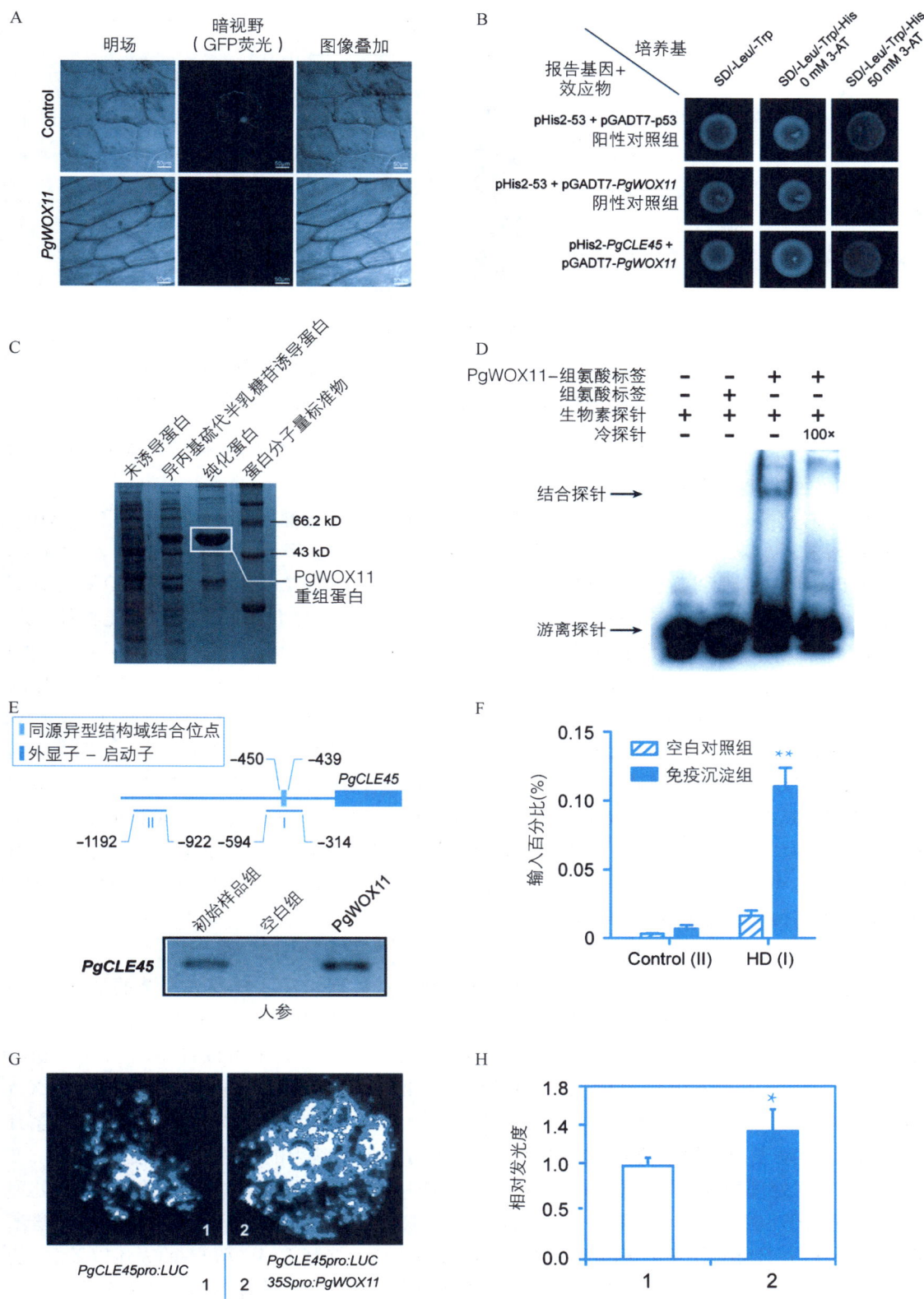

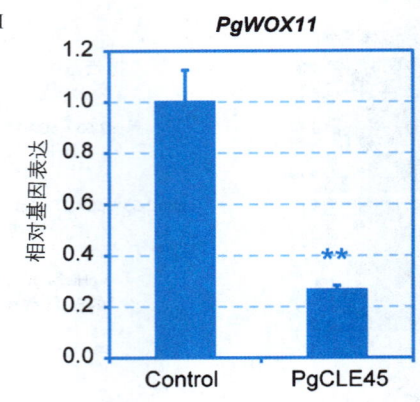

图 4-5-7 转录因子 PgWOX11 的特性及其与 PgCLE45 启动子的相互作用

("+"和"-"分别表示探针和重组蛋白的存在和缺失;"100×"表示存在100倍浓度的竞争物)

PgWOX11-GFP 融合蛋白定位于细胞核中,而 GFP 单独分布于细胞核和细胞质中,这与 PgWOX11 的转录因子机制一致。

接下来,研究 PgWOX11 是否直接调节 PgCLE45。通过热不对称交错 PCR(TAIL-PCR)扩增 PgCLE12、PgCLE25、PgCLE27 和 PgCLE45 启动子序列,RegSite(http://softberry.com)和 PlantCARE[17,18]确定了这些序列及其调控位点。只有 PgCLE45 具有"ATGATCGATGA"的(—)450 至(—)439 bp 的 HD 转录因子结合基序。为了检验 PgWOX11 是否能在体外与 PgCLE45 启动子结合,因此采用酵母单杂交测定。PgWOX11 可以与 PgCLE45 启动子中 HD 结合元件"ATGATCGATGA"的三个串联拷贝相互作用(图 4-5-7B)。采用纯化的 His-PgWOX11 重组蛋白和含有 HD 结合基序的生物素修饰寡核苷酸探针进行了 EMSA。纯化的 PgWOX11 与 HD 结合基序结合,而未标记的探针抑制了这种结合(图 4-5-7D)。为了验证 PgWOX11 可以在体内与 PgCLE45 启动子结合,采用了 ChIP-qPCR。ChIP 检测 PgWOX11-PgCLE45 启动子相互作用情况,并表明结构域Ⅰ而不是结构域Ⅱ覆盖了一个 HD 转录因子结合基序(图 4-5-7E),且抗 PgWOX11 血清能够和 PgCLE45 启动子区的扩增产物结合,未免疫沉淀的 DNA 作为对照,以确定 ChIP 效率。ChIP-qPCR 分析表明,PgWOX11 与包含 HD 基序的 PgCLE45 启动子强结合(图 4-5-7F)。因此,PgWOX11 与含有 HD 基序的 PgCLE45 启动子结合。

为了研究它们的调控模式,建立了一种体内检测方法,通过注入根癌农杆菌的烟叶,检测瞬时荧光素酶的表达。在瞬时反式激活实验中,分别克隆了含有启动子的 PgCLE45pro:LUC 融合基因和含有转录因子的 35Spro:PgWOX11 融合基因,分别作为报告基因和效应基因(图 4-5-7G)。将效应基因、报告基因和对照共转染到烟草叶片原生质体中。以 PgWOX11 为效应体的发光强度约为对照 PgCLE45 的 1.3 倍(图 4-5-7H)。PgWOX11 对含有 PgCLE45 启动子与萤火虫荧光素酶基因(LUC)融合的报告基因的表达有激活作用。另一方面,PgCLE45 处理的人参不定根中 PgWOX11 的表达水平较空白组下调,说明 PgCLE45 处理可以抑制 PgWOX11 的表达(图 4-5-7I)。总之,Re 通过上调 PgWOX11 进而参与人参不定根的发育,并且促进了 PgCLE45 表达。然而,PgCLE45 抑制 PgWOX11 的表达以及 Re 的含量。这表明人参皂苷可以通过 PgCLE45-PgWOX11 反馈调控循环参与不定根分支。

(五) 思考与拓展

1. 创新性　本案例发现了一个潜在的 CLE-WOX 调控环作为人参不定根分支的主调控因子。外源应用 PgCLE45 可降低 *PgWOX11* 的表达,减少不定根分枝。反过来,改变 *PgWOX11* 的表达进而改变 *PgCLE45* 的转录,这也可能影响人参根的表型。该网络决定了根系的可塑性,并影响了人参皂苷的生物合成。通过控制人参皂苷的含量,有可能促进人参不定根的分支。这是首个中药中 CLE-WOX 信号循环的研究,这将为中药"优质"和"优形"之间的相互作用提供新的思路。

(1) Rb1 和高浓度 Re 可以减少人参不定根的分支,而低浓度 Re 可以增加人参不定根的分枝。为了进一步研究其潜在的分子机制,在人参不定根中发现了 4 个 *PgCLE* 基因。在 50 μmol/L Rb1 处理下,这四个基因表达量会上调,尤其是 *PgCLE45* 基因。Re 在 10 μmol/L 时可显著抑制 *PgCLE45* 的转录活性,表明 PgCLE45 在人参皂苷调控的不定根发育过程中发挥重要作用。

(2) PgCLE12、PgCLE27 和 PgCLE45 均可显著减少人参不定根分支。并且,PgCLE27 和 PgCLE45 也可通过下调人参皂苷生物合成基因 *DDS*、*CYP716A47* 和 *CYP716A53* 的表达,进而显著降低人参苷中 Re 的含量。表面 PgCLE 参与人参不定根的发育和人参皂苷生物合成的调控。

(3) 通过 qRT-PCR 分析 *PgWOX* 和 *PgCLE* 基因,*PgCLE45* 和 *PgWOX11* 表达趋势相反。因此,*PgCLE45* 可能对 *PgWOX11* 具有负反馈调控作用。外源应用 PgCLE45 可以显著降低 *PgWOX11* 的表达水平,证实了上述猜想。结合酵母单杂交试验、EMSA 和 ChIP 试验,证实 PgWOX11 与含有 HD 结合基序的 *PgCLE45* 启动子结合。双荧光素酶实验表明,*PgWOX11* 激活 *PgCLE45* 转录。因此,推测人参不定根分支可能受到 PgCLE45-PgWOX11 反馈循环调控。

2. 问题与启发　道地药材的表型与质量是相关联的,体现为"形质合一"。人参皂苷 Rb1 和 Re 能够调控人参不定根的分支,它们是否对其他植物的根系发育也有影响尚不清楚,结合本文,通过查阅文献,设计实验探究人参皂苷类化合物对不同植物根系发育的影响。

例二　土壤微生态对道地药材茅苍术化学型形成的影响机制研究

(一) 研究背景

苍术(*Atractylodes lancea*)是菊科(Compositae)苍术属(*Atractylodes*)多年生草本植物,其干燥根茎为常用中药材。挥发油成分被认为是苍术燥湿健脾、抗菌消炎的主要活性成分,其中茅术醇、β-桉叶醇、苍术酮和苍术素 4 种主要挥发油成分的含量是评价苍术药材品质优劣的重要指标。有研究表明,气候条件在道地产区苍术品质形成过程中发挥重要作用,其中高温是影响苍术生长发育的生态限制因子之一,降雨量是影响苍术挥发油含量的生态主导因子之一。此外,也有研究发现苍术内生微生物对苍术 4 种主要挥发油的组成和比例有调节作用,不同微生物对挥发油成分的调节作用也不相同。由于药用植物相关微生物群落因地理环境和宿主等因素而存在差异,因此推测不同产地独特的微生物群落可能是造成苍术药材品质差异的重要生物因素。为了探究高温胁迫和干旱胁迫下土壤微生物以及不同产地根茎内生微生物对苍术品质形成的作用规律,本研究通过室内受控实验研究了土壤微生物在高温或干旱胁迫下对苍术生长发育和挥发油累积的影响,并且从不同产地苍术根茎中分离、筛选内生微生物对其生物学功能进行验证,进而探讨土壤微生态对道地药材苍术化学型形成的影响机制。

(二) 材料与仪器

1. 供试材料

(1) 苍术幼苗:由江苏省金坛金牛洞山(119°18′52″E,31°46′37″N)野生苍术通过离体快繁的方式获得的无菌组培苗。

(2) 苍术根茎:用于分离苍术内生菌的根茎材料分别采集自江苏溧水、湖北黄冈、河南洛阳、陕西商洛野生或栽培苍术。

(3) 土壤微生物:采集道地产区——江苏省南京市溧水区汤山风景区 5~10 cm 深的林下土壤,低温(冰袋降温)运输至实验室。称取 10 g 原生林下土壤至 250 mL 锥形瓶中,添加 100 mL 无菌蒸馏水,在摇床上以 220 r/min 的转速充分震荡 10 min 获得包含道地产区原生林下土壤完整微生物群落的土壤悬浮液。

2. 试剂

Murashige & Skoog(MS),马铃薯葡萄糖琼脂培养基(Potato dextrose agar,PDA),牛肉膏蛋白胨琼脂培养基(Beef extract-peptone agar,BEPA),改良高氏一号培养基(Gauze's Synthetic Broth Medium,Modified,GSBMM),大豆酪蛋白琼脂培养基(Tryptose Soya Agar,TSA)。

3. 仪器

生物安全柜,pH 计,高压蒸汽灭菌锅,超声波清洗仪,冷冻干燥机,GC-MS。

(三) 研究方法

1. 苍术高温胁迫处理

准备苍术幼苗及高温和接种土壤微生物处理,将苍术幼苗从生根培养基移栽至无菌泥炭土中定植 9 天,待长出新根后进行高温或接种土壤微生物处理。每株苍术幼苗的根附近接种 5 mL 土壤悬浮液/灭菌土壤悬浮液,土壤悬浮液中包含土壤所有微生物菌群,灭菌则表示土壤悬浮液中无微生物菌群。将接种土壤悬浮液/灭菌土壤悬浮液的苍术幼苗各均分为两份,每份 15 株苍术幼苗,一份进行为期 30 天的高温(30±2 ℃)胁迫处理;另一份作为对照组继续在常温温室(23±2 ℃)中培养 30 天。

2. 苍术干旱胁迫处理

准备苍术幼苗及干旱和接种土壤微生物处理,将苍术幼苗从生根培养基移栽至灭菌泥炭土中定植 9 天,待长出新根后进行模拟干旱(无干旱,PEG6000 浓度:0;轻度干旱 PEG6000 浓度:10%;重度干旱,PEG6000 浓度:25%)或接种土壤微生物处理。每株苍术幼苗的根附近接种 5 mL 土壤悬浮液/灭菌土壤悬浮液。将接种土壤悬浮液/灭菌土壤悬浮液的苍术幼苗各均分为三份,每份 15 株苍术幼苗,分别进行无干旱、轻度干旱和重度干旱处理,所有处理均在常温温室(23±2 ℃)中培养 30 天。

3. 苍术根茎内生微生物分离鉴定及功能验证

将不同产地苍术根茎先用自来水冲洗干净,在超净工作台中削去表皮,切成大约 0.5 cm×0.5 cm×1.5 cm 的小长方体,表面使用 75% 酒精和 2.5% 的次氯酸钠灭菌并用无菌蒸馏水漂洗 3 遍,再用无菌吸水纸吸干表面水分。最后用解剖刀将小长方体切成厚度约 1 mm 的薄片平放在配制好的 PDA、BEPA、GSBMM 和 TSA 筛选培养基表面,轻轻按压。将培养基封口,培养细菌的培养基放置在 37 ℃ 的培养箱中培养,培养真菌的培养基放在 30 ℃ 的培养箱中培养,每天观察一次平板,有新的菌落长出立即用接种针挑取菌落或菌丝,转移至干净的培养基中采用平板划线法分离、纯化,一个菌落至少划线 3 次进行纯化,直至有纯的单菌落产生;如此连续观察、挑选、纯化菌种 30 天,直至苍术根茎块上不再有新的菌落产生。分离纯化后的菌种用各自分离时的液体培养基培养,48 h 后取菌液进行细菌的 16S 和真菌的 ITS 扩增子测序,扩增后的序列在 NCBI 网站(https://www.ncbi.

nlm.nih.gov/)上进行序列比对,取相似度最高的参考菌作为该菌株的属或者种名。

将分离获得的苍术根茎内生细菌和真菌分别回接到苍术幼苗根的周围,每株幼苗接种 10 mL 含 $1×10^8$ 个/mL 的细菌菌液,接种包含 0.3 g 的真菌菌丝体的 10 mL 菌液,每个菌种 6 个重复。所有处理均在常温温室($23±2\ ℃$)中培养 40 天。

4. 苍术幼苗生物量和 4 种挥发油成分检测　分别收集实验 1、2、3 所培养获得的苍术幼苗,进行苍术单株鲜重、地上鲜重、地下鲜重、根长等生物学指标测定,将采集的幼苗根用冷冻干燥机干燥至恒重,使用 GC-MS 外标法测定各样品中茅术醇、$β$-桉叶醇、苍术酮和苍术素的含量。

(四) 研究结果

1. 土壤微生物促进高温胁迫下苍术的生长和挥发油积累

(1) 土壤微生物促进高温胁迫下苍术的生长。在常温条件下(室温 $23±2\ ℃$),接种土壤微生物显著提高了苍术的根生物量。高温胁迫显著抑制苍术的生长,鲜重、根鲜重和总鲜重均显著降低。相比之下,预先接种土壤微生物的幼苗,在高温下观察到根系或总鲜重没有显著变化,表明接种土壤微生物显著减轻了高温对苍术幼苗的伤害。在接种土壤微生物提高苍术根生物量的同时,苍术的地上部生物量降低,从而大大提高了植株的根冠比。无论是在常温还是高温条件下,土壤微生物均显著增加了苍术的根长和根干重,同时降低了根的相对含水量,表明土壤微生物有利于苍术根干物质的积累。土壤微生物接种处理的苍术根含水量最低,但根干重、根长和根冠比最高,表明土壤微生物对栽培苍术的药材产量具有巨大的促进作用。

(2) 高温胁迫下土壤微生物对苍术挥发油积累的促进作用增强。在未接种土壤微生物时,高温胁迫使苍术根中 $β$-桉叶醇含量显著($p<0.05$)增加,而对茅术醇、苍术酮和苍术素的含量无显著影响。与未接种土壤微生物处理组相比,接种土壤微生物后,常温和高温处理组苍术的 4 种挥发油含量均显著增加($p<0.05$),其中接种土壤微生物的高温处理组苍术中苍术酮增加了将近 40 倍,表明土壤微生物对苍术根中挥发油含量的积累具有很强的促进作用,对于栽培苍术的品质提升潜力巨大(图 4-5-8)。此外,与接种土壤微生物的常温处理组相比,接种土壤微生物的高温处理组苍术中的茅术醇、$β$-桉叶醇和苍术酮的含量均有提升,虽然未达到显著差异水平,但结合未接种土壤微生物时高温胁迫对 $β$-桉叶醇含量的促进作用,也能够表明高温对苍术挥发油含量的增加也具有一定的促进作用,而且在高温胁迫下土壤微生物对苍术挥发油积累的促进作用增强。

2. 土壤微生物促进干旱胁迫下苍术的生长和挥发油积累

(1) 土壤微生物促进干旱胁迫下苍术的生长。在未接种土壤微生物的情况下,轻度干旱处理的苍术幼苗茎叶鲜重、根鲜重、根干重、根冠比、根长和根相对含水量与无干旱处理组相比无显著差异;而在重度干旱情况下,苍术幼苗的茎叶鲜重和根鲜重显著低于无干旱和轻度干旱($p<0.05$),相反显著增加了幼苗的根冠比。在苍术根部接种土壤微生物之后,无干旱和轻度干旱处理组的 6 个幼苗生物指标之间无显著差异,除根冠比外,其他指标都显著高于重度干旱接种土壤微生物的处理组以及未接种微生物的 3 个处理组;而且接种土壤微生物的重度干旱处理组茎叶鲜重和根鲜重显著高于不接种土壤微生物的重度干旱处理组($p<0.05$),与未接种的无干旱和轻度干旱处理组达到同一水平,但是根干重均显著高于未接种土壤微生物的 3 个处理组。以上结果表明,干旱对苍术的茎叶和根的生长有抑制作用,尤其是重度干旱,但是微生物可以促进干旱胁迫下苍术的生长,通过提高相对含水量缓解干旱对苍术幼苗的损害,提高苍术根干物质的积累。

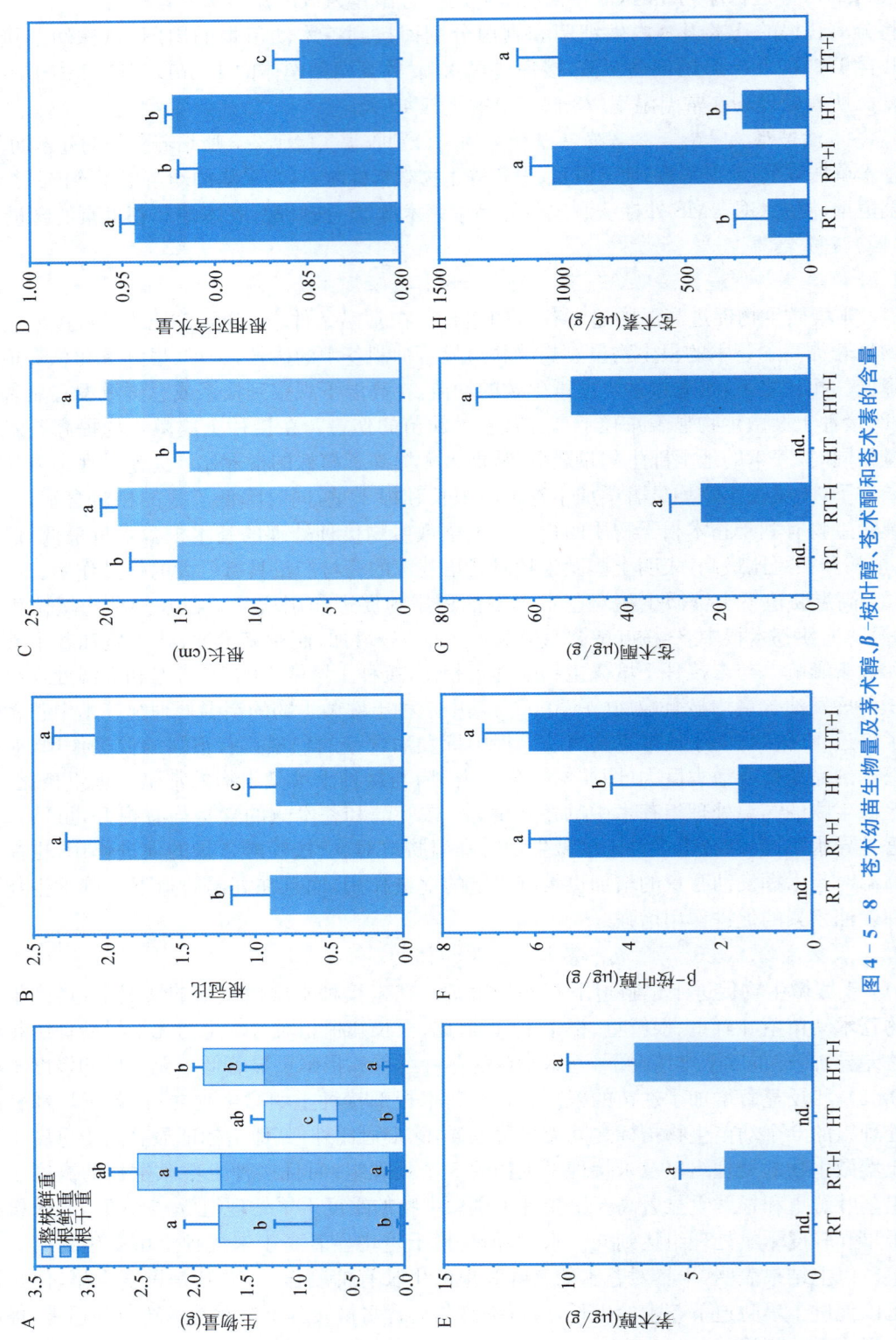

图4-5-8 苍术幼苗生物量及茅术醇、β-桉叶醇、苍术酮和苍术素的含量

[nd. 未检测到；RT. 常温 23±2 ℃；HT. 高温 30±2 ℃；+I. 接种道地产区苍术原生林下土壤微生物；不同小写字母代表显著差异（单因素方差分析，$p<0.05$）]

(2) 干旱抑制微生物对苍术挥发油积累的促进作用。在未接种土壤微生物的情况下，无干旱和轻度处理组的苍术根内 4 种挥发油成分含量无显著差异；而重度干旱处理组除茅术醇含量显著低于无干旱和轻度干旱处理组外（$p<0.05$），其他 3 个成分无显著差异。在接种土壤微生物之后，无干旱和轻度干旱处理组的茅术醇与未接种土壤微生物的无干旱和轻度干旱处理组之间无显著差异，但是显著高于接种土壤微生物的重度干旱组（$p<0.05$）；另外接种微生物的无干旱处理组的茅术醇含量高于接种土壤微生物的轻度干旱处理组及未接种土壤微生物的无干旱和轻度干旱处理组，表明土壤微生物在无干旱时对茅术醇有促进作用，而重度干旱显著降低茅术醇的含量；微生物可以显著提高无干旱时 β-桉叶醇、苍术酮和苍术素的含量（$p<0.05$），同样也可以提高轻度干旱时 β-桉叶醇和苍术酮的含量，而接种土壤微生物的轻度干旱处理组的苍术素略高于接种土壤微生物的重度干旱处理组（图 4-5-9）。以上结果表明，微生物对无干旱和轻度干旱时苍术根内的 β-桉叶醇、苍术酮和苍术素的产生和积累促进作用强；而重度干旱是影响 4 种挥发油成分的重要限制因素，并且抑制微生物的促进作用。

3. 苍术根茎内生微生物促进苍术的生长并调节挥发油的比例 该实验选择分离鉴定的 36 株细菌和 13 株真菌进行回接幼苗实验，探究内生微生物对苍术的生长发育和挥发油积累的影响。结果表明，内生细菌对苍术的生长发育促进作用不显著，仅有 B19（*Paenibacillus konkukensis*）和 B27（*Pseudomonas aeruginosa*）对根干重有显著的促进作用。然而，部分细菌如芽孢杆菌属（B5、B6 和 B8）、戴氏菌属（B12）、肠杆菌属（B14）、克雷伯氏菌属（B17）、伯克霍尔德氏菌属（B26）、根瘤菌属（B29 和 B30）和链霉菌属（B34）对苍术醇和 β-桉叶醇的产生具有显著的促进作用（$p<0.05$）（图 4-5-10）。

与细菌不同，内生真菌对茅苍术的生长发育和挥发油的积累整体来讲促进作用更强，所有真菌对苍术的地上部分茎叶有抑制甚至是显著抑制作用，但对苍术的根鲜重、根干重均有促进作用，对苍术根干重的促进作用尤为显著。仅有一株未分类真菌 F2 对茎叶重、须根数、β-桉叶醇和苍术素具有显著的抑制作用；但是所有的真菌（包括 F2）对苍术的根鲜重、根干重均有促进作用，对苍术根干重的促进作用尤为显著。内生真菌对挥发油含量的调节作用也相当明显，瓶霉菌属真菌（F1）对苍术酮和苍术素的积累有显著促进作用，镰刀孢菌属（F5）和未分类真菌（F6、F8 和 F9）对苍术酮有显著的促进作用，而真菌 F5、F6 和 F8 对苍术素有抑制作用（图 4-5-11）。综上所述，苍术根茎内生真菌对苍术根的生长促进作用大于内生细菌，内生细菌主要促进茅术醇和 β-桉叶醇的积累，而内生真菌主要促进苍术酮和苍术素的积累，这为微生物影响苍术化学型的形成提供了有力证据。

（五）思考与拓展

1. 创新性 本案例对比了生物和非生物因子对苍术生长和 4 种主要挥发油成分积累的影响，为揭示微生物在苍术化学型的形成中的关键作用提供有力证据。

（1）高温抑制苍术生长的同时在一定程度上促进苍术根中茅术醇、β-桉叶醇和苍术酮的积累，而且高温胁迫下土壤微生物对苍术挥发油积累的促进作用增强，丰富了"逆境出品质"的科学内涵。

（2）干旱胁迫抑制微生物对苍术挥发油积累的促进作用，表明干旱在苍术生长发育和挥发油积累过程中发挥非常关键的调节作用。

（3）苍术根茎内生细菌主要促进茅苍术醇和 β-桉叶醇的积累，而内生真菌主要促进苍术酮和苍术素的积累，这为微生物影响苍术化学型的形成提供了有力证据。

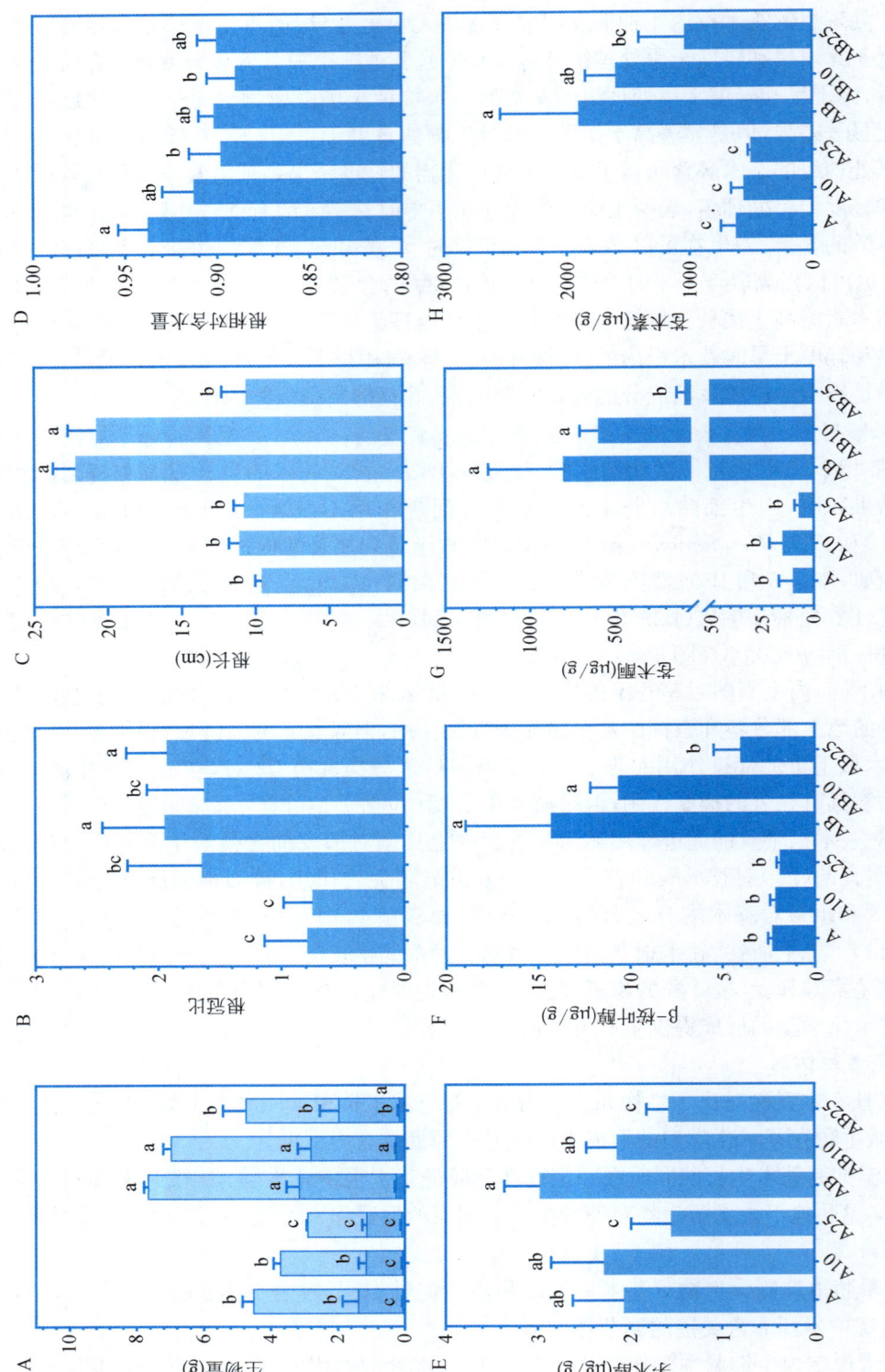

图 4-5-9 苍术幼苗生物量及茅术醇、β-桉叶醇、苍术酮和苍术素的含量

[ND. 无干旱;MD. 轻度干旱;SD. 重度干旱;+I. 接种道地产区苍术原生林下土壤微生物;-I. 未接种道地产区苍术原生林下土壤微生物;+p. 栽培苍术;-p. 未栽培苍术。不同小写字母代表显著差异(单因素方差分析,$p<0.05$)。DW. 干重]

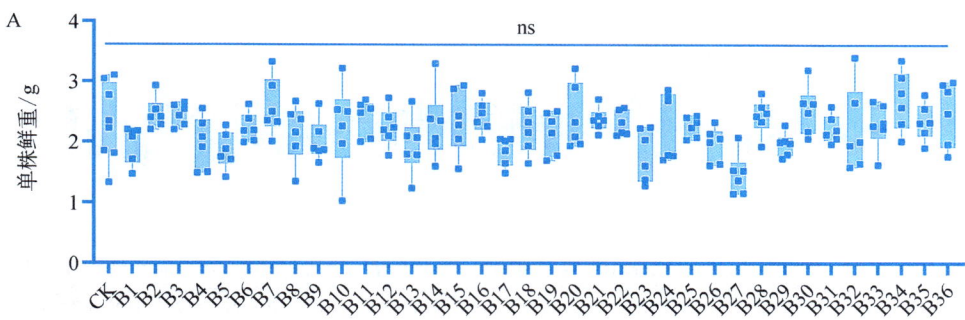
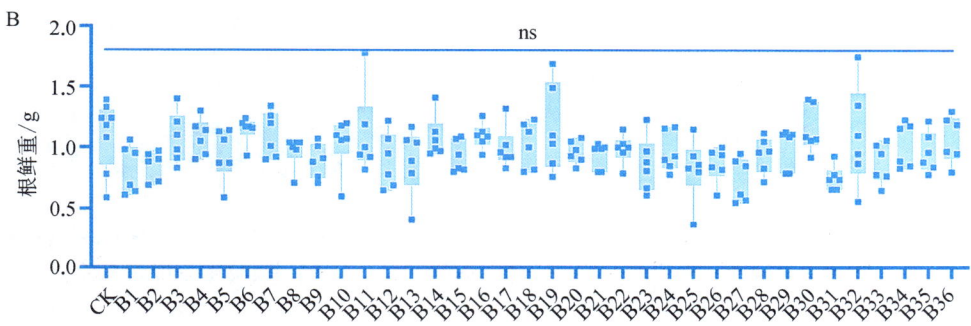
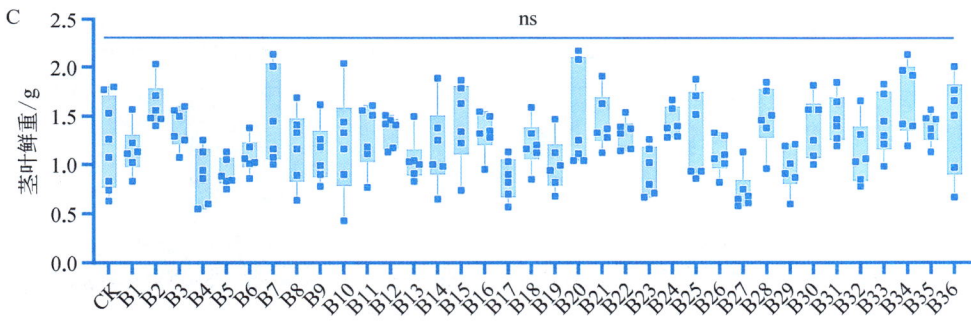
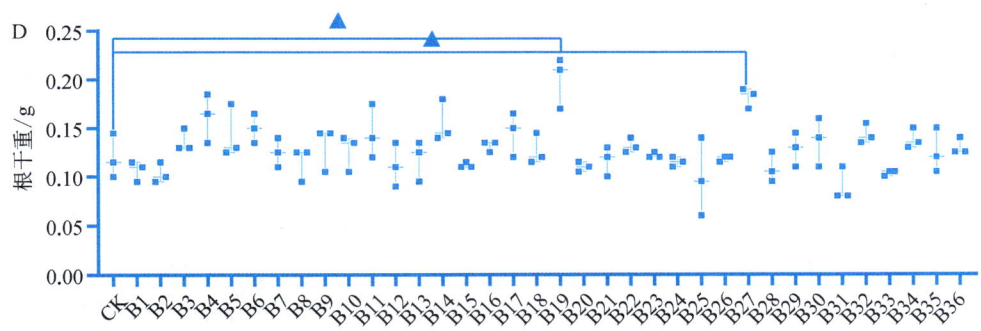

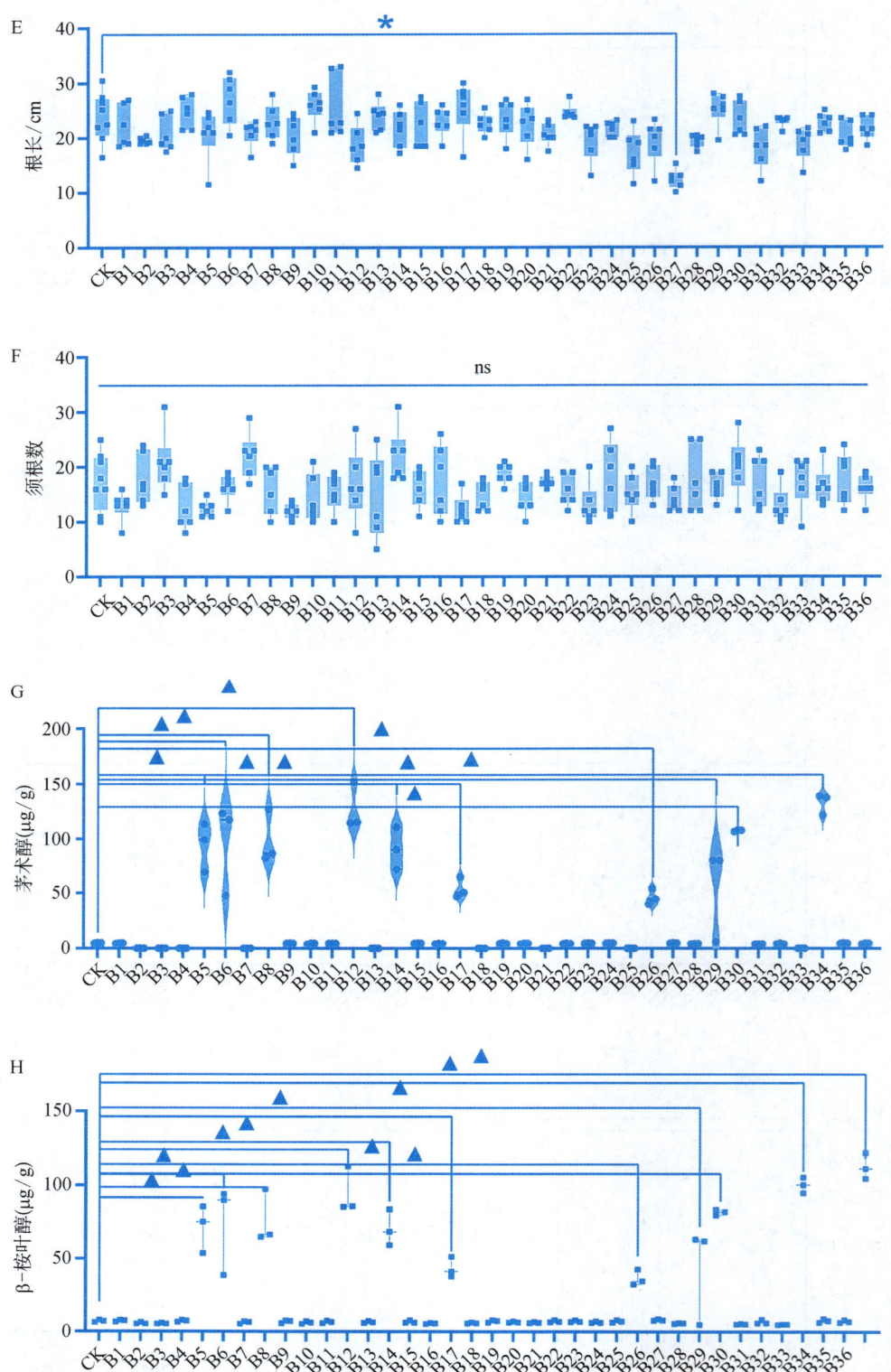

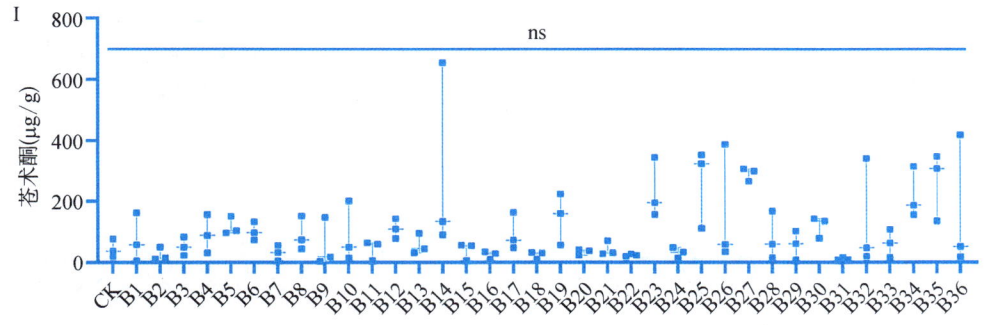

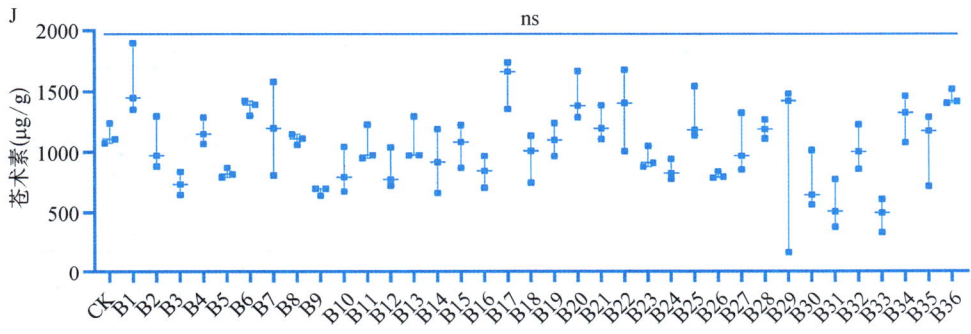

图 4-5-10 内生细菌回接苍术幼苗的表型指标及 4 种挥发油含量

[ns. 表示无显著性差异；▲. 显著促进作用（单因素方差分析，$p<0.05$）；
*. 显著抑制作用（单因素方差分析，$p<0.05$）。下同]

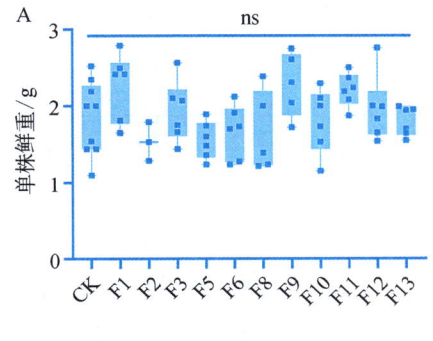

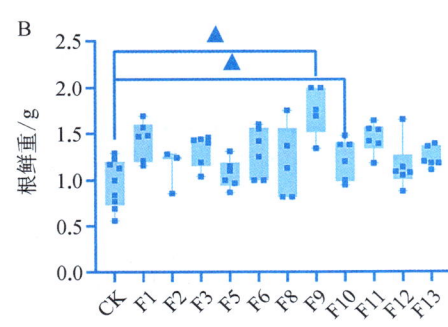

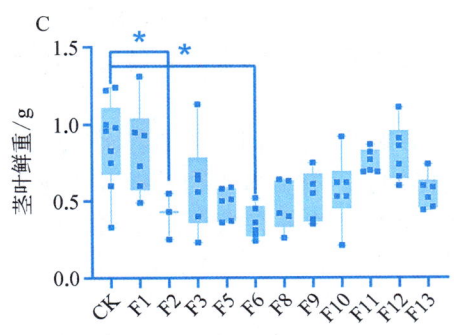

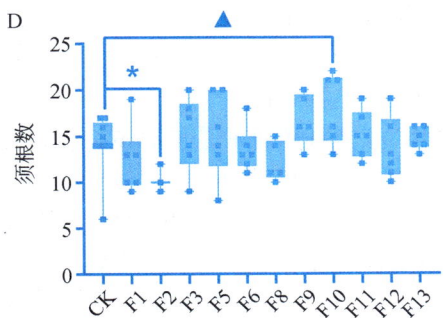

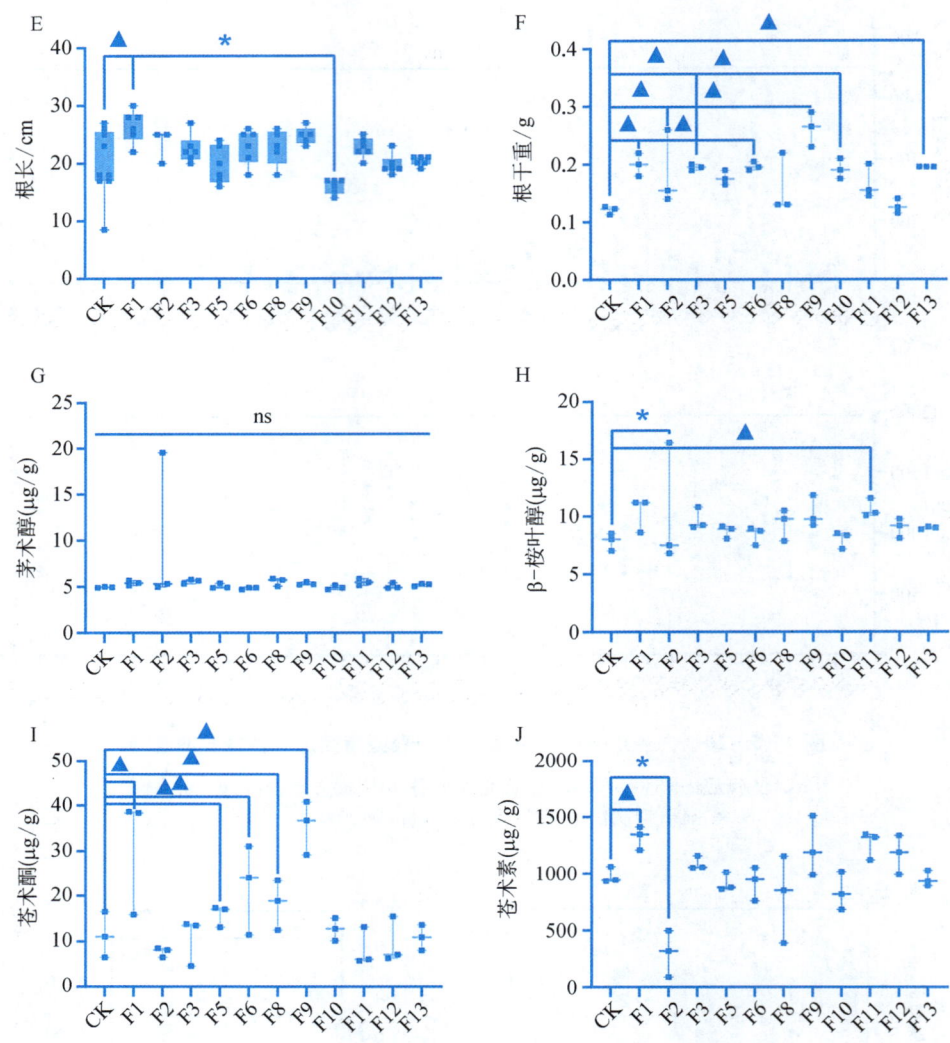

图 4-5-11　内生真菌回接苍术幼苗的表型指标及 4 种挥发油含量

[ns. 表示无显著性差异；▲. 显著促进作用（单因素方差分析，$p<0.05$）；
＊. 显著抑制作用（单因素方差分析，$p<0.05$）]

2. 问题与启发　"逆境促品质"指药用植物遭受高温、干旱、病虫害等生物和非生物胁迫时有效药用成分积累的现象，病原真菌导致植物生病枯萎，不可否认属于生物胁迫，然而促进药用植物生长的有益微生物同样有利于药用植物药效成分的积累，那么有益微生物对于药用植物是否属于生物胁迫。

"逆境"和"胁迫"通常是指对植物生长发育不利影响的描述，同时伴随着次生代谢产物的积累，因此次生代谢产物被看作是植物对逆境胁迫的响应。有益微生物是指对植物生长发育有利的微生物，有益微生物在植物根际或组织内获取植物产生的有机物质而存活，反过来有益微生物通过分泌生长素、铁载体、溶磷、解钾等直接或间接促进植物的生长，二者属于互惠共生关系，从这个角度来讲，有益微生物对植物而言不属于逆境胁迫。

从本案例的研究结果可以看出，促进苍术生长的微生物同时也具有促进苍术挥发油积累的功能。然而,环境诱导植物次生代谢产物合成积累的最佳防御假说认为:在环境胁迫条件下,植物会产生较多的次生代谢产物。以最佳防御假说来解释微生物促进苍术挥发油积累,微生物就成了环境胁迫因子。很显然,有益微生物这种既促进药用植物生长又促进次生代谢产物积累的现象与以往的假说存在一定矛盾,因此可能需要用新的假说去解释,更需要深入的研究去了解这种现象产生的原因。无论如何,有益微生物既促进药用植物生长又促进次生代谢产物积累的功能是中药材产量和品质提升的重要途径,值得深入研究和开发。

例三 人为因素对道地药材岷当归形成的影响

(一) 研究背景

当归为伞形科植物当归(Angelica sinensis Oliv. Diels)的干燥根。具有补血活血、调经止痛、润肠通便的功效。甘肃产当归为历代医学家所推崇。岷县地处甘南高原、陇中高原、陇南山地丘陵交错地带,受特殊地理位置和气候影响,具有丰富的中药材资源,素有"千年药乡""中国当归之乡"之称。南京中医药大学段金廒教授领衔制定了《道地药材生产技术规程岷当归》国家标准,规定了种子种苗繁育、田间管理、病虫鼠害防治、采收、产地初加工和包装贮藏等阶段的技术标准。

(二) 研究方法

1. 不同种子种苗繁育对当归生长的影响　针对不同年份成熟、早期抽薹等来源的种子进行栽培发苗实验,对比分析种苗单根重、根粗、产量、一级苗比例、成活率和早期抽薹率等生长指标进行测定。选取质量较好的种苗在不同时期移栽实验,对当归的田间保苗率、早期抽薹率、药材根形态及鲜产量和质量等生物学指标进行测定。

2. 不同加工贮藏方式对当归药材品质的影响　选取同一批种苗同样生长年限的当归,针对自然晒干、阴干、熏干、烘干等不同加工方法处理的当归,检测当归中挥发油、多糖等药效成分的变化。

(三) 研究结果

1. 种子种苗繁育　针对岷当归的种子选育,避免使用早期抽薹植株所产种子,选择健壮、根头粗大、无病虫害的三年生当归植株所繁育种子。早薹当归种子也称火药子,所育种苗早薹率近100%,流入市场后对当归栽培行业负面影响极大。

岷当归五六月份播种,高海拔寒冷地区早播,低海拔地区适当晚播。3月份左右移栽,6月中下旬进入早薹盛期,要及时拔除早期抽薹的植株,及时止损,同时避免早薹种子流入市场。

2. 采收加工　移栽当年秋季开始采挖,采挖前一周割去地上部分。采挖出的鲜当归运回后不能堆置,防止冻害及发霉变质。当归及时去净泥土,置于干燥通风处晾晒,至侧根失水变软,除去须根并理顺。于室内用蚕豆秸、麦秆等作燃料,用水喷湿,生火燃发烟雾。火力大小要适中,忌用明火,要定期停火回潮,上下翻堆,使干燥程度一致。待根内外干燥一致,用手折断时清脆有声,表面赤红色,断面乳白色为好。此方法加工的岷当归肉质白净、质地油润,符合传统道地药材品质。热风烘干技术容易导致岷当归药材干枯,油性会下降。

3. 贮藏养护　在当归贮藏过程中为了不使药材产品发生虫蛀或霉变,往往采用硫黄熏蒸的方法,对中药材造成二次污染,严重影响当归的药材品质。有研究尝试使用氮气养护贮藏,发现贮藏12个月的当归色泽基本和刚采收的一样,较贮藏前水分减少0.53%,浸出物较贮藏前降低0.07%,阿魏酸与贮藏前相同[1]。在高寒阴湿区当归在高氮低氧环境下长期存放,不使用任何杀虫、杀菌剂或者其他有害物质,所有材料均为绿色环保材料。不会对中药材造成任何污染,最大限度保留了道地药材的品质。

(四) 思考与拓展

生产道地药材不仅需要依靠自然环境,也需要科学合理的人为管理和技术支持。只有保证种子种苗的优良品质,同时规范化采收加工和贮藏的技术方法,才能生产出高质量的道地药材。从本案例的研究发现,甘肃岷县特有的栽培和加工技术具有促进岷当归药材药效成分生成和积累的作用。

道地药材形成的人文因素主要包括历史、文化、传统知识和民俗习惯等方面的影响。这些因素都会对道地药材的种植、采集、加工和应用产生重要影响。在推广和发展道地药材产业时,需要综合考虑这些人文因素,以更好地保护和传承传统药材文化。

参考文献

[1] 黄璐琦,刘昌孝.分子生药学[M].3版.北京:科学出版社,2015.
[2] 黄璐琦,张瑞贤."道地药材"的生物学探讨[J].中国药学杂志,1997,32(9):563-566.
[3] 黄璐琦,郭兰萍,胡娟,等.道地药材形成的分子机制及其遗传基础[J].中国中药杂志,2008,33(20):2303-2308.
[4] 黄璐琦,陈美兰,肖培根.中药材道地性研究的现代生物学基础及模式假说[J].中国中药杂志,2004(6):5-7,121.
[5] 何冬梅,王海,陈金龙,等.中药微生态与中药道地性[J].中国中药杂志,2020(2):290-302.
[6] 张成才,孙嘉惠,汪奕衡,等.道地药材"优形、优质"形成的微进化机制研究进展[J].中国中药杂志,2023,48(22):6021-6029.
[7] 黄璐琦,戴住波,吕冬梅,等.探讨道地药材研究的模式生物及模型[J].中国中药杂志,2009,34(9):1063-1066.
[8] 刘天睿,金艳,孟虎彪,等.论中药"辨状论质"之辨色泽与品质评价的生物学内涵研究[J].中国中药杂志,2020,45(19):4545-4554.
[9] 袁媛,黄璐琦.道地药材分子生药学研究进展和发展趋势[J].科学通报,2020,65(12):1093-1102.
[10] Yu Z, Liao Y, Jaime TDS, et al. Differential accumulation of anthocyanins in *Dendrobium officinale* stems with red and green peels [J]. International Journal of Molecular Sciences, 2018, 19(10):2857.
[11] 马青,马蕊,苏平,等.樟树化学型形成关键萜类合酶的系统鉴定[J].中国中药杂志,2023,48(9):2307.
[12] Juan L, Tong C, Jie Z, et al. Ginsenosides regulate adventitious root formation in *Panax ginseng* via a PgCLE45 - PgWOX11 regulatory module [J]. Journal of Experimental Botany, 2020, 71(20):6396-6407.
[13] 郭兰萍,刘吉力,黄璐琦.茅苍术道地药材的挥发油组成特征分析[J].中国中药杂志,2002(11):13-18.
[14] 刘玉萍,罗集鹏,冯毅凡,等.广藿香的基因序列与挥发油化学型的相关性分析[J].药学学报,2002(4):304-308.
[15] Ai Q, Sun G, Luo Y, et al. Ginsenoside Rb1 prevents hypoxia-reoxygenation-induced apoptosis in H9c2 cardiomyocytes via an estrogen receptor-dependent crosstalk among the Akt, JNK, and ERK 1/2 pathways using a label-free quantitative proteomics analysis [J]. RSC Advances, 2015, 5(33):26346-26363.
[16] Su J, Wang Y, Bai M, et al. Soil conditions and the plant microbiome boost the accumulation of monoterpenes in the fruit of *Citrus reticulata* 'Chachi' [J]. Microbiome, 2023, 11(1):61.
[17] 肖小河,夏文娟,陈善塘.中国道地药材研究概论[J].中国中药杂志,1995(6):323-326,82.
[18] 黄璐琦,张瑞贤."道地药材"的生物学探讨[J].中国药学杂志,1997(9):53-56.
[19] Briggs D, Walters SM. Plant variation and evolution [M]. Cambridge: Cambridge University Press, 2016.
[20] 周荣汉,段金廒.药用植物化学分类学[M].上海:上海科学技术出版社,1988.

[21] Guo ZY, Hao K, Lv ZY, et al. Profiling of phytohormone-specific microRNAs and characterization of the *miR160-ARF1* module involved in glandular trichome development and artemisinin biosynthesis in *Artemisia annua* [J]. Plant Biotechnology Journal, 2023, 21(3): 591-605.

[22] Hua Y, Wang S, Liu Z, et al. Transcriptomic analysis of *Pseudostellariae Radix* from different fields using RNA-seq [J]. Gene, 2016, 588(1): 7-18.

[23] 谢冬梅,俞年军,黄璐琦,等.基于高通量测序的药用植物"凤丹"根皮的转录组分析[J].中国中药杂志,2017,42(15):2954-2961.

[24] 华桦,严志祥,田韦韦,等.川产道地药材花椒转录组及品质相关性探讨[J].中国中药杂志,2020,45(4):732-738.

[25] 袁媛,魏渊,于军,等.表观遗传与药材道地性研究探讨[J].中国中药杂志,2015,40(13):2679-2683.

[26] Hellens RP, Allan AC, Friel EN, et al. Transient expression vectors for functional genomics, quantification of promoter activity and RNA silencing in plants [J]. Plant Methods, 2005, 1: 13.

[27] 王泓力,焦雨铃.染色质免疫共沉淀实验方法[J].植物学报,2020,55(4):475-480.

[28] Zhang H, Lang Z, Zhu JK. Dynamics and function of DNA methylation in plants [J]. Nature Reviews Molecular Cell Biology, 2018, 19(8): 489-506.

[29] He Y, Zhang K, Shi Y, et al. Genomic insight into the origin, domestication, dispersal, diversification and human selection of *Tartary buckwheat* [J]. Genome Biology. 2024, 25(1): 61.

[30] Liao B, Shen X, Xiang L, et al. Allele-aware chromosome-level genome assembly of *Artemisia annua* reveals the correlation between *ADS* expansion and artemisinin yield [J]. Molecular Plant, 2022, 15(8): 1310-1328.

[31] Liu H, Li L, Fu XQ, et al. AaMYB108 is the core factor integrating light and jasmonic acid signaling to regulate artemisinin biosynthesis in [J]. New Phytologist, 2023, 237(6): 2224-2237.

[32] Cao R, Lv B, Shao S, et al. The SmMYC2-SmMYB36 complex is involved in methyl jasmonate-mediated tanshinones biosynthesis in *Salvia miltiorrhiza* [J]. The Plant Journal, 2024, 119(2): 746-761.

[33] Matías-Hernández L, Jiang WM, Yang K, et al. AaMYB1 and its orthologue AtMYB61 affect terpene metabolism and trichome development in *Artemisia annua* and *Arabidopsis thaliana* [J]. The Plant Journal, 2017, 90(3): 520-534.

[34] Shi P, Fu XQ, Shen Q, et al. The roles of *AaMIXTA1* in regulating the initiation of glandular trichomes and cuticle biosynthesis in *Artemisia annua* [J]. New Phytologist, 2018, 217(1): 261-276.

[35] Yan T, Chen M, Shen Q, et al. HOMEODOMAIN PROTEIN 1 is required for jasmonate-mediated glandular trichome initiation in *Artemisia annua* [J]. New Phytologist, 2016, 213(3): 1145-1155.

[36] Yan T, Li L, Xie L, et al. A novel HD-ZIP IV/MIXTA complex promotes glandular trichome initiation and cuticle development in *Artemisia annua* [J]. New Phytologist, 2018, 218(2): 567-578.

[37] Nishi H, Shaytan A, Panchenko AR. Physicochemical mechanisms of protein regulation by phosphorylation [J]. Frontiers in Genetics, 2014, 7(5): 170.

[38] Paul P, Singh SK, Patra B, et al. A differentially regulated AP2/ERF transcription factor gene cluster acts downstream of a MAP kinase cascade to modulate terpenoid indole alkaloid biosynthesis in Catharanthus roseus [J]. New Phytologist, 2017, 213(3): 1107-1123.

[39] Xie YF, Ding ML, Yin XC, et al. MAPKK2/4/5/7-MAPK3-JAZs modulate phenolic acid biosynthesis in *salvia militirrhiza* [J]. Phytochemistry, 2022, 199: 113177.

[40] Gu Z, Men S, Zhu J, et al. Chalcone synthase is ubiquitinated and degraded via interactions with a RING-H2 protein in petals of *Paeonia hybrid* 'HeXie' [J]. Journal of Experimental Botany, 2019, 70(18): 4749-4762.

[41] Yu H, Jiang M, Xing B, et al. Systematic analysis of kelch repeat f-box (kfb) protein gene family and identification of phenolic acid regulation members in *Salvia miltiorrhiza* Bunge [J]. Genes, 2020, 11(5): 557.

[42] Yu H, Li D, Yang D, et al. SmKFB5 protein regulates phenolic acid biosynthesis by controlling the

degradation of phenylalanine ammonia-lyase in *Salvia miltiorrhiza* [J]. Journal of Experimental Botany, 2021, 72(13): 4915-4929.

[43] Zhang Y, Shen Q, Leng L, et al. Incipient diploidization of the medicinal plant *Perilla* within 10,000 years [J]. Nature Communications, 2021, 12(1): 5508.

[44] Yang D, Huang Z, Jin W, et al. DNA methylation: A new regulator of phenolic acids biosynthesis in *Salvia miltiorrhiza* [J]. Industrial Crops and Products, 2018, 124: 402-411.

[45] He XY, Chen YW, Xia YT, et al. DNA methylation regulates biosynthesis of tanshinones and phenolic acids during growth of *Salvia miltiorrhiza* [J]. Plant Physiology, 2023, 194(4): 2086-2100.

[46] Zhang L, Yung WS, Hu Y, et al. Establishment of a convenient ChIP-seq protocol for identification of the histone modification regions in the medicinal plant *Andrographis paniculata* [J]. Medicinal Plant Biology, 2023, 2: 6.

[47] 郑小吉.道地药材质量因素剖析[J].江西中医药,1993(4):48-49.

[48] 肖小河.中药材品质变异的生态生物学探讨[J].中草药,1989,20(8):42-46.

[49] 杨庆珍,刘德旺,王冬梅,等.黄芪生态型与品质的相关性研究[J].中草药,2014,45(16):2395-2399.

[50] 肖小河,陈士林,陈善墉.中国乌头属分布式样的数值分析[J].植物学通报,1992(1):46-49.

[51] 郭兰萍,黄璐琦,阎洪,等.基于地理信息系统的苍术道地药材气候生态特征研究[J].中国中药杂志,2005(8):565-569.

[52] 郭兰萍,黄璐琦,蒋有绪."3S"技术在中药资源可持续利用中的应用[J].中国中药杂志,2005(18):1397-1400.

[53] 郭兰萍,黄璐琦,Huck CW.道地性现代诠释及道地药材鉴别:近红外光谱技术及其在中药道地性研究中的应用[C]//第六次全国中西医结合中青年学术研讨会.长沙,2008.

[54] 周红涛,胡世林,郭宝林,等.芍药野生与栽培群体的遗传变异研究[J].药学学报,2002(5):383-388.

[55] 郭兰萍,黄璐琦,华国栋,等.丹参地理变异及其道地性探讨[J].现代中药研究与实践,2006(5):3-6.

[56] Cao XY, Xu LX, Wang JY, et al. Endophytic fungus *Pseudodidymocyrtis lobariellae* KL27 promotes taxol biosynthesis and accumulation in *Taxus chinensis* [J]. BMC Plant Biology, 2022, 22(1): 12.

[57] 朱波.内生真菌提高铁皮石斛品质及其分子机制研究[D].杭州:浙江中医药大学,2017.

[58] 周佳宇.内生荧光假单胞菌增加茅苍术倍半萜积累和多样性的机制研究[D].南京:南京师范大学,2016.

[59] 聂淑琴,杨庆,李兰芳,等.五种产地苍术提取物主要药理作用的比较[J].中国中医药信息杂志,2002(1):38-40.

[60] 潘玉佳,付陈龙,田昌芬,等.花楸属植物种质资源研究进展[J].分子植物育种,2023,1:1-11.

[61] 张正斌.植物对环境胁迫整体抗逆性研究若干问题[J].西北农业学报,2000(3):112-116.

[62] Li Y, Luo ZQ, Yuan J, et al. Metabolic and transcriptional stress memory in suspension cells induced by yeast extract [J]. Cells, 2022, 11(23): 3757.

[63] Verhoeven K, Jansen J, van Dijk P, et al. Stress-induced DNA methylation changes and their heritability in asexual dandelions [J]. New Phytologist, 2010, 185(4): 1108-1118.

[64] 何伯伟,余欢欢,王松琳,等.浙江省中药材生产现状及特色道地药材发展趋势[J].中国现代中药,2023,25(11):1-5.

[65] 王继永,王浩,曾燕,等.中药材种业发展现状及品牌化战略路径[J].中国现代中药,2021,23(6):955-963.

[66] 王洁,陈江,鲜彬,等.中药品种选育与"中药品质育种"研究思路[J].中草药,2023,54(6):2012-2020.

[67] 陆中华,沈学根,王志安,等.杭白菊金菊2号的选育及栽培要点[J].浙江农业科学,2010(6):1263-1264.

[68] 马小军,莫长明.药用植物分子育种展望[J].中国中药杂志,2017,42(11):2021-2031.

[69] 陈中坚,马小涵,董林林,等.药用植物DNA标记辅助育种(三)三七新品种——"苗乡抗七1号"的抗病性评价[J].中国中药杂志,2017,42(11):2046-2051.

[70] 黄勤挽,周子渝,王瑾,等.附子道地性形成模式的梳理与考证研究[J].中国中药杂志,2011,36(18):2599-2601.

[71] 佚名."道地药材"是保证中药疗效的根源[J].首都医药,2006,15:34-37.
[72] 王小宁.川黄连栽培技术及产地加工方法对其药材品质的影响[D].成都:西南交通大学,2012.
[73] 沈玉聪,张红瑞,孟肖,等.栽培技术对地黄药材质量及显微结构的影响研究概况[J].现代中药研究与实践,2015,29(5):84-86.
[74] 施咏滔,舒佳宾,余文慧,等.道地中药材产地初加工集约化分析[J].现代农业科技,2022(4):203-206,9.
[75] 康彩琴,石建业.甘肃道地中药材质量管理和追溯体系建立分析[J].农业技术与装备,2022(2):99-100.
[76] 孟祥才,沈莹,杜虹韦.道地药材概念及其使用规范的探讨[J].中草药,2019,50(24):6135-6141.
[77] 肖小河,舒光明,方清茂,等.中药附子形态结构计算机三维重建与动态显示[J].中草药,1997(3):167-170.
[78] 张重义,谢彩侠,黄晓书,等.怀山药道地产区与非道地产区药材质量比较[J].现代中药研究与实践,2003,17(1):3.
[79] 王荣,张强,贾正平,等.色谱指纹谱技术在甘肃道地药材大黄鉴定中的应用[J].中药材,2003(7):484-486.
[80] 陈闽军,吴永江,范骁晖,等.色谱指纹图谱分析技术用于鉴别中药川芎产地[J].中国中药杂志,2003(7):23-27.
[81] 王雁,毕开顺.三七HPLC指纹图谱的建立[J].中国中药杂志,2003,28(4):316.
[82] 马英丽,赵怀清,田振坤,等.黄芪质量的化学模式识别研究[J].中草药,2003(5):79-81.
[83] 聂淑琴,李兰芳,杨庆,等.5种产地苍术提取物主要药理作用比较研究[J],中国中医药信息杂志,2001,8(2):27-29.
[84] 陆红,周大兴,严建伟,等.四种产地当归凝血功能的实验研究[J].中国中医药科技,2002(4):225.
[85] Ying L, Panpan L, Tetsuo T, et al. A chloroplast-localized rubredoxin family protein gene from *Puccinellia tenuiflora* (PutRUB) increases NaCl and NaHCO$_3$ tolerance by decreasing H$_2$O$_2$ accumulation [J]. International Journal of Molecular Sciences, 2016, 17(6): 804.
[86] Zhan X, Chen Z, Chen R, et al. Environmental and genetic factors involved in plant protection-associated secondary metabolite biosynthesis pathways [J]. Frontiers in Plant Science, 2022, 13: 877304.
[87] Pandey V, Indra D, Shyamal K. Environmental stresses in Himalayan medicinal plants: research needs and future priorities [J]. Biodivers Conserv, 2019, 28(8-9): 2431-2455.
[88] 郭兰萍,周良云,康传志,等.药用植物适应环境胁迫的策略及道地药材"拟境栽培"[J].中国中药杂志,2020,45(9):1969-1974.
[89] Wu W, Chen W, Liu S, et al. Beneficial relationships between endophytic bacteria and medicinal plants [J]. Frontiers in Plant Science, 2021, 12: 646146.
[90] Jia M, Chen L, Xin H, Zheng C, et al. A friendly relationship between endophytic fungi and medicinal plants: A systematic review [J]. Frontiers in Microbiology, 2016, 7: 906.
[91] 孟祥才,邓代千,杜虹韦,等.高品质道地药材的科学内涵[J].中草药,2023,54(3):939-947.
[92] 赵桂仿,Felber F,Kuepfer P.应用RAPD技术研究阿尔卑斯山黄花茅居群内的遗传分化[J].植物分类学报,2000(1):64-70.
[93] 唐晓萌,代玉梅,熊智,等.自然环境胁迫对旱冬瓜Frankia菌基因多样性的影响[J].应用生态学报,2003(10):1743-1746.
[94] 张劲松,周骏马,张弛,等.水稻耐盐突变体在环境因子胁迫下基因的表达特性[J].中国科学(B辑 化学 生命科学 地学),1995(11):1172-1177.
[95] 黎中宝,林鹏,林益明.白骨壤种群遗传变异及分化的生态分析研究[J].中国生态农业学报,2001(1):77-80.
[96] 孟祥才,陈士林,王喜军.论道地药材及栽培产地变迁[J].中国中药杂志,2011,36(13):1687-1692.
[97] 张进强,周涛,肖承鸿,等.金钗石斛拟境栽培技术评价与原理分析[J].中国中药杂志,2020,45(9):2042-2045.
[98] 易善勇,康传志,王威,等.霍山石斛种植模式比较及拟境栽培的优势分析[J].中国中药杂志,2021,

[99] 方清茂,彭文甫,董永波,等.基于遥感与GIS技术的川产道地药材川贝母适宜区研究——以暗紫贝母为例[J].世界中医药,2020,15(2):214-218.

[100] Kim Y, Zhang D, Yang D. Biosynthesis and biotechnological production of ginsenosides [J]. Biotechnology Advances, 2015, 33(6): 717-735.

[101] Attele A, Wu J, Yuan C. Ginseng pharmacology: multiple constituents and multiple actions [J]. Biochemical Pharmacology, 1999, 58(11): 1685-1693.

[102] Shi W, Wang Y, Li J, et al. Investigation of ginsenosides in different parts and ages of *Panax ginseng* [J]. Food Chemistry, 2007, 102(3): 664-668.

[103] Li XG, Yan YZ, Jin XJ, et al. Ginsenoside content in the leaves and roots of at different ages [J]. Life Science Journal-Acta Zhengzhou University Overseas Edition, 2012, 9(4): 679-683.

[104] Zhang AH, Lei FJ, Fang SW, et al. Effects of ginsenosides on the growth and activity of antioxidant enzymes in *American ginseng* seedlings [J]. Journal of Medicinal Plants Research, 2011, 5(14): 3217-3223.

[105] Peng DC, Wang HS, Qu CL, et al. Ginsenoside Re: Its chemistry, metabolism and pharmacokinetics [J]. Chinese Medicine, 2012, 7: 2.

[106] Somssich M, Je B, Simon R, et al. CLAVATA-WUSCHEL signaling in the shoot meristem [J]. Development, 2016, 143(18): 3238-3248.

[107] Depuydt S, Rodriguez-Villalon A, Santuari L, et al. Suppression of protophloem differentiation and root meristem growth by CLE45 requires the receptor-like kinase BAM3 [J]. Proceedings of the National Academy of Sciences of the United States of America, 2013, 110(17): 7074-7079.

[108] Rodriguez-Villalon A, Gujas B, van Wijk R, et al. Primary root protophloem differentiation requires balanced phosphatidylinositol-4,5-biphosphate levels and systemically affects root branching [J]. Development, 2015, 142(8): 1437-1446.

[109] Zhao Y, Hu YF, Dai MQ, et al. The WUSCHEL-related homeobox gene is required to activate shoot-borne crown root development in rice [J]. Plant Cell, 2009, 21(3): 736-748.

[110] Liu JC, Sheng LH, Xu YQ, et al. WOX11 and 12 are involved in the first-step cell fate transition during *de novo* root organogenesis in *Arabidopsis* [J]. Plant Cell, 2014, 26(3): 1081-1093.

[111] Cheng SF, Zhou DX, Zhao Y. WUSCHEL-related homeobox gene *WOX11* increases rice drought resistance by controlling root hair formation and root system development [J]. Plant Signaling & Behavior, 2016, 11(2): e1130198.

[112] Jiang W, Zhou SL, Zhang Q, et al. Transcriptional regulatory network of is involved in the control of crown root development, cytokinin signals, and redox in rice [J]. Journal of Experimental Botany, 2017, 68(11): 2787-2798.

[113] Sheng LH, Hu XM, Du YJ, et al. Non-canonical WOX11-mediated root branching contributes to plasticity in Arabidopsis root system architecture [J]. Development, 2017, 144(17): 3126-3133.

[114] Zhang Y, Li G, Jiang C, et al. Tissue-specific distribution of ginsenosides in different aged ginseng and antioxidant activity of ginseng leaf [J]. Molecules, 2014, 19(11): 17381-17399.

[115] Liu J, Jiang C, Chen T, et al. Identification and 3D gene expression patterns of WUSCEHEL-related homeobox (WOX) genes from Panax ginseng [J]. Plant Physiology and Biochemistry, 2019, 143: 257-264.

[116] Livak KJ, Schmittgen TD. Analysis of relative gene expression data using real-time quantitative PCR and the $2^{-\Delta\Delta CT}$ Method [J]. Methods, 2001, 25(4): 402-408.

[117] Zhou M, Sun Z, Ding M, et al. FtSAD2 and FtJAZ1 regulate activity of the FtMYB11 transcription repressor of the phenylpropanoid pathway in *Fagopyrum tataricum* [J]. New Phytologist, 2017, 216(3): 814-828.

[118] Sherameti I, Shahollari B, Venus Y, et al. The endophytic fungus *Piriformospora indica* stimulates

the expression of nitrate reductase and the starch-degrading enzyme glucan-water dikinase in tobacco and Arabidopsis roots through a homeodomain transcription factor that binds to a conserved motif in their promoters [J]. Journal of Biological Chemistry, 2005, 280(28): 26241-26247.
[119] Solovyev V, Shahmuradov I, Salamov A. Identification of promoter regions and regulatory sites [J]. Methods in Molecular Biology, 2010, 674: 57-83.
[120] Zha LP, Liu S, Liu J, et al. DNA methylation influences chlorogenic acid biosynthesis in by mediating LjbZIP8 to regulate phenylalanine ammonia-lyase 2 expression [J]. Frontiers in Plant Science, 2017, 8: 1178.
[121] Nakagawa T, Kurose T, Hino T, et al. Development of series of gateway binary vectors, pGWBs, for realizing efficient construction of fusion genes for plant transformation [J]. Journal of Bioscience and Bioengineering, 2007, 104(1): 34-41.
[122] Zhai QZ, Yan LH, Tan D, et al. Phosphorylation-coupled proteolysis of the transcription factor MYC2 is important for jasmonate-signaled plant immunity [J]. PLoS Geneticsics, 2013, 9(4): 1003422.
[123] Chu HW, Liang WQ, Li J, et al. A CLE-WOX signalling module regulates root meristem maintenance and vascular tissue development in rice [J]. Journal of Experimental Botany, 2013, 64(17): 5359-5369.
[124] Wang GD, Fiers M. CLE peptide signaling during plant development [J]. Protoplasma, 2010, 240(1-4): 33-43.
[125] Pallakies H, Simon R. The CLE40 and CRN/CLV2 signaling pathways antagonistically control root meristem growth in Arabidopsis [J]. Molecular Plant, 2014, 7(11): 1619-1636.
[126] Yamaguchi YL, Ishida T, Sawa S. CLE peptides and their signaling pathways in plant development [J]. Journal of Experimental Botany, 2016, 67(16): 4813-4826.

(张磊　陈万生　郭兰萍　吴啟南　梁宗锁　于海征
　王升　杨东风　陈军峰　刘㵘㵘　赵雅秋)

第五章
珍稀濒危中药资源的遗传多样性分析和保护策略

第一节 概 述

一、珍稀濒危中药资源品种概况

当前全世界正面临一场声势浩大的生物多样性保护运动。我国是北半球生物多样性最丰富的国家,也是全球生物多样性最丰富的国家之一。我国是地球上种子植物区系起源中心之一,有高等植物 36 000 余种,居世界第三位,其中药用植物有 12 000 种[1-2]。因此,药用植物在我国生物多样性中占有独特的地位。我国药用植物和动物的种类之多,开发应用历史的悠久,在医疗界的作用之大,在全世界都是独一无二的。长期以来对合理开发利用中药资源的认识不足,使得一些地区不同程度上对中药资源进行了掠夺式的过度采收(捕猎);又由于违反自然规律的垦殖和其他一些原因,使一些药用动、植物丧失了合适的生态环境,减弱了中药资源的再生能力,造成中药资源的下降和枯竭,致使许多种类趋于衰退或濒危灭绝。中国中医科学院中药资源中心团队参考《中国珍稀濒危药用植物资源调查》《中国植物红皮书》等资料所载[3,4],分析梳理出主要珍稀濒危药用植物资源 207 种,其中包括濒危种 18 种、渐危种 150 种、稀有种 39 种[5]。珍稀濒危药用动物如黑熊、马鹿、林麝、大(小)灵猫、中国林蛙、蛤蚧、玳瑁等 40 个种类的资源显著减少,已影响了近 30 种动物药材的市场供应;药用植物如甘草、光果甘草、羌活、单叶蔓荆、黄皮树、银柴胡、肉苁蓉、三叶半夏、新疆阿魏和紫草等 100 多种资源量普遍下降,影响 60 多个药材品种的医疗用药。黑长臂猿、原麝、海南坡鹿等近 20 种动物和见血封喉、峨眉野连、八角莲、凹叶厚朴、杜仲、小勾儿茶、野山参、黑节草等 30 多种植物,因野生资源稀少,以致无法提供商品或只能提供少量商品;高鼻羚羊(又称赛加羚羊)、印度犀、野马和厦门文昌鱼等 4 种野生动物资源几近绝迹[6]。

二、珍稀濒危中药资源保护相关政策

为此,我国自 20 世纪 80 年代以来,在保护濒危野生药用植物方面做了大量的工作,制定了一系列的法令法规。1984 年我国公布了第一批珍稀濒危保护植物名录,1987 年国务院发布了"国家重点保护野生药材物种名单",1988 年国家环境保护局主持编写《中国珍稀濒危植物》一书于 1989 年在国内出版(现以《中国植物红皮书》正式在国际上发行),共收保护物种 388 种,药用物种约 102 种,其中属于常用中药约 33 种[7]。2010 年 9 月,环境保护部印发《中国生物多样性保护战略与行动计划》(2011—2030 年),将科学开展生物多样性迁地保护作为保护优先领域之一,提出收集、保护和选育药用植物种质资源等要求。2015 年 4 月,国家中医药管理局等部门联合颁布第一个关于中药材保护和发展的国家级规划《中药材保护和发展规划

(2015—2020年)》(以下简称《规划》),对当前和今后一个时期,我国中药材资源保护和中药材产业发展进行了全面部署。此外,黑龙江省、内蒙古和新疆维吾尔自治区还制定了地方性中药资源保护法规。在"八五""九五""十五"期间,濒危动物药资源保护与开发研究以及濒危药材的繁育研究相继被列为国家科技攻关项目。

三、珍稀濒危中药资源保护措施研究概况

目前珍稀濒危药用植物采用的保护技术手段主要包括就地保护(on-site maintenance)、迁地保护(off-site maintenance)、建立种质资源库(germplasm bank)、离体保存(in vitro conservation)等。就地保护是指不改变药用植物原有生态环境,对其种质资源进行原地保存,主要措施包括建立自然保护区、森林公园等。迁地保护是指将药用植物迁移到自然生境之外进行保护,主要措施包括建立植物园、种质资源圃等。种质资源库是指借助仪器设备控制贮藏环境,将收集而来的药用植物种质资源进行长期贮存的仓库。离体保存,最初是指通过人工控制环境条件,将植物体的组织材料如细胞、原生质体、愈伤组织、分生组织(茎尖)、芽、花粉、胚或体胚、种子等进行较长时间保存,随着现代生物技术以及相关学科的交叉发展,植物离体保存内涵得以大幅扩展,吸纳了基因、DNA标记、基因组及转录组等方面的内容[8-10]。

此外,通过积极开展科学研究,研制和寻找出不少代用品,如人工麝香、人工牛黄、人工犀角(正在攻关);山羊角代替羚羊角,水牛角代替犀角,牛骨、猪骨、狗骨代替虎骨等。同时,积极开展野生变家种的研究,如"十五"期间重点开展肉苁蓉、冬虫夏草以及紫草的人工繁育研究。目前,我国家种的大宗药用植物已达150多种,种植面积440多万亩[11],如防风、龙胆、柴胡、甘草、辽细辛、五味子、半夏、山茱萸、何首乌、天麻等,经过统计,前后近600年间,新增药材包括西洋参、金鸡纳、巴旦杏、番泻叶等79种[12]。在大量人工种植的同时,还采取就地保护的措施保护了大量的中药资源。如长白山自然保护区受保护的药用植物有900多种,峨眉山国家公园受保护的药用植物有1 655种。同时还有专门针对药用植物的保护区,如黑龙江省先后建立了五味子、防风、龙胆、桔梗、黄柏、黄芩、马兜铃等药材的36个保护区;广西的龙虎山、苗儿山保护区;云南的药山、海子坪保护区等,为保护各地的特产及野生药材做出贡献。总之,发展珍稀濒危中药资源的保护事业已成为传统中医药可持续发展的基础和保障。

第二节 理 论 基 础

一、遗传多样性的概念和内涵

遗传多样性是生物多样性的基础,是生物多样性的内在形式。广义的遗传多样性是指地球上所有的生物所携带的遗传信息总和,但通常所说的遗传多样性指种内不同居群之间和同一居群不同个体之间的遗传变异的总和,它不仅包括变异水平的高低,也包括变异的分布格局,即种群的遗传结构。遗传多样性的产生是由于遗传信息在外界或内在的因素作用下,在复制过程中出现差错(如DNA片段的倒位、易位、缺失或转座等),从而导致了不同程度的遗传变异。自然界的生物以极低的频率不断发生点突变和多种由DNA更新机制(DNA turnover mechanism)引起的更为复杂的突变,这些突变在漂变和漫长的选择中走向固定和消失,形成了物种间和物种内丰富的遗传多样性。遗传多样性可用来描述种群遗传变异和研究维持变异

的机制。遗传多样性对物种和群落多样性有决定性的作用,因为物种进化能力的维持要靠遗传多样性的存在。物种多样性来自进化过程中的遗传多样性。遗传多样性的研究,对揭示生物分子进化、地理变异和物种形成提供了强有力的证据和方法,是推动生命科学进步的重要工具。因此,遗传多样性研究对于保护濒危中药资源具有十分重要的意义[13,14]。

二、遗传多样性的测度

遗传多样性的测度是目前遗传多样性研究的一个核心问题。从1860年孟德尔用纯表型性状分析遗传差异到今天多种多样的分子手段,量化分析多态性水平已经成为一门庞杂的学科。遗传多样性的检测方法可从不同角度和层次来揭示,按其发展过程可分为4种类型:形态标记、细胞标记、生化标记和分子标记。前3种都是基因表达型的标记,可利用的多态位点较少,易受环境影响,不能满足物种资源鉴定的需要。直到1980年,美国学者Botstein提出用DNA限制性内切酶片段长度多态性(RFLP)作为遗传标记,开创了直接应用DNA多态性发展遗传标记的新阶段。随着DNA聚合酶链式反应(PCR)技术的出现,产生了许多新型的分子标记,如RAPD标记,SSR标记等。

遗传多样性常以多态位点比率(proportion of polymorphic loci, PPL)、等位基因平均数(average number of alleles perlocus, A)、平均期望杂合度(average expected heterozygosity, He)和观察杂合度(average observed heterozyogsity, Ho)来度量。

遗传多样性的空间分布即遗传结构的测度一般用如下几个参数:遗传一致度 $j = \sum x_i^2$,x_i 是 i 等位的频率;遗传多样性 $h = 1 - j$,$Hs = \sum h/s$,s 个群体的平均值,即平均群体内多样性;群体间遗传一致性 $I = \sum x_i y_i / (\sum x_i^2 \sum y_i^2)^{1/2}$,$x_i$,$y_i$ 是群体 x 及 y 的 i 等位频率;群体间遗传距离 $D = -\ln I$;群体总遗传一致性 $J_T = \sum x_i^2$,x_i 是 i 等位总频率;群体总遗传多样性 $H_t = 1 - J_T$;群体间遗传分化系数 $G_{st} = H_t - H_s / H_t$ [15-17]。

三、遗传距离的概念

遗传距离最初是用来估计不同种群之间遗传分化程度的一个指标,最早由Sanghvi报道,但是类似的用于测度种群差异的概念则可追溯到Czekanowski和Pearson的工作。关于遗传距离的一般假定是:遗传距离是起源于共同祖先的相同基因进化趋异的一种测度。在这个假定下,遗传距离的理想测度应能够表达这样的含义:基因之间的差异与它们起源于共同祖先的时间成比例。Nei在其经典著作《分子进化遗传学》中指出:"遗传距离是指不同的种群或种之间的基因差异的程度,并且以某种数值进行度量"。因此,本质上遗传差异的任何数值测度,只要是在序列水平或基因频率水平上,由不同个体、种群或种的数据计算而来,皆可定义为遗传距离。但是Nei接着又指出由于历史的缘故,遗传距离通常是指由基因频率的某个函数所确定的基因差异。它有3个基本的突变模型:无限基因突变模型、逐步突变模型、核苷酸序列的突变模型,不同的突变模型适用于不同方法所得到的数据。

常用的遗传距离有几何距离和赖氏距离(Nei's D)。几何距离作为遗传距离的测度,不依赖于任何种群遗传模型。在这种情况下,群体间的遗传距离可用等位基因频率表示。对于 v 个等位基因来说,两群体间的几何距离为:

$$d_{pQ} = \sqrt{\sum_{u}^{v}(p_u - q_u)^2}$$

其中，v：等位基因个数；P_u：群体 P 的等位基因频率；q_u：群体 q 的等位基因频率。

另一种常用的几何距离是 Cavalli-Sforza 和 Edward 的弦距离（Chord distance），Dc（Cavalli-Sforza，1967）。该距离是把基因频率的平方根看作与等位基因个数同维的超球面上的点：

$$Dc = (2/\pi)[2(1-\cos\theta)]^{1/2}$$

即为代表不同种群基因频率的两点之间的弦距离。

赖氏距离（Nei's D）是应用最广泛的基于无限基因突变模型的距离测度。其表达式为：

$$D = -\ln[J_{xy}/\text{sqrt}(J_x \times J_y)]$$

其中：$J_{xy}=1-Hb$，对种群 x 和种群 y，$J_x=1-Hw$，对种群 x，$J_y=1-Hw$，对种群 y。当祖先种群和衍生种群具有相同的有效种群大小时，Nei's 距离 D 的期望值为：$\bar{e}^{-2ut}$。

可以看出，在理想的情况下，Nei'D 与 T 成正比，而与种群大小无关。

如果基因的替换速率对于所有位点都相同，则该定义非常合适，在这种情况下，D 测度了每个位点基因替换的积累数目；如果基因替换的速率对于所有位点并不相同，则 D 会过低估计每个位点基因替换的积累数目。当基因的替换速率随位点而异，且所有的 I_j 都比较大，则一个更合适的遗传距离的测度由下式给出：

$$D' = -\log_e I'$$

其中，$I_j = j_{XY}/(j_X j_Y)^{1/2}$，$j_X$ 为随机取自 X 种群的两个基因相同的概率；j_Y 为随机取自 Y 种群的两个基因相同的概率；j_{XY} 为分别取自 X 种群的两个基因相同的概率；$I' = J'_{XY}/(J'_X J'_Y)^{1/2}$，$J'_X$，$J'_Y$ 和 J'_{XY} 分别为 J_X，J_Y 和 J_{XY} 的几何平均[18,19]。

四、优先保护种群的确立原则

优先保护种群的确定主要是针对珍稀濒危中药资源的野生近缘种[20]。这些种类往往是需要重点保护的物种，理论上应该保护这些种类的所有种群。但目前用于中药资源生物多样性保护的资金非常有限，而需要保护的对象又较多，如何使有限的资金达到最佳的保护效果是中药资源保护急需解决的问题。同时，同一物种不同种群的重要性不一样，如道地产区种群，由于其在中药资源研究中的重要性，其相应的保护力度也应不同。因此，中药资源优先保护种群的确定是一项复杂的系统工程，除以植物受威胁的情况为基础外，还要兼顾人类对于物种保护的目标。在此主要从种群遗传角度分析优先保护种群的确定。

确定不同种群的优先保护顺序首先应该考虑如何才能最有效地保护物种的进化潜能，即保护该物种的遗传变异性，因为遗传变异是物种适应环境变化的基础。遗传变异性低的种类也许对某种环境具有较高的适应性，在某些时候分布范围很广，然而，一旦外界环境（包括生物和非生物环境）发生了变化，这些种类可能面临灭绝的危险。典型的例子是美洲栗（*Castanea dentate*），它曾经是广泛分布于北美大陆的森林优势种，但种群内和种群间的遗传组成均一，遗传变异程度低[21]，20 世纪 20 年代感染一种锈病后，导致其分布范围和数量剧减，最后沦为濒危状态。而遗传变异程度较高的中国板栗（*Castanea mollissima*）对这种病害的抵抗力强，丢受到较大的影响。另一方面，也需要保护种群长期生活在特定环境下形成的与所处环境相适应的共适应基因组（co-adaptation genome）。不同种群长期生活在不同的生物环境，导致种群间遗传分化，尤其是在复杂的异质环境中，甚至可以形成不同的生态型或亚种，这种对局域环境的适应有利于提高种群在局域环境中的适合度，它是选择、遗传漂变和基因流共同作用的结果。如果不考虑种群之间的遗传分化，使不同种群的个体随意混杂，可能打破种群之间长期适应进化形成的遗传格局，甚至造成种群衰退，即所谓的远交衰退（outbreeding depression）。

（一）基于遗传变异确定优先保护种群

基于遗传变异的方法主要是根据种群的遗传多样性（尤其是等位基因多样性）来确定优先保护顺序，即等位基因多样性程度越高，越具有优先保护价值[22,23]。虽然该方法十分直观，但也存在一些问题。首先，容易忽略具有特有等位基因但总体遗传变异程度不高的种群，使得这些种群中的特有等位基因得不到有效保护。对于位于物种分布区边缘的种群，这种情况尤为突出，因为处在分布区边缘的种群由于选择作用（环境条件较恶劣）、小种群效应等的影响，往往含有较低的遗传多样性，但这些种群也往往含有一些特有等位基因，对于这样的种群需要给予充分地关注和保护。其次，并不是所有含较高遗传多样性的种群都应保护，还需因情况而异。种群含有较高的遗传多样性可能有 3 种原因：一是遗传变异的产生中心，即由于突变、重组导致新等位基因产生；二是遗传变异的累积中心，由于不同来源的遗传变异通过基因流积累，从而增加了遗传变异；三是遗传变异的交汇中心，位于不同类型种群的交汇处，生态交错带较高的遗传变异即交汇中心。第一类中心最具保护价值。而累积中心相对来说保护价值不是很大，因为一旦其遗传变异来源被切断，种群中较高的遗传变异将逐渐减少。

（二）基于遗传差异性确定优先保护种群

一些基于遗传特征或系统特征的差异性来确定保护单元（常用于物种）的方法也可用于优先保护种群的确定，也就是说根据遗传距离确定保护的优先性[24]。目前常用的是进化显著单元，即进化重要单元（evolutionarily significant unit，ESU）。这个概念最早由 Ryder[25] 提出，它是建立在进化轨迹上的方法，ESU 可以是种群、亚种或物种。目前广为接受的是 Moritz[26] 提出来的，他以动物为例提出了进化显著单元的遗传学标准：mtDNA 位点上单倍型频率建立的谱系关系应该是交互单系（Reciprocally monophyletic）的，并且在核 DNA 位点等位基因频率存在显著的分化。同时他又指出，有些种群虽然在 mtDNA 上不表现出交互单系，但等位基因频率存在显著的差异，这些种群是由很低的基因流维持的、功能上独立的单元，也具有重要的保护意义。对这一概念，有学者进行了补充和完善[27]。总之，优先保护的种群往往是具有较高遗传差异性的种群，也就是说，种群与其他种群的遗传差异越大，则往往其优先保护度越高。对于物种的不同种群，优先保护顺序为：交互单系的进化显著单元＞等位基因频率存在显著差异的管理单元＞一般种群。具体地可以利用 mtDNA 数据、核 DNA 数据，通过构建系统进化树和等位基因频率的显著性检验等方式加以判别。根据 ESUs 确定优先保护种群也存在一些不足之处：第一，这个方法对于一些迁移能力较低的物种来说比较敏感，许多局域种群在 mtDNA 和核 DNA 基因位点上存在强烈的分化，因而容易导出许多 ESUs，此时需要从该物种总体遗传变异基础上来分析遗传分化。第二，ESUs 的确定容易受误差的影响，这些误差一方面因为选取的种群数和个体数太少而不能鉴别 ESUs，另一方面由于用于鉴别的遗传标记太少而不能反映种群遗传格局。第三，ESUs 主要考虑特有等位基因，较少考虑种群内遗传多样性的高低，而一些频率较低的特有等位基因很容易由于随机事件从种群中丧失，尤其是珍稀濒危物种,它们的种群往往很小,这种丧失的风险就很大。另外,位点上维持较多的特有等位基因会带来较大的遗传负荷,尤其是当该位点与适合度有关时更是如此,特有等位基因容易丢失[28]。因此,从种质资源收集角度来看,这些种群是很关键的,但靠种群本身自然维持较多的等位基因则有一定的困难。

五、基于种群遗传贡献率的优先保护种群的确定

基于遗传变异的方法是从遗传变异丰富程度角度确定保护价值和重要性,而进化显著单元则是从遗传差异性方面考虑优先保护的重要性,两者分别强调了遗传多样性的两个不同方面,分别类似于物种多样性中的 α 和 β 多样性。然而,这两个方面对于物种的保护都很重要,仅考虑一个方面容易误判,不利于物种的有效保护,因此,需要综合考虑两方面的作用。基于此,Petit 等[29]提出了用贡献率的概念来确定优先保护种群,即根据各种群的遗传组成提出的综合测度。贡献率包括两个部分:遗传变异程度和分化度(基于与其他种群的差异来度量的),类似于包括 α 和 β 多样性的综合指数,且称之为 γ 多样性。根据种群遗传组成分别计算各种群的贡献率,对各种群的贡献率进行排序就可以得出优先保护种群。基于遗传变异的丰富程度以及遗传差异性的综合评价方法结合了基于遗传变异程度和基于遗传差异性方法的优点,可以有效地衡量不同种群代表一个物种的程度。

确定优先保护种群对于珍稀濒危物种的保护是十分重要和紧迫的,基于种群遗传组成的方法确定优先保护种群可以提供很重要的信息,但也不能忽略其他方面在优先保护确定中的作用。同时,确定优先保护种群并不意味着对其他种群的放弃,而是在于强调不同种群对物种的贡献大小或作用大小。在资源(资金、人力等)允许的情况下,应该对所有的种群进行就地保护。

六、植物基因流在濒危植物保护中的作用

许多因子(如种群大小、繁育系统、性比和基因流等)影响着植物种群的遗传变异程度,其中保护生物学家考虑较多的关键因子之一是基因流,即种群间和种群内基因流的移动。植物种群内和种群间的基因流是借助于花粉、种子、孢子、植株个体以及其他携有种群遗传物质的物体为媒介进行的,其中花粉扩散是自然植物种群最主要的基因流,也是研究得最多的基因流形式。针对花粉扩散形式的基因流的测定方法有直接测定法如记录柱头上花粉的数目、人工模拟法和间接测定法如化学标记法、观察传粉者的活动法、F-统计法、稀有等位基因法。其中 F-统计法是一种应用较多的间接测定的方法。Wright[30]提出基因流(Nm)与种群间的固定指数 Fst 存在关系:$Nm=(1-Fst)/4Fst$,因此可以根据 Fst 来测定基因流,在许多研究中也常用 Gst 进行计算[31]。

珍稀濒危中药资源的数量一般较少,种群也很小,个体之间的交配往往是在亲缘个体之间进行的,即发生近交。自交或与亲缘个体的杂交程度较大时,将减小有效种群大小,进一步加大近交程度。近交增加了隐性有害等位基因表达的机会,从而导致适合度下降,即近交衰退。另外,在小种群中,遗传漂变的作用显得突出,降低种群的遗传变异,最终可能导致每个位点仅含一个等位基因。而基因流可以增加有效种群大小,从而减轻小种群中的近交衰退和遗传变异的减少,因此,一般认为基因流有利于珍稀濒危中药资源的保护。

植物种间的基因流在濒危物种的保护中也应引起注意,尤其是在濒危物种与其近缘种同

地或距离很近时,更应加以重视。遗传同化是种间基因流导致濒危物种消亡的途径之一,其中又以小种群更敏感;远交衰退是种间基因流引起物种消亡的另一途径,外来基因的引入将可能导致地域性适应的丧失并引起所谓的"远交衰退",因此,在野生物种的管理中,从保持完整性与纯洁性来看,通常要求不要将遗传分歧较大的品种进行杂交。

七、中药材种质资源收集保存与评价利用

(一) 中药材种质资源的概念

中药材种质资源是指具有实用或潜在实用价值的任何含有遗传功能的材料,可用于中药材保存与利用的一切遗传资源[32]。中药材种质资源主要包括活体材料(种子、种苗等繁殖材料)、离体材料(悬浮细胞、原生质体、愈伤组织、分生组织、芽、花粉、胚、器官等)、药材、植物标本、DNA及片段信息、基因及基因组信息等,其中种子、种苗等活体繁殖材料是中药材种质资源的主要表现形态[33-35]。

中药材种质资源是中药产业推动发展的重要基础之一,它在中药材遗传改良和新品种选育中具有至关重要的作用。保护和高效利用中药材种质资源不仅有助于培养出更适应不同环境和具有优良药效的中药材品种,还有助于维持和提高中药材的产量、质量和稳定性。同时,对中药材种质资源的研究和利用还可以促进对中药材的遗传信息的深入理解。

(二) 种质资源保存

中药材种质资源保存是指对药用植物、动物、微生物等生物资源进行采集、保存、管理和利用的过程,以便长期保持其遗传多样性和可持续利用价值。通常包括采集样本、保存样本、记录样本信息等步骤,并要求在保存过程中维持适宜的储存温度、湿度等条件,以确保保存的种质资源的质量和可用性。

中药材种质资源的保存根据材料的不同而条件不同,主要分为就地保护(in situ)、异地保存(ex situ)及信息库建设3种形式。

1. 就地保护 就地保护是指不改变中药材原有的生态环境,建立自然保护地或保护区,对中药材种质资源进行原地保存[36,37],也叫原生境保存或原生地保存。就地保护的主要形式为建立自然保护区、森林公园、风景区、湿地公园等[38]。中药材自然保护区有利于长期保存珍稀、濒危、特色的中药材野生种质资源,且适宜保存生长多年才结种子、种子寿命较短的种质资源[39]。每个自然保护区分为核心区、缓冲区和实验区,以便开展相应的研究活动。

2. 迁地保存 迁地保存是指将中药材种质资源迁移至自然生长环境之外进行保存与保护[40]。迁地保存的主要形式分为种质资源圃、药用植物园、种子低温保存库、离体库(包括试管苗保存等)、药材库、植物标本、DNA库等[41],其中中药材种质资源圃及药用植物园是保存种苗等繁殖材料的主要保存形式。

(1) 种质资源圃:多为研究单位或公司建设单品种或多类型物种的活体资源保存形式,是进行单品种研究或满足企业业务发展需求的重要实验材料。

(2) 药用植物园:综合考虑种质资源保存以及观赏等需求,多以地区重点品种为主,按照科属或习性等进行多品种划分与建设。种质资源圃及药用植物园的建设应重点考虑经纬度及积温等生态气候因子数据,同时应定期对种质资源圃及药用植物园内种质资源进行无性繁殖扩繁或补充收集,以保证种质资源的数量与特征特性。

(3) 低温保存库:主要保存种子类资源,根据保存期限及贮藏环境分为超长期库、长期

库、中期库、短期库、普通种子库等。

(4) 离体种质资源保存：主要包括组织培养保存法（试管苗保存法）以及超低温保存法[42]。组织培养保存法是指对离体材料每隔一段时间（常规时间为1~2个月）进行继代培养以保存种质资源，但组织培养保存法存在遗传材料变异的风险。超低温保存法是指在-190~-150℃的低温下保存种质资源。目前植物种质超低温保存技术成功冷冻保存的离体材料包括有种子、原生质体、芽、花粉、茎段、茎尖（根尖）分生组织、悬浮细胞、愈伤组织、体细胞胚、合子胚、花粉胚等。

(5) 中药材种质资源：可作为提取样本DNA的原材料，也可用于后期种质资源的品质评价。药材资源样本一般常温干燥保存，部分含糖类较高的药材种类需进行低温保存，防止生虫或霉变。中药材种质资源标本库按照植物的科属进行分类保存，并定期检查标本情况，防止害虫、菌类及鼠类等的侵害，做好防潮、防虫、杀菌等防护措施。

(6) 中药材种质资源DNA库：主要冷冻保存中药材DNA样本，可分为短期和长期2种保存形式，短期保存温度为-20℃，可保存2~3年，长期保存温度为-80℃，可长期保存。

3. 种质资源信息库 中药材种质资源信息库对于中药产业的可持续发展与利用具有重要意义。植物及农作物等种质资源信息管理系统在国内外各个国家已建设较为完备，国内一些单一品种、区域性及综合性的种质资源信息系统也相继建立与完善。刘伟等[43]对中药种质资源信息系统的设计与技术方案进行构建，涵盖种质资源信息库、文献库、基因库3个数据库，13个功能模块，可实现数据管理及分析统计等功能。当前中药材种质资源信息库建设重在前期数据的收集，包括种质资源收集时样本信息、基因及基因组等数据信息以及相关的图片等类型信息，同时涉及数据标准化及相关的描述规范与标准。黄璐琦等[44]借鉴农作物成功的经验，提出药用植物核心种质库构建的理论依据及研究方法，为加强和实现种质资源的有效管理及开发利用提供十分便利的条件和途径。

(三) 药用植物遗传资源保存

药用植物遗传资源是指具有药用价值的植物种类的遗传信息和多样性。药用植物遗传资源保存是指采集、保存、管理和利用药用植物遗传资源的过程，目的是保持其遗传多样性和可持续利用性，以支持药用植物的研究、开发和利用。药用植物遗传资源保存通常包括采样、记录信息、保存种子、建立数据系统等过程。

(1) 遗传多样性保护：药用植物中含有多种有效成分，保障药用植物遗传资源的保存有助于保护各种药用植物的遗传多样性和生态系统稳定性。通过药用植物遗传资源的保存，可以防止由于生物环境破坏、地球气候变化等因素造成药用植物遗传多样性的丧失。

(2) 物种保护和管理：药用植物遗传资源保存是建立起植物保存的体系，同时还涉及各种物种分类、快速鉴别、物种命名等方面的规定和管理，为药用植物遗传资源管理提供了必要手段和基础。

(3) 科技创新和服务：药用植物遗传资源保存的实践涉及大量的采集、保存、研究、应用等科技创新成果。药用植物遗传资源的保存可以对药用植物的品质和用途进行分类、鉴别、繁育和开发等方面的研究，从而为药物的研发、生产和销售提供支持和保障。

同时，药用植物遗传资源保存的实践需要遵循一系列合法合规的规定和规范，如《生物多样性公约》《植物种质资源国际公约》等法律法规和相关规定。在药用植物遗传资源保存过程中，需要严格遵守这些规定，固定保存样本的来源和遗传信息，以确保药用植物遗传资源保存的合法性和可信度。

1. 种质资源库　种质资源库是对各种生物种类进行采样、保存、管理、研究和利用的现代化存储设施。它是保护和利用种质资源的重要载体,具有遗传资源的保存、整合和交换等功能。

（1）存储功能：种质资源库是保存各种生物种质资源的设施,包括植物、动物和微生物资源。其存储环境和容器必须保证适宜的温度、湿度和气氛等条件,确保种质资源的生命力、质量和可用性。

（2）数据记录和信息管理功能：种质资源库需要对保存的样本进行详尽的记录和归档,包括样品来源、分类、标本特征和采集时间等。同时,种质资源库还需应用先进的信息管理技术,实现对各类数据的互联、共享、流通和利用,提供全面的电子化信息服务。

（3）库间交换和合作机制：种质资源库之间广泛地开展库间资源交换,以实现种质资源库之间的信息和技术共享,促进各类科研、教育、农业和医药等领域的快速发展。同时,还可以建立国内和国际合作机制,扩大各种生物物种资源的交流、共享和利用范围。

（4）科普教育和技术普及功能：建立种质资源库可以减少生命科学方面数据资源的浪费,提高科普教育和技术普及的效率,并能促进生物教育和科普教育活动。在此基础上,还可以对各种生物物种的信息、特性、应用和开发等方面进行技术普及和宣传。

种质资源库是现代化的生物物种资源存储设施,主要具有保存各种生物种质资源、记录信息、互联互通、资料共享和科普教育等多重功能。在种质资源库的基础上,可以实现对生物物种遗传信息和生物学特性的记录和管理,推动生命科学领域的发展和创新。

2. 药材及 DNA 样本库　药材及 DNA 样本库是一个专门用于采集、储存和管理药材及其相关 DNA 样本的设施。它旨在收集和保护各种药材的生物资源,并记录相关的 DNA 信息,以支持药材的研究、开发和应用。

（1）药材采集和储存功能：药材及 DNA 样本库负责收集和保存药材样本,确保其种类、来源和特征等信息的准确记录。它需要提供合适的保存条件,包括温度、湿度和气氛等,以保持样本的生命力和质量。

（2）DNA 样本采集和储存功能：药材及 DNA 样本库需要采集和保存相关的 DNA 样本,以记录药材的遗传信息。这涉及对药材中的 DNA 提取和处理,并进行适当的储存和保存,以确保 DNA 样本的完整性和可用性。

（3）数据记录和信息管理功能：药材及 DNA 样本库需建立详细的样本信息记录系统,包括药材采集地点、采集时间、植物特征、生长环境等信息。同时,还需要建立与 DNA 样本相关的数据库,记录 DNA 信息、序列数据和分析结果等,以便于后续的检索、研究和利用。

（4）库间交换和合作机制：药材及 DNA 样本库之间可以进行库间交换,以实现药材资源和 DNA 样本的共享和合作,促进药材研究和开发的进展。通过与其他机构的互动和合作,可以拓宽药材及 DNA 样本的来源和范围,丰富研究和应用的资源。

（5）科研支持和应用开发功能：药材及 DNA 样本库除了为科研人员提供丰富的样本资源,还可以支持药材的研究、筛选、鉴定和开发工作。通过对药材的遗传信息进行研究和分析,可以为药材的质量控制、药效评价和品种改良等提供科学依据和技术支持。

药材及 DNA 样本库是专门用于采集、保管和管理药材及其相关 DNA 样本的设施,主要包括药材采集和储存、DNA 样本采集和储存、数据记录与信息管理、库间交换与合作机制以及科研支持与应用开发功能等。它为药材的研究和开发提供重要的资源和支持,并促进药材领域的科学发展和应用创新。

3. 基因数据库 基因数据库是一种专门用于存储、组织和共享基因序列和相关生物信息的数据库。它是为了满足基因组学和生物信息学研究的需要而建立的,包含了各种生物物种的基因组数据、遗传变异信息、基因表达数据以及其他与基因相关的信息。

(1) 基因序列数据存储:基因数据库中存储了各种生物物种的基因序列数据,包括 DNA 序列、RNA 序列和蛋白质序列等。这些序列数据可以通过实验技术(如测序)或计算方法(如基因预测)获得,并以统一的数据格式进行保存。

(2) 基因注释和功能信息:基因数据库对基因序列进行注释,即对基因序列中的各个功能区域进行标识和描述,包括基因结构、启动子、编码区域、剪接变体等信息。此外,基因数据库还提供基因的功能信息,如基因功能、相关代谢途径、表达模式等。

(3) 基因组数据:基因数据库中还存储了各种生物物种的基因组数据,包括完整的基因组序列、染色体序列、重复序列等。这些数据可以帮助研究者了解一个生物物种全基因组的结构和组织。

(4) 遗传变异数据:基因数据库还收集和存储各种生物物种的遗传变异数据,包括单核苷酸多态性(SNP)、插入/缺失变异、基因重排等。这些变异数据对研究人员理解生物物种的遗传变异、个体间差异、疾病相关基因等具有重要意义。

(5) 数据检索和分析工具:基因数据库提供了功能强大的数据检索和分析工具,使得研究人员可以方便地检索和分析所需的基因数据。这些工具包括基因序列比对、基因表达分析、基因功能富集分析等,以帮助研究者深入理解基因的功能和相关生物学机制。

基因数据库是存储和组织基因序列和相关生物信息的数据库,包括基因序列数据存储、基因注释和功能信息、基因组数据、遗传变异数据以及数据检索和分析工具等。它为基因组学和生物信息学研究提供了重要的数据资源和工具支持,推动了基因研究和生命科学的发展。

第三节 研究方法与技术

一、遗传多样性检测方法

遗传多样性的测度是目前遗传多样性研究的一个核心问题[45]。从 1860 年孟德尔用纯表型性状分析遗传差异到今天多种多样的分子手段,量化分析多态性水平已经成为一门庞杂的学科。遗传多样性的检测手段日益成熟和多样化,可从不同角度和层次来揭示物种的变异性,主要分为 4 种类型:形态标记、细胞标记、生化标记和分子标记[46]。其中,针对遗传信息载体 DNA 或其表达产物 RNA 及蛋白质的分子水平分析手段无疑最具说服力。以下仅就分子标记检测遗传多样性的方法进行详细的介绍。

常用的遗传多样性分子水平测量方法有:等位酶分析(allozyme analysis)、限制性片段长度多态性(restriction fragment length polymorphism,RFLP)分析、扩增片段长度多态性(amplified fragment length polymophism,AFLP)分析、随机扩增多态性 DNA(random amplified polymorphic DNA,RAPD)分析、各种重复序列标记如微卫星技术、单核苷酸多态性(single nucleotide polymorphisms,SNP)分析、DNA 条形码(DNA barcoding)技术分析以及全基因组测序(whole genome sequencing,WGS)技术分析等。

(一) 等位酶分析

等位酶分析技术是目前检测遗传多样性时较为普遍的方法,等位酶分析的遗传学基础在于:根据中心法则,组成酶蛋白质多肽链的氨基酸种类和顺序是由 DNA 核苷酸链的碱基编码所决定的[47,48]。所以当 DNA 链上结构基因发生点突变时,一个或多个核苷酸发生了置换,就会导致由它编码的氨基酸的改变,从而可以直接影响蛋白质的构型和静电荷。通过电泳能够分离和鉴别这种酶蛋白质的变体,从而推断假定酶基因位点的所有等位基因的存在。使用等位酶资料的一个最基本的依据就是:酶在电场里移动性的改变反映了编码 DNA 顺序的改变,因为酶谱类型是遗传的。另一个依据是:大多数酶的不同形式都是等显性的,即一个基因位点的两个或多个等位基因是能够表达的,由它们编码的多肽链构成的酶,经过组织化学染色后,在凝胶上酶基因的表现型都能显示色带,便于比较分析[49]。等位酶分析技术已广泛应用于珍稀濒危药用植物的种群遗传多样性研究。例如,在关木通(*Aristolochia manshuriensis* Kom.)的研究中,通过等位酶分析发现了其在不同地理分布区域的遗传多样性水平较低,为其进一步保护提供了科学依据[50]。

(二) 限制性片段长度多态性分析

限制性片段长度多态性是最早发展的分子标记,其基本原理是利用限制性内切酶酶切不同个体基因组 DNA 后,与同位素或非同位素标记的探针杂交,从而显示与探针同源顺序的酶切片段在长度上的差异[51]。当研究不同个体基因组 DNA 时,片段的数目和长度可发生多态性变化,这能直接反映基因组 DNA 的结构差异由相同的限制性内切酶和特异性探针产生的多态性可认为是按孟德尔遗传的标记。如果应用足够数量的限制性内切酶和探针组合,一个特定物种的 RFLP 图谱就可以建立起来。RFLP 图谱通常比基于表型标记的遗传图谱具有更高的密度和分辨率[52]。因此,可以绘出更详细的遗传结构图谱 RFLP 普遍存在于生物界中,它们以共显等位基因的形式出现,所以它们很容易被检测到。在研究不同基因组变异时,RFLP 图谱和标记是极其有用的[52]。例如,在大豆[53]和向日葵[54]的研究中,通过 RFLP 技术探索了两种作物的遗传多样性,并构建了遗传图谱,揭示了各自物种在分子水平上的多态性,为该物种的基因资源保护和遗传改良提供了数据支持。

(三) 扩增片段长度多态性分析

扩增片段长度多态性结合了 RFLP 与 PCR 的优点,选择性地扩增经过限制性内切酶消化后的 DNA 片段,所用引物需特殊设计,所扩增的 DNA 片段也要先连上一种特异的接头,这使得该方法比较复杂,但检测的位点数可比 RAPD 多 10 倍,可以快速分析数千个独立的基因位点,是 Vos 等[55]发明的一项技术。在珍稀药用植物天麻(*Gastrodia elata* Bl.)的研究中,常楚瑞等[56]通过优化天麻基因组 DNA 的提取、酶切-连接、预扩增和选择性扩增的实验条件,成功建立了天麻的 AFLP 指纹图谱,为天麻的分子鉴定奠定了基础。

(四) 随机扩增的多态性 DNA 分析

随机扩增的多态性 DNA 是用随机的短脱氧核糖核酸序列(9~10 bp)作为 PCR 反应的产物,对基因组 DNA 进行扩增而产生显示多态性的 DNA 指纹图谱。它不需要预先了解基因组的构成,而是以一种概率上的可能性为基础的扩增,即在某个引物结合上去后以基因组 DNA 为模板合成的延伸片段中又有此引物的结合位点,使得这两个引物结合位点间的序列能在 PCR 循环的过程中反复扩增而达到由电泳可检测水平的产物浓度[57]。这种方法已在珍稀濒危植物如红豆杉(*Taxus wallichiana* var. *chinensis* Pilger Florin)的遗传多样性研究中应用,为其种群保护和药用成分的可持续利用提供了关键数据[58-59]。

原理与 RAPD 类似的还有 AP-PCR(arbitrary primer PCR)和 DAF(DNA amplification fingerprinting)，他们只是反应条件、引物长度稍加变化，使扩增的随机性更强，产生的带型更丰富[60-61]。由 RAPD、AP-PCR、DAF 共同组成的 DNA 多态分析方法统称为 MAAP(multiple arbitrary amplification profiling)。

（五）重复序列标记分析

在真核生物基因组中，除了基因的编码序列和调控序列，还有许多未知功能的重复序列。按其在染色体上的分布方式，可分为串联重复(tandem)和散布重复(dispersed)或兼有二者的特性[62]。应用于多态性检测的主要有卫星序列(satellite)、小卫星序列(minisatellite)以及微卫星序列(microsatellite)，其中后两种重复序列可形成丰富的多态性。小卫星 DNA 主要位于染色体近端粒处，由长度为 11～60 bp 的重复单位组成，在不同个体间存在串联数目的显著差异，产生易于检测的不同长度的 DNA 片段，可以进行多态性分析和染色体定位[63]。真核生物中每 10 kb DNA 中至少有一个微卫星 DNA[64]，每个微卫星两端多为相对保守的单拷贝序列，可以据此设计特异引物，经扩增微卫星 DNA 片段来检测其多态性。尽管目前对这些重复序列的功能和起源还不清楚，但许多研究已经证明，重复序列可以作为种或基因组水平的遗传标记，是分子水平上研究遗传多样性的一个有力工具，已成为取代 RFLP 的第二代分子标记。近年来，微卫星 DNA 做分子标记的研究工作在一些植物上已经起步[65]，如大豆[66]、水稻[67-68]、玉米[69]、拟南芥[70]、小麦[71]等，这些植物上的研究结果一致表明，微卫星 DNA 比其他分子标记，如 RFLP 所检测到的多态性高。

与微卫星分析相比，ISSR 不要求预知基因组序列信息，大大减少了多态性分析的预备工作[72]。同时它在模板的用量、实验烦琐程度和费用上也占有优势[73]。其缺点在于 ISSR 为显性遗传标记，不能区分显性纯合基因型和杂合基因型。但是对于父系分析、估计异交率和克隆植物多样性这类基于基因型鉴定的居群遗传学和分子生态学领域，标记体系的显性遗传方式并无太大影响。而且在其他方法不能获得多态位点的情况下以及绝大多数缺乏分子遗传学研究背景的濒危植物遗传多样性水平评价中，ISSR 可发挥极为重要的作用。例如，在人参(*Panax ginseng* C.A. Mey.)[74]、羽叶参(*Aralia leschenaultii* DC. J. Wen)[75]的研究中，使用 ISSR 标记技术，揭示了不同植物种群的遗传多样性和遗传结构，为种群保护和药用成分的可持续利用提供了关键数据。

（六）单核苷酸多态性分析

单核苷酸多态性是 DNA 差异的最普遍形式[76]，前文对 SNP 在药用植物分子系统学及生药分子鉴定中的应用做了详细的介绍(第二章与第三章)。SNP 检测技术已相当成熟，从凝胶电泳分析到 DNA 芯片、TaqMAN 方法等[77-78]，不断有新的快捷便宜的方法出现，使检出的 SNP 越来越多[79]。寻找与野生中药材优良品质相关的 DNA 变异位点，将对濒危植物保护以及种质资源研究带来较大影响。如在川贝母(*Fritillaria cirrhosa* D. Don)的研究中，采用 SNP 标记技术对其遗传多样性和种群结构进行了深入研究，揭示了川贝母及其近缘种在中国的系统发育结构和遗传多样性，为该植物的保护和可持续利用提供了科学依据[80]。

（七）DNA 条形码技术分析

DNA 条形码技术是一种基于 DNA 序列的分子鉴定技术[81]（详见第三章），就是首先建立已知物种的基因数据库，当遇到未知物种时，可以将未知物种的基因序列输入到基因数据库中,通过与已知物种的基因序列对比,根据序列的相似性快速鉴定物种[82]。通过对样品提取理想的候选 DNA 片段,利用引物聚合酶链反应技术扩增和纯化选取片段,并进行测序分析序列,从而寻找目标 DNA 条形码,构建 DNA 条形码识别系统[83]。近年来,随着高通量测序技术的进步,新一代条形码技术,如元条形码(metabarcoding)[84]和多重条形码(multiplex barcoding)[85],能够同时对多个物种的 DNA 条形码进行测序和分析,大大提高了分析效率和准确性,这些技术在复杂样品的群体分析中展现出巨大潜力。例如,在蒿属(*Artemisia* L.)[86]和萝芙木亚科(Rauvolfioideae)(夹竹桃科)[87]中,通过建立 ITS2 和 matK DNA 条形码,提高了物种鉴别的准确性,这些研究对于保护珍稀濒危药用植物、确保药材质量具有重要意义,同时也为该物种的分类提供了科学依据。

(八) 全基因组测序技术分析

全基因组测序技术作为一种现代分子标记分析方法,已成为揭示遗传多样性的重要工具。其基本原理是通过提取目标物种的基因组 DNA,随后使用高通量测序仪器对其进行全基因组范围的随机片段化和测序[88]。与传统的形态标记、细胞标记和生化标记相比,WGS 通过全面测序个体生物的整个基因组,可从 DNA 分子水平上更精确地分析和量化遗传变异[89]。WGS 技术的优势在于其全覆盖的能力,能够全面捕捉基因组中的所有多态性,包括单核苷酸多态性(SNPs)、插入缺失(Indels)、结构变异(SVs)等[90]。这种全面的变异检测有助于深入揭示物种的遗传基础,尤其是在多样性水平较高的群体中,WGS 可以提供更高分辨率的遗传信息。此外,WGS 技术还能够从不同层次上揭示物种的遗传变异性,无论是在个体、群体,还是种群层次,WGS 都能提供详细的基因组数据,进而揭示出不同物种之间、物种内部,甚至是群体内部的多态性差异[91]。这在保护濒危药用植物资源、鉴别混淆物种以及确保药材质量方面具有重要应用价值。

随着 WGS 技术的日益成熟,其应用范围也在不断扩大。从早期仅限于模式生物的基因组测序,到如今广泛应用于农业、医学、生态学等领域,WGS 已成为量化分析遗传多样性不可或缺的手段之一。尤其是在研究遗传多样性时,WGS 提供的高通量数据极大地增强了对物种遗传结构和进化动态的理解[92]。例如,在药用植物三七(*Panax notoginseng* Burk. F. H. Chen)中,WGS 揭示了三七基因组的高度异质性,并识别出 30 个与萜类化合物的合成的萜类合成酶基因(*TPS*),为三七的药用成分研究奠定了基因组基础,并且为三七及其相关属植物的药用研究提供了新的视角[93]。此外,WGS 技术还被应用于药用植物黄石斛(*Dendrobium catenatum* Lindl.)的基因组研究中,帮助鉴定了其药用活性成分的合成途径及调控基因。通过全基因组测序,揭示了黄石斛复杂的基因组信息,探索其在不同生态环境中的适应机制,为其人工栽培和遗传改良提供了理论基础[94]。

(九) 几种遗传多样性检测方法的比较

等位酶分析可从蛋白质水平反映生物的遗传变异,其实验要求较为严格,通常要求活体材料进行实验,且实验结果随个体不同发育时期、器官及环境而变化,由于中药资源研究多从野外采集实验样品,因此等位酶方法的应用有一定的困难。RFLP 分析的理论基础最为完善,其具有不受环境影响、共显性、结果稳定可靠、重复性好的特点,且非等位的 RFLP 标记之间不存在上位效应及其他形式的基因互作[95]。然而 RFLP 分析程序复杂、技术难度大、费时、成本高,需要适合的探针和放射性同位素,而且每次反应需要 DNA 量较大,多态位点数目有限,所以应用受到一定的限制[96]。RAPD 标记检测灵敏方便,多态性强,可检测出 RFLP 标记不能检测的重复顺序区,因此可填补 RFLP 图谱的空缺,并且由于其简便易行,对实验材料要求不高,是中药资源遗传多样性研究的主要方法[97]。但事实上,RAPD 是一种表型标记,大量研究表明其出现率很低,因此有些研究试图通过单倍体取样来回避这个问题。更常见的做法是在假设哈迪-温伯格平衡(Hardy-Weinberg Equilibrium)条件下将 RAPD 数据换算成基因频率,由于该假设目前还没有验证[98],所以有人认为用 RAPD 数据来计算基因频率是不合理的,但很多研究结果却表明,用 RAPD 数据得到的基因频率与等位酶分析等方法结论一致。AFLP 兼具备了 RFLP 和 RAPD 两种标记方法的优点,且 AFLP 能提供比 RFLP 和 RAPD 更多的多态性信息,但是其在技术上复杂,较难操作。微卫星标记则集中了其他分子标记的优点[99]:典型的共显性和多等位基因,多态性较高,DNA 的用量少,扩增结果的重现性高。但由于微卫星引物多具有种特异性,因此,获得某一物种的微卫星引物比较烦琐,但一旦获得,将受益无穷。DNA 条形码技术基于 DNA 序列本身,结果比传统形态分类更准确快捷,可以快速完成物种的区别和鉴定,发现新种和隐存种,重建物种和高级阶元的演化关系。同时,它将完成一些传统形态学鉴定手段无法完成的工作,比如可以鉴定在传统分类方法尤其是形态学上难以区分的物种或品系,甚至组织和幼株,鉴定在分类地位上有争议的物种,对濒危植物的生物多样性保护具有现实意义[100]。WGS 技术可以检测单核苷酸多态性(SNP)、插入/缺失(indels)、拷贝数变化以及大规模结构变异,是目前最为有效的遗传多样性检测技术之一。然而,该技术在珍稀濒危药用植物的研究中尚未得到系统性和广泛地应用,仍有待进一步的探索与推广[101]。

不同的检测方法在理论上或在实际研究中都有各自的优点和局限,目前还找不到一种完全取代其他方法的技术。因此,在研究生物的遗传多样性时,可将几种检测方法综合使用,扬长避短,建立快速有效的综合方法。同时在分子标记中,除 RFLP 外,其他分子标记都是建立在 PCR 反应基础上的,又各有所长,所以可以借助于 PCR,结合各种分析方法,更快速、更简单、更可靠地获得分子标记,从而加快遗传多样性的研究进程。

二、遗传多样性的取样策略及分析方法

(一)遗传多样性的取样策略

遗传多样性取样策略是指对一定地理分布范围内的生物个体取样时,使样本具有代表性和包含尽可能多的遗传变异的最佳取样方法,包括取样数目(一个给定区域的居群数和一个居群的个体数)以及取样方式[102]。物种居群各世代之间稳定的基因和基因型频率是进行合理取样的前提,包括"Hardy-Weinberg 平衡"定律在内的居群遗传学原理是研究取样策略的理论基础,在此基础上可以对居群内的取样个体数及应获得的居群数进行理论计算,同时还可以根据物种居群的遗传结构特点和环境条件的异质性来决定取样的方式。

取样策略的制定与许多因素有关,但以下两方面的信息是最为重要的:一是研究对象本身的特性,如物种的遗传多样性水平和分布、居群的遗传结构、基因流和繁育系统以及由环境因素引起的变化等;二是取样的目的,是为了遗传多样性的保护还是为了进行某一方向的研究;是考虑整个物种,还是该物种在特定区域的居群之间或者是居群内的遗传多样性等。如果研究对象是整个物种,那么样本要能够代表该物种的整体遗传多样性水平,应该尽可能覆盖该物种的分布区;如果研究对象是物种在特定区域的居群间的遗传多样性,那么就应该在该区域合理地选取具有代表性的居群。总之,针对不同的研究对象和研究目的应该制定相应的取样策略。

对于药用植物取样时,一个居群的随机取样数目可以确定在 30 个左右。如果该植物为异交,可以适当降低;如果为自交,可以适当增加样本的数量。居群内取样的空间距离应根据繁育系统、居群内生境的异质性和遗传多样性的结构及空间分布来决定。如对这些情况都不清楚,则采用随机取样的方法是比较可取的[103]。当居群内生境异质性比较明显时,个体分布于不同斑块时,采用分层取样的方法比较合适,即首先将居群按异质生境分成不同斑块,然后在斑块内进行随机取样。

确定某一给定地区居群取样数目要比确定某一居群内的样本数困难。首先是居群本身就很难定义,不同定义均从不同的侧面强调了居群的特点。在某些情况下,如在一个相对的池塘中或小岛上,居群是一个比较自然的单位,但在许多情况下,居群的划分很大程度上受到人为因素的影响。另外,除了濒危物种,通常一个物种的分布区内有很多居群,一些连续分布的居群由于生境的片段化有可能被分割成若干亚居群,因此,居群的数量可以很大,需要根据研究的目的和可操作性来确定居群的大小。在给定的区域内选择取样居群有两种方法:一种是均匀取样法,即所选的居群均匀分布于该区域。这种方法通常用于对未知的物种进行取样,它可以获取该区域内受土壤、气候等环境因素影响所形成的最大量的变异。另一种方法是聚集取样法,即取样居群呈聚集状分布,每组内有若干居群,组间大致呈均匀分布。这种方法可以获取大量受地理位置和微地形变化影响而产生的变异,因而更适用于野生物种,因为野生物种的遗传变异在长期的进化过程中主要受到自然环境因素的影响,野生物种通过花粉、种子传播的基因流受人为因素的影响较小,因此,相当一部分变异是与环境异质性有关的[104]。

(二) 遗传多样性的分析方法

通过各种分析方法得到的数据只是遗传多样性研究所完成的前提工作,对于群体遗传结构、遗传分化、基因流动、系统发育等规律及现象的解释和揭示,还必须借助于充分而可靠的数学分析,获得不同的指标以说明问题。

1. 蛋白质数据分析方法 由不同电泳技术、蛋白质测序等得到的蛋白质数据有等位酶(基因)频率、同工酶表现型等,其主要统计方法如下:

(1) 等位酶频率:等位酶是由单座位(locus)不同等位基因编码的同工酶,与等位基因之间的关系明确,使其成为一种十分丰富的遗传标记,是近几十年来检测遗传多样性应用最为普遍的方法。单体酶由一条多肽链(亚基)组成,其杂合体只可能有两条带;多聚酶由若干条多肽链组成,其纯合体表现为一条带,而杂合体则表现为多条带。如果两个等位基因频率相等,则表现为对称性分布,符合二项式分布。如果等位基因频率不相等(一般不相等),其表型比例:二聚体为 $(p+q)^2$,三聚体为 $(p+q)^3$,如此类推。等位基因频率理论上是由指定等位基因的数目除以基因总数,任何座位上全部等位基因频率之和等于 1。实际计算中往往通过基因型数目或基因型频率来计算等位基因的频率。按照 Nei 的定义,二倍体群体中指定座位(i)等位基因的频率(q_i)的计算公式为:$q_i = (2n_{ii} + \sum n_{ij})/2N, (i \neq j)$。$N_{ii}$,具有纯合 $a_i a_i$ 基因型的个体数;n_{ij},具有杂合 $a_i a_j$ 基因型的个体数;N,个体总数;j 表示凡不同于 i 的等位基因。

等位基因频率与电泳谱带频率之间有下列关系:

$$\begin{cases} Pp = P + 1/2h_0 \\ Pq = Q + 1/2h_0 \end{cases}$$

其中,h_0 为观察杂合度;Pp、Pq 为 P、Q 的电泳谱带频率。

(2) 遗传变异性：通过酶电泳技术，对所获得的每个酶位点的出现频率进行统计分析，就可以衡量群体的遗传多样性(Genetic diversity)或遗传变异性(Genetic variability)。多态位点百分数 P 是反映遗传多态性的重要指标之一，其计算公式是：$P(\%)=k/n\times100$，k 为多态酶位点的数目；n 为所测定酶位点的总数。

分别计算总遗传多样性 H_T、每个种群内的遗传多样性 H_S 以及遗传变异系数 G_{ST}[105]。$G_{ST}=D_{st}/H_T=(H_T-H_S)/H_S$。$G_{ST}$ 的值从 0 到 1，当各群体间几乎没有分化时，各群体的所有等位基因频率几乎相同，G_{ST} 的值接近 0；当群体间的遗传分化增大时，各群体内的遗传多样性在 H_T 中所占的比例减小，说明总遗传多样性几乎全部存在于各群体之间，G_{ST} 的值接近于 1。

(3) 遗传相似性及遗传距离：由等位基因频率计算种群间的遗传相似性及遗传距离有多种度量方法，其中 Nei 相似指数(Index of similarity, I)应用最为广泛[106]。当两个种群内同一等位基因具有相同频率时，不论该位点是否多态，它们的相似指数均为 1；如果两个种群间没有相同等位基因，则 $I=0$。Nei 将遗传距离 D 定义为相似指数 I 的负自然对数：$D=-\ln I$。当 I 接近于 1 时，遗传距离 D 接近于 0；随着相似指数 I 数值降低，遗传距离大于相似指数的简单余数，当 I 趋近于 0 时，遗传距离度量值高到难以置信的程度。为此，根井曾提出校正公式：$D=(1-I)/I$[107]。

2. DNA(RNA)数据分析方法 RAPD、RFLP、AFLP 或其他分子分析技术得到的电泳片段或杂交位点的有无以 0 或 1 编码后，由不同的计算公式可以得到样本间不同的相似指数，相似指数经不同方法转换后得到遗传距离。由群体相似系数、遗传距离矩阵，或根据特异片段、多态位点的频率，可进行群体遗传多样性及遗传分化等研究。

就不同研究人员及一些应用分析软件(如 Phylip，PAUP，POPGENE 及 NTSYS)引用或采用的频率来看，样本间遗传相似系数的分析通常有四种计算方法。但就文献报道来说，不同研究人员曾给出 20 余种样本遗传相似指数的不同计算方法及相应的数学推理，只是其他公式未被广泛采用。Nei 和 Li、Dice 及 SM 相似指数计算的相似指数值位于 0 和 1 之间，因而很容易转化为相似百分率。它们没有包含总位点信息，各自使用参数 n_x，n_y，n_{xy} 及 n_{00} 在两两样本间均不相同，如果仅用于比较样本间的遗传差异，四者的信息量比较完全。但在种群分析中，往往需要进一步分析种群间遗传多样性的差异，它受样本容量，即总位点数的影响较大，分析位点越多越能真实反映种群间遗传本质差异，因而此时引用 Jaccard 指数比较合理。上述不同方法计算所得的相似指数经不同转换后，即可得到样本间的遗传距离。

根据样本间遗传相似系数或遗传距离的大小，可将满足一定条件的样本化归为一个遗传谱系(Genetic lineage)，如相似性大于 90%或遗传距离小于 10%。由遗传谱系频率可统计种群遗传多样性-基因型多样性(Genotypic diversity)。基因型多样性的统计有多种计算公式，如：Shannon-Wiener 多样性指数；Sheldon 修正的 Shannon-Wiener 多样性指数可以消除不同群体间，样本容量大小对多样性指数的影响[108]；Stoddart 多样性指数[109]以及 Simpson 多样性指数[110]等。种群遗传多样性也可通过基因多样性(Gene diversity)来表示，统计方法为[111]：$H=1-\sum x_i^2$ 或 $H=n/n-1(1-\sum x_i^2)$，式中 x_i 为某一座位第 i 个等位基因片段在电泳或杂交分析中出现的频率；n 为基因的拷贝数。Hamer[112]等根据 RFLP 分析杂交带的有无，将公式简化为：$H=2x_i(1-x_i)$，式中 x_i 为某一条带在供试样本中的出现频率。所有位点的基因多样性指数为：$H_T = 1/r \sum Hi$，r 为实验观察的所有位点数；i 表示第 i 个位点。

上述公式计算的基因型多样性或基因多样性指数，同样满足总遗传多样性（H_T）等于种群内的遗传多样性（H_S）和种群间的遗传多样性（D_{ST}）之和，根据"蛋白质数据"中所提到的分析方法，可以统计群体间的基因分化系数及基因流动值。

3. **常用分析软件** 由不同分子分析方法得到的分析数据均可以通过各种分析软件进行分析。如 POPGENE[113]是一个非常实用的群体遗传学分析软件包，适用于对大量的群体遗传学数据进行分析。它主要有以下三个方面的用途：

（1）进行正合检验，如对哈迪-温伯格平衡、种群差异和位点间的连锁不平衡进行检验。

（2）估算经典的群体遗传学参数，如 Fst 和其他相关指数及基因频率等。

（3）可把 GENEPOP 的输入文件转换为其他常用的群体遗传学分析软件包（如 BIOSYS、FSTAT 和 LINKDOS）所要求的输入文件格式。

与软件 BIOSYS 相比，它在所用的统计学检验方法、适用的群体遗传学研究数据类型及输入文件等方面具有一定的优点[114]。

三、物种濒危与保护等级划分标准

（一）物种濒危等级划分标准

1. **物种濒危等级概述** 物种濒危等级（endangered category）即人为制定的衡量物种或生态系统濒危程度或受威胁状况的等级系统，国际和国内有许多濒危物种等级的划分标准，但总的来说，均是依据物种灭绝危险程度而划分。物种濒危最早的评价可追溯到 1942 年和 1945 年美国国际野生动物保护委员会分别出版的灭绝与濒临灭绝的旧大陆与新大陆哺乳动物两本书[115]。世界自然保护联盟（International Union for Conservation of Nature，简称 IUCN）于 1948 年正式成立，1964 年 IUCN 编著了《红色名录》（Red List of Threatened Species，https://www.iucnredlist.org/）[116]，其濒危物种的等级标准得到了国际的广泛承认，随后被包括我国在内的许多国家、地区广泛应用，出版了一系列国家、地区的红皮书和保护植物名录。IUCN 红色名录对物种濒危状况的评定方法是由定性向定量逐渐发展的，所需数据全都取自公开的大数据，将遴选方法由过去的专家评估转变为先进行定量评估，再进行专家复审的方式，提升了名录的客观性、准确性以及不同类群之间的协调；方法简便易操作，可用于各类生物类群[117]。美国国会于 1973 年通过的《濒危物种法》是世界历史上一部极其重要的物种保护法，对维护美国的生物多样性发挥了重要作用；该法案首次在法律术语上赋予"濒危物种"以权利，体现了生态主义理念与环境伦理的影响，同时对其他国家濒危物种保护具有借鉴意义[118]。物种的灭绝本是一个自然过程，但人类的繁荣使数以百万计的生物物种的栖息地被蚕食，很多物种以惊人的速度灭绝了（如长江中的白鱀豚和白鲟）或正在灭绝之中（中华鲟）。世界自然保护联盟虽然确定了物种濒危的等级标准，但定量划分标准的象征意义大于实际意义，因为不可能所有生物物种都能通过同一种种群动态模式去预测它们未来的命运关于物种的濒危机制，人们提出了许多基于种群数量变动的理论概念（如最小生存种群、有效种群大小、种群瓶颈、奠基者效应、"阿利"效应、灭绝漩涡等），但可操作性不强，对保护生物学的实际指导意义不大[119]。

自 1989 年起，世界自然保护联盟（IUCN）物种生存委员会的指导委员会提出应建立新的濒危物种等级标准，历经 1991 年的 1.0 版本讨论了新分级标准并提出了数量概念，其后，相继出现了 2.0 版本、2.1 版本、2.3 版本、3.1 版本[116-120]。IUCN《受威胁物种红色名录》已经成为世界上最全面的关于全球动物、真菌和植物物种灭绝风险状况的信息来源,是生物多样性健康的关键指标,是促进生物多样性保护和决策的有力工具[121]。2022年世界自然保护联盟(IUCN)发布了最新的《濒危物种红色名录》,涵盖了其所监测的160 000个物种的变化命运;这份最新名录显示,目前,有超过42 100个物种正面临灭绝的威胁(https://www.iucnredlist.org/)。

2. **物种濒危等级划分标准** 从总体上看,各国的濒危评价标准差异较大,表现在等级体系的混乱和标准不统一,而且评价标准多采用概念性的定性描述,缺乏数量化的指标,具有相当程度的模糊性和主观性,在应用时难以掌握[122]。1994年IUCN组织制定并通过了《IUCN物种红色名录濒危等级和标准》(IUCN Red List Categories and Criteria),此标准突出强调了评价指标的数量化和具体化。随后又进行了多次修改[123],旨在建立简单而被广泛接受的全球受威胁物种的分级标准体系,为按照物种的灭绝危险程度进行最广范围物种的等级划分提供了明晰而客观的框架。但应该指出的是,尽管该体系的受威胁等级具有较高的一致性,但其标准却并没有考虑每个物种的生活史。因此,某些物种的灭绝威胁可能被低估或高估。

图5-3-1是2001年开始执行的最新的IUCN物种红色名录等级和标准3.1版(https://www.iucn.org/resources/publication/iucn-red-list-categories-and-criteria-version-31)。图中包括了分类单元可列入的9个濒危等级。

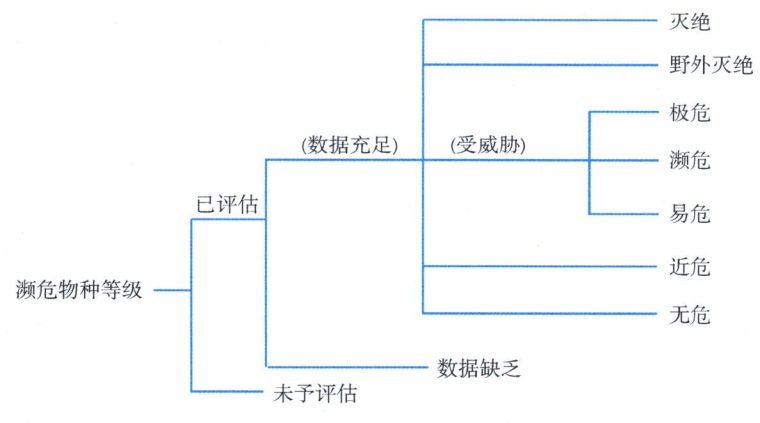

图5-3-1 物种濒危等级体系

3. **IUCN物种濒危等级划分依据** IUCN濒危物种红色名录与国家濒危物种红色名录都是对物种灭绝风险的测度,前者是全球性评估,后者则是国别研究。IUCN濒危物种红色名录预警了全球物种的濒危状况,为全球生物多样性研究提供了大数据;国别红色名录确定了各国物种受威胁状况,填补了前者的知识空缺,两份名录互为补充[124]。

IUCN红色名录从依赖于评估专家的主观意志决定物种濒危等级的濒危物种红皮书(Red Data Book)到IUCN受威胁物种等级和标准(3.1版)的客观量化和所有门类使用统一标准的过程。该等级体系可囊括全球所有物种,其中"受威胁"的3个等级——极危(CR)、濒危(EN)或易危(VU)需使用5个标准进行量化评估,对评估规范有非常严格的要求。该等级和标准体系不仅适用于全球层面,同样也适用于地区层面物种评估,只是在具体物种种群如果和周边其他地区(国家)存在种群交流情况时,评估结果要进行调整。迄今为止,全球层面使用该等级体系和标准评估了14万多种(其中在中国有分布的物种10 846种),100多个国家和地方制定了地区/国家层面的红色名录,中国红色名录评估了5.5万多种[125]。以下是IUCN物种红色名录包含的9个物种濒危等级。

(1) 灭绝(extinct, EX):如果一个分类单元的最后一个个体已经死亡这一点毫无疑问时,即认为该分类单元已经灭绝。在适当的时间(昼夜、季节、年度),对已知和/或预期的栖息地进行彻底调查,如果没有记录到任何一个个体,则推定该分类单元灭绝。调查应在一个与分类单元的生命周期和生活形式相适应的时间框架内进行。

(2) 野外灭绝(extinct in the wild, EW):如果一个分类单元只在栽培、圈养条件下或远超出过去范围的归化种群中存活时,即认为该分类单元属于野外灭绝。当在已知和/或预期的栖息地,在适当的时间(昼夜,季节,年度),在其历史范围内进行详尽的调查时,未能记录到一个个体,则推定该分类群在野外灭绝。调查应在一个与分类单元的生命周期和生命形式相适应的时间框架内进行。

(3) 极危(critically endangered, CR):如果一个分类单元被认为在野外面临极高的灭绝风险,即认为该分类单元属于极危。详细量化标准参考《IUCN物种红色名录濒危等级和标准》3.1版本。

(4) 濒危(endangered, EN):如果一个分类单元未达到极危标准,但是其野生种群在不久的将来面临灭绝的概率很高,则该分类单元即列为濒危,详细量化标准参考《IUCN物种红色名录濒危等级和标准》3.1版本。

(5) 易危(vulnerable, VU):如果一个分类单元未达到极危或濒危标准,但是在未来一段时间后,其野生种群面临灭绝的概率较高,则该分类单元即列为易危,详细量化标准参考《IUCN物种红色名录濒危等级和标准》3.1版本。

(6) 近危(near threatened, NT):当一分类单元未达到极危、濒危或者易危标准,但是在未来一段时间后,接近或可能符合"受威胁"等级的标准,则该分类单元即列为近危。

(7) 无危(least concern, LC):当一分类单元被评估未达到极危、濒危、易危或者近危标准,该分类单元即列为无危。广泛分布和种类丰富的分类单元都属于该等级。

(8) 数据缺乏(data deficient, DD):如果没有足够的资料来直接或者间接地根据一个分类单元的分布和/或种群状况来评估其灭绝的危险程度时,则认为该分类单元属于数据缺乏。多数情况下,确定一个分类单元属于数据缺乏还是受威胁状态时应当十分谨慎。如果推测一个分类单元的活动范围相对地受到限制,或者对一分类单元的最后一次记录发生在很长时间以前,那么可以认为该分类单元处于受威胁状态。

(9) 未予评估(not evaluated, NE):如果一个分类单元尚未根据标准进行评估,则可将该分类单元列为未予评估。

(二)物种保护等级划分标准

一个国家对其生物资源拥有主权;世界上大多数国家已经立法保护野生生物资源,各国对濒危物种保护等级的划分标准不一致,有时,等级划分标准不是公开的[120]。物种的优先保护次序的划分是以植物受威胁的情况为基础,同时兼顾人类对于物种保护的目标来确定的。例如,应用《世界自然资源保护大纲》中所确定的应予优先保护的植物的图解公式,可以确定单型科属的优先保护,以达到保存生物多样性和遗传多样性的目标。在定性评价的基础上,国内外已有不少学者尝试用数量评价分级的方法对受威胁物种的濒危和保护等级进行划分。例如,以"濒危系数"确定物种的受威胁程度,以"急切保护值"确定物种须急切保护的序列[125-128];以"二级模糊综合评价法"评价濒危度与保护等级[129]等。目前,物种濒危与保护等级的评价方法一直在不断探索中[120,130-134]。

《国家重点保护野生植物名录》(第一批)[135]、《国家重点保护野生植物名录》[136]均使用了两个保护等级：中国特产稀有或濒于灭绝的野生植物列为Ⅰ级保护，将数量较少或有濒于灭绝危险的野生植物列为Ⅱ级保护植物。《国家重点保护野生植物名录》[136]共列入国家重点保护野生植物 455 种和 40 类，包括国家一级保护野生植物 54 种和 4 类，国家二级保护野生植物 401 种和 36 类。其中，由林业和草原主管部门分工管理的 324 种和 25 类，由农业农村主管部门分工管理的 131 种和 15 类。

(三) 物种濒危与保护等级之间的关系

1. 濒危等级与保护等级的关系　物种濒危等级是对现有环境下一个物种灭绝的危险性的评估，评估灭绝危险性的目的是对分类单元灭绝的可能性做出定量的估计。而保护等级划分是评估保护行动优先权的问题。因此，评估灭绝危险和确定保护行动优先权是两个相关但又不同的过程。灭绝危险的评估(如 IUCN 红色名录濒危等级的分配)一般在优先权确定之前，而评估保护行动优先权除了考虑灭绝危险以外，也涉及其他许多相关的因素，例如经费开支、开展保护行动的人员、受威胁物种保护的法律框架或一些物种相对于其他物种在生态、系统发生、历史及文化上的优先考虑。

从系统发生方面确定物种保护优先序时的两种不同观点：第一种观点：有 6 个假想的物种 A、B、C、D、E 和 F，可以用不同的方法测度这些物种之间的进化特有性，如果物种 F 代表的信息量等价于物种 A、B、C、D 和 E 的总信息量，应当受到优先保护；第二种观点：认为应当重点保护生物系统进化树上的那些"分枝末梢"，以保存生物的进化潜力。物种的濒危等级与物种保护优先序是挂钩的；如我国一级国家重点保护野生动物包括一些中国特有物种、孑遗物种和亚种，如大熊猫、白鱀豚、华南虎和朱鹮等；濒危物种保护受经费的制约；有限的资源应优先投入一些应优先受到保护的物种[6]。

2. 地区性濒危与全球性濒危的关系　在地区或国家水平上使用濒危等级划分时，必须认识到对于一个特定的分类单元，其全球性的受威胁等级不一定与地区或国家的等级一致。例如，莲在印度被列为濒危物种，而在我国则分布很广，不会被列为濒危植物[137]。这里存在一个地理尺度的问题，在全球被定为无危的一个分类单元，在某个特定区域，由于其数量很少或正在衰退，或许仅仅因为它们处于全球分布区的边缘，而可能被认定为受威胁。反之，根据数量和分布区存在全球性衰退的资料被划分到受威胁的分类单元，可能因其在特定地区种群数稳定而被定为无危。因此，地区或国家特有的分类单元在任何地区或国家的标准应用上，都需要进行全球评估，避免出现认识的误区。

3. 野生与栽培的关系　由于在我国药用植物有较为悠久的栽培历史，加之国家已经重视了中药材栽培基地的建设，因此，在大面积栽培的同时，强调濒危植物的保护不容易引起人们的重视。这里存在一个对濒危物种概念的认识问题，在 IUCN 红色名录中，明确提出物种濒危等级标准只适用于在自然范围以内的野生种群和由良性引种而产生的种群。因此，在药用植物濒危及保护等级的划分时，应该只以野生种群的数据为依据，不能因为该物种有大量的栽培种群而降低其濒危和保护的等级。相反，有大面积栽培的物种，其野生资源的保护应该更有优先权。这一问题可以从两方面来看：

(1) 从种质资源方面考虑：栽培种群不具备野生种群所蕴含的诸多优良特性。对于保护野生药用植物资源的重要性已有颇多的论述，在此不再赘述。仅列举野生稻为例说明，普通野生稻是栽培稻的始祖，在长期的自然选择过程中形成了优良的特性，蕴藏着高产优质、耐寒抗旱、抗病虫害等基因。野生稻的优异基因是栽培稻所没有或罕见的，1973年，"杂交水稻之父"袁隆平凭借在海南发现的普通野生稻，成功培育出举世瞩目的三系杂交水稻品种，使我国水稻生产有了重大突破，为解决我国乃至世界粮食安全问题作出了巨大贡献。2000年，袁隆平团队与美国科学家合作，通过分子技术从普通野生稻中发现两个增产基因，利用后可比现在的高产杂交稻增产36%，再次印证了野生稻在杂交稻研究中的宝贵价值。可以说，没有野生稻资源，培育优良栽培稻品种，就会成为无源之水、无本之木。

(2) 栽培种群并不能全面有效地缓解野生资源的压力：从经济学的角度讲，中药材作为自然资本，当其发出经济上稀缺的信号时，价格会作为一种协调机制来推动科技进步或被人造资本替代。在现阶段，有大量资金投入到中药替代品的研究或栽培基地的建设，这的确是缓解野生资源压力很有效的措施。从很多濒危药用植物在不同时期出现"货滥价滑"的情况来看，似乎药用植物有供过于求的趋势。而这主要是市场因素的原因，因为人们长期栽种某些药材形成了相当的栽种面积，而又没有根据市场变化规律合理组织生产所致。这种假象常常使相当多不明真相的人误以为这些商品的野生资源无需给予更多的关注。而真实的情况是，在这些商品"价跌物贱"时，它们的野生资源由于无需任何投资而多处于被采尽挖绝乃至于灭绝的境地。造成野生资源压力的因素，除了经济方面外，文化及社会的因素也起了推波助澜的作用。众所周知，由于人们对"天然"的极大热情而引发了片面强调野生的局面，加之市场方面予以"配合"所造成的高价，对中药野生资源产生了极为严重的破坏。人参可能是一个很好的例证，栽培人参与野山参价格的天壤之别极好地说明了在中药材特别是名贵药材的保护上，栽培品的多少有时并不能减轻野生资源的压力。

《中国的生物多样性保护》白皮书[138]指导中国实施濒危物种拯救工程，对部分珍稀濒危野生动物进行抢救性保护，通过人工繁育扩大种群，并最终实现放归自然；112种我国特有的珍稀濒危野生植物实现野外回归。我国不断加大野生动植物保护力度，实施了野生动物栖息地保护和拯救繁育措施、野生植物就地迁地保护和回归自然等工程，有效保护了90%的植被类型和陆地生态系统、65%的高等植物群落、85%的重点保护野生动物种群[139]。我国现有名录中存在各名录评价物种的数量和种类差别大、物种命名有争议、《国家重点保护野生植物名录》调整不全面、国际名录与国内名录差别较大等问题；建议将193种野生植物纳入《国家重点保护野生植物名录》的讨论范围，其中44种为国家一级重点保护野生植物，149种为国家二级重点保护野生植物，以完善《国家重点保护野生植物名录》；应重点关注1 313种野生植物，可以考虑将其纳入省级自然保护名录中，提高保护力度[140]。

(四) 药用植物濒危与保护等级划分

药用植物一直没有特定的濒危和保护等级划分标准。《中国珍稀濒危保护植物名录》和《中国植物红皮书》中均将收载的药用植物分为濒危种、渐危种和稀有种三类[141]。在国务院颁布的《野生药材资源保护管理条例》中，将保护等级分为三级。

一级：濒临灭绝状态的稀有珍贵野生药材物种。
二级：分布区域缩小、资源处于衰竭状态的重要野生药材物种。
三级：资源严重减少和主要常用野生药材物种。

为此，关于药用植物等级划分标准有学者进行过许多有益的探讨[122,142-143]，如王年鹤、袁昌齐等[142]从药用价值、分类学意义、野生资源量、野生资源减少速率、栽培状况、保护现状以及综合性开发等方面提出了初步量化的评价标准,贾敏如[144]也提出了药用植物濒危程度的评价标准和需要保护的品种,但药用植物濒危及保护等级划分标准始终没有形成独立体系,在认识方面还存在一些误区。

(五) 药用植物濒危与保护等级划分标准

随着经济和医疗保健事业的飞速发展,中药资源的需求出现了空前的增长,从中药中提取有效成分应用于化妆品、食品及工业原料的研究也越来越深入,这些原因在不同程度上加大了中药资源的压力。加之,长期以来,对开发利用中药资源的认识不足,一些地区不同程度上对中药资源进行了掠夺式的过度采收(捕猎),致使很多中药资源蕴含量下降,甚至耗竭,一些种类濒临灭绝,因此,对珍稀濒危中药资源进行保护已迫在眉睫[145-146]。然而,提到中药资源的保护,首先必须确定其保护对象,由于中药资源的绝大部分来源于药用植物,故其保护的重点是对药用植物的保护。为此,制定评价药用植物濒危及优先保护的量化体系尤为重要。

对药用植物濒危及优先保护的评价,应该制定一个较全面、科学、系统、实用性强、操作性强和可量化的评价体系。在吸取前人工作的基础上,还应从其他方面进行细化和量化,而且影响因素之间侧重点也有所不同,即其权重系数也存在差别。例如:药用植物的价值方面,随着科学技术的发展,药用植物已不仅仅作为药用,还可应用于工业、食品加工业等领域,除此之外,有的应用价值目前还没有确定,但是已经在做这方面的研究,一旦确定,此种药用植物的应用将大大增加,势必造成潜在的需求危机。再如药用植物不仅具有药物的特征,而且还具有植物的一般特征,包括它的遗传特征、生长特征、分布特征等等。这些因素都与药用植物资源的利用、保护有密切的关系。

1. 药用植物濒危及优先保护综合评价方法的制定原则及其体系

(1) 药用植物濒危及优先保护综合评价方法的制定原则:影响药用植物受威胁及优先保护的因素很多,而且,某些因素之间会相互作用。通过对药用植物资源的全面考察和综合分析,我们将各因素进行细化和量化,按药用植物面临的现状给予一定的分值,然后将其综合评定。本着实用性和可操作性强的原则,现将药用植物资源化的评价分为价值系数、分布系数、生物学系数、资源现状系数等四个大项。其中每一大项又包括若干小项,即价值系数包括药用价值、经济价值、学术价值、潜在价值;分布系数包括药用植物地域性特征、特有种情况、药材道地性特征;生物学系数包括物种分类学特征、可再生能力特征、生长周期特征;资源现状系数包括野生资源量、栽培现状、药材来源现状(分原植物来源和药材商品来源)、保护现状。将上述15个小项分别按不同程度给予一定的分值,初步制定了药用植物受威胁及优先保护综合评价体系。

(2) 药用植物受威胁及优先保护综合评价体系

1) 价值系数(coefficient of value, Cv)

A 药用价值
  a. 常用种类,被中国药典收载 ·· 3 分
  b. 较常用种类,被中国药典收载 ·· 2 分
  c. 不常用种类,被中国药典收载,或被地方标准收载,已形成商品 ········· 1 分
  d. 一般民间药,未被中国药典收载,未形成商品 ···························· 0 分
  *常用种类、较常用种类和不常用种类的划分主要依据《新编中药志》。

B 经济价值
  a. 除药用外,用于化妆品,食品和工业原料 ·································· 3 分

    b. 除药用外,用于化妆品、食品或工业原料三者之二 ………………………… 2分
    c. 除药用外,用于化妆品、食品或工业原料三者之一 ………………………… 1分
    d. 仅供药用 …………………………………………………………………………… 0分
  C 学术价值
    a. 孑遗植物或在研究系统进化等方面有重要价值 …………………………… 1分
    b. 无明显学术价值 …………………………………………………………………… 0分
  D 潜在价值
    a. 已通过研究,有价值,待开发 ………………………………………………… 2分
    b. 正在进行研究,价值待明确 …………………………………………………… 1分
    c. 目前尚未进行研究,或已经研究过,未发现其价值 ………………………… 0分

2) 分布系数(coefficience of distribution,Cd)

  A 药用植物地域性特征
    a. 分布于一个或相邻的两个省某局部区域内 ………………………………… 3分
    b. 分布于某一大区域内,但有特殊生境 ……………………………………… 2分
    c. 分布于某一大区域内,不跨越东/西或南/北区域 ………………………… 1分
    d. 全国广泛分布,分布跨越东/西或南/北区域 ……………………………… 0分
    *药用植物分布主要参见《中国中药区划》;南北分界线:秦岭淮河一线;东西分界线:黑河-腾冲一线。
  B 药用植物特有种情况
    a. 特征生境特有(例如喀斯特、荒漠、流石滩等) …………………………… 3分
    b. 区域特有 …………………………………………………………………………… 2分
    c. 中国特有 …………………………………………………………………………… 1分
    d. 非中国特有 ………………………………………………………………………… 0分
    *药用植物特有种情况主要参见《中国珍稀濒危植物》。
  C 药材道地性特征
    a. 道地产区仅1个区域 …………………………………………………………… 3分
    b. 道地产区为2个区域 …………………………………………………………… 2分
    c. 道地产区为2个以上区域 ……………………………………………………… 1分
    d. 无道地性 …………………………………………………………………………… 0分

3) 生物学系数(coefficience of biology,Cb)

  A 物种分类学特征
    a. 单型科型:科内仅1属1种植物 ……………………………………………… 4分
    b. 单型属型:属内仅1种植物 …………………………………………………… 3分
    c. 少种科型:科内仅2~3种植物 ……………………………………………… 2分
    d. 少种属型:属内仅2~3种植物 ……………………………………………… 1分
    e. 多种属型:属内种数多,一般4种以上 ……………………………………… 0分
  B 可再生能力特征
    a. 主要依靠有性繁殖的木本或寄生植物 ……………………………………… 3分
    b. 主要依靠有性繁殖的草本 ……………………………………………………… 2分
    c. 主要依靠无性繁殖 ……………………………………………………………… 1分
    d. 有性繁殖和无性繁殖均可 ……………………………………………………… 0分
  C 生长周期特征
    a. 生长3年以上才可供利用 ……………………………………………………… 2分
    b. 生长2~3年可供利用 …………………………………………………………… 1分
    c. 生长1年内可供利用 …………………………………………………………… 0分

4) 资源现状系数（coefficence of present situation，Cs）

A 野生资源量
  a. 极少 ··· 3分
  b. 少 ·· 2分
  c. 尚多 ··· 1分
  d. 多 ·· 0分
  ＊野生资源量的评定主要参考《中国常用中药材》和《中国中药区划》。

B 栽培现状
  a. 栽培种不能替代野生种，或现无栽培技术 ··· 3分
  b. 栽培技术不稳定，没有推广应用 ··· 2分
  c. 栽培技术成熟，但只有1省为栽培基地 ··· 1分
  d. 栽培技术成熟，2省或以上设有栽培基地 ··· 0分

C 药材来源现状
 C.1 原植物来源
  a. 1种来源 ·· 3分
  b. 2种来源 ·· 2分
  c. 3种来源 ·· 1分
  d. 3种以上来源 ·· 0分
  ＊原植物来源主要参见《中国药典》的收载，如黄芪为豆科植物蒙古黄芪或膜荚黄芪的干燥根，其评分时定为2种来源记2分。

 C.2 药材商品来源
  a. 药材商品主要来源于野生 ··· 2分
  b. 药材商品主要来源于野生和栽培 ··· 1分
  c. 药材商品主要来源于栽培 ··· 0分
  ＊药材商品来源主要参见《中国常用中药材》。

D 保护现状
  a. 目前未受到保护 ··· 2分
  b. 自然保护区内有分布 ·· 1分
  c. 有专题保护区已作重点保护 ·· 0分

将上述四项评价系数中的各项指标进行评分，再将四个评价系数分别按比例计算后相加，可以对各种药用植物受威胁及优先保护程度进行评价，从而确定受威胁级别，同时为各种药用植物保护的迫切性和重要性提供依据。分值越高，受威胁程度越严重，需要保护的迫切性也越强。为了便于比较，将4个评价系数相加后的值定为级别系数（Coefficient of grade，Cg）来代表评价结果。其公式如下：

$$Cg = Cv \times 0.30 + Cd \times 0.20 + Cb \times 0.20 + Cs \times 0.30$$

其中4个评价系数（即 Cv、Cd、Cb、Cs）的计算公式统一为：

$$C = 该系数各指标所得分之和/该系数各指标总分之和$$

按计算结果，受威胁级别及保护等级作如下划分：

  $Cg = 0.70\sim1.00$，受威胁级别：一级；保护等级：Ⅰ级，亟待加以保护

  $Cg = 0.55\sim0.69$，受威胁级别：二级；保护等级：Ⅱ级，应积极加以保护

  $Cg = 0.40\sim0.54$，受威胁级别：三级；保护等级：Ⅲ级，需注意保护

Cg 值在0.40以下，定为安全种。

2. 综合评价方法应用举例 应用此评价体系,我们以临床常用的中药材人参、黄芪、大黄、贝母、细辛为例,进行了综合评价,其结果与《中国珍稀濒危植物》《野生药材资源保护管理条例》中收载的受威胁级别及优先保护的等级基本相近(表 5-3-1)。因此,本书认为此药用植物受威胁及优先保护评价方法具有一定的可行性。

要实现药用植物资源的可持续利用,就必须处理好开发利用与保护管理之间的密切关系,加强保护是为了更好地利用。确立保护对象需要一个客观的、可操作的、定量的标准去综合评价一种药用植物受威胁的程度。是从药用植物资源的角度出发,根据其自身的特点,用价值系数、分布系数、生物学系数、资源现状系数等 4 个大的方面去评定一种药用植物的受威胁程度,最后用级别系数表示其评定结果,从而确立受威胁级别及保护等级。这种综合评价的方法可定量且实用性强,具有可操作性,其结果能较客观地反映药用植物资源的整体状况。

在药用植物受威胁及优先保护评价标准的制定过程中,不仅较全面地、系统地考虑到药用植物作为资源的可利用方面,而且对药用植物具有的植物特性也加以强调。当然,本文提出的综合评价方法只是初步的探讨,某些问题还有待于进一步的研究,例如:在评价的过程中,植物的野生资源量有的记载不详,尤其对于有着悠久栽培历史的中药材,如地黄、牛膝、白芍、附子、枸杞等,因栽培产量丰富,其野生资源状况无统计资料,但要评定一种药用植物的受威胁程度,野生资源量又是一个不可缺少的重要方面。

第四节 研究内容与进展

生物多样性保护的关键之一是保护物种,更具体地说是保护物种的遗传多样性或进化潜能。种内遗传多样性或变异愈丰富,物种对环境的适应能力愈大,其进化的潜能也就愈大,有助于保护物种和整个生态系统的多样性,或可以减慢由于适应和进化所导致的灭绝过程[147]。只有掌握物种多样性水平高低及其群体的遗传结构,才能制定有效合理的保护策略和措施。否则,任何物种水平在上的保护生物学活动都可能成效不大。例如在实际取样时,对于一个基因流比较小、群体间变异量占 60% 的物种,至少要取 6 个群体才能保存其 95% 的遗传多样性;而对于群体间变异量占 20% 的物种,要达到同样的效果则只需要从两个群体取样。显然,对一个遗传变异主要存在于群体之内的物种(如大多数风媒授粉的裸子植物)和一个遗传变异主要分布于群体之间的物种(如许多自花授粉的一年生草本植物)应具有完全不同的取样和保护方针。因此,开展遗传多样性研究是保护濒危中药资源的理论基础,为制定合理的保护措施提供了科学依据。但保护濒危物种涉及多学科、多领域的问题,由此而诞生的保护生物学被称为"危机学科",涉及基础生物学、应用生物学和社会科学。为了保护自然,减缓物种灭绝,人们依据保护生物学原理每时每刻都在作出管理决策。如通过物种多样性的编目监测,建立生物多样性地理信息系统,为宏观管理提供信息。通过各种环境保护法作为保护生态环境、保护珍稀濒危中药资源的法律依据。这些管理决策大至国家级自然保护区的设立及濒危物种等级的确定,小至一批野生动植物产品的出境贸易许可证的颁发等。可见,保护生物学的研究和应用是紧密相关的两个环节。研究为保护提供了信息,应用又为保护生物学研究提供了新的课题[148]。珍稀濒危中药资源保护是中国保护生物学研究的重要组成部分,本节将介绍国际和世界各国有关环境保护的相关法律法规,探讨中药资源的保护方法,同时针对中药资源保护中存在的问题,提出相应的对策,以期为珍稀濒危中药资源保护提供依据,最终实现中药资源的可持续利用。

表 5-3-1 5味药用植物濒危及保护等级综合评价结果

药材名	价值系数					分布系数				生物学系数				资源现状系数						级别系数 C_g	受威胁级别	保护等级
	药用价值	经济价值	学术价值	潜在价值	C_v	地域性特征	特有种情况	药材道地性特征	C_d	种型分类学特征	可再生能力特征	生长周期特征	C_b	野生资源量	栽培现状	原植物来源	商品来源	保护现状	C_s			
人参	3	3	1	2	1.00	2	2	3	0.78	0	2	2	0.44	3	3	3	2	0	0.85	0.77	一级	I级
黄芪	3	3	0	1	0.78	1	0	2	0.33	0	2	2	0.44	2	0	2	1	0	0.38	0.49	三级	III级
大黄	3	2	0	1	0.67	1	0	1	0.22	0	2	2	0.44	0	0	1	1	2	0.31	0.41	三级	III级
贝母	3	1	0	1	0.56	2	0	3	0.56	0	1	1	0.11	1	2	2	2	0	0.38	0.40	三级	III级
细辛	3	2	0	1	0.67	0	0	3	0.33	0	2	2	0.44	0	0	1	1	0	0.15	0.40	三级	III级

一、相关国际公约及协议

1. 濒危野生动植物国际贸易公约(The Convention on International Trade in Endangered Species of Wild Fauna and Flora, CITES)　1973年在美国华盛顿签署,又称华盛顿公约,我国于1980年正式加入。CITES设立的目的主要在于建立野生物种输入、输出国之间合作管理,以切实防止公约指定名录内物种的非法国际贸易行为。公约条文共25条,对于全世界濒危渐危物种贸易管制的原则,各会员国应采取的措施、会员国大会、国内立法的配合,公约的签署、修订、入会、争端解决等都有详细规定。

2. 国际重要湿地公约(Convention on Wetlands of International Importance, Especially as Waterfowl Habitat 又称 Ramsar Convention)　1971年于伊朗拉姆萨尔签约,故又称拉姆萨尔公约。公约重点是重视特殊水鸟,加强湿地的保育及适当利用。该公约共有12条条文,对于重要湿地名单的制定、管理计划的研究与执行、湿地自然保护区的设定、国际合作、会员大会的召开、会议代表的组成等均有明文规定。

3. 保护世界文化和自然遗产公约(Convention for the protection of the Word Culture and Natual Heritage)　1972年在联合国教科文组织(UNESCO)支持下于法国巴黎签署,该公约共38条,主要目的在于保护世界主要遗产名录内的自然及文化地区。凡人类文化遗产、特殊生物群系、濒危动植物的栖息。

4. 生物多样性公约(Convention on Biological Diversity)　1992年于巴西正式缔约。公约共有42条,对生物多样性的保护和永续使用、监测、域内保育、域外保育、遗产资格的取得生物技术的处理及其收益分配、缔约国会议、争端解决、签署、加入、退出等均有详细规定。

5. 区域性公约

(1) 欧共体自然栖地及野生动植物保育公约(Directive on the Conservation of Natural Habitats and of the Wild Fauna and Flora)。1992年5月21日由欧洲共同体(The Council of the European Communities)于比利时布鲁塞尔完成研定。规定欧洲共同体各成员国应保育其辖内之濒临绝种的动植物及天然栖地,以维持生物多样性。在详细的附表中,他们已列出必须特别保育的自然栖地类型168个,必须特别保育之动植物632种,并规定各会员国应该设立特别保育区(special areas of conservation)。

(2) 欧洲野生物及自然栖地保育公约(Convention of the Conservation of European Wildlife and Natural Habitats)。1979年签约于伯恩(Bern)。

(3) 西半球自然及野生物保育公约(Convention on Nature Protection and Wildlife Preservation in the Western Hemisphere)。1940年签约于华盛顿。

(4) 非洲自然及自然资源保育公约(African Convention on the Conservation of Nature and natural Resources)。1968年签约于阿尔及亚。

(5) 东南亚国协自然及自然资源保育协议(ASEAN Agreement on the Conservation of Nature and Natural Resources)。1985年签约于吉隆坡。

(6) 东南亚及太平洋地区植物保护协议(Plant Protection Agreement for the South-East Asia and Pacific Region)。1956年签约于意大利罗马。

(7) 东非保护区及野生动植物协议(Protocol Concerning Protected Areas and Wild Fauna and Flora in the Eastern African Region)。1985年签约于内罗毕。

(8) 加勒比海地区保护区及野生物协议(Protocol Concerning Specially Protected Areas and Wildlife in the Wider Caribbean Region)。1990 年签约于金斯特(Kingston)。

(9) 南太平洋地区自然资源及环境保护公约(Convention for the Protection of the Natural Resources and Environment of the South Pacific Region)。1986 年签约于诺米亚(Noumea)。

二、珍稀濒危常用中药资源的五种保护模式

珍稀濒危常用中药资源的保护是中药资源保护的重要内容之一。为了保护这些珍稀濒危常用中药资源,黄璐琦研究团队提出了常用中药资源的五种保护模式和策略,首次为中药资源的可持续利用提供了一套科学而系统的保护和开发利用模式:① 野生种源不清的"种源保护"。② 珍稀中药资源的"种群保护"。③ 野生资源供不应求的"种植保护"。④ 濒危中药资源的"药源开发保护"。⑤ 用于工业原料中药资源的"生物技术保护"五种模式。该五种模式涵盖了中药资源所需保护类型,并提供了一套系统地从理论到实践的保护策略[149]。

在"种源保护""种群保护"方面,可加快种质资源库建设,在药用野生动植物资源集中分布区建设保护区,建立一批繁育基地,加强珍稀濒危品种保护、繁育和替代品研究,促进资源恢复与增长。在"种植保护"保护模式方面,可指导建立珍稀濒危常用中药资源生产基地,例如黄璐琦研究团队指导建立了白花丹参、苍术、葛根以及淫羊藿生产基地。在"药源开发保护"方面,可采取新药源发掘与开发模式实施"药源开发保护",例如新药创制重大专项中两面针、重楼等药材的新药源开发工作为药源开发保护提供较好的模式。在"生物技术"保护模式方面,黄璐琦研究团队开展了丹参、紫草、冬凌草、穿心莲、菘蓝等植物的生物技术研究。其中以丹参主要活性成分丹参酮类化合物合成生物学研究为目标的原创性研究位于世界前列。整合利用转录组、蛋白质组、基因组以及代谢组学技术,克隆鉴定了丹参酮类化合物生物合成途径的多个关键酶基因,并利用合成生物学得到了丹参酮的各类前体,相关成果发表于 NC、PNAS、JACS 等国际权威杂志,新兴的合成生物学亦为"生物技术保护"模式提供了更为广阔的空间[149]。

三、保护措施

保护珍稀濒危中药资源的有效措施主要有以下三种[150]:就地保护、迁地保护和离体保存。

(一) 就地保护

就地保护就是以建立自然保护区(或保护点)的方式将有价值的中药资源及其生境保护起来,以维持生态系统内物质能量流动与生态过程以及生物的繁衍与进化。这种方法可以使药用动、植物在已适应的环境中得以迅速恢复和发展,是珍稀濒危中药资源的最重要保护方式。

根据中药资源保护的性质和目的,可将中药资源保护区划分为三种类型,即中药资源综合研究保护区、中药资源珍稀濒危物种保护区和中药资源生产性保护区。

1. 中药资源综合研究保护区　　中药资源绝对保护区,是供科研和教学而设置的综合性保护区。要求选择未受或少受人为活动干扰的、具有国家保护意义的、中药资源丰富的地区建立保护区。其目的在于保持天然生态系统和丰富的药用种质资源,供科研和监测之用。

2. 中药资源珍稀濒危物种保护区　　针对重要的药用物种而建立的绝对保护区,保护区域的设立可以依据遗传多样性研究的结果进行合理的选取。保护对象为具有国家保护意义的珍贵、稀少、濒临灭绝的重要中药资源。该区可在具有原始生态系统条件下或已开发的地区设置,保护手段除自然维护外,可结合人工种、养,借以扩大野生种群,恢复和发展中药资源。

3. 中药资源生产性保护区 这类保护区既可以在一定程度上维护自然生态系统，又能提供部分中药材产品，达到在保护中药资源的基础上，合理开发、利用中药资源的目的，实行合理控制、限量采猎，发展资源的保护原则。此类保护区可分为：轮采轮猎区、人工粗管散养（植）区和野转家种区。轮采轮猎区，是根据药用动、植物资源的承受能力和中药材的合理采收季节划定的定时采猎保护地，内容包括两个方面：一是根据中药资源的生产能力制定合理的资源保护基数标准和开发指标。当该区中药资源达到一定生产能力时，限量开发，反之当生产能力下降到一定指标时，转为保护状态。一般是几个这样的保护地轮换进行，以达到养护资源、发展生产的目的；二是根据中药材的采收季节，在保证药材质量的前提下，尽量避开药用动、植物的繁殖季节（包括动物的哺乳季节）、药用部位的成熟时间等易阻碍中药资源发展的阶段，划定的保护区。将上述不利于发展资源和不能保证药用质量的时间划为临时禁猎或禁采季节，以保护中药资源。人工粗管散养（植）区是一种带有人工维持和发展中药资源的保护区。保护区可采取人工繁育、野外放养或种植、粗管等措施发展野生中药资源，当资源量达到一定指标时，适时适量采猎和挖掘。野生转家种、家养研究基地是一种兼有保护、研究和开发性质的保护地，在维持野生药用资源的基础上，积极开展野生转家种、家养的研究试验，试验成功逐步推广生产。

除建立保护区以外，采用积极有效的生产性保护手段，正确评估中药资源利用量与再生量的关系，研究中药资源的可持续利用，将对中药资源起到重要的保护作用。如新疆、内蒙古在肉苁蓉产地大力营造红柳林和梭梭林，在发展肉苁蓉的寄主资源的同时，采用边挖边育、挖大留小等科学的采收方法；江西在盐肤木生长区施放五倍子蚜虫；避开药用动植物的繁殖期，在药用部位有效成分积累到一定程度时，适时采收。这些就地抚育措施、科学的采收方式都是有效保护野生资源的重要途径。由于中药资源种类繁多，能建立保护区进行保护的仅是少数资源，因此，生产性的保护手段对于珍稀濒危中药资源的保护显得尤为重要。

（二）迁地保护

迁地保护又称异地保护，即通过人为努力，将野生物种的部分种群迁移到适当的地方加以人工管理和繁殖，使其种群扩大。主要方式是建立植物园、动物园、苗圃、种植园及各种引种繁殖设施。如华南热带作物研究所引种药用植物坡垒、沉香和海南龙血树等，都取得了显著成效。另外，许多药用植物园或在植物园内设立了专门的药用植物苗圃，如杭州药用植物园、中国医学科学院药用资源开发研究所植物园、重庆药用植物园、南宁药用植物园等，引种了许多有重要价值的药用植物，为研究异地引种、保护药用植物奠定了基础。发展大规模的种植业和养殖业，也是保护中药资源的重要途径。如国内著名中药材川芎，现在江西、湖北、陕西、贵州、云南等地引种栽培，并形成了较大的生产能力。这表明中药材引种栽培、野转家种、家养的方法，不仅是发展药材生产的重要手段，也是异地保护中药资源的积极、灵活的手段。数以百计的野生药用动、植物，通过引种，野转家种、家养，扩大了药用资源，相应地对野生资源起到了保护作用。

（三）离体保护

离体保护就是利用先进技术，保存并研究携带全部遗传信息的物质片段，即保存药用动、植物的某一部分器官、组织、细胞或原生质体等，以达到长期保留药用动、植物的种质基因，巩固和发展中药资源的目的[151]。采用离体保护的主要方法有：建立中药资源种质基因库和组织培养等。

1. 建立中药资源种质基因库　建立中药资源种质基因库,其直接作用就在于收集和保存药用动、植物遗传物质携带体及其本身,免于毁灭性的破坏或造成基因流失。其中建立中药资源种子库是最为迫切和有效的措施。在过去20年中,全球兴建了一批保存重要粮食作物品种资源的种子库,小麦、玉米、燕麦、马铃薯、高粱及水稻等主要作物90%以上品种资源已被收集和保存起来,各地种子库中登记入库的植物种质样本已达200万个。中国幅员广阔,中药资源丰富,并形成了各具特色的道地药材,而目前又面临种质资源混杂、道地药材品质退化以及资源量急剧减少等严重问题,因此,积极收集不同种质资源,建立种子资源库将为今后培育优良品种、保证药材质量提供丰富的遗传资源和研究材料[4]。

2. 组织培养　组织培养是将动、植物体的某一部分器官、组织、细胞或原生质体,通过人工无菌离体培养,定向诱导分化获得产品的一种技术方法。应用组织培养技术不仅使繁殖种群的速度加快,而且能尽快实现野生物种的栽培养殖和人工育种。应用组织培养技术,可以消除植株的病毒感染,培养无病毒植株,如山东用地黄茎尖培养无病毒植株获得成功。当归、白及、菊花、党参、延胡索、山楂、番红花、浙贝母、条叶龙胆、龙胆、绞股蓝、川芎、枸杞、厚朴、罗汉果、人参、三七、西洋参、半夏、桔梗、怀地黄、云南萝芙木、玄参、景天等药用植物的组织培养都取得了成功。通过组织培养还可以直接生产药用成分或代谢中间产物,提取药用生理活性物质,开展工厂化大生产。目前,已能从人参组织培养中获得较高含量的人参皂苷;从喜树茎培养物中提取喜树碱。组织培养还能从培养物中获得新的化合物或应用于生物转化等。

四、相应对策

(一) 加强药用濒危资源保护与利用研究的科技支撑

随着中药事业的快速发展,长期过度采摘和环境恶化等原因,许多珍稀濒危野生中药资源已处于濒危甚至灭绝的状态。为了可持续地发展中药事业,我们必须树立可持续发展的战略思想,切实采取有效措施来保护药用植物资源,为中药事业的发展提供源源不断的活力。为了保护珍稀濒危野生中药资源,我们需要加强药用濒危资源保护与利用研究的科技支撑,为保护立法和强化管理打下坚实的基础。需从以下方面入手:

1. 本底资料的调查工作　在全国范围内有针对性地调查濒危中药材种类、数量,分析种群区系的分布特点(包括广布种和濒危种),绘制地理分布图,了解当前保护现状等,这是一项巨大而重要的工程,是基础研究,是濒危程度评价的前提。

2. 中药材珍稀濒危程度的评价标准　中药材珍稀濒危程度应该有一个全面的科学的而且必须是实用性强的评价标准,目前国内对此研究尚少,是一个亟待解决的标准化问题。评价标准除充分考虑动植物分类学特点外,还应考虑药用价值对物种、族群的影响,应从分布特点、野生资源量、栽培情况、保护现状、开发利用、药典收载等方面细化量化标准。评价时需特别注意影响因素间的权重系数、交互作用。据此标准划分濒危程度,确定保护等级,制定具体的保护措施及奖惩办法等。

3. 中药材致濒原因的研究　要对濒危物种及其遗传多样性进行有效保护,必须查明中药材致濒因子,这有赖于基础研究的加强。如查明濒危物种的种群动态、繁育系统、极端环境压力下的抗逆性、人为干扰对物种的影响等,从而可以揭示濒危中药材生活史薄弱环节,区分致濒的内在机制和外部原因,为物种保育、人工栽培或驯养提供科学依据。研究表明[152]:银杉遗传变异水平低,族群间又强烈分化,势必造成族群内严重近交,产生近交衰退等一系列后果,最终导致银杉的进一步濒危。因此对银杉保护应采取特殊策略,即应该保护较多族群,对于特定等位基因的单株和亚族也应予以保护。而鹅掌楸族群遗传多样性不比广布品种的低,其濒危过程是一个时间和空间的渐变过程,是内部和外部不良环境条件综合作用的结果。总之,造成中药材濒危原因十分复杂,有内因、外因,也有内、外因综合作用,不能一概而论,更不能以偏概全。对保护物种需找出致濒因子,才能实施有效地保护。

4. 科学研究和培育珍稀濒危中药资源 通过分析研究野生药用植物的生长环境、分布规律和遗传特点等,可以全面认识这些植物的生态特性和生长规律。同时,通过引种、繁育和人工种植等方式,可以实现对野生药用植物资源的有效保护和可持续利用。在这个过程中,新技术的应用和推广,将会对提高药用植物资源的产量和品质有重要的促进作用。种植技术的创新与发展,能够有效降低因天气和环境因素导致的药材产量波动,保证药材的稳定供应。而加工和贮藏技术的应用,则能够提高药材的品质和药效,同时减少药材损失,实现最大限度地利用。

5. 建立珍稀濒危中药资源种质资源库 考察评价各类自然保护区、植物园保护中药种质资源(遗传资源)的成果和经验,针对珍稀濒危植物、地区特有植物以及常见药用植物,可以在野外调查过程中,适量获取这些物种的块茎、幼苗、假鳞茎、种子等具有繁殖能力的部位进行人工育种,建立种质资源库。同时还可以对部分药用植物进行培育改良来提高经济效益,并运用生物技术手段,通过基因工程方式保存和扩大濒危物种的繁殖,如人工合成、寻找代用品、基因重组改良、快速繁殖技术等。特别是建立健全国家药用资源种质基因库,加强种质资源的保护,也是中药知识产权保护的需要。

6. 建立珍稀濒危中药资源保护区 开展建立野生和半野生抚育保护区,对野生或逸为野生的药用动植物辅以适当的人工抚育和中耕、除草、施肥或喂养等管理。人工模拟野外群落形成半野生状态的资源居群,探索野生药材的生产模式,为中药资源的持续利用奠定基础。

7. 建立珍稀濒危中药资源种植基地 野生药用植物药材多数来源于野生资源,数量有限。多年来,资源过度开发,一些野生药材资源濒临枯竭。同时,适宜产区种植不规范,非适宜区盲目扩种,造成药效下降、道地性丧失。可以通过开展药用植物发源中心、遗传保育、生态保育、驯化保育、繁育、复育及保育策略与评价研究,为珍稀濒危中药资源原种保存、生境保护、繁育与复育提供理论依据和技术指导。未来将着眼于药材品质形成的遗传机制、生态机制、驯化机制研究,应用药用植物精准栽培技术,推动药用植物保育学科发展,实现药用植物资源的可持续利用[153]。

(二) 实现珍稀濒危中药资源的可持续发展

中药资源的保护和合理利用是一个必须平衡的问题,我们必须在资源利用和资源保护之间找到平衡点,实现中药资源的可持续利用。从资源利用方面来说,应该推进中药材标准化种植,开展中药现代化研发,实现中药产业的集约化、智能化、绿色化、可持续化;从资源保护方面来看,应加强濒危中药资源保护,推进珍稀濒危中药资源的人工栽培和养殖生产。从目前常用中药材的生产供应来看,已经有300多种常用药材开始进行人工栽培和养殖生产,其中有200多种大宗药材已经具有大量生产和基本满足市场需求的能力。这是保护野生中药材资源的重要途径。如天麻的野生变家种、冬虫夏草菌的人工发酵、麝香的人工养殖和人工合成、虎骨与犀角代用品的发现和推广应用。特别是许多中医药专家已经开始了对濒危药用植物的保护工作,并取得了一些成效。据初步统计,几十年来由野生转为家种的药用植物不下60种,引种国外药用植物约30种;在46种常用珍稀濒危中药资源中,有天麻、黄芪、明党参、北沙参等13种植物经过系统的研究,已具有了成熟的人工栽培技术。这些都一定程度地减轻了对野生资源的压力。充分说明了栽培与饲养、人工合成、寻找同效品种以及运用高新技术提高繁殖率和进行半工业化生产等,是保护资源和合理利用十分有效的途径和措施。在开展野生变家种,开发代用品的同时,积极开展以下工作,将为中药资源的可持续利用提供重要的保障。

运用现代科技手段来实现对中药资源的可持续利用和保护 关键技术包括中药材生产规模与中药资源储存量的现代调查与监控技术、药用植物种质资源保存技术、药用植物功能基因挖掘与利用、产地适宜性分析区划、珍稀濒危中药材人工生产或替代、中药材良种选育、种子标准化繁育加工技术、中药材绿色种植技术研究、中药材 DNA 条形码鉴定等。同时,需要开展药材综合利用研究,建设"循环中药经济",构建从生态系统、群落、种群、个体、繁殖器官、基因等不同层次的种质"保存库",形成种质资源保存的"就地""迁地""离体"库保存系统。通过科技攻关解决技术难题,并加强研究成果的宣传推广,实现资源保护、栽培饲养和野生抚育管理的全面发展。建设标准药材库和标准中药化学物质库,推进中药产业现代化和产业链的延伸,引导企业和社会各界联合开展研究和技术创新,加强中药材市场管理,建设中药资源可持续发展示范工程和基地,实现中药资源的可持续利用和发展[154]。

(三)构建珍稀濒危中药资源的保护体系

1. **原生境保护** 即在药用植物的自然栖息地进行保护。这种模式强调在不改变药用植物原生环境的前提下,采取有效措施保护药用植物种群的生存和繁殖。典型的案例是通过保护药用植物的生长环境来维持其生态系统的完整性。

2. **迁地保护** 将珍稀濒危药用植物从其原生地转移到其他适合其生长的地区,以防止其在原生地遭到灭绝。这在诸多植物园的研究和实践中得到了广泛应用。

3. **种子库保存** 建立植物种子库,将珍稀濒危药用植物的种子保存起来,以备将来重新种植或用于研究。这种方式可以长期保存植物的遗传资源,为未来的研究和复育提供保障。

4. **人工繁殖与恢复** 通过人工方式进行药用植物的繁殖和幼苗培养,然后将这些植物再引入到野外或适合的生境中。这种方式对于已经数量极其稀少的植物尤为重要,如普陀鹅耳枥的保护[155]就是采用了这一策略。

5. **积极开展国际合作** 针对珍濒危中药资源重点品种,积极开展国际联合资源调查,对海外药用植物的自然生长分布区域实施就地保护,同时联合开展人工引种驯化工作,最大限度地保护濒危药用植物品种的遗传多样性和种群分布区域的多样性,推动中药资源研究工作的国际化发展。

6. **公众教育与参与** 通过教育公众,特别是通过科普宣传活动,增强人们对植物保护的意识,并吸引更多人参与到植物保护工作中来。这种方式不仅是保护植物的重要手段,也是可持续发展的重要组成部分。

第五节 研 究 实 例

例一 桃儿七濒危药用植物野生居群的遗传多样性与遗传结构研究

(一)研究背景

濒危药用植物桃儿七野生居群遗传多样性与遗传结构的 SCoT 分析[156]。桃儿七

Sinopodophyllum emodi (Wall.) Ying 为小檗科桃儿七属多年生草本植物,《神农本草经》中以"鬼臼"之名收载,药用历史悠久,其根及根状茎、果实均可药用,具有祛风除湿、活血化瘀、化痰止咳、解毒的功效,用于风湿痹痛、肢体麻木、胃脘疼痛、跌打损伤、劳伤咳嗽等证,并可解铁棒锤中毒。目前,桃儿七地下部分主要作为抗癌药物 Vp-16(etoposide)等合成的前体物质鬼臼毒素(podophyllotoxin)的提取原料,果实则为藏药材"小叶莲"(藏族语称"奥勒莫色")。桃儿七为我国特有种,主要分布于陕西、甘肃、青海、四川、云南、西藏等地,生于海拔 1 500~4 300 m 的高山灌丛、草丛及路旁。目前,桃儿七的人工栽培尚未规模化,药材主要来源于野生。在利益的驱使下,野生桃儿七掠夺式地被大量采挖,致使植被遭受严重破坏,生境急剧恶化,加之藏医以其果实入药,极大地削弱了群体的天然繁殖能力。

目前,桃儿七野生群体数目和群体规模在不断变小,分布区域日渐缩减,资源面临濒危的境地,早在 1992 年即已被列入《中国珍稀濒危植物名录》,并被《中国植物红皮书—稀有濒危植物》[157]收录,为国家三级重点保护植物。近年来,人们逐渐认识到保护桃儿七资源的重要意义,并开展了资源分布调查、野生变家种等保护工作,但大多数保护活动仍然是在缺乏基本的生物学研究尤其是保护遗传学研究的情况下进行的,很难制定科学的保护措施。此外,笔者等的研究表明,不同产地与小生境生长的桃儿七(居群),其生物量及地下部分中的鬼臼毒素的含量均存在较大差异[158-160],提示桃儿七药材质量可能与其遗传特性有关。为合理保护和利用桃儿七资源,有必要研究其遗传多样性,分析其遗传结构。

(二) 材料与仪器

1. 供试材料　桃儿七采集于我国的西藏、青海、四川,共计 6 个野生居群、45 个个体,由重庆市中药研究院秦松云副研究员进行物种鉴定。收集当年生新鲜幼嫩叶片,洗净、晾干后,放入装有硅胶的自封袋,快速干燥,并用 GPS 定位系统记录各居群生长的海拔、经度及纬度表。

2. 试剂　SCoT 引物(上海生工生物工程有限公司)、Trans 2K Plus DNA Marker(北京全式金)、植物基因组 DNA 提取试剂盒(北京天根)、Taq 酶(TOYOBO)、dNTPs(TaKaRa)、SYBR Green 核酸染料(北京鼎国代理)、琼脂糖(进口分装),其余为国产分析纯试剂。

3. 仪器　S1000TM Thermal Cycler 热循环仪,Gel Doc XR 凝胶成像系统,Smart Spee TM3000 型分光光度计、DYCZ-24B 型电泳槽、DYY-6C 型电泳仪。

(三) 研究方法

1. 基因组 DNA 的提取　天根植物基因组 DNA 提取试剂盒提取桃儿七基因组 DNA。1%琼脂糖凝胶电泳检测 DNA 的质量,并用紫外分光光度计测定其浓度和纯度,将样品稀释标定到 40 mg/L,置于-20 ℃冰箱中保存备用。

2. SCoT 分析　SCoT 引物采用 Collard 和 Mackill 开发的引物,由上海生工生物工程有限公司合成,共计 36 条。随机抽取 2 个 DNA 模板进行引物筛选,最终确定 27 条扩增产物条带清晰、易于区分,且重复性高、稳定性好、具有差异的引物用于样品的多态性检测。

SCoT-PCR 反应体系:总体积 25 μL,内含 1×PCR buffer,1.5 mmol/L Mg^{2+},200 μmol/L d NTP,0.4 μmol/L 引物,40 ng 模板,1 U *Taq* DNA 聚合酶。扩增程序为 94 ℃预变性 4 min,然后进行 36 个循环:94 ℃变性 1 min,50 ℃退火 1 min,72 ℃延伸 2 min,循环结束后 72 ℃延伸 10 min,4 ℃保存。

各取 PCR 扩增产物 5 μL,加 1 μL 6×DNA Loading Buffer(内含染料)混匀后,在 1.5%的

琼脂糖凝胶上电泳分离。缓冲系统为 1×TAE,电压 150 V。当溴酚蓝指示剂距离琼脂糖凝胶前沿 2~3 cm 时停止电泳,在凝胶成像系统上观察、照相、记录。

3. **数据统计与分析**　按电泳图谱上 DNA 条带的"有"或"无"进行统计,同一位置有条带(扩增阳性)记为"1",无条带(扩增阴性)记为"0",形成"0"和"1"组成的原始矩阵后,输入计算机。采用 POPGENE 1.31 软件进行数据分析,计算参数包括多态位点百分率(PPB)、Shannon's 多样性信息指数(H_o,在物种水平上为 H_{sp},在居群水平上为 H_{pop})、Nei's 基因多样度指数(H)、平均每个位点的观察等位基因数(N_a)、平均每个位点的有效等位基因数(N_e)、总的基因多样度(H_t)、居群内基因多样度(H_s)、基因分化系数(G_{st})、基因流(Nm)和 Nei's 遗传距离(D)和遗传一致度(I),并据此采用 UPGMA 聚类法建立系统聚类分支树状图,分析各群体之间的遗传关系。同时也通过 Shannon's 居群分化系数[(H_{sp} - H_{pop})/H_{sp}]来估测居群间的遗传变异。

(四) 研究结果

1. **SCoT 多态性检测**　采用 27 个扩增谱带清晰并呈现多态性的引物对所有 45 份样品进行 SCoTPCR 扩增检测。SCoT 标记的多态性见表 2:每条引物产生 5~25 条扩增带,27 条引物共得到 350 条扩增带,其中有 284 条呈多态性,平均每个引物产生 12.96 条扩增带和 10.52 条多态性带。由此可见,SCoT 标记的多态效率检测较高,适用于桃儿七的遗传多样性分析。

2. **桃儿七的遗传变异分析**　通过 POPGENE 软件分析,得到桃儿七在物种和居群水平上的相关遗传参数(表 5-5-1)。在物种水平上,桃儿七的遗传多样性较为丰富,PPB 79.27%,N_e 1.332 7,H 0.210 9,H_{sp} 0.328 6。在居群水平上,6 个居群的遗传多样性均较低,高低排序依次为 POP3>POP5>POP2>POP4>POP1>POP6,各群体遗传参数的平均值和变化范围为 PPB 10.48%(4.00%~23.71%),N_e=1.048 7(1.020 7~1.103 7),H=0.029 7(0.012 9~0.063 1),H_{pop} 0.046 2(0.019 9~0.098 6),表明群体间的遗传多样性存在差异,尤其是 POP3 与其他居群存在较为显著的差异,POP6 居群的遗传多样性最低可能与该居群采集的个体较少有关(仅 4 个)。

表 5-5-1　桃儿七野生居群的遗传多样性分析

居群	K	PPB(%)	N_a	N_e	H	H_o
POP1	21	6.00	1.060 0	1.022 4	0.014 0	0.022 6
POP2	31	8.86	1.088 6	1.037 4	0.022 9	0.036 1
POP3	83	23.71	1.237 1	1.103 7	0.063 1	0.098 6
POP4	28	8.00	1.080 0	1.048 9	0.028 9	0.043 3
POP5	43	12.29	1.122 9	1.059 0	0.036 3	0.056 4
POP6	14	4.00	1.040 0	1.020 7	0.012 9	0.019 9
平均	37	10.48	1.104 8	1.048 7	0.029 7	0.046 2
物种水平	284	79.27	1.800 0	1.332 7	0.210 9	0.328 6

3. 桃儿七6个居群的遗传结构分析　居群的遗传结构分析包括总的基因多样度（Ht）、居群内基因多样度（Hs）、居群间的基因多样度（Dst＝Ht－Hs）、基因分化系数（Gst）和基因流（Nm）等指标。

用Nei's基因多样度衡量，6个居群Ht 0.186 9，其中Hs 0.029 7，Dst 0.157 2。Nei's的基因分化系数Gst 0.841 1，表明有84.11%的遗传变异存在于居群间，15.89%的遗传变异存在于居群内，居群间的遗传分化远大于居群内的分化，说明群体间变异是桃儿七的主要变异来源。

用Shannon's多样性信息指数衡量，物种水平上Shannon's多样性信息指数Hsp 0.328 6，居群水平上Hpop 0.046 2（表5-5-2），计算出Shannon's居群分化系数（Hsp－Hpop）/Hsp为0.849 4，即有84.94%的遗传变异分布在居群间，14.06%的遗传变异分布在居群内部。以上2种方法的分析结果完全一致，共同表明桃儿七不同居群间的遗传分化明显，遗传变异主要存在于居群间。

表5-5-2　桃儿七6个居群间的遗传一致度（对角线上方）和遗传距离（对角线下方）

居群	POP1	POP2	POP3	POP4	POP5	POP6
POP1	—	0.929 7	0.570 8	0.894 4	0.869 6	0.863 3
POP2	0.072 8	—	0.600 5	0.894 7	0.879 1	0.873 9
POP3	0.560 7	0.509 9	—	0.604 6	0.611 3	0.589 6
POP4	0.111 6	0.111 3	0.503 2	—	0.953 3	0.950 9
POP5	0.139 7	0.128 9	0.492 1	0.047 8	—	0.978 7
POP6	0.147 0	0.134 8	0.528 4	0.050 3	0.021 6	—

桃儿七居群间基因流[Nm＝0.5(1－Gst)/Gst]为0.094 4，小于1，表明桃儿七居群间基因交流处于低等水平，交流比较少，遗传分化程度较高。

4. 桃儿七遗传距离与聚类分析　用POPGENE计算出了桃儿七6个野生居群间的Nei's遗传一致度（I）为0.570 8～0.978 7，遗传距离为0.021 6～0.560 7（表5-5-3）。POP1与POP3之间的遗传一致度最低（I 0.570 8），遗传距离最远（D 0.560 7），表明亲缘关系最远。POP5与POP6之间的遗传一致度最高（I 0.978 7），遗传距离最近（D 0.021 6），表明亲缘关系最近。

MEGA5基于Nei's遗传距离绘出的UPGMA聚类分支树状图（图5-5-1）表明，6个群体聚为2类：POP3独为Ⅰ类，其余5居群聚为第Ⅱ类。在第Ⅱ类中，来源于西藏的2个群（POP1与POP2）聚为一支，来源于四川2个居群（POP4与POP6）与青海的1个居群（POP6）聚为一支。从供试材料间的聚类结果可以看出，地理来源相同或相近的种质趋向于聚在一类，但也有例外，如POP3独为一支，与各居群的遗传差异较大。

5. 桃儿七遗传多样性的比较　桃儿七虽然为濒危物种，供试材料中桃儿七野生居群在物种水平上具有较丰富的遗传多样性（PPB 79.27%）。但在居群水平上其遗传多样性却较低，平均仅为10.48%，且不同居群之间PPB变化幅度较大，其中青海玉树与其他居群表现出明显的遗传差异，PPB高达23.71%。如果将这一居群排除在外，仅用其他5个居群进行遗传结构分

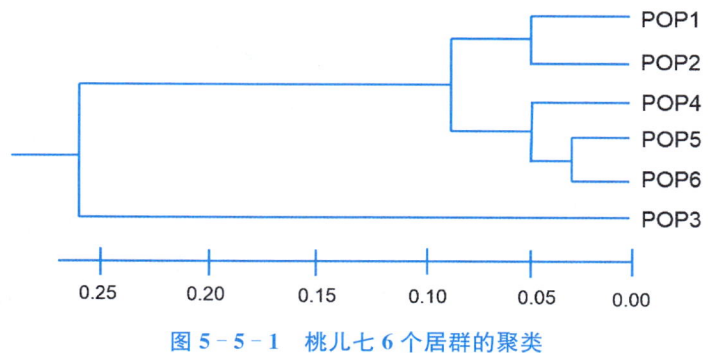

图 5-5-1 桃儿七 6 个居群的聚类

析,发现物种水平上 PPB 为 54.14%,由此可见桃儿七居群的遗传多样性及遗传结构研究中,群体的选择非常重要。本研究与已有文献报道的研究结果表明,由于检测手段和研究群体各异,在揭示桃儿七居群遗传多样性和遗传结构状况差异也是较大的(表 5-5-3)。本研究的结果与肖猛[161]的研究差异较大。尽管不同研究者所得出的结果存在差别,通过有效和准确地分析和利用这些遗传数据,还是可以看出相同的趋势:桃儿七野生居群间基因交流处于低等水平,遗传分化明显,遗传变异主要存在于居群间。同时也可以看到肖猛采用不同的分子标记(RAPD、ISSR、AFLP)对相同的研究材料(四川西部的桃儿七 7 个自然居群)的遗传多样性水平和遗传结构进行了分析,3 种标记方法得到的结果具有较高的一致性[161],从分子水平上基本了解了四川西部高原地区桃儿七的遗传多样性和遗传结构状况。

表 5-5-3 桃儿七遗传多样性分析结果比较

分子标记	居群区域	居群数目	物种水平 PPB(%)	居群水平 PPB/%	G_{st}	N_m
RAPD	四川	7	28.83	4.50~16.22	0.690 6	0.224 0
ISSR	四川	7	38.85	7.91~23.74	0.580 7	0.361 1
AFLP	四川	7	25.93	4.91~12.38	0.535 3	0.434 1
DALP	云南	7	69.33	10.00~20.00	0.800 5	0.124 6
SCoT	四川、青海、西藏	6	79.27	4.00~23.71	0.841 1	0.094 4

由于所选分子标记自身的特点和研究材料的局限性,要全面地评价桃儿七的群体遗传变异,还需要进一步全面收集种源,采用有效的分子标记对桃儿七遗传多样性的变异大小、时空分布等从遗传学基础上进行系统的剖析,才能真正揭示该物种的进化历史,深入分析其濒危原因和进化潜力,为科学合理地制订保护策略提供理论支持。

6. 基因流障碍　供试材料居群间基因流为 0.094 4,处于极低水平,说明存在明显的基因流障碍。植物种群内和种群间的基因流是借助于花粉、种子、孢子、营养体等遗传物质携带者媒介来实现的,其中花粉和种子的扩散是 2 种最主要的形式。就桃儿七而言,基因流障碍与其特有的繁育系统、种子的有限传播方式以及地理隔离效应有关。

花粉基因流的强弱和植物的繁育系统有很大关系。桃儿七是一种自交或自交占优势的植物,基因流动无法通过传粉的方式来实现,大大限制了该物种的基因流动。因此,桃儿七分布区的扩张与群体间的基因流动主要通过种子传播来进行。成熟的桃儿七果实中虽然具有较多的种子(平均60粒左右),繁殖系数较高,但种子具有休眠特性,且自然状态下萌发率低,降低了因种子传播而产生的基因流。笔者等在野外调查时发现,同一居群中桃儿七常见有丛生状态(同一果实的种子萌发形成的多个个体形成丛生),证实自然状态下,桃儿七种子的传播方式主要是依靠重力和果实破裂方式进行的,传播的距离相当有限。此外,桃儿七种子的另一种传播途径是依赖人或动物来进行。在进化过程中,桃儿七为有效地传播种子,形成了一些适应机制:成熟的桃儿七果实不含鬼臼毒素,富含糖分,味甜,且果实颜色鲜艳,能吸引人和其他动物食用[162],为其传播种子,但这种传播方式具有极大的随机性。肖猛[161]发现偶尔其种子由牲畜短距离在同居群内扩散,极少情形下因鸟类或人为活动在居群内或居群间传播。由此可见,种子的有限传播也是造成由桃儿七有限基因流的原因之一。

有限的基因流还可能与种群的空间地理隔离效应有关。桃儿七分布区域虽大,野外调查发现桃儿七居群的生境片段化趋势明显,大多居群呈星散岛状分布,彼此隔离,有时一条小河或山谷就成为一个明显的分界线,分布于同一山谷的个体就组成了1个有效居群[160]。且多数居群规模很小,限制了群体间的基因流,产生了明显的遗传漂变。

7. 桃儿七遗传多样性的保护策略 种质资源的分子评价是对物种进行保护、合理利用和遗传改良的基础。本研究结果表明桃儿七具有较丰富的遗传多样性,为有效保护和改良种质资源奠定了一定的基础。根据桃儿七群体遗传变异特点,提出了桃儿七遗传多样性的保护策略就地保护,重点保护遗传多样性高的群体。杂交育种中进行亲本选配时,种群选择是提高育种效率的重要途径之一,因此,除了对所有种群进行必要的保护外,应重点保护遗传多样性高的地区,如本研究中的青海玉树居群蕴藏着桃儿七丰富的遗传资源;迁地保护,注重取样策略,即在尽可能多的群体中取样。由于桃儿七群体间遗传变异均存在显著的分化,且主要来源于居群间,因此,在迁地保护时应尽可能在较多的群体中取样,而不是在同一群体取多个个体;野生抚育,人为增加基因流动。采用模拟原生态环境的种植方式,通过人工散播种子提高群体间的基因交流,以达到尽可能最大限度地保护和丰富其遗传多样性的目的。

(五) 思考与拓展

1. 创新性 药用植物特别是濒危药用植物的遗传多样性是物种保护的重要内容之一。而不同分支标记方法和技术则体现不同的遗传多样性特征。如何科学合理地选择分子标记方法是一个重要问题。该研究采用 SCoT-PCR 方法对桃儿七进行了分子标记和遗传多样性分析,并与文献报道的其他分子标记方法如 RAPD,ISSR,AFLP 方法的研究结果[161]差异较大证实了这一点。

2. 问题与启发 如果要获取桃儿七更全面的遗传多样性信息,需要将多种分子标记方法进行比较研究,比如基于测序技术的 DNA 条形码方法对上述分子标记进行验证,最终获取更科学、可靠的遗传多样性信息,为后续研究奠定基础。

例二 铁皮石斛的常规继代保存研究及其快繁与炼苗方法分析

(一) 研究背景

铁皮石斛常规继代保存研究[163]。铁皮石斛(*Dendrobium officinale* Kimura et Migo)因药用价值高遭到灭绝性采挖,野生铁皮石斛资源遭到严重破坏。国际自然保护联盟(International

Unionfor Conservation of Nature，IUCN)已将铁皮石斛列为极度濒危物种。铁皮石斛已列为国家一级重点保护植物[157]。通过组织培养诱导组培苗，实施铁皮石斛常规继代保存不失为一种较为可行的策略和方法。本文就针对铁皮石斛常规继代保存研究方法实例做一介绍。

（二）材料与仪器

1. 供试材料

（1）组培原材料：选用纯种、生长状况均一的铁皮石斛为快繁和组培原材料。

（2）炼苗原材料：通过组培获得生长状况均一的幼苗。培养基质：① 直径为 0.5～1 cm 的树皮。② 直径大约为 0.5～1 cm 树皮+直径大约为 1 cm 的砖头。③ 水苔+直径为 0.5～1 cm 的树皮。④ 腐殖土。⑤ 腐殖土和少量珍珠岩配成的混合基质。

2. 试剂
75%乙醇、次氯酸钠、蔗糖、活性炭、1/2MS 培养基、α-萘乙酸(NAA)、6-苄氨基嘌呤(6-BA)、2,4-二氯苯氧乙酸(2,4-D)。

3. 仪器
超净工作台、高压蒸汽灭菌锅、光照培养箱等。

（三）研究方法

1. 快繁

（1）外植体消毒：选取生长旺盛无病害的粗壮植株茎段，每一节为一段，剥去茎表皮，用去离子水洗净，放入超净工作台中。用75%酒精消毒30 s，用5%的 NaClO 消毒 8 min，最后用去离子水洗净，切去边缘。

（2）外植体的培养：将处理过的茎段接入 1/2MS+3%的蔗糖+0.1%的活性炭的培养基中，用不同激素进行处理。然后将其放入光照培养箱中培养 70 天左右。

（3）愈伤组织的形成：将横切过的铁皮石斛带节茎段放入不同激素的 1/2MS+3%蔗糖的固体培养基中，并用不同激素进行处理。

（4）当诱导分化出的不定芽长到大约 3 cm 时，将不定芽沿根部的愈伤组织切下，并转移到最佳生根培养基中，诱导其分化成不定根。

2. 炼苗

（1）原材料的选取：从组培苗中选取生长状况相近，茎秆健壮，高度相差较小的铁皮石斛组培苗若干，洗净根部的培养基，消毒备用。

（2）培养基质的配置：购买实验所需的各种土壤基质，配制成以下几种培养基质：① 直径为 0.5～1 cm 的树皮。② 直径为 0.5～1 cm 的树皮+直径约为 1 cm 的砖头。③ 水苔+直径为 0.5～1 cm 的树皮。④ 腐殖土。⑤ 腐殖土+少量珍珠岩配成的混合基质。(以下称①、②、③、④、⑤)。

（3）分组对照：按照温度、培养基质、水源的不同将选取的铁皮石斛组培苗平均分成大小株数相近的 30 组，并设置一组重复组作为对照，培养观察，并进行记录。

（四）研究结果

1. 不同激素处理对铁皮石斛快繁的影响
野生石斛体内存在大量的内生共生菌，普通灭菌方法难以根除，加入活性炭后能够显著降低铁皮石斛的染菌率。用不同浓度的激素(表 5-5-4)进行处理后得出外植体在培养 30 天左右就可以明显发现石斛腋芽的出现，60 天石斛幼苗几乎发育完全，可以进行炼苗。经实验证明，铁皮石斛茎段在①条件下诱导率最高，为 12.5%，②和③分别为 11.2%和 5.0%。结果表明，铁皮石斛快繁最佳培养基为 1/2MS 培养基加 1.0 mg/L 的 6-BA，3%的蔗糖加 0.1%的活性炭，并对外植体进行切割处理。

表 5-5-4　铁皮石斛快繁不同激素处理与茎段规格分析表

NAA 浓度(mg/L)	6-BA 浓度(mg/L)	切割茎段	编　号
1	1	+	(1)
0.5	1	+	(2)
1	0.5	−	(3)

2. 不同激素处理对铁皮石斛的组培的影响　用不同浓度的激素(表 5-5-5)对铁皮石斛大量进行处理,最终获得了几组诱导率较高的浓度配比。其中,诱导率最高的是 1.5 mg/L 的 6-BA 和 2.0 mg/L 的 NAA,其诱导率为 96%,其次是 0.5 mg/L 的 6-BA,0.5 mg/L 的 NAA 和 1.5 mg/L 的 2,4-D,其诱导率为 83%。其他浓度诱导率都在 50% 以下。因为加入活性炭具有良好的抑菌效果,因此在组培过程中依旧保存着 0.1% 浓度的活性炭。

表 5-5-5　铁皮石斛的组培的不同浓度激素处理及配比分析表

		NAA 浓度(mg/L)						
		0.2	0.5	0.8	1.0	1.25	1.5	1.75
6-BA/mg/L	0.5	01	02	03	07	11	15	19
	1.25	/	/	04	08	12	16	20
	1.5	/	/	05	09	13	17	21
	1.75	/	/	06	10	14	18	22

注:01 号中另加 2.5 mg/L 的 2,4-D;02 号中另加 1.5 mg/L 的 2,4-D。

3. 铁皮石斛的炼苗　经预实验发现一次性浇透水过后,3 天之后基质干透,需再次浇水,为防止水分过多烂根,水分较少根部枯萎,浇水周期定为 3 天。每隔 10 天观察记录一次现象,大约 3 个月之后,对数据进行生物统计学统计,统计出组培苗的成活率和幼苗的生长速率,可得出最适宜石斛炼苗的条件和对其影响最大的外界因素,从而实现对铁皮石斛进行的生产培育工作。通过对铁皮石斛的温度、培养基质、水源等影响因素进行分组处理(表 5-5-6、5-5-7),经一年的观察,以及对出芽时间和数量的记录,得出了铁皮石斛炼苗最快恢复(以分化出第一芽的时间为依据)的培养条件为 30 ℃,⑤号培养基质并用光照过的自来水浇灌,第一芽分化的时间只有 10 天。但这种条件对于铁皮石斛日后生长不利,极易会出现枯死、烂根等情况。后期有利于铁皮石斛生长(以植株长势及最后出芽总数为依据)的培养条件是 25 ℃,③号培养基质。水质方面,自来水与光照过的自来水效果差不多,但均优于去离子水。在此条件下幼苗全部存活并且长势良好,浇水次数方便人工管理,适合大面积炼苗。

铁皮石斛在快速生长的过程中,会造成药用成分质量的下降。下一步的研究方向应该是改良培养基的配方以及培养环境来降低或防止此现象。如果要实现大批量的生产,培养基的成本也是亟待解决的方面,优化培养基的配方,使其物美价廉。另外在炼苗过程中,建议先使用①③⑤的条件进行培养,出芽后立即转移到②③③的条件中。

表 5-5-6　30 ℃时的实验处理分析表

T＝30 ℃	Ⅰ	Ⅱ	Ⅲ	Ⅳ	Ⅴ
去离子水	111	112	113	114	115
自来水	121	122	123	124	125
光照数天的自来水	131	132	133	134	135

表 5-5-7　25 ℃时的实验处理分析表

T＝25 ℃	Ⅰ	Ⅱ	Ⅲ	Ⅳ	Ⅴ
去离子水	211	212	213	214	215
自来水	221	222	223	224	225
光照数天的自来水	231	232	233	234	235

（五）思考与拓展

1. **创新性**　铁皮石斛作为药用价值较高的名贵中药材，该实例通过优化并建立组织培养体系，诱导组培苗，经过炼苗等程序，实施铁皮石斛资源的常规继代保存，是濒危药用植物继代保存得较为成功的案例，值得其他濒危药用植物资源进行借鉴。

2. **问题与启发**　通过组织培养技术对濒危药用植物的继代保存是濒危植物资源保护的重要手段之一，但其缺点是维护成本较高，人工依赖性较强。因此，基于组织培养继代保存的基础上，选择适宜的森林资源，进一步开展野生资源仿野生栽培，还原铁皮石斛的原生态体系，实现自然环境下的铁皮石斛种质资源保护与多样性保护是一种可以进一步探索的方法。

例三　金铁锁试管苗限制生长保存技术的研究与应用

（一）研究背景

珍稀濒危金铁锁试管苗限制生长保存研究[164]。药用植物金铁锁（*Psammosilene tunicoides* W.C. Wu et C.Y. Wu）为石竹科单种属植物，主产于云南西北部、中部和东北部，是多种重要中成药的原料。近年来由于过度采挖，野生资源已急剧减少，目前作为濒危物种已列入《中国植物红皮书》，属于国家二级重点保护植物。金铁锁作为濒危、中国特有的药材资源，对其种质资源进行有效保存具有重要意义。目前，试管苗离体保存技术已经成功用于怀地黄、红根草、高山红景天等多种药用植物的种质资源保存上[165-167]，但金铁锁的试管苗离体保存技术鲜见报道，该实例就金铁锁试管苗限制生长保存技术研究情况作一介绍。

（二）材料与仪器

1. **供试材料**　连续继代 5 代，生长良好的金铁锁试管苗。

2. **试剂**　多效唑、蔗糖、α-萘乙酸（NAA）、6-苄氨基嘌呤（6-BA）、2,4-二氯苯氧乙酸（2,4-D）、凯塔敏（KT）、生长素（IAA）、卡拉胶。

3. **仪器**　超净工作台、高压蒸汽灭菌锅、光照培养箱等。

(三)研究方法

将生长一致的无菌试管苗,在无菌条件下切成 1 cm 左右带芽茎段,分别接种到添加不同浓度的多效唑和蔗糖的增殖培养基上。增殖培养基为 MS+0.5 mg/L、BA+0.1 mg/L、KT+0.1 mg/L、IAA+0.2 mg/L、NAA+0.5 mg/L、2,4-D、蔗糖 30 g/L、卡拉胶 12 g/L。PP_{333} 设置 0、0.1、0.2、0.5 mg/L 共 4 个处理,蔗糖设置 30、60、90 g/L 共 3 个处理。每瓶接种 5 个茎段,每个处理接种 20 瓶。接种后置于 25 ℃下,光照强度为 1 200 LX,12 小时光照/黑暗交替。接种 1 个月后,观察统计苗高、节数、节间长、分枝数、茎粗。接种 60 天、90 天、120 天,6 个月后统计每个处理试管苗的株高和存活率。

(四)研究结果

1. 多效唑(PP_{333})和蔗糖浓度对金铁锁生长的影响 由表 5-5-8 可见,试管苗在不同浓度的 PP_{333} 的培养基中,其生长均受到抑制,且随着浓度的提高,株高明显变矮,节间长逐渐缩短,茎粗也加粗,说明试管苗经过 PP_{333} 处理后,明显矮化、粗壮。但高浓度的 PP_{333} 对试管苗生长抑制过于强烈,0.5 mg/L 的 PP_{333} 处理的试管苗叶片数量少,节间极度缩短,导致叶片几乎由对生转变为基生状态,使得原有的植株外部形态发生很大变异。另外,随着 PP_{333} 浓度的增高,节数、平均分枝数却出现下降的趋势,说明 PP_{333} 抑制试管苗增殖系数,不利于试管苗的快速繁殖。

表 5-5-8 不同浓度的 P_{333} 对金铁锁试管苗生长影响

浓度 (mg/L)	平均苗高 (cm)	平均节数	平均节间长 (cm)	平均分枝数	茎粗 (mm)
0	3.51	5.63	0.9	2.21	0.72
0.1	3.45	5.23	0.9	2.18	0.76
0.2	2.45	4.74	0.65	2.16	1.00
0.5	0.23	4.32	0.23	1.73	1.44

观察结果显示:在添加不同浓度的蔗糖的培养基上,金铁锁的生长 1 个月时,高浓度的蔗糖对金铁锁的生长表现出明显的抑制,而且浓度越高其抑制作用越强。90 g/L 蔗糖处理的株高、分枝数、节数依次少于 60 g/L、30 g/L(表 5-5-9)。

表 5-5-9 不同浓度的蔗糖对金铁锁试管苗生长影响

浓度 (mg/L)	平均苗高 (cm)	平均节数	平均节间长 (cm)	平均分枝数	茎粗 (mm)
30	3.62	5.23	0.69	1.78	0.73
60	2.32	4.52	0.49	1.74	0.82
90	1.63	3.10	0.52	1.15	0.78

2. PP$_{333}$和蔗糖对金铁锁试管苗保存的影响　在对照组中,在培养 30 天后,试管苗高度明显高出培养瓶,植株从上部开始由绿转黄,逐渐干枯死亡,继代周期不超过 60 天(表 5-5-10)。培养基中添加了 PP$_{333}$ 和高浓度的蔗糖后,保存时间明显延长。PP$_{333}$ 的浓度为 0.1 mg/L、0.2 mg/L 时,保存时间可以延长到 3~4 个月,0.5 mg/L 时,保存时间可以延长到 4 个月以上,但是在此浓度处理下,试管苗的外部形态出现比较大的变异,不少植株叶序几乎接近簇生。蔗糖浓度为 60 g/L 时,保存时间为 6 个月以上,而 90 g/L,试管苗在培养瓶中开花结实,在 3 个月内完成了整个生命周期而黄化死亡。

表 5-5-10　PP$_{333}$和蔗糖对金铁锁试管苗保存的影响

P$_{333}$浓度 (mg/L)	蔗糖 (g/L)	处理 60 天		处理 90 天		处理 120 天		处理 180 天	
		株高 (cm)	存活率 (%)	株高 (cm)	存活率 (%)	株高 (cm)	存活率 (%)	株高 (cm)	存活率 (%)
0	—	—	0	—	0	—	0	—	0
0.1	—	5.50	100	7.22	22.7	—	0	—	0
0.2	—	3.57	100	6.61	54.6	—	0	—	0
0.5	—	0.54	100	1.9	61.7	2.8	16.6	—	0
—	30	—	0	—	0	—	0	—	0
—	60	3.9	100	4.6	100	5.3	100	5.6	88.2
—	90	0.6	100	2.1	78.5	0	0	—	0

0.1~0.2 mg/L 的 PP$_{333}$ 以及 60 g/L 的蔗糖,均有效抑制了试管苗的生长,适合金铁锁常温离体保存,但以 60 g/L 蔗糖的效果为最佳。

(五) 思考与拓展

1. 创新性　本研究表明 PP$_{333}$ 处理的试管苗与对照组相比没有增加金铁锁的节间数量、促进腋芽的发育、提高金铁锁的繁殖系数。但是 PP$_{333}$ 明显抑制了金铁锁的生长,使植株矮化、粗壮,在 0.1~0.4 mg/L 的浓度范围内,浓度越高,作用越强,浓度为 0.5 mg/L 时,试管苗可以最少可以保存 4 个月,其他处理可以保存 3~4 个月。在离体培养条件下,蔗糖物质是试管苗生存和生长的主要碳源,但随着蔗糖浓度升高,植株吸水困难,植株生长受到明显抑制,浓度为 60 g/L 时,金铁锁试管苗可以保存 6 个月以上,而且植株形态正常,但 90 g/L 时,植株矮小、黄化、瓶内开花结果,因此适宜浓度的碳源对资源保存是重要的。

金铁锁组培苗的继代周期较短,通常情况 1 个月就需要继代一次,在非生产的情况下,反复继代将会大大增加成本和工作量。本文在研究了不同浓度的 PP$_{333}$ 和蔗糖的保存影响后,认为 0.1~0.2 mg/L 的 PP$_{333}$ 以及 60 g/L 的蔗糖可以有效延长金铁锁的继代周期,但后者效果更好,可以使试管苗保存 6 个月以上,并且蔗糖作为培养基的原有组分之一,在培养基的配制过程中可以直接添加,操作步骤简单。

总之,本研究筛选出了适合金铁锁试管苗限制性生长的保存条件,为金铁锁种质资源的长期保持创造了条件。

2. 问题与启发 试管苗限制生长保存是濒危药用植物种质资源保护过程中降低人力维护成本、提高保护效率较为可行的一种策略和方法。其核心技术是筛选适宜的组培苗培养条件,最大限度地延长继代周期,减少继代次数和成本;其缺点是限制性生长后的组培苗复苗正常生长往往需要更换培养条件,并需要一个适应性生长过程,且对组织培养实验技术操作者有一定知识积累和经验积累的要求。

为此,药用植物试管苗限制生长保存研究不仅要针对限制性生长环节相关条件进行优化,而且要对复壮生长条件进行摸索和优化,形成更加完备的技术体系,才能更好地对濒危药用植物资源实施科学保护。

参考文献

[1] Huang J, Huang J, Lu X, et al. Diversity distribution patterns of Chinese endemic seed plant species and their implications for conservation planning [J]. Scientific Reports, 2016, 23:6:33913.
[2] 郭明兴,傅春升,陈雅慧.中药资源现状与可持续开发利用[J].药学研究,2019,38(5):295-298.
[3] 黄璐琦,张本刚,覃海宁.中国药用植物红皮书[M].北京:北京科学技术出版社,2022.
[4] 杨世林,张昭,张本刚,等.珍稀濒危药用植物的保护现状及保护对策[J].中草药,2000,31(6):401-403.
[5] 陈虞超,李晓琳,赵玉洋,等.珍稀濒危药用植物资源离体保存研究进展[J].世界中医药,2021,16(7):1018-1030.
[6] 中国药材公司.中国中药资源[M].北京:科学出版社,1995.
[7] 贾敏如.关于保护珍稀濒危中药的等级标准和种类的建议[J].中国中药杂志,1995,20(2):67-70.
[8] 赵小惠,刘霞,陈士林,等.药用植物遗传资源保护与应用[J].中国现代中药,2019,21(11):1456-1463.
[9] Villalobos VM, Engelmann F. Ex situ conservation of plant germplasm using biotechnology [J]. World Journal of Microbiology and Biotechnology, 1995, 11(4): 375-382.
[10] 张俊,蒋桂华,敬小莉,等.我国药用植物种质资源离体保存研究进展[J].世界科学技术-中医药现代化,2011,13(3):556-560.
[11] 张利.川产道地药材种质资源库的建立及共享利用[D].成都:四川农业大学,2020.
[12] 谭晓蕾.外来药用植物的系统整理及研究[D].北京:北京协和医学院,2017.
[13] 帅韧.大力开发我省三州山区野生植物资源[J].四川农业科技,1989(3):3-6.
[14] 余椿生.全国中药资源普查通过验收[J].中药材,1995(5):265.
[15] 刘祖洞,乔守怡,吴燕华,等.遗传学[M].北京:高等教育出版社,2013.
[16] 姚志刚,赵凤娟.遗传学[M].2版.北京:化学工业出版社,2015.
[17] 盖钧镒.植物种质群体遗传结构改变的测度[J].植物遗传资源学报,2005(1):1-8.
[18] Masatoshi Nei. Interspecific Gene Differences and Evolutionary Time Estimated from Electrophoretic Data on Protein Identity [J]. American Naturalist, 1971, 105: 385-398.
[19] 张爱兵,王正军,谭声江,等.分子生态学重要概念——遗传距离及其测度的理论研究概况[J].生态学报,2002(6):943-949.
[20] 陈小勇,陆慧萍,沈浪,等.重要物种优先保护种群的确定[J].生物多样性,2002,10(3):332-338.
[21] Huang H, Dane F, Norton JD. Allozyme diversity in Chinese, Seguin and American Chestnut (Castanea spp.) [J]. Theoretical and Applied Genetics, 1994(88): 981-985.
[22] 李媛媛,刘超男,王嵘,等.分子标记在濒危物种保护中的应用[J].生物多样性,2020,28(3):367-375.
[23] 陆慧萍.优先保护种群的确定及在银杏中的应用[D].上海:华东师范大学,2009.
[24] Crozier RH, Kusmierski RM. Genetic distances and the setting of conservation priorities [M]//Loeschcke V, J Tomiuk, Jain SK. Conservation Genetics. Basel: Birkhauser Verlag, 1994, 227-237.
[25] Ryder OA. Species conservation and systematics: the Dilemma of subspecies [J]. Trends in Ecology & Evolution, 1986(1): 9-10.

[26] Moritz C. Defining "evolutionary significant units" for conservation [J]. Trends in Ecology & Evolution, 1994(9): 373-375.

[27] Fraser DJ, L Bernatchez. Adaptive evolutionary conservation: towards a unified concept for defining conservation units [J]. Molecular Ecology, 2001, 10(12): 2741-2752.

[28] Pennock DS, Dimmick WW. Critique of the Evolutionary Significant Unit as a definition for "Distinct Population Segment" under the U.S. Endangered Species [J]. Conservation Biology, 1997(11): 611-619.

[29] Petit RJ, Mousadik AE, Pons O. Identifying populations for conservation on the basis of genetic markers [J]. Conservation Biology, 1998, 12(4): 844-855.

[30] Wright S. The genetical structure of populations [J]. Annals of Eugenics, 1951, 15: 232-354.

[31] Hamrick JL. Gene flow and distribution of genetic variation in plant populations [M]//Urbanska K. Differentiation patterns in higher plants. New York: Academic Press, 1987.

[32] 王文全,张燕,魏胜利,等.30余种药用植物种质资源收集保存工作概要[C]//中药资源生态专业委员会.全国第二届中药资源生态学术研讨会.淄博 2006.

[33] 赵小惠,刘霞,陈士林,等.药用植物遗传资源保护与应用[J].中国现代中药,2019,21(11):1456-1463.

[34] 薛达元.中国生物遗传资源现状与保护[M].北京:中国环境科学出版社,2005.

[35] 张俊,蒋桂华,敬小莉,等.我国药用植物种质资源离体保存研究进展[J].世界科学技术(中医药现代化),2011,13(3):556-560.

[36] 张锋,单成钢,闫树林,等.药用植物种质资源搜集技术规程[J].现代中药研究与实践,2013,27(1):3-4.

[37] 肖培根,陈士林,张本刚,等.中国药用植物种质资源迁地保护与利用[J].中国现代中药,2010,12(6):3-6.

[38] 武建勇,薛达元,周可新.中国植物遗传资源引进、引出或流失历史与现状[J].中央民族大学学报(自然科学版),2011,20(2):49-53.

[39] 李隆云,钟国跃,卫莹芳,等.中国中药种质资源的保存与评价研究[J].中国中药杂志,2002(9):641-645.

[40] 杨梅,刘维,吴清华,等.我国药用植物种质资源保存现状探讨[J].中药与临床,2015,6(1):4-7.

[41] 卢新雄.我国作物种质资源保存及其研究的进展[J].自然资源学报,1995(3):234.

[42] 彭成,裴瑾,马云桐,等.中药种质资源的科学内涵与保存体系[J].中药与临床,2023,14(1):1-6.

[43] 刘伟,丁长松,梁杨.中药种质资源信息系统的设计与实现[J].中国中医药信息杂志,2017,24(5):5-7.

[44] 黄璐琦,吕冬梅,杨滨,等.药用植物种质资源研究的发展——核心种质的构建[J].中国中药杂志,2005(20):5-8,266.

[45] 尚占环,姚爱兴.生物遗传多样性研究方法及其保护措施[J].宁夏农学院学报,2002,23(1):66-69.

[46] 刘美.ISSR标记的早熟禾遗传多样性分析[D].兰州:甘肃农业大学,2009.

[47] 任晓月,陈彦云.等位酶技术在植物遗传多样性研究中的应用[J].农业科学研究,2010,31(2):48-51.

[48] 陈蓉.基于遗传与环境的穿心莲品质研究[D].北京:北京中医药大学,2015.

[49] 王中仁.植物等位酶分析[M].北京:科学出版社,1996.

[50] Nakonechnaia OV, Koren' OG, Zhuravlev YN. Allozyme variation of the relict plant Aristolochia manshuriensis Kom. (Aristolochiaceae) [J]. Genetika, 2007, 43(2): 217-226.

[51] 刘楚珠.东黄海日本鲭产卵群体差异性比较研究[D].上海:上海海洋大学,2012.

[52] 黄百渠,曾庆华,尹东.遗传多样性研究中的分子生物学方法[J].东北师大学报(自然科学版),1996,46(3):90-92.

[53] Keim P, Shoemaker RC, Palmer RG. Restriction fragment length polymorphism diversity in soybean [J]. Theoretical and Applied Genetics, 1989, 77(6): 786-792.

[54] Berry ST, Allen RJ, Barnes SR, et al. Molecular marker analysis of Helianthus annuus L. 1. Restriction fragment length polymorphism between inbred lines of cultivated sunflower [J]. Theoretical and Applied Genetics, 1994, 89(4): 435-441.

[55] Vos P, Hogers R, Bleeker M, et al. AFLP: a new technique for DNA fingerprinting [J]. Nucleic Acids Research, 1995, 23(21): 4407-4414.

[56] 常楚瑞,邹佳宁,宋聚先,等.天麻扩增酶切片段长度多态性反应体系的建立[J].贵阳医学院学报,2006(5):391-392.

[57] Williams JGK, Kubelik AR, Livak KJ, et al. DNA polymorphisms amplified by arbitrary primers are useful as genetic markers [J]. Nucleic Acids Research, 1990, 18(22): 6531-6535.

[58] Fei Y, Tang W, Shen J, et al. Application of random amplified polymorphic DNA (RAPD) markers to identify *Taxus chinensis* var. *mairei* cultivars associated with parthenogenesis [J]. African Journal of Biotechnology, 2014, 13(24): 2385-2393.

[59] Vu DD, Bui TTX, Nguyen MT, et al. Genetic diversity in two threatened species in Vietnam: Taxus chinensis and Taxus wallichiana [J]. Journal of Forestry Research, 2017, 28: 265-272.

[60] Welsh J, McClelland M. Fingerprinting genomes using PCR with arbitrary primers [J]. Nucleic Acids Research, 1990, 18(24): 7213-7218.

[61] 黎裕,贾继增,王天宇.分子标记的种类及其发展[J].生物技术通报,1999(4):21-24.

[62] Biscotti MA, Olmo E, Heslop-Harrison JS. Repetitive DNA in eukaryotic genomes [J]. Chromosome Research, 2015, 23: 415-420.

[63] 夏铭.遗传多样性研究进展[J].生态学杂志,1999(3):60-66,82.

[64] 任旭琴.遗传多样性及其研究方法[J].淮阴工学院学报,2002(5):6-8.

[65] 王娟娟,赵明,韩雨威,等.微卫星DNA标记开发技术进展及其在经济植物研究中的应用[J].生命科学研究,2016,20(3):260-266.

[66] 董思言,孙备,李建东,等.微卫星分子标记在野生大豆遗传多样性研究中的应用[J].大豆科学,2008(1):145-149,157.

[67] 余垚颖,刘金丹,郭应菊,等.SSR标记技术在水稻抗稻瘟病研究中的应用[J].四川农业科技,2017(5):30-32.

[68] 任辉.SSR分子标记在杂交水稻品种纯度鉴定中的应用研究[D].杭州:浙江农林大学,2014.

[69] 柳冠群.基于微卫星标记的亚洲玉米螟优势赤眼蜂卵内竞争研究[D].长春:吉林农业大学,2019.

[70] 高海荣,钟鸣,刘宛,等.拟南芥SSR检测体系的优化[J].生态学杂志,2010,29(2):401-406.

[71] 马东方,方正武,邱先进,等.小麦品种中梁16抗条锈病基因遗传分析与微卫星标记[J].湖北农业科学,2014,53(22):5351-5354.

[72] 王建波.ISSR分子标记及其在植物遗传学研究中的应用[J].遗传,2002(5):613-616.

[73] 李海生.ISSR分子标记技术及其在植物遗传多样性分析中的应用[J].生物学通报,2004(2):19-21.

[74] Li S, Li J, Yang X L, et al. Genetic diversity and differentiation of cultivated ginseng (Panax ginseng CA Meyer) populations in North-east China revealed by inter-simple sequence repeat (ISSR) markers [J]. Genetic Resources and Crop Evolution, 2011, 58: 815-824.

[75] Hoi QV, Tien TV, Trieu LN, et al. Use of inter simple sequence repeat (ISSR) markers to assess the genetic diversity of Panax bipinnatifidus Seem. Collected From Northern Vietnam [J]. Russian Journal of Genetics, 2021, 57: 341-347.

[76] 王富强,樊秀彩,张颖.SNP分子标记在作物品种鉴定中的应用和展望[J].植物遗传资源学报,2020,21(5):1308-1320.

[77] 许家磊,王宇,后猛,等.SNP检测方法的研究进展[J].分子植物育种,2015,13(2):475-482.

[78] 王默进,周总光,王玲,等.运用TaqMan探针实时荧光PCR技术检测AKAP10基因2073A/G单核苷酸多态性[J].四川大学学报(医学版),2009,40(2):275-278.

[79] 高秀丽,景奉香,杨剑波,等.单核苷酸多态性检测分析技术[J].遗传,2005,27(1):110-122.

[80] Huang J, Hu X, Zhou Y, et al. Phylogeny, Genetic Diversity and Population Structure of Fritillaria cirrhosa and Its Relatives Based on Chloroplast Genome Data [J]. Genes, 2024, 15(6): 730.

[81] 张彩云,黄珊珊,颜海飞.DNA条形码技术在中药鉴定中的应用进展[J].中草药,2017,48(11):2306-2312.

[82] 陈宏.基于DNA条形码技术的穿山甲药材鉴定研究[D].广州:广东药科大学,2020.

[83] 涂国章,张显强.DNA条形码技术在石斛分类鉴定中的应用进展[J].食品安全质量检测学报,2023,

14(2)：154-160.
- [84] Taberlet P, Coissac E, Pompanon F, et al. Towards next-generation biodiversity assessment using DNA metabarcoding [J]. Molecular Ecology, 2012, 21(8)：2045-2050.
- [85] Smith AM, Heisler LE, St Onge RP, et al. Highly-multiplexed barcode sequencing：an efficient method for parallel analysis of pooled samples [J]. Nucleic Acids Research, 2010, 38(13)：e142-e142.
- [86] Wang X, Zheng S, Liu Y, et al. ITS2, a Better DNA Barcode than ITS in Identification of Species in Artemisia L. [J]. Chinese Herbal Medicines, 2016, 8(4)：352-358.
- [87] Mahadani P, Sharma GD, Ghosh SK. Identification of ethnomedicinal plants (Rauvolfioideae：Apocynaceae) through DNA barcoding from northeast India [J]. Pharmacognosy Magazine, 2013, 9(35)：255.
- [88] Pareek CS, Smoczynski R, Tretyn A. Sequencing technologies and genome sequencing [J]. Journal of Applied Genetics, 2011, 52：413-435.
- [89] Ng PC, Kirkness EF. Whole genome sequencing [J]. Methods in Molecular Biology, 2010, 628：215-226.
- [90] Zhao J, Grant SFA. Advances in whole genome sequencing technology [J]. Current Pharmaceutical Biotechnology, 2011, 12(2)：293-305.
- [91] Thudi M, Li Y, Jackson SA, et al. Current state-of-art of sequencing technologies for plant genomics research [J]. Briefings in Functional Genomics, 2012, 11(1)：3-11.
- [92] Nater A, Burri R, Kawakami T, et al. Resolving evolutionary relationships in closely related species with whole-genome sequencing data [J]. Systematic Biology, 2015, 64(6)：1000-1017.
- [93] Chen W, Kui L, Zhang G, et al. Whole-genome sequencing and analysis of the Chinese herbal plant Panax notoginseng [J]. Molecular Plant, 2017, 10(6)：899-902.
- [94] Zhang GQ, Xu Q, Bian C, et al. The Dendrobium catenatum Lindl. genome sequence provides insights into polysaccharide synthase, floral development and adaptive evolution [J]. Scientific Reports, 2016, 6(1)：19029.
- [95] 韩欣梦.利用分子标记辅助选择改良结球甘蓝根肿病抗性[D].重庆：西南大学,2022.
- [96] 阮雪玉.海南岛不同地区海马齿遗传多样性分析及耐盐种质资源初步筛选[D].海口：海南师范大学,2022.
- [97] 黄伟.杜仲不同产地遗传差异及化学组分分析[D].北京：中国林业科学研究院,2014.
- [98] 张小琴.马尾松1.5代无性系种子园花量调查与遗传多样性分析[D].南京：南京林业大学,2008.
- [99] 李飞.三峡库区内外长吻鮠(Leiocasis longirostris Günther)线粒体控制区的遗传多样性研究[D].重庆：西南大学,2007.
- [100] 陈士林.中药DNA条形码分子鉴定[M].北京：人民卫生出版社,2012.
- [101] Younessi-Hamzekhanlu M, Ozturk M, Jafarpour P, et al. Exploitation of next generation sequencing technologies for unraveling metabolic pathways in medicinal plants：A concise review [J]. Industrial Crops and Products, 2022, 178：114669.
- [102] 金燕,卢宝荣.遗传多样性的取样策略[J].生物多样性,2003,11(2)：155-161.
- [103] 田松杰.应用分子标记技术研究玉米与其主要野生近缘种的遗传关系及取样策略[D].北京：中国农业科学院,2003.
- [104] 黄璐琦.分子生药学[M].北京.北京大学医学出版社,2006.
- [105] Nei M. F-statistics and analysis of gene diversity in subdivided populations [J]. Annals of Human Genetics, 1977, 41：225-233.
- [106] Nei M. Genetic distance between populations [J]. American Naturalist, 1972, 106(949)：283-292.
- [107] Nei M. Molecular Population Genetics and Evolution [M]. Amsterdam：North-Holland Publishing Company, 1975.
- [108] Sheldon AL. Equitability indices：dependence on the species count [J]. Ecology, 1969, 50：466-467.
- [109] Stoddart JA, Taylor JH. Genotypic diversity：estimation and prediction in samples [J]. Genetics, 1988, 118：705-711.

[110] Stoddart JA. A genotypic diversity measure [J]. Journal of Heredity, 1983, 74: 489-490.

[111] Nei M. Analysis of gene diversity in subdivided populations [J]. Proceedings of the National Academy of Sciences of the United States of America, 1973, 70: 3321-3323.

[112] Hamer JE, Farrall L. Host species-specific conservation of a family of repeated DNA sequence in the genome of a fungal plant pathogen [J]. Proceedings of the National Academy of Sciences of the United States of America, 1986, 86: 9981-9985.

[113] Yeh FC, Yang RC, Boyle T. POPGENE Version 1.31. [CP/OL]. University of Alberta, Edmonton, AB, Canada. 1999. http://www.ualberta.ca/~fyeh/.

[114] 刘俊娥,乔传令,侯鑫.一个实用的群体遗传学分析软件包-GENEPOP3·1版[J].生物多样性,2000, 8(5): 238-240.

[115] 解焱,汪松.国际濒危物种等级评价标准[J].生物多样性,1995,3(4): 234-239.

[116] IUCN. The IUCN Red List of Threatened Species Version 2022-2 [R/OL]. (2023-11-5) [2025-06-05]. https://www.iucnredlist.org.

[117] 朱建国,王林,任国鹏.国家重点保护野生动物名录调整的评估方法探讨[J].生物多样性,2023,31(8): 119-128.

[118] 滕海键,张雪姣.美国1973年《濒危物种法》的时代背景与历史地位[J].史学集刊,2022,4: 132-144.

[119] 谢平.如何对濒危物种进行评估与拯救?[J].湖泊科学,2020,32(2): 281-293.

[120] 蒋志刚.物种濒危等级划分与物种保护[J].生物学通报,2000,35(9): 1-5.

[121] 解焱.IUCN受威胁物种红色名录进展及应用[J].生物多样性,2022,30(10): 66-83.

[122] 姚振生,葛菲,刘庆华.江西珍稀濒危药用植物分级标准的研究[J].武汉植物学研究,1997,15(2): 137-142.

[123] 王献溥,郭柯.关于IUCN红色名录类型和标准新的修改[J].植物资源与环境学报,2002,11(3): 53-56.

[124] 蒋志刚,江建平,王跃招,等.国家濒危物种红色名录的生物多样性保护意义[J].生物多样性,2020, 28(5): 558-565.

[125] 牛文元.现代应用地理[M].北京:科学出版社,1987.

[126] 许再富,陶国达.地区性的植物受威胁及优先保护综合评价方法[J].云南植物研究,1987,9(2): 193-202.

[127] 薛达元,蒋明康,李正方,等.苏浙皖地区珍稀濒危植物分级指标的研究[J].中国环境科学,1991,11(3): 161-165.

[128] 蒋明康,郑龙翔,毛夏.珍稀濒危植物评价分级专家系统研究[J].农村生态环境,1994,10(3): 18-22.

[129] 魏宏图,金念慈.银缕梅物种濒危度的定量分析[J].植物资源与环境,1994,3(3): 1-5.

[130] 邓思明.关于水生动物濒危等级标准的探讨[J].现代渔业信息,1997,12(2): 1-5.

[131] 代正福,周正邦.贵州亚热带地区稀有濒危植物分布特征及优先保护等级[J].资源科学,2000,22(6): 31-35.

[132] 崔国发,成克武,路端正.北京喇叭沟门自然保护区植物濒危程度和保护级别研究[J].北京林业大学学报,2000,22(4): 8-14.

[133] 陶玲,任军.中国珍稀濒危荒漠植物保护等级的定量研究[J].林业科学,2001,37(1): 52-57.

[134] 蒋志刚,樊恩源.关于物种濒危登记标准之探讨——对IUCN物种濒危等级的思考[J].生物多样性, 2003,11(5): 383-392.

[135] 国家林业局,农业部.国家重点保护野生植物名录[S].1999-08-04.

[136] 国家林业和草原局,农业农村部.国家重点保护野生植物名录[S].2021-08-07.

[137] 黄璐琦,杨滨,王敏,等.当前我国药用植物资源开发利用中几个问题的探讨[J].中国中药杂志,1999, 24(2): 70-73.

[138] 国务院.中国的生物多样性保护[S].2021-10.

[139] 马爱平.关注濒危物种,我国构建全方位保护体系[N].科技日报,2022-03-15.

[140] 吴欣静,陈金锋,崔国发.国家重点保护野生植物名录更新建议——基于对现有保护名录的分析[J].生物多样性[J].2023,31(7): 182-193.

[141] 傅立国.中国植物红皮书[M].北京：科学出版社,1992.
[142] 王年鹤,袁昌齐,吕晔,等.药用植物稀有濒危程度评价标准的讨论[J].中国中药杂志,1992,17(2)：67-69.
[143] 袁昌齐,岳俊三,王年鹤,等.江苏省稀有、濒危保护药用植物的评价[J].中国中药杂志,1992,17(3)：130-134.
[144] 贾敏如.关于保护珍稀濒危中药的等级标准和种类的建议[J].中国中药杂志,1995,20(2)：67-70.
[145] 黄璐琦,杨滨,王敏,等.当前我国药用植物资源开发利用中几个问题的探讨[J].中国中药杂志,1999,24(2)：70-73.
[146] 黄璐琦,李慧,陈京荔.珍稀濒危中药资源保护的相关问题探讨[J].世界科学技术-中药现代化,2001,3(6)：46-49.
[147] 肖培根,李旻辉,郝大程,等.药用植物亲缘学理论创新与应用实践[J].中国现代中药,2021,23(9)：1499-1505.
[148] 蒋志刚,马克平,韩兴国.保护生物学[M].杭州：浙江科学技术出版社,1997.
[149] 周涛,黄璐琦,吕冬梅.中药资源保护的类型和模式分析[J].中国中药杂志,2008,33(11)：1353-1356.
[150] 阙灵.中药资源迁地保护调查与评估方法研究[D].北京：中国中医科学院,2018.
[151] 李翠,陈东亮,陈晓英,等.药用植物种质资源的超低温保存[J].中国现代中药,2020,22(6)：966-970.
[152] 范繁荣,马祥庆,潘标志.中国濒危植物的保护生物学研究进展[J].林业科技开发,2008,(03)：1-5.
[153] 缪剑华,黄璐琦.药用植物保育学[M].北京：人民卫生出版社,2021.
[154] 陈士林,孙奕,万会花,等.中药与天然药物2015—2020年研究亮点评述[J].药学学报,2020,55(12)：2751-2776.
[155] 俞慈英,陈叶平,李定胜,等.岛屿濒危植物普陀鹅耳枥人工促成天然更新技术初报[J].浙江海洋大学学报(自然科学版),2019,38(6)：554-559.
[156] 陈大霞,赵纪峰,刘翔,等.濒危药用植物桃儿七野生居群遗传多样性与遗传结构的SCoT分析[J].中国中药杂志,2013,38(2)：278-283.
[157] 傅立国.中国植物红皮书—稀有濒危植物：第1册[M].北京：科学出版社,1992.
[158] 赵纪峰,刘翔,王昌华,等.珍稀濒危药用植物桃儿七的资源调查[J].中国中药杂志,2011,36(10)：1255.
[159] 黄坤,蒋伟,赵纪峰,等.濒危药用植物桃儿七中鬼臼毒素和总木脂素含量测定[J].中国中药杂志,2012,37(10)：1360.
[160] 马绍宾,胡志浩.桃儿七分布格局与生态适应的初步研究[J].武汉植物学研究,1996(14)：47.
[161] 肖猛.濒危植物桃儿七的遗传多样性研究[D].成都：四川大学,2006.
[162] 马绍宾,胡志浩,李俊.桃儿七生化生态适应的初步研究[J].生态学杂志,1997,16(3)：67.
[163] 郑子首,孙晨瑜,吕晓倩,等.铁皮石斛组培体系的建立[J].山东农业大学学报(自然科学版),2017,48(4)：537-539,548.
[164] 刘小莉,杨耀文,钱子刚.多效唑和蔗糖对金铁锁离体保存的影响[J].云南中医学院学报,2009,32(1)：34-36.
[165] 李明军,徐鑫,夏民,等.PP333和BA组合对怀地黄试管苗生长发育的影响[J].植物学通报,2006,23(1)：56-59.
[166] 付传明,赵志国,黄宁珍,等.药用植物红根草种质资源的离体保存研究[J].广西植物,2007,27(4)：653-657.
[167] 刘建锋,阎秀峰.高山红景天试管苗缓慢生长法保存及试管苗DNA含量分析[J].浙江大学学报,2007,33(4)：373-378.

(王学勇　刘圆　冯缨　黄明进　刘育辰　李娟　王楠)

第六章
药用植物次生代谢产物途径解析与调控

第一节 概 述

中药活性成分是中药发挥药效的物质基础,也是创新药物的来源,85%以上的中药来源于药用植物,其中大部分中药活性成分是植物的次生代谢产物。植物次生代谢产物也称特殊代谢物,在植物中具有时空积累特异性,即在特定的生长发育阶段以及特定的组织部位积累,并且受环境气候影响较明显。次生代谢产物的合成及代谢调控研究是解析中药道地性的一个重要研究方向,也是合成生物学和代谢工程改良的前提。

药用植物次生代谢产物主要包括萜类、生物碱、苯丙素类等结构多样且复杂的化合物,这些代谢物在植物体内通过异戊二烯途径、氨基酸途径、乙酸-丙二酸途径以及复合途径等产生骨架结构,再在结构修饰酶的催化下产生结构各异的天然产物。这种多样性的机制产生了多样性的产物,也加大了次生代谢合成调控研究的复杂性。

药用植物次生代谢产物的生物合成与调控两个部分密切相关,而与之对应,针对药用植物次生代谢产物的研究包括:① 解析次生代谢产物的生物合成过程,如挖掘合成过程的生物催化元件、研究合成代谢网络。② 合成代谢调控研究,通过生物合成途径的解析,研究环境及胁迫因子对合成途径的调控机制。进入21世纪,随着后基因组时代的开启,以及组学技术、分子生物学、合成生物学、基因编辑、生物化学、化学分析检测等技术的快速发展,多学科领域技术的联合应用为次生代谢途径的解析提供了新的解决方案,加速了药用植物次生代谢形成积累研究。迄今为止,已解析以青蒿素、丹参酮、雷公藤甲素等为代表的重要中药活性成分的生物合成,包括紫杉醇、长春碱等一些结构极其复杂的药用有效成分生物合成途径也被揭示并应用到了合成生物学生产中,显示出了本领域广阔的发展前景。在代谢调控方面,研究者们系统地对青蒿素、丹参酮等的合成调控进行分析,筛选获得一系列调控次生代谢物积累的转录调控因子。通过这两方面的研究,一方面为解析道地药材的形成机制提供基础,另一方面为利用异源细胞实现高效可控生产提供元件,为药用植物遗传改良提供靶点,为中药资源的可持续开发利用奠定基础。本章从生物合成和代谢调控两个方面分别对药用有效成分的形成机制研究进行介绍。

一、药用植物次生代谢产物生物合成途径

(一) 药用植物次生代谢产物类型

植物次生代谢产物(plant secondary metabolites),又称植物特殊代谢产物,是指植物体内产生的并非生长发育所必需的小分子有机化合物[1]。许多次生代谢产物是由植物初级代谢衍生而来,其结构多样而复杂,不同类型化合物的分布往往具有类群(如科、属、种等)特异性,且

具有显著的生理活性。在对药用植物进行深入研究前,首先要对其次生代谢产物的类型及其一般理化性质有所了解。

1. 苯丙素类化合物 苯丙素类化合物(phenylpropanoids)是指基本母核具有 C6 - C3 单元的天然有机化合物类群,是一类广泛存在的天然产物,具有多方面的生理活性。简单苯丙素、香豆素(如图 6 - 1 - 1)、木脂素为其主要化合物类型。

图 6 - 1 - 1 苯丙素和香豆素母核结构

(1) 简单苯丙素:结构上属于苯丙烷衍生物,依 C3 侧链的结构变化,可分为苯丙烯、苯丙醇、苯丙醛、苯丙酸等,是中药中常见的芳香族化合物。当归的有效成分阿魏酸和金银花的有效成分绿原酸均属于简单苯丙素类化合物。

(2) 香豆素:一类具有苯并 α-吡喃酮母核的天然化合物的总称,结构上可看成顺式邻羟基肉桂酸脱水而形成的内酯类化合物。根据其结构特征,又可进一步分为简单香豆素类、呋喃香豆素类、吡喃香豆素类和其他香豆素类。秦皮中的七叶内酯和七叶苷、补骨脂中的补骨脂素和茵陈中的茵陈内酯等均属于香豆素类成分。

(3) 木脂素:由两分子(少数为三分子或四分子)苯丙衍生物聚合而成的一类天然化合物。按照化学结构分类法,可将其分为简单木脂素、单环氧木脂素、木脂内酯等多种类型。五味子中的五味子素、厚朴中的厚朴酚和四氢厚朴酚均属于木脂素类成分。

2. 醌类化合物 醌类化合物(quinones)是一类具有醌式结构的化学成分。分子中多具酚羟基,主要包括苯醌、萘醌、菲醌和蒽醌四种类型。在中药中以蒽醌及其衍生物尤为重要。醌类化合物的生物活性是多方面的,例如致泻作用(番泻叶中的番泻苷类化合物)、抗菌作用(大黄中游离的羟基蒽醌类化合物)、止血作用(茜草中的茜草素类成分)、扩张冠状动脉的作用,用于治疗冠心病、心肌梗死等(丹参中丹参醌类),在药用植物中分布广泛。

(1) 苯醌:分为邻苯醌和对苯醌两大类。邻苯醌结构不稳定,故天然存在的苯醌化合物多数为对苯醌的衍生物。

(2) 萘醌:依据其结构不同可分为 α-(1,4)、β-(1,2)及 amphi(2,6)三种类型。但天然存在的大多为 α-萘醌类衍生物,它们多为橙色或橙红色结晶,少数呈紫色。中药紫草中含有多种萘醌色素。

(3) 菲醌:天然菲醌分为邻醌及对醌两种类型,例如从中药丹参根中分离得到的多种菲醌衍生物,均属于邻菲醌类和对菲醌类化合物。

(4) 蒽醌:按母核的结构分为单蒽核及双蒽核两大类。单蒽核类包括蒽醌及其苷类、蒽酚或蒽酮衍生物;双蒽核类又包括二蒽酮类、二蒽醌类等。天然蒽醌以 9,10 -蒽醌最为常见(如图 6 - 1 - 2),由于整个分子形成一共轭体系,C9、C10 又处于最高氧化水平,比较稳定。蒽醌类物质具有重要的生物活性,常用中药材大黄、茜草等均含有丰富的蒽醌类成分。

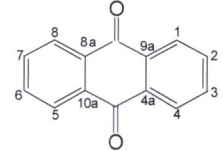

图 6 - 1 - 2 9,10 -蒽醌母核结构

3. 黄酮类化合物 黄酮类化合物(flavonoids)泛指两个具有酚羟基的苯环(A -与 B -环)通过中央三碳原子相互连结而成的一系列化合物,其基本母核为 2 -苯基色原酮,基本碳架为 C6 - C3 - C6(如图 6 - 1 - 3)。黄酮

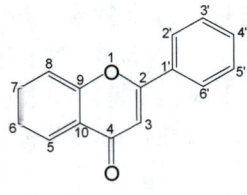

图 6-1-3　2-苯基色原酮结构

类化合物分布广泛,最集中在被子植物中,具有多种多样的生物活性,主要表现在对心血管的作用、抗肝损伤作用、解痉作用、呼吸系统作用、雌激素样作用和抗氧化作用等。

根据黄酮类化合物 A 环和 B 环中间的三碳链的氧化程度、三碳链是否构成环状结构、C3 位是否有羟基取代以及 B 环连接的位置(2 位或 3 位)等特点,可将主要的天然黄酮类化合物分类如表 6-1-1 所示。

表 6-1-1　黄酮类化合物的主要结构类型

类　型	母 体 结 构	代表化合物
黄酮		黄芩素、黄芩苷
黄酮醇		槲皮素、芦丁
二氢黄酮		陈皮素、甘草苷
二氢黄酮醇		水飞蓟宾、异水飞蓟宾
异黄酮		大豆素、葛根素
二氢异黄酮		鱼藤酮

续　表

类　型	母体结构	代表化合物
查尔酮		异甘草素、补骨脂乙素
橙酮		金鱼草素
黄烷		儿茶素
花色素		飞燕草素、矢车菊素
双黄酮类		银杏素、异银杏素

4. 萜类化合物　萜类化合物(terpenoids)为一类由甲戊二羟酸衍生而成，基本碳骨架多具有2个或2个以上异戊二烯单位(C5单位)结构特征的化合物，是挥发油的主要成分，可从植物的花果茎叶中得到。萜类化合物有一定的生理活性，如祛痰、止咳、祛风、发汗、驱虫、镇痛等。根据异戊二烯单位数目不同可分为单萜、倍半萜、二萜、三萜等。

(1) 单萜(monoterpene，C10)和倍半萜(sesquiterpene，C15)：基本骨架分别由2个和3个异戊二烯单位构成，多存在于植物挥发油中，具有较强的香气和生物活性，是医药、食品、化妆品工业的重要原料，如单萜芍药苷、倍半萜青蒿素等。

(2) 二萜(diterpene，C20)：基本骨架由4个异戊二烯单位构成，在自然界分布广泛，具有显著的生物活性，如紫杉醇、丹参酮类化合物，穿心莲内酯、雷公藤内酯醇等。

(3) 三萜(triterpene，C30)：是一类基本母核由30个碳原子组成的萜类化合物，其结构根据可视为由6个异戊二烯单位聚合而成，是一类重要的中药化学成分。三萜苷类可溶于水，其水溶液振摇后能产生大量持久性肥皂样泡沫，故被称为三萜皂苷，常见的皂苷元为四环三萜和五环三萜类化合物。通过对三萜及其皂苷的生物活性及毒性研究结果显示，其具有溶血、抗肿瘤、抗炎、抗菌、抗病毒、免疫调节、降低胆固醇、杀虫、抗生育等多方面作用。三萜类化合物在中药材中广泛存在，例如人参的主要有效成分人参皂苷、甘草中的甘草素等。

5. **甾体类化合物** 甾体类化合物(steroidals)是广泛存在于自然界中的一类天然化学成分，尽管种类繁多，但它们的结构中都具有环戊烷骈多氢菲的甾体母核(如图6-1-4)，主要包括植物甾醇、胆汁酸、C21甾类、强心苷、甾体皂苷、甾体生物碱等。其中强心苷是生物界存在的一种对心脏具有强心作用等显著生理活性的甾体苷类，临床上广泛运用于治疗慢性心功能不全等心脏疾患。

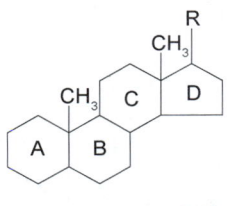

图6-1-4 环戊烷骈多氢菲母核结构

6. **生物碱** 生物碱(alkaloids)是指来源于生物界(主要是植物界)的一类含氮有机化合物。大多具有较复杂的环状结构，氮原子结合在环内；多呈碱性，可与酸成盐，有些不含碱性而来源于植物的含氮有机化合物，有明显的生物活性，故仍包括在生物碱的范围内。一般来说，生物界除生物体必需的含氮有机化合物，如氨基酸、氨基糖、肽类、蛋白质、核酸、核苷酸及含氮维生素外，其他含氮有机化合物均可视为生物碱。

按生源途径结合化学结构类型可分为：萜类吲哚生物碱(monoterpenoid indole alkaloids)、苄基异喹啉生物碱(benzylisoquinoline alkaloids)、托品生物碱(tropane alkaloids)、嘌呤生物碱(purine alkaloids)和吡咯生物碱(pyrrolizidine alkaloids)等。其中，氨基酸来源生物碱又称为真生物碱，萜类、甾体类等来源生物碱又称为伪生物碱。生物碱多具有显著的生理活性，如麻黄中的麻黄碱类似肾上腺素样作用，伪麻黄碱具有升压利尿作用，延胡索中的延胡索乙素具有明显的镇痛作用，黄连的主要有效成分小檗碱具有明显的抗菌、抗病毒作用。

7. **鞣质** 鞣质(tannins)，又称单宁，是由没食子酸(或其聚合物)的葡萄糖(及其他多元醇)酯、黄烷醇及其衍生物的聚合物以及两者混合共同组成的植物多元醇。鞣质具有多方面的生物活性，主要表现为抗肿瘤作用。根据其化学结构特征，将其分为可水解鞣质、缩合鞣质和这两种类型的结合体复合鞣质。

(二) **药用植物次生代谢产物合成途径**

如上所述，药用植物次生代谢产物多属天然有机化合物，类型众多，结构复杂，但是，这些看似复杂的化学结构间却存在着一定的关联性。许多次生代谢产物在化学结构中都包含相同的基本结构单元，例如，黄酮类化合物具有C6-C3-C6单位，苯丙素类化合物具有C6-C3的基本母核，萜类具有多个重复的C5单元等。这是因为植物在体内物质代谢过程中发生了不同的生物合成反应，而不同的生物合成途径就会产生结构各异的代谢产物。次生代谢产物其前体均来源于初生代谢途径，如糖酵解、卡尔文循环或莽草酸途径(图6-1-5和6-1-6)，次生代谢产物以初生代谢途径的产物为前体在一系列酶的催化下经过共同的骨架合成途径以及特殊的结构修饰途径形成。

1. **乙酸-丙二酸途径(acetate-malonate pathway)** 乙酸-丙二酸途径是以乙酰辅酶A、丙酰辅酶A、异丁酰辅酶A等为起始物，在丙二酸单酰辅酶A的延长碳链作用下，生成各种聚酮类化合物。醌类、脂肪酸类、酚类等化合物均来源于这一途径。

2. **异戊二烯途径(isoprene pathway)** 异戊二烯途径是指在多种酶作用下，以初生代谢途径产物为底物经过一系列脱羧、氧化、还原等反应，最后生成具有C5(异戊烯基)单位化合物的过程，是萜类、甾体类化合物的主要生物合成途径。它包括位于细胞质中的甲戊二羟酸途径(MVA)和位于质体中的丙酮酸/磷酸甘油醛途径(DXP/MEP)。虽然两个途径代谢部位和参与

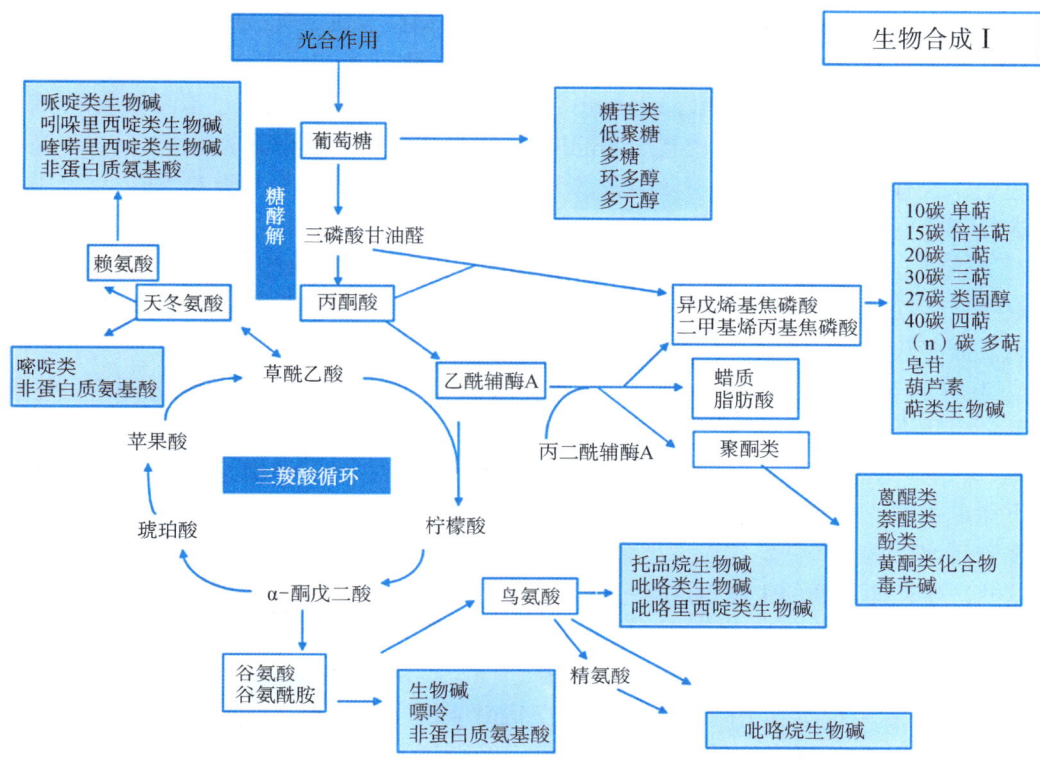

图 6-1-5 从糖酵解途径和柠檬酸循环生物合成的次生代谢产物

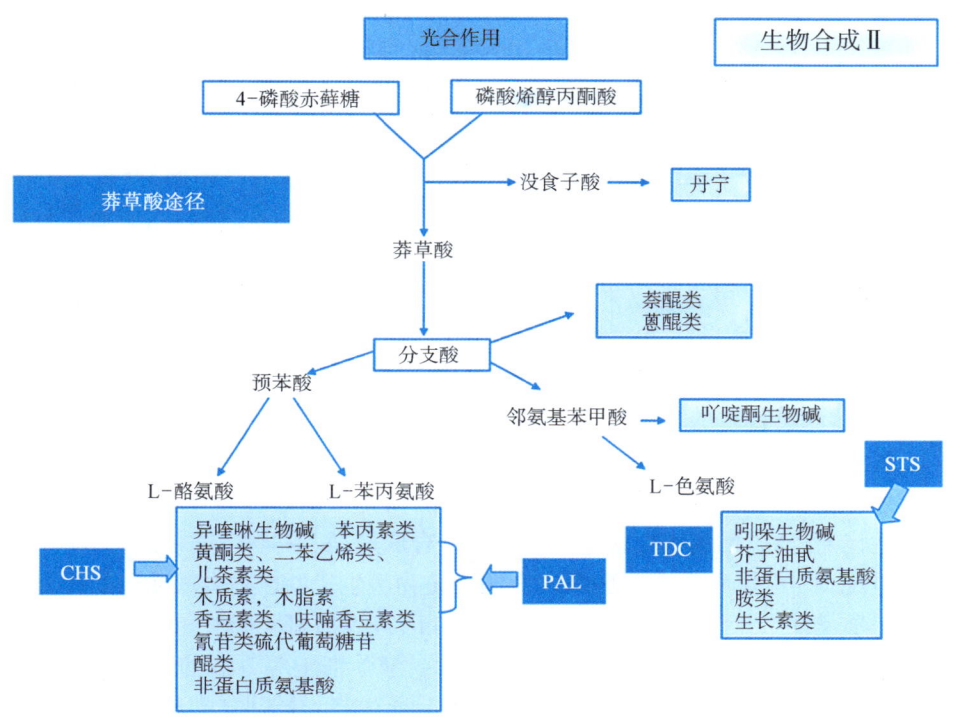

图 6-1-6 从莽草酸来源的几种次生代谢产物

反应的酶完全不同,但最终产物均为5碳前体物质:焦磷酸异戊烯酯(IPP)和焦磷酸二甲烯丙酯(DMAPP),且两个途径间并非完全孤立,而存在着某种交流。

3. **莽草酸途径(shikimic acid pathway)** 莽草酸途径是由莽草酸通过苯丙氨酸,生成肉桂酸,再由肉桂酸生成各种苯丙素类化合物的途径,现也被称为肉桂酸途径,主要存在于高等植物代谢中。含有C6-C3及C6-C1结构的天然化合物如苯丙素类、木脂素类、香豆素类均由这一途径衍化生成。

4. **氨基酸途径(amino acid pathway)** 有些氨基酸,如鸟氨酸、赖氨酸、苯丙氨酸、酪氨酸及色氨酸等,经脱羧成为胺类,再经过一系列化学反应(甲基化、氧化、还原、重排等)生成各种生物碱。大多数生物碱类成分由此途径生成。

5. **复合途径** 许多次生代谢产物由上述生物合成的复合途径生成。即分子中各个部分由不同的生物合成途径产生。黄酮类和伪生物碱类的代谢合成都属于复合途径。如查耳酮类、二氢黄酮类化合物的A环和B环分别由乙酸-丙二酸途径和莽草酸途径生成,再在各种酶作用下生成黄酮。一些萜类生物碱分别来自异戊二烯途径及莽草酸途径或乙酸-丙二酸途径。

随着研究人员分离并鉴定越来越多具有生理活性的次生代谢产物以及对酶认识的加深,解析这些次生代谢产物的生物合成途径成为次生代谢产物研究领域的重点和热点。通常,次生代谢产物生物合成途径的全面解析是指克隆与功能鉴定以初生代谢产物为起始,直至催化生成目标化合物(具有生理活性的化合物)的所有酶及对应的编码基因。这是一项艰巨的挑战,因为这意味着解析所有中间体的结构,并鉴定对应的酶和基因。经过研究人员近百年的努力,目前大多数次生代谢产物的上游合成途径已经得到了解析。但是,次生代谢产物种类繁多,结构复杂,越下游和越特异的次生代谢产物生物合成酶基因的功能鉴定成为完整解析次生代谢产物生物合成途径的主要限制因子。

现有证据表明,在大多数情况下,参与次生代谢产物生物合成的酶具有高度特异性,而且大多数是由具有初级代谢功能的基因经过漫长时间逐步演化而来。这些特异性表现在如下方面,是开展次生代谢产物生物合成途径解析的重要理论基础和指导:

(1) 时空特异性:许多次生代谢产物仅在植物发育的特定阶段(时间)和特定部位(空间)合成。例如莨菪碱和东莨菪碱主要是在颠茄、曼陀罗等植物的根部合成;人参皂苷的积累与生长时间关系密切。

(2) 种属特异性:很多次生代谢产物的生物合成具有高度的种属特异性。如青蒿素仅在菊科黄花蒿中合成;丹参酮和丹参酚酸主要分布于唇形科鼠尾草属的部分物种中。

(3) 底物特异性:参与次生代谢产物生物合成的酶通常具有较高的底物特异性。

在方法学上,随着技术的发展,途径解析的方法经过了三大阶段:

(1) 19世纪50年代之前,研究人员只能通过分子结构的相似性和有机化学知识推测植物次生代谢的生源途径。随着放射性标记技术的运用,研究人员通过体外饲喂^{13}C和^3H,通过追踪不同放射性代谢产物,推测次生代谢产物的生物合成途径。

(2) 19世纪70年代,两项重要的技术发明使植物次生代谢产物合成途径的研究推进到蛋白质水平。一项是柱层析法(column chromatography),包括离子交换和亲和层析等方法用于蛋白质的分离。另一项是植物体外培养,如毛状根或悬浮细胞等方法的建立。许多酶是在这个时期分离鉴定的。在20世纪80年代中期,随着分子生物学的建立和相关研究手段的成熟,编码这些酶的基因被逐渐分离鉴定出来。

(3) 2000年之后,随着代谢组、转录组和基因组等组学技术的发展,提供了一个在不同分子水平上的植物系统生物学的全局视图,植物次生代谢产物生物合成途径的解析工作不断加速。

(三)展望

在现代生物技术的快速发展背景下,药用活性成分代谢途径的解析与调控研究正迎来新的机遇与挑战。代谢产物不仅在植物的生长发育中发挥着作用,还在医药、农业和食品等领域展现出广泛的应用潜力。传统的代谢途径研究方法往往依赖于经验和逐步解析,效率较低且难以应对复杂的代谢网络。新方法的引入,如合成生物学和代谢工程,为次生代谢产物的高效合成提供了新的策略。

合成生物学是一门汇集生物学、基因组学、工程学和信息学等多种学科的交叉学科,被认为是颠覆性前沿技术。当下,资源短缺、环境污染、气候变化等全球问题日益凸显,合成生物技术为实现"社会—生态—经济"和谐发展提供了全新绿色解决方案。在生物医药领域,利用合成生物学策略可高效、经济和环境友好地制造天然活性成分。全面解析植物次生代谢产物的生物合成途径是使用合成生物学手段生产次生代谢产物的基础,同时合成生物学能够为合成途径的解析提供底盘和充足的底物,加速代谢途径的解析。作为单个基因或酶鉴定和功能表征的替代方法,基于组学方法的植物系统生物学技术和方法是未来一段时间高效全面解析植物次生代谢产物生物合成途径的有力手段。此外,大多数非模式药用或木本植物缺乏全基因组信息,遗传转化技术仍有待建立。因此,未来需要具有植物分子生物学、基因工程与转化、天然产物化学、酶学、蛋白质工程、组学技术和生物信息学等多学科专业知识的研究人员一起为全面解析植物次生代谢产物生物合成这一重要而具有挑战性的领域做出贡献。在生化和遗传水平上阐明整个途径之后,酶相互作用,代谢调节和区隔化等方面的研究,都是成功合成具有药理和经济意义的重要生物活性化合物的基础。这些技术不仅能够优化代谢途径的关键酶,还能通过基因编辑和代谢流调控实现对代谢网络的精确调控,从而提高目标产物的产量和质量。通过综合运用这些新技术,我们能够深入探讨次生代谢途径的动态变化及其在不同环境条件下的适应性,为未来的生物制造和天然产物开发奠定坚实的基础。

二、药用植物次生代谢途径调控

(一)代谢调控

植物可以产生多种多样的次生代谢产物,这些次生代谢产物不直接参与植物生长和繁殖过程,但往往在植物与生态环境相互作用过程中发挥重要作用,是植物在长期进化中对生态环境适应的结果。药用植物中的次生代谢产物种类繁多,如抗癌药物长春碱、紫杉醇等,是新药发现的重要来源。此外,药用植物次生代谢产物在食品添加剂、香水、化妆品及农药开发等领域也具有重要价值。植物次生代谢产物的代谢途径多种多样且具有组织特异性,其生物合成途径的代谢调控机制等相关问题备受关注,成为全球科研工作者的研究热点。如今,越来越多的具有药理活性的次生代谢产物被鉴定,相应生物合成途径也逐渐被解析,但多数途径的代谢调控机制尚不明确。药用植物活性成分种类丰富、功能强大,可其在植物体内含量往往较低,所以想要更好地将药用植物为人类所用,在代谢途径解析的基础上,进一步对其代谢调控进行研究,通过调控手段提高药用植物中活性成分的含量具有非常重要的意义。

药用植物次生代谢产物的生物合成通常是在一定的生长和发育时期、特定的组织器官或细胞中进行的,因此具有很强的时间、空间特异性。由于次生代谢化合物大多与植物对环境的适应性密切相关,因此药用活性成分的合成和积累还易受到各种生物及非生物环境因子的影响,具有一定的环境特异性。从分子水平上看,药用植物活性成分生物合成的代谢调控可以发生在基因组水平(基因簇、表观遗传修饰)、转录水平以及转录后水平上,是不同水平、不同步骤、不同方式协同作用的复杂过程。

(二)展望

在过去的几十年里,高通量技术"组学"的应用使药用植物次生代谢产物的代谢调控研究迎来了前所未有的发展机遇。研究发现,许多具有重要医药价值的植物次生代谢物由植物代谢基因簇编码合成。比如,基于高质量丹参基因组,研究人员发现形成丹参酮前体母核的二萜合酶/CYP450 基因以基因簇的方式特异存在于鼠尾草属植物中,同时发现一个明显扩张的 CYP71D 亚家族,通过共表达分析,筛选到 4 个候选基因。根据植物体内、外功能研究实验,结果表明这些基因中有 3 个在丹参酮生物合成途径中发挥重要作用,其中两个能够催化丹参酮特征五元呋喃环的生成,一个与丹参酮类化合物 C20 位脱甲基化过程相关[2]。其他"组学",包括转录组学、翻译组学、相互作用组学、蛋白质组学和代谢组学等,正被研究揭示植物次生代谢调控机制,此外,表观基因组也正在蓬勃发展[3]。

采用各种代谢工程手段包括施用诱导剂、过表达生物合成途径基因、敲除竞争支路和转录因子工程,可以显著增加次级代谢产物的积累。但植物细胞培养物(悬浮细胞、毛状根等)中次生代谢产物的积累受多种表观遗传学修饰的控制,随着培养细胞的老化,其产生次生代谢产物的能力受到限制。表观遗传工程与诱导或转录因子工程相结合可以极大地提高植物细胞培养物生物合成的能力,同时减少生长缓慢等不利影响[3]。

CRISPR/Cas9 系统可以切割基因组导致 DNA 双链断裂,常通过 NHEJ 修复方式,在靶位点处产生一个或几个碱基的插入或缺失,以达到基因敲除的目的。另外使用配对 crRNA 和 I 型 CRISPR 系统可以在植物中实现靶向大片段删除[4]。采用基因敲除技术可以敲除次生代谢产物竞争支路关键基因或负调控因子,从而促进目标次生代谢产物的积累。除了对编码基因进行编辑,还可以对调控区域进行编辑,一系列 CRISPRa、CRISPRi 转录调控工具可以实现对靶基因有效的转录增强或抑制。如采用 CRISPR/Cas9 介导的基因组编辑在玉米内源基因启动子区域插入一个具有转录激活作用的短序列,提高了下游基因的表达[5]。在水稻中靶向敲入翻译增强子,在不改变内源基因转录水平的情况下实现了靶向翻译上调[6]。

组学技术、基因编辑技术以及合成生物学等的应用,通过揭示活性成分合成过程中的基因—酶—代谢物的变化关系、调控网络、对药用植物进行定向改造等,帮助我们理解其在不同环境和生理条件下的代谢产物合成调控机制,推动药用活性成分合成代谢调控研究进入一个新的时代,为药用植物的种质创新、活性成分生产和新药开发提供了强大的技术支撑和广阔的应用前景。

第二节 理论基础

一、合成途径解析

植物天然产物生物合成途径的解析涉及多个学科领域,其中有机化学、生物化学、分子生物学、天然产物化学、代谢组学和计算生物学等理论基础在生物合成途径解析中不可或缺。

1. **有机化学提供了理解天然产物结构和合成途径的基础**　天然产物通常是复杂的有机分子,其结构包含多个不同的官能团和碳骨架。有机化学原理和方法可帮助了解分子间的相互作用、键合模式以及反应机制,这对于解析天然产物生物合成途径至关重要。

2. **生物化学的原理对于理解天然产物生物合成途径中的酶催化、底物选择性等方面至关重要**　天然产物的合成通常依赖于生物体内的酶系统,生物化学提供了研究酶结构、催化机制以及底物与酶的相互作用的工具和方法。生物化学原理是理解天然产物合成途径中酶催化和底物选择性的关键。酶作为生物催化剂,通过降低反应活化能加速化学反应,其活性位点的特异性结构与底物形成临时复合物,确保高度特异性。这种特异性决定了酶对不同底物的识别和转化能力,从而影响代谢途径中化合物的合成和积累。研究酶的作用机制、动力学特性和调控因素,可以揭示天然产物生物合成的精细调控网络,为药物开发和生物合成提供理论基础。

3. **分子生物学通过研究基因表达、蛋白质合成和调控的原理,帮助理解天然产物生物合成途径中的基因和蛋白质的工作原理**　基因组学、转录组学和蛋白质组学等技术可以用于研究特定天然产物合成途径中的基因表达模式,从而揭示生物体如何调控天然产物的合成。分子生物学通过探究基因表达的调控机制、蛋白质互作机制,揭示了天然产物生物合成途径中基因或蛋白质的功能与作用。通过分析基因序列、转录调控元件和相关蛋白质因子,识别控制生物合成关键步骤,理解它们如何响应环境信号和代谢变化。此外,蛋白质工程和基因编辑技术的应用,使得定向改造生物合成途径、增强或抑制特定酶的活性成为可能,这对于提高天然产物的产量和开发具有重要意义。

4. **天然产物化学提供了分析和鉴定复杂分子结构的方法**　天然产物化学通过先进的分离技术、光谱分析和质谱鉴定等方法,为药用活性成分的发现、结构解析和生物合成途径的解析提供了关键工具。通过天然产物化学,能够了解天然产物的结构分类、提取和分离,这些技术使我们能够详细分析和鉴定复杂的分子结构,为深入了解其生物合成途径提供了基础。

5. **代谢组学提供全面了解代谢途径和生物合成的方法**　在药用活性成分的生物合成代谢调控研究中,代谢组学发挥着至关重要的作用。它帮助我们识别和定量生物合成途径中的关键代谢物,通过代谢组学分析,可以更全面地理解整个合成网络,或者发现新的生物合成途径、优化代谢流,提高目标化合物的产量和质量。

6. **计算生物学提供了模拟和预测天然产物生物合成途径的工具**　通过利用计算方法,为生物合成途径解析及其利用提供了一个强大的工具集,科学家们可以通过计算分析组学数据、模拟和预测天然产物的生物合成途径、模拟蛋白质结构等,从而了解生物合成的机制。通过计算开展包括分子动力学模拟、量子化学计算和机器学习算法,这些工具能够揭示酶催化反应的机制、预测底物选择性以及优化代谢途径。

综合上述理论基础,科学家们能够更加全面地理解天然产物生物合成途径,通过深入挖掘这些理论基础,不仅可以理解天然产物的合成机制,还能够更好地利用生物合成途径来合成新的有用分子,推动科学研究和工业应用的发展,这对于合成生物学、药物发现以及天然产物的工业生产都具有重要的指导意义。

(一) 基因共表达及筛选

基因共表达(gene co-expression)是一种使用大量基因表达数据构建基因表达间的相关性,从而挖掘新基因的一类分析方法。在植物生长发育过程中,基因表达受到复杂的调控,从而具有高度的时空特异性,并受到环境因子的诱导。同一代谢途径中的基因通常在相似的组织/器官、生长发育阶段或特定的生理环境中同时表达。例如,青蒿素在黄花蒿植株表面的分泌型腺体中合成,参与青蒿素生物合成的基因,包括 ADS、CYP71AV1、DBR2、ALDH1,表现出高度的组织表达特异性,均在黄花蒿分泌型腺体中表达。莨菪碱和东莨菪碱是颠茄、天仙子和曼陀罗等茄科药用植物合成的托品烷类生物碱,其生物合成历经 40 年得以全面解析,在颠茄和曼陀罗等药源植物中,全株均能检测到莨菪碱和东莨菪碱。然而,14 个参与莨菪碱和东莨菪碱生物合成的基因在须根中高水平或特异性表达。

利用同一代谢途径的基因通常呈现出时空相关性或诱导表达模式通常相似的特征,借助基因共表达网络分析方法,可以将在功能上相关、表达上相似的基因识别为一个模块。通过对模块的进一步的分析并关联代谢性状,建立基因表达网络和代谢网络的关联,从而更准确地预测、鉴定和解析重要次生代谢产物合成途径。

(二) 基因克隆

在现代生命科学领域中基因克隆是一个非常重要和广泛应用的技术。使用该技术能够克隆、扩增和改变特定基因序列,是基因功能研究的基础性工具。简单来说,克隆就是获得某个基因一样的拷贝。由于这个过程通常会涉及扩增,因此克隆也被认为是一个扩增的过程。操作上,基因克隆是利用 DNA 重组技术,将目标基因插入到载体 DNA 中,再利用细胞转化技术将其导入到宿主细胞(大肠杆菌、酵母等)中,使其得以复制扩增,达到大规模获得目标基因的目的。在植物天然产物生物合成途径解析中,需要对基因组、转录组和代谢组等手段筛选获得的基因进行功能分析。通常难以从天然来源的植物材料中获得高质量相应基因的蛋白,因此,天然产物生物合成途径解析研究中,基因克隆是基因功能研究的起始步骤。

基因克隆由 3 个主要要素构成,首先是目的基因,其次是用于装载目的基因的载体 DNA,三是用于稳定复制 DNA 序列的宿主细胞。获取目的基因是基因克隆的第一步,目前主要是以特定的 cDNA 或 DNA 为模板,通过 PCR 技术扩增获得;载体根据后续研究目的选择相应的载体,包括用于克隆的如 pUC 系列、pBluescript 系列和 pGEM 系列等载体,大肠杆菌异源蛋白质表达的 pET 系列、pGEX 和 pQE 系列等载体,植物遗传转化的 pCAMBIA 系列、PBI 系列和 pGREEN 系列等载体;大肠杆菌是基因克隆中最常用的宿主细胞,酵母细胞由于具有较高的同源重组频率,被用作大片段 DNA 组装的宿主细胞。

(三) 蛋白质表达

解析天然产物生物合成途径,前述的基因筛选和基因克隆仅仅是过程,生物合成途径解析最重要的是验证酶基因的功能。虽然早期的代谢途径解析工作基本是直接从植物中提取蛋白,并开展工作,但是直接从生物中分离获取高质量的特定蛋白十分困难。随着分子生物学技术的进步,利用高效异源表达系统,获取重组蛋白质成为酶学研究的主要手段。蛋白质异源表达是指将来自不同生物体的 DNA 片段导入宿主细胞,使其在宿主中转录并翻译产生异源蛋白质的过程。

蛋白质异源表达的成功需要考虑到多个因素,包括目标蛋白的性质、宿主系统的特性、表达载体的设计等。选择适当的系统并进行有效的优化对于高效异源蛋白质表达至关重要。在某一特定蛋白质进行异源表达时,首先需要对目标基因的蛋白质序列进行分析,选择合适的宿主系统是异源表达的首要步骤。常见的宿主包括大肠杆菌、酵母、哺乳动物细胞以及无细胞翻译体系等,每种宿主都有其独特的优势和限制。根据宿主系统,选择合适的表达载体,将目标基因插入表达载体中,该载体含有启动子、终止子以及融合蛋白序列等必要的元件;其中表达载体上的启动子能够驱动目标基因的转录,终止子给予 RNA 聚合酶转录终止信号,融合蛋白能够方便地标记和纯化目标蛋白。表达载体构建完成后,利用不同的方法将表达载体导入宿主系统,具体导入方法取决于宿主和载体的类型,例如大肠杆菌使用热激法即可获得较高的转化效率,毕赤酵母细胞通常需要使用电穿孔或者基因枪法才能获得较高的转化效率。在宿主系统中,携带目标基因的载体能够被稳定复制,由于启动子的存在,目标基因可以被 RNA 聚合酶转录并最终形成 mRNA,宿主系统中的核糖体识别目的基因的 mRNA 并将其翻译产生蛋白质,在这个过程中,宿主系统负责读取异源基因的信息并合成相应的蛋白质。利用异源系统表达出目标蛋白后,利用特定的融合蛋白质序列,可以方便地从宿主细胞中提取并进行纯化,蛋白质提取、纯化和检测主要通过细胞破碎、柱层析、电泳等方法来实现。目前,常用的蛋白质异源表达融合蛋白主要包括多组氨酸($6\times HIS$)、谷胱甘肽-S-转移酶(GST)、麦芽糖结合蛋白(MBP)、Strep Ⅱ等,其中 $6\times HIS$ 标签具有分子量小、易于操作和成本低被广泛使用,GST 和 MBP 标签通常能够提高目标蛋白在大肠杆菌的溶解性从而减少包涵体的形成。

(四)酶促反应

酶是一类生物催化剂,是生物体内许多生化反应的关键参与者,除了核酶和脱氧核酶,酶的化学本质都是蛋白质。在本节中讨论的酶均指化学本质为蛋白质的酶。酶通常由氨基酸残基组成,它们的三级结构和构象对其催化活性起到至关重要的作用。酶的活性部位通常是一些特定的氨基酸残基,这些残基在催化特定反应时发挥重要作用。在酶催化的反应中,酶首先与底物相互作用,形成酶底物的中间复合物,随后这个复合物转变为酶-过渡态复合物,然后再变成酶与产物的中间复合物,最终生成产物并释放出酶。尽管底物与酶结合有效地降低了活化自由能,但仍然存在一部分活化自由能需要从其他来源获得,以便进入或通过过渡态。由于底物已经被固定在酶分子上,缺乏自身进入过渡态所需的平动能,因此,这一能量只能从溶剂分子与酶—底物复合物碰撞时的动能中获得。这暗示反应过程中酶分子可能还起到能量捕获和传导的作用。

酶作为生物催化剂,与一般催化剂相比具有如下共性:① 显著改变反应速率,缩短化学反应达到平衡的时间,但不能改变反应的平衡常数。② 酶在反应前后的化学本质和数量不会发生变化。③ 酶通过改变反应途径降低化学反应的活化能,提高化学反应的速率。

酶是细胞所产生的,受多种因素调节的具有催化能力的生物催化剂,与一般非生物催化剂相比有以下几个特点:

1. **酶容易失活**　酶是蛋白质大分子,其活性对环境因素非常敏感,因此一些条件的改变可能导致酶结构的变化,从而影响其功能。温度、pH、离子浓度等因素都会影响酶的稳定性,因此酶促反应往往是在较温和的常温、常压和接近中性酸碱条件下进行。环境因素的剧烈改变可能导致酶失去催化活性,即酶失活。有时酶失活是可逆的,即在条件恢复到适宜的范围内,酶可能重新获得活性;有时酶失活是不可逆的,特别是当酶分子的结构受到严重破坏时。

2. **酶具有较高的催化效率**　酶是一种高效的催化剂。例如催化 CO_2 水合作用的碳酸酐酶,每个酶分子在 1 s 内可以使 6×10^5 个 CO_2 发生水合作用,以保证细胞组织中的 CO_2 迅速进入血液,然后再通过肺泡及时排出,该酶促反应的速度比自发反应快约 10^7 倍。酶的高催化效率使得生物体能够以较低的能量代价进行复杂快速的代谢过程,对于维持细胞生命活动至关重要。

3. **酶具有高度专一性**　酶的高度专一性是指酶对底物和反应类型具有严格的选择,这种选择是通过酶与底物之间的相互作用或是通过基于结构互补的分子识别实现的。酶往往只能催化一种或一类反应,作用于一种或一类物质。酶的专一性,是酶最重要的特点之一,也是和一般非生物催化剂最主要的区别。酶的专一性主要包含结构专一性和立体异构专一性 2 种类型。

(1) 结构专一性:有些酶对底物的要求非常严格,只作用于一种底物,而不作用于任何其他物质,这种专一性称为"绝对专一性"。例如 DNA 复制所需的 DNA 聚合酶,它对 DNA 的专一性极高。在 DNA 复制的过程中,DNA 聚合酶能够识别模板链上的碱基序列,并在新合成链上逐一配对合成互补的 DNA 链。DNA 聚合酶高度专一的配对反应确保了 DNA 的准确复制;此外,麦芽糖酶只作用于麦芽糖,而不作用于其他双糖;碳酸酐酶只作用于碳酸等。

有些酶对底物的要求比上述绝对专一性要低一些,可作用一类结构相近的底物,这种专一性称为"相对专一性"。具有相对专一性的酶作用于底物时,对键两端的基团要求程度不同,对其中一个基团要求严格,对另一个则要求不严格,这种专一性称为"族专一性"或"基团专一性"。例如从链霉菌中分离获得的酰基辅酶 A 合成酶(UkaQ),UkaQ 催化以 ATP、辅酶 A 和 R-COOH 为底物的连接反应生成酰基辅酶 A。UkaQ 不仅能够催化苯丙酸类化合物(肉桂酸、香豆酸、苯丙酸等)合成对应的酰基辅酶 A 产物,同时也能催化线性饱和短链和中链脂肪酸(C4~C10)生成对应的酰基辅酶 A,UkaQ 催化的反应即典型的"基团专一性"。

有些酶只要求作用于底物一定的键,而对键两端的基团并无严格要求,这种是另一种相对专一性,称为"键专一性"或称"反应专一性"。例如,来源于甲基杆菌属的 N-去甲基酶 MND,其功能是催化吗啡的 N-甲基发生脱甲基反应,生成去甲吗啡。MND 除了能以吗啡为底物外,也能催化可待因、诺司卡品和牛心果碱等化合物发生去甲基化反应。这些底物结构相差极大,但都具有共同 $R-N-CH_3$ 官能团。

(2) 立体异构专一性:参与生命代谢活动的化合物大多具有手性,仅有其中某一个构型的化合物能够参与到代谢途径中以合成特定的化合物。酶的立体异构专一性体现在两个方面,专一识别某一构型的底物或生成某一专一构型的产物。例如,托品烷生物碱生物合成途径中,托品环来源于托品酮,其存在 2 个具有立体选择催化活性的还原酶—托品酮还原酶 I 和托品酮还原酶 II;托品酮还原酶 I 专一催化还原托品酮合成 α-托品醇(托品),托品酮还原酶 II 专一催化还原托品酮合成 β-托品醇(假托品)。托品参与了莨菪碱和东莨菪碱等托品烷生物碱生物合成,而假托品则参与了植物中降托品烷生物碱—打碗花精等的生物合成。此外,β-葡糖氧化酶仅能催化 β-D-葡萄糖生成葡糖酸,而对 α-D-葡萄糖不起作用。

酶的立体异构专一性还表现在能区分从有机化学观点来看属于对称分子中的两个等同的基团,只催化其中的一个基团,而不催化另一个基团。例如,NADPH 辅因子的尼克酰胺环上 C4 的 2 个氢原子,从有机化学观点来看完全相同;但是酶也能够对 2 个氢原子加以区分。颠茄中催化莨菪醛还原生成莨菪碱的莨菪醛还原酶(HAR),用氘标记的 NADPH 作为辅因子进行体外酶活,发现尼克酰胺环 C4 上的 pro-R 氢原子参与了还原反应。

(五) 植物遗传转化

基因在植物体内外的功能可能存在差异,因此除了体外的基因功能研究,通常也需要在植物体内研究其功能。研究手段主要是创建过表达和沉默/敲除候选基因的转基因植物,通过代谢分析的方法进一步明确其代谢功能,以表型观察的方法研究其潜在的在发育上的功能。由于植物具有结构复杂的细胞壁且细胞再生能力弱,因此相较于大肠杆菌和酵母等微生物,植物的遗传转化更为困难。目前常用于植物遗传转化的方法包括:农杆菌介导法、基因枪法和原生质体转化法等。

1. 农杆菌介导的植物遗传转化 农杆菌介导的植物遗传转化是目前最常用的植物遗传转化方法。其基本原理是以农杆菌（*Agrobacterium tumefaciens*）为媒介将外源基因导入植物细胞并整合到植物基因组中。野生型的农杆菌携带诱导冠瘿瘤形成的 Ti 质粒或诱导毛状根形成的 Ri 质粒，由于冠瘿瘤的形成不利于植物再生，Ti 和 Ri 质粒过大（100~200 kb）不便于进行基因克隆，现在用于植物遗传转化的农杆菌都经过改造，搭配植物双元表达质粒能够实现外源 DNA 整合到植物染色体。

农杆菌介导的植物遗传转化的主要过程主要分为 5 个步骤：① 农杆菌附着到植物细胞上。② 农杆菌感知植物信号并调控细菌的毒基因（*Vir*）表达。③ 农杆菌产生的毒蛋白和 T-DNA 通过细菌的第四型分泌系统（type Ⅳ secretion system，T4SS）进入植物细胞中。④ T-DNA 和效应蛋白进入细胞核。⑤ T-DNA 整合至植物基因组中，并利用植物细胞的转录细胞进行表达。

需要注意的是，T-DNA 进入植物细胞后，即使未整合到宿主染色体，T-DNA 序列中包含的编码基因的表达框也能实现瞬时表达，但只有整合到植物基因组序列中的基因表达框才能保证基因稳定的表达和遗传。细菌中 T-DNA 形成和进入植物细胞的过程已经比较清楚，但是，T-DNA 整合到宿主基因组中具体的分子过程仍然未知，一种理论是，T-DNA 可能通过与植物细胞核 DNA 发生双链断裂并利用细胞内的 DNA 修复机制来实现整合。农杆菌介导的植物遗传转化具有易于操作、转化效率高且成本低的优点，是目前使用最为广泛的植物细胞遗传转化方法。

2. 基因枪法转化植物细胞 基因枪法（又称微弹射击法）也是一种常用的植物遗传转化方法。该方法通过动力系统，将携带外源 DNA 的金属微粒（通常是金粉或钨粉）加速后射入植物细胞，实现外源基因的导入。由于加速之后的金属微粒穿透力强，故不需除去细胞壁而进入植物细胞，从而实现稳定转化的目的。该方法具有应用面广、方法简单、转化时间短、转化频率高等优点，但是基因枪转化外植体再生时间长、外源基因拷贝数多等缺点，导致目前主要应用于不能使用农杆菌介导遗传转化的物种中。

3. 原生质体法转化植物细胞 原生质体法通过制备去除细胞壁的原生质体（protoplasts），进行基因导入或转染，将外源 DNA 导入植物细胞，从而实现基因转化或基因表达的目的。该方法涉及主要步骤包括：

（1）原生质体制备：采用纤维素酶、果胶酶等降解植物细胞壁，释放原生质体，原生质体制备通常需要在等渗溶液中进行，以防止原生质体破裂。

（2）外源 DNA 的制备和导入原生质体：目的基因构建在合适的表达载体上，获得目的基因的大量拷贝；外源 DNA 可以采用电穿孔、PEG 介导和基因枪法导入到宿主细胞中。

（3）获得外源基因转化的细胞：当外源 DNA 导入到植物原生质体细胞，外源 DNA 整合到植物基因组上后，对转化后的原生质体进行适当培养，细胞能够重新形成细胞壁，最终获得完整的植物。尽管原生质体法转化操作复杂，但其操作时间短，常被用于基因瞬时表达以研究基因的功能。

二、代谢调控

（一）表观遗传调控

1942 年，英国发育生物学家 Conrad Hal Waddington 创造出了"epigenetics"（表观遗传

学)一词,用以定义基因型未发生改变而表型改变的现象。之后,研究人员发现基因表达模式传递的表观遗传机制是通过改变染色质的状态,而不依赖于 DNA 序列的改变[7]。核小体定位、组蛋白修饰、DNA 甲基化和非编码 RNA 都是表观遗传的调控元素[8]。

真核生物染色质的基本结构单位是核小体,其对于染色质三维结构的维持以及基因表达调控至关重要。核小体由核心颗粒(core particle)和连接区 DNA(linker DNA)两部分组成,在电镜下可见其呈念珠状,前者包括组蛋白 H2A,H2B,H3 和 H4 各两分子构成的致密八聚体(又称核心组蛋白),以及缠绕其上长度约为 147 bp 的 DNA 链;后者包括两相邻核心颗粒间约 60 bp 的连接 DNA 和位于连接区 DNA 上的组蛋白 H1。

1. 核小体定位　核小体定位是指全基因组染色质上核小体的精确位置。核小体的位置在不同的细胞周期和生命活动过程中是动态变化的,其主要受顺式作用的 DNA 序列和反式作用的染色质重塑复合体等因素的调控。在转录过程中,核小体定位决定了转录因子与其靶 DNA 上的可结合性,对转录起始、延伸和终止有着重要作用,另外还可以影响 mRNA 的剪接。

2. 组蛋白修饰　当组蛋白被乙酰化、甲基化、磷酸化和泛素化时,组蛋白氨基酸发生共价变化。例如,当组蛋白乙酰化发生时,有利于 DNA 与组蛋白八聚体的解离,核小体结构松弛,从而使 DNA 变得更容易接受激活基因表达的转录因子;相反,组蛋白脱乙酰化和部分甲基化的组蛋白位点(如 K9 和 K27)与染色质紧密结合并抑制基因表达[9]。

3. DNA 甲基化　DNA 甲基化是指 DNA 序列上特定的碱基在 DNA 甲基转移酶(DNA methyltransferase,DNMT)的催化作用下,以 S-腺苷甲硫氨酸(S-adenosyl methionine,SAM)作为甲基供体,通过共价键结合的方式获得一个甲基基团的化学修饰过程。DNA 甲基化修饰主要发生在胞嘧啶的 C-5 位、腺嘌呤的 N-6 位及鸟嘌呤的 G-7 位等位点。DNA 甲基化会导致染色质结构、DNA 构象、DNA 稳定性及 DNA 与蛋白质相互作用方式的改变,从而抑制了转录因子和基因启动子区域的结合效率。真核生物细胞中存在 2 种类型的 DNA 甲基化:一种是双链 DNA 的两条链均未甲基化的 DNA 被甲基化,称为从头甲基化(de novo methylation);另一种是双链 DNA 的其中一条链已存在甲基化,另一条在甲基化母链的指导下被甲基化,这种类型称为保留甲基化(maintenance methylation)。

4. 非编码 RNA　非编码 RNA(non-coding RNA,ncRNA)是指不编码蛋白质的一类 RNA,可以与蛋白或其他分子相结合来开启或关闭基因的表达,对次生代谢产物的生物合成具有重要的调控作用。ncRNA 类包括四种类型,包括微小 RNA(microRNA,miRNA)、小干扰 RNA(small interfering RNA,siRNA)、长非编码 RNA(long non-coding RNA,lncRNA)和环状 RNA(circular RNA,circRNA),其在调节次生代谢产物生物合成途径相关基因表达中发挥关键作用[3]。miRNA 是一类由内源基因编码的长度约为 22 个核苷酸的非编码单链 RNA 分子,它们在动植物中参与转录后的基因表达调控[10]。siRNA 亦称为短干扰 RNA 或沉默 RNA,是一类长 20 到 25 个核苷酸的双链 RNA,在生物学上有许多不同的用途。已知 siRNA 主要参与 RNA 干扰(RNAi),以专一性的方式调节基因的表达。长度超过 200 个核苷酸的 ncRNA 被归类为 lncRNA,其参与细胞内多种过程,例如调控染色质结构,转录激活/抑制,转录后调控,翻译后修饰等。circRNA 是一类特殊的非编码 RNA 分子,与传统的线性 RNA 不同,它是通过反向剪接形成的闭合 RNA 分子。circRNA 不具有 5′末端帽子和 3′末端 poly(A)尾巴,通过外显子环化或内含子环化,将 3′和 5′末端连接起来形成完整的环形结构,避免被核酸外切酶降解,因而比线性 RNA 更稳定,更具有保守性[11]。circRNA 可与转录因子结合调控基因的转录,还可以充当转录和剪接的调节因子,并充当 miRNA 和 RNA 结合蛋白的海绵,从而调节靶基因的表达。

(二)转录水平调控

基因的表达是由其启动子控制的,启动子可以被 RNA 聚合酶识别,并开始转录合成 RNA,在 RNA 转录过程中,启动子可以和调控基因表达的转录因子产生相互作用,控制基因转录的起始时间和表达的程度。作为次级代谢产物的关键转录调节因子,转录因子也称反式作用因子,能够直接或间接地识别真核基因启动子区域中的顺式作用元件并发生特异性相互作用,是一类具有转录激活或转录抑制作用的 DNA 结合蛋白。转录因子对植物的生长、发育、代谢等各个方面起重要的调控作用。在次生代谢调控研究中,许多转录因子已经被克隆,一些靶基因也得到了鉴定。目前报道的参与次生代谢调控的转录因子主要有 MYB 类、bHLH 类、WD40 类、AP2/ERF 类、WRKY 类、NAC 类、bZIP 类、TCP 类、SPL 类、YABBY 类和 B-box 类等。另外,病毒、植物、动物和人类基因组 DNA 中还存在增强子,可以使与其连锁的基因转录效率明显提高。

(三)转录后水平调控

转录后水平调控包括 RNA 转录后修饰及蛋白翻译后修饰,是指在基因 RNA 转录后对其表达进行调控的一种机制,是真核生物基因表达的特点之一。真核生物细胞中转录后形成的前体 hnRNA 须经过一系列的加工,才能转变成成熟 mRNA,从而翻译成具有功能的蛋白质。RNA 的可变剪接、mRNA 的 5′加帽和 3′加尾及一些非编码 RNA 调控均属于 RNA 转录后修饰的范畴。

蛋白翻译后修饰是指蛋白质在翻译过程中或完成后其氨基酸残基被化学修饰,如磷酸化、泛素化、乙酰化和甲基化等,是蛋白功能发挥的关键环节。

1. 蛋白质磷酸化 蛋白质磷酸化指在磷酸转移酶的作用下将磷酸基团添加到蛋白质氨基酸(主要涉及丝氨酸、苏氨酸和酪氨酸)残基上的过程。磷酸基团的添加或去除(去磷酸化)对有机体许多生物反应起着"开/关"作用。添加磷酸基团的酶称为激酶,去除磷酸基团的酶称为磷酸酶。

2. 蛋白质泛素化 蛋白质泛素化指在 E1 泛素激活酶、E2 泛素偶联酶和 E3 泛素连接酶的作用下,泛素被以特异性的方式共价结合到靶蛋白上的过程。泛素化通过对蛋白质稳定性、亚细胞定位、活性等方面进行调控,广泛参与各种生理过程。泛素化典型功能是控制蛋白质的降解,细胞内 80%~90% 的蛋白都是通过泛素途径降解。蛋白酶体抑制剂 MG132 可以阻断泛素化蛋白的降解。

3. 蛋白质乙酰化 蛋白质乙酰化指在乙酰基转移酶的催化下,将乙酰基团转移并添加在蛋白赖氨酸残基或蛋白 N 端上的过程,是细胞控制基因表达,蛋白质活性或生理过程的一种机制。乙酰化通过调节蛋白质稳定性、酶活性、亚细胞定位,以及控制蛋白质-蛋白质和蛋白质-DNA 相互作用等多种机制影响蛋白质功能。

4. 蛋白质甲基化 蛋白质甲基化指甲基转移酶使用 S-腺苷-L-蛋氨酸作为供体,将甲基转移到蛋白质氨基酸残基上的过程。大多数蛋白质甲基化发生在碱性精氨酸或赖氨酸侧链的氮原子或多肽的氨基末端 α-氨基上。组蛋白甲基化是调节基因表达重要方式之一,在组蛋白甲基化或去甲基化会改变染色质的结构。与促进基因表达的乙酰化不同,甲基化既可以激活也可以抑制基因的表达。

(四)基因簇方式调控

代谢基因簇是指在染色体上成簇出现,并具有类似表达模式(协同转录)的基因,它们往往编码生物合成途径中催化连续步骤的酶。通常认为,基因簇是微生物中的一种重要基因表达调控方式。近年来随着植物基因组测序技术的发展和高通量生物信息学的挖掘,研究发现,一些植物的次生代谢途径生物合成酶的编码基因也聚集成簇,形成代谢基因簇。与微生物不同的是,植物代谢基因簇中的每个基因虽然物理上相邻,但通常都是独立转录的,因此基因簇的调控机制引起广泛的兴趣。此外,基因簇的调控可能涉及多层次的机制,包括转录因子的直接调控、表观遗传修饰,甚至三维基因组结构的变化。

第三节 研究方法与技术

一、合成途径解析

(一)多组学数据联合分析推测新途径及关键基因

中药活性成分的生物合成是以初生代谢产物为前体,经过一系列的酶催化形成骨架,在修饰酶的催化下形成结构、活性各异的小分子化合物的过程,解析生物合成途径的要点之一就是挖掘关键功能基因。但是参与中药活性成分生物合成的催化元件大多以基因家族的形式存在,基因筛选范围大、表达不稳定是植物次生代谢途径催化酶的共性。基因组学、转录组学、代谢组学、蛋白质组学等组学数据及分析工具的开发,为研究植物中复杂的代谢网络提供了基础和平台,为元件的筛选提供了支撑。原核、真核、植物表达体系的建立,为候选基因功能的研究提供技术平台。

1. 利用比较转录组和比较代谢组学分析,获得中药活性成分候选催化元件 中药活性成分通常在特定的生长发育阶段和特定的组织部位积累,其形成和产生具有时空特异性。通过构建药用植物的时空转录组和代谢组,利用生物信息学进行差异表达分析或者共表达分析,获得候选催化元件是中药活性成分生物合成途径解析的关键。中药活性成分的积累模式与参与其生物合成的关键基因的表达水平具有较强的相关性,充分利用这种基因表达与代谢物积累的相关性能够有效缩小生物合成关键基因的筛选范围。此外,对于差异不明显的情况,也可以通过人为施加生物或非生物因子进行诱导刺激,实现有效成分的差异积累和关键基因的差异表达。在丹参酮生物合成途径解析过程中,研究者通过利用酵母提取物、银离子诱导丹参毛状根,使得丹参酮在毛状根中迅速积累,通过构建不同诱导时间点代谢组和转录组分析,获得了40个与丹参酮积累相关的P450,并且基于丹参酮主要在根中积累的特性,进一步利用组织差异表达分析,缩小候选范围,成功获得丹参酮生物代谢网络的6个P450基因和2个2OGD基因,大大推进了丹参酮生物合成途径的解析[12]。

加权基因共表达网络分析是一种关联性分析,其原理是具有相似表达模式的基因往往参与同一生物过程,具有潜在联系,这可能是植物在进化过程中形成的规律。通过共表达分析可以获得与已知关键基因表达模式类似的一系列候选基因,再结合差异表达分析可以避免遗漏可能的功能基因和/或更进一步缩小候选基因范围。在马钱子碱生物合成途径的解析过程中,研究人员分别在马钱子属的两个分别含有马钱子碱的物种 *Strychnos nux-vomica* 和不含的物种 *Strychnos* sp.进行代谢物比较分析,利用途径上游已经解析的功能基因以及代谢物共表达分析,成功筛选到可能参与下游途径的功能基因并进行功能研究,解析了马钱子碱的生物合成途径[13]。

2. **通过基因组信息,获得中药活性成分候选催化元件**　随着基因组测序成本的下降,越来越多物种基因组数据公布,为利用比较基因组学来筛选关键基因奠定基础。基于基因组图谱,通过对比已知基因和基因组结构和特性,可以了解基因的功能、表达机制以及物种间的遗传转化关系。基因组在生物合成途径解析中的主要运用包括筛选可能的生物合成基因簇、基因家族的扩张和收缩,以及特殊进化导致的独特生物合成途径。参与丹参酮生物合成五元呋喃环形成的P450所隶属的亚家族基因在丹参中明显扩张,为五元呋喃环的形成机制解析提供了候选元件[2]。近年来,唇形科植物基因组的发布和物种间的基因组共线性分析为二萜合成途径的元件挖掘提供参考。例如,通过基因组测序、基因簇,以及共线性分析等,鉴定到半枝莲(*Scutellaria barbata*)中克罗烷型二萜、药用鼠尾草(*Salvia officinalis*)和美洲紫珠(*Callicarpa americana*)等中松香烷型和克罗烷型二萜生物合成基因簇,挖掘到参与二萜合成的萜类合酶和P450酶等[14-16]。在三萜生物合成途径中,燕麦(*Avena strigosa*)中报道了参与其防御物质燕麦素合成中的完整基因簇,该基因簇包括从三萜前体氧化鲨烯合成燕麦素的环化酶、P450、糖基转移酶以及酰基转移酶等[17]。随着基因组测序成本的下降,通过比较基因组分析,为生物合成的解析以及调控研究提供了基础,加快了途径合成调控基因的挖掘速度。

3. **通过蛋白质组学,获得中药活性成分候选催化元件**　蛋白是生物合成途径的直接参与者,虽然植物次生代谢途径催化酶的丰度相对较低,但是蛋白质组检测灵敏度的提升,提高了基于蛋白质组的生物合成途径关键基因筛选的可行性,可作为比较基因组、转录组、代谢组的补充,应用于生物合成关键基因的筛选。中药活性成分的积累变化也体现在生物合成途径催化酶的变化上,研究者对川续断"发汗"前后的差异蛋白进行分析,发现参与三萜皂苷生物合成的P450以及糖基转移酶蛋白存在明显差异[18],为未知基因的筛选提供参考。靶标垂钓是药物靶标分析的一个重要手段,近年也应用生物合成调控的研究,研究者利用蔗糖密度梯度分离技术对4种化学型罂粟进行蛋白质组分析,发现2种乳胶蛋白与罂粟苄基异喹啉生物碱发生共沉淀,进一步通过同源性分析和功能研究表征,发现这些乳胶蛋白参与罂粟生物碱的合成调控[19]。随着分析技术灵敏度的提高,比较蛋白质组能够在比较转录组的基础上进一步缩小候选范围,提高途径解析效率。

(二) 基于多学科交叉方法技术的基因功能研究

生物合成途径候选基因的筛选是功能验证的关键,但参与植物次生代谢产物的基因家族种类繁多,不同基因家族具有不同的特性,需要针对性选择不同的表达体系进行异源表达和功能研究。大多数情况,大肠杆菌是通用的蛋白异源表达体系,但是对于广泛参与到植物次生代谢的P450基因,由于其内质网定位的特性,在大肠杆菌中表达很难获得有活性的蛋白,因此通常选择真核细胞比如酵母细胞、昆虫细胞,或者烟草作为其异源表达体系。不同的表达系统各有优缺点,针对不同的蛋白类型选择不同的表达体系,能够有效提高研究效率。除了体外酶促的功能研究方法,对于复杂的植物次生代谢网络而言,植物体内的功能研究是了解植物次生代谢产物合成调控的重要手段。

1. **大肠杆菌表达体系**　大肠杆菌具有繁殖快、易培养、操作方便、蛋白产量高等特点,作为优先选择用作可溶性蛋白的表达菌株,在萜类合酶、糖基转移酶、甲基转移酶等常见的可溶性结构修饰酶的功能研究中发挥重要作用。萜类合酶是萜类化合物骨架形成的关键元件,利用大肠杆菌体系进行萜类合酶的蛋白表达,并在体外纯化蛋白后添加金属离子进行反应,能够催化萜类共同前体生成不同的萜类骨架,利用大肠杆菌表达体系,研究者们表达并鉴定了丹参[20]、冬凌草[21]、乌头[22]、益母草[23]等二萜生物合成的萜类合酶基因。甲基转移酶在苄基异喹啉类生物碱的结构修饰中发挥重要作用,通过利用大肠杆菌对候选甲基转移酶进行蛋白表达,在体外添加甲基供体,研究者成功验证了延胡索和粉防己的苄基异喹啉生物碱合成途径的多个甲基转移酶基因的功能[24,25]。利用大肠杆菌异源表达体系,甘草、菘蓝等植物中的多个糖基转移酶基因成功被表达并鉴定功能,阐明了研究了其在苯丙烷途径代谢产物结构修饰中的作用。此外,大肠杆菌表达体系也应用到脱氢酶、异戊烯基转移酶、酮戊二酸氧化酶等的蛋白表达和功能鉴定中。

2. 酵母表达体系 酵母属于真核表达系统,虽然较大肠杆菌生长慢,蛋白产量低,但是由于其具有丰富的膜结构细胞器,有利于膜结合蛋白的定位和表达,并且酵母具有糖基化等蛋白修饰能力,使得蛋白质的表达稳定,是研究膜定位蛋白的重要异源表达宿主。P450是植物次生代谢途径非常重要的结构修饰酶,93%以上的萜类化合物需要经过1个或多个氧化修饰,其中绝大多数由P450介导。植物次生代谢途径的P450主要定位于细胞的内质网上,所以大肠杆菌表达很难获得具有活性的蛋白,因此多用酿酒酵母作为其异源表达菌株。针对P450需要P450还原酶传递电子的特性,研究者通过改造酿酒酵母,在其基因组中整合一个来源于拟南芥的P450还原酶,该改造菌株成为P450研究的重要平台菌株[26]。通过将候选P450基因构建在诱导性高拷贝质粒上,在酵母中进行表达,提取微粒体,有效提高了P450的功能研究效率,解析了一系列中药活性成分的氧化修饰机制[27]。

相较于酿酒酵母,毕赤酵母通常具有更高的蛋白表达量,而且在蛋白后修饰上也与酿酒酵母不同,因此在大肠杆菌和酿酒酵母难以表达或者表达后活性极低的蛋白,毕赤酵母是另一种选择。研究者分别在酿酒酵母和毕赤酵母中异源表达四氢大麻酚合酶[28],结果表明,利用毕赤酵母表达的蛋白活性显著高于利用酿酒酵母表达获得蛋白,优化条件后,催化活性提高了60倍。另外毕赤酵母也应用到了漆酶的表达、FAD依赖酶的表达等[29]。

3. 昆虫表达体系 昆虫细胞表达体系通过杆状病毒穿梭质粒转染后侵染昆虫细胞获得重组蛋白,具有易于放大培养、表达量高、蛋白结构后修饰体系完善等优势,在早期常用于植物来源P450蛋白的表达和功能研究。紫杉醇生物合成途径解析中,通过从红豆杉中克隆得到候选的P450基因,在昆虫细胞Sf9中进行表达,并进行体外酶促,获得了紫杉醇生物合成途径的多个P450基因,为紫杉醇合成途径的解析奠定了非常好的基础。另外,有研究者利用Sf9昆虫细胞异源表达小檗科植物 *Berberis stolonifera* 中的 *CYP80* 基因,体外酶促反应验证了其在双苄基异喹啉类生物碱合成中催化C-O偶联的功能[30]。另外昆虫细胞也曾用于(S)-四氢原小檗碱氧化酶(S-tetrahydroprotoberberine oxidase,STOX)的异源表达和功能研究,解析了其在苄基异喹啉生物碱合成异构中的功能[31]。昆虫表达系统因为有完善的翻译后修饰系统,在诸多植物来源蛋白的功能研究中发挥重要作用,但是昆虫表达系统相较于其他的微生物异源表达体系,成本相对较高、操作相对较难,随着烟草表达系统的广泛应用,昆虫表达系统的使用也越来越少。

4. 烟草表达体系 烟草瞬时表达体系是近几年应用比较多的植物来源基因异源表达的重要体系,本氏烟草(*Nicotiana benthamiana*)生长周期短(通常3~6周的烟草苗)、易于培养,具有瞬时表达操作简便、还原植物蛋白表达环境的优势,解决了许多植物来源蛋白异源表达困难的问题。通过构建表达载体、转化农杆菌、侵染烟草叶片、孵育 3～6 d，即可进行检测，已广泛应用到植物次生代谢途径的解析和代谢物的异源途径重构中。研究者通过基因元件筛选，利用烟草体系成功解析了抗肿瘤化合物依托泊苷前体[32]、紫杉醇[33]、雷公藤内酯[34]、柠檬苦素[35]、薯蓣皂苷元前体、疫苗佐剂 QS21[36]的合成途径。利用烟草表达体系，可以实现边合成边解析，对于酶反应类型复杂多样、途径推测困难的次生代谢物的合成元件挖掘和途径解析是行之有效的办法。烟草表达体系具有瞬时表达高效、蛋白修饰系统完善、多基因表达兼容的特性，在植物次生代谢途径尤其是复杂途径的解析中发挥越来越重要的作用。

5. 体内功能研究 植物代谢是一个非常复杂的代谢调控网络，植物体内基因功能研究有助于我们更好地了解代谢调控机制。体内功能研究主要技术包括过表达、RNA 干扰或者 CRISPR 敲除等，目前已经在药用植物应用了多种成熟的遗传转化技术，包括基因枪介导的遗传转化、农杆菌介导的遗传转化、病毒介导的基因沉默等。许多药用植物建立了毛状根或者悬浮细胞体系，为体内功能研究提供了一个相对较易控制的体系，少数药用植物建立了组织再生体系，为代谢调控研究提供基础。但是大多数药用植物因存在较多的次生代谢物，遗传转化难、组织再生困难，限制了体内功能研究的进一步应用。最新的研究推出了改良型无需组培的遗传转化技术，借助发根农杆菌介导转化，利用毛状根诱导后从转化的毛状根再生植株，可有效转化具有萌蘖生根能力的植物[37]，为药用植物的遗传转化提供了新方法。

药用植物次生代谢途径的体内功能研究主要包括在毛状根或者再生植株中过表达、敲除或敲低合成途径候选基因的表达，通过检测代谢成分变化来研究基因在植物体内的功能。研究者通过过表达丹参酮生物合成途径上游基因，显著上调了丹参毛状根中丹参酮的积累，验证了 GGPPS 和 DXS 在丹参酮生物合成途径的限速作用[38]。在东莨菪碱生物合成研究中，作者鉴定到一个参与莨菪碱合成的鸟氨酸脱羧酶基因，并进一步通过过表达和 RNA 干扰验证了该基因在生物合成中的重要作用，研究表明在颠茄发根中过表达该基因，能大幅度提高莨菪碱的含量，表明其发挥了限速酶的作用，为进一步的代谢工程改良提供了靶点和依据。但是鉴于生物合成途径通常由多个基因协同完成，很多情况下过表达单个基因并不能产生较好的效果，基于代谢工程设计的多个关键基因的协同表达调控才能发挥更好的作用。

RNA 干扰是研究植物体内生物合成途径的一个有效方法，通过构建 RNA 干扰载体，转化毛状根或者悬浮细胞，为中药活性成分生物合成途径基因的体内功能研究提供了非常好的技术支撑。通过 RNA 干扰技术，研究者们已经验证了丹参酮生物合成途径中多个 P450 基因的体内功能，发现次生代谢途径基因存在一定的冗余性[39,40]。在进一步的研究中，通过基因组测序分析发现在丹参基因组中 CYP71D 家族存在明显的扩张，并且其表达与丹参酮的积累相关，但是其具体功能并不明确。通过构建同时针对 4 个高度同源基因的 RNA 干扰载体，转化丹参，获得了同时抑制了 4 个同源基因表达的丹参株系，并通过代谢组分析发现这些基因的 RNA 干扰导致丹参中不具 D 环的丹参酮类中间体显著积累，最终通过体外酶促反应确定其中两个基因在丹参酮五元呋喃环形成中的重要作用，该研究通过 RNA 干扰分析，锁定了催化底物，解析了候选基因的确切功能及代谢物合成途径。除此之外，RNA 干扰也应用到了对紫草素合成途径基因功能的研究，通过沉默紫草毛状根中 CYP76B74 基因的表达，发现该基因的低表达导致紫草素的积累显著积累，证明了其在紫草素合成中的关键作用。研究者们还利用 RNA 干扰验证了何首乌糖苷生物合成中的糖基转移酶、苦蘵 *Physalis angulata* 活性成分酸浆苦味素生物合成途径中的甾醇异构酶等，为合成途径的解析提供了有效可靠的方法技术。

植物基因编辑技术是一种可精准实现定向遗传改造的技术,目前已经从模式植物拟南芥、水稻等迅速推广到药用植物的研究中。研究者利用 CRISPR-Cas9 技术敲除罂粟中苄基异喹啉生物碱合成的甲基转移酶基因 *4'OMT*,基因敲除植株中部分生物碱含量显著下降,并产生了一种新的苄基异喹啉生物碱。基因编辑在作物的研究及农艺性状改良中已经发挥了重要作用,在药用植物中的应用依赖于遗传转化体系的构建以及对代谢网络的清晰了解,随着对代谢途径及调控网络的解析,基因编辑技术在药用植物的功能基因研究以及遗传改良中将发挥越来越重要的作用。

(三)新技术新方法的应用

1. 基于合成生物学技术的途径解析 植物次生代谢途径的解析除了要从酶基因家族中筛选到候选基因,缩小候选范围之外,还有一个障碍就是中间产物的获取。通常代谢途径中间产物在植物中很容易被下游途径基因转化,因此含量非常低,有些中间代谢产物甚至只是中间状态特别不稳定,基本无法纯化获得足够量的中间代谢产物用于下游的功能研究。合成生物学技术的边解析边重构的策略,为天然产物合成途径研究存在的问题提供了很好的解决方案,通过合成途径的解析,在微生物中重构代谢途径,一方面为下游途径催化功能研究提供充足的底物,另外一方面也为下游解析提供了底盘菌或株系。这一策略已经被应用到了丹参酮等中药活性成分的途径解析中,为途径解析提供中间体和中间菌。

2. 高通量筛选 对于不具备时空和组织特异性积累的代谢物,其生物合成途径的候选基因的筛选具有难度,而高通量筛选技术具有高效、微量、快速等特点,能够为基因筛选和酶突变体筛选研究提供快速、高效的检测方式。高通量筛选体系的建立常利用能够快速鉴别的光信号识别系统,将目标蛋白或化合物与显色、荧光、偏振检测信号建立关联,从而在高容量微孔板、流式细胞仪等仪器中进行筛选检测。目前这一技术已应用到微生物纤维素酶、脂肪酶等的高效筛选,随着技术的进一步成熟,将有可能应用于代谢途径的解析及元件改造方面。

3. 分子探针 分子探针多用于临床医学诊疗,辅助对病理过程进行深入研究。基于靶蛋白活性开发的特异化学小分子探针,能够用于探测具有特定生物合成功能的蛋白质,该方法简便准确,只需修改生物合成中间体结构,就可运用于一类酶的鉴定,有很好的开发前景。但是在植物次生代谢途径解析中应用仍然有难度,除了探针的制备困难外,植物次生代谢途径的酶通常表达水平较低,不太容易筛选得到目标蛋白。但随着检测灵敏度的提升,未来在未知新功能酶的挖掘方面将发挥作用。

4. 基于化学动力学和热力学计算的候选基因筛选 化学动力学和热力学计算是两种研究化学反应的经典方法,前者注重反应过程,后者关注反应的方向和进行的程度。通过动力学和热力学计算可以对未知的生物合成途径做出较为真实的预测,了解反应背后的机制。

5. 分子对接和分子动力学模拟 分子对接技术最早是用于分析药物与受体分子之间的相互作用方式来进行药物设计的方法。分子动力学模拟则是以经典力学、量子力学、统计力学为基础,利用计算机数值求解分子体系运动方程的方法,模拟研究分子体系的结构与性质。这两种技术也被用于分析酶蛋白的功能,具体而言分子对接可以分析酶与底物的相互作用关系,动力学模拟可以更深入地解释相应的作用机制。随着 Alphafold 的出现,对蛋白结构的准确预测,能够更好地支撑基于结构和功能相关的研究,为从结构上探寻催化位点或者催化底物的规律提供基础和平台。

6. 无细胞表达系统应用于酶功能的研究 无细胞蛋白表达系统以外源 mRNA 或 DNA 为蛋白质合成模板,通过人工控制补加蛋白质合成所需的底物和转录、翻译相关蛋白因子等物质,能快速实现目的蛋白质的体外蛋白合成。与传统的体内重组表达系统相比,体外无细胞合成系统具有周期短、表达体系开放、可控、适宜蛋白复合物表达等多种优势。

7. 全基因组关联性研究 全基因组关联性研究在全基因组水平上,对大规模全体样本遗传变异多态性进行检测,对基因型和表型进行统计学分析,从而挖掘与性状变异有关的基因。随着计算能力的提升、基因组测序成本的下降,在有足够的资源和样本的情况下,全基因组的关联分析不仅能为途径解析研究提供依据,在药材品质性状形成的研究中也将发挥重要作用。

8. 单细胞和空间转录组学精准预测候选基因 单细胞测序技术就是在单个细胞水平上,对基因组、转录组及表观基因组水平进行测序分析的技术。相比传统的测序,能够得到细胞异质性(细胞之间的差异)的信息。随着原位质谱技术的发展,空间组学成为近年来的热门学科。根据原理空间组学技术大致分为两大类:一类是以抗体成像为基础的空间蛋白质组学,另一类是以显微解剖、原位杂交、原位测序或空间条形码为主的空间转录组学(基因组学)。详细的空间信息不仅可以提高对代谢产物生物合成途径的认识,通过与质谱成像等检测技术相结合,能更准确地判断可能参与途径的基因。

9. 人工智能实现植物代谢途径的预测 随着越来越多的植物多组学数据的发布和人工智能的发展,通过计算预测许多重要植物化合物的代谢途径已经成为可能,这些数据与机器学习相结合可以进一步提高代谢途径预测的准确性。与传统方法相比,人工智能计算预测具有高通量、信息化、智能化等优点。不断被解析的途径为计算提供了样本,为模型的构建提供基础,随着数据的不断增加,基于人工智能的途径解析将更加精准、高效。

二、代谢调控

(一) 表观遗传调控

表观遗传学是研究在基因的核苷酸序列不发生改变的情况下,基因表达的可遗传变化的一门遗传学分支学科。表观遗传调控已成为调节基因表达,维持基因组稳定和调控细胞周期的关键因素,表观组学(epigenomics)是指在基因组/转录组的水平研究表观遗传的学科。随着表观遗传修饰对基因表达调控研究的不断深入,很多检测表观遗传修饰的方法被开发,包括表观基因组(epigenome)和表观转录组(epitranscriptome)研究。

1. 表观基因组研究技术 重亚硫酸盐测序法(bisulfite sequencing,BS-seq),重亚硫酸盐能将基因组中未发生甲基化的碱基 C 转换成 U,进行 PCR 扩增后变成 T,而有甲基化修饰的碱基 C 则不发生改变。与未经过重亚硫酸盐处理的对照组进行比对,便能将具有甲基化修饰的碱基 C 区分开来。该方法适用于特定基因甲基化检测,如鉴定某个基因在某种状态下的甲基化状态。但是重亚硫酸盐测序不能区分甲基化和羟甲基化修饰,检测到的实际上是两种修饰的混合信号。氧化亚硫酸盐测序法(oxidative bisulfite sequencing,oxBS-seq)能先将羟甲基化修饰氧化为甲酰基化修饰,然后再经过重亚硫酸盐处理,能实现甲基化的精准检测。而对样本同时进行 BS-seq 和 oxBS-seq 则可实现对羟甲基化修饰的精准检测,是羟甲基化检测的金标准方案。

染色质转座酶可及性测序(assay for transposase-accessible chromatin with high-throughput sequencing，ATAC-seq），主要利用 Tn5 转座酶切割并富集染色质的开放区域，再结合高通量测序，检测基因组的开放染色质区域。与传统的测序方法相比，ATAC-seq 的优势在于：样品需求量小，实验操作简单，耗时较短，检测灵敏度高，实验重复性好。因此，目前 ATAC-seq 已经成为研究染色质开放性的首选技术方法。

染色质构象捕获技术（chromatin conformation capture，3C），用于测定特定的点到点之间的染色质交互作用。科学家们进一步对 3C 技术进行了扩展，开发了 4C 技术（circularized chromatin conformation capture）以及 5C 技术（carbon-copy chromatin conformation capture），分别用于测定一点到多点之间的染色质交互作用和测定多点到多点之间的染色质交互作用。为了能捕获全基因组范围的染色质相互作用，现在大家所熟知的 Hi-C 技术又应运而生。将线性距离远、空间结构近的 DNA 片段进行交联，并将交联的 DNA 片段富集，通过高通量测序和分析，可以揭示染色质的远程相互作用，从而推导出基因组的三维空间结构和基因之间的调控关系。因此 Hi-C 技术被广泛应用于挖掘基因调控元件、揭示细胞时空特异性染色质构象变化以及绘制基因组三维图谱等研究工作中。

染色质免疫共沉淀技术（chromatin immunoprecipitation assay，ChIP）是研究体内蛋白质与 DNA 相互作用的有力工具，通常用于转录因子结合位点或组蛋白特异性修饰位点的研究。染色质免疫沉淀测序（ChIP-seq）能够高效地在全基因组范围内检测与组蛋白修饰、转录因子等蛋白互作的 DNA 区段，从而帮助阐明基因表达或沉默的表观调控机制。该技术主要利用特异性抗体将目的蛋白进行免疫沉淀，由此把目的蛋白所结合的基因组 DNA 片段也富集下来。通过高通量测序技术，对 ChIP 后的 DNA 片段进行测序分析，从全基因组范围内寻找目的蛋白的 DNA 结合位点，以高效率的测序手段得到高通量的数据结果。

2. 表观转录组研究技术 RNA 甲基化测序（methylated RNA immunoprecipitation sequencing，MeRIP-seq）通过结合 RNA-蛋白免疫共沉淀和高通量测序两种技术手段，可实现全转录组水平上 RNA 甲基化分析。该技术主要利用甲基化 RNA 特异性抗体与被随机打断的 RNA 片段进行孵育，抓取有甲基化修饰的 RNA 片段进行测序，可比较不同样本间 RNA 甲基化修饰的差异。

（二）转录因子的调控

转录因子（transcription factor，TF）能够与真核基因的顺式作用元件发生特异性相互作用，并对基因的转录有激活或抑制作用。转录因子在植物生长发育和逆境防御反应等过程中具有重要调控作用，因此，对转录因子及其相互作用因子的功能研究对了解它们在信号级联反应中的作用至关重要。药用植物次生代谢产物的生成受到外界环境因素的影响，通过其细胞表面或内部的受体传递给下游信号分子，开启基因表达调控的开关，从而合成植物次生代谢所需的酶或调控因子，直接或间接地影响着植物次生代谢产物的积累。转录因子就是介导外界环境因素的信号转导与药用植物次生代谢成分生物合成与积累的一类重要的媒介。对于转录调控的研究，包括转录因子的筛选、转录活性及其调控机制。

1. 转录因子的筛选 在进行转录因子的研究时，我们首先需要通过实验筛选目标转录因子，常用的方法有：转录组测序（RNA-seq），即对某一物种或特定细胞在某一功能状态下产生的 mRNA 进行高通量测序，系统研究基因的转录表达谱，其测定的结果中除了转录因子的表达信息，还有其他基因的表达水平；ATAC-seq 则是在全基因组范围内检测染色质的开放程度，得到全基因组范围内蛋白质可能结合的位点信息，从而筛选感兴趣的转录因子；

酵母单杂筛库是以 DNA 顺式作用元件作为诱饵，是筛选靶元件特异结合的转录因子的有效方法。

2. 转录活性及调控机制研究方法　筛选到候选转录因子后，需要对转录因子进行进一步的验证，明确其转录活性，进一步再开展后续的调控机制研究。具体方法涉及：亚细胞定位，转录因子只有定位在细胞核中才能发挥功能，植物蛋白亚细胞定位方法用得最为普遍的是将荧光蛋白与目标转录因子融合在一起，由目标转录因子引导报告荧光信号进行跟踪及显微观察，确定其核定位；凝胶迁移分析（EMSA）法，适用于对转录因子与启动子之间相互作用的验证，将转录因子蛋白和 ^{32}P 同位素标记的 DNA 或 RNA 探针一同保温，在非变性的聚丙烯凝胶电泳上，分离复合物和非结合的探针。DNA-复合物或 RNA-复合物比非结合的探针移动得慢，进而确定转录因子与启动子之间的互作；双荧光素酶检测分析，将目的基因转录调控元件构建入带有荧光素酶（Firefly luciferase）的表达载体，构建成报告基因质粒，使这段序列调控 luciferase 的转录表达。然后将报告基因质粒转染细胞，并加入底物荧光素（luciferin），luciferase 可催化 luciferin 发出荧光（最强波长在 560 nm 左右），检测得到的荧光值高低可以判断不同处理组对该转录调控元件的影响，转入 Renilla luciferase 的报告基因质粒作为内参（最强波长在 465 nm 左右），即双荧光报告系统。

（三）激素的调控

植物激素是在植物体内代谢产生的，能运输到其他部位，即使很低浓度下也具有调节植物生长发育的效应。激素对于药用植物次生代谢产物生成的作用主要依托于药用植物的生长繁殖过程，主要应用有：破除种子休眠、诱导无性繁殖器官生根、促进幼苗生长等。植物激素对于药用器官生长发育和特征成分产量的提升亦有作用，具有延缓叶片衰老、促进植物伸长生长、促进根部生长发育、影响花芽分化和开花数量、促进果实成熟等作用。植物激素包括生长素（auxin）、细胞分裂素（cytokinin）、脱落酸（abscisic acid，ABA）、赤霉素（gibberelin，GA）、乙烯（ethylene）和油菜素内酯（brassinosteroid，BR）六大类，以及水杨酸（salicylate，SA）、茉莉酸（jasmonate，JA）等新型植物激素类。

1. 生长素　生长素影响植物细胞的伸长和分裂、植株向地性和向光性的形成、主侧根和下胚轴的生长、维管组织的发育及根毛和花器官的形成，它对植物的早期发育和形态建成均具重要意义。植物体内主要的生长素是吲哚乙酸（indole-3-acetic acid，IAA），在生长初期 IAA 发挥主要作用，此外，还包括吲哚丁酸（indole-3-bu-tyric acid，IBA）和 4-氯吲哚-3-乙酸（4-chloroindole 3-acetic acid，4-CI-IAA）等。

2. 细胞分裂素　细胞分裂素的基本结构为 6-氨基嘌呤环，主要的生理作用有两种：一是促进细胞分裂和调控其分化。在组织培养中，细胞分裂素和生长素的比例影响着植物器官分化，通常比例高时，有利于芽的分化；比例低时，有利于根的分化。二是延缓蛋白质和叶绿素的降解，延迟衰老。

3. 脱落酸　脱落酸是一种具有倍半萜结构的植物激素，对种子的发育和成熟具有重要的生理作用，可加速植物器官脱落。脱落酸在植物的抗旱、抗寒和抗盐的生理过程中具有重要的作用，一般来说，干旱、寒冷、高温、盐渍和水涝等逆境都能使植物体内脱落酸迅速增加，同时抗逆性增强。

4. 赤霉素　赤霉素是一类四环二萜类物质，截至目前已被发现的赤霉素有 120 多种，其基本结构均为赤霉烷环，广泛存在于各类植物中。赤霉素在打破种子休眠、促进植株生长、调节开花时间、促进雄花分化、延缓叶片衰老等方面也发挥着重要作用。

5. 乙烯 乙烯是一种植物内源激素,它以气体状态存在。其生理功能主要是促进果实、细胞扩大,籽粒成熟,促进叶、花、果脱落,也有诱导花芽分化、打破休眠、促进发芽、抑制开花、器官脱落,矮化植株及促进不定根生成等作用。

6. 油菜素内酯 油菜素内酯是一类具有高生理活性的甾体激素,在植物中含量低,其在农业上有着潜在的用途,比如控制株型大小、种植密度等。外源的油菜素内酯处理后,作物对各种环境胁迫,如热胁迫、冷胁迫、干旱等的耐受性均有较大幅度地提高。

(四) 环境因子的调控

植物并不能像动物一样趋利避害,因此在长期进化过程中产生次生代谢产物,可以释放到周围环境中保护自己,例如在遇到高温、干旱等非生物因子胁迫时,这些次生代谢产物能够减轻恶劣环境对植物造成的伤害。同样,当遇到草食动物、病原微生物等生物因子侵蚀时,次生代谢产物可以起到驱赶害虫或者作为信息素吸引草食动物、病原微生物的天敌,来解除生物胁迫。因此,当植物周围环境改变时,其自身代谢产物会重新合成或释放量增加[41]。因此,改变药用植物生长的环境因子是对活性化合物进行调控的重要手段。

1. 生物因子 大量的研究表明,植物在与动、植物和微生物的协同进化过程中,会产生一些次生他感物质,如酚类、单宁、萜类、生物碱等来抵御天敌的侵袭,增强抗病能力,提高种间的竞争能力以适应环境,而这些次生代谢物质中多数具有药理活性,作为药用成分而被广泛使用。这些生物因子包括:① 昆虫:植物在遭到昆虫侵害后,挥发性他感化合物的含量和组分会发生改变,目的活性物质可作为阻食剂或毒性物质驱避昆虫;也可释放到空气中使植食性昆虫难以辨认或增强对天敌昆虫的引诱作用。② 微生物:微生物的侵袭可引起药用植物的活性物质代谢的改变,如罹枯萎病的马铃薯块茎的感染部位与健康组织之间检测两种酚型化合物莨菪灵和绿原酸的含量大大增加;一些微生物是某些药用植物生长和产生有效药用成分的必要条件,如不同生物学类型的蜜环菌,对天麻的生物量和化学成分含量有明显的影响。

2. 非生物因子 非生物环境因素比如光、温度和湿度等都可以很大程度地影响药用植物次生代谢产物的合成和积累。① 光照的影响:光照的强度、光照时间以及光质都对药用植物的目的活性物质代谢产生影响。根据植物对光照强度要求的不同,可分为阳生植物、阴生植物及中间类型植物。对于某些阳生药用植物,光强的增加能够提高其活性物质的含量,而对于阴生植物,则需适当遮阴以减少光照强度来提高活性物质的含量。根据药用植物开花所需光照时间的长短,又可分为长日照植物如牛蒡、紫菀、木槿等,短日照植物如菊花、紫苏、紫花地丁等,和中间性植物如蒲公英、栀子等。对某些药用植物来说,适当延长光照时间,有利于提高其药用次生代谢物的含量,如长日照可提高许多植物酚酸和萜类的含量。关于光质与次生代谢物的关系,尤其是紫外光 B 与酚醛类、萜烯类、黄酮类的研究较多。一般认为,紫外辐射的增强可诱导植物产生较多酚醛类等紫外吸收物质,增强抗氧化能力,减少紫外辐射对植物自身的伤害。研究表明,类黄酮合成的关键酶——查尔酮合酶受紫外光和蓝光调控,在紫外辐射下类黄酮合成途径的苯丙氨酸裂解酶和查尔酮合酶以及其他分支点的酶活加强,引起植物体内类黄酮及酚醛类化合物如丹宁、木质素等的增加。② 温度的影响:药用植物目的活性物质的合成也受到环境温度的影响,温度可直接影响植物的生理功能,进而影响其体内次生代谢产物的合成和积累。高温会导致植物水分蒸发过快,导致植物生理代谢减缓；低温会直接影响植物的光合作用，使生长所需的有机物合成受阻，各种代谢过程缓慢。适温条件有利于无氮物质如多糖、淀粉等的合成，高温却有利于生物碱、蛋白质等含氮物质的合成，低温会导致不饱和脂肪酸增加产生抗低温防御反应。③ 水分的影响：水分是植物生长发育不可或缺的条件，降水量和土壤中水分含量的多少会影响到药用植物的目的活性物质代谢。干旱胁迫通常会使药用植物体内的目的活性物质包括萜类、生物碱、有机酸等的浓度升高，但严重的干旱会使产生的光合产物和其他原料非常有限，而使植物中含碳次生化合物的合成受到限制。④ 土壤因素的影响：土壤条件是药用植物获得养分和水分的基础，是影响药用植物目的活性物质的重要因素。根据土壤的质地，可以分为砂土、壤土和黏土等。适宜黏土的药用植物如泽泻、黑三棱；适宜壤土的如人参、川芎、白术；适宜砂土的如北沙参、川贝母、阳春砂等。大部分的药用植物适宜在 pH 6~7 的土壤环境，其土壤的养分条件最好，有利于植物的生长。但也有一些植物偏爱微酸或微碱性的土壤，如石松、狗脊、肉桂喜酸性土壤，而甘草、柏木等喜碱性土壤。此外，土壤中的无机营养元素和含盐量等影响到药用植物的目的活性物质代谢成分。

（五）新技术新方法的应用

1. 质谱成像技术 质谱成像技术(Mass spectrometry imaging，MSI)可以实现在直接检测组织样本中化学成分的同时保留其在样本上的位置信息，获得目标化学成分的二维空间分布特征，目前常用的成像技术包括 MALDI - MSI、DESI - MSI 等。① 基质辅助激光解吸离子化(Matrix-assisted laser desorption ionization，MALDI)离子源，是利用激光照射样品与基质形成的共结晶薄膜，基质从激光中吸收能量传递给化合物分子，使得目标化合物电离，并使用质谱进行检测的离子方式。② 解吸附电喷雾电离(Desorption electrospray ionization，DESI)离子源的电离和解吸附原理类似电喷雾离子源的工作原理，利用载气（氮气）将溶剂射流汇聚到样品表面，实现局部分子的微萃取。溶剂通过"液滴拾取"(droplet pick-up)机制从样品表面解吸附，然后进入质谱仪中被分析。

2. 单细胞测序技术 单细胞 RNA 测序(scRNA - seq)技术已成为揭示单个细胞内 RNA 转录物异质性和复杂性，以及揭示组织/器官/生物体中不同细胞类型和功能组成的最新方法。自 2009 年首次运用以来，基于 scRNA - seq 的研究在不同领域提供了大量信息，植物体内细胞组成和相互作用方面取得了惊人的新发现。单细胞测序可以以高分辨率对数百万个单细胞的遗传信息进行分析，研究单个细胞的特性和功能的多样性、细胞间的异质性、细胞发育轨迹等问题，使我们能更深入地了解复杂的生物系统。

第四节　研究内容与进展

一、合成途径解析

（一）萜类化合物

萜类和甾体类化合物均是由异戊二烯途径生成，它们的生物合成可以概括为基本前体形成、碳骨架结构产生、结构后修饰三个阶段（图 6 - 4 - 1）。第一个阶段是前体形成阶段包括从乙酰 CoA 或者 3 - 磷酸甘油醛和丙酮酸生成萜类化合物前体异戊烯焦磷酸(isopentenyl diphosphate，IPP)及其异构体二甲丙烯焦磷酸(dimethylallyl diphosphate，DMAPP)的过程。

第二个阶段是 IPP 和 DMAPP 在一系列异戊烯基转移酶（prenyltransferase）和萜类合酶（terpene synthase，TPS）的作用下生成萜类化合物的碳骨架结构。第三个阶段就是这些碳骨架结构在后修饰酶的作用下生成结构各异、种类繁多的萜类化合物。下面将从生物合成的三个阶段分别对萜类化合物的生物合成途径、相关的酶以及酶作用机制、编码酶的基因进行介绍。

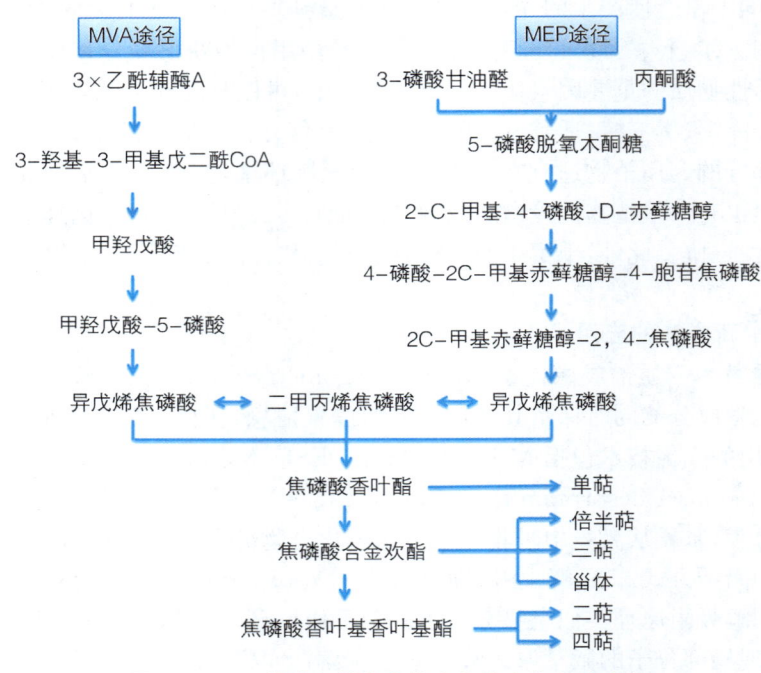

图 6-4-1 萜类和甾体类化合物的生物合成途径

1. 前体形成阶段 萜类化合物的前体形成阶段包括在细胞质中的甲羟戊酸途径（mevalonate pathway，MVA）和存在于质体中的脱氧木酮糖磷酸酯途径/甲基苏糖醇磷酸途径（deoxyxylulose phosphate pathway/methylerythritol phosphate pathway，DXP/MEP）。

（1）MVA 途径：MVA 是最早被发现的萜类上游生物合成途径，由于甲羟戊酸（mevalonate，MVA）是其关键前体，所以该途径命名为 MVA 途径，其反应主要在细胞质中进行，倍半萜、三萜和甾体以及多萜的前体结构主要来源于这条途径。MVA 涉及 3 个乙酰 CoA，其中 2 个乙酰 CoA 在乙酰 CoA 硫解酶（acetoacetyl-CoA thiolase，ATOT）的作用下生成乙酰乙酰 CoA（acetoacetyl-CoA），第 3 个乙酰 CoA 分子在羟甲基戊二酰 CoA 合酶（hydroxymethyl-glutaryl-CoA synthase，HMGS）和乙酰 CoA 酰基转移酶的作用下结合到乙酰 CoA 上，生成 3-羟基-3-甲基戊二酰 CoA（3-hydroxy-3-ethylglutaryl CoA，HMG-CoA）。再在羟甲基戊二酰 CoA 还原酶（hydroxymethyl-glutaryl-CoA reductase，HMGR）的催化下将 HMG-CoA 转化为 MVA。之后，MVA 在甲羟戊酸激酶（mevalonate kinase，MK）的作用下磷酸化生成甲羟戊酸-5-磷酸（mevalonate-5-phosphate，MVAP）并进一步在 MVA 焦磷酸脱羧酶（mevalonate pyrophosphate decarboxylase，MPD）的作用下进行脱羧生成 IPP，IPP 被异构化酶转化为 DMAPP。

HMGR 是 MVA 途径的第一个限速酶，是细胞质萜类化合物代谢的重要调控点，主要定位在内质网膜上,已经进行了深入的研究[42]。植物中的 HMGR 由核基因组上的多基因家族编码,不同物种中同源基因的数目不同,比如拟南芥中含有 2 个 HMGR 编码基因,水稻中含有 3 个,玉米中含有 7 个,而大豆中含有 8 个 HMGR 编码基因。这些基因家族以复杂的模式表达,包括组成型表达、组织或发育特异性表达、诱导型表达等。过表达 HMGR 的转基因植株中萜类化合物的产量有显著提高,洛伐他汀(mevinolin,MEV)是 HMGR 的特异性抑制剂,通过添加 MEV 能抑制 HMGR 活性从而抑制下游萜类化合物的生物合成。许多药用植物中比如雷公藤、甘草、丹参、铁皮石斛等也相继克隆得到了萜类代谢途径中的一个至多个 HMGR 基因,对于调控药用植物的次生代谢途径具有一定作用。

(2) MEP 途径:MVA 很长一段时间内都被认为是萜类生物合成的唯一途径,直到 MEP 途径的发现。并且随着研究的深入,越来越多的研究表明,MEP 途径在植物次生代谢途径中发挥比 MVA 途径更重要的作用[43]。MEP 途径主要存在于质体中,其终产物主要是单萜、二萜和四萜等化合物。MEP 途径还没有完全解析清楚,第一个步骤是 5-磷酸脱氧木酮糖合成酶(1-deoxy-D-xylulose-5-phosphate synthase,DXS)催化 3-磷酸甘油醛(D-glyceraldehyde 3-phosphate,GA-3P)和丙酮酸(pyruvate)缩合形成 5-磷酸脱氧木酮糖(1-deoxy-D-xylulose-5-phosphate,DOXP),然后在 DXP 还原异构酶(DXP reductoisomerase,DXR)的作用下发生分子内重排和还原反应生成 2-C-甲基-4-磷酸-D-赤藓糖醇(2-C-methyl-D-erythritol-4-P,MEP),MEP 是 MEP 途径中第一个重要的前体化合物,MEP 在 4-磷酸-2C-甲基赤藓糖醇-4-胞苷焦磷酸合成酶(4-diphosphocytidyl-2-C-methyl-D-erythritol-4-phosphate synthase,CMS)作用下生成 CDP-ME,再在 CDP-ME 激酶(CDP-ME kinase,CMK)和 2C-甲基赤藓糖醇-2,4-焦磷酸合酶(2C-methyl-D-erythritol 2,4-diphosphate synthase,MCS)的催化下生成 2C-甲基赤藓糖醇-2,4-焦磷酸(2C-methyl-D-erythritol 2,4-diphosphate,ME-cPP),再在一系列酶的催化下经磷酸化、环化等最终生成 IPP,将 MVA 途径和 MEP 途径联系起来。IPP 可以通过异构化生成 DMAPP,DMAPP 也可以通过单独的途径直接生成。MVA 途径和 MEP 途径虽然存在细胞不同的位置,但是并不是完全独立的,一些代谢中间产物可以通过质体膜进行交换。

抗生素膦胺霉素(fosmidomycin,FOS)是 MEP 途径的强抑制剂,主要通过抑制关键酶 DXR 的活性达到抑制整个途径的效果。DXS 和 DXR 是 MEP 途径中的重要的限速酶。DXS 具有非常高的催化活性,其催化过程需要 Mg^{2+} 和硫胺二磷键的参与,存在于叶绿体中,具有质体信号肽序列以及一些高度保守的重要功能区域。MEP 途径中多数酶在开花植物中均为单拷贝,但是 DXS 由一个小的基因家族编码,并且这些基因分别在不同发育阶段和不同组织表达,说明这些基因在植物生长发育中发挥不同作用[44]。DXR 催化 DXP 转化为 MEP,其催化反应具有可逆性,需要 Mg^{2+} 和 Mn^{2+} 的参与,由于 DXR 同时也是硫胺和吡哆醇生物合成的前体,因此 DXR 也是 MEP 途径的碳流分支点,也是萜类化合物生物合成途径的有效调控点,研究表明通过调节 DXR 的表达能够调控药用植物相关萜类化合物的积累[45,46]。

前体形成阶段的酶在不同物种具有一定保守性,模式植物比如拟南芥以及含有较强药理药效活性化合物的药用植物比如黄花蒿、红豆杉、丹参、长春花等,其物合成过程中 MVA 和 MEP 途径的关键酶基因都进行深入的分析[46],这些基因的克隆和功能研究都能为药用植物萜类生物合成上游途径的解析提供基础。

2. 碳骨架结构形成阶段 通过 MVA 途径和 MEP 途径产生的 IPP 和 DMAPP 是所有萜

类化合物的前体,除了本身作为半萜的中间体之外,这两个化合物更重要的是在异戊烯基转移酶和萜类合酶(TPS)的作用下逐步形成大小不同和环式各异的萜类化合物和中间体。

异戊烯基转移酶主要催化两个底物分子间形成 C—C 键,也催化立体化学或多聚物长度很少变化的反应。异戊烯基转移酶包括香叶基二磷酸合酶(geranyl diphosphate synthase, GPPS)、法呢基二磷酸合酶(farnesyl diphosphate synthase, FPPS)、香叶基二磷酸合酶(geranylgeranyl diphosphate synthase, GGPPS)和香叶基金合欢酯磷酸合酶(geranylfarnesyl diphosphate synthase, GFPPS),在不同的物种中具有一定的保守性,而不同的异戊烯基转移酶的差异仅在于丙烯基底物的长度不同而已,其底物包括 IPP、DMAPP、GPP、FPP 等。首先是 1 分子 IPP 与 1 分子 DMAPP 在 GPPS 的作用下缩合形成具有 10 个碳原子的焦磷酸香叶酯(geranyl diphosphate, GPP),作为单萜化合物的前体。GPP 和 1 分子 IPP 在 FPPS 的作用下形成具有 15 个碳原子的焦磷酸金合欢酯(farnesyl diphosphate, FPP),作为倍半萜的前体,FPPS 基因在植物中存在一个小基因家族。2 分子 FPP 在鲨烯合酶(squalene synthase)的作用下经尾尾相连形成具有 30 个碳原子的角鲨烯(squalene),作为三萜和甾体类的前体,近年来,国内学者首次发现丝状真菌来源的 I 型嵌合萜类合酶 TvTS 和 MpMS 的异戊烯基转移酶结构域能够催化 IPP 和 DMAPP 缩合生成六聚异戊烯基焦磷酸(HexPP),随后萜类合酶结构域催化 HexPP 环化生成全新三萜骨架[47]。FPP 和 1 分子 IPP 在 GGPPS 的作用下生成具有 20 个碳原子的焦磷酸香叶基酯(geranylgeranyl diphosphate, GGPP),作为二萜的前体,两分子 GGPP 通过尾尾缩合生成四萜的前体。GGPP 和 1 分子 IPP 在 GFPPS 的作用下生成具有 25 个碳原子的焦磷酸香叶基金合欢酯(geranylfarnesyl diphosphate, GFPP),作为二倍半萜的前体。

TPS 在催化共同前体化合物生成结构多样的萜类化合物的过程中发挥重要作用,它由一个中等大小的基因家族组成,苔藓中只有一个 TPS,同时具有柯巴基焦磷酸合酶/贝壳杉烯合酶(copalyl diphosphate synthase/kaurene synthase, CPS/KS)的功能,已测序的植物基因组中 TPS 从几个到上百个不等。依据产物结构的不同,TPS 分为单萜合酶、倍半萜合酶、二萜合酶等,依据催化机制和产物生成形式分为 I 型和 II 型 TPS,其中 CPS 是典型的 II 型 TPS,通过催化 GGPP 生成柯巴基焦磷酸(copalyl diphosphate, CPP),再在贝壳杉烯合酶或者其他 I 型 TPS 的作用下生成二萜碳骨架结构。I 型 TPS 是具有双功能的酶,有一个显著特征是催化同一个底物能生成多种产物,在 C-端具有"DDXXD"和"NSE/DTE"结构域,II 型 TPS 只有单一功能,具有"DXDD"结构域,导致他们的催化特性不一样。已知的单萜合酶和倍半萜合酶基本为 I 型 TPS,二萜合酶既有 I 型也有 II 型。萜类化合物在裸子植物松柏科植物的抗虫和抗病菌中发挥重要作用,并且重要抗癌化合物紫杉醇主要来自红豆杉,因此裸子植物中萜类合酶已有了非常多的研究,另外植物抗毒素主要包括倍半萜和二萜等,水稻植物抗毒素生物合成途径中的萜类合酶也有大量的报道。

药用植物中 TPS 的功能决定了其所含的萜类化合物的结构,次生代谢途径的 TPS 基因在特化的细胞比如薄荷的腺毛细胞中、特定的生长阶段或者防御过程中表达量明显上调。大多数 TPS 基因就是从这些表达上调的细胞或组织中克隆得到。目前药用植物中的 TPS 大多数都是通过构建诱导表达细胞、特定生长阶段或组织细胞的 cDNA 文库,从中筛选出候选 TPS 基因进行下一步的功能研究。另外,对于不同物种中类似功能的 TPS 基因的获得,也可以利用已知序列设计兼并引物通过同源克隆对相应基因进行克隆[48]。

3. 萜类化合物的结构后修饰阶段 由异戊烯基转移酶和萜类合酶催化形成萜类化合物的碳骨架结构还需要在后修饰酶的催化下,经过不同程度的修饰才能形成结构稳定且具有活性的萜类化合物。这些后修饰反应包括:羟基化、甲基化、异构化、脱甲基、糖基化等,后修饰反应纷繁复杂,涉及的酶种类繁多、功能复杂,目前研究相对较少,但是也是次生代谢途径最重要的酶,赋予萜类化合物不同的功能活性。目前萜类生物合成途径研究的较多并且较深入的后修饰酶主要是细胞色素P450(cytochrome P450,CYP450)、酰基转移酶(acyltransferase)、糖基转移酶(glucosyltransferase)和脱氢酶(dehydrogenase)等。这些后修饰共有的一个特征就是都是由大的基因家族编码,比如模式植物拟南芥中包含有272个CYP450基因,至少180个酰基转移酶基因,不少于100个糖基转移酶基因,而其中绝大部分功能尚未解析,这为后修饰途径的解析增添了难度[49]。

(1) 萜类化合物后修饰过程中的CYP450酶:萜类化合物的后修饰大多是从氧化反应开始,并且多步由CYP450催化而来,再进一步在氧化产物的基础上进行其他后修饰反应[50]。CYP450是广泛存在于动植物以及微生物体内的一类重要的血红素氧化还原酶类超基因家族,参与包括羟基化、脱卤、脱烷基、去氨基以及环氧化等催化反应。在萜类化合物的生物合成途径中主要参与羟基化、环氧化、氧化和脱甲基等催化反应[51]。参与植物萜类结构生物合成的CYP450在植物中存在一定的保守性[52],而参与植物次生代谢途径的CYP450则来自许多不同的亚家族,遗传分化较大,并且具有物种特异性。虽然一级结构序列同源性低,但是所有CYP450的拓扑结构和折叠结构却很保守[53]。参与植物次生代谢途径的CYP450基本上都不保守的膜定位序列将CYP450定位在内质网上。

除了次生代谢途径相同或代谢产物结构特别类似的药用植物之间能用同源克隆的手段获得候选CYP450基因,其他萜类生物合成途径的CYP450大多是通过表达差异文库筛选获得。丹参转录组文库中共有125个CYP450基因,酵母诱导子和银离子诱导丹参毛状根后导致其中39个诱导表达上调[12],对其中诱导上调明显的14个进行时空表达分析筛选出6个候选基因,通过功能分析,其中一个CYP450基因(CYP76AH1)参与丹参酮生物合成途径,催化丹参前体骨架结构次丹参酮二烯合成铁锈醇[54];进一步通过共表达分析筛选出2个候选基因(CYP76AH1和CYP76AK1),功能研究证实CYP76AH3和CYP76AH11具有相同的催化功能,催化次丹参酮二烯生成铁锈醇,并进一步氧化铁锈醇的C-7和C-11位生成柳杉酚、11-羟基铁锈醇和11-羟基柳杉酚,CYP76AK1参与丹参酮生物合成,可催化11-羟基铁锈醇和11-羟基柳杉酚的C-20位分别生成11,20-二羟基铁锈醇和11,20-二羟基柳杉酚,其中11,20-二羟基铁锈醇不稳定,可自氧化生成10-羟甲基四氢丹参新酮[40]。Teoh等[55]通过构建黄花蒿腺毛组织的cDNA文库,并从中筛选到了青蒿素生物合成过程的一个重要CYP450基因CYP71AV1。日本科学家通过构建甘草根茎的ESTs库,并从中筛选了2个参与甘草素生物合成的重要CYP450基因CYP72A154和CYP88D6,先后催化前体化合物β-香树脂醇生成甘草酸,甘草酸再在糖基转移酶的作用下生成甘草素[56]。抗癌化合物紫杉醇的生物合成途径包括8步CYP450催化的反应,通过构建差异cDNA文库,至少已经筛选并克隆得到了该途径的6个CYP450基因,并且这些基因之间的同源性高达70%以上[57,58]。

(2) 萜类化合物后修饰过程中的糖基转移酶:糖基化是次生代谢途径重要的一类后修饰过程,并且一般都发生在生物合成途径的最后一步,次生代谢产物经过糖基化能改变其化学稳定性、生物学活性、水溶性等,有利于在细胞内和细胞间的转运和储藏。植物中的糖基供体—

一般为尿苷二磷酸葡萄糖（Uridine diphosphate glucose，UDP-glucose）所以通常也叫尿苷二磷酸糖基转移酶（UDP glycosyltransferase，UGTs）。其糖基化部位在受体分子的 O(—COOH，—OH)、N(—NH2)、S(—SH)和 C(C—C)原子上。

植物中的 UGTs 同 CYP450 一样也是超基因家族，在萜类化合物生物合成过程中主要参与二萜或者三萜类化合物的糖基化。甘草素的生物合成最后一步即为糖苷化，目前从甘草的 cDNA 库中共检测到了 172 条 UGTs[59]。通过检索人参的 cDNA 库，共搜索到 158 个全长 UGT 基因，克隆得到了其中 16 个基因，通过分析发现其中一个基因编码的产物能够催化原人参二醇（protopanaxadiol）生成稀有人参皂苷 compound K（ginsenosides compound K，CK）[60]。UGTs 广泛存在植物基因组中，在植物的初生代谢和次生代谢过程中均发挥重要的催化作用，并且催化底物和酶之间没有规律可循，因此克隆得到次生代谢途径的 UGTs 最好的办法就是通过构建比较转录组文库或者时空表达分析筛选出可能的候选基因，再进行功能验证。从西洋参转录组文库中得到的 235 条 UGTs，通过茉莉酸甲酯诱导和组织特异性表达分析将候选基因缩小到了 4 条，提高了功能基因克隆和鉴定的效率[61]。

（二）甾体类化合物

甾体类化合物也由异戊二烯途径生成，其生物合成可以概括为基本前体形成、碳骨架结构产生、结构后修饰三个阶段（图 6-4-2）。第一个阶段是前体形成阶段，即 IPP 和 DMAPP 的形成，主要由细胞质中的 MVA 途径合成。第二个阶段是 IPP 和 DMAPP 在 FPPS、鲨烯合酶（squalene synthase，SQS）、角鲨烯环氧化酶（squalene epoxidase，SQLE）的作用下生成具有 30 个碳原子的 2,3(S)-环氧角鲨烯（2,3S-oxidosqualene），然后经环氧角鲨烯环化酶（oxidosqualene cyclase，OSC）的作用下环化形成羊毛甾烷（真菌和动物）或环阿屯烷（植物）骨架，即为甾体类化合物的碳骨架结构。第三个阶段就是这些碳骨架结构在后修饰酶的作用下生成结构各异、种类繁多的甾体类化合物。甾体类化合物生物合成第一个和第二个阶段与萜类化合物类同，因而本节不再赘述，下面主要介绍其生物合成的第三个阶段，将分别对甾体类化合物的生物合成途径、相关的酶以及酶作用机制、编码酶的基因进行介绍。

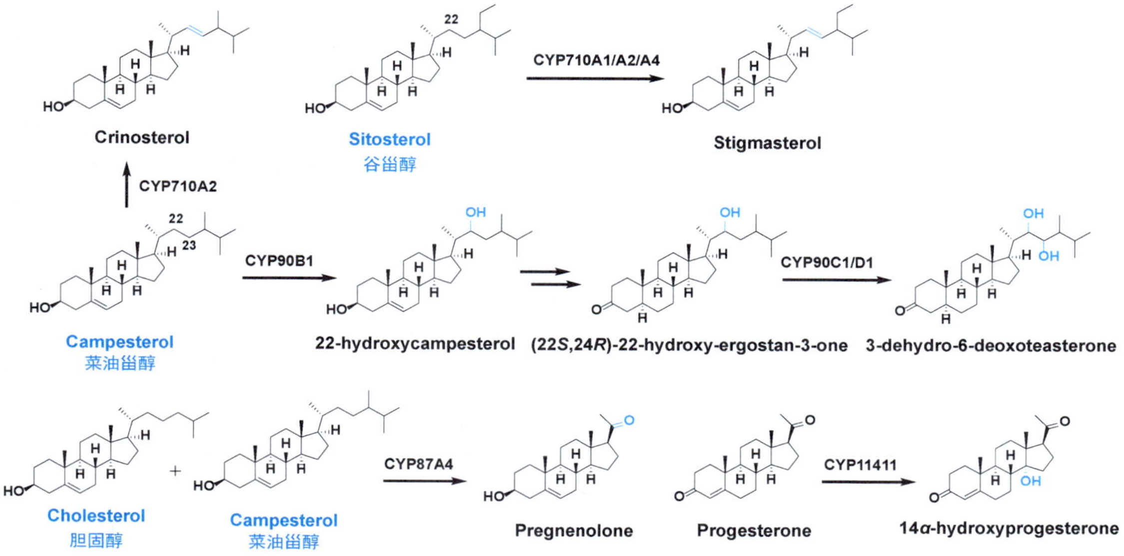

图 6-4-2 甾体类化合物生物合成后修饰相关 *CYP450* 基因研究

甾体类化合物生物合成后修饰相关 *CYP450* 基因主要归属于 *CYP51*、*CYP72*、*CYP710*、*CYP85*、*CYP86* 等家族,且多聚焦于类固醇合成阶段,例如:CYP51 家族中的 CYP51G 亚家族,催化羊毛甾醇 C(14)位甲基氧化脱羧反应;CYP72 家族中的 CYP72A 亚家族,催化胆固醇 C(22)、C(26)位羟基化反应;CYP710 家族中的 CYP710A 亚家族,催化谷甾醇 C(22)位 C-22 脱饱和(脱 H)反应;CYP85 家族中的 CYP90B、CYP90G 亚家族、CYP86 家族中的 CYP94N 亚家族,分别催化胆固醇、菜油甾醇 C(16)、C(22)、C(26)位羟基化反应[62-65]。近年来,强心苷生物合成途径解析取得重大进展,Zhao 等通过构建牛角瓜表达差异文库,并从中筛选获得 11 个表达上调的候选 *CYP450* 基因,进一步通过功能研究表征了关键 CYP450 的催化功能,证实其介导强心苷类成分 14 位羟基化过程。Carroll 等[66]通过检索毛地黄 cDNA 文库搜索到 438 条 *CYP450* 基因,其中 104 条候选基因在叶中高表达,通过生物信息学分析及功能研究,鉴定了首个植物源 *CYP450* 基因,编码甾醇侧链裂解酶(P450scc)催化甾醇侧链裂解以产生孕烯醇酮。

(三) 多酚类化合物

多酚类化合物具有芳香环上含有羟基功能基团的化合物的总称,包括咖啡酸和苯丙素类(simple phenylpropanoids)、木质素类(lignans)、香豆素类(coumarins)和黄烷酮类化合物,在高等植物中主要通过莽草酸途径和乙酸-丙二酸途径合成。酚类化合物不像萜类化合物那样具有相对单一的生物合成途径,大多数只分享了一条较短的共同的生物合成途径,即从苯丙氨酸/酪氨酸至生成羟基肉桂酰辅酶 A 的过程(图 6-4-3)。

莽草酸途径第一个重要的酶是苯丙氨酸(酪氨酸)解氨酶(phenylalanine ammonia lyase,PAL),催化 L-苯丙氨酸生成反式桂皮酸(cinnamic acid),催化 L-酪氨酸生成 4-香豆酸(4-cumaric acid),大多数植物中 PAL 以 L-苯丙氨酸为底物,而在禾本科植物中,PAL 同时利用 L-苯丙氨酸和 L-酪氨酸作为底物。桂皮酸在桂皮酸-4-羟化酶(cinamate-4-hydroxylase,C4H)的催化下生成 4-香豆酸。C4H 是第一批较早发现的植物 CYP450 成员之一,绝大多数

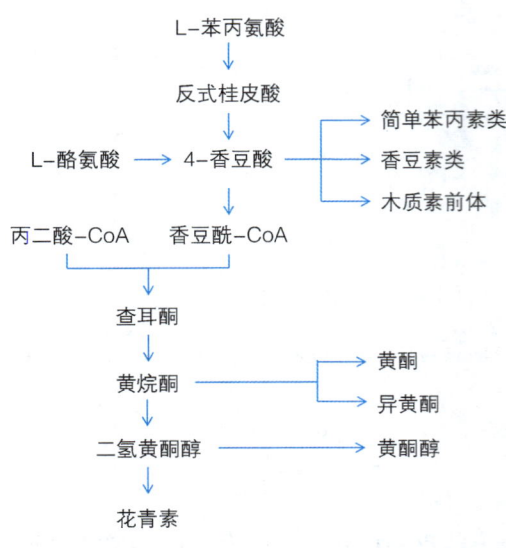

图6-4-3 多酚类化合物的生物合成途径

的C4H蛋白序列之间相似程度非常高,在进化树上形成单一聚类,基本在所有植物组织中均有表达,但是主要在高含量苯丙烷类合成和高度木质化的器官中大量表达,同时C4H的表达也与防御物质的产生相关,创伤和紫外线照射能诱导C4H的大量表达[67]。

1. **简单苯丙素类的生物合成** 香豆酸经过进一步的甲基化和羟基化形成简单苯丙素类化合物比如阿魏酸和芥子酸等。香豆酸在香豆酸-3-羟化酶(coumarate 3-hydroxylase)的催化下在邻位羟基化形成咖啡酸。咖啡酸进一步经咖啡酸转移酶(caffeic acid O-methyltransferase)催化生成阿魏酸。这些化合物以游离或者酯的形式存在,比如咖啡酰基辅酶A通过奎宁酸-O-羟基桂皮酯转移酶(quinate O-hydroxycinnamoyl transferase)的催化下与奎宁酸结合生成绿原酸(chlorogenic acid);4-香豆酮基-CoA通过迷迭香酸合成酶(rosmarinic acid synthase)的作用与4-羟基苯乳酸结合生成4-香豆酸基-4-羟基苯乳酸,再通过CYP98A亚家族酶的催化生成迷迭香酸(rosmarinic acid)等。

2. **木质素的生物合成** 桂皮酸经辅酶A酯和醛还原产生羟基桂皮醇单体,这些单体进一步聚合形成植物中除了纤维素之外含量最多的有机物木质素(lignans)。它具有提高植物细胞壁强度的作用。主要由羟基桂皮醇单体经酚的氧化偶联反应聚合而成的二聚体,单体主要包括:4-羟基桂皮醇(4-hydroxycinnamyl alcohol)、松柏醇(coniferyl alcohol)和芥子醇(sinapyl alcohol)。其中松柏醇在裸子植物和被子植物都存在,芥子醇则只存在于被子植物中,而4-羟基桂皮醇则只存在单子叶植物中。二聚体可以继续进行聚合生成木质素聚合体。木质素经过进一步的环化和其他修饰可产生具有较好生物活性的天然木质素,其中最重要的一个是芳基四氢萘内酯,即鬼臼毒素(podophyllotoxin),该化合物具有良好的抗肿瘤活性。它是由松柏醇经松脂醇合成酶、松脂醇-落叶松脂素还原酶、开环异松脂醇脱氢酶等一系列酶的催化下生成罗汉松脂素(matairesinoi),罗汉松脂素再经过芳环取代和羟基化等修饰生成鬼臼毒素。Marques等[68]通过利用大规模并行测序技术(Massively parallel sequencing technologies)对鬼臼属植物的不同组织部位进行转录组测序,并通过生物信息学分析和代谢物组分析筛选得到可能参与鬼臼毒素生物合成过程的CYP450酶,进一步通过同源克隆得到了鬼臼毒素生成合成过程中催化罗汉松脂素形成甲二氧基桥(Methylenedioxy Bridge)生成(-)- pluviatolide的CYP719A23和CYP719A24,这两个酶与生物碱生物合成过程中催化甲二氧桥形成的CYP719A1具有约68%的同源性。Lau等[69]通过药用植物桃儿七不同组织部位转录组测序分析,从29个候选酶基因中鉴定了6个依托泊苷生物合成关键酶,催化pluviatolide形成4'-去甲表鬼臼毒素,包括酮戊二酸依赖性双加氧酶、CYP450、氧甲基转移酶等。

3. **香豆素类的生物合成** 香豆素(coumarin)是顺式邻羟基桂皮酸脱水而形成的一类内酯类化合物,桂皮酸和4-香豆酸分别在酶的催化下经过异构化和内酯化形成香豆素和伞形花内酯,这两个化合物都是香豆素类化合物的基本母核。伞形花内酯芳环羟基的邻位较为活跃,能够被二甲烯丙基二磷酸烷基化,生成脱甲基软木花椒素,新引入的二甲基烯丙基可以在CYP450酶的催化下与苯环发生环化,生成异紫花前胡内酯(marmesin)。异紫花前胡内酯可以进一步在补骨脂素合酶(psoralen synthase)作用下生成补骨脂素(psoralen)。Parast等[70]利用同源克隆的方法从药用植物补骨脂中克隆得到了编码补骨脂素合酶的基因。Zhao等[71]通过多组学分析鉴定候选基因,进而通过原核,真核等表达系统进行功能验证,成功鉴定了决定线型/角型香豆素的异戊烯基转移酶,以及CYP736家族的两个新颖环化酶,其可催化线型呋喃/吡喃和角型呋喃/吡喃四大类复杂香豆素母核的架构的合成。补骨脂素能够进一步被取代,形成如花椒毒素(xanthotoxin)和佛手内酯(bergapten)等其他类型的呋喃香豆素(furocoumarins)。

4. 黄烷酮类化合物的生物合成 黄烷酮类生物合成途径可能是研究最为透彻的植物次生代谢途径之一,来源于莽草酸途径的香豆酸在香豆酸-CoA连接酶(4-coumarate-CoA ligase,4CL)的催化下生成香豆酰-CoA。香豆酰-CoA和来源于乙酸-丙二酸途径的丙二酸-CoA在查耳酮合酶(chalcone synthase,CHS)的催化下生成查耳酮,将桂皮酸代谢途径引向黄烷酮类化合物的合成,查耳酮在查耳酮异构酶(chalcone isomerase,CHI)的催化下生成柚皮素(naringein)和甘草素(liquiritigen)等黄烷酮,几乎所有的黄烷酮类化合物都是由黄烷酮衍生而来。CHS是其生物合成过程的第一个关键酶,催化黄酮类化合物的A环和B环的形成。其基因起源于苔藓植物,基因结构非常保守,编码约400个氨基酸。氨基酸序列具有较高的同源性,在不同科之间同源性大于80%,该酶是一个同源二聚体蛋白,具有保守的活性位点以及底物特异性结合位点的氨基酸残基。许多植物中都已经克隆得到了该基因,并利用该基因通过分子生物学手段对植物的代谢途径进行改造。CHI也是黄烷酮生物合成途径的关键酶之一,在植物中是低拷贝基因,拟南芥中只有一个拷贝,具有两种类型,类型Ⅰ存在大部分植物中,将查耳酮异构化为(2S)-黄烷酮,类型Ⅱ则主要存在于豆科植物中,能将查耳酮异构化为(2S)-黄烷酮,也能将6′-脱氧查耳酮异构化为(2S)-5-脱氧黄烷酮。已有报道表明过表达CHI可使黄烷酮类物质大量积累[72]。

黄酮(flavones)是以黄烷酮为底物,在黄酮合酶(flavone synthase,FNS)的催化作用下形成黄酮,植物中包括两种完全不同的黄酮合酶:FNSⅠ和FNSⅡ。大多数植物中主要是FNSⅡ,FNSⅡ均属于CYP450家族,而且主要集中在CYP93B亚家族,可以催化黄烷酮的C-2和C-3键之间形成双键,生成黄酮,比如催化圣草素生成毛地黄黄酮。只有伞形科植物中除了有FNSⅠ,还包括有可溶性的依赖2-氧化戊二酸(2-oxoglutarate)的FNSⅠ,可以催化黄烷酮的C-2和C-3间脱氢,生成黄酮,比如催化柚皮素生成芹菜素[73]。

柚皮素进一步在黄酮醇-3-羟化酶(flavanone-3-hydroxylase,F3H)的催化下形成二氢山奈酚(dihydroquercetin),二氢山奈酚分别在黄酮3′-羟化酶(flavonoid 3′-hydroxylase,F3′H)和黄酮3′5′-羟化酶(flavonoid 3′5′-hydroxylase,F3′5′H)的催化下形成二氢槲皮素(dihydrquercetin)和二氢杨梅素(dihydromyricetin)等二氢黄酮醇,二氢黄酮醇进一步在黄酮醇合酶(flavonol synthase,FLS)的催化下生成槲皮素、杨梅酮等黄酮醇(flavonols)。F3H和FLS同属于氧化戊二酸依赖型加氧酶,具有底物特异性,其反应依赖Fe^{2+}、O和2-酮戊二酸等辅助因子的参与,多数植物中以单拷贝存在[74]。F3′H和F3′5′H是黄烷酮代谢途径中备受关注的两个酶,这两个酶均属于CYP450家族,通过在B环的不同位置添加羟基而生成具有不同颜色的酚类化合物,尤其是花色苷的生物合成过程发挥重要作用,研究人员通过这两个基因的表达进行调节进而调控花的颜色[75]。

二氢黄酮醇可以进一步在二氢黄酮醇还原酶(dihydroflavonol 4-reductase，DFR)的催化下，形成无色花色素，并进一步在花色素合成酶(anthocyanidin synthase，ANS)的作用下形成比如矢车菊素(cyanidin)、天竺葵色素(pelargonidin)等花色素，花色素在糖苷转移酶的作用下，通常在C-3位和C-7位糖基化，生成花色苷。ANS是花青素合成途径中的限制因子，与F3H、FLS和FNSⅠ同属于氧化戊二酸依赖型加氧酶家族，与黄酮醇合酶具有一定的同源性，通过调节该基因的表达可以调控花青素的合成。通过同源克隆从银杏中克隆得到了一个ANS基因，原核表达和体外酶促催化反应表明其能催化银杏中矢车菊素和槲皮黄酮的合成[76]。

异黄酮与其他黄烷酮类化合物结构的区别在于其莽草酸来源的芳环转移到了羰基碳的邻位，黄烷酮柚皮素和甘草素在依赖CYP450的异黄酮合酶(isoflavone synthase，IFS)的催化下生成大豆黄酮(daidzein)和染料木黄酮(genistein)，IFS是异黄酮类化合物生物合成过程的关键酶。后修饰酶可以进一步在异黄酮母核结构上进行羟基化、烷基化、杂环的氧化或者新杂环的形成生成结构复杂多样的异黄酮类化合物。异黄酮类化合物比较重要的一类为植物雌激素(phyto-oestrogens)包括大豆黄酮(daidzein)和香豆雌酚(coumestrol)等，具有较强的雌激素样活性。另外补骨脂中含有丰富的异黄酮类化合物，Misra等[77]从补骨脂中克隆得到了一个IFS，研究发现该基因的表达受诱导子的诱导，并且把该基因转入至烟草中能导致烟草中异黄酮的积累。

(四) 生物碱类化合物

生物碱是一类研究最早的有生物学活性的天然产物，约20%的植物中有生物碱的积累。与萜类化合物和酚类化合物的生物合成不同，不同类型的生物碱类化合物的生物合成途径相对独立，其生物合成过程中涉及的氨基酸前体包括：色氨酸、酪氨酸、鸟氨酸、赖氨酸、邻氨基苯甲酸和组氨酸等，另嘌呤类生物碱来源于嘌呤生物合成途径、一些含有萜类化合物碳骨架的生物碱前体来源于异戊二烯途径、还有一些来源于乙酸-丙二酸途径(图6-4-4)。从1952年第一个生物碱类化合物——吗啡的结构被鉴定开始，随着放射性标记前体的应用、细胞培养体系的建立和分子生物学的发展，到目前已有不少的生物碱生物合成途径被解析。下面将对其中研究比较透彻的4大类生物碱的生物合成途径及其涉及的酶分别进行阐述[78]。

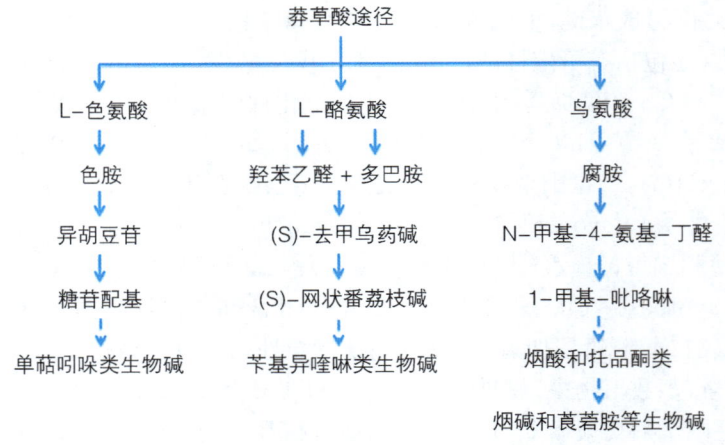

图6-4-4　常见生物碱生物合成途径

1. 萜类吲哚生物碱的生物合成　长春花(*Catharanthus roseus*)和萝芙木(*Rauvolfia verticillata*)中包含具有抗肿瘤活性的长春碱(vinblastine)和抗心律失常的阿吗灵(ajmaline)等单萜吲哚生物碱类化合物(monoterpenoid indole alkaloids，MIA)。这类化合物包括来自色氨酸(tryptamine)的吲哚部分和来自裂环环烯醚萜开环番木鳖苷(iridoid glucoside secologanin)的单萜部分。其吲哚部分是在色氨酸脱氢酶(tryptophan decarboxylase，TDC)的作用下催化色氨酸生成色胺，编码 TDC 的基因已经在积累单萜吲哚生物碱的不同物种中克隆得到。生成单萜部分前体开联番木鳖苷(secologanin)过程目前尚未完全解析清楚，其第一个重要的步骤是在属于 CYP450 酶的香叶醇-10-羟化酶(geraniol-10-hydroxylase，CYP76B6)的催化下，使单萜化合物香叶醇(geraniol)在 C-10 上羟基化。并进一步在酶的多步催化下生成脱氧马钱子苷酸(7-Deoxyloganic acid)，脱氧马钱苷酸在马钱子苷酸甲基转移酶(loganic acid methyltransferase，LAMT)的催化下生成脱氧马钱子苷(7-Deoxyloganin)，脱氧马钱子苷酸可以在酶的催化下生成马钱子苷酸(loganic acid)，马钱子苷酸也可以在 LAMT 的催化下产生马钱子苷(loganin)，马钱子苷最后在 CYP450 酶 CYP72A1 的催化下生成开联番木鳖苷[78]。

开联番木鳖苷和色胺在异胡豆苷合成酶(strictosidine synthase，STR)的催化下发生 Pictet-Spengler 缩合反应生成单萜吲哚生物碱的共同前体物质异胡豆苷(strictosidine)。STR 的同源序列在长春花和萝芙木中均克隆得到并进行了功能验证。异胡豆苷进一步在异胡豆苷 β-葡糖苷酶(strictosidine β-D-glucosidase，SGD)的催化下脱掉糖苷生成异胡豆苷糖苷配基(strictosidine-derived aglycone)。该化合物经过几步不稳定的化合物生成二氢缝籽木碱(dehydrogeissoschizine)。二氢缝籽木碱是单萜吲哚生物碱生物合成过程的重要分支点，通过不同途径分别生成长春碱和阿吗灵[78]。

二氢缝籽木碱在酶的催化下经过异构重排生成长春碱的代谢中间产物它波宁(tabersonine)，它波宁进一步在 CYP450 以及具有 O-甲基化催化活性和 N-甲基催化活性的酶的催化下生成乙酰文多灵(desacetoxyvindoline)，乙酰文多灵进一步在脱羧酶(desacetoxyvindoline-4-hydrolase，D4H)的作用下脱羧基生成脱乙酰文多灵(deacetylvindoline)，通过乙酰转移酶(Deacetylvindoline-4-O-acetyltransferase，DAT)的作用进行乙酰化，生成文多灵(vindoline)。通过同源克隆、转录组文库构建和基因筛选、诱导表达分析等已从长春花中克隆得到了催化它波宁至文多灵的全部关键酶基因。Caputi 等[78]通过转录组测序，筛选到两个关键酶基因，解析了长春碱生物合成中未知步骤，进而打通了长春碱完整合成路径。长春碱的合成，还需要进一步在过氧化合物酶的催化下缩合文多灵和长春质碱(catharanthine)生成[79]。

阿吗灵是迄今为止研究的最为透彻的生物合成途径之一，二氢缝籽木碱生成阿吗灵的过程首先是在 sarpagan 桥酶(sarpagan bridge enzyme，SBE)的催化下建立 sarpagan 环系统，生成聚精液素醛(polyneuridine aldehyde)，进一步在聚精液素醛酯酶(polyneuridine aldehyde esterase，PANE)的作用下进行水解，并自发脱羧形成异维西明(epi-vellosimine)。异维西明在属于乙酰转移酶家族的维诺任碱合成酶(vinorine synthase)的作用下催化生成维诺任碱(vinorine)，并进一步在一个 CYP450 酶(vinorine hydrolase，VH)的作用下氧化生成萝芙木勒宁(Vomilenine)，再经过萝芙木勒宁还原酶(vomilenine reductase，VR)和 1,2-二羟基萝芙木勒宁还原酶(1,2-dihydrovomilenine reductase)催化的两步还原反应生成乙酰去甲基阿吗灵(acetylnorajmaline)，而后在乙酰阿吗灵酯酶(acetylajamaline esterase，AAE)和去甲基阿吗灵甲基转移酶(norajmalan methyltransferase，NAMT)的作用下，经过水解脱去乙酰基，并在

N位上引入甲基生成阿吗灵[78,80]。Hong等通过整合化学逻辑、代谢产物、转录组数据和酶学表征,发现了将geissoschizine转化生成达波灵、士的宁和马钱子碱的9种酶,揭示了植物中士的宁和马钱子碱生物合成的完整途径[13]。

2. 苄基异喹啉生物碱的生物合成 苄基异喹啉生物碱类化合物(benzylisoquinoline alkaloids,BIA)主要存在罂粟科(Poppy)、毛茛科(Ranunculaceae)、小檗科(Berberidaceae)和防己科(Menispermaceae)植物中,代表性的化合物有麻醉止痛药吗啡(morphine)、止咳药可待因(codeine)、肌肉松弛药罂粟碱(papaverine)以及抗菌药物血根碱(sanguinarine)和黄连碱(berberine)等。

BIA的生物合成的第一步是在酪氨酸脱羧酶(tyrosine decarboxylase,TYDC)的作用下催化酪氨酸生成酪胺,酪胺进一步去氨基生成4-羟基苯乙醛(4-hydroxyphenylacetaldehyde)作为BIA的苄基部分;催化苯丙氨酸生成多巴胺(dopamine)作为BIA的异喹啉部分。4-羟基苯乙醛和多巴胺的缩合是BIA生物合成途径的第一个重要的步骤,在去甲乌药碱合酶(norcoclaurine synthase,NCS)催化下进行Pictet-Spengler反应生成BIA生物合成第一个中间体去乌头碱(norcoclaurine)[78]。

去乌头碱接收来自腺苷甲硫氨酸的甲基,经历几次甲基化作用和一个羟基化生成重要分支点化合物(S)-牛心果碱(S-reticuline)。催化这几步反应的酶依次为腺苷甲硫氨酸:去甲乌药碱6-O甲基转移酶(norcoclaurine 6-O-methyltransferase,6OMT)、腺苷甲硫氨酸:乌药碱N-甲基转移酶(coclaurine N-methyltransferases,CNMT)、N-甲基乌药碱4′-羟化酶(CYP80B3)和腺苷甲硫氨酸:3′羟基-N-甲基乌药碱4′-O-甲基转移酶(3′-hydroxy-N-methylcoclaurine 4′-O-methyltransferase,4′OMT)。6OMT和4′OMT属于O-甲基转移酶家族,具有严格的底物结构特异性,CNMT属于N-甲基转移酶家族,底物特异性则不如O-甲基转移酶家族严格,能够催化包括儿茶酚类和类苯基丙烷以及一些BIA衍生物的N-甲基转移反应。编码这些催化酶的基因已经在罂粟中全部克隆得到[78]。Bu等通过延胡索转录组测序分析,筛选并功能表征了7个氧甲基转移酶,解析了那可汀关键前体四氢非洲防己碱生物合成过程[24]。

(S)-牛心果碱是BIA代谢途径的重要中间产物,大部分的BIA是由(S)-牛心果碱经过进一步的催化反应衍生而来。通过以下几个分支分别生成不同的BIA类化合物。第一个分支从罂粟中得到了一个(S)-牛心果碱-7-O-甲基转移酶(reticuline 7-O-methyltransferase,7OMT),催化(S)-牛心果碱生成半日花碱(laudanine)。第二个重要的分支是生成许多BIA类化合物的途径,首先是在小檗碱桥酶的作用下(berberine bridge enzyme,BBE)催化(S)-牛心果碱生成金黄紫堇碱(scoulerine),编码该酶的基因属于黄素蛋白新的家族,已经在多个物种克隆得到,并且其编码蛋白进行深入的研究[81]。金黄紫堇碱可以在碎叶紫堇碱合酶(cheilanthifoline synthase,CFS)和刺罂粟碱合酶(stylopine synthase)的催化下甲二氧桥的形成生成刺罂粟碱(stylopine),编码这两个合酶的基因均属于CYP450家族,并且编码刺罂粟碱的基因已经从有些物种中克隆得到,属于CYP719A亚家族。刺罂粟碱进一步在tetrahydroprotoberberine甲基转移酶(tetrahydroprotoberberine N-methyltransferase,TNMT)的作用下进行N-甲基化生成cis-N-甲基刺罂粟碱(cis-N-methylstylopine),通过同源克隆已经从罂粟中克隆得到了TNMT的编码基因,它是植物中为数不多的能催化形成季铵类化合物的酶之一。cis-N-甲基刺罂粟碱可以在N-甲基刺罂粟碱14-羟化酶(N-methylstylopine 14-hydroxylase,MSH)的催化下在其 C-14 位上进行羟基化生成白屈菜碱(protopine),再在 C-6 位上羟基化生成二氢血根碱(dihydrosanguinarine),在含有白屈菜碱类生物碱化合物的细胞培养体系中能检测到催化这两步的酶,并且认为这两个酶均为 CYP450 酶。白屈菜碱可以进一步在白屈菜碱氧化酶(dihydrobenzophenanthridine oxidase,DBOX)的作用下生成血根碱(sanguinarine)。而以金黄紫堇碱作为前体的另一个分支是在金黄紫堇碱 9-O-甲基转移酶(scoulerine 9-O-methyltransferase,SOMT)的催化下生成四氢非洲防己碱(tetrahydrocolumbamine),一方面转化为非洲防己碱(columbamine),再在非洲防己碱 O-甲基转移酶(columbamine O-methyltransferase,CoOMT)的催化下生成巴马丁(palmatine);另一方面四氢非洲防己碱可以在属于 CYP719A 亚家族的四氢小檗碱合酶(canadine synthase,CYP719A1)的催化下形成甲二氧桥生成四氢小檗碱(canadine),再在四氢小檗碱氧化酶(canadine oxidase)的催化下生成小檗碱。以(S)-牛心果碱作为中间产物生成 BIA 的第三个分支主要生成吗啡、可待因等。(S)-牛心果碱首先在氧化酶和还原酶的催化下生成(R)-牛心果碱(R-reticuline),再在沙罗泰里啶合酶(salutaridine synthase)的催化下生成沙罗泰里啶(salutaridine),编码该酶的基因属于 *CYP450* 家族,并且其与催化四氢非洲防己碱甲二氧桥形成的 CYP719A1 具有较高的同源性,属于 CYP719B 亚家族,该基因在吗啡含量较高的物种中已经克隆得到。沙罗泰里啶进一步在还原酶(salutaridine reductase,SalR)以及乙酰转移酶(salutaridinol 7-O-acetyltransferase,SalAT)的催化下生成 salutaridinol-7-O-acetate,该化合物的乙酰基会自发消除,并进一步在酶的催化下在 C-4 和 C-5 位之间形成氧桥生成该途径的第一个五环生物碱二甲基吗啡(thebaine)。二甲基吗啡经过两个脱甲基和一个还原步骤生成可待因和吗啡,但是目前催化脱甲基的步骤还不清楚,而催化可待因酮还原生成可待因的酶(可待因酮还原酶,codeinone reductase)已经分离克隆得到[78]。

3. 托品生物碱和尼古丁的生物合成 托品生物碱类化合物是植物中一类重要的抗胆碱的化合物,包括莨菪碱(hyoscyamine)和东莨菪碱(scopolamine),主要来自莨菪属(*Hyoscyamus*)、颠茄属(*Atropa*)、曼陀罗属(*Datura*)等植物。尼古丁(nicotine)主要来自烟草属等植物。托品类生物碱和尼古丁的生物合成都是从鸟氨酸和精氨酸衍生的腐胺的甲基化开始,生成 N-甲基腐胺(N-methylputrescine),催化该反应的酶为腐胺 N-甲基转移酶(putrescine N-methyltransferase,PMT),该酶是第一个在植物次生代谢研究中利用代谢物组分析结合基因表达谱分离和克隆得到的酶[82],并且进一步通过同源克隆从其他物种得到了该酶的编码基因。N-甲基腐胺在 N-甲基腐胺氧化酶(N-methylputrescine oxidase,MPO)的催化下生成 4-甲氨基丁醛(4-methylaminobutanal),该化合物自发环化生成 N-methyl-Δ1-pyrrolium cation,作为托品生物碱和尼古丁的共同前体。尼古丁的生物合成过程通过 N-methyl-Δ1-pyrrolium cation 与烟酸缩合,并进行进一步的脱氢生成尼古丁,催化步骤尚未解析。通过转录组测序分析,相继表征了莨菪碱、东莨菪碱生物合成途径上聚酮合酶、CYP450 酶、糖基转移酶、酮戊二酸依赖性双加氧酶、托品酮还原酶、莨菪碱脱氢酶,完整解析了莨菪碱、东莨菪碱生物合成途径[83-88]。Wang 等[89]通过古柯不同组织部位转录组分析,表征了可卡因生物合成途径缺失的两个关键酶基因(*CYP81AN15* 和 *MT4*),进而全面解析可卡因独特的生物合成机制。

4. 嘌呤生物碱的生物合成 嘌呤生物碱最具代表性的两个化合物是可可碱(theobromine)和咖啡因(caffeine),生物合成途径相对简单,首先是在黄嘌呤核苷 7-N-甲基转移酶(7-N-methyltanferase,XMT)的作用下催化黄嘌呤核苷生成 7-甲基黄嘌呤核苷(7-

methylxanthosine),再在水解酶的作用下生成 7-甲基黄嘌呤(7-methylxanthine),但是催化该水解反应的酶尚未分离鉴定。7-甲基黄嘌呤经过两步 N-甲基化作用生成咖啡因。咖啡因合酶(caffeine synthase,CS)能同时催化两个 N 位上的甲基化,而另外一些相关酶(7-甲基黄嘌呤甲基转移酶 7-methylxanthine methyltransferase,可可碱合酶 theobromine synthase 和 3,7-dimethylxanthine methyltransferase)则只能催化其中一个 N 位上的甲基化反应[78]。

二、代谢调控

各种环境胁迫通过转录和表观遗传修饰调控次生代谢产物的生物合成。转录因子,如 MYBs、bHLHs、WRKYs 和 AP2/ERFs,通过结合启动子和/或增强子区域中的调控 DNA 元素来调节基因表达。同时,表观遗传调控器,包括写入和擦除器,通过修改染色质结构介导这一过程。小 RNA 和长非编码 RNA(lncRNAs)也可能参与次生代谢产物合成。所有这些因子可能潜在地在生物分子聚合体内发挥作用。此外,许多 DNA 甲基化和组蛋白乙酰化的抑制剂,也被发现影响次生代谢产物的生物合成(图 6-4-5)[90]。

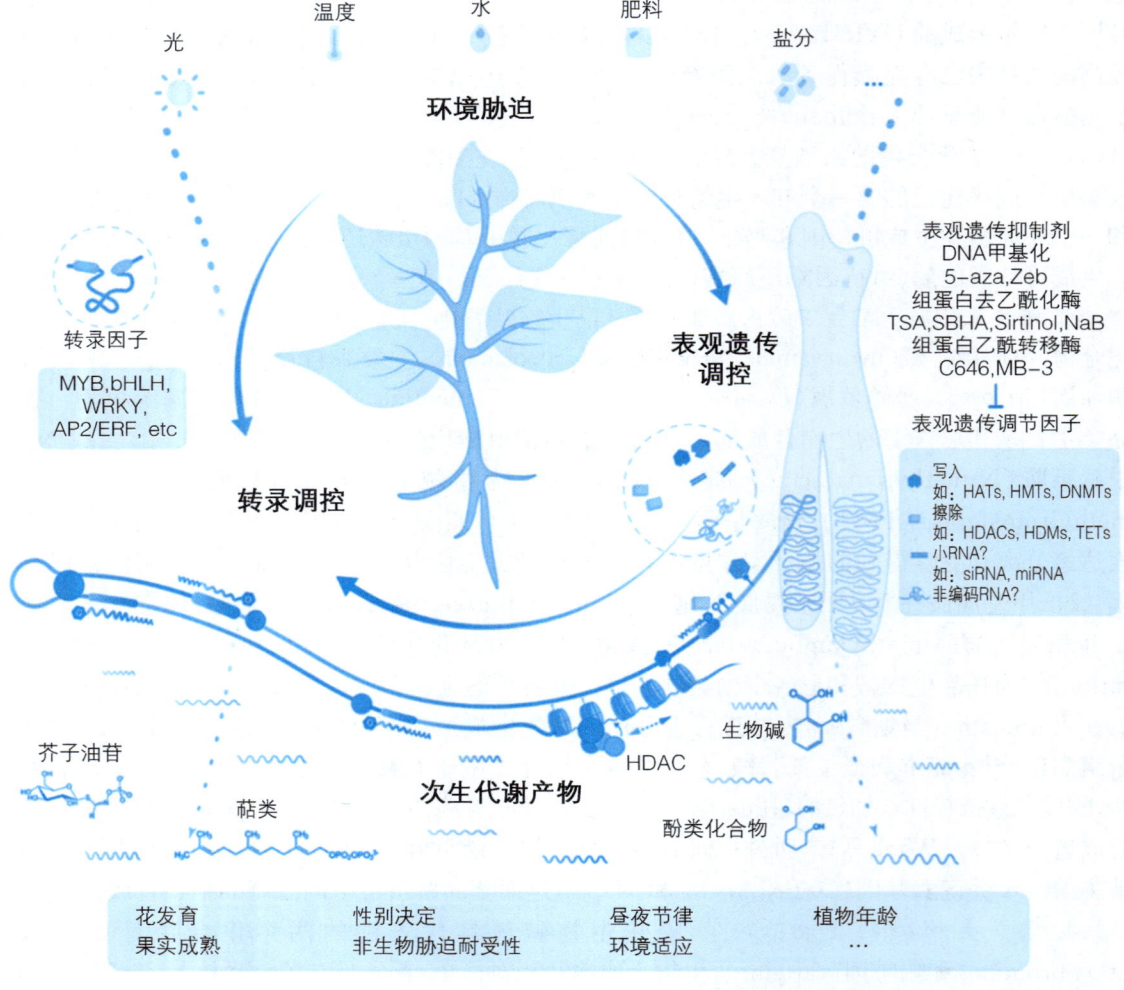

图 6-4-5 转录和表观遗传修饰对植物次生代谢调控的机制

(一)表观遗传调控

表观遗传调控机制研究多关注 DNA 及组蛋白的化学修饰及它们如何影响染色质结构[1]。染色质结构的改变可极大地影响基因表达,与常染色质相比,结构更为紧密的异染色质上的基因多转录沉默。此外,非编码 RNA 作用也是研究表观调控的一个重要方面。生物体内几乎所有的细胞都含有相同的遗传信息,但并非所有的基因都同时表达。表观遗传调控通过不改变 DNA 序列的方式影响基因表达,它介导了生物体中各种细胞和组织的多样化,确保基因表达的正确时间和空间模式。

在植物中,5mC DNA 甲基化是一个重要且保守的上位性标记,涉及基因组稳定性、基因转录调控、发育调控、非生物胁迫反应、代谢产物合成等。孔维龙等[91]通过整合 DNA 甲基化组、转录组和代谢组等多组学研究,证明 5mC DNA 甲基化参与冷胁迫和少量代谢物的合成,而且在茶树组织的功能分化及采前和采后的加工过程中重要风味物质(如茶氨酸、儿茶素和萜类化合物)的合成中发挥重要作用。DNA 甲基转移酶相关基因表达的增加有助于丹参根系生长过程中 DNA 甲基化水平增加,并改变丹参酮和丹酚酸的积累[92]。

三萜皂苷在植物的防御过程中扮演重要的角色,并具有潜在的药用价值,桔梗(*Platycodon grandiflorus*),属桔梗科植物,作为一种传统药材在东亚地区常被用来治疗支气管炎和哮喘,全基因组亚硫酸氢盐测序结果显示,桔梗中 *CYP716* 和 *β-AS* 基因均发生去甲基化,这表明这两个基因家族的表观遗传修饰影响桔梗皂苷的生物合成[93]。

(二)转录水平的调控

在次生代谢调控研究中,许多转录因子已经被克隆,涉及的代谢途径包括黄酮类途径、萜类途径和生物碱合成途径等,一些靶基因也得到了鉴定。目前报道的参与次生代谢调控的转录因子主要有 MYB 类、bHLH 类、WD40 类、AP2/ERF 类、WRKY 类、NAC 类和 SPL 类等[94]。

1. MYB 类转录因子 MYB 类转录因子家族是指含有 MYB 结构域的一类转录因子。MYB 结构域是一段 51 或 52 个氨基酸的肽段,包含一系列高度保守的氨基酸残基和间隔序列。这些保守的氨基酸残基使 MYB 结构域折叠成螺旋-螺旋-转角-螺旋(helix-helix-turn-helix)结构。MYB 类转录因子可分为 4 个亚类,其中 R2R3 MYB 是最为重要的一类转录因子家族,这类成员数目众多,主要参与次生代谢的调节、控制细胞分化、应答激素刺激和外界环境胁迫以及抵抗病原菌的侵害,黄酮代谢途径中已发现的相关的转录因子大部分属于这一类。

中药中多数挥发性萜类物质的产生与分泌和腺毛的分布、类型及结构等密切相关,如薄荷中的精油、青蒿中的青蒿素都储存在腺毛中,腺毛的分布密度越大,处于分泌时期的数量越多,其分泌能力就越强。而腺毛的发育受转录因子的调控,GL1 是 MYB 家族能够调控腺毛发育的重要转录因子。*GL1* 在幼叶原基中广泛表达,随着叶片的生长,*GL1* 可在发育的腺毛中短暂性特异表达。过量表达 *GL1* 导致腺毛的数量减少,说明 GL1 在腺毛形成过程中起负调控作用。此外,MYB 类转录因子 TT2,能够控制黄酮下游代谢途径,包括从二氢黄酮醇还原酶到无色花色素还原酶,合成单宁(condensed tannis)等原花色素物质(proanthocyanidins)。王霜等[95]从苦荞麦 *Fagopyrum tataricum* 花期转录组数据中筛选克隆出一个与黄酮代谢有关的 R2R3-MYB 转录因子 FtMYB23,能促进黄酮合成途径上游关键酶基因的表达,促进了原花青素的合成与积累。苦荞麦 FtJAZ2 通过与 R2R3-MYB 转录因子 FtMYB3 相互作用,在低温胁迫下参与花青素的生物合成[96]。

有些转录因子是植物次生代谢产物合成的抑制因子,采用 RNA 干扰或基因敲除技术关闭这类转录因子的表达，就能促进特异次生代谢产物的生物合成。FaMYB1 是负调控草莓果实黄酮类下游生物合成的一个转录因子，在烟草中过量表达 *FaMYB1* 基因，可导致花青素和黄酮类生物合成的减少。因此，抑制 *FaMYB1* 的表达可增加花青素和黄酮类化合物的积累。

转录因子启动子的不同甲基化程度，也会引起不同的转录表达。异色菊花是由花色基因 *CmMYB6* 的表达差异引起的，CmMYB6 的甲基化在调节花青素合成中的作用是普遍存在的，其启动子的甲基化程度决定了花色，且这种甲基化状态在有丝分裂中是可以遗传的[97]。

2. bHLH 类转录因子 bHLH 类转录因子具有碱性的螺旋-环-螺旋（helix-loop-helix，HLH）结构。bHLH 区域对 DNA 结合非常重要，其中碱性区域（basic domain）通常由约 15 个氨基酸组成。bHLH 类转录因子通常与 MYB 类转录因子形成复合体来行使功能[98]。例如 bHLH 类转录因子 GL3、eGL3 和 TT8 与 MYB 家族转录因子和 WD40 转录因子 TTG1 形成复合体共同调节花青素的合成[97]。另一个重要的 bHLH 转录因子 MYC2 在不同植物中直接或间接地调控次生代谢产物的合成。从长春花中分离到一个同源转录因子 CrMYC2，能够与 *ORCA3* 启动子区域结合，从而阐明了长春花中茉莉酸信号调控吲哚生物碱合成的通路[99]。烟草中茉莉酸信号激活烟草 NtMYC2 转录因子，NtMYC2 通过与下游的 ERF 转录因子或直接尼古丁合成途径酶基因的启动子区域结合两种方式导致尼古丁的积累[100]。通过病毒介导的基因沉默（VIGS）发现了 3 个 bHLH 转录因子 NbbHLH1、NbbHLH2 和 NbbHLH3 的表达特征与尼古丁积累的趋势一致。其中 NbbHLH1、NbbHLH2 通过结合到腐胺氮甲基转移酶的启动子的 G-box 上而起正调因子的作用，而 NbbHLH3 则作为负调控因子起作用[101]。在人参（*Panax ginseng*）中发现至少 6 个 bHLH 参与人参皂苷生物合成的调控[102]。对丹参 bHLH 基因家族进行全基因组分析，共鉴定出 127 个 *bHLH* 基因，通过系统发育分析，划分为 25 个亚家族，根据 MeJA 处理后的基因特异性表达模式和上调表达模式，揭示了 7 个 *bHLH* 基因可能参与丹参酮生物合成的调节。其中，*SmbHLH37*、*SmbHLH74* 和 *SmbHLH92* 的基因表达与丹参酮生物合成及积累模式的规律一致[103]。东莨菪碱是一种广泛分布于植物体内的香豆素类次生代谢产物，以白花草木樨近等基因系为研究材料，鉴定到了一个 bHLH 转录因子 MabHLH11，正调控白花草木樨东莨菪苷积累，并阐明 MaMYB4 与 MabHLH11 互作上调白花草木樨中东莨菪苷生物合成的分子机制[104]。

3. WD40 类 WD40 重复蛋白是在植物细胞质中被发现的，它具有 β 螺旋蛋白结构。其核心区域由 40 个氨基酸残基组成，该区域包含甘氨酸-组氨酸二肽和色氨酸-天门冬氨酸二肽。这种基序在蛋白中一般可串联 4～16 次[105]。研究发现 MYB 转录因子、bHLH 转录因子和 WD40 蛋白可以形成一个蛋白质复合体，参与花青素的合成，直接调控结构基因的转录，而不合成中间调控物[106,107]。

4. AP2/ERF 类 AP2/ERF（APETALA2/ethylene response factor）转录因子通常包含一个由大约 60 个氨基酸构成的保守 AP2 结构域[108]。对长春花萜类吲哚生物碱合成的调控的研究表明，一个 AP2/ERF 家族转录因子 ORCA3 参与 TIA 途径的调控。ORCA3 和萜类吲哚生物碱合成途径酶基因的表达，以及萜类吲哚生物碱的含量都明显受到茉莉酸诱导，过表达 *ORCA3* 能够激活萜类吲哚生物碱合成途径上的一系列酶基因转录并最终导致长春花悬浮培养细胞中萜类吲哚生物碱的大量累积[109]；在合成途径的关键酶基因异胡豆苷合成酶的启动子区域发现了茉莉酸-激发子应答元件（JERE），ORCA3 通过与 JERE 元件结合激活 Str 转录[110]。在烟草中，一个含有至少 7 个 AP2/ERF 基因的位点被发现与尼古丁的合成相关，其中 ERF189 和 ERF221 是最有效的[111]。茉莉酸信号激活烟草 NtMYC2 转录因子，NtMYC2 通过与下游的 ERF 转录因子或直接尼古丁合成途径酶基因的启动子区域结合两种方式导致尼古丁的积累[100,112]。

5. **WRKY 类转录因子**　许多 WRKY 家族转录因子在植物响应环境刺激中起到重要的作用。而 WRKY 转录因子在受环境刺激诱导的特点暗示它们在调控与防御相关的次生代谢产物合成中的作用。黄花蒿中分离的 AaWRKY1 验证了这一点：AaWRKY1 能够与青蒿素合成途径上关键酶基因紫穗槐二烯合酶(ADS)启动子区域的 W-box 结合激活青蒿素生物合成[113]。最近长春花中克隆到的 CrWRKY1 与色氨酸脱羧酶编码区上游的 W-box 结合，导致蛇根亭碱(serpentinine)积累。有趣的是该研究还发现过表达 *CrWRKY1* 的悬浮细胞中 *CrMYC2* 和 *ORCA2/3* 表达下降，长春碱含量降低[114]。通过对时序基因共表达网络的详细分析，重建了杜鹃花中花青素和类胡萝卜素的完整代谢途径及其潜在的调控网络，发现 MYB、bHLH 和 WD40 转录因子可共同调节杜鹃花中花色素苷积累，特别是在花着色的初始阶段，并且 WRKY 转录因子在后期控制进行性的花着色[115]。

(三) 转录后水平的调控

次生代谢化合物的合成除了受到相关酶在转录水平调控外，还存在着多种转录后水平的调控。例如在植物体内，HMGR 通过调控 MVA 途径代谢强度以及下游产物的合成，进而调节植物对生长发育和环境信号的响应。HMGR 的调控主要发生在转录水平上，而在转录后水平的调控主要用于对刺激因子的快速响应和代谢水平上的精细调节。在烟草中，甾醇代谢强度可直接影响细胞中 HMGR 的活性，而对 HMGR 转录强度没有显著影响。目前已知 HMGR 在蛋白水平上可能有两种调控方式：磷酸化和泛素化。蛋白磷酸化酶 PP2A 可催化 HMGR 蛋白磷酸化，导致其催化活性降低，因此是一个负调控因子。虽然 SUD1 编码 E3 ubiquitin ligase，可能参与泛素介导的蛋白降解途径，但是实验证明 SUD1 仅仅抑制 HMGR 活性，却不影响蛋白的稳定性(降解)。因此 SUD1 对 HMGR 的调控机制还有待深入研究。此外，在金鱼草的花中，单萜的生物合成和 GPP 合酶小亚基的表达水平密切相关，表明在花发育过程中用于单萜合成的 GPP 底物也受到严格的调控[116]。

黄酮类物质代谢在植物的发育和适应不断变化的环境中表现出非常强的可塑性。黄酮类物质的生物合成受到许多代谢途径的调控，包括转录调控、转录后控制、翻译后调控和表观遗传调控。miRNA 是一种内源性的非编码单链小分子 RNA 形式，在转录后通过剪接和翻译抑制后主要通过横向调节靶基因的表达。它还在调节植物生长发育、次生代谢和生物和非生物胁迫中发挥重要作用。miRNA 可以通过作用于结构基因或间接使用由 MYB - bHLH - WD40 构成的 MBW 转录复合物来调节黄酮类物质的形成[117]。

(四) 基因簇方式的调控

通常认为，基因簇是微生物中的一种重要基因表达调控方式。近年对植物基因组解析研究发现，一些植物的次生代谢途径基因也聚集成簇，具有类似的表达模式(共同调控)，但与微生物不同的是，植物基因簇中的每个基因都是独立转录的，且基因簇多参与次生代谢产物合成途径[118]。

Noscapine 是一种从罂粟中提取的抗肿瘤生物碱，它可以与微管蛋白结合，抑制细胞分裂并引起细胞凋亡。Thilo Winzer 等[119]通过比较分析高 noscapine 含量与低 noscapine 含量的罂粟转录组发现了 10 个表达特征非常接近的基因，包括 CYP450、甲基转移酶、乙酰基转移酶、醇脱氢酶等。这些基因在基因组中组成一个基因簇，协同催化了从前体 scoulerine 到 noscapine 的各个步骤。大戟科（Euphorbiaceae）植物中含有的二萜类很多具有药用活性，如巨大戟二萜醇（ingenol）是治疗早期皮肤癌的有效药物，最近的研究发现大戟科蓖麻（*Ricinus communis*）中 casbene 和 neocembrene 生物合成相关的一个基因簇，其在基因组中呈物理簇生，包括多个 CPY450、1 个 BAHD 家族的酰基转移酶，及 2 个类醇脱氢酶类[120]。二萜丹参酮类生物合成途径的多个基因也分布在基因簇上[2,15,16]。黄三文和尚毅研究团队利用组学大数据在葫芦科作物——黄瓜、甜瓜、西瓜中发现了三个葫芦素合成基因簇，包含 3 个三萜环化酶、21 个 CYP450 氧化酶和 3 个乙酰基转移酶，还发现直接调控葫芦素合成基因簇的转录因子 6 个，其中发生在果实葫芦素调控基因 Bt 启动子上的突变，是葫芦科瓜类作物果实苦味性状协同驯化的关键[121-123]。

三、合成途径解析和调控的新研究方向

（一）基于基因组信息的途径解析和调控

随着基因组测序成本的下降，越来越多的物种基因组数据公布，为利用比较基因组学来筛选催化元件并实现途径解析奠定基础。基于基因组图谱，通过对比已知基因和基因组结构和特性，可以了解基因的功能、表达机制以及物种间的遗传进化关系[124]。基因组在生物合成途径解析中的主要运用包括筛选可能的生物合成基因簇、基因家族的扩张和收缩，以及特殊进化导致的独特生物合成途径。通过与不同种属药用植物或模式植物的基因组序列进行比较，能够获得目标药用植物物种中独有的序列，部分独有的基因使该物种产生了独特的中药活性成分。同种属植物基因组内相比较，存在大量的变异和多态性，通过对不同个体与群体比较基因组数据分析，能够缩小候选基因和底物范围，提高基因元件筛选效率，同时为新基因家族功能研究提供参考。如冬凌草 *Isodon rubescens* 基因组中的一系列串联重复的 CYP706V 基因的发现[125]，雷公藤 *Tripterygium wilfordii* 基因组中一系列串联重复的 CYP82D 基因的发现[126]，24 种肉桂属植物全基因组分析得到的肉桂中萜类合酶（terpene synthase，TPS）的筛选[127]等。二萜类化合物是唇形科植物的主要活性成分之一，近年来多种唇形科植物的基因组发布和物种间基因共线性分析为二萜类化合物生物合成功能基因挖掘提供了参考。例如，研究者们对中药半枝莲 *Scutellaria barbata* 中克罗烷型[14]、药用鼠尾草 *Salvia officinalis* 中松香烷型[15]和美洲紫珠 *Callicarpa americana* 中松香烷、克罗烷型二萜[16]生物合成基因簇进行分析，在生物合成基因簇内挖掘到多个 TPS 和 P450 等二萜生物合成途径关键基因，并深入分析了这些基因的功能，发现丹参 *Salvia miltiorrhiza* 基因组中 CYP71D 发生扩张，并成功筛选到关键 P450 酶 CYP71D373 和 CYP71D375 介导丹参酮呋喃环形成[2]。除此之外，随着裸子植物银杏基因组的测序完成，基于银杏内酯生物合成基因簇的挖掘，筛选并功能表征了 5 个关键 CYP450 酶基因功能，成功解析了银杏内酯关键中间体 Ginkgolactone D 生物合成过程[128]。中药活性成分生物合成功能基因虽有聚集成基因簇的趋势，但不同于微生物中基因聚集紧密，植物中基因的聚集稍显疏松，通常在较大范围内成簇，且形式多样[129,130]，基因簇的鉴定有一定的复杂性。信息化的基因组挖掘（genome mining）为功能基因筛选提供新策略，新兴挖掘工具如 plantiSMASH[131]、PhytoClust[132]等方便研究者从植物基因组中寻找基因簇。XIONG X[131]等将红豆杉 *Taxus wallichiana* var. *chinensis* 与其他物种进行同源性分析。与所选物种相比，红豆杉具有多个独特的基因家族，且分别有 142 和 41 个家族出现扩张和收缩，表

明红豆杉在进化过程中特化形成紫杉醇生物合成途径。进一步研究发现CYP725A亚家族的扩张在红豆杉紫杉醇生物合成的进化中可能发挥了重要作用,而多个CYP725A亚家族基因积聚在9号染色体上。作者成功运用plantiSMASH预测红豆杉基因组9号染色体上的紫杉醇类化合物生物合成相关的潜在基因簇,通过进一步功能研究发现了簇内4个基因TS2,TS3,T5αH1,T5αH2连续催化二萜前体生成紫杉二烯的生物学功能,该研究也为紫杉醇合成途径的全解析提供基础。

合成途径进化是植物进化中的重要过程。大麻长期以来一直被认为是大麻素的主要来源,研究人员在原产于非洲南部的开花植物蜡菊中发现其产大麻素,并表征了相关生物合成酶功能,表明趋同进化导致大麻素在蜡菊中独立出现[133]。全基因组复制(whole genome duplication,WGD)是被子植物能实现快速进化的主要原因,在植物基因组的全基因组复制或多倍体化后,遗传物质加倍,复制的基因以不同的方式分化,可能导致植物基因组产生新的功能基因、代谢途径或表型特征[134]。迷迭香 *Salvia rosmarinus*[135]、人参 *Panax ginseng*[136]、雷公藤 *Tripterygium wilfordii*[137]等均发生1次或多次WGD事件,结合基因组复制后多倍体植物中代谢成分变化,在发生WGD事件复制的基因中挖掘出大量参与目标代谢成分的TPS和P450等生物合成基因。目前已经在当归 *Angelica sinensis*、香樟 *Cinnamomum camphora*、天师栗 *Aesculus wilsonii*、盾叶薯蓣 *Dioscorea zingiberensis*[138-141]等多种药用植物中发现WGD事件并鉴定多个生物合成基因。

(二)基于数据库平台的途径解析

第四次全国中药资源普查中收集、储备了丰富的药用植物资源信息,庞大的中药资源库包含结构丰富前体药物宝库,同时也包含有催化类型多样的天然酶库,如何高效开展功能研究,解析重要活性成分生物合成途径是当前亟待解决的难题。基于大数据库平台和模型构建的途径解析及调控模拟在药用活性成分的生物合成及调控研究中发挥着至关重要的作用。这些先进的技术手段使得研究者能够深入理解复杂的生物合成途径,识别关键的调控节点,并预测不同条件下的代谢行为。通过整合基因组学、转录组学、蛋白质组学和代谢组学等多组学数据,研究者可以构建详尽的生物合成网络,揭示药用活性成分的生成机制。例如,本书编写组和上海交通大学的唐克轩教授团队合作,通过多组学研究方法,揭示了药用植物中活性成分生物合成的转录调控网络。此外,自动化技术和机器学习也逐渐应用到药用活性成分合成及调控研究,如罗小舟团队[142]通过自动化平台和ProEnsemble机器学习框架,提高了代谢途径改造的效率和可预测性。这些技术的应用不仅加速了活性成分的发现和生产,还为合成生物学和代谢工程提供了新的策略,优化和重构生物合成途径,提高药用活性成分的产量和质量,为医药研究和应用提供了强有力的支持。

为了从基础数据层面促进药用植物活性成分代谢途径的解析,Chen等[143]开发了IMP(Integrated Medicinal Plantomics,https://www.bic.ac.cn/IMP/#/)数据平台(图6-4-6),收录组装了1000个高质量的基因组,以及4700多个转录组测序样本,涵盖了多个器官、组织、发育阶段和胁迫刺激,通过集成的10个分析模块,用户可以IMP平台高效探索基因的注释、序列、功能、分布和表达,IMP的开发和使用将推动合成生物学的发展、促进药物发现和药物生产的天然来源的探索方面发挥重要作用。另外中山大学巫瑞波教授[144]实验室开发了TEROKIT数据库(http://terokit.qmclab.com/index.html),为萜类化合物的生物合成研究提供了基础数据平台。这个数据都在不断更新,为数据挖掘、模型建立提供基础平台。

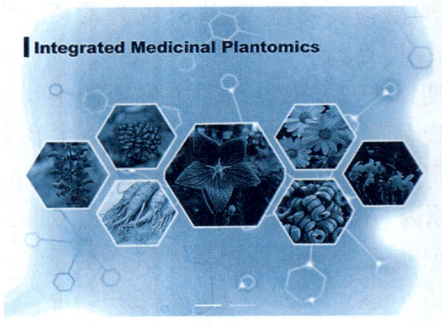

图6-4-6　IMP数据库平台

第五节　研究实例

例一　丹参酮途径解析研究

（一）研究背景

丹参酮是中药丹参中含有的二萜类天然产物，其在心脑血管疾病的临床治疗中具有显著的疗效。为深入理解丹参品质形成的机制，丹参作为药用植物分子生物学研究的"模式植物"从2000年左右引起国内外学者的关注。

丹参酮类化合物属于松香烷型二萜醌类，由经典的MVA和MEP途径生成二萜生物合成的共同前体牻牛儿基牻牛儿基焦磷酸（geranylgeranyl pyrophosphate，GGPP），然后由二萜合酶、一系列细胞色素P450（cytochrome P450，简称CYP450）和2-酮戊二酸依赖型双加氧酶（2-oxoglutarate-dependent dioxygenase，简称2OGD）逐步对其催化而成。对丹参酮类化合物生物合成途径的研究始于构建道地产区陕西商洛丹参根部cDNA芯片并对不同时期的毛状根进行杂交分析，筛选到参与丹参酮类化合物母核形成的关键酶柯巴基焦磷酸合酶（copalyl diphosphate synthase，CPS）和类贝壳杉烯合酶（kaurene synthase-like，KSL），在这两个酶的连续作用下催化GGPP生成二萜骨架次丹参酮二烯[145]。SmCPS为被子植物中首次鉴定的能产生normal构型即5S,9S,10S-柯巴基焦磷酸的Ⅱ型二萜合酶，而SmKSL与正常的Ⅰ型二萜合酶相比丢失了一个γ结构域，形成独特的$β\alpha$结构[146]。这些特点促使丹参成为二萜类化合物生物合成研究的明星植物，并迅速掀起了唇形科植物相关研究的热潮[147]。但次丹参酮二烯是否是丹参类化合物的前体还缺乏直接的证据。

诱导子如茉莉酸甲酯、酵母提取物以及各种金属离子处理往往会促进次生代谢产物的大量积累，从而可以迅速锁定目标基因。通过生物诱导子（酵母提取物）和非生物诱导子（银离子）联合处理丹参毛状根，并对其进行转录组和代谢组综合分析，克隆鉴定到多个参与丹参酮生物合成的细胞色素$P450$基因[12]，其中CYP76AH1确定催化前体次丹参酮二烯的芳构化和羟基化,生成第一个羟基化修饰的化合物铁锈醇[54]。本实例将详细介绍通过同位素标记确证次丹参酮二烯为丹参酮类化合物的前体并对 CYP76AH1 进行功能鉴定的过程。

(二) 材料与仪器

1. 供试材料　采用山东莱芜丹参种植基地一年生白花丹参用于根、茎和叶 RNA 的提取。利用发根农杆菌 C58C1 菌株诱导丹参毛状根,诱导培养基为 MS 与 1/2MS 固体培养基,继代培养基为 1/2MS 液体培养基,毛状根在 250 mL 摇瓶(100 mL 培养基)中 25 ℃ 100 r/min 暗培养。

2. 试剂　NADPH、FAD(flavin adenine dinucleotide)、FMN(flavin mono-nucleotide)、葡萄糖-6-磷酸(glucose-6-phosphate)、葡萄糖-6-磷酸脱氢酶(glucose-6-phosphate dehydrogenase)、碳 13 标记的葡萄糖($^{13}C_6$-glucose)均购自 Sigma 公司。

(三) 研究方法

1. 同位素标记实验　在次丹参酮二烯的工程菌中添加 20 mmol/L 碳 13 标记的葡萄糖用于次丹参酮二烯的标记。将确认标记的次丹参酮二烯(250 μg)溶于甲醇/DMSO(1∶1)中后饲喂至 5 g 丹参毛状根中(125 mL 锥形瓶中盛有 50 mL MS 培养基)。培养基中添加 AMO1618(28 μg/L)和膦霉素(20 μmol/L)以抑制毛状根中内源次丹参酮二烯的合成。随后,毛状根用酵母提取物和银离子诱导,以提高下游基因对标记次丹参酮二烯的转化。由于观察到未饲喂次丹参酮二烯的毛状根在 5 天后即开始分泌红色的丹参酮类化合物,说明抑制剂的效果在迅速下降,因此诱导 5 天后即收获毛状根用于分析。

毛状根用 4 mL 甲醇提取 5 min,离心后过 0.2 μm 尼龙膜,滤液用等量正己烷萃取后正己烷部分氮气吹干,重溶于 50 μL 正己烷中。用 GC-MS 的电子电离模式检测正己烷溶液中次丹参酮二烯下游产物铁锈醇,用化学电离模式检测甲醇溶液中隐丹参酮的标记情况。

2. RNAi 实验　为确定 CYP76AH1 在丹参酮类化合物生物合成中的作用,对该基因进行了 RNA 干扰(RNA interference,RNAi)分析。为提高干扰的特异性,首先利用 CYP76AH1 基因序列对丹参的转录组文库进行 blast 比对,选取同源性较低的区域 449 bp(从 650～1 054 bp)作为 RNAi 片段。利用 Gateway 法构建 RNAi 表达载体 pK7GWIWG2D-CYP76AH1,将该载体和空质粒(作为对照)分别转化发根农杆菌 C58C1 菌株,进行毛状根的诱导和检测。

(四) 研究结果

1. 同位素标记确定次丹参酮二烯在丹参酮生物合成中的作用　为了产生标记的次丹参酮二烯,Reuben J. Peters 团队[148]使用了大肠杆菌代谢工程系统,该系统中 GGPP 合酶共表达 SmCPS 和 SmKSL,并以 $^{13}C_6$-葡萄糖为原料可合成 ^{13}C-标记的次丹参酮二烯。通过 GC-MS 分析验证,使用该方法产生了完全 ^{13}C-标记的次丹参酮二烯(图 6-5-1A、B)。

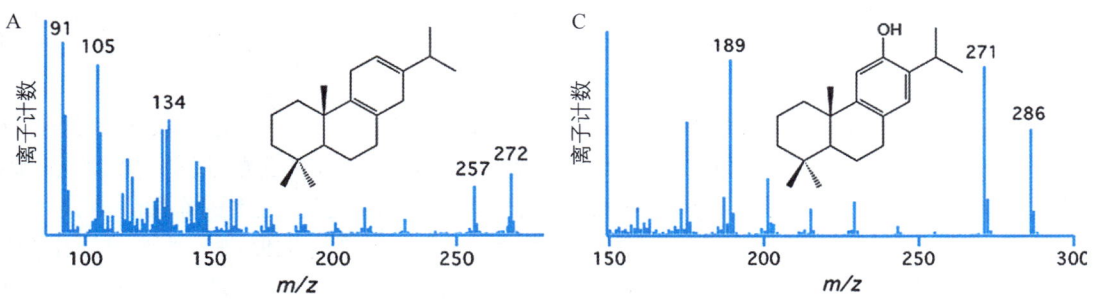

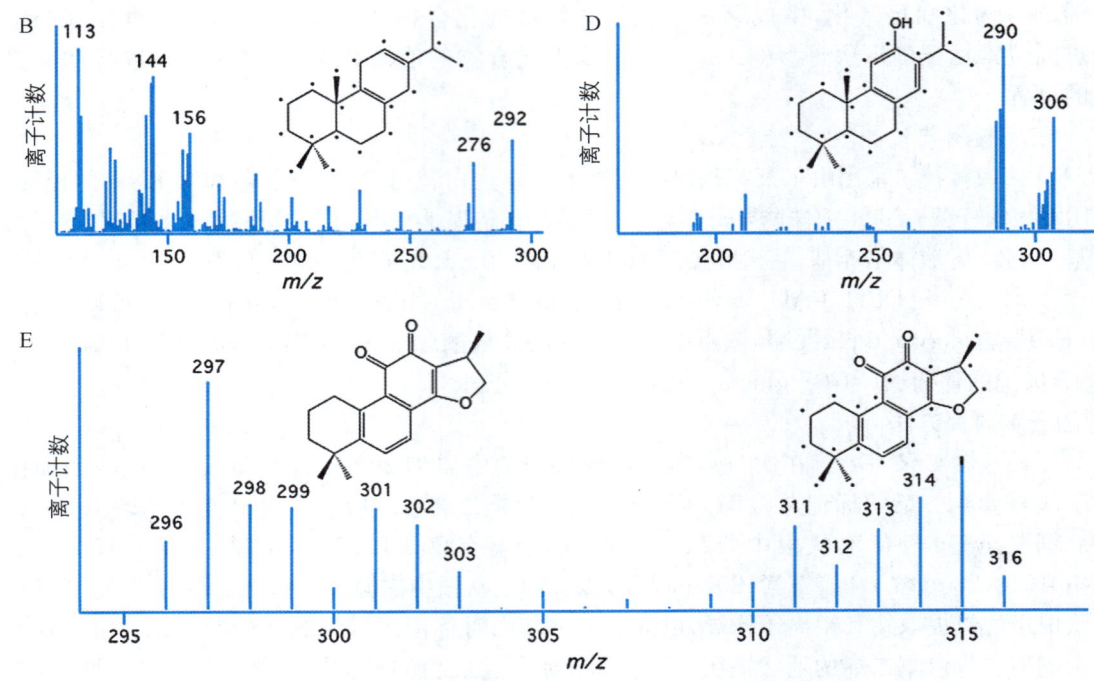

图 6-5-1 丹参毛状根同位素标记实验结果

[饲喂 C13 标记次丹参酮二烯的毛状根与对照组中次丹参酮二烯(A、B)、
铁锈醇(C、D)及隐丹参酮(E)的 GC-MS 质谱图]

为了减少未标记的丹参酮的数量,在添加通用 CPS 抑制剂 AMO1618 的情况下,对丹参毛状根进行继代培养,以抑制内源性次丹参酮二烯的产生。虽然可以观察到 ^{13}C-标记的次丹参酮二烯掺入到氧化产物铁锈酚中(图 6-5-1A-D),但内源性生产的未标记产物足以排除任何其他完全 ^{13}C-标记丹参酮的检测。这种混杂的内源性代谢通过进一步添加 MEP 途径抑制剂膦霉素,以及增加标记的次丹参酮二烯而被进一步抑制,最终观察到了完全 ^{13}C-标记的典型的丹参酮类化合物隐丹参酮(图 6-5-1E),由此确证了次丹参酮二烯为丹参酮类化合物的前体。

2. 丹参酮生物合成途径 P450 基因的筛选

(1) 诱导子促进丹参酮类化合物积累:利用生物诱导子(酵母提取物)和非生物诱导子(银离子)联合处理丹参毛状根,对不同时间点(0、12、24、36、48、120、240 h)的毛状根进行 LC-QTOF-MS 分析,对得到的 3 862 个数据经过主成分分析发现诱导 36 h 以后丹参酮类成分即开始积累,其中变化最为显著的为 5 个典型的丹参酮类化合物,分别为隐丹参酮、丹参酮ⅡA、四氢丹参酮Ⅰ、15,16-二氢丹参酮Ⅰ和二氢丹参酮Ⅰ。诱导 240 h 后,与对照组相比,这些化合物均提高了 100 倍以上[12]。

(2) 共表达分析筛选候选基因:将上述诱导 0、12、24、36 h 的毛状根进行转录组测序,分析显示 43 个 P450 基因随着诱导时间的延长表现出明显表达上调的趋势,其中 42% 的基因属于 CYP71 和 CYP76 家族,这两个家族在萜类生物合成途径中均发挥重要的作用。

由于丹参中同时含有丹参酮和丹酚酸两大类成分,诱导子同时也促进了丹酚酸类化合物的积累。为了进一步从 43 个诱导表达上调的 P450 基因中筛选出与丹参酮生物合成相关的基因,首先对这 43 个基因进行了 blast 比对,发现其中包含有与苯丙烷类化合物生物合成途径的相关 P450 基因同源性达到 70% 以上,还有一部分与参与植物激素代谢等途径的 P450 具有较高的同源性,这些表达上调基因在进一步的筛选中也删除,最后选择了 14 个诱导表达上调非常显著的 P450 基因作为最初的候选基因。

研究表明丹参酮类化合物主要存在于丹参的根中,而作为丹参酮生物合成途径的碳骨架化合物次丹参酮二烯以及其可能的氧化产物铁锈醇也主要在丹参的根提取物中检测到,因此推测催化次丹参酮二烯产生铁锈醇的 P450 也主要在根中表达。实时定量 PCR 分析显示催化二萜前体骨架 GGPP 生成次丹参酮二烯的萜类合酶基因 *SmCPS* 和 *SmKSL* 在根中的表达量大大高于在茎叶中的表达量。利用 *SmCPS* 和 *SmKSL* 基因作为对照对筛选到的 14 个 P450 基因在一年生丹参根茎叶中的表达进行分析,选取在丹参根中特异表达或者表达量较高的 P450 基因作为候选基因进行进一步的功能验证。实时定量 PCR 分析显示其中 6 个 P450 基因组织表达分析与 *SmCPS* 和 *SmKSL* 协同变化,在根中的表达量大大高于茎和叶中(图 6-5-2)。因此以这 6 个 P450 基因片段作为候选基因进行进一步的体外功能验证。

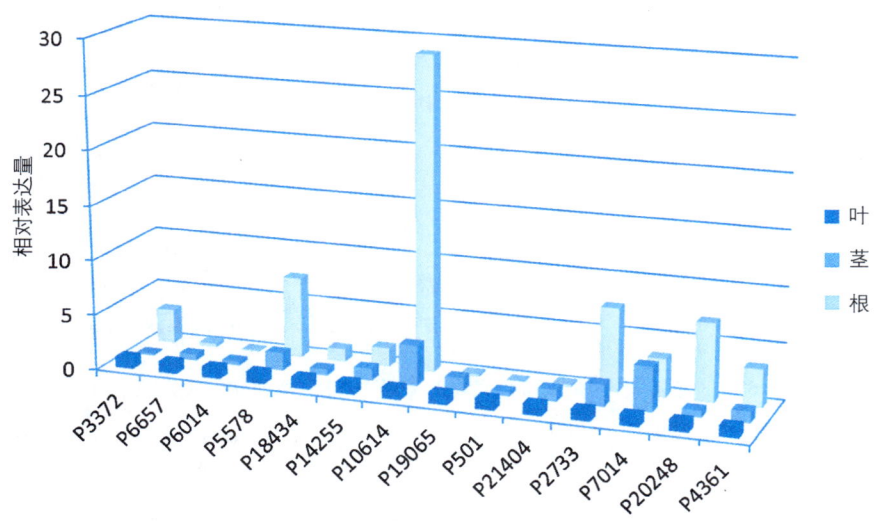

图 6-5-2　诱导表达上调 P450 基因在一年生丹参根茎叶中的相对表达量

3. 候选基因全长克隆以及功能验证

(1) P450 全长基因的克隆和序列分析:根据筛选出来的已知序列设计引物扩增到 6 个 P450 基因的全长 cDNA 序列,编码约 500 个氨基酸的蛋白,与已报道功能的 P450 编码氨基酸长度相似。利用 SignalP 4.1 软件[149]对这些基因进行预测发现 6 个 P450 基因的 N 端均有一段 16~42 个氨基酸不等跨膜区域,符合大部分参与次生代谢途径的典型的 P450 定位在内质网上的特征。通过 blast 比对,这 6 个基因中 4 个属于 CYP71 家族,一个属于 CYP76 家族,一个属于 CYP716 家族。

(2) 酵母表达、体外酶促反应验证催化功能:将 6 个候选基因分别构建酵母表达载体 pESC-P450,测序检测正确的重组质粒通过氯化锂法转化至过表达拟南芥 P450 还原酶基因的酵母菌株 WAT11U 中,并以空载体转化菌株作为对照。通过诱导表达蛋白提取微粒体。在 Tris-HCl(pH 7.5)缓冲体系中,加入 NADPH 以及 NADPH 循环体系,以次丹参酮二烯作为底物,28℃摇床200 r/min,3 h。用乙酸乙酯提取反应产物,进行GC-MS检测。检测结果发现其中一个P450蛋白(CYP76AH1)在次丹参酮二烯的离子峰之外的地方出现了一个新的峰,而在其他的P450蛋白以及空载体中均没有检测到新的峰。通过检索GC-MS库发现该化合物与铁锈醇相似度高达93%,对照检测该化合物即为铁锈醇(图6-5-3)。酶活动力学分析表明该酶具有较低的米氏常数($K_M = 13 \pm 3 \mu mol/L$)以及较高的催化效率($k_{cat}/K_M = 3.4 \times 10^5 M^{-1} \cdot s^{-1}$),能有效地催化不稳定的次丹参酮二烯生成相对稳定的铁锈醇。

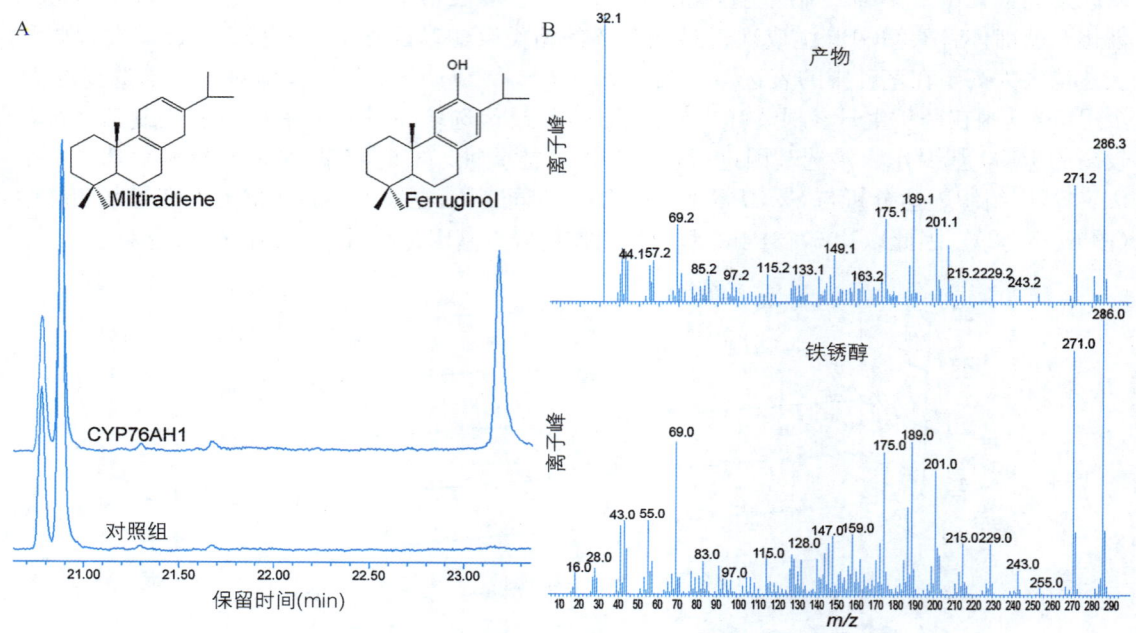

图6-5-3 以次丹参酮二烯为底物的CYP76AH1体外酶促反应催化结果

(A. 体外酶促反应GC-MS结果显示与对照相比,CYP76AH1催化次丹参酮二烯在23.2 min产生明显的峰;B. 产物离子碎片峰图与库中铁锈醇离子碎片峰的比较)

(3) CYP76AH1体内功能鉴定:对RNAi干扰的毛状根用载体中含有的GFP荧光蛋白进行鉴定。显示RNAi毛状根阳性转化率为85.0%,空载的阳性转化率为82.0%。选取生长状态一致的毛状根各6个进行实时定量PCR分析,结果显示RNAi-CYP76AH1中CYP76AH1的表达量为空载体中表达量的37.6%(图6-5-4),而另两个与CYP76AH1同源性较高的CYP76AH3和CYP76AK1的表达量未受到显著影响,表明CYP76AH1基因的表达已在RNAi干扰毛状根株系中被特异抑制。随后利用GC-MS和LC-QTOF-MS进行丹参酮类化合物的检测,结果表明隐丹参酮、丹参酮Ⅱ_A、丹参酮Ⅰ等主要成分均在RNAi株系中降低,分别为对照的56.8%,61.7%和50.0%。CYP76AH1催化的底物次丹参酮二烯则明显积累,升高了12.7倍。而铁锈醇及其下游直接相关的化合物均显著下降,从而验证了CYP76AH1基因在丹参体内的功能(图6-5-4)。

4. 丹参酮下游途径研究进展 采用相似的策略对上述筛选到的基因进行功能鉴定,发现CYP76AH3能够进一步催化铁锈醇C-11位羟基化或C-7位的氧化,分别生成11-羟基铁锈醇和柳杉酚,并进一步将这两个产物催化生成11-羟基柳杉酚。CYP76AK1继续在C-11

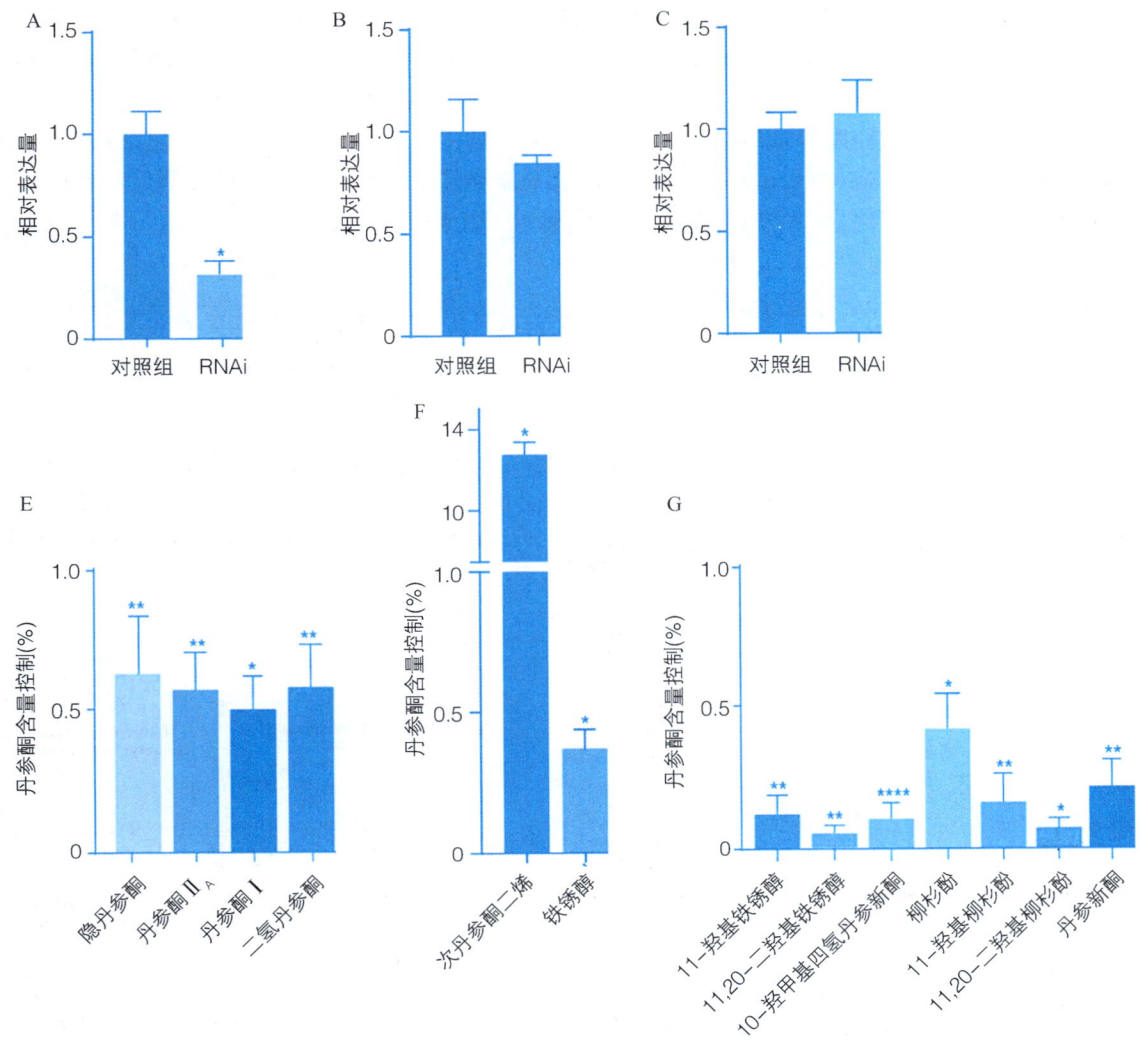

图 6-5-4　*CYP76AH1* RNAi 实验结果

[A~C 为 RNAi 毛状根中 CYP76AH1 及其同源基因的基因表达量,D~F 为丹参酮类最终产物(D)、CYP76AH1 的底物次丹参酮二烯与直接产物铁锈醇(E)和其相邻下游产物(F)与对照毛状根中相应成分的变化情况]

和 C-12 羟基化产物的基础上催化 C-20 的羟基化,最终形成 10-羟甲基四氢丹参新酮和 11,20-二羟基柳杉酚[40]。随后综合上述数据及全基因组基因扩张分析,得到 2 个 CYP71D 家族基因与丹参酮类化合物呋喃环的合成密切相关,其中 CYP71D375 可以催化丹参新酮的 C-14 与 C-16 环化,形成带有五元呋喃环的隐丹参酮。CYP71D411 则可催化柳杉酚形成 20-羟基柳杉酚[2]。

此外,Song 等[150]通过不同鼠尾草属物种和不同组织的比较转录组分析,筛选到可催化隐丹参酮形成丹参酮 II$_A$ 的 2-ODD14 基因,命名为丹参酮 II$_A$ 合酶(SmTII$_A$S),该酶可特异性催化隐丹参酮形成丹参酮 II$_A$ 以及异隐丹参酮至异丹参酮 II$_A$。Pan 等[151]通过研究橙色丹参根的基因组及转录组,发现 2OGD3 基因中 1 kb DNA 片段的缺失是引起根部颜色变化的主要原因,体外功能鉴定表明 2OGD3 具有催化丹参酮 15,16 位脱氢的功能。该基因与 2-ODD14 在核苷酸水平上具有 98.6% 的同源性,均能催化隐丹参酮形成丹参酮 Ⅱ_A,但 2OGD3 还可以催化四氢丹参酮 Ⅰ 和二氢丹参酮 Ⅰ 分别形成 1,2-二氢丹参酮 Ⅰ 和丹参酮 Ⅰ。

除了上述主要途径以外,2OGD25 可催化柳杉酚的 C-5 和 C-16 位羟基化,分别生成 hypargenin B 和 crossogumerin C[152]。CYP81C16 能够催化一系列对醌型丹参酮(罗列酮)化合物如新隐丹参酮催化为 18-羟基新隐丹参酮等[153](图 6-5-5)。

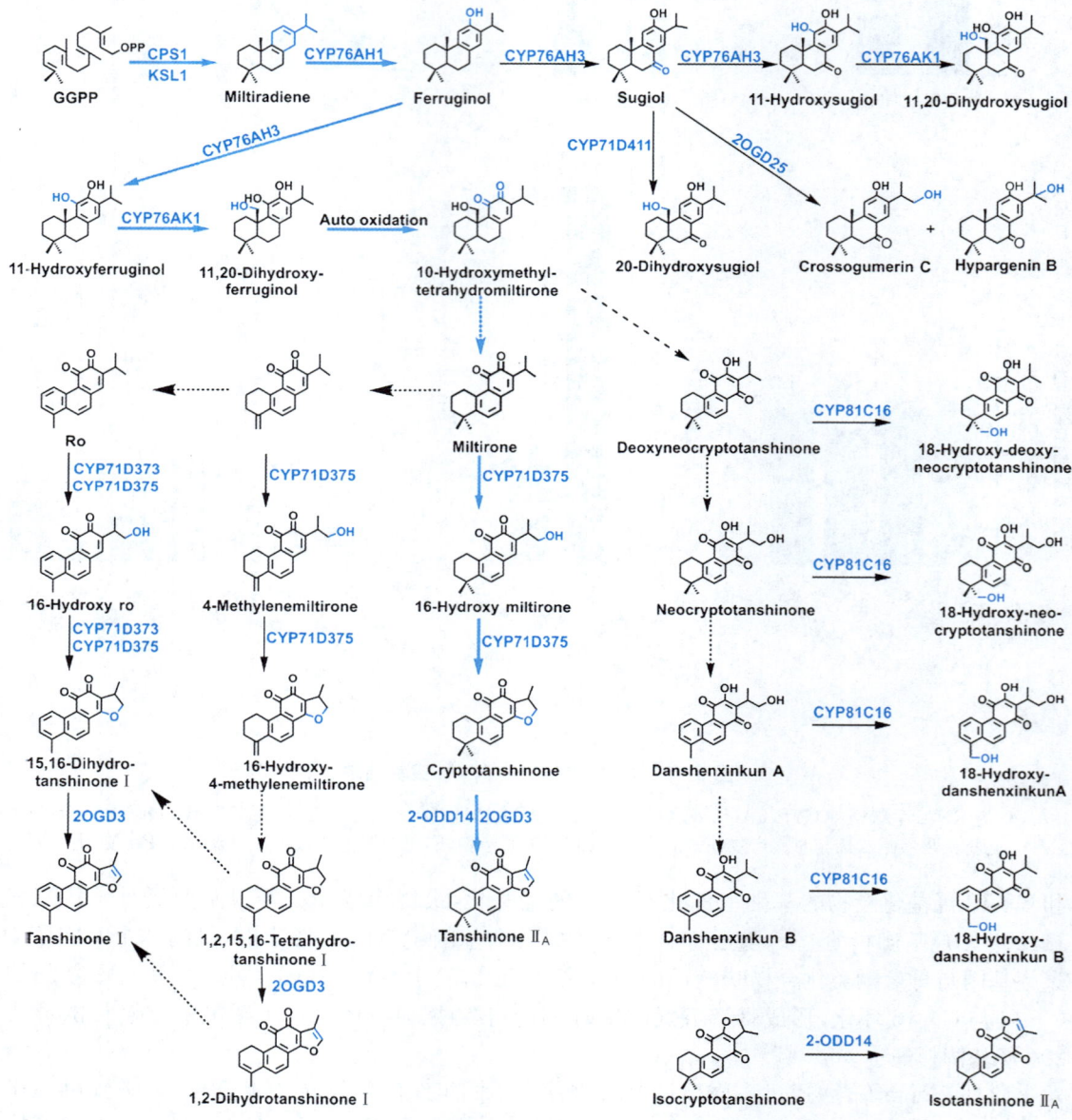

图 6-5-5 丹参酮生物合成途径中已鉴定酶的功能

(五) 思考与拓展

本案例确定了次丹参酮二烯为丹参酮类化合物的前体,详细展示了丹参中第一个 P450

基因 *CYP76AH1* 的挖掘及鉴定过程。通过该方法筛选到的 6 个候选基因中，部分也陆续被证实参与丹参酮类化合物的后修饰过程，因此该实例为丹参酮类化合物生物合成途径中 P450 鉴定提供了范例。

随着丹参功能基因组研究的深入，生物合成途径中关键酶基因的筛选也越来越多样，从单纯的诱导子表达及共表达分析已发展到不同鼠尾草属植物以及特定品种的比较转录组分析等。针对丹参酮生物合成途径中缺失的重要环节，如由 10-羟甲基四氢丹参新酮至丹参新酮以及 A 环芳构化形成丹参酮 I 母核的关键酶的筛选必将充满挑战。大规模自然及突变群体的构建、多组学融合的大数据分析有望快速锁定目标基因，实现丹参酮途径的全解析。

例二 茉莉酸信号调控丹参酮类物质生物合成

（一）研究背景

丹参酮是中药丹参中含有的二萜类天然产物，其在心脑血管疾病的临床治疗中具有显著的疗效。为提高丹参原植物中丹参酮类化合物的含量，国内外学者开展了对丹参酮生物合成通路中基因功能的研究。目前已经阐明了多个关键酶基因的功能，其中包括 MEP 途径的限速酶、二萜合酶及 CYP450 酶等，在此背景下，科研人员逐渐开始探究生物及非生物胁迫与丹参酮积累之间的关系，而茉莉酸类物质作为响应胁迫的重要激素信号分子，介导丹参酮生物合成的调控机制备受关注。

（二）材料与仪器

1. **供试材料** 本研究所用植物材料为种植于陕西省商洛市的紫花丹参并收集其种子，在实验室繁育后作为实验材料。丹参毛状根由发根农杆菌（*Agrobacterium rhizogenes*）C58C1 侵染丹参叶片所得，丹参转基因植株由根癌农杆菌（*Agrobacterium tumefaciens*）EHA105 侵染丹参叶片所得。

2. **试剂** Matchmaker Gold Yeast One-Hybrid Library Screening System（Code No.630491）；LightShift™ Chemiluminescent EMSA kit（Code No.20148）；D-luciferin（Code No.L9504）；Yeast Two-Hybrid System（Cat. No.630489）。

3. **仪器** 实时荧光定量 PCR 仪 7500，Mini-Sub Cell GT Cell 电泳槽，小型垂直电泳槽，小型 Trans-Blot 转印槽，凝胶成像分析仪，CCD 成像仪，ChemiDocXRS$^+$ 成像仪，ACQUITY UPLC™ H-Class 系统，API6500 四级杆-线性离子阱质谱仪。

（三）研究方法

本研究利用诱导子诱导后的转录组筛选得到 SmERF73 转录因子，利用 EMSA 与 Y1H 证明了 SmERF73 具有体外结合 *SmCPS1*、*SmKSL1*、*SmCYP76AH1* 和 *SmCYP76AH3* 启动子的能力，利用 ChIP-qPCR 证明了 SmERF73 具有体内结合 4 个基因启动子，Dual-LUC 证明了 SmERF73 能够结合并激活上述基因启动子。Y2H 与 LCI 初步证明了 SmERF7 与 SmJAZ3 的相互作用。

1. **EMSA** EMSA 实验参照 "LightShift™ Chemiluminescent EMSA kit" 中的实验步骤，并做优化。

（1）制备探针：用 ddH$_2$O 分别溶解 3′末端生物素标记的互补寡核苷酸片段至终浓度 10 µmol/L。各取 50 µL 混合后梯度退火，获得 5 µmol/L 的探针。

(2) 蛋白-探针结合：各蛋白上样组按下列反应体系制备(表6-5-1)，室温反应20 min。

表6-5-1 EMSA蛋白上样组分反应体系

成　　分	无蛋白组	标签蛋白组	实验组	竞争组	突变组
10×binding Buffer	1.0	1.0	1.0	1.0	1.0
1 μg/μL Poly(dl·dC)	0.5	0.5	0.5	0.5	0.5
50%甘油	0.5	0.5	0.5	0.5	0.5
1% NP-40	0.5	0.5	0.5	0.5	0.5
200 mmol/L EDTA	0.5	0.5	0.5	0.5	0.5
1 mg/mL MBP	—	2.5	—	—	—
1 mg/mL MBP-SmERF73	—	—	2.5	2.5	2.5
5 μmol/L GCC-box	—	—	—	2.5	—
125 nmol/L GCC-box-biotin	1.0	1.0	1.0	1.0	—
125 nmol/L TCC-box-biotin	—	—	—	—	1.0
ddH$_2$O	6.0	3.5	3.5	1.0	3.5

(3) 非变性凝胶电泳：先将非变性胶在0.5×TBE溶液中120 V恒压30 min，预电泳；样品混合Loading Buffer依次加入胶孔中，冰浴，恒压100 V，1 h，停止电泳。

(4) 转膜，交联及显影：用0.5×TBE浸泡尼龙膜等转膜材料20 min，后依次将阴极碳板、海绵、滤纸、胶、膜、滤纸、海绵、阳极碳板叠放，冰浴下进行转膜，条件为：280 mA，60 min；后将胶与膜在紫外灯下10 cm处，交联20 min；最后，利用LightShift™ Chemiluminescent EMSA kit中方法进行ChemiDocXRS$^+$显影。

2. Y1H 酵母单杂交实验参照"Matchmaker Gold Yeast One-Hybrid Library Screening System User Manual"，并做优化。

将含有GCC-box的序列构建至pBait-AbAi载体上，转入Y1HGold酵母感受态细胞中，将pGADT7-*SmERF73*载体转入(单转)受态细胞中，用SD/-Leu培养基进行筛选培养，后进行PCR鉴定；阳性菌落扩大培养至$OD_{600}=1.0$，500×g离心，0.9% NaCl重悬菌液，至OD_{600}为1.0、0.1、0.01；分别在SD/-Leu/AbA(金担子素，临界浓度)培养基中各点2.5 μL，与对照相比，分析菌落生长情况。

3. ChIP-qPCR ChIP实验综合Berthe Katrine Fiil等[154]和曹雪美[155]的实验方法，并改进。

(1) 样品的收集及处理：取新鲜丹参苗的根2 g，置于100 mL 1%甲醛中，进行真空交联5 min，释放压力，重复两次；向体系中加入终浓度0.125 mmol/L甘氨酸，真空，终止交联；漂洗后，液氮研磨成细粉。

(2) 染色质的超声破碎：向0.5 g粉末中加入30 mL Extraction Buffer 1，在4 ℃旋转混匀

20 min,过 200 目细胞筛,收集滤液,4 ℃,2 800×g 离心,20 min;弃上清,依次用 Extraction Buffer 2 与 Extraction Buffer 3 重悬,4 ℃,16 000×g 离心 10 min,弃上清,用 500 μL NLS 冰上重悬;超声波碎混悬液,4 ℃,16 000×g 离心 2 min,取上清。

(3) ChIP:① 抗体孵育:向(2)中加入 SmERF73 蛋白抗体,4 ℃混合 12 h。② Beads 结合:加入平衡封闭后的 protein-G beads 100 μL,在 4 ℃混合 4 h。③ Beads 除杂:后加入 1 mL Lysis Buffer,4 ℃混合 5 min,850×g 离心,弃上清;Wash Buffer 1、Wash Buffer 2 各洗一次,弃上清;Wash Buffer 3 室温混合 15 min;850×g 离心,弃上清。④ DNA 洗脱:加入 600 μL Elution Buffer,室温下,混合 20 min,离心取上清。⑤ DNA 的提取:向上清中加入 20 μL 5 mol/L 的 NaCl,65 ℃,4 h;加入 5 μL 蛋白酶 K(10 mg/mL),45 ℃,1 h;酚/氯仿/异戊醇和氯仿/异戊醇各抽提一次;上清中加等体积的异丙醇和 4 μL 糖原,−20 ℃静置 15 min;4 ℃,15 000×g 离心 15 min,沉淀 DNA;弃上清,加入 800 μL 70%乙醇,洗涤沉淀;室温晾干,加入 60 μL ddH$_2$O 溶解 DNA。

(4) qPCR 及数据分析:可用 Fold enrichment 或者 Input% 两种方法计算目标蛋白在基因特定区域上的募集程度,本研究采用 Fold enrichment 的方法。Fold enrichment: ΔCt = Ct(target)−Ct(control);ΔΔCt = ΔCt(mutant)−ΔCt(wild type strain);Fold enrichment = $2^{-\Delta\Delta Ct}$。

4. Dual-LUC 参照先前的实验方法[156,157],烟草瞬态表达实验在本生烟草的叶片中进行。

(1) pGWBs 重组质粒的构建及转化:利用 Gateway 重组技术分别将 *SmERF73* 与合成基因启动子构建至 pGWB17 与 pGWB35 上后转入农杆菌 GV3101 中。

(2) 烟草叶片的侵染:农杆菌分别扩大培养,将 3 种农杆菌按下表 6-5-2 搭配混合至 10 mL 体系中,使得各种菌的 OD_{600} 约为 0.5;取上述体积的三种菌混匀后,13 000×g 离心 1 min,重悬在 10 mL MS 中,28 ℃,放置 3~5 h;射烟草叶背,培养 2~3 天,检测荧光。

表 6-5-2　烟草瞬时表达实验农杆菌搭配

组　别	载体名	载体名	载体名
对照组	pGWB17-SmERF73	pGWB35	P19
实验组	pGWB17-SmERF73	pGWB35-promoters	P19

(3) 荧光成像:利用 Lumazone 活体成像系统及 Winview 软件对叶片荧光进行成像及强度计算。

5. Y2H 酵母双杂交实验参照"Yeast Two-Hybrid System User Manual",并做修改。

利用无缝拼接技术将 *SmERF73* 及 *SmJAZs* 基因分别连接至 pGADT7 与 pGBKT7 载体上,后分别双转 pGADT7-*SmERF73* 与 pGBKT7-*SmJAZs* 进入 AH109 酵母中(Zymo Research Frozen-EZ Yeast Transformation Ⅱ Kit 方法),分析其在相应缺陷型酵母培养基上生长情况。

6. LCI 该部分实验参照已发表的实验方法[158],并作修改。

(1) CLuc 和 NLuc 重组质粒的构建及转化:利用酶切连接将 *SmERF73* 及 *SmJAZ3* 基因分别连接至 pCAMBIA1300-CLuc 与 pCAMBIA1300-NLuc 载体,后转入农杆菌 GV3101 中。

（2）烟草叶片的侵染：侵染方法与 Dual-LUC 方法一致，组合见下表 6-5-3。

表 6-5-3　LCI 实验农杆菌搭配

组　别	载体名	载体名	载体名
空载对照	Cluc	NLuc	P19
对照组	Cluc	SmJAZ-NLuc	P19
对照组	CLuc-SmERF73	SmJAZ-NLuc	P19
实验组	CLuc-SmERF73	SmJAZ-NLuc	P19

（3）荧光成像及荧光强度的计算：荧光成像及荧光强度计算方法 Dual-LUC 方法一致。

（四）研究结果

1. **生物及非生物诱导子促进丹参酮的积累**　在已有的研究中，酵母提取物（YE）作为真菌诱导子，Ag^+ 作为重金属诱导子，合并处理可模拟生物及非生物胁迫诱导。YE&Ag^+ 处理丹参毛状根，会使丹参酮类物质大量积累，对其进行转录组测序发现参与丹参酮生物合成的关键酶基因在短时间内上调。同样地，JAs 作为激素诱导子，模拟激素转导信号，对丹参毛状根进行处理，也会使丹参酮类物质大量积累。为了阐明这一现象背后的信号转导机制，研究者展开了一系列的研究。

2. **SmERF73 转录因子及其潜在靶基因的筛选**　对 YE&Ag^+ 诱导丹参毛状根的转录组分析，筛选得到一个与丹参酮生物合成途径关键酶基因表达趋势一致的高表达 ERF 转录因子，通过与拟南芥 ERF 进行多序列比对发现其与 AtERF73 聚为一支，均包含有 CMVII-1、CMVII-3 和 CMVII-5 结构域。因此被命名为 SmERF73。

为了进一步探索 SmERF73 与 JA 信号通路之间的关系，验证 SmERF73 及其潜在靶基因，利用 MeJA 诱导丹参毛状根，发现 7 个丹参酮合成关键酶基因上调。其中仅有 4 个基因（*SmDXR1*、*SmCPS1*、*SmKSL*1 和 *SmCYP76AH3*）的启动子中包含 ERF 结合元件 GCC-box（GCCGCC），因此将这 4 个基因作为后续研究的重点。

3. **SmERF73 转录因子调控丹参酮的生物合成**

（1）SmERF73 体外结合启动子的验证：见图 6-5-6。

（2）SmERF73 体内结合并激活启动子的验证：基于 SmERF73 体外结合 GCC-box 及启动子的研究结果，进一步进行体内验证以确认其具有在体内结合丹参酮生物合成相关基因启动子的能力。使用 45 d 的丹参植物根组织和 Anti-SmERF73 抗体进行了 ChIP-qPCR 检测。超声打断染色质 DNA 至 250~750 bp，实验组为加入 Anti-SmERF73 的打断染色质 DNA，阴性对照组为不加 Anti-SmERF73 的打断染色质 DNA。根据 *SmDXR1*、*SmCPS1*、*SmKSL1* 和 *SmCYP76AH3* 的全基因组序列分析后设计引物，所扩增的片段大小在 100~150 bp，区域包括启动子前段 Promoter 1（P1）、中段 Promoter 2（P2）、GCC-box 区（box）、5′未翻译区（5′UTR）和 3′未翻译区（3′UTR），其中只有 box 段含有 GCC-motif 结合位点（图 6-5-7A）。实验结果，较 P1、P2、5′UTR 和 3′UTR，SmERF73 可以显著募集含有 GCC-box 的片段，说明 SmERF73 在体内可与 *SmDXR1*、*SmCPS1*、*SmKSL1* 和 *SmCYP76AH3* 的启动子 GCC-box 区结合。

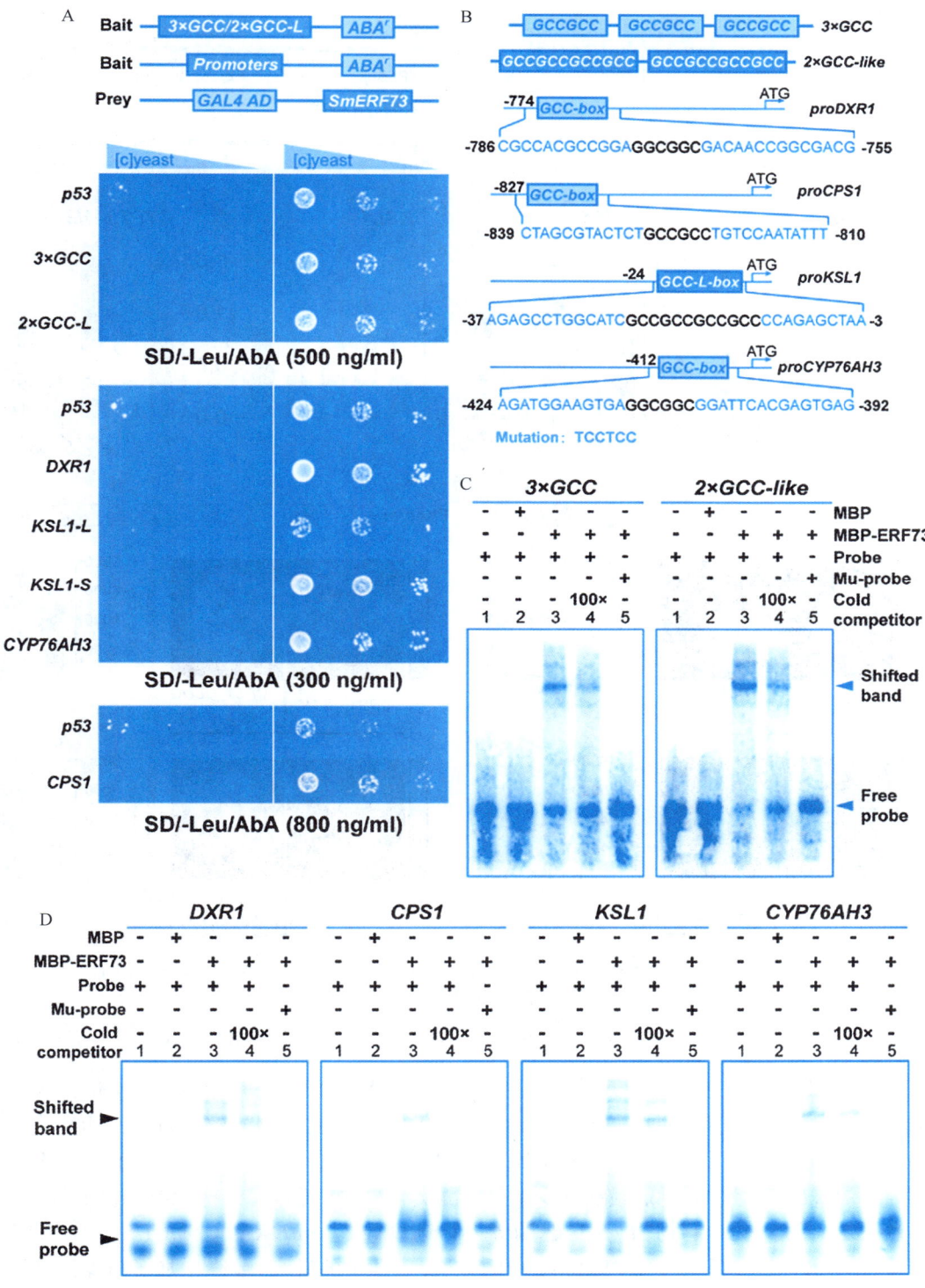

图 6-5-6 SmERF73 在体外结合 *DXR1*、*CPS1*、*KSL1* 和 *CYP76AH3* 启动子中的 GCC-box

(A. Y1H 载体构建及实验结果；B. EMSA 探针设计；C. 与串联 box 结合的 EMSA 结果；
D. 与启动子结合的 EMSA 结果)

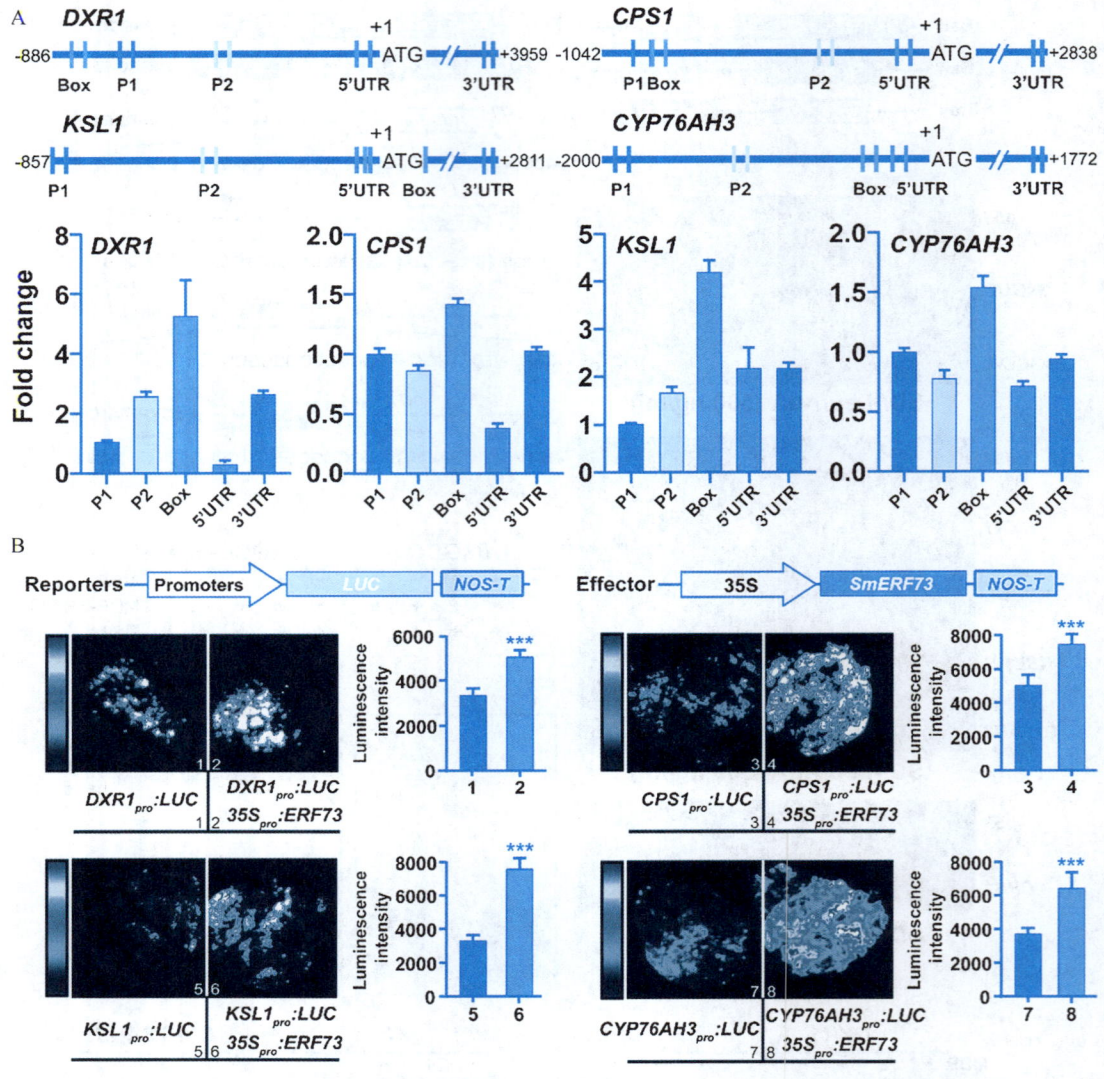

图 6-5-7 SmERF73 在体内特异性结合 *DXR1*、*CPS1*、*KSL1* 和 *CYP76AH3* 中的 GCC-box 并激活其转录(彩图见附图)

(A. 丹参酮途径基因启动子区域及 ChIP-qPCR 结果;B. 荧光素酶报告系统构建及 Dual-LUC 结果)

(3) SmERF73 在丹参中的功能验证:通过农杆菌 EHA105 介导的方式,获得了丹参 SmERF73 干扰和过表达的株系。在丹参中 SmERF73 转录的抑制导致了丹参酮生物合成关键酶基因 *SmDXS2*、*SmDXR1*、*SmCPS1*、*SmKSL1*、*SmCYP76AH1*、*SmCYP76AH3* 和 *SmCYP76AK1* 表达量的降低,最终减少了丹参酮类化合物的积累;在丹参中 SmERF73 的过量表达促进了丹参酮生物合成关键酶基因 *SmDXS2*、*SmDXR1*、*SmCPS1*、*SmKSL1*、*SmCYP76AH1*、*SmCYP76AH3* 和 *SmCYP76AK1* 表达量的升高,最终增加了丹参酮类化合物的积累(图 6-5-8)。由于 *SmDXS2*、*SmDXR1*、*SmCPS1*、*SmKSL1*、*SmCYP76AH1*、*SmCYP76AH3* 和 *SmCYP76AK1* 在丹参酮生物合成途径中起着重要的作用,SmERF73 对它们的正向调控作用,反映了 SmERF73 在丹参酮生物合成过程中的重要地位。

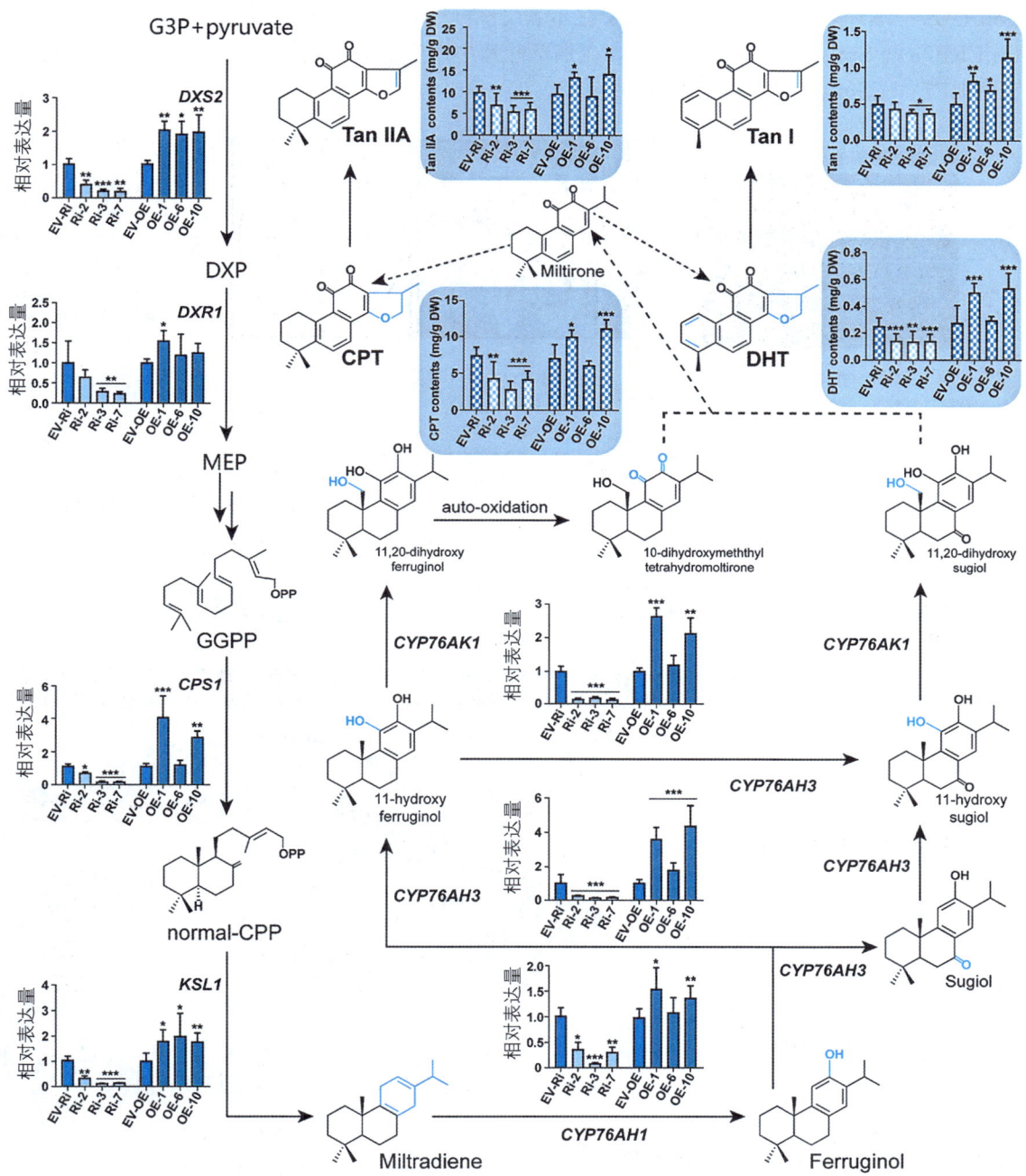

图 6-5-8 丹参 *SmERF73* 干扰及过表达株系中丹参酮类物质含量

（4）SmERF73 具有参与 JA 信号途径的潜力：之前的实验发现 *SmERF73* 基因可以受到 MeJA 的诱导，推测 SmERF73 可能参与 JA 信号通路。Y2H 实验表明，丹参 11 个 SmJAZ 阻遏蛋白中，只有 SmJAZ3 与 SmERF73 组合，可以在 SD/-Trp-Leu-His 三缺培养基上生长，具有明显的相互作用。利用 LCI 实验进一步确认 SmERF73 和 SmJAZ3 在植物中的相互作用。SmERF73 与 LUC 的 C 端片段（CLuc-SmERF73）融合，SmJAZ3 与 LUC 的 N 端片段

(SmJAZ3-NLuc)通过农杆菌介导,在本氏烟草叶片中瞬时共表达。结果显示,CLuc-SmERF73 与 SmJAZ3-NLuc 共表达,在烟草叶片中产生了显著更强的荧光信号,从而验证了 SmERF73 与 SmJAZ3 的相互作用(图 6-5-9)。

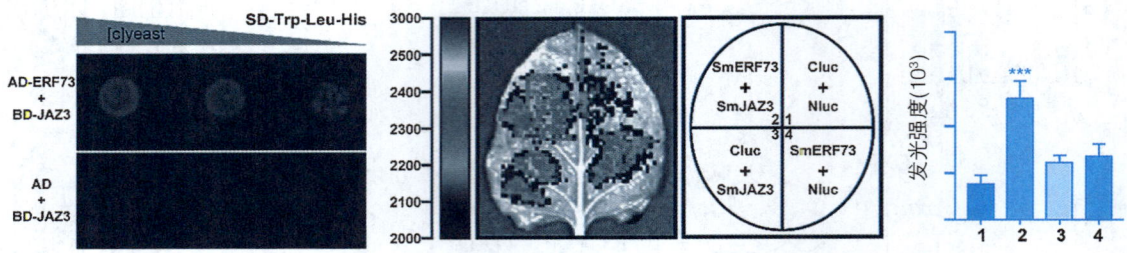

图 6-5-9　SmERF73 与 SmJAZ3 存在蛋白质间的相互作用(彩图见附图)

(五) 思考与拓展

1. **创新性**　在本案例中发现一个 ERF-Ⅶ组转录因子,它能够通过与 SmJAZ3 相互作用受 JA 激素信号通路的调控,进而直接或间接调控 7 个丹参酮生物合成相关基因的表达,并直接激活其中 4 个基因的转录,最终正向调控丹参酮的积累(图 6-5-10)。

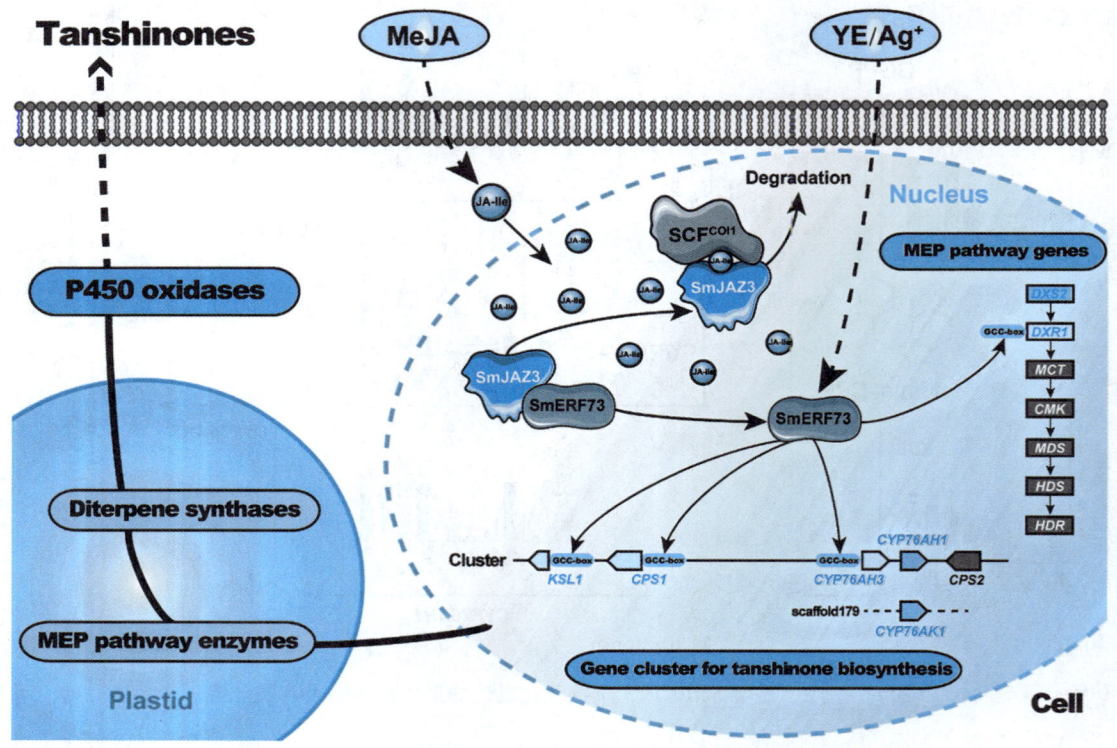

图 6-5-10　SmERF73 协同调控丹参酮生物合成的模型

(1) ERF-Ⅶ转录因子多参与植物渗透和缺氧胁迫的响应,鲜有对次生代谢产物生物合成调控的报道。本研究表明了 ERF-Ⅶ转录因子(SmERF73)通过与 GCC-box 启动子元件结合正向调控了 1 个基因簇上多个丹参酮生物合成相关基因的转录,扩大了 ERF-Ⅶ的功能范围。

(2) 茉莉酸(jasmonic acid,JA)信号途径中的阻遏蛋白 JAZ 可以通过与 MYB 和 bHLH 家族转录因子的相互作用,进而介导下游基因的表达,但鲜有与 ERF 相互作用的报道。本研究通过 Y2H 和 LCI 实验证明了 SmJAZ3 与 SmERF73 间存在相互作用,表明 SmERF73 有参与 JA 信号级联的可能,推测 JA 信号途径通过 ERF 实现对次生代谢物合成的间接调控。

2. 问题与启发 本案例为针对丹参酮生物合成是如何通过 JA 激素信号介导的研究提供实验证据,最终为揭示"逆境促品质"的科学内涵提供思路。

(1) 转录调控网络是承接信号分子和功能基因的媒介,对单一转录因子操作能够实现控制多个基因的目的。但正是这种"牵一发而动全身的特性",使得多条基因通路都有被调控的可能,存在多类副反应,该如何理解?

(2) 如何在众多调控网络中找到最为核心的元件?核心元件之间的关系又是什么?

(3) JA 信号-转录因子调控网络是否是药用植物活性成分生物合成的核心调控网络?

(4) 不同的信号,如 JA 和光、JA 和脱落酸(abscisic acid,ABA)、JA 和 GA 等是否存在互作调控机制?

(5) 道地药材的"优形"与"优质"是否是关联性状,对立统一,其机制又是如何?

目前对"道地药材品质及其形成机制"研究多局限在活性成分形成的分子机制上,而对"优形"研究鲜有报道,"形质合一"的品质形成分子机制仍不清楚。基于上述问题,若要全面、系统、高水平的阐释,受限于各药用植物浅显的研究基础及拟南芥在"中药表型"上的缺失,必须开发药用模式植物研究平台进行分子机制的阐释,再向多种药用植物进行推演。2009 年,黄璐琦院士提出"道地药材研究的模式生物及模型"概念[159],2023 年,重申了丹参作为药用模式植物的重要性,引起了国内外对药用模式植物的再次关注及共建平台的期许[160]。丹参作为药用模式植物,仍面临着诸多基础性问题,如植株层面的基因编辑系统未建立,优质纯合群体缺失,药用部位发育机制不明,可视化组学平台不成熟,综合信息交互网站未搭建等。因此,基于分子生药学学科平台,拟从上述未解决的关键问题入手,完善丹参生物学基础,并以丹参为起点,逐步搭建药用植物模式平台,最终利用平台解决有别于植物的中药领域科学问题。

例三 雷公藤萜类途径解析研究

(一) 研究背景

雷公藤(*Tipterygium wilfordii* Hook f.)是来自卫矛科雷公藤属的一种木质藤本,作为一味传统中药,具有通络止痛、祛风除湿等功效。现代研究表明雷公藤富含多种萜类活性成分,如松香烷型二萜雷公藤甲素(triptolide)、雷酚内酯(triptophenolide)、木栓烷型三萜雷公藤红素(celastrol)等,这些化合物均具有显著的药理活性。近年来,针对雷公藤甲素和雷公藤红素的生物合成途径解析和相关产物的细胞工厂构建成为分子生药学领域的研究热点。

通常,高等植物通过 MVA 途径和 MEP 途径产生萜类共同前体 IPP 和 DMAPP,IPP 和 DMAPP 作为基本的 C5 单元通过首尾相连等方式形成萜类的线性化前体,如二萜前体 GGPP、三萜前体鲨烯(squalene),然后在不同萜类合酶作用下形成各种母核骨架,进而在后修饰酶的作用下形成结构多样的萜类化合物(图 6-5-11)。下面将以雷公藤中代表性萜类化合物雷公藤甲素和雷公藤红素为例,具体介绍雷公藤萜类生物合成途径解析的相关研究。

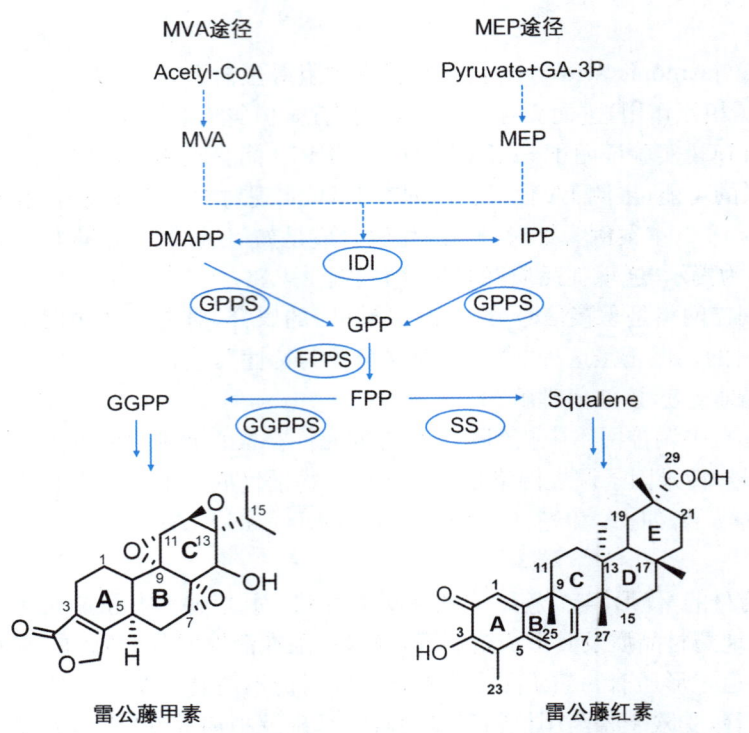

图 6-5-11 雷公藤甲素和雷公藤红素结构示意及其生物合成基本路线

(二)材料与仪器

1. 供试材料 雷公藤悬浮细胞保存于首都医科大学中药合成生物学研究室,继代培养基为含 0.5 mg/L 2,4-D、0.5 mg/L IBA 及 0.1 mg/L KT 的 MS 液体培养基,25 ℃,120 r/min,黑暗条件下振荡培养,每 20 d 继代一次。雷公藤植株由福建省三明市永安市的大田桃源国有林场提供,用于不同组织部位 RNA 的提取和基因组、转录组测序。

2. 试剂 NADPH(Nicotinamide Adenine Dinucleotide Phosphate)、FAD(flavin adenine dinucleotide)、FMN(flavin mono-nucleotide)、G-6-P(glucose-6-phosphate)、G-6-P-DH (glucose-6-phosphate dehydrogenase)均购买于 Sigma 公司。

3. 仪器 3-18K 型高速冷冻离心机(美国 Sigma)、AP15R-40-AA2Y 加热循环水浴(美国 Poly Science)、ATS 高压细胞破碎仪 AH-1500(加拿大 ATS)、Nano Drop OneC 微量紫外-可见分光光度计(美国 Thermo Scientific)、S210 型 pH 计(美国 METTLER TOLEDO)、UPLC/Q-TOF MS(美国 Waters)、Veriti TM 96 孔梯度 PCR 仪(美国 Bio-Rad)、超声波细胞破碎机(南京新辰生物科技)、高压均质机 AH-15009(苏州安拓思纳米技术)、凝胶成像分析系统(中国香港基因)、凝胶电泳仪(美国 Bio-Rad)、旋转蒸发仪 N-1100V-W EYELA(东京理化)。

(三)研究方法

1. 微粒体酶促实验 将带有 CYP450 的真核表达载体和相应空载体转入酿酒酵母 BY47471,发酵活化后,以初始 OD_{600} 在 0.05 时接入含 2% Glc 的缺陷培养基中,于 30 ℃ 200 r/min 条件下培养至 OD_{600} 到 0.8~1;离心收集菌体后,在 YP+2% Gal 培养基中继续诱导 16 h,再次收集菌体;使用 TEK(50 mmol/L Tris-HCl, 1 mmol/L EDTA, pH 7.5, 0.1 mol/L KCl)清洗

菌体后将菌体破碎,使用 TESB(50 mmol/L Tris - HCl,1 mmol/L EDTA,pH 7.5,0.1 mol/L KCl,0.6 mol/L Sorbitol)、NaCl 和 PEG400 将微粒体沉降完全;沉淀微粒体用预冷的 TEG(50 mmol/L Tris - HCl,1 mmol/L EDTA,pH 7.5,20%甘油)溶解后即可用于酶促反应。酶促体系如表 6-5-4。

表 6-5-4 酶促反应体系

组　分	用　量
NADPH	500 μmol/L
FAD	5 μmol/L
FMN	5 μmol/L
G-6-P	5 mmol/L
G-6-P-DH	1 unit
底物	100 μmol/L
微粒体蛋白	补足至 500 μL

上述体系加完各组分之后摇晃混匀,30 ℃ 100 r/min 诱导反应 12 h,用乙酸乙酯提取浓缩后使用甲醇复溶,进 UPLC/Q - TOF MS 即可进行产物分析。

2. 酵母底物饲喂实验　与微粒体酶促反应类似,酵母底物饲喂实验也是常用的 CYP450 功能验证方法。将带有 CYP450 的真核表达载体和相应空载体转入酿酒酵母 BY47471,发酵活化后,以初始 OD_{600}=0.05 接入含 2% Glc 的缺陷培养基中,于 30 ℃ 200 r/min 条件下培养至 OD_{600}=0.8~1;离心收集菌体后,在 YP+ 2% Gal 培养基中继续诱导 12 h 后,分别向实验组和对照组加入 50 μmol/L 底物;30 ℃,200 r/min 继续诱导 60 h,收集菌液后进行产物提取分析。

(四) 研究结果

1. 雷公藤甲素生物合成途径解析的研究进展

(1) 雷公藤中松香烷型二萜母核骨架的形成:高伟教授团队研究发现,雷公藤悬浮细胞可以选择性地积累雷公藤甲素等松香烷型二萜,通过对悬浮细胞中二萜烯进行分析,推测次丹参酮二烯(miltiradiene)为雷公藤中松香烷型二萜母核骨架,并通过底物饲喂悬浮细胞实验证实[161]。为进一步确认参与次丹参酮二烯形成的二萜合酶,使用 MeJA(methyl jasmonate,茉莉酸甲酯)诱导雷公藤悬浮细胞后进行诱导转录组测序,筛选基因表达量与雷公藤甲素积累成正相关的二萜合酶基因并进行体内功能验证,成功证实 TwTPS7v2 可以催化 GGPP 环化成 nor - CPP。在此基础上,TwTPS27v2 催化 nor - CPP 再次环化生成次丹参酮二烯。团队还对雷公藤基因组进行了完整测序和染色体水平组装,分析发现 TwTPS7v2 和 TwTPS27v2 及其同工酶基因在雷公藤的第 21 号染色体上位置靠近,同属一个基因簇,这为筛选途径相关氧化修饰酶基因提供了依据[162]。

(2) 雷公藤甲素等松香烷型二萜 C-14 位氧化基团的形成:途径基因可以通过协同表达共

同承担次生代谢物的生物合成,即同一途径上的基因往往具有相似的表达模式。高伟教授团队将雷公藤的 CYP450 基因与上游二萜合酶基因 $TwTPS7v2$ 和 $TwTPS27v2$ 进行共表达分析,筛选表达模式相似的候选基因进行功能验证。结果发现来自 CYP82D 家族的 CYP82D274 不仅可以促进次丹参酮二烯向阿松香三烯(abietatriene)的转化(这一过程在之前一直被认为是自发氧化过程),还可以进一步催化阿松香三烯、脱氢松香酸(dehydroabietic acid)、山海棠酸 D(triptobenzene D)等发生 C-14 位的氧化,参与形成雷公藤中多种松香烷型二萜的 C-14 位羟基氧化基团[126]。

(3) 雷公藤甲素等松香烷型二萜 A 环甲基转移及内酯环的形成:随着基因组学技术发展到染色体组装水平,次生代谢产物相关的基因簇被不断发现。丹麦 Johan Andersen-Ranberg 教授团队分析雷公藤基因组数据发现,CYP71BE 家族的多个基因与上游萜类合酶基因 $TwTPS7v2$ 和 $TwTPS27v2$ 存在基因成簇排列的情况,于是对雷公藤 CYP71BE 家族的基因展开了系统的功能研究。结果发现,CYP71BE86 可以催化 14OH-阿松香三烯 A 环 C-4 位上的一个甲基转移至 C-3 位,并进一步催化 C-3 的甲基发生连续氧化,形成羟基(化合物 1)和醛基(化合物 2)。此外,CYP71BE85 在 CYP71BE86 催化产物的基础上,催化 C-4 位上剩余的甲基发生氧化,并与 C-3 位已有的氧化基团通过分子内酯化形成雷酚内酯(triptophenolide),阐明了雷公藤甲素等活性松香烷型二萜内酯环结构的形成机制[34]。

(4) 雷公藤甲素等松香烷型二萜 3 个环氧基团的形成:丹麦 Johan Andersen-Ranberg 教授团队在已有研究的基础上,对于雷公藤中与活性松香烷型二萜生物合成相关的 CYP82D 和 CYP71BE 家族进行了全面梳理并再次进行功能验证。发现 CYP82D213 可以催化雷酚内酯形成 B 环和 C 环上的 3 个环氧基团,同时分子中 C-14 位羟基受到不饱和度的调节变成羰基,得到产物雷公藤内酯酮(triptonide)。雷公藤内酯酮与雷公藤甲素的化学结构相比,区别仅在于雷公藤甲素 C-14 为羟基而非羰基(图 5-6-12)。

2. 雷公藤红素等木栓烷型三萜生物合成途径解析的研究进展

(1) 雷公藤中木栓烷型三萜母核骨架的形成:高伟教授团队通过功能互补实验在真核体系中成功证实了 TwSE 催化鲨烯生成 2,3-氧化鲨烯(2,3-oxidosqualene)的生物学功能[163]。接着对雷公藤中 OSC(oxidosqualene cyclase,氧鲨烯环化酶)基因进行研究,发现 TwOSC1 和 TwOSC3 为多产物的木栓酮合酶基因,其中木栓酮(friedelin)为主产物,β-香树素(β-amyrin)和 α-香树素(α-amyrin)为副产物;TwOSC2 为 β-香树素合酶基因,产物为 β-amyrin;通过 RNA 干扰实验,验证了 TwOSC1 和 TwOSC3 可以参与雷公藤红素的生物合成;进一步通过底物饲喂悬浮细胞,证明木栓酮为雷公藤红素的母核骨架化合物[164]。

(2) 雷公藤红素生物合成 C-29 位氧化基团的形成:在明确木栓酮为雷公藤红素等木栓烷型三萜的母核结构后,雷公藤红素生物合成途径的解析进入到氧化后修饰阶段。丹麦 Kampranis 教授团队使用同源比对法并通过雷公藤红素选择性地在根中富集这一特性,筛选得到 49 条候选 CYP450 基因。将它们与 TwOSC 在烟草中进行共表达,发现来自 CYP712 家族的三个基因 CYP712K1、CYP712K2、CYP712K3 可以催化木栓酮 C-29 位碳原子发生连续氧化,得到产物 C29-羟基木栓酮(29-hydroxyfriedelan-3-one)和 C29-羧基木栓酮(美登木酸,polpunonic acid)[164]。高伟教授团队也在酿酒酵母中验证了 CYP712K1 催化木栓酮生成美登木酸的生物过程。为了进一步确认 CYP712K1 基因是否参与到雷公藤红素的生物合成,高伟教授团队利用基因组和代谢组数据构建 gene-to-metabolite 网络图,发现 CYP712K1 的

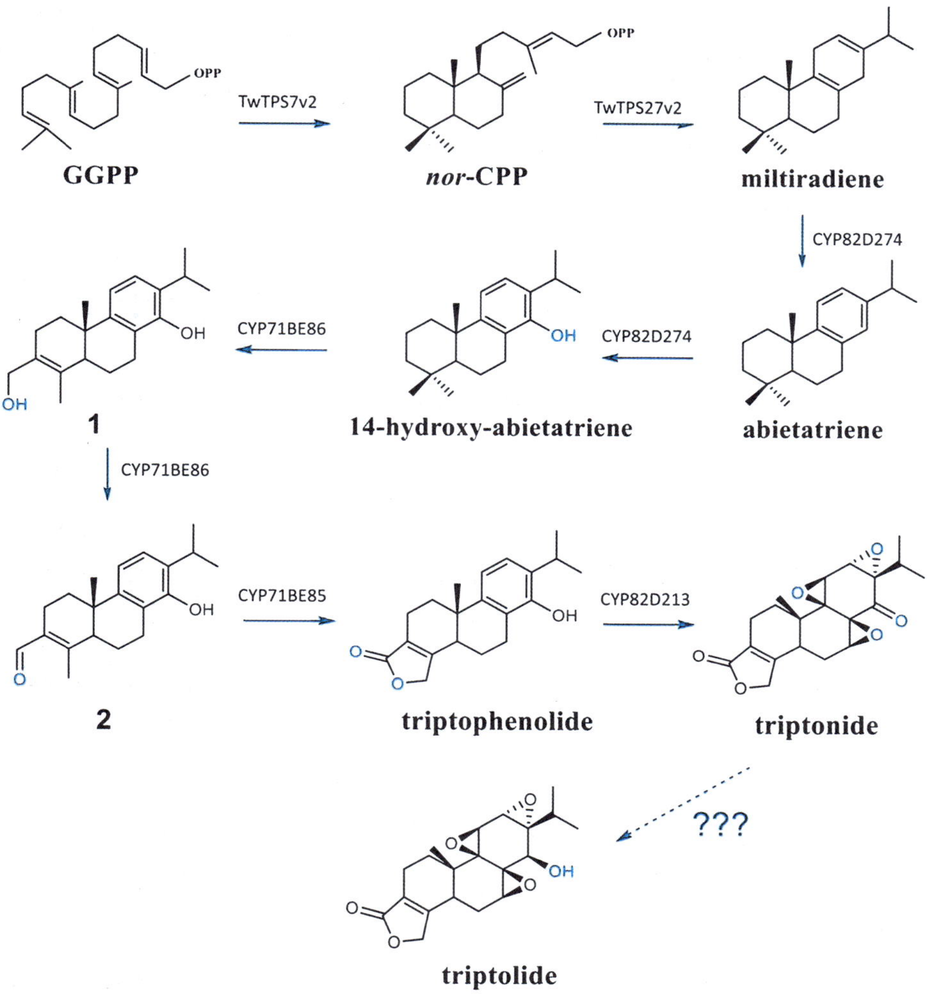

图 6-5-12 雷公藤甲素部分生物合成途径解析

表达量与雷公藤红素在雷公藤中的分布具有很强的相关性,并通过 RNA 干扰实验直接验证了 CYP712K1 参与了雷公藤悬浮细胞中雷公藤红素的生物合成[165]。

(3) 雷公藤红素生物合成 C-2 位氧化基团形成和 C-24 位去甲基化:雷公藤红素生物合成 C-29 位氧化基团的形成机制解析后,其完整生物合成途径解析主要剩下 A 环 C-2、C-3 位氧化及互变、C-24 位去甲基化等问题。丹麦 Sotirios C. Kampranis 教授团队选择在根中特异性表达的 CYP450 基因作为候选基因与已验证功能的 TwOSC、CYP712K1 在烟草中共表达,发现 CYP716C52、CYP716C52v2 和 CYP716C57 均能够催化美登木酸生成 C-2 位羟基美登木酸,即雷公藤酸 C(wilforic acid C),但 CYP716C52 的活性最好(图 6-5-13)。该团队还发现 CYP81AM1 可以催化雷公藤酸 C 的 C-24 位发生不同程度的氧化,得到关键产物 celastrogenic acid。有趣的是,在中性条件下,发酵液中的产物 celastrogenic acid 可以通过非酶反应逐渐转化为两种新的化合物 A 和 B,化合物 A 是化合物 celastrogenic acid 氧化脱氢后的产物,化合物 B 是化合物 celastrogenic acid 氧化脱氢后再脱羧的产物。将 pH 增加至 10 后发现 celastrogenic acid 转化为 A 和 B 的效果相当可观。此外,化合物 B 结构非常不稳定,在甲醇溶液中可以完全转化为雷公藤酸 A(wilforic acid A)。当化合物 B 和雷公藤酸 A 的甲醇溶液暴露在空气中 4 周时,体系中又产生了其他几种化合物,令人欣喜的是,雷公藤红素也就此产生。此外,分析发现其中含有一种化合物 wilforicacid J,其化学结构表明它是由 wilforic acid A 通过脱氢形成的,是进一步向雷公藤红素转化的中间体化合物[166]。

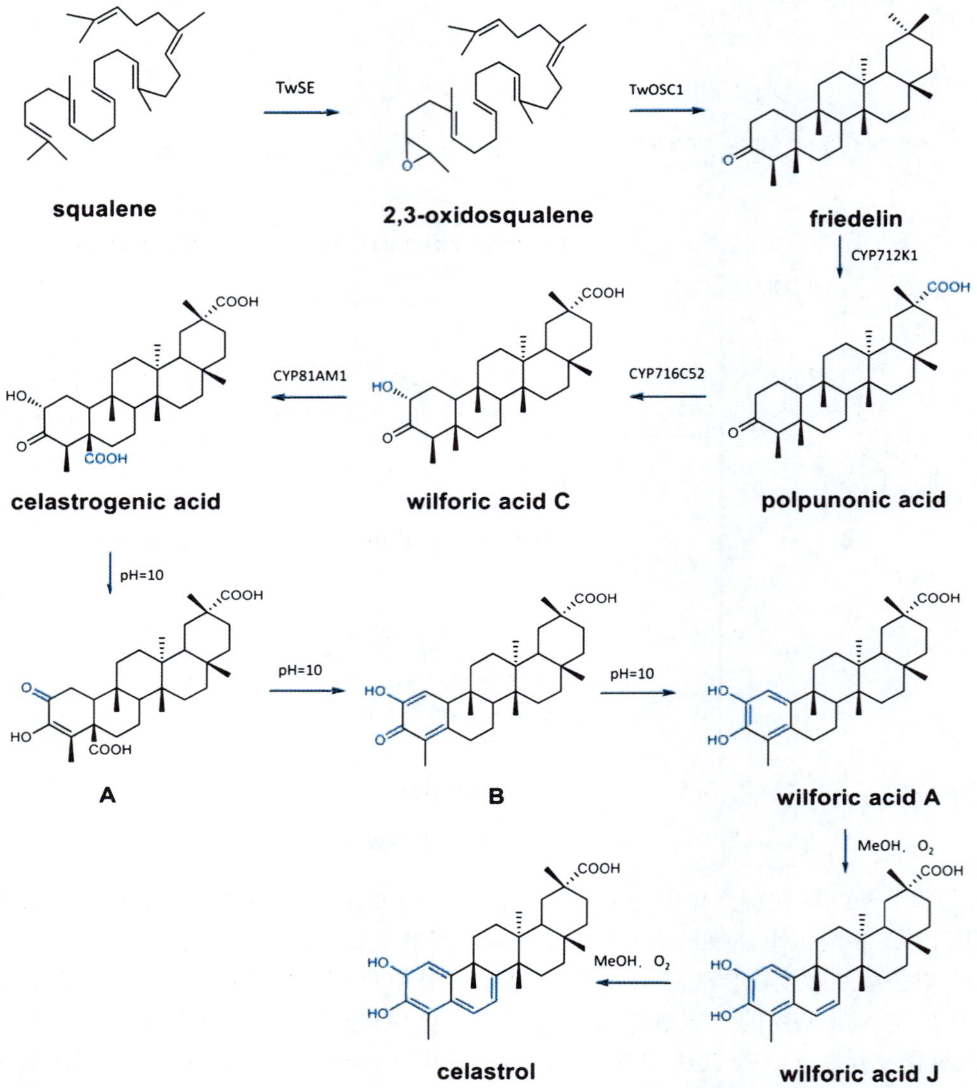

图 6-5-13 雷公藤红素生物合成途径解析

(五) 思考与拓展

至此,雷公藤中以雷公藤甲素为代表的松香烷型二萜的母核骨架、C-14 位氧化基团、A 环甲基转移及内酯环形成、BC 环 3 个环氧基团的形成过程基本被阐明,但是仍然存在一些值得深入研究的问题。如雷公藤甲素中 C-14 为羟基而非羰基,它究竟是作为雷公藤内酯酮形成过程中的中间产物因含量极低而未被发现? 还是雷公藤内酯酮可以在特定还原酶的作用下,将 C-14 位羰基再还原? 抑或是在雷公藤植物体内,雷公藤甲素本身还存在着其他的生物合成途径?

而在雷公藤红素生物合成途径的研究中,目前已有的研究表明该途径早期通过 TwOSC1、CYP712K1、CYP716C52、CYP81AM1 等酶的催化,生成关键中间体 celastrogenic acid,后期通过系列自发的氧化级联反应可得到雷公藤红素,其中包括关键中间体 celastrogenic acid 的氧化、脱羧和芳构化等。但是,后续这些氧化级联反应是植物在生长过程中逐渐累积发生的?还是植物中存在催化这些步骤的特定氧化酶暂时未被发现,仍有待进一步探索。

例四 紫杉醇途径解析和异源合成研究

(一) 研究背景

我国是裸子植物的重要分布区,其中很多是特有和孑遗"活化石"植物,从中开发出多种明星药用活性成分,例如著名的低毒、高效抗癌药物紫杉醇,其注射液可用于多种癌症如卵巢癌、胰腺癌和乳腺癌等的预防和治疗,市场需求巨大。然而,裸子植物生长缓慢,药用活性成分含量极低,在开发利用中消耗巨大,紫杉醇在红豆杉树皮中含量为 0.001%～0.05%,红豆杉属植物资源稀缺,远不能满足市场需求,供求矛盾十分突出。自 20 世纪 80 年代以来,科学家们一直在探索一种能够替代从天然来源中提取紫杉醇的人工合成方法,为此,国内外研究者在筛选高产紫杉醇红豆杉品种、细胞培养、化学半合成及全合成、微生物生产和生物技术等方面做了大量探索。早在 1990 年,已完成紫杉醇半合成路线开发和商业化利用,合成成本较高,离根本解决紫杉醇的供需问题尚有很大差距。经过 30 余年,全球上百个科研团队的相继投入,紫杉醇的生物全合成研究终于在 2024 年初在烟草表达系统中取得突破,合成生物学技术提高产量将成为解决紫杉醇供需问题的重要手段[33]。

紫杉醇是一种复杂的四环二萜类化合物,其生物合成路径可以分成 3 个部分:首先通过细胞质中的甲羟戊酸途径(MVA pathway)和质体中的 2-C-甲基-D-赤藓糖醇 4-磷酸途径(MEP pathway)合成萜类成分共同前体的碳五单元,即异戊二烯焦磷酸(IPP)和二甲基异戊二烯焦磷酸(DMAPP);然后,在萜类合酶作用下合成紫杉烷母核环状结构,进而在结构修饰酶的作用下逐步修饰形成紫杉醇前体物巴卡亭Ⅲ(BaccatinⅢ);最后,苯基异丝氨酸侧链与母核 C-13 连接,最终形成紫杉醇。其中,第二部分的路径涉及多步羟基化、酰基化、酮基化和环化等复杂修饰反应,一直是紫杉醇生物合成研究的瓶颈问题。烟草体系与微生物表达体系相比,在 P450 等膜蛋白表达、翻译后修饰、前体供应、产物耐受、分区化合成等方面具有一定的优势。本实例将详细介绍使用烟草表达系统挖掘紫杉醇途径关键 P450 基因方法与整合紫杉醇途径功能基因生产紫杉醇前体巴卡亭Ⅲ的实验过程[33]。

(二) 材料与仪器

1. 供试材料

(1) 植物材料:南方红豆杉从中国福建省获得,并在 22 ℃的生长室中培养,光周期为 16 h/8 h。本氏烟草为实验室培养,光周期为 16 h/8 h,温度 25 ℃,相对湿度 70%条件下培养 4～5 周。

(2) 质粒与菌株:大肠杆菌 DH5α 感受态,根癌农杆菌 GV3101。高保真 PCR 酶,HiScript Ⅲ第一链 cDNA 合成试剂盒,pEAQ-HT 载体,NruI-HF 和 XhoI-HF 限制性内切酶等。

2. 试剂

氯化镁 $MgCl_2$(7786-30-3)、4-吗啉乙磺酸(MES,4432-31-9)、乙酰丁香酮、卡那霉素、利福平等。

3. 实验仪器

PCR 仪、组合式摇床、离心机、小型电泳槽、凝胶成像分析仪、ACQUITY

UPLC™ H - Class 系统等。

(三) 研究方法

1. 农杆菌介导的烟草侵染实验

(1) 农杆菌冻融法转化法:将 500 ng 质粒转入到 50 μL 农杆菌 GV3101 感受态细胞,轻弹混合均匀,冰上放置 10 min 中;液氮速冻 5 min;37 ℃水浴 5 min,迅速置于冰上 5 min;加入 500 μL YEB 液体培养基,28 ℃,200 r/min 摇菌 3 h 使其复苏;吸取 100 μL 均匀涂布 YEB 平板(含卡那霉素 50 mg/L,利福平 50 mg/L),28 ℃培养 2 天至形成单菌落,菌液 PCR 验证。

(2) 农杆菌活化方法:挑取单菌落到 1 mL YEB 液体培养基(含卡那霉素 50 mg/L,利福平 50 mg/L),28 ℃,220 r/min 摇菌 24 h 使其活化;以 1∶100 的比例转接于 30 mL YEB 液体培养基(含有卡那霉素 50 mg/L,利福平 50 mg/L)扩大培养,28 ℃,200 r/min 摇床振荡培养至农杆菌的对数生长期 OD_{600} 为 0.5 左右。

(3) 烟草瞬时表达实验菌液制备:将上述菌液在室温下以 5 000 r/min 离心 10 min,弃上清,收集菌体。使用等体积 MMA 浸染液(含 10 mmol/L $MgCl_2$,10 mmol/L MES,200 μmol/L 乙酰丁香酮,pH=5.6)重悬农杆菌菌体至 $OD_{600}=1.0\sim1.2$。

(4) 烟草注射:使用 4~5 周龄长势较好的烟草叶片进行注射,直接注射菌液(注射单个基因)或者等体积混合多种含有不同质粒的菌液(注射多个基因),使用 1 mL 去掉针头的针管在烟草叶片背面轻轻戳一下,吸取菌液,从叶片伤口处注射到烟草叶片中,将光关闭 24 h,以使烟草在正常温度和湿度下在没有光的情况下生长,室温培养 4~5 天。

2. 烟草叶片取样与化学成分的检测

(1) 取样:烟草注射菌液 4~5 天后,将注射过菌液的烟草叶片剪下,液氮速冻,置于冷冻干燥机内将烟草叶片进行冷冻干燥,使用球磨仪将冻干烟草叶片研磨至粉末状。

(2) 化学成分提取:将冷冻植物组织研磨成粉末并冷冻干燥,用 1 mL 甲醇提取 20 mg 本氏烟草冻干组织,并在室温下超声 20 min 提取。将植物样品以 20 000×g 离心 10 min,并在进行 UPLC/HRMS 分析之前通过 0.22 μm PTFE 过滤器过滤上清液。根据标准曲线对化合物 1、2 和 3 进行定量。

(3) 检测方法:代谢物的 LC - MS 分析使 ACQUITY UPLC® HSS T3 柱(2.1×50 mm,1.8 μm)在 ACQUITY UPLC® I - Class 系统上通过反相液相色谱法检测样品。使用含有 0.1%甲酸的水(A)和含有 0.1%甲酸(B)的甲醇作为流动相,流速为 0.3 mL/min。化合物 1、2 和 3 的检测条件为:0~1 min,60% B;1~9 min,60%~92% B;9~10 min,92%~100% B;10~10.2 min,100%~60% B;10.2~11 min,60% B,进样体积为 3 μL。紫杉素和巴卡亭Ⅲ的检测方法如下:0~1 min,40% B;1~14 min,40%~90% B;14~15 min,90%~99% B;15~15.1 min,99%~40% B;15.1~16 min,40% B,进样体积为 3 μL。以上述的液相条件在 AB Sciex TripleTOF 6600+(AB Sciex)以正离子模式进行 MS 数据检测。

(四) 研究结果

1. 介导紫杉醇 C4-5 位氧杂环丁烷环形成的 TOT1 基因筛选

紫杉醇的氧杂环丁烷环是其结构的特征化学基团,与紫杉醇的抗癌活性密切相关[167],其生物合成机制复杂。为筛选介导该基团形成的关键蛋白,通过合成本反应步骤底物,与候选基因共同注射烟草叶片,以烟草体系对候选基因进行功能验证。

目前,已发现的参与紫杉醇骨架修饰的所有 CYP450 单加氧酶均属于 CYP725A 亚家族,该亚家族为红豆杉属特有[131,168-172],鉴于目前已知的氧杂环丁烷环均是由红豆杉属植物产生的[173,174],因此推测,氧杂环丁烷的形成与CYP725A亚家族高度相关。首先,根据系统发育分析(图6-5-14A)将CYP725A亚家族中的基因分为三组(Ⅰ组、Ⅱ组和Ⅲ组),并通过农

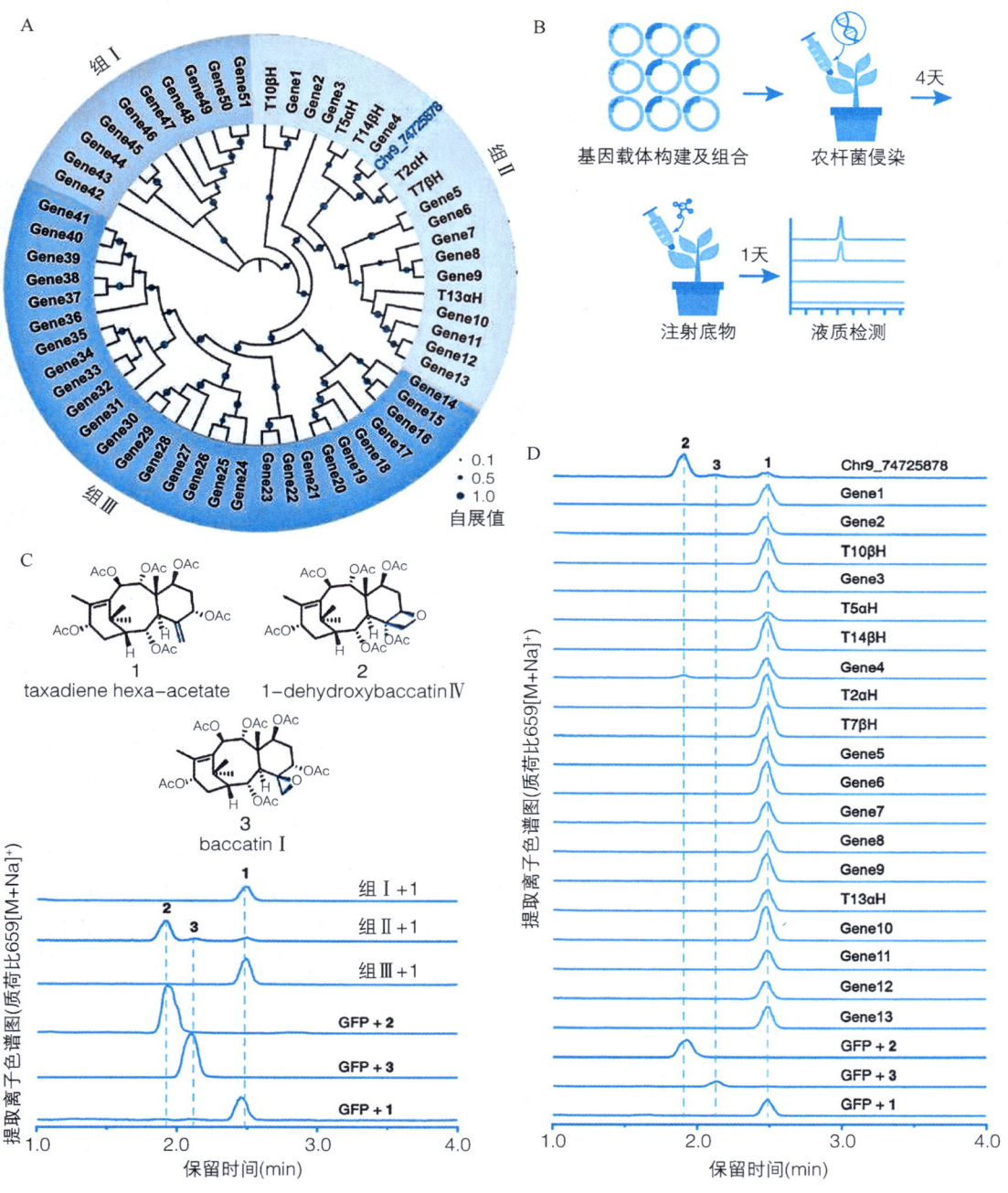

图6-5-14 TOT1基因介导红豆杉植物中氧杂环丁烷的形成[33]

[A. 南方红豆杉CYP725A亚家族基因(蛋白质序列同一性<90%)的系统发育分析;B. 烟草体系分组进行CYP725A亚家族候选基因活性筛选;C. 烟草叶片中表达三组候选基因并注射底物1后的提取离子色谱图;D. 烟草叶片中表达第Ⅱ组单个基因并注射底物1后的化合物1、2、3的提取离子色谱图]

杆菌介导的转化在烟叶中同时表达每个组中的所有基因。当外源基因的表达在烟草中的表达水平在第四天达到高峰,将底物1(taxadiene hexa-acetate)注射到外源基因注射的相应区域。反应一天后,用甲醇提取叶片代谢产物,并通过液相色谱-质谱法(LC-MS)进行分析(图6-5-14B)。研究发现,第Ⅱ组样品中的底物峰面积显著降低,产生了氧化产物1-脱羟基巴卡亭Ⅳ(1-dehydroxybaccatin Ⅳ,产物2)的显著峰,其保留时间和MS光谱与巴卡亭Ⅰ(baccatin Ⅰ,产物3)相同;这些结果表明介导氧杂环丁烷环形成的酶存在于第Ⅱ组中(图6-5-14C)。相反,在第Ⅰ组和第Ⅲ组的提取样品中只能检测到底物峰1,而没有任何其他底物氧化峰(图6-5-14C)。

为了进一步确定第Ⅱ组中的氧化底物1的阳性基因,在烟草叶片中分别单独表达该组的所有基因,并分别注射底物1。其中,注射含Chr9_74725878基因表达载体的农杆菌后,烟草叶片中检测到底物1显著降低与氧杂环丁烷产物2显著升高(图6-5-14D),表明由Chr9_74725878基因编码的P450酶能催化紫杉醇途径中氧杂环丁烷环的形成。

2. 紫杉醇途径中T9αH1的筛选和功能鉴定　　紫杉醇途径中的C9位氧化形成机制是紫杉醇途径未解析难题(图6-5-15A),为探究介导C9位氧化的关键酶基因,首先,根据紫杉醇途径中关键骨架前体紫杉素的组织特异性积累模式对候选基因进行筛选。通过液相色谱-质谱(LC-MS)分析,表明紫杉素在红豆杉的根中高度积累,在针叶和树皮中几乎没有积累。此外,已知的紫杉素生物合成基因在根中高度表达,与紫杉素的积累模式呈强相关性(图6-5-15B)。通过进一步分析CYP725A亚家族P450基因和参与紫杉醇生物合成的已知基因之间的组织特异性表达模式,筛选出17个CYP725A亚家族候选基因(图6-5-15B)。

为了鉴定紫杉醇途径C9位的氧化酶,研究人员以结构更加简单的紫杉素(taxusin)为突破口,通过在烟草中重构紫杉素上游途径来筛选17个紫杉烷C9位氧化酶候选基因。使用农杆菌介导的瞬时表达系统在烟草叶片中共表达紫杉醇生物合成途径的所有已知酶和单个C9羟化酶候选基因,然后通过检测叶片样品中新产物的生成来鉴定C9羟化酶。将候选基因分别转化到含有紫杉素生物合成已知基因的烟草底盘中,检测发现Chr9_26460669基因的表达使烟草中产生了一个新的化合物峰6,与紫杉素在烟草代谢产物中具有相同的保留时间和MS/MS光谱(图6-5-15C)。结果表明,由Chr9_26460669基因编码的蛋白质具有所需的C9羟化酶活性,将其命名为紫杉烷-9α羟化酶1(简称T9αH1),这一鉴定思路弥补了在很多情况下底物不适于筛选酶的方法的不足,为后续紫杉烷或其他天然产物合成酶的鉴定提供了新的思路。

3. 烟草中巴卡亭Ⅲ的异源生产　　在此基础上,利用人工异源合成途径构建策略将新鉴定的 *TOT* 和 *T9αH1* 与其他7个已知合成基因(*TXS*、*T5αH*、*T13αH*、*T2αH*、*T7βH*、*TAT* 和 *TBT*)在烟草中共表达后,在烟草中检测到了巴卡亭Ⅲ的生成(图6-5-16A),并确定这9个基因是巴卡亭Ⅲ合成途径的核心基因。结合亚细胞定位分析等实验结果,绘制出了巴卡亭Ⅲ的完整生物合成过程,即起始底物GGPP在叶绿体中被TXS酶催化形成紫杉二烯,随后,紫杉二烯通过质体-内质网的接触点转移到细胞质之后,受到内质网锚定的六个氧化酶(T2αH、T5αH、T7βH、T9αH、T13αH和TOT)与两个细胞质定位的酰基转移酶(TAT和TBT)的协同催化,最终形成了巴卡亭Ⅲ(图6-5-16B)。

(五) 思考与拓展

本研究案例结合多组学分析和烟草表达体系验证,研究鉴定了紫杉醇生物合成途径的关键缺失基因 *TOT* 和 *T9αH1*,并通过9个酶的共表达在烟草中重构紫杉醇生物合成的最短路径,

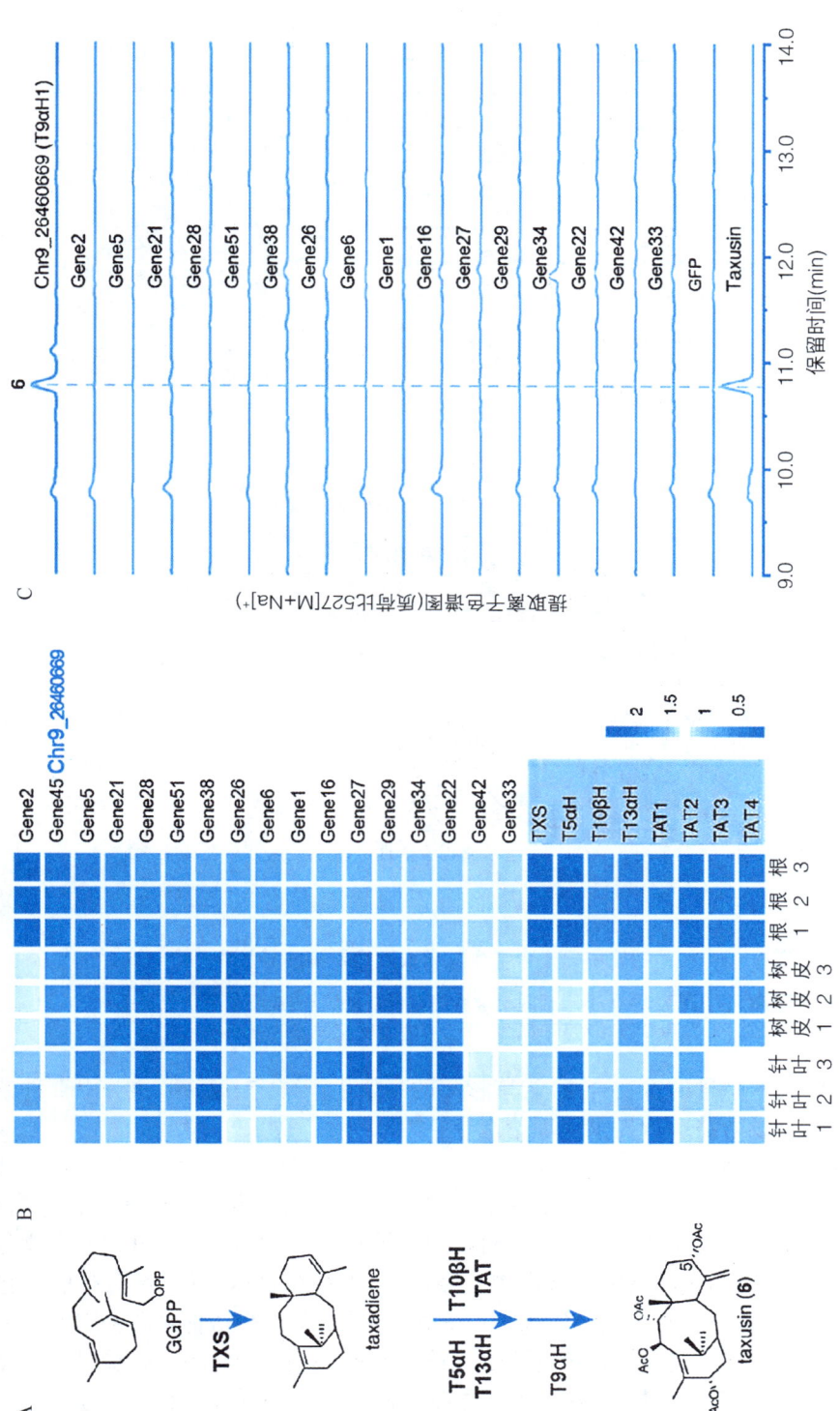

图6-5-15 T9αH1用于C9羟化的功能筛选和鉴定[33]（彩图见附图）

[A. 紫杉素的化学结构及生物合成途径；B. T9αH1候选基因和参与紫杉素生物合成的相关已知基因在红豆杉组织中的基因表达模式分析；C. 烟草叶片样品中紫杉素生物合成途径的已知基因与T9αH1候选基因共表达后紫杉素(6)的提取离子色谱图]

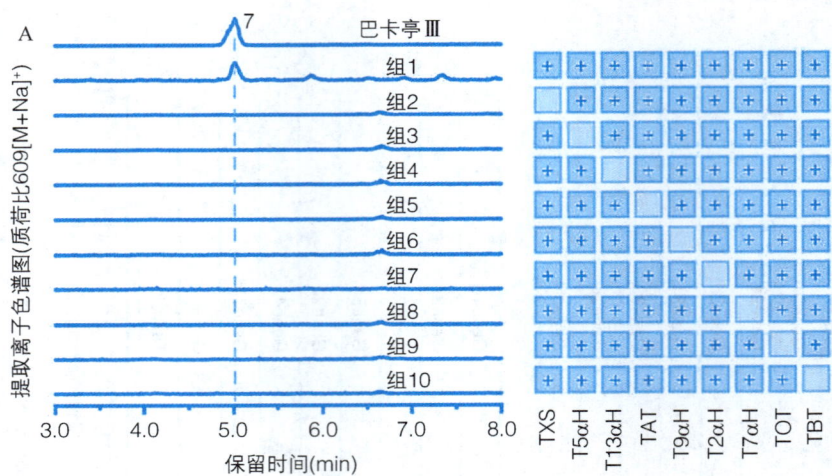

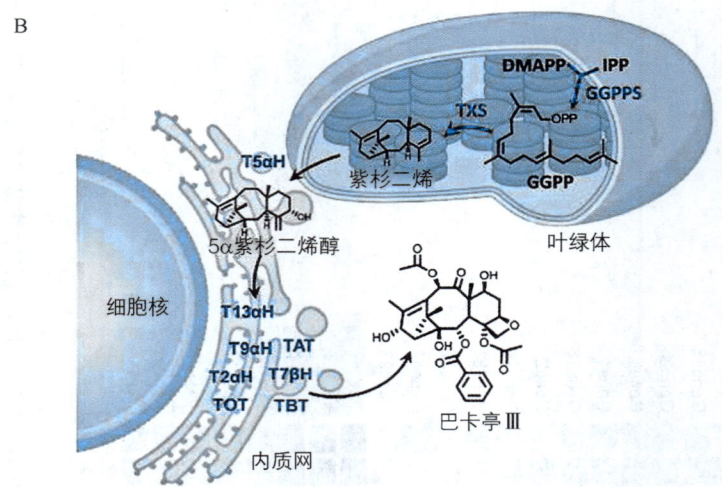

图 6-5-16 烟草中巴卡亭Ⅲ生物合成途径重构和异源生产[33]

[A. 烟草叶片中表达 10 个不同基因组合后的巴卡亭Ⅲ(7)的提取后离子色谱图；
B. TOT 和 T9αH 与其他紫杉醇已知途径反应过程的亚细胞]

实现了紫杉醇前体巴卡亭Ⅲ的生物合成，为紫杉醇的高效生产奠定了基础，也为上百种紫杉烷类天然产物的生物合成通路解析提供了理论指导。

如何从候选基因中高效筛选功能基因一直是中药植物活性成分生物合成研究领域的关键，生物合成途径中下游的复杂合成网络更是阻碍药用活性成分生物合成途径打通的难点。复杂中药活性成分生物合成途径中间体在原植物中含量较低，难以提取，部分中间产物分离得到后极不稳定。并且，植物来源基因在微生物中表达后，仍存在表达量低、蛋白提取纯化后功能减弱甚至失活等难题，一些基于植物体系如拟南芥、本氏烟草等在植物来源基因的体外瞬时表达验证中体现出了优势。这些模式植物不仅生长周期短，易于培养，还具有瞬时表达操作简便、还原植物蛋白表达环境等优势，解决了部分植物中限速蛋白外源表达难的问题。烟草作为植物代谢途径催化元件的瞬时异源表达体系，操作简单，近年来在重要的天然产物生物合成途径解析中发挥越来越重要的作用。除本节介绍的紫杉醇的功能基因解析外，薯蓣皂苷元、雷公藤内酯酮的生物合成途径中关键基因的功能研究都利用了烟草表达体系。利用烟草体系边合成边解析对于酶反应类型复杂多样、途径推测困难的中药活性成分生物合成途径解析和功能基因研究是行之有效的研究方法,将会在中药活性成分生物合成途径解析中发挥越来越重要的作用。

参考文献

[1] 生书晶,赵炜,赵树进.药用植物次生代谢工程研究概况[J].生命的化学,2010,30(6):968-971.

[2] Ma Y, Cui G, Chen T, et al. Expansion within the CYP71D subfamily drives the heterocyclization of tanshinones synthesis in *Salvia miltiorrhiza* [J]. Nature Communications, 2021, 12(1):685.

[3] Zhao Y, Liu G, Yang F, et al. Multilayered regulation of secondary metabolism in medicinal plants [J]. Molecular Horticulture, 2023, 3(1):11.

[4] Li Y, Huang B, Chen J, et al. Targeted large fragment deletion in plants using paired crRNAs with type I CRISPR system [J]. Plant Biotechnology Journal, 2023, 21(11):2196-2208.

[5] Claeys H, Neyrinck E, Duroulin L, et al. Coordinated gene upregulation in maize through CRISPR/Cas-mediated enhancer insertion [J]. Plant Biotechnology Journal, 2024, 22(1):16-18.

[6] Shen R, Yao Q, Zhong D, et al. Targeted insertion of regulatory elements enables translational enhancement in rice [J]. Frontiers in Plant Science, 2023, 14:1134209.

[7] Allis CD, Jenuwein T. The molecular hallmarks of epigenetic control [J]. Nature Reviews Genetics, 2016, 17(8):487-500.

[8] Goldberg AD, Allis CD, Bernstein E. Epigenetics: a landscape takes shape [J]. Cell, 2007, 128(4):635-638.

[9] Liu X, Yang S, Zhao M, et al. Transcriptional Repression by Histone Deacetylases in Plants [J]. Molecular Plant, 2014, 7(5):764-772.

[10] Agarwal V, Bell GW, Nam JW, et al. Predicting effective microRNA target sites in mammalian mRNAs [J]. eLife, 2015, 4:e05005.

[11] Liu X, Ali MK, Dua K, et al. Circular RNAs: emerging players in asthma and COPD [J]. Frontiers in Cell and Developmental Biology, 2023, 11:1267792.

[12] Gao W, Sun HX, Xiao H, et al. Combining metabolomics and transcriptomics to characterize tanshinone biosynthesis in *Salvia miltiorrhiza* [J]. BMC Genomics, 2014, 15:73.

[13] Hong B, Grzech D, Caputi L, et al. Biosynthesis of strychnine [J]. Nature, 2022, 607(7919):617-622.

[14] Li H, Wu S, Lin R, et al. The genomes of medicinal skullcaps reveal the polyphyletic origins of clerodane diterpene biosynthesis in the family Lamiaceae [J]. Molecular Plant, 2023, 16(3):549-570.

[15] Li CY, Yang L, Liu Y, et al. The sage genome provides insight into the evolutionary dynamics of diterpene biosynthesis gene cluster in plants [J]. Cell Reports, 2022, 40(7):111236.

[16] Bryson AE, Lanier ER, Lau KH, et al. Uncovering a miltiradiene biosynthetic gene cluster in the Lamiaceae reveals a dynamic evolutionary trajectory [J]. Nature Communications, 2023, 14(1):343.

[17] Li Y, Leveau A, Zhao Q, et al. Subtelomeric assembly of a multi-gene pathway for antimicrobial defense compounds in cereals [J]. Nature Communications, 2021, 12(1):2563.

[18] 何华,徐娇,周涛,等.利用iTRAQ技术分析续断"发汗"前后三萜皂苷类成分含量变化的机制[J].中国中药杂志,2021,46(18):4730-4735.

[19] Ozber N, Carr SC, Morris JS, et al. Alkaloid binding to opium poppy major latex proteins triggers structural modification and functional aggregation [J]. Nature Communications, 2022, 13(1):6768.

[20] Cui G, Duan L, Jin B, et al. Functional Divergence of Diterpene Synthases in the Medicinal Plant *Salvia miltiorrhiza* [J]. Plant Physiology, 2015, 169(3):1607-1618.

[21] Jin B, Cui G, Guo J, et al. Functional Diversification of Kaurene Synthase-Like Genes in *Isodon rubescens*

[J]. Plant Physiology, 2017, 174(2): 943-955.

[22] Mao L, Jin B, Chen L, et al. Functional identification of the terpene synthase family involved in diterpenoid alkaloids biosynthesis in *Aconitum carmichaelii* [J]. Acta Pharmaceutica Sinica B, 2021, 11(10): 3310-3321.

[23] Wang J, Mao Y, Ma Y, et al. Diterpene synthases from Leonurus japonicus elucidate epoxy-bridge formation of spiro-labdane diterpenoids [J]. Plant Physiology, 2022, 189(1): 99-111.

[24] Bu J, Zhang X, Ii Q, et al. Catalytic promiscuity of *O*-methyltransferases from *Corydalis yanhusuo* leading to the structural diversity of benzylisoquinoline alkaloids [J]. Horticulture Research, 2022, 9: 152.

[25] Li Q, Bu J, Ma Y, et al. Characterization of *O*-methyltransferases involved in the biosynthesis of tetrandrine in *Stephania tetrandra* [J]. Journal of Plant Physiology, 2020, 250: 153181.

[26] Pompon D, Louserat B, Bronine A, et al. Yeast expression of animal and plant P450s in optimized redox environments [J]. Methods in Enzymology, 1996, 272: 51-64.

[27] 马莹, 蔡媛, 马晓晶, 等. 药用植物活性成分生物合成中 P450 的研究进展 [J]. 药学学报, 2020, 55(7): 1573-1589.

[28] Zirpel B, Stehle F, Kayser O. Production of Δ9-tetrahydrocannabinolic acid from cannabigerolic acid by whole cells of *Pichia* (Komagataella) pastoris expressing Δ9-tetrahydrocannabinolic acid synthase from *Cannabis sativa* L. [J]. Biotechnology Letters, 2015, 37(9): 1869-1875.

[29] Caputi L, Franke J, Farrow SC, et al. Missing enzymes in the biosynthesis of the anticancer drug vinblastine in Madagascar periwinkle [J]. Science, 2018, 360(6394): 1235-1239.

[30] Kraus PF, Kutchan TM. Molecular cloning and heterologous expression of a cDNA encoding berbamunine synthase, a C—O phenol-coupling cytochrome P450 from the higher plant *Berberis stolonifera* [J]. Proceedings of the National Academy of Sciences of the United States of America, 1995, 92(6): 2071-2075.

[31] Gesell A, Chávez ML, Kramell R, et al. Heterologous expression of two FAD-dependent oxidases with (*S*)-tetrahydroprotoberberine oxidase activity from Arge mone mexicana and *Berberis wilsoniae* in insect cells [J]. Planta, 2011, 233(6): 1185-1197.

[32] Lau W, Sattely ES. Six enzymes from mayapple that complete the biosynthetic pathway to the etoposide aglycone [J]. Science, 2015, 349(6253): 1224-1228.

[33] Jiang B, Gao L, Wang H, et al. Characterization and heterologous reconstitution of *Taxus* biosynthetic enzymes leading to baccatin III [J]. Science, 2024, 383(6683): 622-629.

[34] Hansen NL, Kjaerulff L, Heck QK, et al. Tripterygium wilfordii cytochrome P450s catalyze the methyl shift and epoxidations in the biosynthesis of triptonide [J]. Nature Communications, 2022, 13(1): 5011.

[35] De LA Peña R, Hodgson H, et al. Complex scaffold remodeling in plant triterpene biosynthesis [J]. Science, 2023, 379(6630): 361-368.

[36] Reed J, Orme A, El-Demerdash A, et al. Elucidation of the pathway for biosynthesis of saponin adjuvants from the soapbark tree [J]. Science, 2023, 379(6638): 1252-1264.

[37] Cao X, Xie H, Song M, et al. Simple method for transformation and gene editing in medicinal plants [J]. Journal of Integrative Plant Biology, 2024, 66(1): 17-19.

[38] Kai G, Xu H, Zhou C, et al. Metabolic engineering tanshinone biosynthetic pathway in *Salvia miltiorrhiza* hairy root cultures [J]. Metabolic Engineering, 2011, 13(3): 319-327.

[39] Ma Y, Ma XH, Meng FY, et al. RNA interference targeting CYP76AH1 in hairy roots of *Salvia miltiorrhiza* reveals its key role in the biosynthetic pathway of tanshinones [J]. Biochemical and Biophysical Research Communications, 2016, 477(2): 155-160.

[40] Guo J, Ma X, Cai Y, et al. Cytochrome P450 promiscuity leads to a bifurcating biosynthetic pathway for tanshinones [J]. New Phytologist, 2016, 210(2): 525-534.

[41] Pare PW, Tumlinson JH. De Novo Biosynthesis of Volatiles Induced by Insect Herbivory in Cotton

Plants [J]. Plant Physiology, 1997, 114(4): 1161-1167.
[42] Kim DY, Stauffacher CV, Rodwell VW. Dual coenzyme specificity of Archaeoglobus fulgidus HMG-CoA reductase [J]. Protein science: a publication of the Protein Society, 2000, 9(6): 1226-1234.
[43] Newman DJ, Cragg GM. Natural products as sources of new drugs over the 30 years from 1981 to 2010 [J]. Journal of Natural Products, 2012, 75(3): 311-335.
[44] Kim HB, Schaller H, Goh CH, et al. Arabidopsis cyp51 mutant shows postembryonic seedling lethality associated with lack of membrane integrity [J]. Plant Physiology, 2005, 138(4): 2033-2047.
[45] 郑洲翔,范燕萍,周纪刚,等.植物萜类合成酶 1-脱氧-D-木酮糖-5-磷酸还原酶研究进展[J].安徽农业科学,2011,39(10): 5695-5696.
[46] Eisenreich W, Rohdich F, Bacher A. Deoxyxylulose phosphate pathway to terpenoids [J]. Trends in Plant Science, 2001, 6(2): 78-84.
[47] Tao H, Lauterbach L, Bian G, et al. Discovery of non-squalene triterpenes [J]. Nature, 2022, 606(7913): 414-419.
[48] Bohlmann J, Meyer-Gauen G, Croteau R. Plant terpenoid synthases: Molecular biology and phylogenetic analysis [J]. Proceedings of the National Academy of Sciences of the United States of America, 1998, 95(8): 4126-4133.
[49] Hirai MY, Klein M, Fujikawa Y, et al. Elucidation of gene-to-gene and metabolite-to-gene networks in arabidopsis by integration of metabolomics and transcriptomics [J]. The Journal of biological chemistry, 2005, 280(27): 25590-25595.
[50] Kirby J, Keasling JD. Biosynthesis of Plant Isoprenoids: Perspectives for Microbial Engineering [J]. Annual Review of Plant Biologyl, 2009, 60(1): 335-355.
[51] Bolwell GP, Bozak K, Zimmerlin A. Plant cytochrome p450 [J]. Phytochemistry, 1994, 37(6): 1491-1506.
[52] Mizutani M. Impacts of diversification of cytochrome P450 on plant metabolism [J]. Biological & Pharmaceutical Bulletin, 2012, 35(6): 824-832.
[53] Werck-Reichhart D, Feyereisen R. Cytochromes P450: a success story [J]. Genome Biology, 2000, 1(6): 3003.
[54] Guo J, Zhou YJ, Hillwig ML, et al. CYP76AH1 catalyzes turnover of miltiradiene in tanshinones biosynthesis and enables heterologous production of ferruginol in yeasts [J]. Proceedings of the National Academy of Sciences of the United States of America, 2013, 110(29): 12108-12113.
[55] Teoh KH, Polichuk DR, Reed DW, et al. Artemisia annua L. (Asteraceae) trichome-specific cDNAs reveal CYP71AV1, a cytochrome P450 with a key role in the biosynthesis of the antimalarial sesquiterpene lactone artemisinin [J]. FEBS Letters, 2006, 580(5): 1411-1416.
[56] Seki H, Sawai S, Ohyama K, et al. Triterpene functional genomics in licorice for identification of CYP72A154 involved in the biosynthesis of glycyrrhizin [J]. Plant Cell, 2011, 23(11): 4112-4123.
[57] Kaspera R, Croteau R. Cytochrome P450 oxygenases of Taxol biosynthesis [J]. Phytochemistry Reviews, 2006, 5(2-3): 433-444.
[58] Croteau R, Ketchum RE, Long RM, et al. Taxol biosynthesis and molecular genetics [J]. Phytochemistry Reviews, 2006, 5(1): 75-97.
[59] Li Y, Luo HM, Sun C, et al. EST analysis reveals putative genes involved in glycyrrhizin biosynthesis [J]. BMC Genomics, 2010, 11: 268.
[60] Yan X, Fan Y, Wei W, et al. Production of bioactive ginsenoside compound K in metabolically engineered yeast [J]. Cell Research, 2014, 24(6): 770-773.
[61] Sun C, Li Y, Wu Q, et al. De novo sequencing and analysis of the American ginseng root transcriptome using a GS FLX Titanium platform to discover putative genes involved in ginsenoside biosynthesis [J]. BMC Genomics, 2010, 11: 262.
[62] Umemoto N, Nakayasu M, Ohyama K, et al. Two Cytochrome P450 Monooxygenases Catalyze Early

Hydroxylation Steps in the Potato Steroid Glycoalkaloid Biosynthetic Pathway [J]. Plant Physiology, 2016, 171(4): 2458-2467.

[63] Morikawa T, Mizutani M, Aoki N, et al. Cytochrome P450 CYP710A encodes the sterol C-22 desaturase in Arabidopsis and tomato [J]. Plant Cell, 2006, 18(4): 1008-1022.

[64] Zhou C, Yang Y, Tian J, et al. 22R-but not 22S-hydroxycholesterol is recruited for diosgenin biosynthesis. [J]. Plant Journal, 2022, 109(4): 940-951.

[65] Christ B, Xu C, Xu M, et al. Repeated evolution of cytochrome P450-mediated spiroketal steroid biosynthesis in plants [J]. Nature Communications, 2019, 10(1): 3206.

[66] Carroll E, Ravi gopal B, Raghavan I, et al. A cytochrome P450 CYP87A4 imparts sterol side-chain cleavage in digoxin biosynthesis [J]. Nature Communications, 2023, 14(1): 4042.

[67] Ehlting J, Mattheus N, Aeschliman DS, et al. Global transcript profiling of primary stems from Arabidopsis thaliana identifies candidate genes for missing links in lignin biosynthesis and transcriptional regulators of fiber differentiation [J]. Plant Journal, 2005, 42(5): 618-640.

[68] Marques JV, Kim KW, Lee C, et al. Next generation sequencing in predicting gene function in podophyllotoxin biosynthesis [J]. Journal of Biological Chemistry, 2013, 288(1): 466-479.

[69] Lau W, Sattely ES. Six enzymes from mayapple that complete the biosynthetic pathway to the etoposide aglycone [J]. Science, 2015, 349(6253): 1224-1228.

[70] Parast BM, Chetri SK, Sharma K, et al. In vitro isolation, elicitation of psoralen in callus cultures of *Psoralea corylifolia* and cloning of psoralen synthase gene [J]. Plant Physiology and Biochemistryem, 2011, 49(10): 1138-1146.

[71] Zhao Y, He Y, Han L, et al. Two types of coumarins-specific enzymes complete the last missing steps in pyran- and furanocoumarins biosynthesis [J]. Acta Pharmaceutica Sinica B, 2024, 14(2): 869-880.

[72] 雷桅, 邹祥, 向阳, 等. 植物查尔酮异构酶的生物信息学分析[J]. 北方园艺, 2008(2): 193-197.

[73] Martens S, Mithöfer A. Flavones and flavone synthases [J]. Phytochemistry, 2005, 66(20): 2399-2407.

[74] 赵启明, 李范, 李萍. 花青素生物合成关键酶的研究进展[J]. 生物技术通报, 2012(12): 25-32.

[75] Ayabe SI, Akashi T. Cytochrome P450s in flavonoid metabolism [J]. Phytochemistry Reviews, 2006, 5(2-3): 271-282.

[76] Xu F, Cheng H, Cai R, et al. Molecular cloning and function analysis of an anthocyanidin synthase gene from *Ginkgo biloba*, and its expression in abiotic stress responses [J]. Molecular Cells, 2008, 26(6): 536-547.

[77] Misra P, Pandey A, Tewari SK, et al. Characterization of isoflavone synthase gene from *Psoralea corylifolia*: a medicinal plant [J]. Plant Cell Reports, 2010, 29(7): 747-755.

[78] Ziegler J, Facchini PJ. Alkaloid biosynthesis: metabolism and trafficking [J]. Annual Review of Plant Biologyl, 2008, 59: 735-769.

[79] 邢世海, 王荃, 潘琪芳, 等. 长春花萜类吲哚生物碱的生物合成途径[J]. 西北植物学报, 2012, 32(9): 1917-1927.

[80] Facchini PJ. Alkaloid biosynthesis in plants: Biochemistry, Cell Biology, Molecular Regulation, and Metabolic Engineering Applications [J]. Annu Rev Plant Physiology Plant Molecular Biology, 2001, 52: 29-66.

[81] Winkler A, Hartner F, Kutchan TM, et al. Biochemical evidence that berberine bridge enzyme belongs to a novel family of flavoproteins containing a bi-covalently attached FAD cofactor [J]. Journal of Biological Chemistry, 2006, 281(30): 21276-21285.

[82] Hibi N, Higashiguchi S, Hashimoto T, et al. Gene expression in tobacco low-nicotine mutants [J]. Plant Cell, 1994, 6(5): 723-735.

[83] Bedewitz MA, Jones AD, D'Auria JC, et al. Tropinone synthesis via an atypical polyketide synthase and P450-mediated cyclization [J]. Nature Communications, 2018, 9(1): 5281.

[84] Qiu F, Zeng J, Wang J, et al. Functional genomics analysis reveals two novel genes required for littorine biosynthesis [J]. New Phytologist, 2020, 225(5): 1906-1914.

[85] Li R, Reed DW, Liu E, et al. Functional genomic analysis of alkaloid biosynthesis in *Hyoscyamus niger* reveals a cytochrome P450 involved in littorine rearrangement [J]. Chemistry & Biology, 2006, 13(5): 513-520.

[86] Matsuda J, Okabe S, Hashimoto T, et al. Molecular cloning of hyoscyamine 6 beta-hydroxylase, a 2-oxoglutarate-dependent dioxygenase, from cultured roots of *Hyoscyamus niger* [J]. Journal of Biological Chemistry, 1991, 266(15): 9460-9464.

[87] Hashimoto T, Matsuda J, Yamada Y. Two-step epoxidation of hyoscyamine to scopolamine is catalyzed by bifunctional hyoscyamine 6 beta-hydroxylase [J]. FEBS Letters, 1993, 329(1-2): 35-39.

[88] Huang JP, Fang C, Ma X, et al. Tropane alkaloids biosynthesis involves an unusual type III polyketide synthase and non-enzymatic condensation [J]. Nature Communications, 2019, 10(1): 4036.

[89] Wang YJ, Huang JP, Tian T, et al. Discovery and Engineering of the Cocaine Biosynthetic Pathway [J]. Journal of the American Chemical Society, 2022, 144(48): 22000-22007.

[90] Li Q, Duncan S, Li Y, et al. Decoding plant specialized metabolism: new mechanistic insights [J]. Trends in Plant Science, 2024, 29(5): 535-545.

[91] Kong W, Zhu Q, Zhang Q, et al. 5mC DNA methylation modification-mediated regulation in tissue functional differentiation and important flavor substance synthesis of tea plant (*Camellia sinensis* L.) [J]. Horticulture Research, 2023, 10(8): 126.

[92] Alcalde MA, Palazon J, Bonfill M, et al. Enhancing Centelloside Production in *Centella asiatica* Hairy Root Lines through Metabolic Engineering of Triterpene Biosynthetic Pathway Early Genes [J]. Plants (Basel), 2023, 12(19): 3363.

[93] Kim J, Kang SH, Park SG, et al. Whole-genome, transcriptome, and methylome analyses provide insights into the evolution of platycoside biosynthesis in *Platycodon grandiflorus*, a medicinal plant [J]. Horticulture Research, 2020, 7: 112.

[94] Yang CQ, Fang X, Wu XM, et al. Transcriptional regulation of plant secondary metabolism [J]. Journal of Integrative Plant Biology, 2012, 54(10): 703-712.

[95] 王霜, 雒晓鹏, 姚英俊, 等. 苦荞R2R3-MYB转录因子调控原花青素生物合成的研究[J]. 西北植物学报, 2019, 39(11): 1911-1918.

[96] Luo XP, Li SJ, Yao PF, et al. The jasmonate-ZIM domain protein FtJAZ2 interacts with the R2R3-MYB transcription factor FtMYB3 to affect anthocyanin biosynthesis in tartary buckwheat [J]. Turkish Journal of Biology, 2017, 41: 526-534.

[97] Tang M, Xue W, Li X, et al. Mitotically heritable epigenetic modifications of CmMYB6 control anthocyanin biosynthesis in chrysanthemum [J]. New Phytologist, 2022, 236(3): 1075-1088.

[98] Feller A, Machemer K, Braun EL, et al. Evolutionary and comparative analysis of MYB and bHLH plant transcription factors [J]. Plant Journal, 2011, 66(1): 94-116.

[99] Zhang H, Hedhili S, Montiel G, et al. The basic helix-loop-helix transcription factor CrMYC2 controls the jasmonate-responsive expression of the ORCA genes that regulate alkaloid biosynthesis in *Catharanthus roseus* [J]. Plant Journal, 2011, 67(1): 61-71.

[100] Shoji T, Hashimoto T. Tobacco MYC2 regulates jasmonate-inducible nicotine biosynthesis genes directly and by way of the NIC2-locus ERF genes [J]. Plant and Cell Physiology, 2011, 52(6): 1117-1130.

[101] Todd AT, Liu E, Polvi SL, et al. A functional genomics screen identifies diverse transcription factors that regulate alkaloid biosynthesis in *Nicotiana benthamiana* [J]. Plant Journal, 2010, 62(4): 589-600.

[102] Chu Y, Xiao S, Su H, et al. Genome-wide characterization and analysis of bHLH transcription factors in *Panax ginseng* [J]. Acta Pharmaceutica Sinica B, 2018, 8(4): 666-677.

[103] Zhang X, Luo H, Xu Z, et al. Genome-wide characterisation and analysis of bHLH transcription factors related to tanshinone biosynthesis in *Salvia miltiorrhiza* [J]. Scientific Reports, 2015, 5(1): 11244.

[104] Duan Z, Wang S, Zhang Z, et al. The MabHLH11 transcription factor interacting with MaMYB4 acts additively in increasing plant scopolin biosynthesis [J]. The Crop Journal, 2023, 11(6): 1675-1685.

[105] Walker AR, Davison PA, Bolognesi-Winfield AC, et al. The TRANSPARENT TESTA GLABRA1 locus, which regulates trichome differentiation and anthocyanin biosynthesis in *Arabidopsis*, encodes a WD40 repeat protein [J]. Plant Cell, 1999, 11(7): 1337-1350.

[106] Quattrocchio F, Verweij W, Kroon A, et al. PH4 of Petunia is an R2R3 MYB protein that activates vacuolar acidification through interactions with basic-helix-loop-helix transcription factors of the anthocyanin pathway [J]. Plant Cell, 2006, 18(5): 1274-1291.

[107] Takos AM, Jaffé FW, Jacob SR, et al. Light-induced expression of a MYB gene regulates anthocyanin biosynthesis in red apples [J]. Plant Physiology, 2006, 142(3): 1216-1232.

[108] Mizoi J, Shinozaki K, Yamaguchi-Shinozaki K. AP2/ERF family transcription factors in plant abiotic stress responses [J]. Biochimica et Biophysica Acta, 2012, 1819(2): 86-96.

[109] van der Fits L, Memelink J. ORCA3, a jasmonate-responsive transcriptional regulator of plant primary and secondary metabolism [J]. Science, 2000, 289(5477): 295-297.

[110] van der Fits L, Hilliou F, Memelink J. T-DNA activation tagging as a tool to isolate regulators of a metabolic pathway from a genetically non-tractable plant species [J]. Transgenic Research, 2001, 10(6): 513-521.

[111] Shoji T, Hashimoto T. Recruitment of a duplicated primary metabolism gene into the nicotine biosynthesis regulon in tobacco [J]. Plant Journal, 2011, 67(6): 949-959.

[112] Zhu X, Qi L, Liu X, et al. The wheat ethylene response factor transcription factor pathogen-induced ERF1 mediates host responses to both the necrotrophic pathogen *Rhizoctonia cerealis* and freezing stresses [J]. Plant Physiology, 2014, 164(3): 1499-1514.

[113] Ma D, Pu G, Lei C, et al. Isolation and characterization of AaWRKY1, an *Artemisia annua* transcription factor that regulates the amorpha-4,11-diene synthase gene, a key gene of artemisinin biosynthesis [J]. Plant and Cell Physiology, 2009, 50(12): 2146-2161.

[114] Suttipanta N, Pattanaik S, Kulshrestha M, et al. The transcription factor CrWRKY1 positively regulates the terpenoid indole alkaloid biosynthesis in Catharanthus roseus [J]. Plant Physiology, 2011, 157(4): 2081-2093.

[115] Yang FS, Nie S, Liu H, et al. Chromosome-level genome assembly of a parent species of widely cultivated azaleas [J]. Nature Communications, 2020, 11(1): 5269.

[116] Tholl D, Kish CM, Orlova I, et al. Formation of monoterpenes in *Antirrhinum majus* and *Clarkia breweri* flowers involves heterodimeric geranyl diphosphate synthases [J]. Plant Cell, 2004, 16(4): 977-992.

[117] Yang K, Han H, Li Y, et al. Significance of miRNA in enhancement of flavonoid biosynthesis [J]. Plant Biology, 2022, 24(2): 217-226.

[118] Chu HY, Wegel E, Osbourn A. From hormones to secondary metabolism: the emergence of metabolic gene clusters in plants [J]. Plant Journal, 2011, 66(1): 66-79.

[119] Winzer T, Gazda V, He Z, et al. A *Papaver somniferum* 10-gene cluster for synthesis of the anticancer alkaloid noscapine [J]. Science, 2012, 336(6089): 1704-1708.

[120] King AJ, Brown GD, Gilday AD, et al. Production of bioactive diterpenoids in the euphorbiaceae depends on evolutionarily conserved gene clusters [J]. Plant Cell, 2014, 26(8): 3286-3298.

[121] Shang Y, Ma Y, Zhou Y, et al. Plant science. Biosynthesis, regulation, and domestication of bitterness in cucumber [J]. Science, 2014, 346(6213): 1084-1088.

[122] Zhou Y, Ma Y, Zeng J, et al. Convergence and divergence of bitterness biosynthesis and regulation in Cucurbitaceae [J]. Nature Plants, 2016, 2: 16183.

[123] Zhong Y, Xun W, Wang X, et al. Root-secreted bitter triterpene modulates the rhizosphere microbiota to improve plant fitness [J]. Nature Plants, 2022, 8(8): 887-896.

[124] Alami MM, Ouyang Z, Zhang Y, et al. The Current Developments in Medicinal Plant Genomics Enabled the Diversification of Secondary Metabolites Biosynthesis [J]. International Journal of Molecular Sciences, 2022, 23(24): 15932.

[125] Sun Y, Shao J, Liu H, et al. A chromosome-level genome assembly reveals that tandem-duplicated CYP706V oxidase genes control oridonin biosynthesis in the shoot apex of *Isodon rubescens* [J]. Molecular Plant, 2023, 16(3): 517-532.

[126] Zhang Y, Gao J, Ma L, et al. Tandemly duplicated CYP82Ds catalyze 14-hydroxylation in triptolide biosynthesis and precursor production in *Saccharomyces cerevisiae* [J]. Nature Communications, 2023, 14(1): 875.

[127] Wang XD, Xu CY, Zheng YJ, et al. Chromosome-level genome assembly and resequencing of camphor tree (*Cinnamomum camphora*) provides insight into phylogeny and diversification of terpenoid and triglyceride biosynthesis of *Cinnamomum* [J]. Horticulture Research, 2022, 9: uhac216.

[128] Forman V, Luo D, Geu-Flores F, et al. A gene cluster in *Ginkgo biloba* encodes unique multifunctional cytochrome P450s that initiate ginkgolide biosynthesis [J]. Nature Communications, 2022, 13(1): 5143.

[129] 马莹, 赵瑜君, 马晓晶, 等. 中药活性成分生物合成研究及应用[J]. 中国科学: 生命科学, 2022, 52(6): 894-907.

[130] Zhan C, Shen S, Yang C, et al. Plant metabolic gene clusters in the multi-omics era [J]. Trends in Plant Science, 2022, 27(10): 981-1001.

[131] Xiong X, Gou J, Liao Q, et al. The Taxus genome provides insights into paclitaxel biosynthesis [J]. Nature Plants, 2021, 7(8): 1026-1036.

[132] Töpfer N, Fuchs LM, Aharoni A. The PhytoClust tool for metabolic gene clusters discovery in plant genomes [J]. Nucleic Acids Research, 2017, 45(12): 7049-7063.

[133] Berman P, de Haro LA, Jozwiak A, et al. Parallel evolution of cannabinoid biosynthesis [J]. Nature Plants, 2023, 9(5): 817-831.

[134] Guo C, Luo Y, Gao LM, et al. Phylogenomics and the flowering plant tree of life [J]. Journal of Integrative Plant Biology, 2023, 65(2): 299-323.

[135] Han D, Li W, Hou Z, et al. The chromosome-scale assembly of the *Salvia rosmarinus* genome provides insight into carnosic acid biosynthesis [J]. Plant Journal, 2023, 113(4): 819-832.

[136] Koo H, Lee YS, Nguyen VB, et al. Comparative transcriptome and metabolome analyses of four *Panax* species explore the dynamics of metabolite biosynthesis [J]. J Ginseng Res, 2023, 47(1): 44-53.

[137] Tu L, Su P, Zhang Z, et al. Genome of *Tripterygium wilfordii* and identification of cytochrome P450 involved in triptolide biosynthesis [J]. Nature Communications, 2020, 11(1): 971.

[138] Luan X, Xu W, Zhang J, et al. Genome-Scale Identification, Classification, and Expression Profiling of MYB Transcription Factor Genes in *Cinnamomum camphora* [J]. International Journal of Molecular Sciences, 2022, 23(22): 14279.

[139] Ye L, Yang L, Wang B, et al. The Chromosome-level genome of *Aesculus wilsonii* provides new insights into terpenoid biosynthesis and *Aesculus* evolution [J]. Frontiers in Plant Science, 2022, 13: 1022169.

[140] Han X, Li C, Sun S, et al. The chromosome-level genome of female ginseng (*Angelica sinensis*) provides insights into molecular mechanisms and evolution of coumarin biosynthesis [J]. Plant Journal, 2022, 112(5): 1224-1237.

[141] Li Y, Tan C, Li Z, et al. The genome of *Dioscorea zingiberensis* sheds light on the biosynthesis, origin and evolution of the medicinally important diosgenin saponins [J]. Horticulture Research, 2022, 9: 165.

[142] Deng H, Yu H, Deng Y, et al. Pathway Evolution Through a Bottlenecking-Debottlenecking Strategy and Machine Learning-Aided Flux Balancing [J]. Adv Sci (Weinh), 2024, 11(14): e2306935.

[143] Chen T, Yang M, Cui G, et al. IMP: bridging the gap for medicinal plant genomics [J]. Nucleic Acids Research, 2024, 52(D1): D1347-D1354.

[144] Zeng T, Liu Z, Zhuang J, et al. TeroKit: A Database-Driven Web Server for Terpenome Research [J]. Journal of Chemical Information and Modeling, 2020, 60(4): 2082-2090.

[145] Gao W, Hillwig ML, Huang L, et al. A functional genomics approach to tanshinone biosynthesis provides stereochemical insights [J]. Org Lett, 2009, 11(22): 5170-5173.

[146] Hillwig ML, Xu M, Toyomasu T, et al. Domain loss has independently occurred multiple times in plant terpene synthase evolution [J]. The Plant Journal, 2011, 68(6): 1051-1060.

[147] Wang Z, Peters RJ. Tanshinones: Leading the way into Lamiaceae labdane-related diterpenoid biosynthesis [J]. Current Opinion in Plant Biology, 2022, 66: 102189.

[148] Cyr A, Wilderman PR, Determan M, et al. A modular approach for facile biosynthesis of labdane-related diterpenes [J]. Journal of the American Chemical Society, 2007, 129(21): 6684-6685.

[149] Petersen TN, Brunak S, von Heijne G, et al. SignalP 4.0: discriminating signal peptides from transmembrane regions [J]. Nature Methods, 2011, 8(10): 785-786.

[150] Song JJ, Fang X, Li CY, et al. A 2-oxoglutarate-dependent dioxygenase converts dihydrofuran to furan in Salvia diterpenoids [J]. Plant Physiology, 2022, 188(3): 1496-1506.

[151] Pan X, Chang Y, Li C, et al. Chromosome-level genome assembly of *Salvia miltiorrhiza* with orange roots uncovers the role of Sm2OGD3 in catalyzing 15,16-dehydrogenation of tanshinones [J]. Horticulture Research, 2023, 10(6): 69.

[152] Hu Z, Ren L, Bu J, et al. Functional Characterization of a 2OGD Involved in Abietane-Type Diterpenoids Biosynthetic Pathway in *Salvia miltiorrhiza* [J]. Frontiers in Plant Science, 2022, 13: 947674.

[153] Ren L, Luo L, Hu Z, et al. Functional characterization of CYP81C16 involved in the tanshinone biosynthetic pathway in *Salvia miltiorrhiza* [J]. Chinese Journal of Natural Medicines, 2023, 21(12): 938-949.

[154] Fiil BK, Qiu JL, Petersen K, et al. Coimmunoprecipation (co-IP) of Nuclear Proteins and Chromatin Immunoprecipitation (ChIP) from Arabidopsis [J]. CSH Protoc, 2008, 2008: 5049.

[155] 曹雪美.转录因子CBF-1调控粗糙脉孢菌生物钟分子机制的研究[D].北京:中国农业大学,2018.

[156] Nakagawa T, Kurose T, Hino T, et al. Development of series of gateway binary vectors, pGWBs, for realizing efficient construction of fusion genes for plant transformation [J]. Journal of Bioscience and Bioengineering, 2007, 104(1): 34-41.

[157] Yan L, Zhai Q, Wei J, et al. Role of tomato lipoxygenase D in wound-induced jasmonate biosynthesis and plant immunity to insect herbivores [J]. PLoS Genetics, 2013, 9(12): e1003964.

[158] Chen H, Zou Y, Shang Y, et al. Firefly luciferase complementation imaging assay for protein-protein interactions in plants [J]. Plant Physiology, 2008, 146(2): 368-376.

[159] 黄璐琦,戴住波,吕冬梅,等.探讨道地药材研究的模式生物及模型[J].中国中药杂志,2009,34(9):1063-1066.

[160] Zheng H, Fu X, Shao J, et al. Transcriptional regulatory network of high-value active ingredients in medicinal plants [J]. Trends in Plant Science, 2023, 28(4): 429-446.

[161] Su P, Guan H, Zhao Y, et al. Identification and functional characterization of diterpene synthases for triptolide biosynthesis from *Tripterygium wilfordii* [J]. Plant Journal, 2018, 93(1): 50-65.

[162] Tu L, Cai X, Zhang Y, et al. Mechanistic analysis for the origin of diverse diterpenes in *Tripterygium wilfordii* [J]. Acta Pharmaceutica Sinica B, 2022, 12(6): 2923-2933.

[163] Liu Y, Zhou J, Hu T, et al. Identification and functional characterization of squalene epoxidases and oxidosqualene cyclases from *Tripterygium wilfordii* [J]. Plant Cell Reports, 2020, 39(3): 409-418.

[164] Hansen NL, Miettinen K, Zhao Y, et al. Integrating pathway elucidation with yeast engineering to produce polpunonic acid the precursor of the anti-obesity agent celastrol [J]. Microbial Cell Factories, 2020, 19(1): 15.

[165] Zhou J, Hu T, Liu Y, et al. Cytochrome P450 catalyses the 29-carboxyl group formation of celastrol [J]. Phytochemistry, 2021, 190: 112868.

[166] Zhao Y, Hansen NL, Duan YT, et al. Biosynthesis and biotechnological production of the anti-obesity agent celastrol [J]. Nature Chemistry, 2023, 15(9): 1236-1246.

[167] Guéritte-Voegelein F, Guénard D, Potier P. Taxol and derivatives: a biogenetic hypothesis [J]. Journal of Natural Products, 1987, 50(1): 9-18.

[168] Hefner J, Rubenstein SM, Ketchum RE, et al. Cytochrome P450-catalyzed hydroxylation of taxa-4(5), 11(12)-diene to taxa-4(20), 11(12)-dien-5alpha-ol: the first oxygenation step in taxol biosynthesis. [J]. Chemistry & Biology, 1996, 3(6): 479-489.

[169] Jennewein S, Rithner CD, Williams RM, et al. Taxol biosynthesis: taxane 13 alpha-hydroxylase is a cytochrome P450-dependent monooxygenase [J]. Proceedings of the National Academy of Sciences of the United States of America, 2001, 98(24): 13595-13600.

[170] Jennewein S, Rithner CD, Williams RM, et al. Taxoid metabolism: Taxoid 14beta-hydroxylase is a cytochrome P450-dependent monooxygenase [J]. Archives of Biochemistry and Biophysics, 2003, 413(2): 262-270.

[171] Chau M, Croteau R. Molecular cloning and characterization of a cytochrome P450 taxoid 2alpha-hydroxylase involved in Taxol biosynthesis [J]. Archives of Biochemistry and Biophysics, 2004, 427(1): 48-57.

[172] Schoendorf A, Rithner CD, Williams RM, et al. Molecular cloning of a cytochrome P450 taxane 10 beta-hydroxylase cDNA from Taxus and functional expression in yeast [J]. Proceedings of the National Academy of Sciences of the United States of America, 2001, 98(4): 1501-1506.

[173] Vil V, Terent'ev AO, AL Quntar AAA, et al. Oxetane-containing metabolites: origin, structures, and biological activities [J]. Applied Microbiology and Biotechnology, 2019, 103(6): 2449-2467.

[174] Horwitz SB. Reflections on My Life with Taxol [J]. Cell, 2019, 177(3): 502-505.

(郭娟　廖志华　开国银　崔光红　张芳源　杨蕾　苏平　马莹　王家典)

第七章

药用植物(分子)育种

第一节 概 述

中药种质资源是中药材生产和育种的物质基础,是国家重要的生物战略资源。开展药用植物(分子)育种是中医药可持续发展的重要保证,其在资源保护、提高药用植物品质、保护生物多样性、推动中医药现代化等方面具有重要意义。

一、药用植物杂交育种

杂交育种是指通过人工控制的方法,将两个不同品种、种属或亚种的植物进行配子结合,以获得具有优良性状的后代。杂交育种实现了不同亲本间的基因重组,从而获得可以遗传变异的新品种,并创造了丰富多样的种质资源。在科学发展过程中,杂交育种的有益性被逐渐认识和证实。1876年,达尔文观察到杂交能够产生优势,并提出了这一观点。随后,在1886年,孟德尔通过豌豆杂交试验,进一步提出了分离定律和自由组合定律,为杂交育种提供了重要的理论基础。杂交育种的优势在于能够人工有意识地引入变异,使育种工作更具有预见性和创造性。根据双亲亲缘关系的疏远,可以分为种内杂交、种间杂交,以及远缘杂交等。根据杂交方式可以分为简单杂交、回交、多亲杂交等方式。

在中药材育种领域,杂交育种被广泛应用,为中药产业的发展和提升药材质量做出了重要贡献。然而,相对于农作物或者其他园艺植物而言,药用植物的杂交育种起步较晚。基于药用植物的遗传背景十分复杂,通过杂交育种可以引发基因重组,可以创造出具有理想性状的新品种。譬如通过杂交育种,可以充分利用亲本间的优良性状,创造出具有理想性状的新品种。杂交育种能够增加遗传变异,拓宽遗传基础,提高药用植物的适应性和抗性,从而改善药材产量和质量。同时,杂交育种还可以通过引入外源基因,增加药用植物的抗病虫害能力和逆境适应性。例如,魏建和等[1]利用雄性不育系和自交系进行配制,成功选育出了长势强、抗病能力强、根部药材产量高的桔梗杂交新品种"中梗1号""中梗2号""中梗3号",这是我国中药材育种领域真正意义上的首个杂种一代新品种。马小军等[2]研究团队则利用杂交育种培育出果实大、果形美观、丰产稳产、抗逆性强的罗汉果新品种"永青1号""普丰青皮"等。

然而,杂交育种也面临一些挑战。首先,合适的亲本选择非常关键,需要考虑亲本间的亲和性和遗传背景。其次,杂交后代的性状表现可能不稳定,需要进行多代选择和筛选才能固定优良性状。此外,杂交育种需要投入大量时间、资源和劳动力,并且在一些中药植物中可能存在着自交不亲和性等限制。

药用植物杂交育种具有许多科学优势,这些优势为培育高产、高质、高效的药用植物品种提供了科学依据和方法。

1. *基因多样性增加*　通过杂交育种,不同药用植物的基因可以相互组合,导致基因多样性的增加。这种多样性可以带来新的遗传组合和变异,从而为药用植物的遗传改良提供更广阔的选择空间。

2. *基因型和表型的改良*　杂交育种可以将两个或多个不同品种药用植物的优良特性进行组合,以获得更优质和高效的药用植物。例如,可以通过杂交来改善药用植物的药用成分含量、生长速度、抗病虫害能力等。

3. *疾病和虫害的抗性增强*　通过杂交育种,可以引入其他品种中存在的抗性基因,以增强药用植物对疾病和虫害的抵抗能力。这有助于减少对农药的依赖,降低病虫害对药用植物产量和质量的影响。

4. *加速育种进程*　与传统选择育种相比,杂交育种可以更快速地获得理想品质的药用植物。通过选择父本和进行交配,可以在较短时间内筛选出具有所需性状的优良杂交后代,从而加快育种进程。

5. *综合性状的优化*　药用植物往往具有多个重要的药用性状,如药用成分含量、毒性、药效等。通过杂交育种,可以在不同品种之间优化这些综合性状,以获得更理想的药用植物品种。

二、药用植物诱变育种

药用植物诱变育种研究是利用诱变技术改良药用植物的遗传特性,以获得具有更高药用价值和优良性状的新品种。药用植物诱变育种主要通过两种方式,物理诱变和化学诱变。物理诱变通过使用不同类型的辐射(如 X 射线、γ 射线和紫外线)来诱发植物遗传物质的突变。化学诱变则是利用化学物质(如化学剂或植物生长调节剂)来诱导植物基因组的变异。物理诱变和化学诱变在药用植物育种中的应用,可以有效地扩大遗传变异的范围,并产生具有丰富多样性状的新品种。这些诱变方式可以引发植物体内的基因组重组和新基因产生,从而改变植物的形态、生长特性、药用成分含量等重要性状。通过诱变育种,可以创造出更适应环境、具有高产量、高抗病虫害能力以及丰富药用成分的药用植物品种。

在具体实例中,诱变育种在植物领域的应用可以追溯到 20 世纪 30 年代。1934 年,Tollenear 利用 X 射线对烟草进行辐射处理,成功育成了第一个烟草突变品种 Chlorina,并取得了推广应用的成功。随后,人们开始意识到诱变育种在药用植物改良中的潜力。在 20 世纪 50 年代,随着原子能技术的广泛应用,诱变育种成为原子能技术在农业领域的重要组成部分。诱变育种的方法主要包括物理诱变和化学诱变两种。药用植物诱变育种的研究旨在改善药用植物的药效成分、提高产量和抗病虫害能力,以满足人们对高品质药材的需求。通过诱变育种,可以增加药用植物的有效成分含量、调整化学成分比例,并改善其药理活性和药效特性。利用放射性同位素进行标记和追踪研究,以及辐射处理的方法,在药用植物诱变育种中得到了广泛应用。

药用植物诱变育种是一种重要的科学方法,具有基因变异增加、快速获得变异体、筛选与选择的高效性、灵活性以及推动科学研究等科学优势。这些优势为培育更具药用价值的品种和优化药用植物性状提供了科学依据和方法。

1. *基因变异增加*　通过诱变育种,可以引入突变体或新的基因型,从而增加药用植物的遗传多样性。这些基因变异可以导致新的表型特征和改善药用成分含量,为选育更具药用价值的品种提供了新的遗传资源。

2. *快速获得变异体*　相对于传统育种方法,诱变育种可快速产生大量的变异体。通过使用化学物质、辐射或基因编辑技术等方法,可以在短时间内诱发大量的基因变异,使育种工作更高效。

3. 筛选与选择　　诱变育种产生的变异体可以进行高通量筛选和选择,以寻找具有所需性状的优良个体。通过筛选和选择,可以快速获得药用植物中所需的理想性状,如药用成分含量、抗病虫害能力等。

4. 遗传改良的灵活性　　诱变育种可以定向诱发特定的基因变异,以实现对药用植物特定性状的改良。这种灵活性使得诱变育种在药用植物的遗传改良中具有重要作用,能够满足不同品种和性状的需求。

5. 推动科学研究　　通过诱变育种,可以获得许多突变体,进一步研究这些变异体的基因功能和表达调控机制,从而深入了解药用植物的生物学过程和代谢途径。这有助于揭示药用植物的生理机制,并为进一步优化药用成分提供科学依据。

三、药用植物倍性育种

大多数植物的体细胞通常含有两套染色体组(2n),即为二倍体植物。然而,也存在一些特殊情况,植物体细胞内含有3个或3个以上的染色体组,这样的植物被称为多倍体植物。相反,只含有一个染色体组的植物则被称为单倍体。在自然条件下,植物的染色体数目通常是相对稳定的,符合其物种特征。然而,在人工诱导或者自然条件下,植物的染色体数目也会发生改变。这种染色体数目的改变可以通过多种途径实现,如自然突变、杂交、诱变等。

倍性育种是研究染色体倍型变异规律,并利用倍性变异选育新品种的方法。通过改变植物的染色体倍型,倍性育种可以获得具有新的遗传背景和表型特征的植物。例如,将二倍体植物与四倍体植物进行杂交,可以产生三倍体后代,这种后代常常具有较高的育种潜力和经济价值。倍性育种的应用领域广泛,涵盖了农业、园艺、林业等多个领域。通过倍性育种,可以改良植物的产量、抗逆性、品质特征等,推动农业生产和植物资源的可持续利用。药用植物倍性育种虽然起步较晚,但也取得了丰硕的进展,有数十种药用植物已经取得了加倍成功。在诱变方法上,化学诱变剂被广泛应用于外植体的处理。然而,针对不同药用植物和外植体类型,仍需进一步探索和优化诱变剂的选择和处理条件,以推动药用植物倍性育种的发展和应用。

药用植物倍性育种作为一种重要的育种方法,具有许多科学优势。以下是药用植物倍性育种的科学优势的扩充:

1. 增加基因拷贝数　　倍性育种通过使植物细胞的染色体数量翻倍,从而增加基因拷贝数。这样可以提升特定基因的表达水平,改善药用植物的性状和药用成分含量。

2. 增加遗传多样性　　倍性育种可以将不同基因型的药用植物杂交,并通过自交或胚胎培养诱导染色体倍性,产生新的遗传变异。这样增加了遗传多样性,提供了更广泛的选择空间来优化药用植物的性状。

3. 提高稳定性和一致性　　倍性育种可以提高药用植物的稳定性和一致性。由于染色体数量的增加,基因组的稳定性增加,减少了基因重组和突变的频率。这导致药用植物在不同环境条件下的表现更为一致,具有更稳定的药用成分含量。

4. 加速育种进程　　相对于传统育种方法,倍性育种可以更快速地获得理想品质的药用植物。通过染色体倍性的诱导和选择,可以在较短时间内产生大量具有稳定性状的优良倍性品种。

5. **高效药用成分提取** 倍性育种可以增加药用植物中药用成分的含量,从而提高药用成分的提取效率。通过增加基因拷贝数,可以增加目标药用成分的合成和积累,为药用植物的开发和利用提供更多可能性。

四、药用植物基因工程育种

(一)药用植物转基因育种

到目前为止,我国已经查明的药用植物有 1.5 万余种,而种植的大宗中药材有 200 余种,我国是世界上最大的药用植物贸易和消费国家。药用植物植株的全部或部分可供药用或作为制药工业的原料,广义而言,包括用作营养剂、调味品、色素添加剂、农药和兽医用药的植物资源。药用植物种类繁多,其药用部分各不相同,有些可全部入药,如益母草等;有些可部分入药,如人参、桔梗、满山红、曼陀罗、射干等;有些需提炼后入药,如金鸡纳等。传统医药随着世界医药模式改变而日益受到重视,但很多药效显著、需求巨大的中药成分主要依赖于从对应的药用植物中直接提取,如紫杉醇等,这对药用植物栽培、生态、生产效率、药物品质等提出了诸多要求和挑战。基于这种严峻形势,结合植物科学日新月异的迅猛发展,只有顺势而为,将新技术用于生产,提高药用植物有效成分的产量、品质和产出速度,才能缓解药用植物的栽培和生产压力,满足市场需求[3]。在现有的药用植物生物技术中,基因工程的使用相对来说最为便捷有效。

基因工程(genetic engineering,又称遗传工程)技术起源 20 世纪 70 年代,是利用 DNA 重组技术,将目的基因与载体 DNA 在体外进行重组,然后把这种重组 DNA 分子引入受体细胞,使之增殖和表达的技术。基因工程技术建立在分子遗传学和细胞生物学基础上,可以按照人们的意愿设计、改造和组建生物的新特性。在 50 多年的发展过程中,基因工程技术已进入了人类生活的各个领域,对科研和人类社会生活产生深远的影响[4]。

植物基因工程在世界范围内的研究和应用发展十分迅速,技术日趋成熟,前景广阔。但由于种种原因,植物基因工程较多地应用于模式植物以及农作物上,如拟南芥和水稻,而我国药用植物基因工程被重视较少,研究较少。

药用植物的基因工程往往涉及次生代谢物的含量变化,而植物代谢工程常被定义为:在组织中为了产生新的化合物的一个或多个酶反应的重建,提高已存在化合物的产量,或者降低中间化合物的产量[5-8]。对于植物代谢中起始与终产物关系的研究起源于 1975 年,是采用放射性同位素示踪法取得的结果。之后随着植物化学、生物化学、遗传学、分子生物技术的发展,药用植物基因工程逐步在揭示这种前后关系中起到了重要作用。目前,植物基因工程的研究和应用主要集中在抗性育种、品质改良、生物反应器等方面[3,6]。自 20 世纪 80 年代开始,首批转基因植物问世并进入田间试验,植物基因工程在世界范围内的研究和应用得到迅猛发展。

据不完全统计,迄今国内外批准商业化应用的各类转基因植物产品已有 525 种[9]。药用植物与其他农作物相比有其特殊性,相比产量和农艺性状等,药用植物的品质,即有效成分的含量更受重视。这一特点决定了药用植物的基因工程与农作物的遗传转化有着不同的侧重点,即在转基因药用植物植株的筛选和评价过程中,转基因事件对药用植物有效成分乃至药效的影响是首要考虑的因素。对于只提取有效部位或有效成分的药用植物来说,这个过程相对简单得多;但是对于中药材而言,由于其整体本身就是药物,转基因药材面临着重新评价药物的有效性和安全性问题。在我国的新药管理体系中,转基因中药材是作为一类新药处理的。

由于受到大多数中药有效成分和疗效机制不明确这个瓶颈的限制,药用植物转基因产物的药效评价问题是其中最突出最难解决的问题。目前只有在现有药材质量评价体系的基础上,初步加以评价,并在实践和发展中不断完善。

随着人类医药健康需求的不断增长和变化,药用植物的生产必将占有越来越重要的经济和战略地位。在这种情况下,基因工程在药用植物上的应用也必然是大势所趋。药用植物基因工程研究和应用具有广阔的发展空间,同时也蕴藏着巨大的实用价值和经济价值。我国具有得天独厚的药用植物资源优势和市场优势,此时如不加大研究力度,长远来看不但不利于我国药用植物资源的可持续利用和发展,而且会在将来错失市场竞争的良机,因此,药用植物基因工程的研究力度亟待加强。

(二) 药用植物基因编辑育种

基因编辑(gene editing)也称基因组编辑(genome editing),是一类用于定向修改生物体(包括动物、植物及微生物)基因组的生物技术,可实现基因组目标位点 DNA 序列的插入、缺失或替换。目前应用最广泛的基因编辑技术主要是通过序列特异性核酸酶(sequence-specific nuclease, SSN)对基因组特定位点进行靶向切割,引发 DNA 双链断裂(double-strand break, DSB);这些断裂的 DNA 链由细胞内源修复机制进行修复,主要以非同源末端连接(non-homologous end joining, NHEJ)的方式将断裂的 DNA 双链重新连接。在这个过程中,有一定概率在断裂位点引入随机的碱基插入或缺失(insertions and Deletions, InDels),从而实现基因的定向突变。当断裂的 DNA 双链附近存在同源序列时,这些断裂的双链可以通过同源序列介导修复(homologous directed repair, HDR)的方式进行修复,从而精确修改 DNA 双链断裂区域[10]。

现有的基因编辑工具主要包括锌指核酸酶(zinc finger nuclease, ZFN),转录激活因子样效应物核酸酶(transcription activator-like effector nuclease, TALEN)以及基于规律成簇的间隔短回文重复序列(clustered regularly interspaced short palindromic repeat, CRISPR)及其相关蛋白(CRISPR-associated protein, Cas)的 CRISPR/Cas 系统。其中,CRISPR/Cas 系统因其易于设计、可拓展性强,成为目前应用最广泛的基因编辑工具。除此之外,常用的基因编辑工具还包括一些基于 CRISPR/Cas 系统开发的精准编辑工具,如用于诱导单个碱基替换的单碱基编辑器(base editor)以及可实现小片段精准编辑的引导编辑器(prime editor)[11]。

基因组编辑技术使科学家能够有针对性地修改基因组中的特定基因或序列。这种定向的基因改造在生物学基础研究、医学、农业和药物研发等领域发挥着重要作用。在药用植物基因工程领域,基因编辑技术也具有广阔的应用前景[12,13,42]。

1. 提高药用成分的含量和品质　通过基因编辑技术,调控药用植物的药用成分合成途径中某些关键基因的表达或活性,提高药用成分的含量;抑制不需要的代谢途径或增强有益的生物合成途径来改善药用成分的品质和纯度等[12,13,42]。

2. 提高药用植物抗病抗逆性　提高抗病抗逆性有助于提高药用植物产量的稳定性,降低生产成本,减少农药的使用及农药残留,扩大某些药用植物的可种植范围等[13,42]。

3. 缩短生产周期,减少野外采集　许多药用植物尚不能有效实现大规模工业化生产,而大量野外采集可能导致生态破坏和濒危物种的灭绝[13]。通过基因编辑技术对药用植物的株型及生育期等农艺性状相关基因进行定向修饰,开发生长周期短、生产效率高、品质稳定、适用于规模化生产的药用植物新种质。

五、药用植物分子标记辅助育种

提高选择效率是缩短育种进程的关键。传统育种主要是对植株表型进行选择,根据亲本产生的后代表型,选择具有优良性状的个体。传统育种易受环境、基因互作、基因型与环境互作等多种因素影响。传统育种选育过程复杂、周期长,一个新品种的选育需几年、十几年甚至更长时间。随着分子生物学和基因组学技术的发展,分子标记辅助选择育种(molecular marker assisted selection,MAS)应运而生。分子标记辅助选择育种技术克服了传统表型育种的不足,极大地提高了多等位基因育种的效率。其具有以下优点:① 可以根据单株选择目的性状。② 一次可以筛选多个 QTLs(Quantitative Trait Locus,QTLs)/基因。③ 可直接选择基因型,对隐性基因控制的性状或品质的选择,优势更明显。④ 能在苗期或早代选择,尤其对生殖阶段表达的性状选择非常有用,通过苗期早代选择,淘汰不理想的植株,缩小后代群体的规模,降低工作量。⑤ 减少选择重复次数并增强选择强度[14,15]。

分子标记(molecular markers),是指能反映生物个体或种群间基因组差异的特异性 DNA 片段。分子标记大多以电泳谱带的形式表现,也称为 DNA 指纹图谱。目前已发展出十几种 DNA 标记技术。依据分子生物学检测技术,可分为四大类:

1. 基于 DNA 分子杂交的分子标记 主要包括 RFLP(restriction fragment length polymorphisms,RFLP)和 VNTR(variable number of tandem repeats,VNTR)标记,其中 RFLP 标记因其频率低、成本高、耗时长而被其他标记所取代,目前已很少使用。

2. 基于 PCR 技术的分子标记 主要有 RAPDs(random amplified polymorphic DNA,RAPDs)[16]、SSR(simple sequence repeats,SSRs)[17]、SCAR(sequence characterized amplification region,SCAR)、STS(sequence tagged site,STS)、SRAP(sequence-related amplified polymorphism,SRAP)、EST - SSR 等,其中 RAPDs 缺乏重复性和在染色体上的位置信息,也不再被使用。

3. 基于限制酶和 PCR 技术相结合的分子标记 主要有 AFLP(amplified fragment length polymorphism,AFLP)和 CAPS(cleaved amplified polymorphism sequences,CAPS)标记。

4. 基于单核苷酸多态性的分子标记 SNPs(single nucleotide polymorphisms)标记具有数量多、密度高、重复性高和易于检测等优点,已成为建立高质量遗传图谱和定位植物 QTLs/基因的首选标记[18,19]。分子标记辅助选择(MAS),就是利用与目标基因紧密连锁的分子标记,对目的基因进行辅助选择,实现对基因的有效利用和聚合,从而创制出理想品种。

第二节 理 论 基 础

一、药用植物杂交育种

药用植物杂交育种是利用不同品种或种属之间的遗传差异,通过人工授粉进行杂交,以获得具有优良药用特性的后代植株的育种方法。其理论基础主要包括以下几个方面:

(一)遗传学原理

1. 基因的自由分离规律 基因的自由分离规律是遗传学中的一个重要原理,也称为孟德尔定律。根据这一规律,亲本植株中的基因在杂交后代中以独立的方式分离和组合,不受其他基因的影响。这就意味着,杂交后代中的每个基因都有 50% 的机会来自母本和父本。通过利用这一原理,可以预测和推断出杂交后代的基因组成。

2. **基因重组规律**　基因重组是指在杂交过程中,两个亲本植株的基因重新组合形成新的基因组合。基因重组是杂交育种中产生遗传变异的重要途径。重组的发生取决于基因位点之间的距离,越远的基因位点越容易发生重组。通过基因重组,可以创造出具有不同基因组合的后代,增加了遗传多样性和变异程度。

3. **基因连锁互换规律**　基因连锁互换是指两个位于同一染色体上的基因在重组时很少发生互换,它们具有较高的连锁性。这意味着这两个基因很可能一起遗传给后代。基因连锁互换规律解释了为什么某些性状在杂交育种中难以分离和选择。

4. **细胞质遗传规律**　细胞质遗传是指植物细胞中的线粒体和叶绿体 DNA 所携带的遗传信息在杂交过程中的传递。线粒体和叶绿体 DNA 主要通过母本传递给后代。这种遗传方式被称为细胞质遗传。细胞质遗传在药用植物中起着重要的作用,因为许多药用植物的有效成分和特性与线粒体和叶绿体相关。

5. **数量性状遗传**　数量性状是指受多个基因控制的性状,其表现呈连续变化而不是明显的分类。数量性状受到遗传环境互作的影响,包括基因效应、环境效应和基因与环境的互作效应。通过杂交育种,可以利用数量性状的遗传规律,进行选择和改良,逐步提高药用植物的产量、品质和适应性。

(二) 育种学原理

1. **综合双亲的优良性状**　杂交育种的一个主要目标是通过结合两个或多个具有不同优良性状的亲本植株,将它们的优点综合在一起。通过杂交,可以将父本和母本的各种有益性状进行组合,从而获得具备多种优良性状的后代植株。

2. **产生超亲性状**　超亲性状是指杂交后代相对于亲本表现出更高水平的性状。这种性状通常是由基因的互补效应和杂种优势所引起的。通过杂交育种,可以利用亲本间的遗传差异,创造出具有更强生长力、抗病性和适应性等超亲性状的新品种。

3. **产生新的性状**　杂交育种还可以引入新的性状,即在亲本中不存在的特定性状。这是由于两个不同亲本之间的基因重组和基因变异所导致的。通过杂交,可以创造出具有新的化学成分、药效、花色、果实形状等特定性状的后代植株。

综合双亲的优良性状、产生超亲性状和产生新的性状是药用植物杂交育种的重要育种学原理。通过选择适宜的亲本植株,结合遗传学原理的指导,可以有效地利用杂交育种方法改良药用植物的品质、产量和抗逆性等性状,并获得更具经济和药用价值的新品种。

二、药用植物诱变育种

(一) 遗传学原理

1. **染色体畸变**　诱变过程中,物理或化学因素可以引起药用植物染色体的结构改变或数目变异,导致染色体畸变。染色体畸变可能包括染色体缺失、染色体重复、染色体易位等。这些染色体畸变会影响基因组的稳定性和基因表达,从而引起遗传变异。

2. **基因突变**　诱变过程中,物理或化学因素可以直接或间接地引起 DNA 序列的改变,导致基因突变。基因突变可能包括点突变(例如碱基替换、插入、缺失等)和结构变异(例如基因片段重排、插入剪接等)。这些基因突变会影响基因的功能和表达,从而引起新的遗传变异。

3. **遗传多样性增加**　通过诱变育种,可以在短时间内产生大量的遗传变异。染色体畸变和基因突变的发生使得药用植物的遗传多样性增加,创造了更多的遗传变异组合。这为选择具有期望性状的突变体提供了更多的可能性。

(二)育种学原理

诱变育种中,通过选择和筛选,可以从大量的诱变体中筛选出具有目标性状的优良突变体。利用遗传学原理的指导,可以根据所需的性状进行选择,如药用成分含量、植株形态、抗病性等。经过连续的自交或回交,可以固定和稳定突变体的性状,最终获得具有稳定遗传性状的新品种。

三、药用植物倍性育种

(一)遗传学原理

药用植物多倍体育种是通过使植物细胞或组织中的染色体数目加倍来获得多倍体植株。其遗传学原理涉及以下几个方面:

1. 染色体加倍 多倍体育种的关键在于使植物细胞或组织中的染色体数目加倍,从而形成多倍体植株。这可以通过自然途径如自发染色体复制错误,或通过人工手段如化学物质处理、离体培养等来实现。

2. 基因组稳定性 多倍体植物具有较高的基因组复制和稳定性。由于多倍体植物具有多份染色体组合,一些基因位点上的突变可能会被掩盖或平衡。这使得多倍体植物相对于单倍体植物更稳定,遗传变异程度较低。

3. 基因互补作用 多倍体植物的多个同源染色体可以增加基因的剂量效应和互补作用。这意味着多倍体植物可能表现出更强的表型特征,包括生长力、抗病性、产量等方面的优势。此外,多倍体植物还可能表现出新的性状和变异。

4. 遗传多样性 多倍体育种可以增加药用植物的遗传多样性。通过染色体加倍,可以产生更多的遗传变异,包括显性和隐性性状的组合。这为选择具有期望特性的新品种提供了更多选择。

5. 稳定性和纯合性 多倍体植株在自交或回交过程中,由于基因组的稳定性,能够保持较高的纯合性。这有助于固定和稳定所需的优良性状,并在后代中保持一致。

药用植物多倍体育种通过染色体加倍,利用基因互补作用和基因组稳定性等原理,实现对药用植物的遗传改良和新品种选育。多倍体育种能够增加基因剂量效应、遗传多样性和纯合性,为提高药用植物的产量、抗逆性和品质提供了重要手段和理论基础。

(二)育种学原理

通过花药(粉)培养,或者通过基因编辑产生单倍体后代。药用植物单倍体育种是通过使植物细胞或组织中的染色体数目减半,从而获得单倍体植株。其育种学原理涉及以下几个方面:

1. 染色体减半 单倍体育种的关键在于使植物细胞或组织中的染色体数目减半,即从二倍体(2n)到单倍体(n)。这可以通过自然途径如雄性生殖细胞减数分裂,或通过人工手段如离体培养、化学诱导等来实现。

2. 基因组稳定性 虽然单倍体植物只具有一份染色体组合,但它们仍能保持相对的基因组稳定性。单倍体植物通过细胞分裂和有丝分裂过程中的准确复制,确保基因组的稳定性,并避免染色体丢失或重排。

3. 遗传多样性 单倍体育种可以增加药用植物的遗传多样性。由于单倍体植物只包含一个亲本的遗传信息,通过单倍体育种可以产生更多的遗传变异。这些变异可能包括显性和隐性性状的组合,为选择具有期望特性的新品种提供了更多选择。

4. 筛选和固定　在单倍体育种中,通过选择和筛选,可以从大量的单倍体植株中挑选出具有目标性状的优良品系。在进一步的选育过程中,通过连续的自交或回交,可以固定和稳定所需性状,最终获得具有稳定遗传性状的新品种。

5. 基因定位和功能分析　由于单倍体植物基因组相对简单,便于进行基因定位和功能分析。通过构建遗传图谱、分子标记等技术手段,可以准确地确定目标基因的位置和功能,进而深入了解药用植物的遗传机制和功能基因组。

药用植物单倍体育种通过使染色体数目减半,利用基因组稳定性和遗传多样性等原理,实现对药用植物的遗传改良和新品种选育。单倍体育种能够增加遗传多样性,为提高药用植物的产量、抗逆性和品质提供了重要手段和理论基础。

四、药用植物基因工程育种

1. 强化基因的表达,改善生物性状　增加目标性状有关的代谢途径中限速酶基因的拷贝数,提高表达酶的活性,达到改善特定代谢途径的限速步骤以提高目标产物的含量,实现目标性状的改良。使用强启动子驱动目标基因,使目标基因转录合成更多的 mRNA,并翻译出更多的关键酶分子,进而提高目标产物的合成。此外,生物性状的形成往往涉及众多基因的表达及相应的多条代谢途径,这些基因的表达又受其上游少数重要转录因子或信号传递途径中的分子开关的控制。通过这些激活因子表达的增强来提高其所触发相关基因的表达,也可实现生物性状的改良。

2. 关闭特定基因的表达,改善生物性状

(1) 关闭目标代谢途径抑制蛋白的编码基因或应用不受反馈抑制的突变基因:这种策略是去除代谢途径中具有反馈抑制作用的某些因子或这些因子作用的 DNA 靶位点(如操纵子),从而解除其对代谢途径的反馈抑制,提高目标代谢流。

(2) 阻断与目标途径相竞争的代谢途径:细胞内各相关代谢途径彼此偶联以代谢网络的形式存在,目标途径常与多个相关途径共享同一底物分子和能量形式。因此,在不影响细胞基本生理状态的前提下,阻断或降低竞争途径的代谢流,使更多的底物和能量进入目标途径,无疑对目标途径产物产量的提高是有益的。

3. 基因的异源表达赋予生物新的功能　将拟南芥转录因子 $AtPAP1$ 在丹参中异源表达,丹酚酸 B 的生物合成在1月龄的阳性转化植株中被强烈诱导,总酚、总黄酮、花青素和木质素含量也显著增加,研究结果为药用植物酚类物质的生产提供了一个有效策略[20]。3-羟基-3-甲基戊二酰基-辅酶 A 还原酶(HMGR)是甲羟戊酸途径中的一个限速步骤。将人参的 $HMGR$ 基因转入桔梗中表达,实时定量 PCR 结果显示,相比于对照组,转化毛状根中 $HMGR$ 表达水平更高,且植物甾醇、桔梗皂苷和 α-菠菜甾醇也有显著提高。

将白藜芦醇合成酶基因转入番茄、烟草、胡萝卜等植物中,可利用该酶将存在于植物苯丙烷途径的底物转化为芪类次生代谢物,有效提高目标化合物的合成。ζ-胡萝卜素饱和酶、八氢番茄红素脱饱和酶和番茄红素 β-环化酶是合成维生素 A 前体(β-胡萝卜素)所必需的关键酶,通过农杆菌介导法成功地将相关外源基因(psy、lcy 和 $crtI$)整合到水稻基因组中,培育出胚乳中富含 β-胡萝卜素(1.6 μg/g)的水稻品种。

(一) 药用植物转基因育种

1. 抗逆转基因育种原理 干旱、盐碱、高温、冷(冻)害和涝害等逆境条件是严重影响栽培植物生长发育的非生物胁迫因素。随着人口增长、环境恶化和资源减少,越来越多的研究集中在如何改良植物对逆境胁迫的抗性上。由于植物的胁迫抗性大多属于数量性状,而现有可利用的种质资源匮乏,采用常规育种技术常因缺乏相应的突破性种质资源而进展缓慢。而植物基因工程的发展给植物耐胁迫品种的培育开辟了一个新的途径。随着分子生物学的发展,人们已经能够在基因组成、表达调控及信号转导等分子水平上认识植物对逆境胁迫的抗性机制。现在研究人员已经克隆到许多与植物抗逆境胁迫有关的基因,并将这些基因转入植物体内,使植物在不同程度上获得或增强了对逆境胁迫的抗性。

植物对逆境产生适应性的机制是十分复杂的。在逆境胁迫下,植物体通过各种途径,如改善生物膜功能、渗透调节、产生抗逆蛋白等,产生一系列的生理生化反应来适应不良环境。这些生理生化反应在分子机制上主要包括对逆境信号的感应和传导,特异转录因子的激活、转录后控制生理生化应答的效应基因表达[21]。

目前一般认为产生逆境应答的转导途径主要有两种:一种是依赖于 ABA 的传导途径,即逆境首先诱导 ABA 产生,继而实现相关基因应答[21];另一种是非 ABA 依赖型,如以钙依赖蛋白激酶作为第二信使,或拟南芥 *rd29A* 基因,其启动子区内除存在 ABA 应答元件以外,还存在着应答干旱、盐渍及低温的脱水响应元件,前者参与对脱水处理的慢速应答,而后者在脱水处理 20 min 后即能诱导基因表达[22]。其中,绝大多数的逆境应答基因都受 ABA 诱导,只有少数为非 ABA 依赖型。而且这两种信号转导通道并不是毫无联系的,而是往往存在着交叉和覆盖。

ABA 是植物体内一类十分重要的激素,最早是 20 世纪 60 年代科学家在研究树木休眠过程中分离到的。ABA 不仅在植物对各种环境因子,如干旱、高渗、寒冷、机械伤害等各种逆境胁迫的应答过程中起着非常重要作用,还具有抑制植物细胞伸长和分裂、诱导种子休眠、防止过早萌发等生理功能。图 7-2-1 为 ABA 信号转导及作用机制示意图,环境因子或发育信号都能诱导 ABA 大量合成,细胞内高浓度 ABA 可能通过质膜上的受体影响细胞内 Ca^{2+}/CaM 系统和 H^+-ATPase 系统,导致叶片上气孔的开闭运动,还可能通过细胞核及核膜上的受体在各个水平上影响许多基因的表达和功能,习惯上称前者为快反应,后者为慢反应[23]。

转录因子对植物逆境应答的调控起着非常重要的作用,主要有顺式调控元件和反式作用因子两大类。

(1) 顺式调控元件:在 ABA 依赖性基因的表达中,已经鉴定出最具特点的顺式元件为 AREB(ABA-responsive element-binding proteins)元件[24],其含有带回文结构的 CACGTA,其中的 ACGT 序列为其核心,称为 G 盒(G-box)。AREB 元件存在于许多环境和生理诱导的植物基因中,与基因的表达有密切关系。研究 DNA-结合蛋白表明,不同的基因其 ACGT 核心侧翼的核苷酸序列有很大差异,说明核心序列决定了基因能否表达,而侧翼序列则决定了基因的特异性。也有一些 AREB 不具有 ACGT-核心序列,如大麦 *HVAI* 基因中的 CE3(偶联元件)、水稻 *rab16B* 中的 motif Ⅲ(GCCGCGTGGC)等共享有 CGCGTG,此类称为 C-AREB,这两种 AREB 在单子叶植物和双子叶植物中均有效[21]。

此外,在非 ABA 依赖性基因的表达中,还存在其他顺式元件,如拟南芥的 *rd22* 基因中含有 MYB(TGGTTA)和 MYC(CACATG)的结合位点;*rd29* 基因中分离到一个脱水响应元件 DRE,它含有 9 个碱基(TACCGACAT),可被脱水、高盐和低温所诱导。

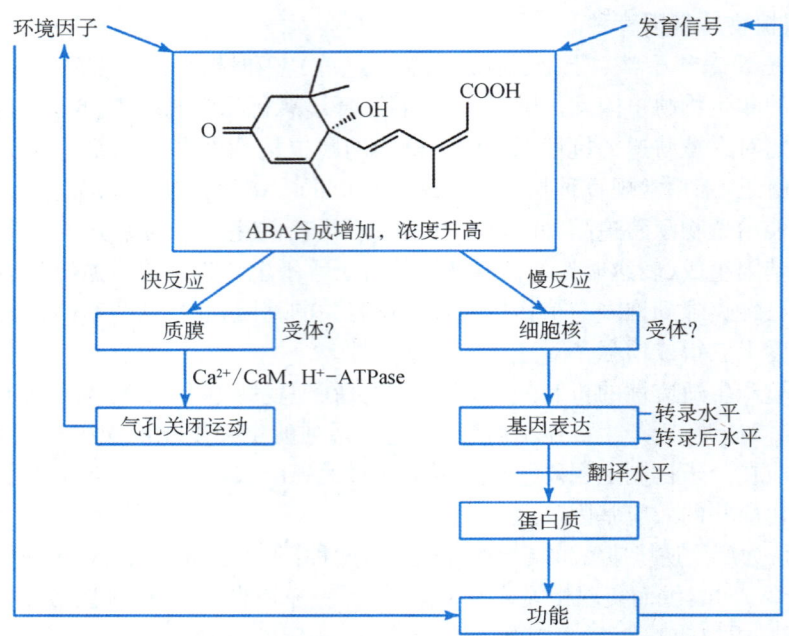

图 7-2-1　ABA 信号转导与功能

(2) 反式作用因子：与顺式元件相对应,反式作用因子也有两类。一类是 AREB 结合因子,人们已经检测到与 AREB 结合的蛋白因子,并且分离到其 cDNA,从 cDNA 推测该蛋白的氨基酸序列中含有 bZIP motif,因此这类蛋白被称为 bZIP 蛋白。这类蛋白可通过与 AREB 直接结合而起作用。另一类是 DREB(脱水应答因子结合蛋白),首次发现这类因子是 Thonmshow[25]工作组从拟南芥中分离得到 CBF1,此后该因子及其他 CBF 族成员统称为 DREB。DREB 作用于非 ABA 依赖的冷、旱、高盐等胁迫的信号转导。

(3) 逆境应答基因的转录后调控：转录后逆境应答基因的表达也存在着许多控制点,如 mRNA 的加工与处理、转录产物的稳定性、翻译的有效性以及翻译后蛋白的修饰与加工等,都影响着基因的表达。

2. 抗虫转基因育种原理　虫害是对植物产量产生严重影响的重要生物逆境因子。尽管全世界每年因施用化学杀虫剂防治害虫的费用高达 100 亿美元,每年虫害损失仍占农作物总产量的 14%,价值达数千亿美元。不仅如此,化学杀虫剂施用的低效率(指到达靶标部位的比例),尤其是对环境和生态的恶劣影响,如食物链污染、水资源污染、食物中的药物残留,以及传统杀虫剂的非选择性造成无害和有益昆虫的死亡,其造成的损失更是不可估量。

除化学杀虫剂外,人们也在尝试其他的方法来防治害虫。微生物杀虫剂在一定程度上克服了化学杀虫剂的缺点,但很难同时管理作物、害虫、捕食者 3 个不同营养层次的生态种群,且见效慢、杀虫谱窄、受环境条件影响大,因而限制了其广泛应用,用量不到杀虫剂市场的 3%。目前仅在种群变动相对稳定的温室和森林中广泛使用,在一年生作物上使用较少。而通过常规的育种手段来获得的抗虫性状也已陷入了育种时间长、亲本资源缺乏的困境。

随着现代分子生物学技术的发展,人们开始寻求以基因工程技术培育转基因抗虫植物的新途径。植物抗虫基因工程育种与常规育种相比具有下列优点[26]：第一,它不仅可利用植物本身拥有的抗虫基因,而且尚能利用其他植物、微生物、动物中的抗虫活性物质的基因,并将其整合到植物染色体上,使之在植物体内特定地遗传及表达,而使植物获得稳定的抗虫性状;第二,抗虫性状具有连续性和整体性,即可在任何时期内控制植物任何部位(如叶下表面、根等杀虫剂难以作用的部位)发生的虫害;第三,育种周期短、目的性强;第四,转基因抗虫植物尚具有不污染环境及抗虫性稳定且不易被环境因子所破坏的优点。正因如此,转基因抗虫植物的培育在国内外受到了普遍的关注,也已成为当今植物基因工程研究和应用的焦点之一。

自然界中,微生物、植物和动物体内有着相当丰富的抗虫活性物质,它们的直接调控基因或生物合成与降解代谢过程中有关基因均有望通过基因工程手段用于转基因抗虫植物的培育。目前已被克隆的抗虫基因按来源可分为3类:第一类是从细菌中分离出来的,主要是苏云金芽孢杆菌晶体蛋白(*Bacil thuringiensis* insecticidal crystal protein,Bt-ICP)基因;第二类是从植物组织中分离得到,主要为蛋白酶抑制剂(poteinase inhibitor,PI)基因、淀粉酶抑制剂(α-amylaseinhibitor,α-AI)基因、外源凝集素(lectin)基因等;第三类是从动物体内分离的,主要是蜘蛛毒素基因、蝎毒素基因、昆虫几丁质酶基因等。其中,Bt晶体蛋白基因是至今研究最多、应用最广泛的基因。表7-2-1所示为具有抗虫功能的蛋白质及其类型和功能的整理[27]。

表7-2-1 具有杀虫功能的蛋白类生物材料主要类型及典型代表

主要类型及来源		代表性蛋白	主要靶标害虫
Bt毒素类	苏云金芽孢杆菌 *Bacillus thuringiensis*	Bt Cry毒素	棉铃虫 *Helicoverpa armigera* 小菜蛾 *Plutella xylostella* 稻纵卷叶螟 *Cnaphalocrocis medinalis*
		Bt Cyt毒素	豌豆长管蚜虫 *Acyrthosiphon pisum* 象鼻虫 *Elaeidobius kamerunicus* 蚊虫 *Mosquito*
		Bt Vip毒素	马铃薯甲虫 *Leptinotarsa decemlineata* 棉蚜 *Aphis gossypii* 玉米根虫 *Diabrotica virgifera*
凝集素类	海绵 *Fasciospongia cavernosa*	FcL凝集素	豇豆蚜 *Cowpea aphid* 花生蚜 *Aphis craccivora*
	秋葵 *Abelmoschus esculentus*	AeL凝集素	地中海实蝇 *Ceratitis capitata* 根结线虫 *Meloidogyne* spp.
	刀豆 *Canavalia virosa*	CvL凝集素	四纹豆象 *Callosobruchus maculatus*
	大蒜 *Allium sativum*	AsL凝集素	烟粉虱 *Bemisia tabaci*
	春蓼 *Polygonum persicaria*	PpL凝集素	棉铃虫 *Helicoverpa armigera*
	岩芋 *Remusatia vivipara*	RvL凝集素	番茄根结线虫 *Meloidogyne incognita*
	半夏 *Pinellia pedatisecta*	PpL凝集素	小麦蚜虫 *Wheat aphids*
	紫锥菊 *Dioclea violacea*	DvL凝集素	地中海粉螟 *Anagasta kuehniella*
	羊蹄甲 *Bauhinia monandra*	BmL凝集素	地中海粉螟 *Anagasta kuehniella* 巴西豆象 *Zabrotes subfasciatus* 四纹豆象 *Callosobruchus maculatus*

续表

主要类型及来源		代表性蛋白	主要靶标害虫
凝集素类	雪花莲 Galanthus nivalis	GnL 凝集素	棉蚜 Aphis gossypii 小菜蛾 Plutella xylostella
	仙人掌 Opuntia ficus-indica	OfiL 凝集素	玉米象 Sitophilus zeamais
	南非醉茄 Withaniasomnifera	WsMBP1 凝集素	全须夜蛾 Hyblaea puera 印度红蝽 Probergrothius sanguinolens
	蘑菇 Marasmius oreades	MoL 凝集素	甜菜孢囊线虫 Heterodera schachtii 南方根结线虫 Meloidogyne incognita 小菜蛾 Plutella xylostella
	立枯丝核菌 Rhizoctonia solani	RskL 凝集素	大菜粉蝶 Pieris brassicae
	齐整小核菌 Sclerotium rolfsii	SrL 凝集素	棉蚜 Aphis gossypii 斜纹夜蛾 Spodoptera litura
多肽类	蜘蛛 Spider	OxyTx 毒素	棉铃虫 Helicoverpa armigera 草地贪夜蛾 Spodoptera frugiperda
		OAIP 毒素	棉铃虫 Helicoverpa armigera 黄粉虫 Tenebrio molitor
		Osu1 毒素	蟋蟀 Acheta domesticus
	蝎子 Scorpion	AaIT 毒素	咖啡果小蠹 Hypothenemus hampei 棉蚜 Aphis gossypii 大蜡螟 Galleria mellonella
		Ct-IT 毒素	蟋蟀 Acheta domesticus
		LaIT 毒素	蟋蟀 Acheta domesticus
	蜈蚣 Centipede	κ-SLPTX-Ssm2e 毒素	果蝇 Drosophilid 黄粉虫 Tenebrio molitor
	蚂蚁 Ant	U-MYRTX-MANr1 毒素	
		U-MYRTX-MRArub1 毒素	豌豆长管蚜虫 Acyrthosiphon pisum
	芋螺 Conus	TxVIA 毒素	卷心菜蛾 Mamestra brassicae 家蝇 Musca domestica 麦蛞蝓 Deroceras reticulatum
	海葵 Actiniaria	Av3 毒素	棉铃虫 Helicoverpa armigera
	水母 Jellyfish	RFV 毒素	苜蓿蚜 Aphis medicaginis 桃蚜 Myzus persicae 梨网蝽 Stephanitispyri
	缎带虫 Lineus longissimus	Nemertideα-1 毒素	甘蓝夜蛾 Mamestra brassicae 桃蚜 Myzus persicae 豌豆长管蚜 Acyrthosiphon pisum

续 表

	主要类型及来源	代表性蛋白	主要靶标害虫
多肽类	豌豆 Pisum sativum	PA1b 防御素	象鼻虫 Elaeidobius kamerunicus 豌豆长管蚜虫 Acyrthosiphon pisum
	绿豆 Vigna radiata	VrD1 防御素 VrCRP 防御素	黄粉虫 Tenebrio molitor 绿豆象 Callosobruchus chinensis
	油菜 Brassica rapa	BrD1 防御素	水稻褐飞虱 Nilaparvata lugens
	香堇菜 Viola odorata	Cycloviolacin 防御素	桃蚜 Myzus persicae
	茜草 Palicourea rigida	Parigidin-br1 防御素	甘蔗螟虫 Diatraea saccharalis 草地贪夜蛾 Spodoptera frugiperda
	白花蛇舌草 Oldenlandia affinis	Kalata 防御素	棉铃虫 Helicoverpa armigera
	野㳘菜 Rorippa indica	RiD 防御素	芥菜蚜虫 Lipaphis erysimi
	牛角椒 Capsicum annuum	CaD 防御素	棉铃虫 Helicoverpa armigera
	蚜虫内生菌 Buchnera aphidicola	BCR4 防御素	豌豆长管蚜虫 Acyrthosiphon pisum
	水稻 Oryza sativa	OCII 蛋白酶抑制剂	马铃薯甲虫 Leptinotarsa decemlineata
	鹰嘴豆 Cicer arietinum	CPPI 蛋白酶抑制剂	芥菜蚜虫 Lipaphis erysimi
	巴西木蝶豆 Clitoria fairchildiana	CFPI 蛋白酶抑制剂	地中海粉螟 Anagasta kuehniella 小蔗螟 Diatraea saccharalis 烟芽夜蛾 Heliothis virescens
	印度黑豆 Vigna mungo	VmPI 蛋白酶抑制剂	斜纹夜蛾 Spodoptera litura
	尼罗刺槐 Acacia nilotica	AnTI 蛋白酶抑制剂	赤拟谷盗 Tribolium castaneum 米象 Sitophilus oryzae
	大果阿那豆 Anadenanthera macrocarpa	AmTI 蛋白酶抑制剂	地中海粉螟 Anagasta kuehniella
	绿豆 Vigna radiata	MBTI 蛋白酶抑制剂	绿豆象 Callosobruchus chinensis
	苦荞 Fagopyrum tartaricum	TBTI-II 蛋白酶抑制剂	棉铃虫 Helicoverpa armigera
	木耳 Clitocybe nebularis	Clitocypin 蛋白酶抑制剂	马铃薯甲虫 Leptinotarsa decemlineata
	泡盛曲霉 Aspergillus awamori	AaPI 蛋白酶抑制剂	斜纹夜蛾 Spodoptera litura
其他类	花哈沙蛛 Hasarius adansoni	Astl 类虾红素金属蛋白酶	棉贪夜蛾 Spodoptera littoralis 米象 Sitophilus oryzae
	烟草 Nicotiana tabacum	Chi 几丁质酶	蚜虫 Myzus persicae 小菜蛾 Plutella xylostella
	嗜线虫致病杆菌 Xenorhabdus nematophila	GH18/ChiA 几丁质酶	棉铃虫 Helicoverpa armigera

续表

主要类型及来源		代表性蛋白	主要靶标害虫
其他类	铁线蕨 *Adiantum capillus-veneris*	IPD083Aa/Cb 杀虫蛋白	草地贪夜蛾 *Spodoptera frugiperda* 大豆夜蛾 *Anticarsia gemmatalis* 玉米螟 *Pyrausta nubilalis*
	大齿三叉蕨 *Tectaria macrodonta*	Tma12 杀虫蛋白	烟粉虱 *Bemisia tabaci*
	豆色杆菌 *Chromobacterium piscinae*	GNIP1Aa 杀虫蛋白	玉米根虫 *Diabrotica virgifera*
	微红盘绒茧蜂多腺病毒 *Cotesia rubecula polydnavirus*	CrV1 杀虫蛋白	甜菜夜蛾 *Spodoptera exigua*
	苜蓿银纹夜蛾核型多角体病毒 *Autographa californica* multicapsid nucleopolyhedrovirus	Ac-PK2 杀虫蛋白	甜菜夜蛾 *Spodoptera exigua*

抗虫的基因工程机制包括以下几类：

(1) Bt 晶体蛋白基因：苏云金芽孢杆菌晶体蛋白的原毒素是高效、高专一性的杀虫剂，它们只与昆虫肠道中的受体蛋白相互作用。易感昆虫摄食的晶体蛋白在肠道的碱性条件下溶解，原毒素受肠道中的蛋白酶激活，具有活性的毒素与肠道上皮细胞受体相结合嵌入到质膜中形成穿孔从而产生渗透溶胞作用而导致细胞死亡，最终导致昆虫死亡。在转基因植物中表达 Bt 晶体蛋白基因，可有效解决其在阳光下快速分解一年内需要多次喷洒的问题。

(2) 凝集素基因：凝集素是能特异性与糖类结合的蛋白，一般认为它有可能结合到食物糖蛋白上而抑制其被消化，或结合到昆虫糖基化的消化酶上抑制其酶活性，或结合到昆虫消化道上皮细胞的糖络合物上而抑制营养物质的吸收等多种途径，破坏昆虫的正常消化吸收功能使昆虫营养不良而抑制其生长发育，最终达到杀虫的目的[28]。凝集素对具有刺吸式口器的同翅目害虫具有明显的控制作用。这些害虫主要包括蚜虫、叶蝉、飞虱等，主要在韧皮部取食，其肠中几乎没有蛋白质水解酶活性，使这些刺吸式口器的害虫一般对蛋白酶抑制剂不敏感，对一般的 Bt 毒素也不敏感。

(3) 蛋白酶类基因：对于鳞翅目、双翅目、直翅目和膜翅目昆虫，可以利用以丝氨酸残基为活性中心的内切蛋白酶作为靶标，该酶类似于高等动物的消化蛋白酶。而对于鞘翅目中的大多数昆虫，则以半胱氨酸残基为活性中心的消化蛋白酶作为靶标。此外还有消化酶抑制剂类基因可作用于抗虫，尤其是仓储害虫，广泛分布在植物体内的高等动物和昆虫的 α-淀粉酶抑制剂对植食性的鞘翅目昆虫具有明显的致死作用。

(4) 其他抗虫因子途径：除上述以外，还有其他一些抗虫途径可以利用。一些水解酶，如几丁质酶在转基因植物中表达对害虫具有一定的控制作用。还有氧化酶的作用，植物针对害虫危害产生的防御反应氧化酶体系中有过氧化酶和多酚氧化酶，可以改变蛋白质的质量，使幼虫生长发育速度降低。其中至少两种脂氧化酶，即脂氧化酶和胆甾醇氧化酶，可以应用于抗虫基因工程中。此外，次生代谢物质调控基因也是使转基因植物产生抗虫性的途径之一。

3. 抗病毒转基因育种原理 病毒侵入植物细胞后，会引发细胞中的一系列生理生化反应。主要表现在：病毒侵入细胞后会引起细胞合成一些新的蛋白质，包括病毒蛋白（衣壳）和酶；病毒在有些场合还改变细胞膜的渗透压，使寄主表现萎蔫；病毒还能改变细胞的酶系统，切断细胞的代谢循环。正常情况下，代谢循环的中间产物可以分解，但得病后却积累起来，对寄主不利；植物细胞中的激素在正常情况下有一定比例，但病毒可使其增加或减少，从而使植物发生不相称的生长及增长。例如，病毒可使细胞中可溶性氮减少，合成本身需要的氮，同时还合成一些无用的蛋白质和酶，使可溶性氮减少。氮化物减少，细胞内氮化物分布不平衡，叶绿素被破坏，或不能形成叶绿素，从而引起花叶、黄化、红化等症状。另外，病毒还能使病株生长激素改变，从而形成矮化、丛簇、畸形等。

不同病毒侵入不同的植物，会引发各种不同的生理生化反应，产生不同的症状，有些很明显，有些不明显，有些在特定条件下明显（显症），有些在特定的条件下不明显（隐症），但无论症状如何，病毒侵入植物细胞后，都会严重影响植物的自身代谢，如对光合作用或激素水平等产生重要影响，因此，给植物带来产量和品质上的巨大损失。

基因工程在植物上的抗病毒作用已经得到非常确凿的证实，但是，外源基因的引入究竟是如何使植物获得对病毒的抗性，至今仍然尚未十分清楚。研究人员在进行抗病毒基因工程研究的同时，也通过多种实验现象和数据对此进行了探索和讨论，并提出了一些假设，其中比较重要的机制有以下几种。

（1）阻止病毒粒子脱壳：这通常被认为是TMV外壳蛋白基因介导的转基因抗性最可能的机制。TMV病毒为棒状粒子，在侵染的早期，TMV粒子要脱掉相应于RNA 5′端的十几个外壳蛋白亚基。核糖体结合在暴露的RNA 5′端的先导序列，然后对TMV粒子进行共翻译脱壳。一种假设认为转基因植物细胞中外壳蛋白的形成，一定程度上阻止病毒侵染早期RNA 5′端的外壳蛋白亚基的解聚。这种假设能够解释为什么裸露的RNA可以抵消TMV外壳蛋白介导的抗性。虽然有些实验可以支持这种假设，但结论性的、令人信服的实验数据尚缺乏[29]。

（2）显性负效应基因：显性负效应基因是指与野生类型同源但有缺陷且具有显性效应的基因。例如，一种解释是编码有缺陷复制酶亚基的病毒能与寄主因子互作而装配有缺陷的复制酶，这种复制酶不能完成正常病毒RNA的复制。自从这种缺陷基因在病毒侵染前表达以后，它基本预先占领所有可得到的寄主因子，使得这些寄主因子远离野生型、有完全功能的病毒蛋白。另一种解释是，在病毒复制过程中，或病毒RNA从细胞到细胞的运动过程中，缺陷病毒蛋白能与野生病毒蛋白竞争病毒模板RNA。这种机制能解释复制酶基因和运动蛋白基因所介导的转基因植物的抗性[29]。

（3）转基因沉默：随着植物抗病毒基因工程研究的扩大和深入，人们已认识到病毒RNA介导的抗性和转基因共抑制现象有极大的相似性，它们都是通过依赖同源序列的酶降解mRNA来实现的。这一发现，不仅加快了抗病毒机制的研究，同时也为转基因沉默的研究提供了新的模型。现在人们已经大致了解了转基因沉默发生的过程，并提出了其诱导机制的相关模型。研究表明，大多数转基因或病毒引起转基因沉默的植株中均存在20~25 bp的小分子核酸，它们可作为信号分子在植物中移动导致转基因沉默的发生。目前人们越来越认识到基因沉默可能是植物乃至其他生物天然存在的对付病毒等外来核酸侵染的防御体系。为这一假设提供了具有说服力的证据是：通过病毒与寄主的相互作用研究，发现一些病毒编码的蛋白,如PVY的HC-Pro、CMV的2b等,不仅具有决定寄主症状严重程度的作用,还具有转基因沉默抑制因子的功能,这说明病毒为克服寄主防御形成了"反防御"的机制。

(二)转基因植物生物反应器

植物生物反应器广义上指以植物悬浮细胞培养或整株植物为工厂大量生产具有重要功能的蛋白、药用植物次生代谢产物、食品添加剂等。可以是悬浮培养细胞或整株植物,也可以是经基因工程改良的植物细胞和组织,还可以是以植物病毒为载体在植物中表达。狭义上植物生物反应器是指以转基因的整株植物为工厂大量生产各种高价值的生物制品。利用植物生物反应器生产重组疫苗、重组抗体和其他药用蛋白已成为国内外基因工程研究热点之一,即所谓的"分子农田"。它突破了传统农业范畴,将植物延伸到医药领域。植物生物反应器作为一种大规模重组蛋白的生产系统,目前已广泛运用于工业、农业尤其是生命科学以及医学制造领域[30]。传统的基于大肠杆菌、酵母、昆虫或哺乳动物细胞系统的生物制药大规模生产平台已经建立并不断完善。复杂的治疗性蛋白质必须经过适当的折叠或加工以达到所需的生物活性,这需要在酵母或哺乳动物细胞系统中而不是原核生物中产生,然而哺乳动物细胞培养中最令人担忧的是扩大规模的高运营成本和动物传播病毒或病毒粒子的潜在污染[31]。鉴于这些问题,植物生物反应器是生产特定重组蛋白的一个很好的选择。因为它具有很多优势:①植物具有和动物细胞相似的蛋白质合成途径,唯有蛋白质糖基化方面存在差异。②植物生产外源蛋白的表达量很高。③植物生产外源蛋白更安全。植物体只表达部分免疫蛋白,不含致病性微生物,没有其他病原菌污染。④生产成本低,生长周期短,微生物生产外源蛋白容易产生包涵体,增加了生产成本,动物细胞培养需要复杂的设备和昂贵的培养基。而植物的生长只需要水、土壤、养分和阳光。⑤可大规模种植,易于保存、运输。⑥干扰作用小[32]。⑦植物转基因技术比较成熟。自从1983年首次获得转基因植物后,已有35科120多种植物转基因获得成功。1986年首批转基因植物被批准进入田间试验,至今国际上已有30个国家批准数千例转基因植物进入田间试验,涉及的植物种类也有40多种[33]。植物生物反应器中有多种表达系统,归纳起来主要有两大类,包括稳定表达系统和瞬时表达系统[31]。稳定表达系统可以进一步细分为农杆菌介导转化、基因枪轰击转化、花粉管通道转化等技术;而瞬时表达可以通过植物病毒或农杆菌渗透实现。

在早期的研究阶段,稳定表达系统被广泛应用,该系统是将外源目的基因导入植物细胞中,使其在植物基因组中稳定地整合,并诱导长成新的植株,同时,在植物生长过程中表达目标基因,将目标性状传给子代,成为表达目标蛋白的品系,目标蛋白的表达持久、稳定。近年来,瞬时表达系统的使用也较多,通过瞬时表达在植物中导入外源基因的方法有:基因枪法、聚乙二醇法、植物病毒介导法、电击法、农杆菌渗透法[34]。其中,农杆菌渗透法具有操作简便且易于转染、表达效率较高、可携带较大的外源基因片段、可在完整植株上进行表达等优点,因此使用农杆菌渗透法介导的瞬时表达最为运用广泛[35]。其基本流程为:构建双元表达载体系统,并将目的基因插入Ti质粒的T-DNA上,形成重组质粒,转化农杆菌,利用农杆菌侵染植物的叶片,通过辅助性质粒的Vir区基因与重组质粒T-DNA区的反式作用来激活T-DNA的转移,将目的片段的基因转移至植物细胞的细胞核中[36-38]。虽然大部分T-DNA并未整合到植物基因组中,只是暂存在细胞核内,但仍可利用植物细胞的转录、翻译系统对T-DNA上携带的目的基因进行瞬间表达,从而达到短期基因表达的目的[39]。

通过农杆菌介导的瞬时转化主要采用的方法有牙签接种[40]、注射法、高压喷射、真空渗透等。通过这些手段,在许多植物组织中取得了成功,如百合和金鱼草的花瓣、半夏无菌叶片、葡萄的叶片以及新鲜苹果、梨、桃、草莓、橘子等肉质果实[34]。其中,采用注射渗透的方式在烟草叶中表达外源基因,应用得最为广泛。这得益于烟草具备其他物种不具备的优势:生长周期短、抗病性弱、排斥反应小等。但在其他物种中,如何能在较短时间周期内做到有效的瞬时表达,一直是瞬时转化的瓶颈之一。这时候,目标植物材料(包括生长状态、组织部位等)及农杆菌菌株的选择就尤为重要。Li[41]报道了一种以植物幼苗为材料的农杆菌介导瞬时转化体系,该方法操作简单,无需特殊设备,并且在很短的实验周期(一周左右)内就能完成转化并分析。

尽管如此,关于植物生物反应器的应用情况仍然存在障碍,研究人员仍需努力通过将各个领域技术的融合与发展,进而不断拓宽植物生物反应器的应用市场。对于转基因植物生物反应器而言,存在的主要问题有:一是表达产物的量普遍偏低,增加了下游加工的成本,很难实现产业化水平,同时在生产疫苗应用方面,表达量低下可能导致免疫耐受问题;二是免疫原性问题,因为植物的糖基化与动物的有差异,某些植物源性的药用蛋白可能会使人产生过敏反应;三是植物表达系统针对性强,由于不同植物和不同组织的生理差异较大,因此单一的表达系统只适合生产几种甚至一种目标产品。在应用过程中,不同植物生物反应器存在一定差异,如何选择最适表达系统是成功生产药用蛋白的重要一环。

(三)药用植物基因编辑育种

1. 遗传学原理 基因组变异是指生物基因组中遗传信息的变化,包括基因的序列、结构和数量变化,它可以在自然条件下自发发生,从而改变基因的表达或功能。基因组变异在生物体的自然演化和遗传多样性中发挥重要作用,也是育种工作的基础。从远古时期到18世纪的上百万年间,作物育种都是从自然变异中进行人工选择实现的。然而,自然条件下随机突变发生的概率相对较低,且很多隐性突变难以被发现,导致可用于育种的材料有限。直到20世纪初,科学家们发现X射线可以大幅提高果蝇、玉米和大麦等生物的基因突变频率,标志着人类正式进入诱变育种时代[42]。20世纪50年代,随着DNA双螺旋结构模型以及中心法则的提出,人类开始理解基因的结构和功能[43];特别是近些年高通量测序技术的创新,大大推动了人类对于生物多样性、基因组、基因功能以及遗传变异的研究[44]。基因编辑正是建立在人类对基因结构、功能和突变的深刻理解之上开发的。

最初的基因编辑是同源重组(homologous recombination,HR)技术,也称基因打靶(gene targeting,GT)技术。该技术起源于20世纪初科学家对于细菌的遗传和基因重组现象的观察。但当时的同源重组实验不像现代分子生物学中的基因打靶技术那样精确,只是一种基于基因重组的现象。到了20世纪中叶,随着对DNA结构和功能的深入理解,同源重组机制变得清晰,研究人员开始发展出更为精确的方法,在细菌中进行基因重组和修饰操作[45]。到了20世纪末叶,基因打靶技术首次应用于胚胎干细胞及烟草中,标志着高等生物基因编辑成为可能。然而,高等生物的同源重组受到细胞周期的限制,其主要发生在细胞周期的S期和G2期,这大大降低了高等生物基因打靶的效率[46]。此外,由于高等生物还具有核膜结构及复杂的染色体结构,致使研究人员难以将供体DNA递送至基因组特定位点;特别是植物细胞还具有细胞壁结构,供体DNA的递送就更为困难。因此基因打靶技术一直未能在作物育种领域得到广泛应用。

DNA双链断裂是一种最严重且常见的基因组损伤形式,严重威胁基因组稳定性,导致细胞凋亡。在大多数原核生物中,非同源末端连接修复方式极为罕见,而同源重组是修复DNA双链断裂的主要方式,因此基于同源重组的基因打靶技术在原核生物基因工程中应用最为广泛[47]。真核生物与之不同,非同源末端连接是真核生物DNA双链断裂最主要的修复方式,在整个细胞周期中都占主导地位。目前最常用的真核生物基因编辑工具,也是基于这一现象开发而来的[48]。

2. 技术原理 目前,常用的植物基因编辑系统主要指基于序列特异性核酸酶的基因敲除系统,包括ZFN、TALEN以及CRISPR/Cas系统。他们均是通过序列特异性核酸酶切割基因组中的特定靶点,引发DNA双链断裂,从而诱导定点突变[46]。

(1) ZFN:ZFN被称第一代基因编辑工具,于1996年由约翰霍普金斯大学的斯里尼瓦桑·钱德拉西格兰(Srinivasan Chandrasegaran)研究团队首次开发。该团队通过将DNA结合蛋白中广泛存在的锌指结构(zinc finger,ZF)与 *Fok* I内切酶(endonuclease)的DNA切割结构域(DNA cleavage domain)融合,构建了一种可识别特定序列的"人造"核酸酶,被命名为锌指核酸酶(zinc finger nuclease,ZFN)。ZFN包含两个结构域,即用于识别特定序列的DNA结合结构域(DNA binding domain)以及用于诱导DNA双链断裂的核酸酶结构域(nuclease domain)。其中,一个DNA结合结构域包含三个串联的锌指结构,每一个锌指结构识别三个碱基,因而单个ZFN共识别9 bp长度的特异序列;而核酸酶结构域由单个 *Fok* I内切酶的切割结构域构成。由于 *Fok* I切割结构域需要二聚化才能发挥DNA切割功能,因此,构建ZFN时,应针对靶点的两侧区域设计成对的ZFN,并使两侧的单体核酸酶结构域处于DNA双链上合适的间隔区,才能二聚化达到最佳的切割效果[49]。

(2) TALEN:转录激活因子样效应物核酸酶(transcription activator-like TAL effector nucleases,TALENs)为第二代基因编辑工具,其于2011年由多个研究团队先后独立开发,并被迅速应用于动植物基因编辑领域中。TALEN的结构与ZFN相似,由DNA结合结构域和 *Fok* I内切酶的切割结构域构成。不同的是,TALEN的DNA结合结构域由转录激活因子样效应物(transcription activator-like effector,TALE)构成。TALE是一种源自黄单胞菌属具有转录激活功能的效应蛋白,每个TALE是由一连串连续重复的单体结构所构成,每个单体包含33~34个氨基酸残基,其中第12和第13个氨基酸高度变异,称为可变双氨基残基(repeat variable diresidue,RVD),决定了这一单体识别的单个碱基类型。由于TALE的单个单体结构仅识别一个碱基,因此可通过分析靶位点的DNA序列,反推出特异性识别并结合靶点的二联氨基酸序列,从而人工设计构建相应的TALEN。与ZFN的设计方式类似,需要对相应的靶点设计成对的TALEN才能进行有效编辑。但与ZFN相比,其操作相对简单,可编程性较强,成功率更高,因而应用也更广泛[49]。

(3) CRISPR/Cas:第三代基因编辑工具CRISPR/Cas系统是一种源自细菌的获得性免疫系统,用于对抗侵略细菌的外源核酸。CRISPR/Cas系统通常由一簇重复间隔阵列DNA以及一系列相关效应蛋白构成。该DNA阵列被称为规律成簇的间隔短回文重复序列(即CRISPR),其中的间隔序列(称为spacer)通常从入侵的外源核酸中获取,并基于与外源核酸的同源性引导Cas蛋白靶向干扰入侵的外源核酸。据此,可以将CRISPR/Cas系统应对外源核酸的过程主要分为三步,即适应、表达和干扰。适应过程是指入侵的外源核酸被细菌内源Cas蛋白识别、碎片化并插入到CRISPR间隔区中形成spacer。这些外源核酸中的特定序列通常称为前间隔序列(protospacer),而这些前间隔序列附近通常含有几个碱基组成模式序列,决定了Cas蛋白的识别和切割,被称为前间隔序列邻近基序(protospacer adjacent motif,PAM)。表达过程包括CRISPR阵列的转录以及相关Cas蛋白的转录和翻译,形成成熟的CRISPR/Cas复合物。干扰过程则是依赖于Cas蛋白对PAM序列的识别以及转录出的spacer序列与外源核酸中的protospacer序列之间互补配对,介导CRISPR/Cas复合物靶向切割外源核酸[50]。Doudna和Charpentier课题组于2012年首次证实了从嗜热链球菌或化脓性链球菌中纯化的Cas9蛋白可以在体外定向切割DNA,由此开始CRISPR-Cas技术呈现了爆炸式的发展,成为一种革命性的基因编辑技术,两位科学家也于2020年获得了诺贝尔化学奖。

CRISPR/Cas系统主要分为两类六型:第1类CRISPR/Cas系统包括第Ⅰ、Ⅲ、Ⅳ型,由多个Cas蛋白共同作用才能切割入侵的外源核酸;第2类CRISPR/Cas系统包括第Ⅱ、Ⅴ、Ⅵ型,通常只需要一个Cas蛋白就可以实现对外源核酸的干扰[50]。据报道,第1类CRISPR/Cas系统存在于90%以上已测序的细菌和古细菌基因组中,比第2类CRISPR/Cas系统丰富得多[51]。但由于第2类CRISPR/Cas系统由单个Cas蛋白发挥功能,相对更容易设计和操作,因此也是目前应用最广泛的CRISPR/Cas类型。其中CRISPR/Cas9为代表的Ⅱ型系统以及CRISPR/Cas12为代表的Ⅴ型系统主要被应用于靶向DNA编辑,而CRISPR/Cas13为代表的Ⅵ型系统主要被应用于靶向RNA编辑[52]。

CRISPR/Cas9是目前应用最广泛、效率最高、普适性最好的基因编辑系统。该系统于2013年首次应用于人类细胞的基因编辑,随后在其他物种中迅速普及。CRISPR/Cas9基因编辑系统与ZFN或TALEN不同,其DNA切割功能由Cas9蛋白行使,而DNA结合功能主要依赖于Cas9蛋白对其PAM序列的识别以及单链向导RNA(single guide RNA,sgRNA)与靶DNA中的protospacer序列的互补配对。sgRNA是由细菌CRISPR/Cas9系统中的发挥DNA识别功能的crRNA(CRISPR RNA)和发挥反式激活功能的tracrRNA(trans-activating crRNA)融合而来。与第一代和第二代基因编辑系统相比,CRISPR/Cas9基因编辑系统设计和构建简便且成本低、编辑效率高,只需要构建多个sgRNA表达盒就可快速实现多基因编辑。作为一个新兴的基因编辑工具,CRISPR/Cas9系统一出现就引起了极大的关注,经过十余年的优化开发,目前已成为改变基因编辑领域的强大工具[53]。

(4)新型基因编辑工具:除了通过序列特异性核酸酶诱导定点DNA双链断裂,研究人员还开发了一系列基于其他类型DNA损伤或表观遗传修饰的新型基因编辑工具。这些新型基因编辑工具大都是在CRISPR/Cas9基础上进行改造和开发而构建的。野生型Cas9蛋白含有两个具有DNA切割活性的结构域——HNH结构域和RuvC结构域——分别切割sgRNA的互补链和非互补链(即PAM链)。对Cas9蛋白这两个结构域中的单个或两个同时进行突变,可以产生只切割一条DNA链的Cas9缺刻酶(Cas9 nickase,nCas9),或不具备DNA切割活性而只保留靶向识别和结合活性的失活型Cas9(dead Cas9,dCas9)。nCas9通常被用于诱导DNA单链断裂,从而引发细胞内源的DNA单链损伤修复;而dCas9通常被用于引导某些基因组修饰酶介导特定的DNA损伤或修饰[48]。例如:将nCas9与特定碱基脱氨酶融合可构建单碱基编辑工具,选择性地修改单个碱基;将nCas9融合RNA逆转录酶构建成引导编辑工具,实现几个碱基或小片段的精准编辑[54];此外,将dCas9与DNA甲基化/去甲基化酶融合,可构建表观遗传编辑工具,诱导基因组特定区域的表观遗传变异,从而调控目的基因的表达[52]。这些新型编辑工具大大拓展了基因编辑的范畴,丰富了基因编辑工具箱。几种主要基因编辑工具如图7-2-2所示。

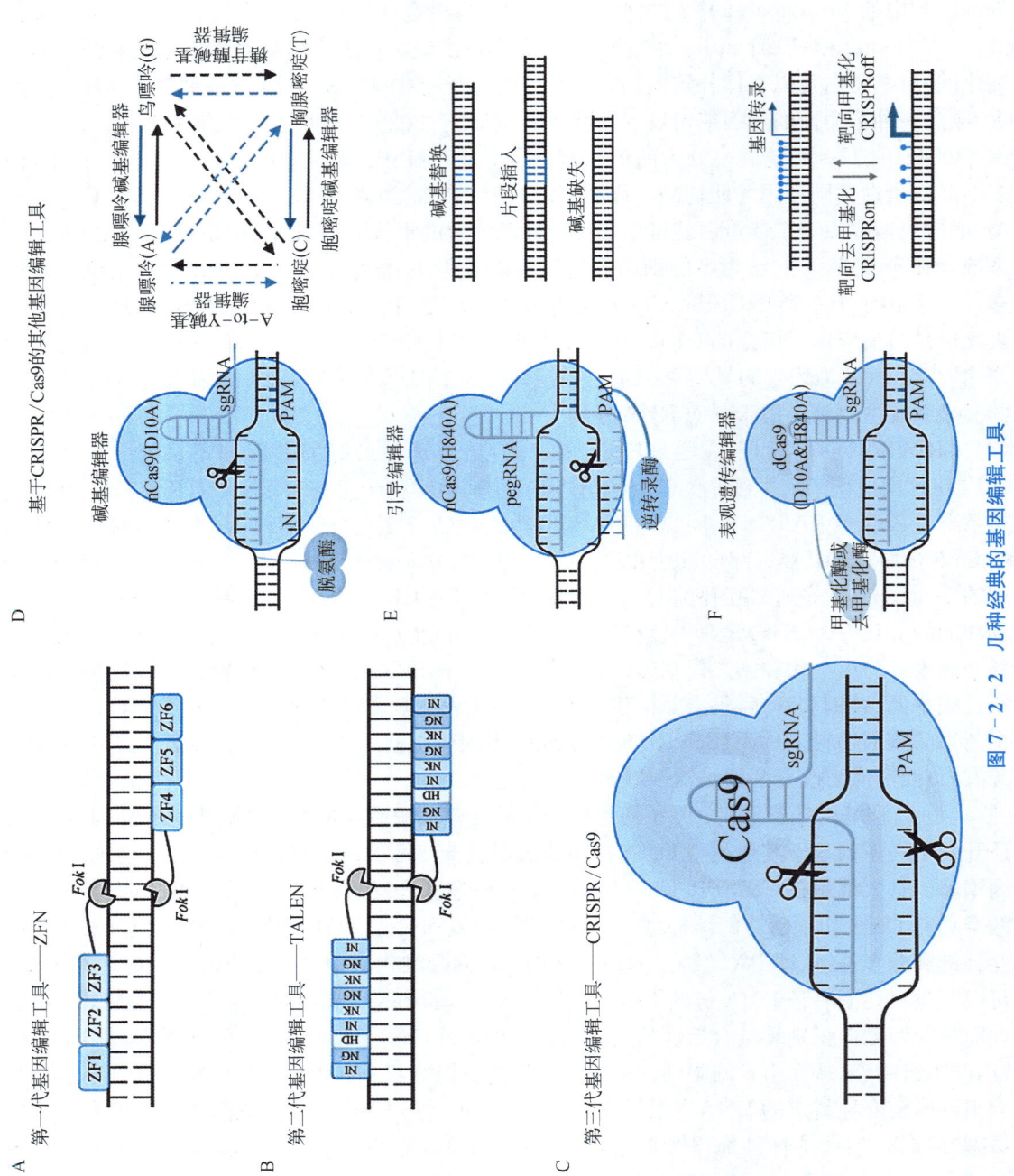

图 7-2-2 几种经典的基因编辑工具

3. 育种目标 药用植物基因编辑育种的目标包括改进药用植物的稳定性、产量、品质、有效成分含量和药效等方面，以满足药物生产和医疗需求。主要可概括为药用植物获取的中药材具有"优形""优质""优效"三个方面的育种目标[13]。

基因编辑"优形"育种可以表现在利用基因编辑工具对药用植物农艺性状控制相关基因进行定点编辑，产生一系列高产稳产、生长周期短、抗病抗逆性强等优良性状。基因编辑"优质"育种可以表现在利用基因编辑工具对药用植物表型相关基因进行编辑和调控，产生一系列适应规模化种植、机械化采收和工业化加工的优良种质。基因编辑"优效"育种可以表现在利用基因编辑工具对药用植物中次生代谢通路相关基因进行定点编辑，降低潜在的毒性成分，优化药用植物中有效成分的含量、配比和效价。

总的来说，药用植物基因编辑育种的目标是通过精确的基因编辑技术来改进药用植物，以获得更高的药物生产效率、更好的品质和更强的药效，以满足医疗和药物工业的需求。这有助于提高药用植物的生产效率和可持续性，同时确保药物的质量和安全性。随着日益发展的科技，相信科学家们能一步一步解决理论与技术上存在的问题，不断完善药用植物基因编辑技术，提高药用植物活性成分的产量，药用植物基因编辑研究将具有光明前景[55-58]。

五、药用植物分子标记辅助育种

（一）原理

分子标记辅助育种基本原理，是利用与目标基因紧密连锁或表现共分离的分子标记，对选择个体进行整个基因组筛选，从而减少连锁累赘，获得期望的个体，以达到提高育种效率的目的[59]。基因组上的标记与QTLs之间往往呈现连锁不平衡（linkage disequilibrium，LD）关系。因此，在标记与QTLs之间，如果存在足够强的LD，则可以（直接）选择标记以（间接）增加目标基因的连锁QTLs等位基因频率。

在分子标记辅助选择中，直接选择的是分子标记的基因型，而不是目的基因的基因型。因此，利用分子标记选择目的基因基因型，只是起辅助选择的作用。此外，分子标记辅助选择的效果取决于基因与分子标记连锁的紧密程度。当分子标记与目的基因紧密连锁时，通过选择分子标记的基因型，可以有效地选择目的基因基因型；距离越远，通过分子标记的基因型选择目的基因基因型的效果将越差。

（二）条件

分子标记辅助育种的成功与否主要取决于标记的选择。理想的标记应具有以下特征：① 实验结果易分析且成本低。② 所需的DNA模板量少。③ 共显性。④ 结果的重复性/再现性好。⑤ 高水平的多态性。⑥ 可以在全基因组范围内出现且均匀分布。此外，与目标基因的紧密连锁是另一个重要的理想属性。如果标记位于靶基因附近或存在于基因内，则该种标记的选择将确保目标基因选择的成功。

与传统育种方法相比，分子标记辅助选择育种需要更复杂的设备和设施。一般而言，MAS育种需要4个基本条件：① 需要构建带有一定数量呈均匀间隔的多态性标记的遗传图谱，以便准确定位目标数量基因座位（QTLs）或主效基因。② 目标数量基因座位（QTLs）或主效基因与邻近的标记基因要紧密连锁。③ 标记基因和其余基因组基因能够重组。④ 可以经济高效地检测分析大批量植物个体。分子标记辅助选择的成功应用，取决于分子标记和目标基因的位置关系，即遗传距离（genetic distance）。若分子标记位于目标基因内部与目标基因共分离,则对于分子标记辅助选择是最理想的,但这种分子标记比较少见。若分子标记与目标基因在群体中连锁不平衡,这也标志着目标基因与标记位点间存在紧密的连锁关系,通过这类分子标记的选择称为连锁不平衡选择。另外,当分子标记与目标基因在群体中连锁平衡时,应用分子标记辅助选择较为困难,一般需要使用位于目标基因两端的2个或多个分子标记共同进行选择。总体来说,标记基因与目标基因座位之间的遗传距离越小,分子标记辅助选择的准确率就越高。

第三节 研究方法与技术

一、药用植物杂交育种

(一) 亲本的选择

1. 亲本选择原则 选择好的杂交亲本是育种工作中重要的问题。亲本的选择决定了杂交后代是否能产生良好的变异类型并选育出优良品种,这取决于亲本传递给杂种后代的内在遗传基础。选择合适的亲本可以更容易地选育出优良品种,而选择不当的亲本即使经过多年精心选育也很难得到可供推广的优良品种。因此,亲本选择是获得优良重组基因型的先决条件,直接影响杂交育种的成效。一个优良的杂交组合通常可以选育出多个优良品种。为此,亲本的选择应遵循以下原则:

(1) 明确亲本的遗传基础和遗传规律:研究亲本具有哪些基因以及性状的遗传规律,包括控制性状表现的基因的显隐性、基因作用方式,以及亲本性状相对传递力的大小等。评价亲代性状表现和子代性状表现有助于在子代要求的基础上选择亲本。

(2) 选用具有明确育种目标性状的亲本:广泛搜集预杂交亲本的各个品种资源,全面了解其特征、特性,包括丰产、优质、成熟期等经济性状的构成以及对生产水平的分析测量。同时,优先考虑数量性状和稀有特殊性状。在选用具有创新性杂交成果优势的亲本时,除了具备一般优良性状外,还应具有十分突出的优点。

(3) 选用具有多个优良性状的品种资源作为亲本:杂种后代的表现受亲本传递给杂种的遗传基础影响。应尽可能选用具有多个优良性状的品种资源作为亲本,以确保后代性状总体趋势良好。高产量、综合农艺性状良好的品种资源能够使育成的品种获得广泛推广和应用,真正转化为现实生产力,在生产上发挥更大的效益。因此,正确选择亲本可以有效提高杂种后代的生命力。

(4) 选用当地推广品种作为亲本:尽管杂种后代的适应性可以通过培育进一步加强,但其遗传基础仍在于亲本本身的适应能力。如果一个新育成的品种能够在当地生态和栽培条件下具有良好的适应性,那么亲本中最好有能够适应当地条件的推广良种作为提供者。例如,在日本进行的薄荷杂交育种中,当地品种赤园在抗锈病能力上表现较弱,选择中国的南通与赤园进行杂交,培育出的万叶品种至今仍被广泛推广。因此,注意选用当地品种可以增加亲本的适应性。

(5) 建立配套品种群资源:在开展杂交育种工作时,首先应确定几个当地推广良种作为中心亲本,同时选择几套具备不同目标性状的常用亲本。此外,还应定期引进新的种质资源,并对各亲本材料的各种性状进行仔细鉴定和分析,了解亲本本身各性状在当地的表现。根据育种目标,有针对性地选用各性状水平或具有某些突出特点的亲本,建立配套品种群资源。

2. 亲本选配原则　亲本选配是杂交育种中一直受到关注的问题。在杂交育种中,是否能够选育出优良品种取决于杂交亲本的合理配组。杂交育种通过基因重组、基因互作和基因累加来创造新的变异并育成新品种。根据遗传学原理,不是任意两个亲本杂交后都能得到理想的重组类型、互作或累加结果。多年的育种实践已经证明,只有亲本选配得当,才能在后代中选育出优良品种。因此,如果希望通过杂交培育一个新品种,就需要对选用的亲本进行合理的配组杂交。亲本选配应遵循以下原则:

(1) 确定组合数目:在杂交育种中,对于组合数目有不同的看法。有人认为应该以多取胜,即每次配置大量的组合,以便从中获得符合要求的材料;也有人强调以精取胜,即不必花费过多的人力和物力来配置大量的组合,而是着重提高所配组合的质量水平。组合数目和每个组合的杂交数量取决于育种目标的综合程度和性状的遗传特性。一般来说,如果育种目标较简单,所需性状属于质量性状,可以配置较多的组合数目,但每个组合的杂交数量可以较少;如果育种目标涉及多个综合性状,且这些性状属于数量性状,那么可以减少组合数目,但每个组合的杂交数量可以增加。制定杂交育种方案时应根据实际情况,重点考虑如何提高杂交组合的成功率,配置适当的组合数目,既节省人力和物力,又能达到预期的效果。

(2) 正反交父母本的选配:在多核基性下,两个品种间的正反交杂交组合中,正交和反交后代的性状差别往往不大,通常只选择其中一种进行杂交即可。当采用外地品种与本地品种进行杂交时,一般优先选择本地品种作为母本,以提高育成品种的适应性。当栽培种与野生种进行杂交时,应选择栽培种作为母本,以确保后代具有良好的适应性。细胞质基因决定的性状通常表现为母性遗传,在选择母本时应考虑细胞质基因控制的有用性状是否能够遗传。

(3) 根据遗传距离来选配亲本:遗传距离是衡量育种亲本材料综合遗传差异大小的一个重要参数。通过分子水平、个体水平甚至群体水平的遗传分析方法,如DNA、同工酶、蛋白质、农艺性状等的遗传距离分析,可以研究亲本之间的遗传差异。对于数量性状多基因控制的育种目标而言,这些性状受到环境条件的影响较大,并且彼此之间存在一定的相关性。因此,可以使用以数量性状的多维空间距离为基础的多变量分析方法,将亲本根据遗传差异大小进行分类。同类群内基因型相似度较高,不同类群间基因型差异较大。通过这样的方法指导亲本选配,可以提高杂交育种的效果。

(4) 注重亲本的纯化和加工:在杂交育种中,应注重所选亲本的纯化和加工。未经纯化的亲本往往是一个基因基础不一致的群体,如果使用这样的亲本进行杂交,很难预测杂种后代的性状表现,从而难以获得预期的结果。因此,用作杂交的亲本必须进行自交纯化。在育种工作中,引入标志性状可以帮助确定杂交后代中的假杂种。此外,应注意利用经过改良的纯合材料,而不是采用尚处于原始状态的材料。

(二) 杂交方式

为了有效地获得优良的杂种,除了有目的地合理选用亲本外,杂交技术的合理应用是杂交成功的根本保证。杂交技术的合理应用对于获得优良的杂种至关重要。正确选花、去雄、隔离、采集和贮藏花粉以及授粉是杂交过程中需要注意的关键步骤,而后期管理则需要保证杂交果实的顺利发育和种子的储存。药用植物杂交技术的主要方式有单交和回交两种方式,现在分别进行阐述。

1. 单交　单交是药用植物育种中最基本的杂交方法之一,它通常用于在同一个物种内不同个体之间进行交配。这种杂交方法可以通过将一个物种的花粉与另一个物种的花柱结合,或者将一个物种的花柱与另一个物种的花粉结合来实现。完成杂交技术工作,大体包括以下步骤:

(1) 选花:在进行杂交操作时,首先要对田间预杂交株进行细心观察,从杂交亲本群体中选择符合育种目标要求的优良植株作为杂交植株。要选择那些健壮的、容易结实的花枝和花蕾。例如,红花宜选主枝上花序外侧的小花,人参多采用伞形花序外围的花,地黄宜选下部的小花。选定花朵后,应将不用于杂交的花的花蕾和花朵除去,以防止其开放影响杂交效果,并保证杂交果实和种子充分成熟。

(2) 去雄:去雄是防止自交、实现杂交的关键技术措施。对于雌雄异株的群体,只需将母本区的雄株拔除即可;对于雌雄异花的植物,只需将母本的雄花摘除即可;对于雌雄同花的植物,则需要采取必要的去雄方法。人工去雄是一种常用的方法,通过使用去雄针将花或花冠片剥开,然后用摄子摘除花药来实现去雄。去雄要准确、敏捷地进行,保证彻底去除花药,防止碰裂花药和碰伤柱头。对闭花授粉植物,去雄应在花药开裂前 1~2 天进行;对开花植物,去雄应在开瓣 1~2 天进行。此外,还可以使用化学杀雄法,即在作物生长发育的某一阶段喷洒一定浓度的某种化学药剂,破坏植物雄配子形成过程的细胞结构和正常生理机能,从而实现去雄的目的。

(3) 隔离:为了防止亲本接受非目的花粉,需要在授粉前后设法将母本进行隔离。有时为了保证父本花粉的纯度,也需要进行预先隔离。常用的隔离方法包括空间隔离、网罩隔离和套袋隔离。空间隔离要求在 500 m 以上进行,对于风媒传粉植物,可以使用硫酸纸或皮纸袋等材料进行隔离;套袋隔离时应留有空隙,以满足花序继续伸长的需要空间;而虫媒传粉植物则可采用纱网罩进行隔离。对于花茎细弱的植物或多风地区的植物,除了进行隔离外,还应架设支棍,以防折断花枝。

(4) 花粉的采集和贮藏:进行杂交所需的父本花粉应该是新鲜且具有生命力的。过早采集花粉会导致花粉发育不够成熟,影响授粉效果,因此,应适时采集成熟花粉。最好在有隔离的父本上适期采粉,以避免空气中其他花粉的混入,确保所采花粉的纯度。采集后的花粉可选择在 0~5 ℃ 的条件下贮藏,以保持其生命力。在使用花粉进行杂交前,需要进行花粉生活力检验,以防止使用无生命力的花粉影响杂交效果。

(5) 授粉:授粉是将花粉轻柔地涂抹在母本的柱头上。通常可以使用毛笔取粉器中的花粉,或直接用已开裂的父本花药擦拭柱头,也可以将裂口的花药插入母本花朵中。授粉时间应在柱头接受花粉有效期内进行,授粉次数通常为 1~3 次,每次间隔 12 h。还可以通过化学试剂染色测定柱头的生活力作为授粉的依据。

后期管理主要包括记录杂交的花枝或花朵信息,确保隔离设施的安全,加强病虫害防治,促进杂交果发育和成熟,并在果实达到成熟后适时采收和储存种子。

2. 回交 回交是指在双亲杂交后,将其后代与其中一个亲本再次进行杂交的过程。回交育种是一种育种方法,通过杂交将具有综合性状优良但存在个别缺点的亲本与具有目标性状的亲本进行基因转移,再从后代中选择带有目标基因的植株与被改良的品种反复回交,以实现品种的改良。参与多次回交的亲本称为轮回亲本(也称为被改良的亲本),而最初只进行一次杂交的亲本称为非轮回亲本(也称为目的基因供体)。双亲杂交后得到的 F1 代与轮回亲本再次杂交所获得的后代称为回交一代,表示为 BC1 或 BC1F1;二次回交的杂种表示为 BC2 或 BC2F1;一次回交杂种自交的子代表示为 BC1F2;二次回交杂种自交的子代表示为 BC2F2;回交 n 次的杂种表示为 BCnF1；回交 n 次的后代自交后的子代表示为 BCnF2。

回交育种工作程序及技术要求如下：

(1) 亲本选用：在回交育种中，除了要遵循药用植物亲本的选择和选配原则外，为了达到回交育种的预期目的，还需要遵循以下几点原则：

1) 轮回亲本的选用：轮回亲本应该是经过广泛推广的品种，具有综合性状优良、适应性强、丰产性能好，并且能够满足未来较高生产发展水平的要求。只有这样的品种才能够用于生产，并确保数年后不会被淘汰。轮回亲本应具有 1~2 个缺点性状。如果缺点过多，会增加回交次数，因此不宜将缺点较多的品种作为轮回亲本。

2) 非轮回亲本的选用：非轮回亲本应具有突出的优良目标性状，并且最好不与某一不利性基因连锁。最好能够通过目测能力容易对其进行鉴定。

3) 轮回亲本所带的性状应具有很强的遗传传递性，并且最好是由一到两对主基因控制，以便经过连续若干代回交后，优良性状能够很好地遗传下去。

4) 非轮回亲本的综合经济性状必须不过多影响轮回亲本的综合性状发展。在确定父母本时，应遵循近源杂交中亲本的选配原则，除了目标性状外，不会受到非轮回亲本过多的影响。

(2) 父母本配制回交：假设甲是具有一般综合性状及突出目标性状的亲本，乙是具有综合性状优良但存在个别缺点基因的亲本，且优良目标基因与缺点基因为相对互补性状。计划使用甲亲本对乙亲本进行改良。具体方法是先进行甲乙或甲杂交，通过杂交将优良目标基因和缺点基因同时综合到杂交后代中。如果目标基因是显性基因，杂交后代将直接表现目标基因的性状；如果目标基因是隐性基因，通过自交也可以将目标基因分离出来。然后选择保留甲亲本的目标基因，并通过乙亲本进行反复回交，将乙亲本的综合优良性状替换甲亲本的一般综合性状，从而实现品种的改良。

(3) 保证目标性状不丢失的回交序列：回交技术按照近源杂交的技术实施。经过连续回交，轮回亲本的大部分性状已经得到恢复并纯化，但由于非轮回亲本的目标性状只在最初的杂交中提供了一次，因此，在后续的回交中如何保证目标性状不丢失是育种成功的关键。这取决于目标性状是由显性基因还是隐性基因控制。

显性基因控制的目标性状容易在杂交后代中显示出来。从 F1 代子代开始，可以直接选择具有该性状的个体，与轮回亲本进行回交，并进行选择、再交等步骤，直到培育出改良的品种。

隐性基因控制的目标性状无法在后代中直接显示出来，因此需要将 F1 代及每一次回交的子代进行自交。通过自交，可以将转移的隐性基因性状表现出来。采取轮回亲本回交、再自交、再选择、再回交等步骤，最终培育出改良的优良新品种。如果能够找到与目标基因紧密连锁的标记基因性状，也可以考虑以标记性状为选择对象，而不进行自交。

(4) 回交次数：回交次数应根据具体情况而定。如果要求新品种除了具有转移性状外，其他性状必须恢复和轮回亲本一致，通常至少需要进行 4 次回交和选择。如果对轮回亲本的性状要求不严格，只需进行 1~2 次回交即可。同时，当目标性状与不利性状连锁时，连锁度越密切，回交次数越多。在严格选择目标性状的同时，还应有助于轮回亲本的迅速恢复，这样可以减少回交次数。在特定条件下，例如转育雄性不育系时，为了获得与自交系相同类型的不育系，可能需要进行 4~6 代的饱和回交。对于数量性状的转移，只要出现既有非轮回亲本又有轮回亲本的性状的个体，就可以停止回交。

(5) 回交子代种植的群体规模：被转移性状通常由主基因控制的质量性状或者控制性状

基因数较少的数量性状。回交子代所需种植的群体规模主要取决于涉及的基因对数。由于回交育种需要选择具有非轮回亲本性状的个体进行进一步的回交,因此后代的种植群体相比杂交育种来说较小。为确保回交植株携带转移基因,每一代必须有足够数量的植株参与回交。如果同时注意选择具有轮回和非轮回亲本性状的个体进行进一步回交,则每代种植100~200株即可满足要求。

(6) 目标基因的最终纯化:经过连续回交,轮回亲本的大部分性状已经得到恢复并纯化,但被转移的目标性状由于只在初始的杂交中提供了一次该基因,回交结束时基因仍然是杂合的状态。为了使来自非轮回亲本的转移性状达到纯合状态,回交停止后需要对回交子代进行自交。如果转移的是一对显性基因,需要进行两次自交;如果转移的是一对隐性基因,只需进行一次自交;如果转移的是多对基因,自交次数相应增多,并且从自交后代中多次进行选择,直到选出整齐一致的群体。

(7) 比较鉴定:不同亲本交配后,通过连续回交形成相应的稳定改良品系。由于只是改变了个别缺点,其余性状与原品种相似,所以只需要将改良品系与原品种进行比较,就可以改善其缺点,并推广应用。

3. 多亲杂交 药用植物多亲杂交是一种育种方法,通过同时利用多个亲本进行杂交,将不同的基因组合到后代中,以获得具有更好药用性状的杂种。相比于传统的双亲杂交,多亲杂交可以引入更多的遗传变异,增加杂种的遗传多样性,从而提高了育种的效果和成功率。其基本程序包括亲本选择、杂交组合设计、杂交操作、种子收集和后代筛选、进一步杂交和选择,以及稳定品系的选育。这种方法可以提高育种效果和成功率,并丰富药用植物的遗传多样性。

多亲杂交的基本程序如下:

(1) 亲本选择:选择具有良好药用性状的不同亲本作为杂交亲本。这些亲本应该在药用性状上存在差异,以便在后代中产生更多的遗传变异。

(2) 杂交组合设计:根据目标性状和亲本间的互补性,设计适当的杂交组合。通过合理的组合设计,可以最大限度地利用亲本之间的遗传差异。

(3) 杂交操作:在适当的时间和环境条件下,进行多个亲本之间的杂交操作。通常使用人工授粉或自然传粉的方式进行杂交。

(4) 种子收集和后代筛选:收集杂交后代的种子,并进行后代筛选。根据育种目标,对后代进行药用性状的评价和选择。

(5) 进一步杂交和选择:根据筛选结果,选择表现优良的个体进行进一步的杂交和选择。可以进行连续的多亲杂交,以进一步增加遗传变异。

(6) 稳定品系的选育:经过多次杂交和选择后,最终选择出稳定的、具有优良药用性状的杂种,培育成稳定的药用植物品系。

4. 远缘杂交障碍的类型及克服方法 药用植物远缘杂交障碍是指在不同种属或不同亚属之间进行杂交时所遇到的困难。这种障碍主要存在于药用植物的繁殖和育种过程中,因为不同种属或亚属之间存在较大的遗传差异,导致它们在生殖器官形态、花粉活力、染色体结构等方面存在差异。导致杂交障碍的主要形式有远缘杂交不亲和性和远缘杂种不发育两种类型。

(1) 远缘杂交不亲和性:是指在杂交过程中,由于种属间或亲缘关系较远的植物之间存在明显的遗传隔离、生殖隔离和生理生化隔离,导致杂交后代无法正常结实或结实异常的现象。具体表现为花粉在异种植物的柱头上无法发芽或发芽后生长缓慢,花粉管短而无法进入子房进行受精,以及形成畸形种子或无法形成种子。

这种不亲和性的原因主要源于植物之间的遗传差异,包括细胞渗透压、呼吸酶活性、柱头激素和维生素等生理活性物质的差异。此外,花粉壁和柱头中的蛋白种类、柱头 pH 等生理环境差异也会形成生理隔离。同时,染色体配对不正常也会产生无生活力的配子,而花期不一致则会阻碍受精作用的进行。

为了克服远缘杂交不亲和性,可以采取以下方法:

1) 重复授粉:根据母本柱头的成熟度和受精能力,多次给同一花朵授粉,使远缘父本的花粉与柱头的受精期相遇,提高亲和率。

2) 混合授粉:将杀死的母本花粉与父本花粉混合授粉,或混合不同品种甚至科属间的花粉进行授粉,改变受精条件,为柱头提供更广泛的机会,促进杂交成功。

3) 利用亲和性品系:从亲和性较高的植株上提取柱头,除去抑制柱头上花粉萌发的因素,然后将其移植到远缘杂交的母本上。

4) 利用短花柱亲本做母本:当远缘花粉管短且无法进入子房时,选择具有长花柱的亲本作为父本,短花柱的亲本作为母本进行杂交,易于成功。

5) 花后接种:将花授粉后直接送入子房内进行授粉,对于果实较大的植物来说,这种方法更加方便。

6) 利用生长调节剂处理:例如使用赤霉素等处理亲本,可以明显提高结实率。

7) 离体受精:将珠心取出并与花粉一起置于人工培养基上进行培养,实现离体受精。

(2) 远缘杂交后代植株不育或早衰:是指杂交后代无法正常结实或在生长过程中停止生长的现象。具体表现为部分杂交后代停滞在营养生长阶段,无法形成正常的结实器官;雌雄蕊异常,雌蕊退化,花药不开裂,雄配子无活力;自交不孕,即使进行自由授粉也无法结实或结实率很低;种子发育不全或畸形,落花落蕾;有时种子形成但皱缩且无发芽能力。这种不育或早衰的原因主要是由于远缘杂交后代的染色体组间存在染色体数目、结构和性质的差异,导致携带基因或基因剂量的不同,影响细胞分裂和物质合成代谢。减数分裂无法正常联会,形成单价或多价体以及落后染色体等异常现象,导致不均衡分裂,雄配子染色体数目变化不定,形成无活力的配子,造成杂交一代的不育或完全不育。

为了克服远缘杂种不发育,可以采取以下方法:

1) 杂种离体培养:将杂种在发芽中期取出进行离体培养,改善其生长环境,在出现根和叶时再移植到土壤中。

2) 保姆法:将幼胚取下,嫁接到发育正常的胚乳上,使杂种得到正常的营养供应,促进早期生长。

3) 染色体加倍法:使用诱变剂如秋水仙素处理杂交后代或幼苗,诱导其染色体加倍,恢复正常的联会、配对和分裂过程,形成正常的雌雄配子,从而实现正常的结实。

4) 回交法:将部分具有生活力的雌雄配子回交到一亲本中,增加染色体的同源性,减少不结实性,产生部分回交后代。

(三) 后代选择和培育

杂交后代是一个异质群体,在自交纯化过程中会分离出多种重组基因型,其中既有符合育种目标的基因型,也有不符合育种目标的基因型。为了实现育种目标,必须通过选择方法对杂交后代进行分离。常用的选择方法包括系谱法(单株选择法)和混合法(混合选择法)。

1. 系谱法　系谱法是在自花授粉植物杂交育种中最常用的方法之一。它从杂交分离世代开始,选择优良组合的单株,并对该单株进行连续自交。随后,采集自交的种子,并在下一年按株系种植。接下来的各世代都是在优良株系内进行选择,直至选育出优良纯合稳定的株系后,再进行品系比较试验。系谱法通过系统编号,可以追溯每一代株系的来源和亲缘关系。

具体选择程序如下:

(1) 杂交当代:按杂交组合采收杂交种子,并对每个杂交组合的种子进行标号,包括年代号、组合号、世代号和当选株号。这些种子分别贮存,并在下一代进行分别播种。

(2) 杂种一代(F1):将采收的杂交种子按杂交组合播种成株系。由于用于杂交的亲本通常是纯合亲本,F1 的植株性状相对一致,同时隐性优良性状也不表现出来,因此一般不进行单株选择。只对有严重缺点的组合进行淘汰,对入选的组合进行混合采种。

(3) 杂种第二代(F2):将 F1 收获的种子按组合顺序排列播种,得到 F2 的植株群体,并设立对照区。在 F2 的组合内开始性状分离,显现个体间的差异,是选择的关键世代。同时,F2 单株选择的准确性直接影响后续世代的优良杂交重组类型的选择。因此,要扩大群体规模,以保证 F2 分离出符合育种目标的个体数量足够。一般应保持 400~1 000 株的群体规模。特别对于需要改良多个性状的育种目标和已评定为优良组合的群体,要适当增加规模。对质量性状的选择,F2 可以不设重复。但对易受环境影响的数量性状,必须根据复群体的表现进行对比选择。在 F2 代中,还要先进行杂交组合间的比较选择,淘汰那些没有显著优良单株且主要性状平均值较低的组合,从入选的优良组合中选择优良单株,选择的单株是以严格控制自交留种为前提的。

(4) 杂种第三代(F3):将 F2 选留的优良单株的种子分别种成小区,并按排列间隔种植。每个小区种植 30~50 株,每隔 5~10 个小区设立一个对照区。由于 F3 已经出现了系统性状的特异和明显的表现差异,而各系内又有不同程度的分离。因此,F3 是进一步鉴定选择的重要世代。对于综合性状优良但仍有单株性状分离的组合,可以继续自交选择优良单株。对于出现的优良稳定组合,可以进行混合留种,增加种子的繁殖量,以利于下一代进行品比试验。

(5) 杂种第四代(F4)及其后续世代:每个 F3 单株的种子独立收获,并在小区中种植。每个小区一般种植 30~100 株。由于从 F2 到 F3 经过了单株系统选择,源于同一单株的姐妹系,其综合性状相近,称为"系统内"。而不同单株选系间的性状表现为"系统"。因此,种植小区应将同一个系统群的植株相邻地种植,各系统群之间要设立重复区域,对于不稳定的系统群要再进行选择。对于 F4 出现的优良且一致的株系,可以进行混合收获和鉴定,然后加入品比试验。通过优良混合留种,可以形成优良的品系。经过品比试验、区域试验、生产试验等程序鉴定后,当数量达到一定水平时,可将其作为新品种在生产上推广应用。对于自花授粉植物来说,由于具有较高的天然自交率,可以实现自然授粉,无需进行隔离套袋。但对于常异花授粉植物,尤其是异花授粉药用植物,在选择纯系品种或纯合自交系亲本时,需要套袋并进行人工强制自交来实现。对于以提高群体水平的异质型品种培育为目标的情况,纯系和退化常常同时出现。因此,有时为了加速系纯化并防止生活力衰退,除了进行 2~3 代连续的人工隔离自交外,还可以采用系统内株间交配或类似的姐妹系交配等方法。对于能够进行无性繁殖的药用植物杂交后代,所选择的优良重组类型可以改为无性繁殖。

2. 混合法　混合法又称混合-单株法,是将杂交的分离世代按组合混合种植,并基本不进行单株选择。直到 F6 或 F7 时才进行单株选择,在下一代种成株系后,再进行株系间比较鉴定试验,从而选择优良系。混合法主要适用于自花授粉植物的杂交后代。在自花授粉植物中,由于群体内也能实现自交,随着世代的进展,已纯合的个体不再杂合,而杂合的植株则继续纯合,使得纯合的个体越来越多,形成了许多相对相似的植株组成的纯系。按照育种目标的要求,进行多向混合选择留种,同时选择出几个优良的纯系。一次选择即可进行升级的品比试验。混合法省时、省力,但只适用于自花授粉植物群体,且需要较长时间才能达到选育目标。

二、药用植物诱变育种

(一) 自然诱变

自然突变(natural mutation)是指植物在自然环境中发生的基因突变或染色体结构变异,导致植物个体的遗传信息发生改变。这种变异通常是由自然辐射、化学物质或其他环境因素引起的。自然突变是一种无意识的遗传变异,它可以导致植物表现出新的性状或特征。自然突变的发生是随机的,并且通常是罕见的。大多数自然突变事件都是不利的,因为它们可能导致植物的功能损失或适应能力降低。然而,偶尔会发生有利的自然突变,使植物具备了更好的适应性或其他有益的性状。这些有利的自然突变可以为植物进化和育种提供新的遗传资源。在农业和园艺领域,通过对自然突变进行筛选和选择,可以获得具有理想性状的新品种。例如,"大叶丹参""高皂苷柴胡"等改良品种,都是通过对自然变异株系的选择育种获得的,表现出较高的生物量或药用成分含量。因此,自然突变在植物育种和遗传改良中具有一定的应用潜力。

(二) 辐射育种

辐射育种(radiation breeding)是一种利用辐射(如 X 射线、γ 射线和质子束等)诱发植物遗传变异的育种方法。通过辐射处理,可以引起植物基因组中的 DNA 损伤和突变,从而导致植物个体的遗传信息发生改变。这些遗传变异可能包括基因突变、染色体结构变异和基因组重组等。辐射育种的主要目的是产生新的变异体,通过选择和筛选具有理想性状的变异体,培育出具有经济价值和应用潜力的新品种。辐射育种可以在短时间内创造大量的变异体,为育种工作提供了更多的遗传资源。药用植物的辐射育种方法和步骤与一般的辐射育种相似,但在选择亲本、辐射处理和筛选方面可能存在一些特殊考虑。

1. 药用植物的辐射育种方法和步骤

(1) 选择适合的亲本:选择具有药用价值和经济潜力的药用植物作为亲本。优先选择已知含药成分高且性状优良的亲本。

(2) 种子处理:对选定的药用植物种子进行预处理,如清洗、消毒等,以确保辐射后的种子无外来污染。

(3) 辐射处理:将种子暴露在适当的辐射源下,如 X 射线、γ 射线或质子束等。辐射剂量和时间需要根据目标物种和育种目标进行合理控制。对于药用植物,辐射剂量通常要低于普通农作物,以避免对药用成分的不利影响。

(4) 后代繁殖:将辐射后的种子进行后代繁殖,培养出新的植株群体。可以通过种子播种、芽培养或组织培养等方式进行后代繁殖。

(5) 筛选和选择:对辐射后的植株群体进行筛选和选择,挑选出具有理想药用性状的变异体。这可能涉及对药用成分含量、品质特性和抗病性等性状的评估。

(6) 评估和鉴定:对选育出的变异体进行进一步的评估和鉴定,包括药用成分分析、药理学测试、安全性评估等方面的测试。

(7) 品种推广：将经过评估和鉴定的优良变异体作为新品种推广应用。可以通过种子繁殖或无性繁殖方式进行扩大生产，并进行实地示范和推广。

药用植物的辐射育种在药用成分的稳定性和含量方面需要特别关注。因此，在辐射处理时要控制辐射剂量和时间，避免不利影响药用成分的发生。同时，对于药用植物的筛选和选择，重点关注药用性状和化学成分的变异。在整个辐射育种过程中，需要进行严格的记录和数据管理，以便追踪和保留有潜力的变异体。同时，结合其他育种方法如传统选育、分子标记辅助选择等，可以提高药用植物的育种效率和选育出优良品种的成功率。最后，应遵守相关法规和伦理要求，确保药用植物的安全性和质量。

2. **常见的诱变射线种类和性质** 在辐射育种工作中，提高总突变率当然是重要的，但更重要的是提高目标性状的突变率。许多研究已经表明，不同的诱变源处理相同植物或者相同诱变源处理不同植物，会产生不同的诱变效果。这可能是由于组成遗传物质结构的各种基因对不同射线的反应存在差异。因此，选择适当的辐射源非常重要。植物辐射育种中常用的射线按照性质划分为两大类：非电离辐射（如紫外线）和电离辐射（如 X 射线和 γ 射线），而电离辐射又可细分为电磁辐射和粒子辐射。

(1) X 射线：X 射线是最早应用于诱变的射线，由高能的 X 光机和加速器产生。然而，由于 X 射线能量较弱，射程有限，并且对种子的穿透力不如 γ 射线强，因此在一些情况下已被其他射线取代。

(2) γ 射线：γ 射线由放射性同位素产生，射程远且一次可照射多个材料，因此是目前应用最广泛的辐射源。

(3) 中子（n）：中子作为辐射育种的诱变源越来越受到关注。通过人工方式释放核内束态的中子并加以利用。根据带能量的大小，可以分为快中子、慢中子、中能中子和热中子，其中热中子和快中子应用较多。中子具有较高的电离密度，通常能够引发大量的变异。同时，它对染色体以外的损伤通常较轻。

(4) β 射线：β 射线由 β 粒子和正电子组成。β 粒子在空气中传播距离较短，穿透力较弱，但在生物体内的电离作用比 X 射线和 γ 射线强，因此也是一种有效的诱变源，常用于内部照射。

(5) α 射线：α 射线由带两个正电荷的 α 粒子组成，能量范围从 200 万电子伏特到 900 万电子伏特不等，穿透力极低（小于 1 mm），主要用于内部照射。

(6) 质子和氘核：质子和氘核即氢核和重氢核。通过加速器产生，带有一个正电荷，能量可达几十亿电子伏特，具有较强的诱变力和穿透力。

(7) 紫外线：紫外线穿透力较弱，其最有效的诱变波长是 DNA 有效吸收波长。当 DNA 吸收特定波长的能量后，使其电子处于激发态，增强分子活动力，从而引起变异。常用于照射花粉或胚珠等。

在各种射线中，γ 射线、X 射线和中子是目前农业上最常用的射线源。质子由于能够引起染色体畸变，也是一种常用的诱变源。紫外线和 β 射线只在特定情况下使用。此外，激光、无线电微波和电子束也可以作为诱变源应用于辐射育种。

3. **辐射诱变的机制** 辐射是一种能量在空间中传递和转移的形式。辐射诱变通过直接作用和间接作用对遗传物质造成损伤，导致遗传信息的改变和突变的发生。这些突变可能在基因组中引入新的变异并导致植物表现出不同的性状和特征。辐射对生物的诱变作用包括直接作用和间接作用两种方式。

(1) 直接作用主要指的是 DNA 分子直接吸收电离辐射的能量而引起的分子损伤：这种直接作用可能导致以下情况：

1) 核辐射引起电离激发，导致碱基结构的变化。例如，质子转移可以导致碱基异构化和碱基旋转形成顺式或反式构型，进而导致碱基配对错误。

2) 核辐射破坏 DNA 中的化学键。例如，核辐射作用会破坏碱基对之间的氢键以及碱基与脱氧核糖之间的键。

3) 核辐射引起 DNA 中碱基的断裂，可能会导致碱基丢失或碱基切换等现象，从而造成 DNA 序列上的错误。

(2) 间接作用是指电离辐射引起的化学效应：在辐射处理过程中，射线除了直接作用于遗传物质外，更多地作用于介质中。活体组织中大约 75% 是水，因此水成为电离辐射最丰富的靶分子。当射线穿过细胞时，首先被水吸收，产生不稳定的 H^+ 和 OH^- 离子以及自由基 H 和 OH，并进一步生成过氧化物和过氧化基等活性物质。这些过氧化氢、过氧化物和自由基是高度活跃的氧化剂，当它们与细胞核酸等大分子发生化学反应时，可能改变 DNA 的结构。

4. 辐射处理的方法　辐射诱变处理方法主要分为外照射和内照射两种。

(1) 外照射是指植物受到来自外部辐射源的辐射：根据辐射施加的时间长短，外照射可以分为急性照射和慢性照射。急性照射是在短时间内使用较高剂量率进行处理，而慢性照射则是在较长时间内使用较低剂量率进行处理。这种方法简便、安全，并且可以批量处理种子。外照射处理植物的部位可以包括干种子、浸泡过的种子、发芽的种子、整株植株或植株的花序、花芽、生长点等，还可以处理子房、无性繁殖植物的营养器官和各种组织培养物。目前常用的外照射射线种类有 X 射线、γ 射线、快中子和热中子。

(2) 内照射是将放射性元素引入被照射植物某个器官的组织内起作用的方法：由于不同发育时期和不同部位的组织代谢状况不同，放射性同位素进入有机体的速度和分布也不相同。它常集中于分生组织或代谢较为旺盛的部位，因此会形成不均匀的照射效果。常用的内照射放射性同位素包括 ^{32}P、^{35}S 和 ^{14}C 等。内照射的具体方法包括浸泡法、注射法和饲入法等。由于使用这种方法需要一定的设备和防护措施，以预防放射性同位素的污染，并且吸收剂量不易测定，因此目前在育种中应用较少。

需要注意的是，无论是外照射还是内照射，都需要根据植物品种和育种目标合理选择辐射剂量和时间，以避免不利影响和确保安全性。同时，在进行辐射处理时，要进行严格的记录和数据管理，以便追踪和保留有潜力的变异体。结合其他育种方法如传统选育和分子标记辅助选择等，可以提高育种效率和选育出优良品种的成功率。

(三) 化学诱变育种

化学诱变育种(chemical mutagenesis breeding)是一种利用化学诱变剂来引发植物遗传变异的育种方法。通过使用化学诱变剂处理植物种子或组织，可以导致植物的 DNA 损伤和突变，从而产生遗传变异。这些变异可以涉及基因突变、染色体结构变异和基因组重组等。

1. 化学诱变育种的一般步骤

(1) 选择亲本：选择具有育种目标性状和经济价值的植物作为亲本。亲本的选择应该考虑到目标性状、适应性和遗传稳定性。

(2) 化学处理：将选定的植物种子或组织暴露在化学诱变剂中。常用的化学诱变剂包括

EMS(乙基甲磺酸甲酯)、MMS(甲基硫酸甲酯)和 NaN_3(硝基胍)。化学诱变剂会引发 DNA 的点突变和结构变异。

(3) 后代繁殖：将经过化学处理的种子进行后代繁殖，培养出新的植株群体。可以通过种子播种、芽培养或组织培养等方式进行后代繁殖。

(4) 筛选和选择：对经过化学处理的植株群体进行筛选和选择，挑选出具有目标性状的变异体。这可能涉及对生长、产量、抗病性、耐逆性等性状的评估。

(5) 评估和鉴定：对选育出的变异体进行进一步的评估和鉴定，包括形态特征、生理生化性状、品质特性和遗传稳定性等方面的测试。

(6) 品种推广：将经过评估和鉴定的优良变异体作为新品种推广应用。可以通过种子繁殖或无性繁殖方式进行扩大生产，并进行实地示范和推广。

在进行化学诱变育种时，化学诱变剂的浓度和处理时间需要严格控制，以避免不利的突变或细胞毒性效应。此外，化学诱变育种需要进行大规模的筛选和选择工作，因为化学诱变通常会产生大量的突变体，其中只有少数是具有目标性状的。

在整个化学诱变育种过程中，需进行记录和数据管理，以追踪和保留有潜力的变异体。同时，结合其他育种方法如传统选育、分子标记辅助选择等，可以提高育种效率和选育出优良品种的成功率。最后，应遵守相关法规和伦理要求，确保新品种的安全性和质量。

2. 常用化学诱变剂的种类及其作用机制 植物化学诱变研究中，试验过许多化学物质，但较为广泛和有效的主要有以下几类诱变剂：

(1) 烷化剂：烷化剂是最重要、应用最广的一类诱变剂。这些药剂含有活跃的烷基基团，可以通过烷基置换取代其他分子的原子，从而引起"烷化作用"。它们与 DNA 或 RNA 中的磷酸基、嘌呤、嘧啶基发生反应，导致遗传密码的改变。常见的烷化剂包括甲基磺酸乙(EMS)、硫酸二乙酯(DES)、乙烯亚胺(EI)、N-亚基-N-乙基脲烷(NEU)等。

(2) 核酸碱基类似物：核酸碱基类似物是与 DNA 碱基结构相似的物质。它们具有与 DNA 碱基类似的结构，在不妨碍 DNA 复制的情况下作为 DNA 的成分参与其中。由于在某些替代基上与正常碱基不同，使得在 DNA 复制时发生配对错误，从而引发突变。常用的核酸碱基类似物有 5-溴尿嘧啶(5-BU)、5-溴脱氧尿苷(5-BUdR)和 α-腺嘌呤(AP)等。

(3) 诱发移码突变的诱变剂：这类诱变剂能够结合到 DNA 分子中，使 DNA 上的阅读顺序发生改变，导致 DNA 分子中遗传密码的改变，进而引发突变。例如，吖啶类染料和氮芥的衍生物等。

(4) 其他诱变剂：除了上述几类诱变剂，还有一些其他化学物质也具有诱变效应。例如，亚硝酸和羟胺可以与 DNA 中的碱基发生作用，改变碱基的分子结构，从而导致替代。某些抗生素、叠氮化合物等也具有诱变效应。特别是叠氮化钠是一种诱变能力较强的诱变剂，在酸性条件下诱变率很高。它主要作用于复制中的 DNA，引起碱基替代，而对染色体影响较小。叠氮化钠使用相对安全且无残留毒性。然而，关于它的真正作用机制目前还不清楚。

3. 化学诱变的方法

(1) 药剂配制：药剂的配制是化学诱变的第一步。只有使用充分溶解、适当浓度的诱变剂，才能保证诱变效果。根据药剂的特性和需求，将可溶于水的药剂配制成一定浓度的水溶液。对于不能直接溶解于水的药剂，需要使用可溶溶液作为导溶剂进行预先溶解，然后再进行配制。例如，硫酸二乙酯可以溶解于 70% 酒精中，而不能直接溶解于水中，因此在配制时需先用少量酒精导溶,然后将酒精溶液加水配制成所需浓度的溶液。烷基化剂如烷基磺酸和烷基硫酸类在水中不稳定,容易与水发生"水合作用",生成无诱变作用的酸性或碱性有毒化合物。它们只有在特定的酸碱条件下才能保持相对稳定性,并表现出明显的诱变效应。因此,配制好的药剂不能长期储存,诱变时应使用新鲜配制的溶液,并最好将其加入一定酸碱度的磷酸缓冲液中使用。几种常用诱变剂所需的 0.01 mol/L 磷酸缓冲液的 pH 分别为:EMS 和 DES 为 7,NEU 为 8,NTG 为 9。亚硝酸溶液也不稳定,通常采取在使用前将亚硝酸加入 pH 4.5 的溶液中生成亚硝酸的方法。氮芥在使用时,先分别配制成一定浓度的氮芥盐和碳酸氢钠水溶液,然后混合置于密闭容器中,两者发生反应产生芥子气体。

(2) 试验材料的预处理:在化学诱变剂处理之前,需要对干燥的种子进行预先浸泡。实验证明,当细胞处于 DNA 合成阶段(S 期)时,对诱变最敏感。因此,预处理时间的长短取决于材料进入 S 期的时间,可以通过使用经过不同时间浸泡的种子进行相同诱变剂处理来确定。一般而言,诱变剂处理应在 S 期之前进行。浸泡时温度不宜过高,通常使用低温的去离子水或蒸馏水将种子浸泡其中。对于一些需要经过层积处理以打破休眠的植物种子,在药剂处理前可以用正常层积培养替代用水浸泡。

(3) 化学药剂处理方法:根据诱变材料的特点和药剂的性质,有多种处理方法可供选择。

1) 浸渍法 将药剂配制成一定浓度的液体,然后将待处理的材料如种子、茎接、枝条、块茎、块根等浸泡其中。此外,还可以在作物开花前将花枝剪下插入诱变剂溶液中,使其吸收一定量的诱变剂,待开花时收集花粉。对于完整的植株,也可以采用劈茎法,将植株的茎劈开,将其中一半茎插入含有诱变剂溶液的管子中,通过植株对水分的吸收将药剂引入体内。还可以直接浸泡根部。

2) 涂抹或滴液法:将药液涂抹或缓慢滴在植物茎、枝条或块茎等处理材料的生长点或芽眼上。

3) 注入法:使用注射器将药液注入材料内部,最好在靠近注射位置插入一个排气针以确保有足够的药液注入。也可以人工刻伤材料,制作切口,然后用浸有诱变剂溶液的棉团放入切口中,使药液通过切口进入植株、花序或其他受处理组织和器官。

4) 熏蒸法:将花粉、花序或种子放置在密闭小箱中,使诱变剂产生蒸汽对其进行熏蒸。适用于能产生蒸汽的诱变剂(如乙烯亚胺)。

5) 施入法:将低浓度的诱变剂溶液加入生长基质中,通过植物的根部吸收或简单的渗透扩散进入植物体内。

三、药用植物倍性育种

自然界产生多倍体的过程相当漫长,因此常常采用人工诱导的方法来获取多倍体植株。目前,人工诱导方法大致可以分为物理方法、化学方法和生物学方法三种。

1. 物理方法 利用温度激变、机械伤害、电离辐射、非电离辐射、离心力等物理因素来诱导染色体加倍。例如,在咖啡花粉母细胞减数分裂时,直接暴露于骤变低温(8~10 ℃)可以获得大量二倍性花粉颗粒;使用 60Co 射线处理动态成长中的种子可以产生多倍体。此外,一些组织内的染色体可以自然加倍并发育成多倍体。然而,由于物理方法的效率较低且不稳定,未能广泛应用。

2. 化学方法 最常用的化学诱变剂是秋水仙素。将秋水仙素用于处理植物的生长点,能够阻止纺锤体在细胞分裂的中期形成,从而使细胞停止分裂。乔传等使用0.05%～0.1%的秋水仙素处理14染色体(2n=14)的种子和茎顶生长点6～12 h,均获得四倍体(2n=28);陈素等采用在加入秋水仙素的MS培养基中萌发党参(2n=16),成功地诱导出了党参同源四倍体植株(2n=32)。此外,还有其他化学诱变剂的应用。例如,使用0.01%富民农处理当归(2n=22)的幼苗生长点48～72 h,获得当归同源四倍体植株(2n=44)。

3. 生物学方法

(1) 体细胞杂交法:体细胞杂交,也称为原生质体融合,是建立在组织培养和原生质体培养基础上的技术。首先使用纤维素酶和果胶酶处理植物细胞,得到大量无壁的原生质体,然后通过物理或化学方法诱导异核体的形成,进一步融合为共核体,经过培养后分化出同源或异源多倍体植株。例如,柑橘细胞的电融合和种间体细胞杂种植株再生等。

(2) 胚乳法:胚乳是由精子和两个极核融合形成的三倍体组织,通过培养可以直接获得三倍体植株。三倍体植株往往表现出无籽性,对于某些药用植物来说,这是十分有益的特征。例如,山莱萸和枸杞因果核较大、种子较多,会带来加工的困难,并降低产量和质量。在中国,已成功地利用枸杞胚乳诱导获得染色体接近三倍体的植株,这些三倍体植株经过处理后还可以产生六倍体,这也是产生多倍体植株的一种有效途径。

(3) 单倍体诱导育种:植物花药及花粉培养是一种常用的方法,用于产生植物的单倍体(haploid)细胞或植株。这种技术可以在育种和基因研究中发挥重要作用。

以下是植物花药及花粉培养产生单倍体的方法:

1) 花药培养:花药培养需要在进行之前对花粉的发育期进行显微镜检查,比较不同发育阶段的花药在相同培养条件下的表现,选择合适的花粉发育期,并找出该发育期与花蕾外部特征的关系。反过来,再根据花蕾的外部特征选取材料。

花药培养的技术相对简单。首先将选取的花朵用去离子水或0.1%次氯酸钠溶液浸泡10～20 min,或者用0.1%洗涤剂处理7～10 min,然后用水冲洗2～3次。花朵应尽可能地去除严重受损的花药和不必要的花丝。剥离的花药应均匀地平放于培养基上,或者悬浮于液体培养基中。

离体花药培养通常在20～28 ℃的温度下,在光照强度为1 000～2 000 lx或黑暗条件下进行。经过20～30天的培养,可以观察到花药从口部长出胚状体或愈伤组织。将愈伤组织转移到分化培养基上,进一步分化为植株。如果花药开裂释放出胚状体,一个花药内就可以产生大量幼小的植株。花药开裂后,应尽快将幼小植株分离,分别移植到新的培养基上,以防止下胚轴和根系相互纠缠而难以分离。

许多植物的花药培养再生植株经常表现出倍性水平的变异。例如,在石刁柏的花粉植株中发现了混合倍体的情况。特别是通过愈伤组织形成的小植株更容易出现倍性的变异。Sink曾提出多数单倍体花粉导致生长,花药壁和花丝等母体二倍体组织的愈伤组织参与其中。因此,在确保单倍体植物群体的情况下,花粉培养比花药培养更适合,特别是愈伤组织分化成苗的效果更好。

2) 花粉培养:从花药中分离出花粉并接种在培养基上,并诱导形成植株的过程称为花粉培养。花粉培养可以排除花药壁的干扰,在花粉植株诱导的理论和实践上都具有重要意义。然而,目前直接利用花粉进行植株诱导的植物种类还比较有限,主要是因为对于花粉培养诱导花粉植株的条件尚未完全掌握。

花粉培养的方法包括哺育法和单细胞培养法。哺育法是夏普(Sharp)于1972年创造的花粉培养方法。首先将花药划破后放置在琼脂培养基上,上面覆盖一片经消毒处理的滤纸小圆片,使其与花药接触,然后在纸上滴加一滴花粉液(约含有10粒花粉),由于花粉与花药接触,可以促进小胚胎的启动。在光照条件下培养一个月左右,就会出现壁细胞无性系。因此,有人认为花粉分化为胚状体时,有一种花因子(诱导物)起作用。此外,还可以使用哺育培养、平板培养、微室培养等单细胞培养法进行花粉培养。例如,使用矮牵牛花瓣产生的愈伤组织作为哺育者,成功地培养了烟草花粉。

需要注意的是,在单倍体育种中,花药及花粉培养方法的选择和操作都需要严格控制,以确保获得稳定的单倍体植株。同时,结合其他育种方法如传统选育和分子标记辅助选择等,可以进一步提高育种效率并成功选育出优良品种。

四、药用植物基因工程育种

(一)转基因育种

基因工程是通过基因操作,将目的基因或DNA片段与合适的载体连接转入目标生物细胞,通过复制、转录、翻译外源目的基因以及蛋白质的活性表达,使转基因生物获得新的遗传性状的操作。基因工程的目标是实现转基因生物性状的定向改良,技术上包括基因或DNA的体外重组、转基因、重组子筛选与扩大繁殖等多个环节,目的性和技术性都很强,需要设计严密的实验。基因工程的技术流程包括目的基因的克隆、目的基因的载体构建、载体的遗传转化和转基因材料再生、转化后重组子的筛选与鉴定4个基本环节[5,12]。

1. 目的基因的克隆 基因是具有遗传效应的DNA片段,是控制生物性状的基本遗传单位,包含特定遗传信息。基因的获得是开展基因工程操作的基础,通过对特定基因的操作,从而改变生物体的某些性状。基因广义上可以分为结构基因和调节基因两种类型。结构基因是指编码任何蛋白质或非调控因子RNA的基因,包括结构蛋白、酶类或不执行调控功能的RNA分子,这些基因产物是细胞表现形态和功能特征所必需。调节基因则是调节蛋白质合成的基因,对不同染色体上的结构基因具有调节作用,在需要某种酶时就进行合成,不需要时,则停止合成。很多研究表明,调节基因往往可控制多个下游的结构基因,对其进行基因工程操作的效果往往更为显著。在基因工程发展的几十年中,随着生物技术的不断发展,人们花费大量人力物力,对于不同物种基因资源进行分离鉴定。随着第二代高通量测序技术的飞速发展,从全局水平上获得、分析和操作基因,使基因工程跨入了崭新的阶段。

(1)根据基因产物克隆基因:结构基因的产物很大一部分是某个特定的蛋白质分子。若已知这些蛋白质的氨基酸序列,则可设计简并引物,从特定组织的cDNA库中扩增出可能的编码基因序列;或者设计探针,通过和特定的cDNA文库杂交,通过阳性克隆得到对应的基因序列。这个方法需要知道基因产物的氨基酸序列,技术难度上相对较高,而因为密码子简并性的存在,特异性不高,故而在效率上受限。

(2)根据突变表型克隆基因:传统研究基因的方法是通过由表及里,由某个突变表型找到对应基因,所谓正向遗传学(forward genetics)。反向遗传学(reversed genetics)则反行其道,通过对某个基因进行遗传操作,观察其缺失之后的表型,进而研究其功能。物理(如用X射线、中子、紫外线、γ射线或者激光等诱变)、化学(如用亚硝酸、硫酸二乙酯等诱变)、生物(转座子标签法、T-DNA标签法等)方法常用来构建基因功能缺失突变体。物理或者化学诱变得到的突变体通过多代回交之后确定分离比,通过图位克隆(map-based cloning)确定遗传区段,对更小区段进行测序确定突变位点。图位克隆在农作物使用较为普遍,要求物种有较为完整的分子连锁标记遗传图谱,而药用植物中使用往往受限。相对于前两者,生物方法构建突变体则无此限制,转座子标签法(tranposon tagging)和 T-DNA 标签法(T-DNA tagging)是较常用的两种方法。

转座子(tranposon)是染色体上一段可移动的 DNA 片段,它可从染色体的一个位置跳到另一个位置。转座子标签法是在合适的条件下,转座子在基因组中跳跃而插入到某个功能基因时,就会引起该基因的失活,并产生对应突变体。以转座子 DNA 为探针或者设计引物,通过基因组文库杂交或 Tail-PCR,从而得到包含转座子旁邻序列的基因片段,再通过基因组步移(genomic walking)或者基因组文库杂交,从而得到完整的基因序列。

T-DNA 标签法是利用农杆菌介导的通过 T-DNA 整合到植物基因组中产生突变,再通过 T-DNA 序列来克隆基因的方法。T-DNA 插入突变体在遗传上较为稳定,一旦插入基因组后位置固定,但插入位置具有随机性,需要足够数量的突变体库才能较全面地克隆基因。

(3) 根据同源性克隆基因:在进化上执行同一功能的基因往往具有氨基酸和核苷酸序列的保守性。对于一个物种中的未知基因,可通过另一物种中的同源基因设计简并引物,提取 RNA 反转成 cDNA 作为模板,PCR 扩增出片段并测序;若不是基因全长,可通过 5′-RACE (rapid-amplification of cDNA ends)和 3′-RACE 技术获得两端序列,继而拼接成全长。在已知 cDNA 序列的基础上,用基因组 DNA(genomic DNA)做模板,进而扩增得到对应的基因组序列。若有基因组文库或 cDNA 文库,则可根据已知同源基因序列设计探针,通过杂交得到对应克隆并测序,从而获得未知基因的序列信息。

(4) 利用基因组或转录组数据大规模克隆基因:随着第二代技术乃至第三代测序的高速发展,转录组和基因组的测序成本大大降低。人们可以有选择地对某个新物种,新物种的某个特定组织或者发育时期进行不同深度的基因组或转录组测序,从而得到海量数据。在此基础上,设计引物,扩增得到全长基因或者 cDNA 序列;若个别基因序列不完整,则可设计引物通过基因组步移或 5′-RACE 和 3′-RACE 得到缺失部分序列。很多药用植物都已进行基因组测序,具体见表 7-3-1[https://db.cngb.org/datamart/plant/DATApla1/]。

表 7-3-1 药用植物基因组测序概况

年份	物 种	基因组大小	药用成分	测 序 策 略
2023	桃金娘 Rhodomyrtus tomentosa	470.35 Mb	花青素	PacBio、Oxford Nanopore、Illumina、HiC
2021	佛手瓜 Sechium edule	608.17 Mb	黄酮类化合物	Nanopore、Hi-C
2021	地黄 Rehmannia glutinosa	2.49 Gb	梓醇	Nanopore
2020	蒜 Allium sativum	16.24 Gb	二烯丙基三硫化物	Illumina、PacBio、10×Genomics、Nanopore、Hi-C
2020	土沉香 Aquilaria sinensis	720 Mb	沉香四醇	Nanopore

续表

年份	物种	基因组大小	药用成分	测序策略
2020	三七 Panax notoginseng	2.0 Gb	人参皂苷 Rg1、三七皂苷 R1	Nanopore
2020	栀子 Gardenia jasminoides	535 Mb	栀子苷酸	Nanopore、Illumina、HiC
2020	连翘 Forsythia suspensa	737.5 Mb	连翘苷、连翘酯苷 A	Nanopore
2020	牛至 Origanum vulgare	630.04 Mb	香芹酚	Illumina、10× Genomics
2019	黄芩 Scutellaria baicalensis	386.6 Mb	4′-脱氧黄酮	Illumina、PacBio
2018	月季花 Rosa chinensis	512 Mb	金丝桃苷	PacBio、Illumina、Hic
2018	黄花蒿 Artemisia annua	1.74 Gb	青蒿素	Illumina、Roche 454、PacBio
2018	罂粟 Papaver somniferum	2.72 Gb	D-(-)-吗啡	Illumina、10× Genomics、PacBio、Oxford Nanopore
2018	罗汉果 Siraitia grosvenorii	467 Mb	罗汉果皂苷 V	PacBio、Illumina
2018	菊花脑 Chrysanthemum nankingense	2.53 Gb	冰片、菊酮	Oxford Nanopore
2017	人参 Panax ginseng	3.5 Gb	人参皂苷 Rg1、人参皂苷 Rb1	Illumina
2017	大花红景天 Rhodiola crenulata	344.5 Mb	红景天苷	Illumina
2017	无花果 Ficus carica	356 Mb	芦丁苷	Illumina
2016	丹参 Salvia miltiorrhiza	538 Mb	丹参酮ⅡA、丹酚酸 B	Illumina、PacBio、Roche 454
2015	铁皮石斛 Dendrobium officinale	1.35 Gb	石斛多糖	Illumina Hiseq、PacBio

2. 目的基因的载体构建

(1) 基因工程载体：载体(vector)是指在基因工程重组 DNA 技术中将 DNA 片段(目的基因)转移至受体细胞的一种能自我复制的 DNA 分子。根据实验目的，选择合适的载体和克隆技术，将目的基因片段克隆到载体上，将目的基因连接于载体的多克隆位点(multiple cloning site, MCS)上，实现 DNA 重组，导入受体细胞，使外源基因或基因片段在受体细胞中表达。载体需要具备以下几个条件：① 在宿主细胞中能保存下来大量复制，且对受体细胞无害。② 有多个单一的限制酶切位点，可满足不同酶切组合的选择。③ 含有复制起始位点，能够独立复制，使质粒能在受体细胞中保持下去。④ 有一定的筛选标记基因，如氨苄西林、卡那霉素等抗性基因。⑤ 载体 DNA 分子大小应合适,以便操作。

载体往往根据需要经过不同改造,来满足不同的克隆需要。根据来源不同,载体可分为质粒载体、噬菌体载体、cosmid 载体、人工染色体载体等;根据用途可分为克隆载体和表达载体。

1) 质粒载体:质粒(Plasmid)是一类存在于细菌、真菌和酵母等细胞中独立于核区 DNA 而自主复制的共价、闭合、环状双链 DNA 分子,其大小通常在 1~100 kb 范围内,常见的为 1~10 kb,如基因克隆中目前常见的 pMD18-T 载体(图 7-3-1)。

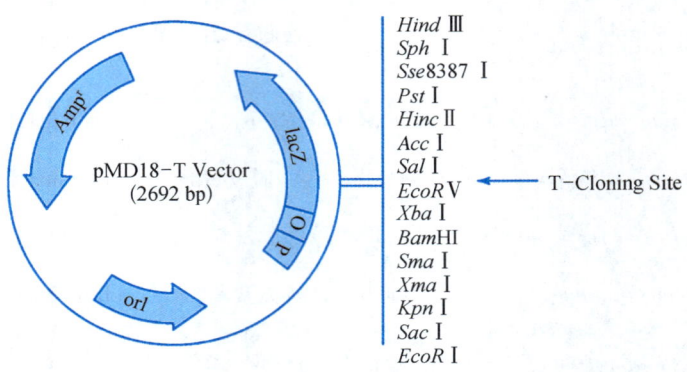

图 7-3-1　pMD18-T 载体

质粒具有三种不同的构型:当其两条核苷酸链均保持着完整的环形结构时,称之为共价闭合环形 DNA(covalently closed circular DNA, cccDNA),常呈现超螺旋的 SC 构型;如果两条多核苷酸链中只有一条保持着完整的环形结构,另一条链出现有一至数个缺口时,分子就能旋转而消除链的张力,形成松弛型的环状分子,称之为开环 DNA(open circular DNA, ocDNA);若质粒 DNA 的双链均发生断裂而形成线形分子,则通称为线状 DNA(linear DNA)。因为超螺旋质粒 DNA 的结构致密,在电泳时泳动速度要比另外两种更快。

质粒能够自我复制,随着细胞分裂而分配到后代宿主细胞中去,每个宿主细胞中的质粒拷贝数主要取决于质粒自身的复制特性。根据复制性质,质粒可分为两类:严紧控制型(stringent ccntrol)质粒和松弛控制型(relaxed control)质粒。前者仅在宿主细胞周期的一定阶段进行复制,当染色体复制时,质粒也进行复制,每个宿主细胞中只有一个或几个质粒;后者是指宿主细胞染色体停止复制,而质粒仍旧能够复制,不受细胞周期的限制,每个宿主细胞中存在多个质粒,一般 20 个左右。一般分子质量较大的质粒属于严紧型。分子质量较小的质粒属于松弛型。

利用同一复制系统的不同质粒不能在同一宿主细胞中共同存在,当两种质粒同时导入同一细胞时,它们在复制及随后分配到子细胞的过程中彼此竞争,在一些细胞中,一种质粒占优势,而在另一些细胞中另一种质粒却占上风。当细胞生长几代后,占少数的质粒将会丢失,因而在细胞后代中只有两种质粒的一种,这种现象称质粒的不相容性(incompatibility)。

2) 噬菌体载体:噬菌体(phage)是一类细菌病毒的总称。噬菌体主要由蛋白质外壳和核酸组成,内部的核酸最常见的是双链线性 DNA,还发现有双链环形 DNA、单链环形 DNA、单链线性 DNA 等多种形式。像质粒分子一样,噬菌体也可用于克隆和扩增特定的 DNA 片段。

噬菌体的基本特性:不同种类的噬菌体颗粒在结构上差别很大,按照它们的结构,噬菌体分为三类。大多数的噬菌体为带尾部的二十面体型,除了一个二十面体的头部,还有由一个中空的针状结构及外鞘组成的尾部,以及尾丝和尾针组成的基部,如λ噬菌体。第二类噬菌体为无尾部的二十面体,外表由规律排列的蛋白亚单位-衣壳组成,核酸则被包裹在内部。还有一部分噬菌体为线状,头部结构不明显,而是由壳粒组成的盘旋状结构,如噬菌体 M13。三类噬菌体的结构如图 7-3-2 所示。

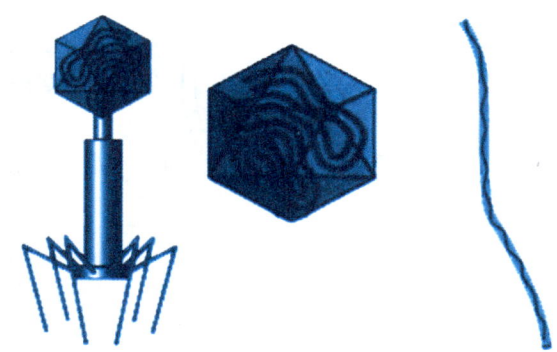

图 7-3-2　噬菌体的几种形态

噬菌体颗粒感染细菌细胞的效率极高,进入细菌后迅速生成几百个子代噬菌体颗粒,每个子代颗粒又可感染细菌细胞,再生成几百个子代噬菌体颗粒。如此重复只需 4 次,一个噬菌体颗粒便可使几十亿个细菌感染而死亡。故而在基因工程实验中,噬菌体裂解细菌后会在培养基菌苔上出现一个空斑,称为噬菌斑(plaque)。一个噬菌体吸附到寄主细胞表面后,注入 DNA,噬菌体 DNA 进行复制及蛋白质的合成,并组装成子代噬菌体颗粒,把该细菌周围的成千上万个细菌感染裂解致死,释放出子代噬菌体颗粒,这个过程称为溶菌周期。具有溶菌生长周期的噬菌体,称为烈性噬菌体。还有一些噬菌体感染细菌后,并不使细胞裂解死亡,而是将其自身的基因组整合进宿主细胞的基因组,称为溶原性噬菌体,宿主细菌称为溶原性细菌。在溶原性细菌内存在的整套噬菌体 DNA 基因组称为原噬菌体(prophage)。具有溶源周期的噬菌体,称为温和噬菌体。但当条件改变使溶源周期终止时,宿主细胞就会因原噬菌体的增殖而裂解死亡,释放出许多子代噬菌体颗粒。

3) 黏性质粒:黏性质粒(cosmid)是 cos site-carrying plasmid 的缩写,也称黏粒、柯斯载体。黏性质粒由 Collins 和 Hohn 组建,专门为克隆大片段的真核 DNA 而设计,是一种用基因工程技术组建的特殊的大肠杆菌质粒。cosmid 载体带有质粒的复制起点、克隆位点、选择性标记以及 λ 噬菌体用于包装的 cos 末端等,因此该载体在体外重组后,可利用噬菌体体外包装的特性进行体外包装,利用噬菌体感染的方式将重组 DNA 导入受体细胞。但它不会产生子代噬菌体,而是以质粒 DNA 的形式存在于细胞内。cosmid 载体本身的大小为 4～6 kb,可装载的最大容量约为 45 kb 的外源 DNA。

4) 酵母质粒:在酵母中有一种长度为 2 μm 质粒,平均拷贝数为 50～100,称为 2 μm 质粒。2 μm 质粒的复制和染色体的复制通常是同步的,都发生在 S 期,但当它在细胞内的拷贝数低时,它的复制可以超过染色体 DNA 复制周期。2 μm 质粒 DNA 共有 6 318 bp,有两个长度为 599 bp 的反向重复,把整个分子分成两部分。通常反向重复序列间有一个特异性位点发生同源重组,形成两种构型,通过对限制性内切酶图谱的分析,可以区分这两种构型。

酵母质粒的类型:根据酵母质粒的复制方式不同,把它们分为整合型(YIP)、复制型(YRP)、附加体型(YEP)等。酵母质粒都能在大肠杆菌中克隆,并且具有较高的拷贝数,可在大肠杆菌和酵母细胞之间穿梭。这些质粒都含有在酵母中的选择遗传标记,能和大肠杆菌相应的突变体互补,如 Leu2$^+$、His$^+$、Ura3$^+$、Trp1$^+$ 等。

5) Ti 质粒:Ti 质粒是在根瘤土壤杆菌细胞中存在的一种染色体外自主复制的环形双链 DNA 分子,冠瘿瘤的形成是由 Ti 质粒决定的,故称其为诱导肿瘤的质粒(tumor inducing

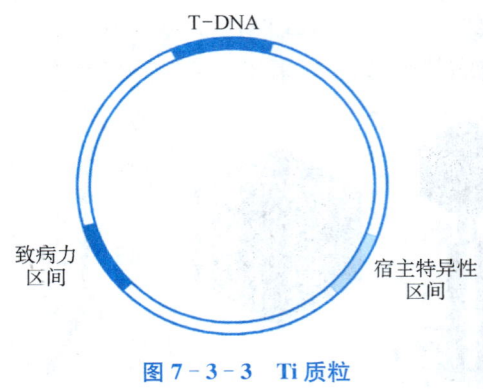

图 7-3-3 Ti 质粒

plasmid),简称 Ti 质粒(图 7-3-3)。

Ti 质粒是双链环状 DNA,相对分子质量为 1.2×10^8,大约 185 kb。Ti 质粒 DNA 中的 T-DNA 为转移 DNA,是 Ti 质粒最重要的组成部分。在土壤农杆菌感染植物细胞后,Ti 质粒中的 T-DNA 能够整合到植物染色体 DNA 中。T-DNA 约 20 kb,所携带的基因主要有两个功能:一是决定肿瘤的形成和形态;二是控制冠瘿碱的合成,正常植物细胞不能合成和利用。在 Ti 质粒诱导的冠瘿瘤细胞中,含有大量的不正常的冠瘿碱,土壤农杆菌能够选择性地利用这类化合物作为自己唯一的能源、碳源和氮源。最常见的冠瘿碱有章鱼碱(octopine)、胭脂碱(r.opaline)和农杆碱(agropine)。根据所产生冠瘿碱的类型和差别,可将冠瘿瘤细胞分为章鱼碱型、胭脂碱型和农杆碱型瘤细胞,每种土壤农杆菌只含有一种 Ti 质粒。

(2) 工具酶:基因工程的诞生和发展以 DNA 重组技术为核心,以各种核酸酶的发现和应用为基础,特别是限制性内切核酸酶和 DNA 连接酶的发现和应用,才真正使 DNA 分子的体外切割与连接成为可能。此外,DNA 聚合酶、反转录酶、外切核酸酶以及末端脱氧核苷酸转移酶、T4 多核苷酸激酶、碱性磷酸酶等核酸修饰酶的发现和使用,为分子克隆和转基因技术策略的制定和实施提供了十分便利的工具。新工具酶的研究和开发是促进基因工程技术进步的重要基础领域之一。

基因工程的发展和各类工具酶的发现密切相关。与 DNA 和 RNA 切割和连接有关的酶称为工具酶。在众多的工具酶中,限制性核酸内切酶(restriction endonucleases)和 DNA 连接酶(ligase)的发现和应用,使 DNA 分子的体外切割和连接成为可能。本部分着重讨论限制性核酸内切酶和 DNA 连接酶,同时介绍其他一些与基因工程有关的工具酶。

1) 限制性核酸内切酶:限制性内切酶是一类能够识别双链 DNA 分子中某种特定核苷酸序列,并由此切割 DNA 双链的核酸内切酶。限制性核酸内切酶存在于细菌中,侵入细菌的"外源"DNA 分子在限制性核酸内切酶的作用下,可被切割成不同大小的片段,而细菌本身的 DNA 由于修饰酶(通常是一种甲基化酶)的保护作用,可免受限制酶的降解。限制性核酸内切酶是从原核生物中分离纯化出来的,到目前为止,已经从近 300 种不同的生物中分离出约 2 300 种限制性核酸内切酶。

限制性核酸内切酶可分为三种类型,包括Ⅰ型酶、Ⅱ型酶和Ⅲ型酶。这三种不同类型的限制酶各有不同的特性。其中Ⅱ型酶用途最广,它不但能特异识别 DNA 序列,而且识别的 DNA 序列与酶切割 DNA 的位置是一致的,它避免了酶切末端的不确定性和不可重复性。由于Ⅱ型酶的广泛应用,限制性内切酶如不特殊说明,其指的就是Ⅱ型限制性内切酶。

限制性内切酶在双链 DNA 上能够识别的核苷酸序列称为识别序列。识别序列的长度一般为 4~8 个碱基,最常见的为 6 个碱基。限制酶识别的序列大多数为旋转对称或左右互补对称。不同的限制性内切酶切割 DNA 后产生不同的末端。当一种限制性内切酶在一种特异性的碱基序列切断 DNA 时,在切口处留下几个未配对的核苷酸,称为黏性末端,3′端长于 5′端称为 3′黏性末端,5′端长于 3′端称为 5′黏性末端。如果磷酸二酯键断开后产生的片段末端是平齐的,称为平末端。

影响限制性核酸内切酶活性的因素包括：DNA本身的纯度、识别序列中特定核苷酸的甲基化作用、DNA消化反应的温度、DNA分子的不同构型、缓冲液的pH等。

2) DNA连接酶：DNA连接酶是能催化双链DNA片段的3′-OH末端和5′-P末端之间形成磷酸二酯键，使两末端连接的酶。

根据酶的来源不同可分为两种类型。一种是从大肠杆菌细胞中分离得到，相对分子质量为7 500，称为 E. coli 连接酶，只能催化双链DNA片段互补黏性末端之间的连接；另一种从T4噬菌体中分离得到，称为T4 DNA连接酶，相对分子质量为6 000，能够连接互补的黏性末端，也能连接平末端。

ATP浓度、连接酶浓度、反应时间、反应温度及插入片段与载体分子的摩尔比值对于连接产物转化效率有影响，其中连接反应的温度是影响转化效率最重要的参数之一。具有黏性末端的DNA片段的连接比较容易，也较常用。但是，按上述方法构建重组体DNA分子，有一些不足之处，由限制酶产生的具有黏性末端的载体DNA分子，在连接酶的作用下重新环化成稳定的共价闭合的环状结构。为了克服这一缺点，一般是用碱性磷酸酶，预先处理线性的载体DNA分子，以移去其末端的5′磷酸基团。除去之后，两个末端就不能被连接酶连接而环化。这样形成的杂种DNA分子的每一个连接位点中，载体DNA都只有一条链是外源DNA连接上的，而另外一条链由于失去了5′-P基团，不能作此连接，故留下一个具有3′-OH和5′-OH的缺口，这样的DNA分子可以导入细菌细胞，并在寄主细胞内完成缺口的修复工作。平末端DNA连接有多种方法。例如，利用T4连接酶直接连接，或先用末端核苷酸转移酶给平末端DNA分子加上同聚物尾巴之后，再用DNA连接酶进行连接。

3) 其他工具酶：大肠杆菌DNA聚合酶Ⅰ：DNA聚合酶Ⅰ相对分子质量为1 090，它由2种亚基组成，带有3种酶活性。它的大亚基相对分子质量为7 900，具有聚合酶活性和3′核酸外切酶活性，小亚基具有5′核酸外切酶活性。

DNA聚合酶Ⅰ大片段（*Klenow* 酶）：*Klenow* 酶的相对分子质量为7 600，是利用枯草杆菌蛋白酶或胰蛋白酶分解DNA聚合Ⅰ，切除小亚基，只保留大亚基部分形成的酶。*Klenow* 酶具有DNA聚合酶的活性和3′→5′外切酶的活性，但是没有5′→3′外切核酸酶的活性。

T4 DNA聚合酶：T4 DNA聚合酶是从噬菌体T4感染的 E. coli 中分离的，具有5′→3′聚合酶活性和3′→5′外切酶活性。其外切酶活性比 E. coli DNA聚合酶Ⅰ的活性高200倍。

4) 逆转录酶：逆转录酶是将RNA转录成为cDNA的酶。最普遍使用的是来源于鸟类骨髓母细胞瘤病毒（avian myeloblastosis virus，AMV）的逆转录酶，它是由α和β两种亚基组成，其相对分子质量分别为65 000和95 000，这种酶具有聚合酶活性和外切核酸酶活性。它的聚合酶活性可以用mRNA为模板合成cDNA第一链，形成RNA-DNA杂交分子。能从DNA-RNA的杂交链中特异性地降解RNA链；可用于制备各种分子杂交的探针，既可以用mRNA为模板标记单链cDNA探针，也可以用单链cDNA为模板制备DNA探针。

5) 末端转移酶：末端转移酶是从小牛胸腺或髓细胞中分离得到的，它催化DNA片段上的3′-OH端加接脱氧核糖核苷酸。合成的方向是从底物的5′端向3′端进行。合成时不需要DNA模板，但是底物要有一定的长度，至少有3个核苷酸。

6) 碱性磷酸酶：碱性磷酸酶有两种来源，从细菌细胞中分离得到的称为BAP酶，从小牛内脏中分离得到的称为CAP酶。该酶的功能是将DNA或RNA片段5′端的磷酸切除。

7) 同源重组酶：同源重组酶是一种能够在DNA分子中切割和黏合特定序列的酶类。它们的工作原理是基于 DNA 分子的双链结构和碱基互补配对原则。同源重组酶在生物学和分子生物学领域中有着广泛的应用,例如基因工程、基因治疗、DNA 修复等。同源重组酶的工作原理可以分为两个步骤:切割和黏合。在切割步骤中,同源重组酶会识别并结合到 DNA 分子的特定序列上,然后切割 DNA 分子的双链结构。这个切割过程可以产生链断裂或双链断裂。在黏合步骤中,同源重组酶会将两个 DNA 分子的断裂端黏合在一起,形成一个新的 DNA 分子。

(3) 宿主细胞:受体细胞是能摄取外源重组 DNA 并使其稳定维持和表达,或有待于实施遗传改良的细胞。原核生物中的大肠杆菌、真核生物中的酵母等细胞具有繁殖快、生命周期短、基因组简单、便于培养和基因操作等诸多优点,普遍被用作基因克隆、融合蛋白表达、基因组文库或 cDNA 文库构建的宿主菌,或者用来建立生产目标产物的生物反应器。由于大肠杆菌等原核生物不具备对真核生物基因表达产物的糖基化等加工机制,一般采用酵母细胞表达真核基因生物蛋白质。

植物细胞也被用来转化外源 DNA,利用特定的载体系统(如 T-DNA 等)可将外源 DNA 整合进入植物基因组。转化的植物细胞在合适的培养条件下可再生成完整的植株,外源基因在转基因植株及其后代株系中能够表达并稳定遗传。一般用植物的愈伤组织、器官、细胞或原生质体作为转基因的外植体,但真正接受外源基因的还是具体的细胞。

3. 载体的遗传转化和转基因材料再生　通过各种方法,将重组 DNA 转化/转染进入大肠杆菌细胞、酵母菌细胞和植物外植体。

(1) DNA 直接转化方法

1) 基因枪法:基因枪介导转化法(gene gun mediated transformation)利用火药爆炸、高压气体加速、低压气体加速(这一加速设备被称为基因枪),将包裹了带目的基因的 DNA 溶液的高速微弹直接送入完整的植物或动物组织和细胞中。通过火药爆炸、高压气体加速传输方式对植物细胞进行轰击,通过细胞和组织培养技术,可再生出植株,选出其中转基因阳性植株即为转基因植株;通过低压气体加速,动植物细胞与活体均可进行转殖,活体转殖后基因可于活体上直接表达。

2) 电击转化法:利用高压电脉冲的电击穿孔作用将质粒 DNA 导入植物原生质体的方法称电击法。此法起初是应用于动物细胞。由于这种方法可适用于单子叶植物和双子叶植物原生质体的转化,且具有简单方便、对细胞毒性低以及转化率高等优点,因而具有很大的应用潜力。

3) PEG 法:PEG 介导法为我国学者高国楠首创,是借助化合物 PEG、磷酸钙及高 pH 条件下诱导原生质体提取外源 DNA 分子。PEG 是细胞融合剂,可通过引起细胞膜表面电荷的紊乱,干扰细胞间的识别,从而有利于细胞间融合和外源 DNA 分子进入原生质体。碳酸钙可与 DNA 结合形成 DNA-碳酸钙复合物而被原生质体摄入。PEG 法的优点是无需特定仪器,成本低,对物种没有特定要求。但是此法的缺点是主要用来转化原生质体,但原生质体不容易再生,且 PEG 对细胞有毒害。

(2) 农杆菌介导的遗传转化:农杆菌是一种天然的植物遗传转化体系。将目的基因插入到经过改造的 T-DNA 区,借助农杆菌的感染实现外源基因向植物细胞的转移与整合,然后通过细胞和组织培养技术,再生出转基因植株。根癌农杆菌和发根农杆菌细胞中分别含有 Ti 质粒和 Ri 质粒,其上有一段 T-DNA,农杆菌通过侵染植物伤口进入细胞后,可将 T-DNA 插入到植物基因组中。

4. 转化后重组子的筛选与鉴定　利用载体上提供的选择标记基因进行抗性筛选,获得大肠杆菌或酵母菌等抗性细胞系,或通过植株再生等手段获得转基因植株。对所获得的转化细胞、转基因植株进行分子鉴定。将经筛选和鉴定出来的大肠杆菌、酵母转化细胞进行大量扩大繁殖,对外源基因的表达蛋白进行分离与纯化并进行后续结构与功能的研究;分析外源基因表达及其对植物性状的影响。

(1) 插入 DNA 片段的检测

1) PCR 检测:提取转基因植株的 DNA 作为模板,设计外源基因特定引物。通过 PCR 扩增来检测外源基因的插入。

2) Southern 杂交:Southern 杂交(Southern blotting)是分子生物学的经典试验方法。其基本原理是将待检测的 DNA 样品固定在固相载体上,与标记的核酸探针进行杂交,在与探针有同源序列的固相 DNA 的位置上显示出杂交信号。设计外源基因的特异探针,通过 Southern 杂交来检测外源基因是否插入。

(2) 表达水平的检测

1) qRT-PCR:设计外源基因特异的 qRT-PCR 引物,提取转基因植株的 RNA,反转录成 cDNA,通过 qRT-PCR 检测外源基因的表达水平。

2) Northern 杂交:Northern 杂交(Northern blotting)是利用 DNA 可以与 RNA 进行分子杂交来检测特异性 RNA 的技术,首先将 RNA 混合物按它们的大小和分子质量通过琼脂糖凝胶电泳进行分离,分离出来的 RNA 转至尼龙膜或硝酸纤维素膜上,再与标记的探针杂交,通过杂交结果可以对表达量进行定性或定量。

(3) 蛋白质水平的检测:Western 杂交(Western blotting)采用的是聚丙烯酰胺凝胶电泳,检测物是蛋白质,"探针"是抗体,"显色"用标记的二抗。经过 PAGE 分离的蛋白质样品,转移到固相载体(如硝酸纤维素薄膜)上,固相载体以非共价键形式吸附蛋白质,且能保持电泳分离的多肽类型及其生物学活性不变。以固相载体上的蛋白质或多肽作为抗原,与对应的抗体起免疫反应,再与酶或同位素标记的第二抗体起反应,经过底物显色或放射自显影以检测电泳分离的特异性目的基因表达的蛋白质成分。该技术广泛应用于检测外源转基因蛋白。

(二) 基因编辑育种

1. 目标基因及突变位点的选择 深入研究目标药用植物的遗传背景、生长习性、药用性质、准确的基因组序列及相关注释信息是药用植物基因编辑的必要条件。目标基因和突变位点的选择取决于某种特定药用植物的育种目标,即希望改进的某些具体性状或药用性质[60,61]。选择的目标基因可以是:药用成分合成途径基因、抗病抗逆相关基因、生长和开花调控基因等。

在选择突变位点时,通常需要根据目标基因的结构和功能来选择。如进行相关基因敲除时,可在一个目标基因上选择两个或两个以上的靶点,以提高敲除的成功率;也可以将靶点设计在编码框内更靠近目标基因翻译产物的氨基端区域,以避免敲除后产生的部分节段翻译产物仍然能够发挥相应的功能。当需要进行其他更复杂的编辑类型时,则需要选择一些合适的突变位点,通常是那些在目标基因中具有重要功能的位点。这些位点的变异可能涉及改变酶活性、蛋白质结构、底物结合能力或表达调控区域。选择正确的突变位点有助于确保所做的编辑能够产生预期的效果[62]。

此外,靶点编辑活性及脱靶效应的评估也是必要的。脱靶编辑(off-target editing)是指在进行基因编辑时,编辑工具(如 CRISPR-Cas9)未能准确地定位和编辑目标基因,而是无意中对其他非目标的基因或 DNA 区域进行编辑的现象。这种无意的编辑可能会引入不希望的突变,导致不可预测的结果[62]。目前,对已公布基因组的植物,通常可以使用 CRISPR-P 2.0(http://crispr.hzau.edu.cn/CRISPR2/)[63]等生物信息学工具预测目标靶点的编辑活性以及脱靶效应。如果预测编辑活性较低或脱靶编辑效应较高,则说明该靶点编辑效果不佳,需重新设计更合适的靶点,提高基因编辑的成功率。对于基因组序列未知的药用植物,可以通过 cDNA 末端快速扩增(rapid-amplification of cDNA ends,RACE)技术以及染色体步移(chromosome walking)技术获得目标基因的基因组序列,并参考近源植物基因组确定外显子区域选择突变位点[64]。

总的来说,基因编辑技术允许研究人员有选择地编辑特定基因的特定区域,以便更精确地调整药用植物的相关性状。但在进行基因编辑之前,应该进行充分的基因功能和代谢路径的研究,以确保目标基因和位点的选择是有根据的,才能实现所需的育种目标。此外,靶点选择的合规性和安全性也需要考虑,以确保编辑植物不会对环境和人类健康造成不良影响。

2. 基因编辑工具的选择及载体构建　　基因编辑工具众多,通常根据编辑目的进行选择。常见的基因敲除可以使用依赖于 DNA 双链断裂 CRISPR/Cas9 系统进行定点编辑,产生基因移码突变。而如果需要产生一些功能获得性突变类型,如定向氨基酸替换、靶向激活或抑制等,则需要更复杂的编辑工具。例如:单碱基编辑工具通常被应用于产生某些特定类型的碱基替换,实现氨基酸的替换,改变蛋白质的活性和功能;引导编辑工具除了可用于产生氨基酸替换,还可用于在基因表达调控区定向插入表达调控元件,实现目标基因表达水平的精准调节;而表观编辑工具,可以在基因组上引入或擦除表观遗传修饰,而不引入 DNA 序列的改变,调节目标基因的表达水平[52,54]。

不同的基因编辑工具对应不同的基因编辑载体。但通常来说,基于 CRISPR/Cas9 的编辑工具,其载体结构大都相似:由合适的 RNA 聚合酶Ⅲ(RNA polymerase-Ⅲ,Pol Ⅲ)启动子驱动改造的 sgRNA 序列转录;由合适的 RNA 聚合酶Ⅱ(RNA polymerase-Ⅱ,Pol Ⅱ)启动子驱动相应的基因编辑器表达。构建相对简单,通常只需要体外合成含有 20-bp spacer 序列的寡核苷酸链,通过金门克隆法(golden gate cloning)连接进编辑载体,构建完整的 sgRNA 表达框;当需要进行多基因编辑时,可以体外合成多个 sgRNA 表达框,通过金门克隆法或吉布森组装法(Gibson assembly)构建进相应的编辑载体中即可进行遗传转化[65]。

3. 载体的遗传转化和转基因材料再生　　基因编辑载体的遗传转化与转基因载体所使用的方法相同,均可以通过农杆菌介导转化法或基因枪法实现。其中,农杆菌介导转化法是药用植物基因编辑时最常采用的方法。获得的遗传转化材料包括愈伤组织、悬浮细胞、再生毛状根或再生植株[60]。对经过基因编辑的愈伤组织进行悬浮培养,获得稳定高产目标代谢产物的悬浮细胞株作为生物反应器,有潜力成为大规模生产药用次生代谢产物的有效手段。此外,在许多药用植物中,根是次生代谢产物合成的主要场所。通过对基因编辑的再生毛状根进行大规模培养,也有望成为一种重要的生物反应器。在药用植物基因编辑育种领域,通过基因编辑技术获得再生植株,并分离掉基因编辑元件获得无转基因的中草药优良种质,是中草药现代化育种的重要目标[61]。

4. 编辑材料的筛选与鉴定　　与转基因育种不同的是,获得的再生植株除了需要进行转基因阳性鉴定以外,还需要进一步对编辑区域进行分子鉴定,以筛选出目标编辑材料。对于基因敲除和精准编辑而言,通过在靶点两侧设计合适的引物进行 PCR 扩增及测序即可快速确定转基因阳性材料是否发生编辑。对于转基因育种而言,对转入的基因进行 RNA 水平及蛋白水平的分子鉴定是必需的。但对于基因编辑育种而言,由于基因敲除主要导致被编辑的基因发生翻译提前终止,而对其转录水平影响较小,且植物内源蛋白抗体制备难度较大。因此,检测基因编辑材料时,通常会忽略靶基因的 RNA 及蛋白水平的鉴定,而是直接检测编辑材料中下游基因表达量或代谢产物水平,以确定敲除目标基因是否产生所需表型。药用植物大都是二倍体甚至多倍体,其单个基因可能存在多个拷贝,因此对编辑材料进行 PCR 扩增及一代测序时,通常会出现套峰的情况。这主要是因为不同染色体上的靶基因经过编辑后产生了不同的突变类型,此时可以通过 DSDecode(http://skl.scau.edu.cn/dsdecode/)或 TIDE(https://tide.nki.nl/)等生物信息学工具分析编辑材料包含哪些突变类型[66,67]。此外,还可以通过基于二代测序技术的扩增子测序对靶点进行检测,同时结合 Hi-TOM(http://www.hi-tom.net)、CRISPResso(http://crispresso.pinellolab.org),或 CRISPR RGEN tools(http://www.rgenome.net)等分析工具对靶点具体突变类型进行分析[68-70],基因编辑流程如图 7-3-4 所示。类似地,精准编辑的检测通常也是对目标基因的编辑位点及编辑后产生的突变性状进行检测,而较少关注靶基因的转录和翻译。但对于表观遗传编辑这类产生靶向激活或抑制效果的编辑材料,除了对编辑结果进行检测,还需要对靶基因的 RNA 和蛋白水平进行检测,确定基因编辑后是否产生了预期的靶向激活或抑制效果[71]。

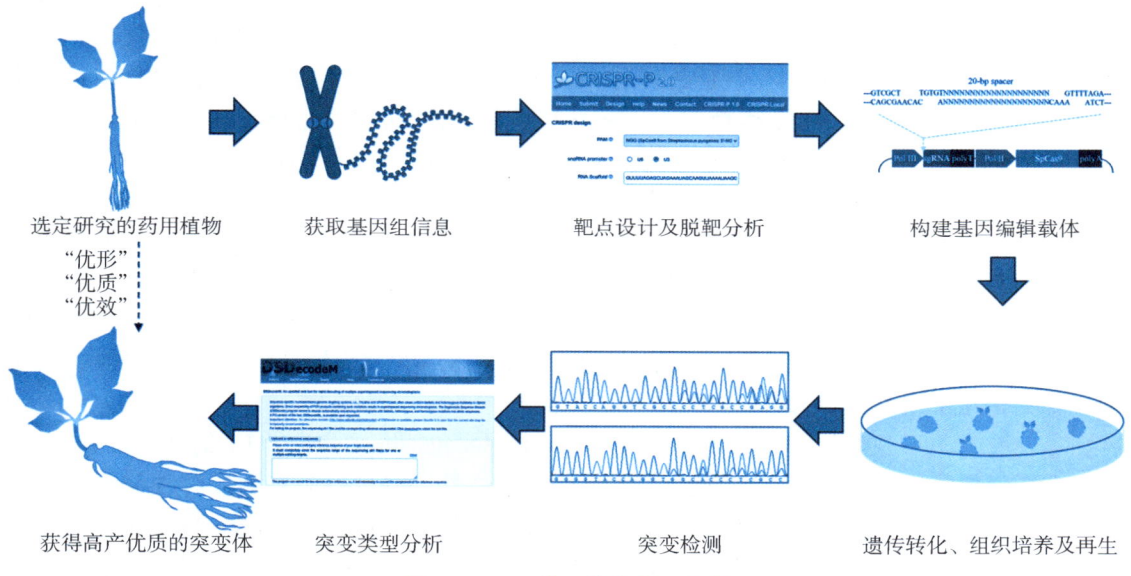

图 7-3-4 药用植物基因编辑

五、药用植物分子标记辅助育种

(一) 遗传标记研究

遗传标记(genetic markers)是指可追踪染色体、染色体某一节段、某个基因座在家系中传递的任何一种遗传特性,以明确反映遗传多态性的生物特征,是基因型特殊的易于识别的表现形式。它具有两个基本特征,即可遗传性和识别性。因此,生物中任何有差异表型的基因突变型均可作为遗传标记。随着遗传学的不断发展,在遗传学研究中所采用的遗传标记也在不断增加。迄今,遗传标记主要有 4 种类型,即形态标记(morphological markers)、细胞学标记(cytological markers)、生化标记(biochemical markers)和分子标记(molecular markers)。其中,前三种遗传标记都是以基因表达的结果(表现型)为基础的,是对基因的间接反映;而DNA分子标记则是DNA水平遗传变异的直接反映。

1. 形态标记 形态标记(morphological markers)是指植物的外部形态特征,主要包括肉眼可见的外部特征,如矮秆、株高、叶形、花色、白化、叶质、黄化、变态叶、雄性不育等[72]。广义的形态标记还包括借助简单测试即可识别的某些性状,如色素、生理特性、生殖特性、抗病虫性等。形态标记易于使用,不需要特殊的仪器和专门的生物化学分子技术。借助于这种方法,在一些栽培植物中确定了许多质量性状基因的连续关系及其在染色体上的相对位置,并绘制了较为完整的遗传连锁图。然而,形态标记具有很多不足之处:① 由于大多数植物中形态标记的数量少,可区别的标记基因有限,难以构建饱和的遗传图谱。② 许多形态学标记的多态性差,易受环境、基因的显隐性关系、生育期等因素的影响。③ 突变会对形态标记产生不利影响,因而形态学标记应用价值有限。

2. 细胞学标记 细胞标记(cytological markers)是指细胞染色体的变异,其中包括染色体的数目、带型、大小、形状、顺序和位置等。细胞核型是指染色体总数、染色体组数、染色体的大小和形态及着丝点的位置信息等[73,74]。研究者可以通过染色体的变化(如缺体、单体、三体、缺失、重复、易位等)来了解物种起源和生物进化。染色体分带(chromosome banding)指借助于特殊的处理程序,使染色体显现出深浅不同的带纹。染色体的数目、位置、宽窄与浓淡具有相对的确定性,因此可以作为一种遗传标记,来区分不同物种和同一物种的不同染色体。常染色体带型,有C带、G带、R带和Q带等。这些染色体标记,可以用于正常和突变染色体的鉴定,也可用于建立连锁群和物理图谱。与形态标记相比,细胞学标记的优点是能进行一些重要基因的染色体或染色体区域定位。但细胞标记在应用中也有很多不足:① 标记材料要经过长期的培育和细胞形态学观察,需要花费大量的人力和较长的时间。② 有些物种对染色体数目和结构变异反应敏感,有些则适应变异的能力差,造成细胞学标记材料难以培养。③ 一些不涉及染色体数目、结构变异或带型变异的性状则难以用细胞学方法检测。④ 许多染色体变异常伴随对生物有害的表型效应,所以其在遗传图谱上的应用受限。目前只在小麦等少数几种作物上构建了图谱。

3. 生化标记 生化标记(biochemical markers)主要包括贮藏蛋白、同工酶和等位酶标记,比形态标记更能提供较大的差异信息,是鉴定遗传多样性、种群结构、基因流和种群起源分化有效工具。生化标记同工酶,是指由一个以上基因座位编码的酶的不同形式,而等位酶是指由一个基因座位的不同等位基因编码的酶的不同分子形式。同工酶分析方法,在植物组织的蛋白质粗提物中,通过电泳和组织化学染色法将酶的多种形式转变成肉眼可辨的酶谱带型。与形态标记和细胞学标记相比,生化标记具有以下两个方面的优点:① 表现近中性,对植物经济性状一般没有大的不良影响。② 直接反映了基因产物差异,受环境影响较小。但同工酶数目较少,检测的多态性也较少,容易受到蛋白提取方法、组织类型及植株不同生长阶段的影响,这些因素给同工酶的收集增加了难度[75],因此可真正利用的位点不多。

4. 分子标记 分子标记(molecular markers)是一种核苷酸序列,可以通过不同个体间核苷酸序列的多态性来进行筛选,插入、缺失、点突变、重复和易位是这些多态性的基础。与形态标记、细胞标记和生化标记相比,分子标记具有以下优点:① 有较高的可靠性,几乎不受环境、取样部位和发育阶段的影响。② 数量多,遍及整个基因组,因而检测出的多态性位点是无限的。③ 多态性高，不需要专门创造特殊的遗传材料。④ 很多分子标记表现为共显性，能鉴别纯合基因型与杂合基因型。

与 QTLs/基因相关联的分子标记是植物育种的重要组成部分。由于不同分子标记在基因定位和分子标记辅助选择中具有不同程度的作用效率，多种标记技术已经发展起来[76,77]。目前已发展出十几种 DNA 标记技术，依据分子生物学检测技术可分为以下四大类：① 基于 DNA 分子杂交技术的分子标记，主要包括限制性片段长度多态性 RFLP 和可变数目串联重复序列 VNTR 标记。② 基于 PCR 技术的分子标记，基于 PCR 技术的分子标记又可分为两类，一类是使用随机引物扩增获得的标记，主要有 RAPDs、ISSR、AP-PCR、DAF 等；第二类是利用特定引物或引物对扩增的标记，主要有 SSR、SCAR、STS、TRAP、SRAP、EST-SSR 等。③ 基于限制酶和 PCR 技术相结合的分子标记，一种是先将样品 DNA 用限制性内切酶进行酶切，再对其酶切片段有选择地进行扩增，然后检测其多态性，这种标记称为 AFLP 标记；另一种是先对样品 DNA 进行专化性扩增，再用限制性内切酶对扩增产物进行酶切检测其多态性，称为 CAPS 标记。④ 基于单个核苷酸多态性的分子标记——SNPs，SNPs 是指同一位点的不同等位基因之间仅有个别核苷酸的差异或只有小的插入、缺失等。从分子水平上对单个核苷酸的差异进行检测，SNPs 标记可帮助区分两个个体遗传物质的差异。

尽管已经有多种分子标记技术被开发出来，然而很多分子标记，如 RAPDs、RFLP 和 AFLP 已被其他更有效的标记所取代。基于 PCR 技术的分子标记（如 STS 和 SSR），尽管通量和密度较低，但仍在一定程度上得到了应用。SNPs 标记是指基因组上由单核苷酸变异引起的 DNA 多态性，通常包括单个碱基的转换和颠换。与其他标记技术相比，SNPs 最为突出的特点是直接以序列的变异为标记，而不再以 DNA 片段长度变化作为检测手段。SNPs 标记作为第 3 代分子标记，较其他分子标记在基因组分布更广泛，数量更多，稳定性更好，且适合快速规模化筛查，易于基因分型，便于自动化分析。

利用快速发展的高通量测序技术，SNPs 标记可被大规模开发，从而构建出高密度、高精度的遗传连锁图谱。二代测序(next generation sequencing，NGS)技术，彻底推动了超高通量 SNPs 相关基因分型平台的发展，大大推进了 QTLs 定位和基因精细定位和功能挖掘研究，并以节省时间和成本的方式对大群体进行基因分型。随着二代测序技术(NGS)的快速发展，尤其是基于部分代表基因组的短序列测序，使得大量单核苷酸多态性(SNPs)的获得变得直接而经济。对于基因组较小且有参考基因组的物种，可以通过全基因组重测序来快速挖掘 SNP 标记[78,79]。但对于大多数没有参考基因组序列的物种，在整个基因组上检测 SNP 位点受到极大限制。简化基因组测序是较为理想的替代方案，可以减少基因组的复杂度，大幅度降低成本，不依靠参考基因组也能够快速鉴定高密度 SNPs 位点。

(1) 限制性酶切位点 DNA 测序(restriction-site associated DNA sequence，RAD-seq)：RAD-seq 技术于 2007 年被开发出[80]。该简化基因组测序技术基本流程可以概述为：① 首先通过限制性内切酶将样本基因组 DNA 进行酶切并形成基因组小片段。② 在片段的两端加上 P1 接头。③ 将样本进行混池并自由剪切，选择 300~700 bp 的片段。④ 加上具有特殊"Y 型"结构的 P2 接头。⑤ 在保证 PCR 只扩增同时具有两种接头的序列基础上，最终上机测序。

最初开发出来的 RAD-seq 技术是基于单酶切的 sd-RAD(single digest-RAD)，单酶切的 sd-RAD 技术可以获得较多的标记数，但是建库步骤复杂，且测序获得的序列分散度较高[81,82]。随着技术的优化，基于单酶切 sd-RAD 技术进一步发展形成了双酶切的 RAD (double digest RAD，ddRAD)技术和应用ⅡB型限制内切酶的RAD(ⅡB digest，2b-RAD)技术[83-88]。

ddRAD技术基本流程可以概述为：① 首先对基因组DNA的常见酶酶切位点和稀有酶酶切位点进行双酶切。② 选择500 bp左右片段。③ 在片段两端加上接头并测序。ddRAD-seq对DNA文库的筛选比单酶切严格。虽然ddRAD技术获得的片段会减少，但测序结果会更加准确，提高建库效率，最终降低实验成本[89]。

2b-RAD技术是指，对基因组进行酶切时，所采用的是ⅡB型限制性内切酶。ⅡB型限制性内切酶在酶切基因组时，可以将酶切位点的上游和下游分别切断并获得长度一致的片段。2b-RAD技术，在拟南芥中被证实，具有很高的准确性。但2b-RAD技术在酶切过程中获得的片段较短，这就限制了该技术在重复序列比例高、高杂合或无参考基因组物种中的应用[90]。

RAD-seq技术已经在植物遗传图谱和QTL定位中得到广泛应用。如：Zhou等[91]利用RAD-seq获得了大量的SNP标记，并构建了紫花苜蓿的高密度遗传图谱。该遗传图谱包括8个连锁群和1 756个标记，总图谱距离为1 312.238 cM。Shi等[92]利用RAD测序技术对易脱皮苦荞与苦荞杂交获得的重组自交系(XJ-RILs)群体进行基因分型，构建高密度SNP遗传图谱，其中包含8个连锁群和4 151个标记(包括122 185个SNPs)，覆盖范围为1 444.15 cM。Sarkar等[93]利用RAD测序技术对黄麻进行种群基因组学分析。他们构建了3个RAD文库，得到了1 115个RAD-SNP位点，研究揭示了黄麻的种群结构和遗传分化，并对其适应性演化提供了重要信息。Xu等[94]利用2b-RAD测序技术对茶树LJ43×BHZ的F1群体进行基因分型，获得了13 446个SNP标记，利用其中的4 463个构建了一张1 678.52 cM的高密度遗传图谱。

(2) 基于测序的基因分型技术(genotyping by sequence，GBS)：GBS于2011年被开发出来，其主要是将基因组DNA进行酶切并测序，进一步通过分析获得SNPs标记并进行基因分型[95]。与RAD-seq技术原理类似，GBS基因分型技术通过两种接头来筛选片段，其基本流程可以概述为：① 将基因组进行酶切。② 将Barcode和Common接头连接到片段的两端，从而产生三种片段类型——两端为不同接头的片段和两端为相同接头的片段，其中同时具有Barcode和Common接头的片段将被选择并进行PCR扩增并测序。GBS技术的核心是限制性内切酶的选择，目前应用频率最高的限制性内切酶是ApeKI酶[96]。比起RAD-seq技术，GBS技术建库步骤较少，因此可以对大样本进行建库测序，但是获得的标记比RAD-seq技术少。类似于ddRAD-seq测序技术，基于双酶切的GBS(Double digest GBS，ddGBS)技术被开发出，ddGBS采用两种酶对基因组DNA进行酶切，ddGBS建库成本进一步降低且获得的标记在基因组DNA分布均匀，然而ddGBS技术对基因组覆盖率低，获得的片段数目较少[97,98]。GBS技术已经在植物遗传图谱和QTL定位中得到广泛应用。有研究利用GBS测序基因分型技术，构建了丹参花色高密度连锁图谱，确定了影响花色的QTLs[99]。在栀子花中，通过测序基因分型的方法，构建了一个高密度遗传图谱，确定了多个与生长性状相关的QTLs[99]。在苦瓜中，采用基因分型测序(GBS)方法进行遗传图谱的构建，鉴定了与抗病有关的QTL[100]。牛景萍等[101]利用GBS分析了8个省份80份黄芪样本的遗传多样性水平。

(3) 特异性位点扩增片段测序(specific-locus amplified fragment sequencing，SLAF-seq)：SLAF-seq于2013年被开发出来[102]，是基于其他简化基因组测序优势而形成的新技术。SLAF-seq基本流程可以概述为：① 通过生信模拟酶切结果，在此基础上选择针对选择物种基因组 DNA 合适的限制内切酶。② 对特异长度基因组 DNA 进行酶切。③ 给每个片段加一级接头,混合后再加二级接头。④ 进行文库构建并测序。SLAF-seq 技术适用于样本大且基因组复杂的无参物种,可以覆盖整个基因组变异位点,一次获得开发 10 万个以上的标记标签[103-105]。SLAF-seq 技术已经在植物遗传图谱和 QTL 定位中得到广泛应用。Lu 等[106]利用 SLAF-seq 技术对细茎石斛、铁皮石斛及杂交 F1 群体进行了 SNP 标记开发与筛选,利用筛选获得的 SNP 标记,构建了石斛高密度遗传图谱,对茎总多糖含量相关的 QTL 进行了定位。崔学强等[107]利用 SLAF-seq 技术 60 份石斛兰种质资源进行 SNP 标记开发,基于 SNP 标记进行遗传关系分析,以探明遗传背景尚不清晰的石斛兰种质亲缘关系。姜涛等[108]利用 SLAF-seq 开发了连翘的 SNP 分子标记以进行遗传多样性分析。丛珉等[109]对 4 种不同天麻共 28 个样品进行 SLAF 测序,首次在天麻种质资源中得到 SLAF 标签并开发 SNP 标记,通过 De nove 测序技术,构建 SLAF 文库,利用 GATK 和 SAMTOOLS 技术开发 SNP 标记。

(4) 基因芯片技术:基因芯片(又称 DNA 芯片)是以基因连锁、限制性长度的多态性及连锁不平衡等基因定位方法为基础,以同源 DNA 分子杂交为基本工作原理而设计的多态性位点的检测方法。其测序原理是,基因芯片通常包含了成千上万个特定的 DNA 探针,这些探针是特意设计用来与已知 SNP 位点上的碱基序列进行特异性配对。基因芯片上的探针会与样本中的 DNA 杂交,然后通过一系列的检测和放大信号来确定样本中的 SNP 状态。基因芯片可以从数十个到数百万个 SNP 位点上进行 SNP 检测。因此,SNP 是基因芯片中检测的目标,而基因芯片则是用于检测和分析 SNP 的技术平台。以小麦为例,随着小麦基因组测序的发展,大量 SNPs 标记被开发出来,各款 SNP 芯片和 SNP 高通量检测平台的问世,大力推进了基于 SNPs 标记开展小麦产量相关性状关联分析的研究。Yerlan 等[110]利用 90K Illumina iSelect SNP 芯片,筛选出 3 245 个有效 SNPs 标记。Lozada 等[111]利用 90K Illumina iSelect SNP 芯片,筛选出 5 715 个 SNPs 标记。Kumar 等[112]利用 35K Axiom SNP 芯片,筛选出 15 886 个 SNPs 标记,对 205 份小麦种质资源的产量相关性状进行 GWAS 分析,获得 10 个与产量显著相关的 SNPs 位点。

(二) 遗传图谱的构建

1. 构建遗传图谱的理论和方法 遗传图谱(genetic maps)是指以染色体重组交换率为相对长度单位,以遗传标记为主体构成的染色体线性连锁图谱。遗传图谱的构建是遗传学研究中一个很重要的领域,是基因组研究中的重要环节,是基因定位与克隆乃至基因组结构与功能研究的基础,也是在分子遗传基础上强化动植物育种的依据。它可为动植物的基因组结构提供详细描述;可为群体遗传研究或监测动植物育种活动获得大量新的遗传标记;可辨别 DNA 转导后的插入位点;可与其他技术结合分离单个基因及编码的数量性状位点染色体片段。

(1) 构建遗传图谱的理论基础:遗传图谱构建的理论基础是"基因连锁交换定律",即在减数分裂时期,同源染色体上的非姐妹染色单体发生交换和重组。在这一过程中会形成重组型配子,其占总配子数的比例称为重组率,重组率与染色体上基因或标记间的相对距离成正比,即相对距离越远,越容易发生重组,重组率越大。因而,重组率可以作为衡量两个标记之间相对距离的单位。通常情况下重组率的范围在 0 到 0.5 之间,当重组率为 0 时,代表两个位点之间完全连锁,不发生重组;当重组率为 0.5 时,代表两个位点之间完全独立。当重组频率为 0.01,即 1% 时,其遗传距离大致为 1 cM(centimorgan, cM),值越高表明两点之间遗传距离越远,越低则表示遗传距离越近。将一组紧密连锁的标记划分为一个连锁群,再将同一连锁群中不同标记进行线性排列,计算出不同标记间的重组率,并按照所有相邻标记间重组率之和最小的原则,确定标记在染色体中最优排列顺序,最终可以完成遗传连锁图谱的构建。

(2) 构建遗传图谱的统计学原理:两个连锁座位不同基因型出现的频率是估算重组值的基础。一般重组值的估计是根据分离群体中重组型个体占总个体的比例来估计的。这种统计方法无法得到估计值的标准误差,因而无法对估计值进行显著性检验和置信区间估计。采用最大似然法进行重组率的估计可解决这一问题。最大似然法以满足其估计值在观察结果中出现的概率最大为条件。在作图时通常采用优势对数 LOD 值(logarithm of the odd score,LOD),LOD 值为两个连锁座位间可能连锁的概率 L(r) 与不连锁概率 L(0.5) 之比的自然对数,为了确定两个座位间的连锁,一般要求似然比 L(r)/L(0.5) 大于 1 000:1,即 LOD>3,而否定连锁的存在,则要求似然比小于 100:1,即 LOD<2。图距的估算通常采用作图函数将重组率转换为图距,常用的作图函数是 Haldane 作图函数和 Kosambi 作图函数[113]。目前的遗传学研究中一般采用 Kosambi 作图函数。

(3) 构建遗传图谱的方法:两点测验和三点测验是构建遗传连锁图谱的基本方法。对两个基因座之间的连锁关系进行检测,称为两点测验(Two-Point Test)。在进行连锁检测之前,必须了解各基因座位的等位基因分离是否符合孟德尔分离比例,这是连锁检验的前提。比如在共显性条件下,F2 群体中的一个座位上的基因型分离比例为 1:2:1,而 BC1 和 DH 群体中分离比例均为 1:1;在显性条件下,F2 群体分离比为 3:1,而 BC_1 和 DH 群体中分离比仍为 1:1。检验 DNA 标记的分离是否偏离孟德尔比例,一般采用 χ^2 检验。只有当待检验的基因座各自的分离比例正常时,才可以进行这种两个座位的连锁分析。在 DNA 标记连锁图谱的制作过程中,常常会遇到大量的 DNA 标记偏离孟德尔分离比例的异常分离现象,异常分离会使连锁检验受到影响,一些本来不存在连锁的标记由于各自的异常分离,可能误导得出连锁的结论,而另一些本来连锁着的标记也有可能由于异常分离而无法检测到连锁。发生严重异常分离的标记一般不能用于连锁作图。将分离比的检验与连锁检验相结合是实际过程中解决异常分离的常用方法。在事先未知各基因座位于哪条染色体的情况下,可先进行两点测验,根据两点测验的结果,将那些基因座分成不同的连锁群,然后再对各连锁群(染色体)上的座位进行多点连锁分析,通过似然比检验确定出可能性最大的顺序,但是在每次多点测验中,不可能包含太多的座位,否则可能出现的排序数会非常大,即使是使用高速的计算机,也要花费很长的时间。在一条染色体上,经过多次多点测验,就能确定出最佳的基因排列顺序,并估计出相邻基因间的遗传距离,从而构建出相应的连锁图。

三点测验中三点测交是以重组为基础的连锁分析方法。三点测交能直接提供合子在减数分裂过程中基因所发生的重组以及由此产生的重组类型及数目,能提供双交换类型及其频率和染色体交叉干涉等作图信息。一次试验可以确定三个基因的排列顺序和连锁距离,所以三点测交法一直都是连锁分析中最有效的基因作图方法。

2. 遗传连锁图构建过程 遗传图谱的构建就是以交换频率来推算同源染色体上的标记间的交换与重组并转化为遗传距离,进而把相应的标记顺序排列在一个连锁群上的过程。遗传图谱构建流程通常包括:① 选择合适的亲本建立作图群体(也称分离群体)。② 利用多态性分子标记测定亲本及作图群体中不同个体的标记基因型。③ 对标记基因型数据进行连锁分析并构建连锁群。其构建过程可简要概括为以下几个步骤:① 选择适合用于建立作图群体的亲本组合。② 建立具有大量标记处于分离状态的作图群体。③ 选择适合作图的标记。

④ 测定作图群体中不同个体或株系的标记基因型。⑤ 对标记基因型数据进行连锁分析。⑥ 构建标记连锁图。

(1) 亲本的选配：亲本的选配是遗传图谱构建中关键的一步，直接影响到构建连锁图谱的难易程度及所建图谱的适用范围。作图实践中多采用表型或抗逆性上具有明显差异的种或品种作为杂交亲本，亲本选择的依据包括：① 亲本间的核苷酸标记是否具有多态性，亲本之间的多态性与其亲缘关系有着密切关系，一般来说，异交作物的多态性高，自交作物的多态性低。② 选择亲本时应尽量选用纯度高的材料，通过自交进行纯化。③ 要考虑杂交后代的可育性。亲本间的差异过大，杂种染色体之间的配对和重组会受到抑制，导致连锁座位间的重组率偏低，并导致严重的偏分离现象。④ 研究的性状在亲本间是否具有差异，性状在亲本间的差异越大，检测到显著 QTLs 数目越多，检测到主效 QTLs 的可能性越大，如果待研究的性状在亲本间基本没有差异，在分离群体个体间差异较小，难以定位到主效 QTLs 位点。⑤ 亲本组合尽量多，在获得充足数量杂种子代的同时满足育种需要，并可以开展多群体作图，相互弥补以实现更大的基因组覆盖。

(2) 分离群体的类型：用于图谱构建及 QTL 定位的群体概括起来可分为：初级群体(F2、BC_1、RIL、DH 等)、次级群体[近等基因系(near isogenic lines，NILs)[114]和渐渗系(introgression line，IL)群体[115]、高级群体(chromosome segment substitution lines，CSSL)[116]。初级群体具有构群简单、速度快等特点。但由于遗传背景的干扰，用初级群体很难检测出效应小的 QTLs；次级群体是在相似的遗传背景上进行 QTLs 定位分析，消除了大部分遗传背景的干扰及 QTLs 之间的互作，提高了 QTLs 定位的准确性；高级作图群体完全去除遗传背景的干扰，将 QTLs 定位的准确性提到了更高的水平。

常用的有以下四种类型的分离群体：

1) F2 群体：对于杂合度低、杂交容易的植物，或自花授粉物种，可以选择亲缘关系较远的品种(或种间)亲本杂交，得到 F1 后自交产生 F2 群体构建遗传作图群体。这种群体易于配制，且不需很长时间。F2 群体包含亲本的所有基因型，适合于估算基因效应和检测不同类型的互作。F2 群体的一个不足之处是存在杂合基因型。对于显性标记，将无法识别显性纯合基因型和杂合基因型。另一个缺陷是 F2 为暂时性群体，由于单株提供的材料有限，不易长期保存，有性繁殖一代后，群体的遗传结构即发生变化。

2) BC_1 群体(backcross，BC)[117]：BC_1 群体中每一分离的基因座只有两种基因型，直接反映了 F1 代配子的分离比例，因而 BC_1 群体的作图效率最高，而且它还可区分雌、雄配子在基因间的重组率上是否存在差异。缺点是不易保存。另外，也不适合于人工杂交比较困难的植物。

3) DH(加倍单倍体)群体(double haploid，DH)[118]：高等植物的单倍体经过染色体加倍形成的二倍体称为加倍单倍体或双单倍体。DH 群体产生的最常用方法是通过花药培养。DH 植株是纯合的，自交后即产生纯系，DH 群体也属于永久性群体，其遗传结构直接反映了 F1 配子中基因的分离和重组，因而具有与 BC_1 群体一样高的作图效率，可以长期使用，因此适合用于 QTLs 定位研究。

4) RIL(重组自交系)群体(recombinant inbred lines，RIL)[119]：RIL 群体是杂种后代经过多代自交而产生的一种作图群体，通常从 F2 代开始，采用单粒传的方法来建立。其对农作物而言是稳定的永久性群体，但是对于有自交不亲和或近交衰退的物种，如某些林木，这种高世代群体并不适合进行遗传图谱构建。

F2 群体和 BC₁ 群体均属临时性分离群体，分离单位为个体，一旦自交或近交其遗传组成就会发生变化，将无法永久使用，但由于群体内个体间基因型不同，它们提供的遗传信息最为丰富，在杂种优势机制研究中有其他群体无可替代的作用。DH 群体和 RIL 群体属永久性分离群体，分离单位是株系，不同株系之间存在基因型的差异，而株系内个体间的基因型是相同且纯合的，自交不分离，因此可以进行重复试验，把环境效应和试验误差从总效应中分离出来。

(3) 作图群体的大小：遗传图谱的精度在一定程度上是由作图群体的大小所决定。当构建的群体越小，则遗传图谱精度越低且图距越大，基因定位时很难检测到重组事件，并引起标记偏分离现象的产生。当作图群体越大，则遗传图谱精度越高且图距越小，有利于紧密连锁位点的区分，但作图费用和工作量增大[120]。此外，不同分离群体类型达到相当的作图精度所需的样本数目存在明显差异，一般由少到多的排序如下：DH、RIL、BC₁、F2 和 F1。由于药用植物作图群体的栽植需要大面积土地，后续开展遗传作图需要大量资金和人力投入，极大限制了大规模作图群体在遗传图谱构建中的普遍使用。理论上来讲，用于构建框架图的样本量应不小于 150 株。从目前报道的遗传图谱来看，作图群体数目多在 100～200 株，有的甚至更少。目前，由作图群体过小导致的作图精度不高是造成遗传图谱应用价值偏低的重要原因之一。从操作性上考虑，可以优先利用小样本群体（100 株）构建框架图，再依据研究目的有针对性地扩大作图群体。扩大作图群体和提高作图精度仍然是遗传图谱构建发展的主流趋势。

(4) 构建遗传图谱的软件：在构建遗传图谱的过程中，需要利用计算机软件进行作图处理。作图的算法大多采用 Allard 的计算公式和表格法。目前主要的作图软件有 MapMaker、Mapdraw[121]、JoinMap 和 HighMap 等。

1) MapMaker[122] 软件：应用最为广泛，主要功能是构建分子图谱并进行 QTL 和复合性状基因定位，适合于 F2、BC₁ 和 RILs 等群体。MapMaker 软件对原始数据的格式要求严格，增加了遗传图谱构建文件制备中的难度和工作量，无法得到连锁图图形文件，缺乏对原始数据的检查与分析（如标记的偏分离情况），影响作图的精确性甚至产生错误的结果，而 Mapdraw 很大程度上弥补了 MapMaker 在绘图方面的不足。

2) JoinMap[123] 软件：操作简便，功能强大，可用于标记数量较多的遗传图谱的构建，主要运用于 F2、BC₁、RIL、DH 以及 CP(outbreeder full-sib family)。软件中同时整合了 MapChart 图形软件，可直接输出构建的图谱图形。

3) HighMap[124] 软件：能够处理更多，甚至上万的标记进行构图，主要包括连锁分群、标记排序、基因型纠错和图谱评估等部分，是基于高通量测序构建高密度遗传图谱的理想软件，其运算速度、标记的排序和图谱质量等方面具有较高优势。

(三) 遗传图谱的应用

1. 数量性状基因位点的定位和分析 遗传图谱构建的一个重要方面就是将数量性状分解成多个 QTLs，将这些 QTLs 定位到染色体的精确位点，并计算每一 QTL 对表型的贡献率以及各个相对 QTLs 间的相互作用方式（如加性效应、显性效应等）及不同 QTLs 之间的互助关系。这不仅可以阐明复杂的多基因控制的数量性状的遗传基础，而且可以根据 QTLs 相邻的分子标记及 QTLs 对表型的贡献大小，实现对数量性状的分子标记辅助选择。随着分子遗传图谱的建立和发展，QTLs 定位经历了单标记定位法、区间作图法和复合区间作图法等几个阶段。近年来，对药用植物、抗性、生长发育、产量及其构成因素和品质等进行了较多的研究，在有关的染色体连锁群上找到了相应的 QTLs 位点。有研究，基于丹参遗传图谱，确定了 2 个影响丹参花色的 QTLs,分别位于 LG 4 和 LG 5 上[19]。利用淫羊藿高密度遗传图谱,定位了 46 个与叶大小和黄酮含量相关的 QTLs,其中朝藿定 C(EC)含量稳定位点 31 个,总黄酮含量稳定位点(TFC)1 个,叶长度稳定位点(LL)12 个,叶面积稳定位点(LA)2 个[18]。基于枸杞高密度遗传图谱,在 LG10 上,发现了 6 个显著影响果重、果长和叶相关性状的 QTLs(qFW10-6.1、qFL10-2.1、qLL10-2.1、qLD10-2.1、qLD12-4.1 和 qLA10-2.1)。同时还鉴定出 3 个定位果实甜度的 QTLs(qFS3-1,qFS5-2)和果实硬度的(qFF10-1)[125]。有研究构建了杜仲 F1 代群体的高密度遗传图谱,并预测了 89 个 QTLs,并将其划分为 27 个不同的位点。树高、地径和冠径 3 个性状分别检测到 25 个(13 个位点)、32 个(17 个位点)和 15 个(10 个位点)QTLs[126]。

2. 分子标记辅助育种　在植物育种中分子标记辅助选择是通过分析与目标基因紧密连锁的分子标记来判断目标基因是否存在。这种间接的选择方法因不受其他基因效应和环境因素的影响,因而结果较可靠,同时可在短时期进行选择,从而大幅缩短了育种周期,这是构建遗传连锁图谱的一个最重要的应用领域,尤其对于长世代的物种而言,无疑是育种家追求的目标。利用分子标记,构建植物的遗传图谱可以使选择直接基于 DNA 水平,可为植物生长发育、抗性、产量等重要性状的早期测定提供依据,提高早期测定的精确度和可靠性,从而大幅缩短了育种周期。例如,利用简化基因组测序技术,检测了三七中与抗根腐病相关的单核苷酸多态性(SNP)位点。同时利用这些与抗性特征密切相关的 SNP 位点,精准筛选和培育出优质抗病种质资源"苗乡抗七 1 号",这对三七的产业化种植产生积极影响[127]。利用高通量测序技术和基因组比对分析,建立了精准的紫苏 SNP 标记指纹图谱,不仅为紫苏遗传多样性研究提供了新工具,而且极大促进了新品种的开发。基于这些分子标记,针对紫苏独特的农艺性状和环境适应性选育了新品种"中研肥苏 1 号",具有更高的产量和更强的病害抵抗力[128]。此外,有研究应用多组学分析方法,还成功地为毛茛[129]、天麻[130]、川贝母[131]等多种药用植物开发出特有的分子标记。这些分子标记的发现不仅为这些药用植物的遗传改良提供了强大支持,也为未来进行分子标记辅助育种打下了坚实基础。

3. 基于遗传图谱的基因克隆　克隆基因是分子遗传图谱构建最重要的应用之一。基于遗传图谱的基因克隆也称为定位克隆(positional cloning),又称图位克隆(map-based cloning)。随着高密度遗传图谱和物理图谱的构建,定位和克隆已成为可能。其过程为,首先利用分子遗传图谱,在目标基因的侧翼得到连锁非常紧密的标记,然后由这些标记去筛选大片段 DNA 文库,鉴定出与标记有关的克隆,继之以亚克隆和染色体步移获得含有目的基因的克隆片段,最终再辅之以转化和互补测验加以验证。在药用野生稻和栽培稻杂交后代中,有研究报道,通过分子标记和 BSA-RCA 方法,精细定位了芒长基因 *OoAn1* 至第 4 号染色体 38-kb 区域内,并通过 CRISPR-Cas9 基因编辑验证了其功能。研究结果确认 *OoAn1* 基因对芒长性状的影响,并有望为水稻芒特性的驯化和基因资源开发提供依据[132]。还有报道,通过 BSA-seq 和图位克隆技术,确定莴笋红叶性状由 *LsRL1* 基因控制,该基因定位在第 5 染色体的特定区间内。F2 代的表型分离比揭示红叶为显性性状。候选基因 *LOC111892911* 为一个 bHLH 转录因子,与花青素合成调控相关,这些结果将有助于莴笋红叶性状的分子标记辅助育种[133]。Zhao 等[134]采用比较作图法结合全基因组重测序技术,对芥菜(*Brassica juncea*)的遗传特性进行分析。成功将控制芥菜紫叶性状的主导基因 *BjPl1* 精细定位到 B2 连锁群的 17.93 到 17.96 Mb 区域,该区域仅覆盖 27 kb 的长度。研究结果为芥菜的育种和性状改良提供了有价值的遗传标记。Su 等[135]采用了 BSA(Bulked Segregant Analysis)与 RNA 测序(RNA-seq)

结合的方法，对生菜（lettuce）进行了深入的遗传分析。成功鉴定出 4 个控制生菜红叶性状的关键基因，这四个基因编码的蛋白质属于不同的转录因子家族，包含 bHLH，R2R3-MYB，R2-MYB 和 WD-40，它们共同参与了调控生菜叶片中花青素的合成。这些发现不仅为深入理解叶色形成的分子机制提供了基础，也对于通过分子辅助选择来培育生菜新品种具有指导意义。

第四节　研究内容与进展

一、药用植物杂交育种

杂交育种通过基因重组和遗传多样性的引入，可以获得具备优良性状的新品种。相比选择育种，杂交育种更具创造性和预见性。在药用植物领域，通常采用有性杂交进行新品种的繁育。在药用植物领域，杂交育种可以提高药用植物的产量和药效成分含量，进一步推动药用植物资源的开发和利用。

（一）药用植物杂交育种的种类

通过杂交育种，许多药用植物已经成功培育出了新品种，进一步提高了其药用价值和适应性（表 7-4-1）。例如，通过杂交育种，培育出了半夏的新品种，具有更好的抗病能力和更高的有效成分含量。柴胡的杂交品种则表现出更高的产量和更好的药效成分质量。丹参的新品种在耐逆性、生长速度和药效成分含量等方面都有所提高。而杜仲的杂交品种则具有更好的生长适应性和更高的营养价值。

表 7-4-1　药用植物杂交育种研究进展统计

植物名称	植物材料、亲本（父本×母本）	方　法	成　果	参考文献
半夏（*Pinellia ternata*）	优良品种	人工授粉	亲和性有差异，同时和双亲的遗传背景有关	[136]
	10 组杂交授粉	正反交	不同居群半夏之间杂交亲和力有显著差异，采用正确的去雄和授粉方式能有效提高半夏有性繁殖结实率	[137]
柴胡（*Bupleuri radix*）	川北柴 1 号×竹叶柴胡	杂交	杂交优势明显，大部分生长性状均显示出超亲优势。地下产量较高，总黄酮量高于亲本	[138]
丹参（*Salvia miltiorrhiza*）	四川丹参×山东丹参	正反交	F1 代在有效成分上表现出不同程度的杂种优势。部分组合丹酚酸 B 含量显著高于两亲本，是中国药典规定含量的 2 倍以上，总丹参酮含量高出中国药典规定含量的 406% 和 354%	[139]
	四川丹参/山东/河南	正反交	部分组合种子千粒重大，且结实率和成苗率高	[140]
杜仲（*Eucommiae cortex*）	华仲 16 号×华仲 12 号	人工杂交	杜仲杂交子代叶表型变异丰富，叶宽、叶长、叶面积等 6 个性状存在广泛的遗传变异	[141]

续 表

植物名称	植物材料、亲本（父本×母本）	方 法	成 果	参考文献
桔梗（*Platycodon grandiflorus*）	回交三代的雄性不育系与四代自交系	杂交	桔梗的农艺性状 F1 杂交组合间变异丰富，根部优势明显	[142]
菊花（*Dendranthema morifolium*）	红心菊、新白菊、黄菊、神农香菊、菊花脑	人工授粉	杂交组合结籽率低，表现为花粉在柱头上难萌发或花粉管进入柱头后生长停滞，不能到达子房	[143]
丁香（*Syringa oblata*）	白丁香、重瓣洋丁香、异叶洋丁香、洋丁香、小叶丁香	人工授粉	正反交均表现出较强的亲和力，结实率达 80% 以上，且新品种的优良性状超过其父母本	[144]
天麻（*Gastrodia elata*）	乌杆天麻、绿天麻、乌天麻	人工授粉正反交	4 个杂交品种的平均产量高于其亲本	[145]
番茄枸杞	番茄、枸杞	人工授粉正反交	正反交亲和力不强，子代高度败育，饱籽少；后代的培养成活率有差异，且坐果形态有差异	[146]
豆蔻（*Alpinia galanga*）	爪哇白豆蔻、泰国白豆蔻	正反交	杂交种的果实明显比亲本小，鲜果百粒重也轻，每果平均种子数较少，种子百粒重较两亲本重	[147]
金线莲（*Anoectochilus roxburghii*）	尖叶金线莲、圆叶金线莲	人工授粉	杂交后胚胎发育异常，最终导致胚败育	[148]

此外，药用菊花的杂交品种在花朵颜色、形态和药效成分方面都进行了优化，使其更具市场竞争力。丁香的杂交品种则具有更高的花期和更好的药效。豆蔻的新品种通过杂交育种，在产量和药用成分方面都有所提高。

通过杂交育种，药用植物的新品种不仅在形态特征上得到了改良，也在药效成分含量、抗病能力、适应性和产量等方面取得了显著进展。这为药用植物的种植、利用和药物研发提供了更多的选择和可能性。同时，随着科学技术的不断进步，我们可以期待更多药用植物的新品种通过杂交育种的方式被培育出来，为人类健康事业作出更大的贡献。

（二）药用植物杂交育种的特点

1. 提高植物的农艺性状　在提高植物的农艺性状方面，研究发现川北柴1号和竹叶柴胡的杂交后代（F1 代）柴胡在根长、根粗和根鲜重等方面均优于亲本。此外，F1 代中的总黄酮含量也高于亲本，并且生长适应性指标也比亲本更好，显示出良好的应用前景[138]。在杜仲的杂交育种中，杂交子代的叶表型变异丰富，涉及叶宽、叶长、叶面积等 6 个性状的广泛遗传变异[141]。对于桔梗回交三代的雄性不育系与四代自交系的杂交，研究发现除了单株地上干重、鲜主根长和根中茎之外，其余农艺性状组合间存在显著差异；其中，根中茎的变异系数最高，达到 85.42%。这说明桔梗的农艺性状在 F1 代杂交组合中具有丰富的遗传变异性，根部性状表现出显著优势。因此,可以从中选出产量和根形表现出色的组合;杂交组合植株的株型合理,主茎节数可作为选择根部性状的指标[142]。在丁香的杂交育种中,使用白丁香(*Syringa ablata* var. *alba*)、重瓣洋丁香(*S. vulgaris* var. *plena*)、异叶洋丁香(*S. vulgaris* cv. *heterophylla* Dov. Plate)、洋丁香(*S. vulgaris*)和小叶丁香(*S. Microphylla*)这五个品种进行了种间杂交。结果发现洋丁香与白丁香的杂交组合无论正交还是反交均表现出较强的亲和力,结实率达到80%以上,并且新品种的优良性状超过了父本。而重瓣洋丁香与异叶洋丁香的F1代杂种则出现了明显的花色分离。因此,要提高丁香的花色和重瓣性状,重瓣洋丁香是丁香属育种的理想材料[144]。

经过这些研究发现,通过杂交育种可以显著改善药用植物的农艺性状,包括根形、叶型和花色等方面。这些结果为药用植物的育种工作提供了重要的参考,并显示出杂交育种在优化药用植物品种中的潜力。

2. 提高产量 在提高产量方面,对天麻进行正反交实验,发现四个杂交品种的平均产量都高于亲本[145]。另外,对爪哇白豆蔻和泰国白豆蔻进行正反交实验,研究人员观察到杂交种的果实明显较小,鲜果百粒重也较轻,每果平均种子数较少,但种子百粒重却较两亲本重。此外,杂交种和两亲本的株高都较亲本高,茎秆也更粗壮。花瓣颜色与亲本相似,而株高、茎粗、开花性状则与泰国白豆蔻类似[147]。通过正反交实验可以显著提高药用植物的产量。天麻和豆蔻等植物的杂交育种能够改善并优化其农艺性状,进一步提高植物的产量和品质。这为提高药用植物的经济效益和应用价值提供了重要的科学依据。

3. 提高药物成分含量 在提高药物成分含量方面,通过对川丹参和山东丹参进行正反交实验,发现杂交F1代品种中的迷迭香酸、丹酚酸B和丹参酮I的含量高于亲本。其中,丹酚酸B的含量为中国药典规定的含量标准的两倍以上。此外,正反交品种的总丹参酮含量分别为12.65 mg/g和11.34 mg/g,比中国药典规定的含量高出了406%和354%[139]。另一方面,通过四川丹参和山东丹参的正反交实验,发现杂交种子的千粒重较大,并且结实率和成苗率也较高[140]。

在桔梗的研究中,将五个自交系进行播种实验后发现,与对照相比,杂交种的总根鲜重和干重分别增加了23%和30%。然而,小区茎叶干重和小区鲜根产量则低于对照。因此,在保证产量的情况下,自交仍然可以作为培育桔梗新品种的方法[142]。

综上所述,通过正反交实验可以显著提高药用植物的药物成分含量。丹参和桔梗等植物的杂交育种能够使药物成分的含量超过传统标准,并提供了培育新品种的途径。这些研究结果为优化药用植物的药物成分质量和开发高效药物提供了重要的科学依据。

(三) 注意事项

在进行杂交育种时需要注意以下几点:

1. 亲本染色体倍性 当父母本双方的染色体数都为非整倍数时,两者染色体数的不一致对于杂交并没有明显影响;然而,当一方的染色体数为非整倍数,另一方为整倍数时,杂交成功率为0[136]。

2. 亲本的选择 在杂交育种中,选择合适的亲本至关重要。例如,在三棱的杂交育种中,以浙江东阳和江苏句容的三棱作为父本,发现以浙江东阳的三棱为父本与综合性状较优的南京浦口栽培的三棱作为母本,其杂交组合的亲和指数高于以江苏句容的三棱为父本的组合。类似地,在菊花的杂交育种中,以红心菊和新白菊为母本,黄菊、神农香菊和菊花脑为父本,通过设计六种杂交组合,发现红心菊与香菊、红心菊与黄菊以及新白菊与香菊的杂交组合具有亲和性,结籽率大于1;而以菊花脑为父本的杂交组合结籽率较低,花粉在柱头上难以萌发或花粉管进入柱头后停滞生长,无法到达子房[143]。

3. **授粉时期**　在进行授粉过程中,可以通过提前测定花粉活力来确定雄花的成熟时期,或者根据花粉外观形态特征或花序开放时间间接判断去雄的最佳时期。同时,需要避开其他散粉量相对较少的时段和阴雨天气。例如,在桔梗的有性杂交中,母本去雄的最适宜时期是花蕾长度达到2.0 cm、花冠初裂且呈紫色。而父本的授粉最佳时期是花长3.0~5.0 cm、宽2.0~3.5 cm,花冠呈蓝紫色且未完全露出花萼[142]。另外,对于三七的杂交育种,正常天气下散粉的高峰期是在10:00~14:00,这也是最佳的授粉时间。

总之,在杂交育种中需要考虑亲本染色体倍性、亲本选择和授粉时期等因素。合理的选择和操作可以提高杂交育种的成功率,并为培育出具有优良性状的新品种奠定基础。

（四）展望

杂交育种是一种有效的育种方法,通过基因重组和遗传多样性的引入,可以获得具备优良性状的新品种。在药用植物领域,杂交育种可以提高药用植物的产量、改善农艺性状和提高药物成分含量,进一步推动药用植物的发展和利用。

亲本染色体倍性、亲本选择和授粉时期是进行杂交育种时需要注意的问题,合理选择和操作可以提高杂交育种的成功率,并为培育出具有优良性状的新品种奠定基础。综上所述,杂交育种是一种有前景的育种方法,在药用植物领域具有重要应用价值。通过杂交育种,可以改良和优化药用植物的性状,提高产量和药物成分含量,为药用植物的发展和利用提供更多选择和可能性。同时,在进行杂交育种时需要注意亲本染色体倍性、亲本选择和授粉时期等因素,以提高杂交育种的成功率。

二、药用植物诱变育种

自然界得到多倍体是一个漫长且繁杂的过程,更多的研究者将目光聚集在如何提高人工培育多倍体药用植物资源方面。诱变育种是指在人为条件下,利用物理、化学等因素,诱导植物的遗传特性发生变异,再从变异群体中选择符合人们某种要求的单株/个体,进而培育成新的品种或种质的育种方法。该方法是继选择育种和杂交育种之后发展起来的一项现代育种方式。

（一）药用植物诱变育种的种类

研究表明决明、穿心莲、夏枯草、丹参、灵芝等多种药用植物的诱变育种已经取得了较大的进展,诱变技术在这些药用植物中得到了更加成熟的应用(表7-4-2)。

表7-4-2　药用植物诱变育种研究进展统计

植物名称	取材	方法	成果	文献
头花蓼（Polynogum capitatum）	成熟种子	设置浓度、时间梯度、秋水仙素、氨黄乐灵、甲基磺酸乙酯溶液浸泡	生长速度加快,花青素含量降低	[149]
穿心莲（Andrographis paniculata）	种子	设置浓度、时间梯度、秋水仙素、氨黄乐灵、甲基磺酸乙酯溶液浸泡	明显提高穿心莲中穿心莲内酯和脱水穿心莲内酯含量,对比对照组总内酯含量2.21%含量的1.95~2.05倍	[150]

续 表

植物名称	取材	方法	成果	文献
茯苓（Poria cocos）	孢子悬液	功率为 15 W 的紫外灯下分别照射 30 s、60 s、90 s、120 s、150 s	首次用紫外线进行诱变育种并构建了获得优良菌株的筛选模型。从而提高了优良菌株的筛选效率	[151]
广金钱草（Desmodium styracifolium）	种子	设置浓度、时间梯度、过迭氮钠（NaN3）、甲基磺酸乙酯（EMS）、秋水仙素浸泡	实验获得 9 种性状类型 13 株广金钱草变异植株	[152]
决明（Cassia obtusifolia）	SP9 代决明种子	航天诱变	茎粗提高 18%、分支提高 23%、单株产量提高 22% 航天诱变决明在盐胁迫后的抗氧化酶活性提高	[153]
决明（Cassia obtusifolia）	种子	航天诱变	出苗率低、生育期短、叶绿素含量降低、大黄酚和橙黄决明素的含量均达到《中国药典》规定	[154]
柴胡（Bupleurum Chinense）	SP2 代航天诱变柴胡株系	航天诱变	诱变柴胡株系中酸类、酯类和烯烃类成分含量显著提高,酮类显著降低	[155]
穿心莲（Andrographis paniculata）	SP5-SP6 代航天诱变穿心莲株系	航天诱变	长周期明显提前,且整体生长状况较正常株系更加优异。株系在一级分枝数、叶片数和叶面积等多个性状上显著优于对照株系,这些性状基本决定穿心莲的植株形态建成。药用部位品质产生显著变化	[156]
穿心莲（Andrographis paniculata）	种子	航天诱变	生长发育呈"S"形增长,在生长期植株增长速率最大,蕾期后生长速率下降。植株鲜重、干重在盛花期到达最大值,而叶重比随着穿心莲的生长呈下降趋势,在果实成熟期到达最低为 25.39%,不符合药典穿心莲叶不得少于 30% 的规定	[157]
丹参（Salvia miltiorrhiza）	航天搭载后丹参种子	设置时间梯度、用 100 mmol/L $CaCl_2$ 溶液浸种	主茎变粗、冠幅增大、叶片面积变大、叶片变厚等优良性状,也表现出植株变矮的现象,花粉活力提高,丹参酮 II_A、丹酚酸 B 含量分别为 0.57%、6.84%,与地面对照相比分别提高了 0.22%、2.35%	[158]
夏枯草（Prunella vulgaris）	SP1 种子	航天诱变	航天诱变增大了夏枯草植株表型的突变率,总体而言对夏枯草表型生长具有抑制作用	[159]

续 表

植物名称	取 材	方 法	成 果	文献
夏枯草(*Prunella vulgaris*)	SP8 种子	航天诱变	具有较大茎粗、叶长、叶宽、叶面积和冠幅,在植株干鲜重方面具有显著优势。各株系浸出物含量为 17.27%～20.33%,诱变株系的浸出物含量均显著提高	[160]
板蓝根(*Isatis tinctoria*)	干燥的根部	用 X 射线荧光光谱法(XRF)	Ca 和 S 含量分别提高了 1.16 倍和 3.22 倍,而太空组中 Fe、Si、Cr、Al、Mn 元素比地面组分别减少了 74.2%、87.5%、82.4%、95.0%、70.6%	[161]
长春花(*Catharanthus roseus*)	种子	航天诱变	得到长春花高秆变异、矮秆变异等变异植株,并利用 HPLC 检测发现高秆变异株型长春花生物碱含量比未照射的 CK 多出 24%	[162]
丹参(*Salvia miltiorrhiza*)	SP6 种子	航天诱变	通过对 SP6 代决明各农艺性状和有效成分间进行相关分析,发现与产量相关的性状和有效成分间的相关性不强或是呈负相关	[163]
乌拉尔甘草(*Glycyrrhiza uralensis*)	种子	航天诱变	植株较矮,茎节间距短,叶片肥厚、表面皱缩、深绿色,叶形较大,根表面红棕色,二者在植物学特性上差异较为明显;根部常见病害调查表明,SP1-1 感染根腐病与根结线虫病的发病率低于 CK;因此,太空丹参 SP1-1 为植物学性状优良、抗病性较优的丹参新种质资源	[164]
阳春砂(*Amomum villosum*)	种子和根茎芽	辐射诱变	根据辐射诱变后种子发芽实验和根茎芽培养育苗实验结果,确定了种子合适的辐射剂量范围是 13～15 Gy,根茎芽的合适剂量范围为 15～30 Gy	[165]
灵芝(*Ganoderma lucidum*)	菌株	航天诱变	能够改变药用真菌的活性成分含量和抗氧化能力	[166]
灵芝(*Ganoderma lucidum*)	菌株	航天诱变	生长速度较快,且具有高产总三萜能力	[167]
广藿香(*Pogostemon cablin*)	丛生芽	设置浓度、时间梯度氟乐灵、亚硫酸钠溶液浸泡	总叶绿素、可溶性糖、可溶性蛋白和脯氨酸含量有不同程度的升高;POD 活力显著提高的同时 MDA 含量降低	[168]

续　表

植物名称	取　材	方　法	成　果	文献
葛麻姆（*Pueraria montana*）	sp1 种子	航空诱变	经航天诱变处理后，葛麻姆各性状出现不同程度的差异，且性状指标之间存在一定相关性。叶片变大、叶部总黄酮含量、粗蛋白质含量显著提高。饲用价值提高	[169]
广藿香（*Pogostemon cablin*）	愈伤组织、丛生芽、生根苗	辐射诱变	愈伤组织和丛生芽对 60Co-γ 射线较为敏感，死亡率较高，生根苗对 60Co-γ 射线较为耐受，死亡率较低，最佳诱变育种的方式是辐照剂量为 100 Gy 的 60Co-γ 射线处理生根苗，其诱变率高达 10%	[170]
苎麻（*Boehmeria nivea*）	苎麻 171 种子	航空诱变	太空诱变处理明显降低了苎麻 171 种子的出苗率	[171]
苎麻（*Boehmeria nivea*）	种子	不同浓度甲基磺酸乙酯（EMS）、5-溴尿嘧啶（5-BU）、氨磺灵（Oryzalin）、马来酰肼（MH）处理对湘苎三号苎麻种子萌发的影响	本试验探究了 EMS、5-BU、Oryzalin 和 MH 对种子萌发影响的规律，初步筛选出较合适的半致死浓度和处理时间，1.0% EMS 处理苎麻种子 2 h，2.5% 5-BU 处理 2 h，25 mg/L Oryzalin 处理 24 h，0.12% MH 处理 48 h，是 4 种药剂的最佳处理组合	[172]
紫羊茅（*Festuca rubra*）	种子	航空诱变	出苗率增加，但出苗速率减慢。光合速率和水分利用效率提升，提高了紫羊茅的生物量	[173]
百合（*Lilium brownii*）	鳞茎、鳞片	辐射诱变	60Co-γ 辐射对百合鳞茎的营养生长和生殖生长有显著抑制作用。辐射后百合的生理生化指标受到影响，叶绿素含量、SOD 活性、可溶性糖含量随辐射剂量的增加而先增加后减少	[174]

（二）外植体类型

作为植物诱变育种中重要的接种材料，不同品种和不同器官的外植体在分化能力和培养难易程度上存在极大差异。为了确保成功进行植物诱变育种，选择合适的外植体至关重要。目前，在药用植物诱变育种中常用的外植体材料包括孢子悬液[151]、种子[154]、干燥根[161]、菌株[166]、丛生芽[168]、鳞片和鳞茎[174]。

（三）诱导方式

1. 物理诱变育种　物理因素诱导是指人为利用电磁辐射或离子辐射等方式，加速植物在自然条件下发生的遗传变异，从而快速获得具有优良性状的新种质，并通过严格选育形成稳定性状的新品种。我国的辐射诱变育种研究始于 20 世纪 60 年代，至今已在 50 余种中草药中进行了 6Co-γ 射线、激光和重离子束等辐射诱变研究,如灵芝[166]、丹参[163]等辐射诱变新品种已广泛推广。近年来,随着中医药高质量发展方向的提出以及《中药材生产质量管理规范》(GAP)的颁布实施,中药材辐射诱变育种的科学化和规范化应用越来越受到关注。

另外一种常用的空间诱变育种,其实也是一种物理诱变类型。空间诱变育种是指利用太空环境进行诱变育种,其中包括辐射、微重力和交变磁场等特殊环境条件。将载有植物材料的卫星送入太空,利用这些特殊环境进行诱变育种,然后将植物材料带回地面培养形成新的作物品种。在轨道飞行后,航天器会经历重力环境的改变,进入微重力状态。生长在地球上的植物适应于重力环境,其生长代谢、发育和繁殖等过程都与重力密切相关,因此,当重力环境发生改变时,植物的生长也会受到影响。此外,空间辐射也会对植物体产生严重影响,其中带电粒子对植物染色体造成损伤,影响 DNA 的复制和转录,是导致植物空间诱变的主要因素之一。空间辐射和微重力环境的综合作用可以在一定程度上解释为什么空间环境诱变的植物种子产生强烈的突变现象。空间诱变育种具有高效率、大幅度的变异和较短的育种周期等优点,是获得新的遗传资源的有效途径之一。将航天育种技术应用于中药材品种的选育中,可以在一定程度上解决药材资源短缺问题。

2. 化学诱变育种　化学因素诱导是利用植物诱变剂,如秋水仙素、甲基磺酸乙酯等,处理植物以诱导遗传变异。秋水仙素的浓度一般在 0.01%~1.0%,具体浓度取决于植物种类的不同。秋水仙素不会影响染色体的复制和分裂,它的作用是阻止纺锤体的形成,从而使细胞停止分裂。近年来,随着组培技术的发展,化学诱变技术与组培技术的结合获得了大量抗逆突变体。长期以来,利用化学诱变和筛选抗逆突变体在许多药用植物育种中取得了成功,例如金钱草[152]、穿心莲[150]、丹参[158]、广藿香[168]等,通过化学诱变剂获得了抗逆性改良的植物品种。

(四) 特点

1. 植株突变率提高,药用成分含量提高　适当的 60Co-γ 射线辐照强度可以促进药用植物材料的诱变过程,并提高药用成分的含量。研究发现,愈伤组织和丛生芽对 60Co-γ 射线辐照更为敏感,死亡率较高,而生根苗对 60Co-γ 射线辐照更为耐受,死亡率较低。最佳的诱变育种方式是使用剂量为 100 Gy 的 60Co-γ 射线处理生根苗,其诱变率可高达 10%[170]。通过设置不同浓度、时间梯度的秋水仙素、氨黄灵和甲基磺酸乙酯溶液浸泡处理穿心莲种子,实验结果表明,诱变后的穿心莲内酯和脱水穿心莲内酯的含量有所提高,总体而言,对照组相比,总内酯含量增加了 1.95~2.05 倍[150]。

2. 继代植株的农学性能高于初代　相关研究显示,空间诱变几乎对所有生物都会产生生物学效应。与对照组相比,空间诱变初代植物材料的发芽率和成苗率普遍降低;然而,在回到地面后继代植株会在表型、生育期和其他方面发生变异,大部分性状突变的方向和频率与植物自身的基因型相关。对经过航天诱变的夏枯草 SP1 代种子进行了生物学特征和迷迭香酸含量的研究,发现航天诱变增大了夏枯草植株表型的突变率,总体而言对夏枯草的生长具有抑制作用[159]。对夏枯草 SP8 代种子进行了进一步研究,发现新生代夏枯草具有更粗茎、更长叶片、更宽叶片、更大叶面积和更宽冠幅,在植株的干重方面也具有显著优势。各个诱变株系的浸出物含量在 17.27%~20.33%,与对照组相比,诱变株系的浸出物含量均显著提高[160]。

(五) 展望

物理诱变育种是利用电磁辐射或离子辐射等方式,在人为条件下加速植物的遗传变异,已在我国的中草药中广泛应用。空间诱变育种也是一种物理诱变类型，通过利用太空环境的特殊条件进行诱变育种，具有高效率和大幅度的变异优势。化学诱变育种利用植物诱变剂处理植物以诱导遗传变异，已在金钱草、穿心莲、丹参、广藿香等药用植物中取得了成功。药用植物诱变育种可使植株的突变率显著增加，并有效提高药用成分的含量。

三、药用植物倍性育种

本节综述了近些年来药用植物多倍体诱导所取得的成果，并对当前药用植物多倍体研究中所采用的外植体类型、诱导方式、鉴定方法、加倍后药用植物的特征以及药效成分含量的变化等进行了详细介绍。

单倍体诱导是形成纯合子基因型的中间步骤，通过单倍体诱导可以获得F1杂种，这对于植物育种非常重要，可以通过种子快速繁殖所需的基因型。同时，单倍体育种省略了杂交育种中几代的分离、选择与稳定的过程，可以缩短育种年限。单倍体育种主要通过从配子体细胞和组织产生植株，包括双单倍体技术、胚珠和花蕾培养、花药和小孢子培养等方法。例如，利用发育期为单核靠边期的花粉小孢子诱导野生党参产生单倍体的试验中，筛选出了花药培养愈伤诱导率最高的培养基组合[175]。姬璇等[176]对花粉小孢子悬浮液和花药进行培养，成功获得了单倍体愈伤组织。类似地，连翘、黄花蒿和蜀葵等植物也通过花药培养获得了单倍体愈伤组织和单倍体细胞[177,178]。多倍体是植物进化的主要动力之一，也是物种形成的过程之一。

多倍体育种使植物的染色体倍增，从而导致植物的组织、器官形态、生理功能以及产量、营养成分等方面发生巨大的变化。在自然界中，多倍体往往是通过未还原（2n）配子的形成而自发产生的。而目前人工诱导药用植物产生多倍体主要是利用化学药剂如秋水仙素等。多倍体育种的研究已经取得了显著的成果。

通过单倍体和多倍体育种可以获得具有理想性状和药效成分的新品种，为药用植物的开发利用提供了重要的技术支持。同时，我们还需要进一步研究不同外植体类型、诱导方式以及加倍后药用植物的特征和药效成分含量的变化，以更好地推动倍性育种技术的发展和应用。

（一）药用植物倍性育种的种类

目前，已经报道了多个利用秋水仙素诱导药用植物多倍体的研究成果，包括川贝母、百合、枸杞、藿香、苍术、黄芪、菊花、连翘、柴胡、黄花蒿、当归、绞股蓝、罗汉果、三叶木通和药用百合等（参考表7-4-3）。在这些研究中，采用了多样化的诱导方式，并且相应的鉴定技术也逐步成熟起来，为倍性育种在药用植物领域的应用提供了重要的实践基础。

（二）外植体类型

外植体类型对于药用植物多倍体诱导的成功率具有重要影响。因此，在筛选外植体时，需要比较组织细胞的渗透能力，并优先选择细胞分裂活跃、生长旺盛的部位作为外植体。目前，用于诱导药用植物多倍体的外植体类型包括试管苗[180]、实生苗[209]、茎尖[183]、腋芽[181]、种子[200]、愈伤组织[182]、丛生芽[186]、再生苗[185]、不定芽[189]、鳞茎[191]或球茎[195]等多种类型。在选择外植体时，需要根据具体药用植物的特性和研究需求进行合理的选择，以提高多倍体诱导的成功率。

（三）诱导方式

利用秋水仙素诱导药用植物的过程中，存在几种不同的处理方式，包括浸泡[180]、培养基混合培养[181]、生长点滴定[197]、棉球包裹[199]、低能氮原子结合[200]、涂抹[205]等方法。例如，聂振明等在对颠茄进行多倍体诱导的研究中,采用了浸泡法和混培法两种秋水仙素溶液处理方式。其中,浸泡法处理颠茄的茎尖和腋芽,结果显示:浸泡法是更好的诱导方式,而腋芽表现出更好的诱导效果。当以0.10%的秋水仙素溶液浸泡处理腋芽36 h,达到最佳的诱变效果,诱导率可达45%。另外,柴胡种子经过0.05%秋水仙素处理后,随着时间的延长,种子的变异率逐渐增高,而成活率逐渐下降。而幼苗生长点经过浓度为0.3%的秋水仙素处理24 h,幼苗的突变率较高,相对死亡率较低[196]。因此,不同的外植体类型对于秋水仙素的诱导浓度和诱导效果都会有所差异,需要根据具体情况进行合理选择。

(四)特点

1. 形态变异、产量提高 多倍体植物在形态上表现出明显的变异,细胞染色体的加倍使得细胞核、细胞和组织器官等明显增大。这种巨大性是多倍体植物最显著、最直观的外部形态特征之一。已经选育出的多倍体药用植物几乎都表现出了这一特点。巨大性对于药用植物的育种具有重要意义,因为它可以提高药材的产量。例如,加倍后的盾叶薯蓣植株一般表现为叶色加深、叶片增大、叶形指数减小[182]。变异的北柴胡相较于对照组,叶长缩短、叶宽增加,株高缩短、茎粗增加,节间距显著缩短;种子增大增重等[197],叶片也可能呈现卷曲、变宽、变厚的变异[198]。在离体培养条件下诱导的伊犁四倍体贝母植株体型较大,生长优势明显[191]。四倍体的艾纳香相较于二倍体枝更加粗壮,叶片也变厚[207]。紫果西番莲的四倍体植株表现为叶脉明显、茎段变粗、叶缘呈不规则卷曲、叶尖向下卷曲[189]。突变株柴胡根的长度增加,主根直径增加,产量明显提高[196]。多倍体植物在形态方面的巨大性带来了药用植物育种的重要优势,可显著提高产量和改善形态特征。

2. 代谢产物含量提高 药用植物的染色体数量加倍后,其新陈代谢会更加旺盛,酶活性也会增强。这导致了蛋白质、碳水化合物、维生素、生物碱和单宁等初生及次生代谢产物的合成速率提高。一般来说,多倍体植物中的次生代谢产物含量会增加,而这些次生代谢产物往往是药用植物的有效成分。例如,多倍化的茶用菊植株的营养成分含量(如总黄酮、总氨基酸和矿物元素)增加[203]。多倍化变异的茉莉植株内超氧化物歧化酶(superoxide dismutase,SOD)、过氧化物酶(peroxidase,POD)、脯氨酸和可溶性糖的含量都高于二倍体,而丙二醛含量低于二倍体,且这些差异均显著[205]。四倍体和嵌合体三叶木通植株的叶片可溶性蛋白含量、可溶性糖含量、黄酮含量、总酚、类黄酮、叶片POD酶活力和SOD酶活力等都明显高于二倍体,而过氧化氢酶CAT酶活力则明显低于二倍体[206]。四倍体的长春花植株的总碱含量也呈现提高的趋势[209]。多倍体植物中药效成分的含量通常会提高,这使得倍性育种对于增加药用植物的药效成分具有非常重要的价值。

3. 抗逆性增强 多倍体植物的生理特性发生改变,通常表现为更好地适应恶劣的环境条件。例如,叶绿素含量增加可以使多倍体植物更好地进行光合作用,从而提高其抗寒性[203]。对蒙古黄芪多倍体进行的生化指标测定结果显示,与二倍体相比,四倍体的丙二醛含量、POD、CAT和SOD活性都更高,但蛋白质含量较低。虽然四倍体植株受到的伤害更大,但其具有更强的自我保护能力,即抗逆性较二倍体更强[200]。变异株紫锥菊的气孔器显著大于正常株,单位鲜重叶绿素含量也高于正常株,且过氧化氢酶活性高于正常株[210]。在秋水仙素诱导连翘多倍体的研究中,四倍体植株的叶绿素含量、叶片含水量和光合作用强度均显著高于二倍体,而电导率和电解质外渗率则显著低于二倍体,表明四倍体植株的抗性增强[204]。多倍体植物具有更好的适应能力和抗逆性,其叶绿素含量增加、光合作用效率提高,从而增强了对恶劣环境的适应能力。这为多倍体育种在改善药用植物的生长环境和提高抗逆性方面提供了潜力和机会。

(五)展望

倍性育种是一种通过改变植物染色体组数量的育种方式,是植物育种创新的主要技术之一。倍性育种主要分为单倍体育种和多倍体育种等。近年来,在药用植物领域,倍性育种具有广泛的应用前景,并取得了显著的研究进展。单倍体和多倍体育种可以获得具有理想性状和药效成分的新品种,为药用植物的开发利用提供了重要的技术支持。

在倍性育种中,外植体类型的选择对成功率具有重要影响,需要根据具体药用植物的特性和研究需求进行合理选择。同时,不同的诱导方式也会影响倍性育种的效果,需要根据具体情况选择适合的处理方法。倍性育种使植物的染色体倍增,从而导致植物的组织、器官形态、生理功能以及产量、营养成分等方面发生巨大的变化。多倍体植物在形态上表现出明显的变异,巨大性对于药用植物的育种具有重要意义,可提高产量和改善形态特征。同时,多倍体植物中药效成分的含量通常会提高,这使得倍性育种对于增加药用植物的药效成分非常具有潜力和价值。另外,多倍体植物的生理特性发生改变,表现为更好地适应恶劣的环境条件和增强抗逆性。多倍体植物具有更好的适应能力和抗逆性,其叶绿素含量增加、光合作用效率提高,从而增强了对恶劣环境的适应能力。

总之,倍性育种技术在药用植物领域具有重要的应用价值,可以提高产量、改善形态特征以及增加药效成分的含量,并增强植物的适应能力和抗逆性。然而,还需要进一步研究不同外植体类型、诱导方式以及加倍后药用植物的特征和药效成分含量的变化,以推动倍性育种技术的发展和应用(表7-4-3)。

表7-4-3 药用植物倍性育种研究进展统计

植物名称	取材	方法	成果	参考文献
党参(Codonopsis pilosula)	花粉小孢子发育期为单核靠边期	组培	MS+0.8 mg/L 6-BA+0.2 mg/L 2,4-D培养基对3种基因型党参花药培养愈伤诱导率最高	[175]
穿心莲(Andrographis paniculata)	花粉小孢子悬浮液和花药	单倍体愈伤组织诱导	获得穿心莲单倍体愈伤组织	[176]
四裂三雄蕊连翘(Forsythia suspensa)	花药	花药培养	三雄蕊短花柱花的花药脱分化形成单倍体愈伤组织	[177]
黄花蒿(Artemisia annua)	处于单核晚期的花蕾	花药培养	获得单倍体胚性愈伤组织	[178]
蜀葵(Althaea rosea)	尚未开放的花蕾	花药培养	获得单倍体细胞	[179]
齿瓣石斛(Dendyobium devonianum)	试管苗	秋水仙素浸泡	获得在形态、气孔直径以及染色体数目明显改变的植株	[180]

续　表

植物名称	取　材	方　法	成　果	参考文献
颠茄（*Atropa belladonna*）	茎尖和腋芽组培苗	秋水仙素浸泡秋水仙素混培	获得二十四倍体，较十二倍体外形、气孔具有极显著差异，生长率较高，抗逆性弱	[181]
盾叶薯蓣（*Dioscorea zingiberensis*）	愈伤组织	秋水仙素	四倍体叶色加深，叶片增大；气孔变大，气孔密度减小，保卫细胞内叶绿体数目增多；叶绿素含量增加，过氧化物酶活性减弱	[182]
粉葛（*Pueraria thomsonii*）	茎尖	秋水仙素	获得四倍体植株	[183]
宁夏枸杞（*Lycium barbarum*）	茎尖	秋水仙素	获得四倍体植株	[184]
广藿香（*Pogostemon cablin*）	愈伤组织、丛生芽、再生苗	秋水仙素	获得八倍体植株	[185]
广藿香（*Pogostemon cablin*）	丛生芽	秋水仙素	获得八倍体植株	[186]
当归（*Angelica sinensis*）	幼苗	秋水仙素	获得当代变异种子	[187]
藿香（*Agastache rugosa*）	茎尖	秋水仙素	部分植株存在六棱茎、三叶轮生，叶裂加深及染色体数目变异现象	[188]
紫果西番莲（*Passiflora edulis*）	不定芽	秋水仙素	获得叶片颜色加深，叶脉明显，植株茎段变粗，叶缘呈不规则卷曲，叶尖向下卷曲的四倍体植株	[189]
绞股蓝（*Gynostemma pentaphyllum*）	茎尖	秋水仙素	四倍体气孔大小、保卫细胞的大小都比二倍体大，其气孔密度较二倍体小	[190]
伊犁贝母（*Fritillaria pallidiflora*）	鳞茎	秋水仙素	获得体型大、生长优势明显的四倍体	[191]
茅苍术（*Atractylodes lancea*）	茎尖	秋水仙素	获得同源四倍体株系	[192]
平贝母（*Fritillaria usurionsis*）	愈伤组织和不定芽	秋水仙素	获得四倍体植株	[193]
黄花蒿（*Artemisia annua*）	幼苗和种子	秋水仙素	种子浸泡法优于幼苗浸泡法，获得的四倍体植株较二倍体茎秆粗壮	[194]

续 表

植物名称	取材	方法	成果	参考文献
毛唇芋兰(Nervilia fordii)	球茎	秋水仙素	获得气孔和保卫细胞相对较大,气孔密度小,保卫细胞中所含叶绿体明显多于二倍体的四倍体的植株	[195]
柴胡(Radix Bupleuri)	种子、幼苗	秋水仙素生长点滴定法和浸泡法	突变株根的长度增加,主根直径增加,产量明显上升	[196]
北柴胡(Bupleurum chinense)	生长点和组培苗	秋水仙素生长点滴定法和浸泡法	变异组较对照组:叶长缩短,叶宽增加;株高缩短,茎粗增加;节间距显著缩短;种子增大增重	[197]
北柴胡(Bupleurum chinense)	生长点和组培苗	秋水仙素生长点滴定法和浸泡法	变异株茎秆变粗,节间距、株高变短,叶形卷曲、变宽、变厚	[198]
罗汉果(Siraitia grosvenorii)	雄株组培苗	秋水仙素包裹顶芽	获得四倍体植株	[199]
黄芪(Astragalus membranaceus)	种子	低能氮离子束结合秋水仙素	四倍体丙二醛(MDA)含量、过氧化物酶(POD)活性、过氧化氢酶(CAT)活性、超氧化物歧化酶(SOD)活性均高于二倍体,而蛋白质含量低于二倍体,抗逆性较二倍体增强	[200]
川贝母(Fritillaria cirrhosa)	愈伤组织	秋水仙素	获得四倍体植株	[201]
地黄(Rehmannia glutinosa)	种子	秋水仙素浸泡	诱导率可达98%以上,且生长良好	[202]
菊花(Dendranthema morifolium)	茎尖	秋水仙素	加倍后的菊花植株在形态指标(气孔增大,气孔的长和宽分别增加。株高增加,茎粗、叶片数量等都有显著增加)、营养成分含量(总黄酮含量、总氨基酸含量、矿质元素含量均增加)、抗寒性(叶绿素含量增加)等方面表现都更加优良	[203]
连翘(Forsythia suspensa)	幼苗生长点	秋水仙素	四倍体叶绿素含量、叶片含水量、光合作用强度显著高于二倍体;四倍体电导率和电解质外渗率均显著低于二倍体电导率和电解质外渗率,抗性增强	[204]
茉莉(Jasminum sambac)	茎尖、生长点、枝条	秋水仙素滴液法、涂抹法和浸泡法	变异植株SOD、POD、脯氨酸、可溶性糖均高于二倍体,丙二醛低于二倍体,且均差异显著	[205]

续 表

植物名称	取材	方法	成果	参考文献
三叶木通（Akebia trifoliata）	幼苗	秋水仙素	四倍体和嵌合体植株叶片的总叶绿素含量、叶片可溶性蛋白含量、可溶性糖含量、黄酮含量、总酚、类黄酮、叶片POD酶活力、SOD酶活力等显著高于二倍体；CAT酶活力显著低于二倍体CAT酶活力	[206]
艾纳香（Blumea balsamifera）	组培苗	秋水仙素	获得枝条变粗壮、叶片变厚、颜色变深；气孔及其保卫细胞明显增大的四倍体植株	[207]
菘蓝（Isatis tinctoria）	种子	秋水仙素	加倍植株均为二倍体和四倍体的混倍体	[208]
长春花（Catharanthus roseus）	实生苗、离体组织	秋水仙素	四倍体的性状发生了明显变化，茎、叶变大，四倍体植株的总碱含量提高的趋势	[209]
紫锥菊（Echinacea purpurea）	不定芽	秋水仙素	变异株气孔器极显著地大于正常株，单位鲜重叶绿素含量高于正常株，且过氧化氢酶活性高于正常株	[210]
食用药百合（L. speciosum var. glorioides）	鳞片	秋水仙素	0.05%～0.1%，12～36 h	[211]

四、药用植物基因工程育种

（一）抗逆转基因育种

随着人们对植物抗逆机制研究的不断深入，已经发现了许多有关植物抗逆应答的效应分子，并克隆出了多种植物逆境应答基因，如下表7－4－4所示。

表7－4－4 植物逆境应答基因

作用途径	应答基因或效应分子范例	功能预测
种子脱水蛋白	HVA1：一种大麦LEA蛋白 ApY$_2$SK$_2$：百子莲保护类蛋白脱水素基因 氨基酸（脯氨酸、ectoine）	ABA、干旱、高温诱导，增强抗旱耐盐性[212] 减轻冷害、干旱的影响[213]
渗透调节剂	甲基磺酸类化合物（甘氨酸甜菜碱，DMSP） 多元醇类（甘露醇、山梨醇） 糖类（蔗糖、果聚糖、海藻糖） HabHLHs：向日葵盐应答基因	渗透调节；蛋白/脂膜保护 清除自由基危害 强抗盐性[214]

续 表

作用途径	应答基因或效应分子范例	功 能 预 测
离子运输	AtNHX1：液泡 Na^+/H^+ 反运转蛋白	增强抗盐性
	$MtACA9$ 和 $MtACA8$：苜蓿 Ca^{2+} ATPases 家族基因	将胞内 Ca^{2+} 运出胞外或细胞器中，完成低温冷害应答[215]
信号转导	AtRR1/2：组氨酸激酶；PsMAPK HOG；MAP 激酶钙	信号转导
	GmGRAS27：大豆中的 GRAS 转录因子	参与 ABA 的信号转导途径[216]
转录因子	PeNAC121：胡杨中 NAC 转录因子	正相调控/激活转录[217]

以下根据不同的作用途径，就目前抗逆基因工程所采取的策略进行介绍。

1. 导入改善细胞膜功能的基因　在高等植物质膜中脂肪酸的不饱和程度和冷敏感性是紧密相关的。膜脂中心位置顺式双键的存在，可把相变温度降低到接近 0 ℃。有些酶可催化饱和脂肪酸中顺式双键的形成，将编码这些酶的基因导入植物体内，植物可获得抗冷性状。例如，植物中减饱和作用的 $desA$ 基因编码一种减饱和酶和减饱和酶的辅酶，它能在脂肪酸结合到膜甘油酯的 $\Delta12$ 位置导入第二个顺式双键。Liu 等[218]从天山雪莲中鉴定了硬脂酰-ACP 脱饱和酶（SAD），并将其转入烟草中。发现阳性烟草的冷冻胁迫抗性有了一定的提高，其中烟草叶片中油酸（C18：1）的比例增加了 5%～20%。现已有多种脂肪酸去饱和代谢关键酶基因被相继发现，为进一步开展抗寒基因工程奠定了基础。

2. 导入渗透调节物质相关基因　渗透调节是植物抵御逆境的一种非常重要的机制。参与渗透调节功能的物质中比较重要的有甜菜碱、脯氨酸、海藻糖、甘露醇以及一些无机离子，部分与这些物质合成相关的基因也已经被克隆出来。

（1）离子运转调节途径：盐渍是药材生产面对的重大非生物逆境，土壤含盐量过高对植物生长发育的危害包括三个方面：一是 Na^+ 在细胞质内过度积累造成离子毒害；二是水分亏缺造成的渗透胁迫；三是破坏细胞内的 K^+/Na^+ 平衡。植物对盐逆境的应答包括关闭气孔阻止盐分运输这样一种临时性的应急反应和利用凯氏带、离子"仓储"等控制盐分的长期流入和分布这样一种持久的调节方式。此外，植物体内还存在多种机制抵御盐逆境胁迫，但都具有通过耗能的跨膜运输将胞质中的有害盐离子转移到液泡中隔离起来，实现盐分"仓储"的特点。现已发现许多蛋白，如低亲和性 K^+ 吸收通道、高亲和性 K^+ 转运蛋白、Na^+/H^+ 反向运输蛋白、ATP 酶系、氨基酸和糖转运蛋白等体系参与了这个过程。目前，相关的一些基因已经被克隆出来，如 $AtNHX1$（拟南芥）、$Nhx1$、Gef 和 $Sod2$（酵母）、NHE（哺乳动物）、$NhaP$（细菌）、$SOS1$（拟南芥）等[212]。Venier 等[219]将拟南芥的 Na^+/H^+ 反转运蛋白基因 $AtNHX1$ 转入无籽葡萄中，并采用 150 mmol/L 氯化钠处理阳性植株和未转化的植物，结果表明阳性植株生长受到的影响较小，并且阳性植株具有更高的茎长、叶面积和干重。

（2）甜菜碱渗透调节途径：甜菜碱是生物界广泛存在的细胞相容性物质，也是公认的在微生物和植物细胞中起着无毒渗透保护剂作用的主要次生代谢积累物之一。甜菜碱以一种长期、持久的方式，在细胞质内保持与液泡的渗透平衡，对改善渗透调节、提高寒旱及盐碱抗性具有重要作用。由于甜菜碱的合成途径比较简单,且已证明甜菜碱合成后几乎不再被进一步代谢,属于永久性或半永久性渗透调节剂,因此甜菜碱被认为是最有希望的渗透保护剂之一,在植物抗盐、抗旱研究中已越来越受重视。

甜菜碱的生物合成由胆碱经过两步脱氢氧化反应完成,在植物体中,其中第一步胆碱至甜菜碱醛的反应由胆碱单加氧酶(CMO)催化完成,第二步甜菜碱醛至甜菜碱的反应,由甜菜碱醛脱氢酶(BADH)催化完成的。BADH和CMO在植物细胞内的催化作用是唯一的,即仅存在于叶绿体基质内,通过光诱导催化甜菜碱合成,而不参与其他生化反应。这些特点对植物抗逆基因工程是非常重要的,因为导入的目标基因不会影响其他生理生化反应或过程,并且甜菜碱的合成仅有两个酶参与,比起其他一些涉及多种酶参与的调节渗透化合物来说,转基因的效率要高得多。目前已清楚BADH和CMO由单一核基因编码,现已从菠菜、甜菜、大麦、高粱以及大肠杆菌等多种植物和微生物中克隆到 *BADH* 基因,*CMO* 基因也已被克隆。导入这些基因可增强甜菜碱合成酶的活性,提高植物甜菜碱积累水平,进而提高植物的抗逆性。

(3) 脯氨酸渗透调节途径:脯氨酸为另一种重要的有机渗透调节物质,它的许多特性与甜菜碱类似,在干旱和盐渍胁迫下体内会大量积累脯氨酸,但其与甜菜碱不同的是积累的脯氨酸随着胁迫的解除而迅速降低。植物合成脯氨酸的途径是:谷氨酸→γ-谷氨酰磷酸→谷氨酰-γ-半醛→Δ'-二氨吡咯羧酸(P5C)→脯氨酸。其中受到两个酶的催化:P5C合成酶(P5CS)和P5C还原酶(PSCR)。在胁迫解除后脯氨酸又经过P5C变成谷氨酸,这种转变也是通过两种酶的催化:脯氨酸脱氢酶(ProDH)和P5C脱氢酶(PSCDH),当脱水时脯氨酸积累,脯氨酸向谷氨酸的转变受到了抑制。因此,P5CS和ProDH在水分胁迫与水分恢复中是体内脯氨酸水平的限速因子。*P5C* 基因已被应用于植物抗逆基因工程中,Kavi Kishor等将来源于 *Vigna aconitifolia* 的 *P5CS* 基因转入烟草中,得到了胁迫耐性明显提高的转基因植株,在干旱胁迫下,脯氨酸含量比对照植株提高10~18倍。

(4) 海藻糖渗透调节途径:海藻糖也是细胞渗透调节时产生的重要相容性物质之一。高等植物一般都不能合成海藻糖,只有在极少数极端耐旱的复苏植物以及能忍受完全干旱的昆虫、细菌、酵母等生物体中才发现大量的海藻糖。海藻糖合成酶为多酶体系,它们受干旱、高盐、重金属离子污染等胁迫诱导而表达。

目前已从细菌、真菌、耐受干旱的高等植物中克隆出了海藻糖合成酶基因。真核生物海藻糖的合成分别由 *Tps1* 和 *Tps2* 两个基因来完成。现已有多个研究组将 *TPS* 基因导入到烟草等植物中,该基因在高等植物中表达后能使高等植物积累一定浓度的海藻糖,从而使植物对干旱具有一定的耐受能力。

(5) 甘露醇、山梨醇等糖醇渗透调节途径:甘露醇、山梨醇等己糖醇分子结构、理化性质和生理功能相近,它们含有多个烃基,亲水性能强,能有效地维持细胞内水活度,与甜菜碱、脯氨酸一样均为有机渗透调节物质。

大肠杆菌对不同己糖醇的代谢具有相似的过程,在大肠杆菌中,1-磷酸甘露醇脱氢酶和6-磷酸山梨醇脱氢酶分别导致甘露醇和山梨醇的氧化分解。控制这两种酶表达的基因分别为 *mtlD* 和 *gutD* 基因。刘俊君等在获得大肠杆菌1-磷酸甘露醇脱氢酶 *mtlD* 基因和6-磷酸山梨醇脱氢酶 *gutD* 基因克隆的基础上,获得了分别表达 *mtlD* 和 *gutD* 基因的单价转基因烟草,使原来不含甘露醇的烟草获得了合成甘露醇的能力,从而使转基因植株获得强的耐盐性。

此外,还有一种 *Imt I* 基因,是从生长于南非沙漠中的冰叶日中花(*Mesembryanthemum*

crystallinum)的 cDNA 文库中分离得到的。该基因在盐碱或干旱胁迫下诱导表达,以肌醇为底物,生成一种多羟基糖醇化合物——芒柄醇。因其含有多个羟基,亲水能力强,能减少生理性干旱造成的损失而使植物得以耐盐。

3. 导入与活性氧清除有关的基因 许多研究表明,盐碱、冷(冻)和干旱胁迫同时伴随有活性氧的产生。这些毒性分子破坏线粒体和叶绿体的膜系统,导致氧化胁迫。植物中抗氧化胁迫系统由清除氧自由基的酶类组成,如超氧化物歧化酶(SOD)、过氧化物酶(POP)、过氧化氢酶(CAT)和谷胱甘肽还原酶(GR),其中尤以 SOD 最为重要,它是植物体内第一个清除活性氧的关键抗氧化酶。SOD 同工酶根据它们的金属辅助因子的不同可以分为 3 类:铜/锌、锰和铁。Morita 等[220]将来自水稻的 *Mn-SOD* 基因导入到烟草中,与对照相比,阳性植株中 SOD 活性提高了 2.8~5.2 倍,叶绿素荧光分析结果表明,在高光、冷和热胁迫下,阳性株系中胁迫诱导对光系统Ⅱ的抑制作用有所缓解。以上结果证明过表达 *Mn-SOD* 有助于增强植株叶绿体中的光氧化损伤相关防御。

4. 导入编码低氧-缺氧还原蛋白基因 涝害常常引起植物受到氧胁迫的危害,呼吸作用和叶绿素合成等生物代谢过程都受到影响。植物已进化出应付低氧胁迫的各种策略,如改变根的构造、通过大的通气组织加快内部氧的运输、酶的诱导、外部机制和酶系统通过终产物发酵避免中毒,以及产生氧结合蛋白等。

植物血红蛋白最初是在豆科植物固氮根瘤中发现的,它是一种氧结合蛋白,又具有促进氧扩散的作用。同时,植物血红蛋白在抗逆胁迫中具有重要作用。在受到低氧胁迫时,抑制玉米血红蛋白基因(*ZmPgb1.1* 或 *ZmPgb1.2*)表达会导致根部顶端分生组织异常分化,抑制根部生长;此外,血红蛋白通过调节 NO,间接调控乙烯含量,控制活性氧(Reactive Oxygen Species,ROS)含量,实现低氧胁迫下保护根尖分生组织的功能[221]。血红蛋白保护细胞分生功能的作用可能是植物应对诸如盐分和干旱等胁迫的反应,如紫花针茅(*Stipa purpurea*)中的 StipurPhytogb1 具有提高转基因拟南芥在干旱和渍涝条件下的耐受能力[222],进一步研究发现,这是由 StipurPhytogb1 通过抑制 NO 的积累,调节抗氧化酶活性,进而诱导清除活性氧的相关通路来提升上述耐受能力[223]。

5. 抗逆基因的调控 随着对植物产生逆境应答分子机制的不断深入了解,人们逐渐发现对植物抗逆基因的调控是提高植物抗性的一个新的途径。如前所述,各种途径的逆境应答在分子机制上都有逆境信号转导、转录及转录后调节三个水平。其中转录水平上的调节是植物逆境应答过程中极其重要的一环。一个转录因子可以调控多个与同类性状有关的基因表达,在提高作物对环境胁迫抗性的分子育种中,从改良或增强一个关键转录因子的调控能力着手,增强一个转录因子的作用,就可以通过它促使多个功能基因发挥作用,从而使植株性状获得综合改良的效果。因此,这是一个提高作物抗逆性的更为有效的方法和途径[224]。通过对转基因烟草种子萌发期的研究发现 3 个基因有利于逆境胁迫下种子的萌发。其中,转 *MrERF* 基因的烟草发芽率最高,与杨树 *PsnERF75*[225]、花椰菜 *BoERF1*[226] 功能类似。转不同基因的烟草之间相比,除根系长度以转 *MrSURNod* 基因烟草最长外,其余各指标均以转 *MrERF* 基因烟草最大,转 *MrbZIP* 基因烟草次之。转 *MrSURNod* 基因烟草,表现为根系较长但数量较少,其余两者根系相对较短但根系数量较多,其中以转 *MrERF* 基因根系数量最多,这可能是其株高、生物量、根冠比显著高于野生型及其他转基因烟草的原因,由此也表明扁蓿豆 *MrERF*、*MrbZIP* 和 *MrSURNod* 基因均能够促进根系的发育抵御逆境胁迫,维持生长。*MrERF* 和

MrbZIP 促进主根伸长及侧根数量的增加,这样的根系形态扩大了根毛区的面积,有利于植物吸收水分及营养物质,进而帮助植物适应干旱及盐胁迫。而 *MrSURNod* 使烟草根系相对数量较少但更为粗壮,这样的根系形态不仅有利于植物的生长发育,而且有利于对非生物胁迫的适应[227]。

6. 导入其他逆境蛋白基因 除上述途径以外,还有一些特殊的胁迫应答基因也可作为抗逆基因工程的策略。

(1) LEA 蛋白基因:更苏植物是一类在极度干燥条件下组织会迅速脱水,后遇水又能很快复苏的植物。其种子在最后成熟时可以脱去 90% 的水分,而进入几乎测不出代谢的休眠状态。这种脱水状态,能够使种子在极端环境下存活,并利于传播。而胚在成熟时对脱水的忍耐能力,萌发过程中又消失了。分离种子脱水过程中的 mRNA 和蛋白质,使人们发现了一类与胚脱水忍耐有密切关系的蛋白质,即胚胎发生后期富集蛋白(late embryagenesis-abundant protein),简称 LEA 蛋白。LEA 蛋白是目前最受关注的胁迫响应基因产物,因此,它的基因转化也受到了人们的关注。转 *TaLEA* 基因小黑杨的细胞膜受损程度低于野生型,POD 活性降幅小于野生型,抗低温能力比野生型强。在拟南芥中,过表达 *TaLEA1* 提高了盐胁迫下转基因株系的萌发率。转 *LEA* 基因烟草增强了对碱胁迫的耐受性,LEA 蛋白的增加使 POD 清除自由基的能力增强。胁迫因素会激活脱落酸合成相关酶基因表达,脱落酸积累后激活其信号通路下游 *LEA* 基因表达,从而增强细胞膜稳定性[228]。

(2) CoR(cold-regulated)蛋白基因:冷驯化能诱导多种 CoR 蛋白基因表达,如拟南芥在冷驯化过程中能产生 CoR15a、CoR78 以及与 LEA 蛋白同源的 CoR47。研究发现拟南芥在受低温干旱或 ABA 处理时能诱导 CoR15a 蛋白基因表达产生 15 kD 的多肽,此多肽与叶绿体结合后转变为 94 kD 的多肽 CoR15a。低温胁迫处理实验表明,天山雪莲冷调节蛋白基因 *siCOR* 受低温胁迫诱导表达;对转 *siCOR* 基因的烟草进行低温胁迫处理,发现转 *siCOR* 基因的烟草叶片相对含水量和 PSII 相对量子产率的降低幅度、相对电导率和丙二醛含量的升高幅度均低于野生型烟草植株,而且转 *siCOR* 基因烟草植株叶片出现萎蔫症状的时间较迟、程度较轻,受到的伤害也较轻。可见,在低温胁迫条件下,转 *siCOR* 基因烟草植株表现出良好的生理和生长优势,显示出了较强的抗寒特征[229]。

(3) 抗冻蛋白 AFP:抗冻蛋白 AFP 最初是从极区海鱼中发现的,在鱼类和昆虫类中研究较深入。有关植物 AFP 的研究却是近些年才开始的,Griffith 等[230]发现在冷驯化的小麦中有内源 AFP 的产生。Urrutia 等[231]也在多种植物中发现了 AFP 的存在。研究发现,AFP 蛋白的一个显著特征是具有热滞活性,即该蛋白能以非依数性形式降低水溶液的冰点而不影响水溶液熔点。AFP 能结合到冰核的表面抑制冰晶的生长,避免冰晶所造成的细胞物理性损伤。此外,AFP 还具有一些酶活和抗菌、抗虫活性。

7. 植物抗逆基因工程的展望 植物抗逆基因工程与抗病毒、抗虫、抗除草剂等其他基因工程相比起步较晚,这与植物抗逆机制的复杂性有关。近年来,基因组学的兴起和发展对植物抗逆机制及其基因工程研究带来了革命性的作用。越来越多的抗性蛋白被发现和分离出来,其作用机制也得到越来越深入地阐释,这为抗逆基因工程在植物上的应用创造了巨大的发展空间。同时,生态环境的日益恶化,自然资源的逐渐减少,人类消费需求的不断增长,必然对植物的适应性、品质、产量等提出更高的要求。此外,发展耐胁迫植物对于生态和环境的改善也具有重要的作用。因此,植物的抗逆基因工程具有广阔的发展前景。

(二) 抗虫转基因育种

1. Bt 晶体蛋白基因途径　革兰阳性菌苏云金芽孢杆菌（*Bacillus thuringiensis*，Bt）在形成芽孢时会产生一个或几个约 130 kD 的伴孢晶体，即被称为苏云金杆菌晶体蛋白的原毒素。这些蛋白是高效、高专一性的杀虫剂，它们只与昆虫肠道中的受体蛋白相互作用。易感昆虫摄食的晶体蛋白在肠道的碱性条件下溶解，原毒素受肠道中的蛋白酶激活，具有活性的毒素与肠道上皮细胞受体相结合嵌入到质膜中形成穿孔从而产生渗透溶胞作用而导致细胞死亡，最终导致昆虫死亡。Bt 毒素从 20 世纪 30 年代起就用来作为局部杀虫剂，但一直没有得到广泛应用，因为它们在阳光下很快就会降解，所以在一个生长季节中需要多次施用。此外害虫只有摄食到喷过 Bt 毒素的植物表面部分才会被杀死。现在，这些问题已经通过在转基因植物中表达 *Bt* 晶体蛋白基因得到解决。

Bt 基因最早是被转移到番茄和烟草中，随后转入到棉花中，以使转基因植物产生杀虫蛋白。但大田试验表明如果要获得有商业价值的转基因植物需要植物组织中高水平的表达毒素蛋白。使用不同启动子、融合蛋白、前导序列等方法提高植物中毒素基因的表达水平都未获得成功。当 Perlak 等对细菌中 *cry1Ab* 和 *cry1Ac* 基因进行研究时发现它们在许多方面都与植物基因有明显的差异，如与植物内含子类似的富 AT 区域、潜在的植物多聚腺苷酸信号序列、可使 mRNA 不稳定的 ATTTA 序列和植物中稀有的密码子等。Koziel 等将这些不利的序列去除并将密码子进行修改，使其与宿主植物的密码子相一致，极大地提高了昆虫毒素的表达，加强了转基因植物在大田试验中的抗虫能力。通过这种改进，Perlak 及其同事[232]在马铃薯中表达了修饰过的 *cry3A* 基因，获得对科罗拉多甲虫具有抗性的转基因植物。迄今，截至 2023 年 4 月，已获命名的 Bt 毒素家族杀虫蛋白亚型种类多达 1 005 个，包括 Bt Cry 1～78 毒素家族亚型 818 个，Bt Cyt 1～3 毒素家族亚型 40 个，Bt Vip 1～4 毒素家族亚型 147 个。转 *Bt* 蛋白基因作物目前在抗虫转基因作物中占主导地位。

2. 凝集素表达途径　凝集素类杀虫蛋白的作用机制是与自身能进行糖及糖类复合物特异性非共价可逆结合形成大分子，抑制害虫肠道功能性糖蛋白酶活性。凝集素对具有刺吸式口器的同翅目害虫具有明显的控制作用。这些害虫主要包括蚜虫、叶蝉、飞虱等，主要在韧皮部取食，其肠中几乎没有蛋白质水解酶活性，使这些刺吸式口器的害虫一般对蛋白酶抑制剂不敏感，对一般的 Bt 毒素也不敏感。目前已经发现具有商业价值的对四纹豆象有活性的植物源凝集素，其中两种最有效的一种是从雪花莲中得到的雪花莲凝集素（GNA），另一个是从麦芽中分离的 WGA。

将编码这些凝集素的基因转入植物中可获得一定程度的抗虫性。表达 GNA 的马铃薯受 *Lazanobiao leracea* 幼虫的危害明显减少，尽管幼虫存活率比对照仅减少 25%，但是叶片受害率减少 70% 以上。通过 CaMV35S 启动子在烟草中表达 *P-lec* 基因，可提高烟草对美洲蓣夜蛾的抗性。同消化酶抑制剂一样，转外源性凝集素基因植物产生的抗虫性不是很高，单一基因的作用商品化的可能性比较小。

3. 抑制昆虫消化酶途径　尽管转 *Bt* 基因作物已经十分成功地应用于抗虫实践中，并占主导地位，但还有许多其他的杀虫蛋白还在研制中。因为一些昆虫不受任何已知的 Bt 晶体蛋白的影响，如蝗虫就属于这一类，所以必须研究这些替代蛋白。抑制昆虫肠道中消化酶的蛋白质就是其中的一类杀虫蛋白，主要包括蛋白酶抑制剂和淀粉酶抑制剂。

对于鳞翅目、双翅目、直翅目和膜翅目昆虫，可以利用以丝氨酸残基为活性中心的内切蛋白酶作为靶标,该酶类似于高等动物的消化蛋白酶。而对于鞘翅目中的大多数昆虫,则利用以半胱氨酸残基作为活性中心的消化蛋白酶作为靶标。一般典型的丝氨酸蛋白酶抑制剂对于该酶没有抑制作用,但是,半胱氨酸蛋白酶抑制剂广泛地分布在生物体中用来调节相关蛋白酶活性,即使通常水平比较低。可将依据丝氨酸蛋白酶抑制剂的基因推导出编码半胱氨酸蛋白酶抑制剂的基因转移到植物体中用于控制鞘翅目害虫。相比之下,消化淀粉酶抑制剂基因的利用潜力比蛋白酶抑制剂基因要低得多,因为植食性昆虫的营养通常是氨基酸提供,并不是通过消化淀粉来利用碳源。但目前已经发现,广泛分布在植物体内的高等动物和昆虫的α-淀粉酶抑制剂对植食性的鞘翅目昆虫具有明显的致死作用,特别是仓储害虫。例如,已证明从 *Phaseolus vulgaris* 中纯化的α-淀粉酶抑制剂对鞘翅目昆虫具有杀虫活性。昆虫消化酶抑制剂基因在转基因植物中的表达很少能够导致害虫高水平的死亡率,这与转 *Bt* 毒素基因植物是不同的。

4. **其他抗虫因子途径** 除上述以外,还有其他一些抗虫途径可以利用在抗虫基因工程中。一些水解酶,如几丁质酶在转基因植物中表达对害虫具有一定的控制作用。还有氧化酶的作用。植物针对害虫危害产生的防御反应的氧化酶体系中有过氧化酶和多酚氧化酶,特别是多酚氧化酶,可以改变蛋白质的质量,使幼虫生长发育速度降低。其中至少两种脂氧化酶,即脂氧合酶和胆甾醇氧化酶,可以应用于抗虫基因工程中。此外,次生物质代谢调控基因也是使转基因植物产生抗虫性的途径之一。

5. **抗虫基因工程的应用现状** 抗虫基因工程是目前世界上基因工程得到商业化应用最成功的类型之一。由 Monsanto 公司销售的 NewleafTM 马铃薯在 1995 年成为第一个实现商业化生产的转基因抗虫植物,此后,该公司还陆续推出了第一个商业化生产的转基因抗虫棉花 BoolgardTM(表达 cry1Ac,抗棉铃虫)以及转基因抗虫玉米 Yield Gard TM(表达 cry1Ab,抗欧洲玉米螟)。除转 Bt 蛋白植物有极快速的发展,作为补充和扩展抗虫转基因植物的蛋白基因凝集素类和多肽类杀虫蛋白材料也在进行不断的实验室研究,目前还有待进一步的实践和田间验证。对含有类似于杀虫蛋白基因凝集素的抗虫植物的研究现在已经覆盖了棉花和其他类型的植物。相应的转基因植物对目标害虫如夜蛾子和麦蚜分别具有良好的控制效果。对含有转基因肽杀虫物质基因的抗虫植物的研究也涉及烟草等品种。相应的转基因植物对目标害虫如烟草叶蝉等具有良好的防治效果。

6. **抗虫基因工程研究和应用中存在的问题及其对策** 抗虫毒素高效、连续表达使靶标害虫处于很高的选择压下,靶标害虫可能会较快产生抗性。这是目前抗虫基因工程应用中普遍存在的问题。为防止靶标害虫对转基因植物产生抗性,目前比较提倡的是"高剂量避难所"(high dose refuge)策略。研究表明与昆虫产生抗性有关的基因是隐性基因。一般情况下,害虫对一种杀虫剂的抗性是由体内基因突变引起的,即由正常的 S 型(表现敏感型)突变为 R 型(变现抗性)。"高剂量"的意思是使毒素蛋白高剂量表达,以杀死所有的 RS 基因型昆虫。另外,"避难所"的意思是将转基因植物和非转基因植物混种在同一大田中,保持一定的敏感种群数量,以确保未突变的敏感型昆虫与尚生存的少量 RR 基因型昆虫随机交配,达到稀释抗性基因频率的目的。

此外,联合使用两种或两种以上的不同杀虫机制的抗虫基因,使转基因植物表达数个具有不同抗性机制的毒素,发挥其塔堆效应,可减轻害虫产生抗性的概率。

除害虫产生抗性外,抗虫基因工程也不例外地存在所有基因工程都面临的问题,如基因沉默以及经济性状的变异等。可通过筛选单倍体转基因个体,构建细胞基质结合区载体,以及采用特殊功能的启动子和增强子的方法来有效地防止外源基因的沉默;选择优异表型与较强杀虫活性兼具的转基因植株进行繁育,或通过回交、杂交等传统育种手段使转基因植物恢复原亲本的优良性状。

(三)抗病毒转基因育种

随着分子病毒学的发展,人们对病毒的结构和功能获得了越来越多的了解,加以植物转基因技术的成功和日趋完善,使通过遗传转化技术让植物获得或提高对病毒的抗性成为一种可能,而且非常有前景。自从 20 世纪 80 年代美国科学家 Powell 等[233]首次构建了烟草花叶病毒(TMV)外壳蛋白基因,并将其转入烟草,获得成功表达以来,在抗病毒基因工程的研究领域,围绕着转入外源基因的不同,已经发展了多种抗病毒的策略,归纳起来主要有以下方面。

1. 利用病毒基因的策略 目前应用于植物抗病毒基因工程众多策略中的基因,多数是基于病毒本身的。植物由此而获得的抗性被称为"源于病原的抗性"(pathogen-derived resistance,PDR)[234],其根据的原理是在病毒侵染过程中,以不合适的时间、不合适的量或以缺陷功能的形式表达病毒蛋白,则可能干扰病毒侵染的各个步骤,从而可能获得对病毒的抗性。

(1) 病毒外壳蛋白基因(coat protein gene,CP gene)介导的抗性:使用病毒外壳蛋白基因进行转化是最早获得成果的抗病毒基因转化策略[233],也是目前为止应用最广泛、最成功的策略,所涉及的病毒种类既有正链 RNA 病毒,也有负链 RNA 病毒、双链 RNA 病毒以及 DNA 病毒[235]。研究人员通过根癌农杆菌介导的遗传转化方法将烟草花叶病毒(TMV)与黄瓜花叶病毒(CMV)的外壳蛋白基因转入地黄植株,结果表明阳性植株均能抵抗同源 TMV 和 CMV 毒株的感染[236]。

(2) 复制酶(replicase)基因介导的抗性:复制酶基因介导的抗性,最早是 Golemboski[237]在 TMV 上得到证明的。他们发现 TMV 54 kDa 蛋白质的转基因烟草表现出很强的抗病毒活性,甚至比 CP 介导的抗性强 1 000 倍。吴清铧等[238]采用 RNAi 策略针对复制酶获得广谱抗 PRSV 番木瓜新种质。通过已建立的胚性愈伤诱导-农杆菌介导转化-再生苗诱导的番木瓜遗传转化体系,共获得 24 株转基因阳性植株。通过对 T0 代田间自然发病试验中,转基因番木瓜株系抗病性明显高于非转基因对照,其中 NibB5-2 田间抗病性最优。

(3) 运动蛋白(movement protein,MP)基因介导的抗性:病毒在细胞间的移动,主要受病毒本身编码的运动蛋白 MP 所控制。MP 一方面能够修饰胞间连丝,而增加其有效孔径;另一方面,能结合病毒核酸,使病毒核酸的三维结构改变成丝状的核酸-蛋白质复合体,这一复合体使病毒能较容易地通过胞间连丝传播[239]。目前,对 MP 基因的应用主要是将其克隆,经缺失改造后转化植株。刘晓玲等[240]以马铃薯 X 病毒(Potato virus X,PVX)为研究对象,将其运动蛋白基因(*PVX-p25*)转化烟草,经筛选和 PCR 检测,共获得阳性植株 78 株,结果表明,其中 31 株对 PVX 具有高度抗病,比例达到 39.7%。

(4) 缺陷干扰型 RNA(defective interfering RNA,DI-RNA)介导的抗性:缺陷干扰型 RNA 指那些直接来源于病毒的核酸序列,其所含的基因比正常病毒基因短少,但核酸两端以及复制起点等都和正常病毒相同的 RNA 分子。DI-RNA 自身不能复制,必须依赖病毒才能复制。病毒感染时,DI-RNA 可以迅速增殖,利用有义链 RNA 去竞争病毒复制酶的结合位点,干扰了正常病毒的复制,限制了病毒的扩散。这种方法具有一定的潜在危险性,因为在转基因植物内易发生 RNA 重组,有产生新病毒的可能性。

(5) 卫星 RNA(satellite RNA,sRNA)介导的抗性:在某些多分体病毒颗粒内除含有基因组 RNA 外,还有小分子质量的 RNA,与病毒 RNA 没有同源性,单独不能侵染,要依赖病毒的核酸才能侵染和增殖,这种核酸称为卫星 RNA。顾沛雯等[241]的研究发现,利用 CMV 的卫星 RNA 生防制剂 S52 免疫辣椒,田间对比试验显示,免疫接种 50 d 的防效达 71.2%~84.2%,免疫接种 80 d 的防效达 55.9%~70.2%。

利用 sRNA 获得病毒抗性目前只见应用于 CMV,这种方法存在一定的局限性和危险性。首先,只有少数病毒具有卫星 RNA;其次,RNA 有可能在自然条件下重组为新的病毒,在生物安全性方面存在一定的潜在危险。

(6) 反义 RNA(antisense RNA)介导的抗性:理论上推测把互补于病毒基因序列的反义 RNA 基因导入植物中,将会干扰病毒的翻译、复制等生理过程,从而使植物获得抗性。Powell 等将 *TMV CP* 基因的反义序列导入烟草中,获得一定的抗性,但效果不如 *CP* 基因介导的抗性强。de Feyter[242]的结果与之类似,大豆黄色花叶病毒(bean yellow mosaic potyvirus,BYMV)*CP* 基因的反义 RNA 基因转入烟草,出现了对病毒很好的抗性[243]。由此可见,反义 RNA 介导的抗性,有些很理想,有些不尽如人意,这种方法还有待进一步深入研究。

(7) 解螺旋酶(helicase)基因介导的抗性:Wittner[244]用突变的李痘病毒(PPV)的细胞质内含蛋白(cytoplasmic inclusion protein,CI)基因转化烟草,获得完全的抗性。CI 蛋白是一种 RNA 解旋酶,包含一段保守的核苷酸结构,对病毒的复制起着重要的作用。

2. 利用植物自身抗病毒基因的策略

(1) *N* 基因:过敏性坏死斑反应是一些植物对某些病毒侵染的一种强烈的抗病反应,其形成是由植物内一种控制坏死斑反应的基因即 *N* 基因的存在造成的。利用 *N* 基因,人们已有成功获得抗性的先例。TSWV(tomato spotted wilt virus)的 *N* 基因转入烟草中,获得抗性植株,且抗性植株中 *N* 基因的转录水平低于非抗性植株,N 蛋白几乎不可检测[245]。在 *N* 基因应用于 TMV 的实验中,*N* 基因的转录产物和其编码的蛋白都是产生抗性的必需条件[246]。

(2) 病毒复制抑制因子(inhibitory of virus replication,IVR)基因:病毒复制抑制因子是由感染 TMV 后产生枯斑反应的三生烟(samsun NN)原生质体释放出来的具蛋白质属性的物质。IVR 抑制 TMV 感染三生烟叶组织的 60%~90%,还可以抑制 CMV、PVX、PVY 的复制[247]。

(3) 致病相关蛋白(pathogensis-related proteins,PR)基因:PR 蛋白是植物受病原物侵染或其他因子的刺激、胁迫产生的一类蛋白质,目前,根据分子生物学特性、血清学关系将 PR 蛋白分为 5 组(PR-1~PR-5),其中 PR-1 与病毒抗性关系密切。其抗病机制可能是它们参与植物细胞壁抗侵染的作用,还有的认为这组 PR 蛋白可能是靠协调作用才能抵抗病毒。但转 PR 蛋白基因的植物其抗性水平并不理想。

(4) 商陆抗病毒蛋白(pokeweed antiviral protein,PAP)基因:PAP 是存在于植物商陆叶细胞中的一种小分子质量糖蛋白质。这种蛋白质具有广谱的抗病活性。通过 PAP 基因遗传转化,可能培育出具有广谱抗病毒的植株。现已报道在油菜[248]、百合[249]、芥菜[250]等植物中成功转入了 PAP 基因。用对植物无毒型的 PAP 的 C 端缺失突变体 *PAP-c* 基因培育抗病品种是防治病害切实可行的方法[251]。

3. 其他基因策略

(1) 核酶(ribozyme)基因介导的抗性:核酶是一类具有催化功能的 RNA 分子,它广泛存在于自然界中,任何生物甚至类病毒的 RNA 都可以作为核酶的底物。核酸催化切割反应时形成纺锤状的二级结构,且对底物作用位点的碱基序列要求不严格。科学家们设计了具有特异性的核酸 RNA 分子,即在酶活性中心的两侧拼接上有特定碱基序列的两段 RNA 臂,使这种人工合成的核酶特异地与底物 RNA 结合,然后活性中心部位将底物 RNA 分开。孔卫青等[252]克隆了桑花叶萎缩类病毒具切割能力的核酶基因,并获得转录载体,为通过基因工程手段培育桑树抗病毒品种做了有益的探索。

(2) 抗体基因介导的抗性:在植物中表达对抗病毒蛋白的抗体基因工程是新发展起来的一种抗病毒基因工程策略。现在,已经在植物中成功表达了完整或工程用的抗体。其中单链的 FV 抗体(seFv)由于其较小的尺寸和不需装配的特性,成为特别适用于植物表达的抗体。研究实例如表达该抗体的植株对 artichoke mottled crinkle virus 显示出抗性[253]。这一策略在植物抗病毒育种的研究方面将会有更大的发展。

4. 抗病毒基因工程展望　迄今为止,人们已运用各种基因工程策略,在多种植物上得到不同程度的抗病毒能力。其中,最常用的还是外壳蛋白基因策略。近年来,复制酶基因策略越来越受青睐。在应用方面,自 1986 年 Beachy 等的抗病毒转基因烟草进入大田试验以来,1992 年我国成为世界上第一个商品化种植转基因作物的国家,该作物即为方荣祥等[254,255]研究的抗黄瓜花叶病毒和烟草花叶病毒双价转基因烟草。在 2019 年,由中国热带农业科学院研究获得的"YK1601"转基因抗病番木瓜品种,获得批准颁发农业转基因生物安全证书。"YK1601"在抵抗环斑花叶病病毒方面解决了现实问题,可用于商业化应用[256]。总之,基因工程的发展为抗病毒研究注入了新鲜血液,开辟了一个全新的领域。

(四) 转基因植物生物反应器

经历 40 多年的发展,随着克隆技术和基因编辑技术逐渐发展成熟,转基因动物和转基因植物的研究变得更为广泛。至今,转基因动植物生物反应器研究已经取得多项成果与突破,种类包括乳腺生物反应器(mammary gland bioreactor)在内的 7 种动物生物反应器以及 20 多种植物生物反应器,从中获得的药用蛋白包括人乳铁蛋白(human lactoferrin, hLF)、人血红蛋白(human hemoglobin, hHb)、凝乳酶、溶菌酶、人生长激素、人表皮生长因子、人凝血因子、抗胰蛋白酶、单克隆抗体、作为疫苗的抗原蛋白等上百种,从生产的角度考虑,生物反应器选择的组织或器官要便于产物的获得与应用。目前,该领域的很多研究已经进入临床试验阶段,部分产品已获批应用。

近年来利用转基因植物生产药用蛋白出现了许多可喜的成果,如:美国利用转基因工程技术产生白细胞介素-2,荷兰用转基因马铃薯生产的人血白蛋白,韩国用转基因烟草和番茄来生产人的胰岛素等。科学工作者们已成功地对多种植物进行了转基因研究,使之产生药用蛋白。目前利用植物生物反应器生产的生物类药物部分显著成果见表 7-4-5[257]。

表 7-4-5　利用植物生物反应器生产的生物类药物

年份	应用方向	植物反应器	药物开发成果
1998	生产针对变形链球菌引起的蛀牙的分泌抗体 IgG-IgA	Tobacco	批准;品牌名称-(CaroRX, Planet Biotechnology INC,美国加利福尼亚州海沃德)®
1998	第一种植物制造疫苗(LTB)	Potato	临床试验(1期)口服给药途径

续 表

年份	应用方向	植物反应器	药物开发成果
2006	新城疫(NDV)疫苗获准用于兽医	*Maize*	获准用于兽医
2008	植物已被证明是生产流感疫苗快速有效的系统	*Nicotiana benthamiana*	实验室/临床前阶段
2012	治疗戈谢氏病的葡萄糖苷酶α的生产	*Carrot cells*	经美国食品和药物管理局™批准
2014	建立和开发新策略(放大),以提高植物平台中的重组蛋白产量	*Nicotiana benthamiana*	非霍奇金淋巴瘤疫苗于2013年完成临床试验
2015	植物制造的癌症疫苗(滤泡性淋巴瘤)的临床试验(Ⅰ期)证明了其安全性	*Tobacco*	临床试验(1期)
2015	获得埃博拉病毒实验药物(包括三种嵌合单克隆抗体)	*Tobacco*	临床试验第1期和第2期;2015年,ZMapp被FDA授予快速通道地位
2015	产生黏附素(DPP4-Fc),防止中东呼吸综合征冠状病毒感染肺细胞	*Tobacco*	临床前阶段
2021	生产潜在的SARS-CoV-2疫苗	*Cowpea*	临床前
2021	CoVLP(针对COVID-19的潜在疫苗)的生产	*Nicotiana benthamiana*	临床试验(3期)

1. 植物生物反应器的优化策略 伴随着植物生物反应器的研究逐渐深入,对于反应器受体的多样化也逐步深入,现已经建立有植物油体、种子、叶绿体及发根等技术平台。整株植物生物反应器在人类对于植物分子层面进行探索时就已经开始出现相关的研究。整株植物生物反应器在作为外源蛋白合成载体时有自身的优势,但与其他系统相比,同时还有表达量较低、与人类相关蛋白构造方式差异等,存在优化空间。通过控制和调节外源蛋白的转录、翻译以及修饰,利用增加适宜的启动子与增强子、合成途径上蛋白质聚糖链"人源化"、加入蛋白对应的蛋白酶抑制剂等方法可提高植物生物反应器的产量及生产出的外源蛋白质量。

(1) 启动子的优化:启动子作为基因表达的重要作用条件之一且具有特异性。当植物的内源启动子常常存在部分缺陷,使得期望的外源蛋白产量不符合预期。目前,常用的启动子为花椰菜花叶病毒CaMV35S(35S)启动子,作为双子叶植物生物反应器的转基因优化元件。对于单子叶植物,花椰菜花叶病毒35S启动子的活性不如在双子叶植物中的应用,现使用较多的为玉米ubi启动子。现在的研究更是通过对部位特异性启动子的使用,控制外源蛋白表达位置,如马铃薯块茎启动子等。

(2) 增强子以及密码子的优化:增强子能够与转录因子结合以增强靶启动子mRNA表达,提高特定基因的转录活性以及表达量;利用宿主密码子的偏好性,对于目的基因密码子进行调整优化也可以达到同样的目的。若有目的地加入标签蛋白则可以降低蛋白的回收成本。

(3) 植物内源蛋白酶的控制:植物体内有大量的蛋白酶,对于植物的正常生长发育有着至关重要的作用,但是对于外源蛋白的生产存在阻碍。植物体中的天冬氨酸、色氨酸等蛋白酶会降解外源蛋白，影响其产量与质量。通过大量的实验研究发现使用靶向蛋白抑制剂以及敲除蛋白酶靶基因序列等方法也可以增加外源蛋白的产量。

(4) 蛋白合成过程"人源化"优化：外源蛋白在植物生物反应器中由于植物与人类的 N 糖基化等结构组成方面有一定的差异，在蛋白生产的修饰阶段有所不同，这对于重组蛋白的物理化学和生物特性，包括稳定性、血清半衰期、活性、细胞表面受体功能和免疫原性潜能等存在影响。现有研究发现可以通过敲除植物特异性转移酶并表达人类糖基转移酶，以及将不需要糖基化的蛋白作为外源蛋白目标蛋白等方式，减少糖基修饰的影响。

(5) 其他优化策略：基因沉默抑制可有效增强植物生物反应器产量。此外，降低目的基因与植物基因组或载体骨架的同源性，在转录阶段避免双链 RNA 或发夹结构形成导致的基因沉默也是一项重要手段。

2. 植物生物反应器的应用

(1) 疫苗的生产：利用转基因植物生产疫苗的最大优点是它可以作为食品直接口服。通过各种植物转基因技术将多肽疫苗基因转入植物，从而得到表达多肽疫苗的转基因植物。有两个重要的条件控制着这个生产过程：一是植物必须能够表达选择的抗原蛋白；二是在治疗过程中，这种蛋白必须能激起一个合适的抗体反应。目前在这两方面科学家们已取得了显著的成绩，已有多种口服疫苗在转基因植物中表达成功，且在动物和人类实验中获得了满意的结果。这些疫苗都是针对日常生活所常见的人和动物疾病设计的，如用于人的乙肝病毒疫苗、霍乱弧菌疫苗、肺结核疫苗、Norwalk 病毒疫苗、狂犬病毒疫苗、牙龋疫苗等；用于动物的猪感染性胃肠炎冠状病毒疫苗、兔出血病病毒疫苗、犬细小病毒疫苗、运输热疫苗和口蹄疫病毒疫苗等，这为发展安全廉价的抗病毒疫苗提供了新的途径。

迄今，已经用转基因植物生产乙肝疫苗、肠毒素 B 亚单位疫苗、链球菌表面蛋白疫苗和一些兽用疫苗等一大批产品。用转基因植物生产出的疫苗根据需要有的要经过提纯加工后使用，也可以直接作为食品疫苗或家畜食用的饲料疫苗。早在 1990 年 Amtzen 小组就开始进行用转基因植物生产口服疫苗的尝试，预防细菌引起的霍乱和腹泻。他们将相关基因导入马铃薯并得到了高效表达，并用小鼠进行试验，得到了预期的结果。Amkawa(1997 年)报道，霍乱毒素 β 亚基(CT-B)可在转基因马铃薯表达，而且可以折叠成该抗原天然状态的、能与 GMI 神经节苷脂相结合的具有完全免疫原性的五聚体形式。在 2019 年研究人员以烟草为植物生物反应器，使 SARS-CoV 核衣壳蛋白在其中表达，生产出治疗新冠病毒的疫苗[258]。

现在，利用转基因植物生产可食疫苗已成为转基因植物研究的一个热点。1950 年，全球人口约为 25 亿，到 2022 年 11 月中旬，这一数字已达 80 亿，自 2010 年以来增加了 10 亿，自 1998 年以来增加了 20 亿，因而全世界每年对疫苗的需求量是巨大的。如果能在植物系统中大量生产疫苗，以食用这些转基因植物的方式代替注射疫苗，那么就可以节约大量的费用。番茄、马铃薯、莴苣和烟草等植物已被用来生产疫苗，科学家们现在普遍认为香蕉是最合适的生产疫苗的植物，因为香蕉易于接受转入的外源基因，产量很高，而且香蕉果实对人类很有益，可为绝大多数人所接受。

(2) 抗体的生产：随着抗体基因工程能将抗体基因(从小的活性单位到完整抗体的重轻链基因)从单抗杂交瘤中分离出来，人们就开始想办法利用转基因植物来表达这些抗体。1989 年 Hiatt 将鼠杂交瘤细胞产生的抗体基因转入烟草细胞获得了植物抗体，并且发现植物抗体具有杂交瘤来源抗体同样的抗原结合能力，即有功能性。在这之后，全长抗体、单域抗体和单链抗体在转基因植物中均获得成功表达。用植物表达系统生产药用抗体的一大优势是价格低廉,但是抗体同其他异源蛋白一样在植物细胞中的表达水平是较低的,而且绝大多数植物本身蛋白质含量都较低,因此,表达水平低是一个很突出的问题。随着分子生物学的发展,提高异源蛋白在转基因植株中表达水平已有很多的可行方法,包括选择适当的启动子,使用增强子,选择合适信号序列,使异源蛋白在细胞空间特异性表达,在不影响异源蛋白结构功能的前提下,优化密码子,切除 mRNA 不稳定序列,协同表达二硫键异构酶或伴侣蛋白以促进蛋白质的正确折叠等。虽然旨在提高抗体在植物中表达的综合方法尚未见报道,但可以相信上述方法的综合使用有可能使抗体在植物中的表达水平成倍增加。

(3) 其他蛋白质药物及细胞因子的生产:与细菌生产外源蛋白体系相比,植物体系能够完成真核细胞蛋白活性所必需的一些翻译后修饰工作,如信号肽的切除、内膜的靶向定位、Bip 或其他分子伴侣调节的折叠和寡聚反应、N 端糖苷化、异戊二烯化等。人体蛋白 C(HPC)是一种复杂的具有抗凝血功能的丝氨酸蛋白酶,在转基因烟草叶中有低水平表达。与哺乳动物体系相似的是烟草合成的 HPC 也经历了多重蛋白质裂解、二硫键的形成、N 端的糖苷化等过程,这表明动物与植物在蛋白的形成机制上有相当的保守性。此外,Sijmons 等用改进的 35S 启动子在转基因马铃薯和烟草中表达了人体血浆清蛋白(HSA)。他们分别用人体的前 HSA 序列和烟草胞外蛋白 PR-S 信号序列来引导该蛋白的分泌并获得成功。从转基因马铃薯中得到的 HSA 经色谱纯化和 N 端氨基酸序列分析表明前体蛋白的加工依赖于信号序列的类型,由前 HSA 序列引导表达的蛋白仅部分加工以原蛋白形式分泌,而与植物 PRS 信号序列融合表达的 HSA 却得到正确的加工与真正人体蛋白一致。另外,一些细胞因子如干扰素、人表皮生长因子、红细胞生成素等在转基因植物中均获得了表达,只是产量较低,在提高产量和生物活性等方面有待于进一步研究。

随着研究的深入,人们对于许多疾病的分子机制有了详细的了解,这就带来了基于 DNA 或蛋白的治疗或直接的基因治疗。将来,许多疾病的治疗会依赖于取代蛋白或基因的输送。与当前的治疗手段相比,这种途径效率高且副作用小。然而,这种治疗的高额费用限制了它的发展。因此,提高蛋白药物的表达水平具有重要的意义。人体溶菌酶-葡糖脑苷脂酶(HGC)对于 Gaucher 疾病的患者非常有效,然而获得这种酶相当困难,其价格也很昂贵。目前在可诱导的植物启动子控制下,用含 HGC cDNA 的转基因烟草生产出具有活性的葡糖脑苷脂酶,这表明可以利用烟草进行活性 HGC 的高水平生产。Arakawa 等将胰岛素基因与 *CTP* 基因的 C 端同框融合,在得到的转基因马铃薯中,融合蛋白占总可溶蛋白的 0.15%,产生的融合蛋白具有 GMI 亲和特性以及 CTB 和胰岛素的内源抗原性,过度肥胖糖尿病小鼠喂食含融合蛋白的转基因马铃薯可大大减轻小鼠的胰岛炎,并延缓了临床糖尿病的发展,这说明对于 T 细胞介导的自体免疫病的耐受,植物是实用可行的生产系统。

(4) 利用转基因植物产生糖类物质及功能性食品:植物通过光合作用在叶片中合成糖类物质,再从叶片中转移到根、茎、种子等贮存器官中。植物中糖类的主要贮存形式是淀粉,但是人们对各种糖类的需求是多样的,所以可以通过基因工程的手段设法改变植物的糖代谢途径,从而使转基因植物成为各种糖类生产的生物反应器[259]。利用转基因植物生产所需糖类物质目前已有了一些成功的例子,例如通过向马铃薯转入环化糊精糖基转移酶(CGT)基因,使转基因马铃薯中表达环化糊精,这比利用化学方法合成环化糊精的成本要低得多。将细菌的 ADP 葡糖焦磷酸化酶(ADP glucose pyrophosphory lose)基因转入马铃薯,可以使淀粉含量低的马铃薯品种的淀粉含量提高60%。也可以通过改变淀粉的代谢途径从而在植物体内合成糖类。例如将枯草杆菌果糖转移酶(fructosyl transferase)基因转入烟草和马铃薯后,可以在这两种基本不含果糖的植物中贮存果糖,而且含量不低。

现在已有多种可作为生物反应器的转基因植物问世,与采用微生物及动物细胞生产上述产品相比,转基因植物易于生长且对其进行管理相对便宜,转基因植物及其种子易于储存运输,可以大规模生产,通过转基因植物生产所需产品成本大大降低。随着转基因植物作为生物反应器的研究和开发,传统的农业、工业、制药业及其他产业,必将产生重大的变革,将来会有更多的产品从转基因植物中生产出来。

(五) 药用植物基因编辑育种

1. 基因编辑提高药用植物活性成分 药用植物一直以来都是传统中草药和现代药物开发的重要来源,其含有生物碱、黄酮、多酚等多种活性成分,具有极大的药用价值[13,42,61]。通过传统育种方法培育优质高产的中草药种质通常需要经过长期选育,且不能精确控制活性成分的含量。这使得药用植物的质量难以保证,大大限制了药用代谢产物规模化、工业化生产[260]。基因编辑技术的出现为从基因层面直接调控药用植物的活性成分、培育优良性状的药用植物新种质提供了一种精确、高效和可控的方法[261]。然而,由于目前许多药用植物的基因组极大且不稳定、缺乏准确的基因拷贝以及基因组序列信息,特别是大多都无法进行高效稳定的遗传转化。因此,现有研究多是通过基因编辑获得的毛状根或愈伤组织等进行基因功能和代谢通路研究,而培育药用植物优良新种质的研究还鲜有报道[42]。

目前,基于基因功能研究和多组学联合分析,药用植物活性成分的生物合成通路及相关基因表达调控网络的解析在许多药用植物中都取得了重要进展,如丹参、黄花蒿、甘草等,见表7-4-6[64,262,264]。而这些重要的药用植物也是现阶段中药基因编辑工具开发和应用的主要底盘。

表 7-4-6 CRISPR/Cas9 系统介导的药用植物基因编辑研究实例

药用植物	转化受体	靶基因	再生材料	突变体表型
柴胡	下胚轴	*BcIAA13*	不定根	—
大麻	下胚轴	*CsPDS*	植株	白化
大叶石斛	原球茎	*DmVAR2*	再生芽	
丹参	叶片	*SmPDS*	毛状根	—
丹参	叶片	*SmCPS1*	毛状根	丹参酮含量降低
丹参	叶片	*SmbZIP1*	毛状根	酚酸含量降低,丹参酮含量增加
丹参	叶片	*SmbZIP2*	毛状根	丹参酚酸含量增加
丹参	叶片	*SmRAS*	毛状根	迷迭香酸和丹参酚酸B含量降低
丹参	叶片	*SmLACs*	毛状根	迷迭香酸和丹参酚酸B含量降低
丹参	叶片	*CYP98A14* 和 *CYP98A75*	毛状根	迷迭香酸和丹参酚酸B含量降低

续表

药用植物	转化受体	靶基因	再生材料	突变体表型
地黄	叶片	RgPDS	植株	白化
短小蛇根草	叶片	OpG10H, OpSLS	毛状根	喜树碱含量降低
短小蛇根草	叶片	OpWRKY6	毛状根	喜树碱含量增加
黑果枸杞	叶片	fw2.2	植株	—
黄花蒿	叶片	AaSQS	植株	—
黄花蒿	叶片	竞争性萜类合成酶基因	植株	
蒺藜苜蓿	叶片	CYP93E2	植株	不产生大豆甾醇
聚合草	叶片	SoHSS	毛状根	毒性吡咯里西啶类生物碱含量降低
苦荞麦	子叶和下胚轴	FtMYB45	毛状根	黄酮含量提高
灵芝	原生质体	Gl17624, ura3	菌丝体	—
灵芝	原生质体	CYP515018	菌丝体	灵芝酸含量降低
龙葵	子叶	SnLazy1	植株	茎侧向生长
龙葵	子叶	SnAN2	植株	果实花青素含量降低
罗勒	叶片	ObDMR1	植株	矮化
山药	叶片	DrPDS	植株	白化
天目地黄	叶片	RcPDS	植株	白化
萱草	愈伤组织	HkPDS	植株	白化
罂粟	叶片	4'OMT2	植株	苄基异喹啉生物碱含量降低
蛹虫草	蛹虫草细胞	ura3	蛹虫草细胞	—

唇形科多年生的药用植物丹参(*Salvia miltiorrhiza* Bunge),广泛分布于中国各地,其主要活性成分为以丹参酮为代表的二萜类和以丹酚酸 B 为代表的酚酸类化合物。丹参药用历史悠久,始载于《神农本草经》,具有祛瘀止痛、通经活血、清心除烦的功效,被用于治疗心绞痛、月经不调、痛经、瘀血腹痛等疾病。丹参是常用的大宗中药材丹参的原植物,也是药用植物基因工程研究的模式植物。丹参根茎是药用成分生物合成的主要部位,丹参毛状根也是现阶段利用基因编辑技术解析丹参酮和丹酚酸 B 合成通路的主要研究材料[61]。植物次生代谢产物合成通常与激素信号通路相关联,如外源脱落酸(ABA)处理丹参毛状根能够显著促进丹酚酸含量的积累,但其分子诱导机制并不明确。开国银团队通过对 ABA 处理的丹参毛状根进行转录组分析,筛选到一系列强烈响应 ABA 的 bZIP 类转录因子。其中,SmbZIP1 可以结合在

肉桂酸-4-羟化酶(cinnamate-4-hydroxylase)基因启动子的 G-box 元件上促进该基因表达从而正调控丹酚酸合成,同时,SmbZIP1 也能结合在 *SmERF1L1* 基因启动子的 G-box 元件上抑制该基因表达从而负调控丹参酮合成。在丹参毛状根中敲除 *SmbZIP1* 可显著提高丹参毛状根中的丹参酮含量而降低丹酚酸含量[262]。而 SmbZIP2 可以结合在苯丙氨酸解氨酶(phenylalanine ammonia-lyase, PAL)基因启动子区域的 ABRE2 元件上,抑制 *PAL* 基因表达从而负调控丹酚酸合成。在丹参毛状根中敲除 *SmbZIP2* 可显著提高丹参毛状根中的丹酚酸含量,达到对照株系的 1.56 倍[263]。该研究为通过基因编辑技术调控丹参活性成分提供了一系列潜在的育种靶点。

2. 基因编辑降低药用植物毒性物质含量　除了提高药用植物活性成分,降低有毒的代谢产物,提高药用植物的品质和药用成分的纯度也是药用植物基因编辑育种的重要一环。紫草科聚合草属聚合草(*Symphytum officinale* L.)原产于苏联西部和高加索地区,20 世纪 70 年代引进我国,可作园艺观赏植物,也可饲用和药用。聚合草含有多种生物碱及酚酸类化合物,具有促进伤口愈合、消炎镇痛、治疗骨折、肌腱、关节和肌肉损伤等功效。但其含有的吡咯里西啶生物碱(pyrrolizidinealkaloids, PAs)具有严重的肝毒性,长期食用会在体内积累,易诱发肝癌。高精胺合酶(homospermidine synthase, HSS)是 PAs 生物合成的第一种途径特异性酶,德国研究团队通过 CRISPR/Cas9 技术在聚合草毛状根中敲除 *HSS*,检测发现杂合突变体中高精氨和 PAs 的含量显著降低;*hss* 纯合敲除的毛状根中几乎检测不到高精氨和 PAs[264]。该研究通过基因编辑敲除毒性物质生物合成通路相关基因,提高了药用植物活性成分的纯度,为药用植物品质改良提供了借鉴。

3. 基因编辑提高药用植物农艺性状　改良作物农艺性状是现代植物育种研究中的重要方向之一,而药用植物农艺性状的改良,如培育株型紧凑、茎秆粗壮、根系发达、耐密性强、生长速度快、生育期短的优良种质,也将提高药用植物单位面积的产量和品质,有利于药用植物规模化种植和工业化生产。作物的生长速度和生育期是一项重要的农艺性状,往往决定了作物产量和农业生产效率。对于药用植物而言,调控植物花期,培育早熟、高产的品种是一项重要的育种目标。番茄(*Solanum lycopersicum*)是一种重要的蔬菜,富含生物碱,也具有一定的药用价值,收录于清代医药本草著作《陆川本草》。在植物开花过程中,成花素(florigen)作为一种可长距离运输的植物开花信号,是植物感知光周期并促进植物进入生殖生长的重要蛋白。其编码基因 *FLOWERING LOCUS T*(*FT*)在开花植物中广泛存在且保守。与成花素发生拮抗作用的抗成花素(anti-florigen)由 *SELF PRUNING*(*SP*)基因编码,是一种植物延迟开花信号。Zachary Lippman 等[265]通过 CRISPR/Cas9 技术编辑樱桃番茄和罗马番茄的 *SP* 基因,抑制了抗成花素的表达,将番茄花期提前两周,且编辑植株的株型紧凑、早实丰产,大幅缩短了番茄生育期,产生了农艺性状优良的番茄育种材料。

4. 基因编辑提高药用植物抗病抗逆性　病虫害是影响药用植物产量和品质的重要因素,是药用植物组织化、规模化、集约化生产中最难应对的问题。通过基因编辑技术提高药用植物抗病抗逆性,是培育优良种质的关键。芸香科柑橘属植物如柑橘、柚、柠檬等均可入药,它们普遍含有多种生物碱和挥发油,具有重要的药用价值。柑橘溃疡病是柑橘的重要病害之一,由病原菌黄单胞杆菌柑橘致病变种(*Xanthomonas citri* subsp. *Citri*)侵染引起的宿主细胞病理性增生、膨大并坏死。当病原菌侵染宿主细胞时,病菌通过Ⅲ型分泌系统(Type Ⅲ secretion system)将致病因子 PthA4 等注入宿主细胞内。PthA4 是一种转录激活样效应因子,通过特异性识别并结合柑橘感病基因 *CsLOB1* 基因启动子区域的 EBS 序列,激活其转录,从而促进侵染部位脓疱形成和溃疡病症状的发展。Chen Shan‐Chun 研究团队利用 CRISPR/Cas9 基因编辑工具,靶向 *CsLOB1* 基因启动子的 EBS 序列,使其发生突变而无法被 PthA4 识别,从而大大提高了编辑植株柑橘溃疡病抗性[266]。该研究通过编辑转录调控元件而非基因的蛋白编码序列,实现了植物精准的抗病育种。

五、药用植物分子标记辅助育种

药用植物是一类具有特殊用途的经济植物,其育种目标既要提高入药部位的生物产量,更要提高药用成分的相对含量。随着分子生物学技术的发展,特别是遗传图谱的构建,使得传统育种技术和植物生物技术相结合的分子标记辅助育种方法得以在药用植物育种中的应用。目前,药用植物分子标记辅助育种已取得了一定成果,多种药用植物已构建了遗传图谱,且部分进行了 QTLs 定位研究。

有报道将白花丹参(*S. miltiorrhiza f. alba*)与深紫色丹参(*S. miltiorrhiza*)杂交,并将 F1 自交获得 F2 群体。利用测序基因分型技术,构建了一个基于 F2 群体的高密度连锁图谱,基于构建的遗传图谱和花 R,G,B 和 R+G+B 值,确定了 2 个影响花色的 QTLs,分别位于 LG 4 和 LG 5 上[19]。在淫羊藿中,利用黔岭淫羊藿和箭叶淫羊藿的 109 个 F1 杂交种,首次构建了高密度遗传图谱(HDGM),在淫羊藿中,利用已经构建好的高密度遗传图谱,定位了 46 个与叶大小和黄酮含量相关的 QTLs,其中朝藿定 C(EC)含量稳定位点 31 个,总黄酮含量稳定位点(TFC)1 个,叶长度稳定位点(LL)12 个,叶面积稳定位点(LA)2 个[18]。基于 122 185 SNPs,有研究构建了苦荞的高密度遗传图谱,该图谱包含 8 个连锁群,图谱长 1 444.15 cM,标记之间的平均距离为 0.35 cM,利用已经构建好的高密度 SNPs 遗传图谱,在苦荞中,定位了 9 个与粒重相关的 QTLs 位点[92]。在栀子花中,利用 200 个 F1 群体,通过测序基因分型的方法,构建了一个高密度遗传图谱,该图谱包含 4 249 SNPs 位点,总长度 1 956.28 cM,平均遗传距离 0.46 cM。基于栀子花的高密度图谱,鉴定了 18 个与生长相关性状有关的 QTLs,31 个 QTLs 与叶性状有关,此外观察到了 5 个 QTLs 区域,具有潜在的多效性效应[99]。有报道,利用 SLAF 测序,利用枸杞和宁夏枸杞产生的 305 个 F1 群体个体,构建了一个高密度遗传图谱,遗传图谱包含 3 495 SLAF 标记,包含 12 连锁群,图长 1 649.03 cM,平均距离 0.47 cM,基于枸杞的高密度遗传图谱,在 LG10 上,发现了 6 个显著影响果重、果长和叶相关性状的 QTLs(qFW10‐6.1,qFL10‐2.1,qLL10‐2.1,qLD10‐2.1,qLD12‐4.1 和 qLA10‐2.1)。同时还鉴定出 3 个定位果实甜度的 QTLs(qFS3‐1,qFS5‐2)和果实硬度的(qFF10‐1)[125]。在菊花中,有研究,利用表达序列标签‐简单序列重复(EST‐SSR)标记构建了 192 个 F1 后代的遗传图谱。264 个多态性位点被分配到 9 个连锁群中。该图谱全长 954.5 cM,两个相邻位点之间的平均遗传距离为 3.6 cM,利用已经构建好 EST‐SSR 标记的菊花高密度图谱,鉴定了 36 个 QTLs(21 个主要 QTLs),分别与菊花的花序和叶片性状相关[73]。在苦瓜中,采用基因分型测序(GBS)方法进行遗传图谱的构建,该图谱包含 3 114 个 SNPs 分子标记,该图谱包含 15 个连锁群,长度 2 415.2 cM,平均标记距离为 0.7 cM,基于已经构建的遗传图谱和表型数据,在苦瓜中鉴定了一个与抗病有关的 QTL(qYMD.pau_5.1)[100]。在紫花苜蓿中,通过 QTLs 定位和转录组分析,鉴定出 6 个重要的与叶片发育相关的 QTLs 区域,其中包含 7 个候选基因[268]。

采用特异性位点扩增片段测序(SLAF‐seq)技术,以 F1 测交群体为基础,构建了高分辨率的思茅松遗传图谱。共有 11 544 个 SNPs 分布在 12 个连锁群(LGs)中,图谱总长度为 2 062.85 cM,标记间平均距离为 0.37 cM。共检测到 4 个性状的 17 个 QTLs。17 个 QTLs 中,株高 6 个(Dh16.1、Dh16.2、Dh17.1、Dh18.1-3),基径 5 个(Dbd.17.1-5),针长 4 个(Dnl17.1-3、Dnl18.1),针径 2 个(Dnd17.1 和 Dnd18.1)。这些 QTLs 分别解释了 11.0%~16.3% 的表型变异,LOD 值的对数范围为 2.52~3.87[269]。有研究,对杜仲 F1 群体("Xiaoye"×"Qinzhong No.1"),利用 365 个 SSR 引物共获得 452 个多态性标记,平均每个引物组合有 1.24 个多态性标记,构建了杜仲遗传图谱。图谱长 1 913.29 cM,覆盖基因组的 94.10%,平均标记密度为 2.20 cM。共有 869 个标记被映射到 19 个主要的独立连锁群中。并预测了 89 个 QTLs,并将其划分为 27 个不同的位点。树高、地径和冠径 3 个性状分别检测到 25 个(13 个位点)、32 个(17 个位点)和 15 个(10 个位点)QTLs。根据 NCBI 数据库中的 BLASTX 搜索结果,获得 6 个候选基因。从分子水平上探索杜仲生长相关的遗传机制,为杜仲的遗传改良奠定基础具有重要意义[63]。基于 261 个 F1 代群体(GW Ejulu×TRFK 303/577),利用基因分型测序技术,构建了茶树的高密度图谱,每个图谱包含 15 个连锁组,GW Ejulu 和 TRFK 303/577 亲本总长度为 1 028.1 cM 和 1 026.6 cM,平均位点间距分别为 5.5 cM 和 5.4 cM。基于建立的遗传图谱,共确定了 13 个 QTLs。13 个 QTLs 的 LOD 值为 1.98~7.24,解释了 3.4%~12% 的表型变异[270]。基于 130 个 F1 个体['Shandongdamianqiu'(母本)和'Xinbinruanzi'(父本)],利用重测序技术,鉴定 SNPs 位点,构建了山楂树的高密度连锁图谱构建。获得了三个遗传图谱,共构建了 17 个连锁群。母本和父本图谱分别包含 2 657 个和 4 088 个 SNP 标记,遗传距离分别为 2 689.65 和 2 558.41 cM,而整合图谱为 2 470.02 cM,包含 6 384 个 SNPs 标记。基于果实横径、纵径、单果重、果皮脆性、果皮穿刺硬度和果皮平均硬度 6 个农艺性状进行 QTL 定位,在 7 个连锁群中检测到 25 个 QTLs。表型变异解释率为 17.7%~35%[271]。利用 F2 群体 138 个个体[*N. nucifera* 'Baige'('BG',母本,temperate lotus)和 *N. nucifera* 'Winter Red 1'('WR1',父本,tropical lotus)],构建高密度遗传连锁图谱,并进行 QTLs 检测。从 236 840 个 SNPs 中提取 2 935 个标记。根茎扩大指数(REI)和根茎扩大数(NER)共检测到 14 个显著 SNPs,解释了 6.7%~22.3% 的性状方差。3 个 QTLs 区域在至少 2 年内被重复鉴定,其中一个主要 QTL,cqREI-LG2 在 3 个气候年期间被鉴定出具有根茎扩大效应,约占表型贡献的 20%。一个位于 cqREI-LG2 置信区间内的候选 NnBEL6 基因被认为参与了莲藕膨大过程[272]。这些研究结果,对进一步相关植物的分子辅助选择育种具有重要意义。

六、新技术应用

近年来,随着世界植物科学研究的进步,大量的新型农业生物育种技术不断涌现。而随着药用植物分子育种研究的不断深入,许多现阶段主要用于农业生物育种的技术在未来几年也将会迅速应用于药用植物分子育种。

(一) 植物工厂技术

植物工厂是现代设施农业发展的高级阶段,是一种高投入、高技术、精装备的生产技术体系,集生物技术、工程技术、管理工程于一体,使植物生产不受外界环境影响,按计划周期性进行植物生产的工厂化农业系统,代表着未来农业的发展方向[273]。植物工厂技术作为学科交叉、多种高新技术综合集成的产物,目前也在积极探索用于高附加值的药用植物生产实践中。

当前,我国中药材种植模式繁多,可分为传统种植方式和基于现代化技术中药材种植模式。传统中药材种植模式主要包括单一种植模式（如单作和连作）以及多样性种植模式（如混作、间作、套作和轮作）等；基于现代化技术的中药材种植模式主要包括无土栽培、露地栽培、设施栽培、仿野生和半野生栽培及野生抚育等，其中仍以传统种植模式为主[274]。尽管我国药用植物栽培已有上千年的历史，但仍存在种苗质量不稳定、栽培环境难控制、化肥农业残留多、重金属污染等问题，中药材栽培技术落后是制约种植标准化、专业化的重要瓶颈。

中药材质量与药用植物的品种、环境、年限等因素密切相关。道地药材就是指在特定自然条件和生态环境的区域内所产的药材，品质和疗效更好，且质量稳定，具有较高知名度的中药材。药用植物在长期的栽培中形成了对特殊地域和特定生长环境的适应性机制，其生长发育以及药用成分组成和含量与光照、温度、水分、气体、肥料等环境因子密切相关[275]。因此，在进行人工栽培时，应模拟道地药材的特殊地域和特定生长环境，为其生长发育和药效形成创造适宜的生长环境。

植物工厂作为环境高度可控、产能倍增的高效农业系统，在药用植物生产方面优势明显。一是植物工厂内环境高度可控，可实现种苗和药用植物周年均衡生产；二是高产高效，植物工厂内单位面积资源化利用率高，单位面积产量可达露地的40倍以上；三是高度可控的环境为药用植物药效成分积累提供了良好的环境和水肥条件；四是药用植物栽培过程中不施用农药，无重金属污染，能有效地保障中药的品质和疗效；五是自动化和机械化程度高，劳动强度低，能吸引高技术的年轻人；六是不受土地类型限制，能大幅拓展药用植物栽培面积，不存在与农作物争地的矛盾。当前，采用植物工厂技术种植药用植物才刚刚起步，商业化生产的药用植物种类主要有金线莲和石斛[276]，仍需进一步攻克多种药用植物工厂优质高效生产关键技术，研发育苗、移栽、收获等智能装备，集成构建药用植物工厂生产技术体系，助力药用植物产业高质量发展，对提高我国中药材在国际竞争力，保障广大人民群众安全有效使用中药具有重要的意义。

植物（细胞）工厂的研究进展与方法也将在第八章中做详细的介绍。

（二）表型组技术

表型组是指某一生物的全部性状特征。表型组学是利用多维度、多尺度、高通量的数据，系统地研究某一生物或细胞在各种不同环境条件下所有表型的学科[277]。当前，随着高通量表型获取设备和多源数据融合算法的快速发展，表型组学研究手段已经广泛应用于辅助作物育种实践。

通过多源多谱传感器、光学成像技术，可以高通量、精准获取作物的表型组，可用于作物根系形态表征，生长发育特征、品质成分含量等测定，病虫害监测，冠层生物量估测等研究领域，辅助解析产量、抗性、品质等重要农艺性状，为田间表型鉴定提供借鉴，支撑作物精准育种[278]。在育种实践中，表型组学技术还可与基因组学联合分析，通过全基因组关联分析、全基因组选择等手段，为作物遗传图谱构建、功能基因挖掘、表型及基因型预测等提供新路径，为高产、优质、抗逆性状的关键基因挖掘及调控网络解析提供重要支撑。具体而言，表型组学可以在高通量表型筛选、性状精准鉴定、表型及基因型预测等方面支撑作物育种实践。

高通量表型筛选：通过对田间表型的高通量筛选，可以根据育种目标筛选中草药的理想株型、高产、药效成分、抗逆的骨干材料，也可用于同一时期不同植株的参数以及育种品系表型均匀性的比较评估。

性状精准鉴定：表型的精准鉴定有助于解析基因型和环境型的互作效应。表型性状与基因组数据关联分析,可用于解析与特定表型相关的遗传调控机制,为高产、药效成分、抗逆等中草药重要性状的关键基因挖掘与调控网络解析提供重要支撑。

表型及基因型预测:表型信息与基因信息的整合分析有助于模拟育种过程,预测中草药的生产力水平。基于不同环境型对中草药生长发育的影响研究,构建植株基因型和环境型的互作模型,可用于预测不同环境下的植株生长发育特征及关键药效成分的积累情况。同时,结合基因互作效应,还可预测基因不同表达水平引起的重要农艺性状变化。此外,连续的表型监测也可用于预测生物胁迫和非生物胁迫对中草药产量和药效成分积累的影响。

未来,表型组学技术将成为中草药智慧育种发展的核心技术之一,实时、高通量、精准的表型获取以及多源数据融合与解析技术也将成为中草药育种开启智慧化时代的重要支撑。

(三) 快速育种技术

通过改变环境条件,加速植物生长发育进程,实现快速开花结实,从而缩短植物生长周期,加快植物的纯合过程,被称为植物快速育种技术[279]。以"穿梭育种"和"南繁加代"为代表的快速育种技术显著缩短了植物育种周期,大大加快了品种选育进程,取得了突出的进展。1946年,国际著名育种家 Borlaug 博士利用墨西哥城市奥夫雷贡城和托卢卡之间的气候差异,通过"穿梭育种"的手段实现小麦一年繁育两代,并在较短时间内培育出 20 多个高产、抗锈病矮化的小麦品种。19 世纪 50 年代,我国育种家提出"南繁育种"理论,利用海南优势的光热气候条件,实现了农作物一年 2 代的加代繁殖,极大地缩短了我国农作物育种周期。据统计,南繁实施 60 多年以来,全国育成的农作物新品种中,70%以上的品种都经过了南繁,南繁有力地促进了我国育种事业的发展。

近年来,基于人工环境控制的植物快速育种技术受到全球高度关注。从世界各国的发展趋势来看,都希望通过加速育种手段实现在最短的时间内培育出优良种源,快速育种技术正在成为全球种业创新的重要方向。澳大利亚昆士兰大学、德国霍恩海姆大学等对小麦、大豆和花生等粮食作物快速育种技术开展了系列研究,通过人工延长光照、控制温度和补充 CO_2 等方式促进作物快速生长,缩短生育期,一年可实现作物 5~6 代的快速加代繁育。美国 NASA 已经建设快速育种试验室正在研究豆类、油菜等植物的快速育种方法。英国约翰-因纳斯研究中心正在开发低成本的植物育种加速器,准备向全球推广。中国农业科学院都市农业研究所研发"植物工厂水稻育种加速器",通过光与营养耦合调控促进水稻快速开花与结实,实现了水稻生长周期减半、60 天左右收获的重大突破,一年可繁育 5~6 代。

当前,快速育种技术已经应用于粮食作物、园艺作物育种研究与新品种培育中。未来,快速育种技术通过与植物工厂技术、表型组学技术、标记辅助选择、人工智能等前沿性育种技术有机地结合,集成构建智慧快速育种技术体系,将有助于中草药育种的高效化、精确化与智能化发展。

第五节 研究实例

例一 "裕丹参"倍性育种

(一) 研究背景

药用植物是指具备预防治病及对人体有养护保健功能的植物,可做药用或制药工业的原料。药用植物在我国拥有悠久的发展历史,资源丰富多样。但随着人们对药用成分及作用研究的日益深入,对药用植物的需求量也日益增加。然而想要满足现代制药的生产需要,仅仅依靠有限的野生资源是无法满足市场需要。尽管目前各地方已经开始了大面积地采用人工栽培技术种植,但采用营养繁殖的方式栽培使得其性能退化,药用成分降低,生产量仍难以追赶市场需要,因此,扩大植物药用部分势在必行。所以加强对植物的优良种质资源筛选及对植株进行多倍体诱导培育,获取优质的新种质资源具有非常深远的意义。

染色体加倍的植株通常表现根、茎、叶的巨大化,这也正是药材高质量育种所期望达到的水平,也能更好地满足市场对药材生产量的要求。其次,染色体倍性增加的植株一般也会使得植物药用成分的增加。因此,通过对植物染色体的加倍有可能获得药用成分含量较高的新种质资源。本案例将以丹参为例对药用植物倍性育种的研究方法进行探讨。

(二) 材料与仪器

1. **供试材料** 产自河南省方城县"裕丹参"(丹参品种之一)种子。

2. **试剂**

(1) 秋水仙素:称取秋水仙素 0.1 g 溶于 100 mL 蒸馏水中,得到 100 mL 1 mg/mL 的秋水仙素母液,然后根据所选择的 100 mg/L、200 mg/L、300 mg/L 秋水仙素浓度分别添加定量的母液,得到想要的实验处理浓度。

(2) 卡诺氏固定液:无水乙醇和冰醋酸混匀,比例为 3∶1。

(3) 8-羟基喹啉:称取 0.145 g 8-羟基喹啉溶于 500 mL 蒸馏水。

(三) 实验方法

1. **裕丹参多倍体的诱导**

(1) 预处理:预处理观测裕丹参种子的发芽率。在 72 孔的穴盘内播种,平均每个孔内播种 3 粒种子,浸盆后放入温室内培育,待其萌发后统计发芽率。发芽率=萌发数/播种数,统计发芽率结果为 70/216≈30%。故本实验所用裕丹参种子发芽率为 30% 左右。

(2) 诱导处理:采用秋水仙素浸泡种子的方法进行多倍体诱导。选取处理时间和处理浓度两个因素,每个因素设置三个水平梯度,时间为 6 h、8 h、10 h,浓度为 100 mg/L、200 mg/L、300 mg/L,设置对照组进行全面试验,根据上述处理浓度配制秋水仙素溶液。将裕丹参种子按照每个组合处理 50 粒的量分好,然后置于秋水仙素加倍试剂的三角瓶里并放入 25 ℃、200 r/min 的摇床上,按时间及时拿出并清洗,最后播种。两到三周种子萌芽,日常保持浇水保湿,待植株长大后进行倍性鉴定。

2. **裕丹参多倍体的鉴定**

(1) 形态学鉴定:分别选取各个处理组合的植株和二倍体对照株系进行测定并比较。测量最长叶长及最长叶宽(两者比值即为叶形指数)、株高及根长。

(2) 气孔鉴定:分别选取各个处理组合的植株与对照组植株,用镊子和解剖刀辅助取叶片下表皮,撕下透明的薄膜状,展开平铺在有 2 滴蒸馏水的载玻片上,盖上盖玻片,于显微镜 10 倍目镜×40 倍物镜下观察气孔个数。

(3) 染色体鉴定

洋葱根尖染色体压片:设置解离时间梯度为 8 min、10 min、12 min、15 min、20 min。将洋葱放在 28 ℃ 培养箱中进行水培生根,后于上午九点左右将植株的根尖切取 1 cm 左右,用蒸馏水冲洗,室温下在浓度为 0.002 mol/L 的 8 羟基喹啉溶液浸泡 4 h,之后用蒸馏水清洗 3~4

次,每次 3~5 min,然后放入卡诺固定液在 4 ℃冰箱中固定 4 h,清洗固定液,加入 1 mol/L HCL 后放入 60 ℃恒温水浴锅中解离,然后将根尖取出洗净 HCL,置于载玻片上,用滤纸吸干水分,切取根尖 1~2 mm 处用改良苯酚品红染液染色 15~20 min 后压片,用拇指轻轻按压盖玻片或用镊子尾部轻轻敲打盖玻片让组织分散染色,最后用显微镜 10 倍目镜×100 倍物镜滴油观察并记录染色体数目。

在洋葱根尖压片预实验的基础上,对裕丹参根尖进行压片,设置解离时间梯度,选择最佳计数时间进行后续大量实验。

(四)研究结果

1. 裕丹参多倍体的诱导 经秋水仙素处理后,统计植株的存活率如表 7-5-1 所示。发现秋水仙素对植株的毒害作用较大,植株存活率不高,处理组的平均存活率只有 12%。此外,A3 处理组合恰好为裕丹参的半致死量浓度,后续研究还可以其作为基础依据,对诱变剂的使用剂量进行增加或减少。

表 7-5-1 不同秋水仙素处理组合对裕丹参的影响

秋水仙素浓度 (mg/L)	处理数 (粒)	存活株数 (株)	存活率 (%)
A	50	18	36
A1	50	6	12
B1	50	5	10
C1	50	5	10
A2	50	5	10
B2	50	5	10
C2	50	5	10
A3	50	10	20
B3	50	6	12
C3	50	7	14

2. 裕丹参多倍体的鉴定

(1) 形态学鉴定:对每个裕丹参种子处理组植株和对照组进行形态学指标对比如表 7-5-2 所示。裕丹参植株较对照组植株外形有明显变化,具体表现为叶片增大,茎秆变粗,部分植株矮小,多数呈巨大化,根系比对照植株发达,甚至有的叶片呈现两个主叶脉的变异情况。由表可知,秋水仙素浓度为 100 mg/L 时,处理时间越长,植株差异越明显;处理浓度为 300 mg/L 时,处理时间越长,植株毒害较大,差异不显著。由表得出,组合 A3 的形态指标与对照组差异程度最显著,其余组合也有差异,但差异程度较 A3 来说较低。

表7-5-2 不同秋水仙素处理组合对裕丹参植株形态学指标的影响

处理组合	叶长（cm）	叶宽（cm）	叶形指数	株高（cm）	根长（cm）
A	1.58±0.26a	1.31±0.33a	1.25±0.29a	4.25±0.66ab	12.97±2.96a
A1	2.23±1.16abc	1.7±0.89ab	1.34±0.12a	4.23±2.78ab	13.16±5.35a
B1	2.70±0.14bc	2.3±0.14b	1.18±0.01a	7.35±1.48c	15.10±1.63a
C1	2.67±0.15abc	2.3±0.36b	1.17±0.14a	5.67±1.44abc	18.30±1.70a
A2	2.80±0.71bc	2.15±0.07ab	1.31±0.37a	5.50±2.12abc	12.35±0.07a
B2	2.20±0.00abc	1.85±0.21ab	1.19±0.13a	5.50±0.00abc	15.93±3.65a
C2	2.10±0.84abc	1.65±0.64ab	1.27±0.28a	3.00±0.70a	13.25±3.18a
A3	2.95±0.35c	2.3±0.00b	1.17±0.14a	6.20±0.70bc	18.30±4.24a
B3	2.5±0.14abc	1.75±0.35ab	1.28±0.16a	4.70±0.57abc	15.65±3.46a
C3	1.75±0.21ab	1.50±0.00ab	1.45±0.21a	4.65±2.33abc	14.15±3.32a

（2）气孔鉴定：裕丹参植株叶片背面表皮气孔数如表7-5-3所示。通过气孔鉴定，发现单个视野内，A3组合植株的气孔数基本为对照组的一半，气孔密度减小，极有可能加倍成功。其余组合气孔鉴定结果不明显，有可能未加倍成功。需要进一步进行植株倍性鉴定，才能更准确地保证实验结果真实性。

表7-5-3 不同秋水仙素处理组合对裕丹参植株叶片背面气孔的影响

处理组合	单个视野气孔数（个）
A	33.22±4.87bc
A1	35.33±1.03c
B1	31.78±7.03bc
C1	28.00±3.28b
A2	30.17±2.14bc
B2	34.00±6.32bc
C2	34.33±10.41bc
A3	18.50±2.51a
B3	27.50±7.40b
C3	28.50±2.07bc

(五)思考与拓展

1. 创新性 目前,多倍体育种技术在药用植物育种上得到了广泛应用,诸如何首乌、三七、菊花脑、当归、枸杞等植物均尝试进行了倍性育种。然而,现有研究主要集中在利用秋水仙素进行倍性诱导,这种方法的重复性较高,缺乏创新。因此,如何在诱导方法上实现突破,开发出更加高效、稳定的倍性诱导技术,是一个极具研究价值的课题。

在倍性鉴定方法上,当前普遍使用流式细胞仪。由于其快速、准确、高效,逐渐成为主流鉴定手段。但流式细胞仪昂贵的设备和耗材成本,限制了其广泛普及。传统的染色体压片技术也面临诸多挑战,如取材时间要求严格、操作技术复杂、成功率低等。这些问题导致染色体压片技术在实际应用中存在较大困难,需要进一步研究以提高其效率和成功率。

在多倍体育种实验中,嵌合体的问题也需要重视。嵌合体的遗传不稳定,容易发生变异,因此需要有效的分离技术来获得稳定的多倍体株系。此外,多倍体植株与其他可育倍性植株杂交,可得到同时具备杂种优势和多倍体优势的杂合体。这一过程也可能带来新的性状和基因表达变化,提供了研究基因功能的新途径。

2. 问题与启发 多倍体育种技术的应用虽然广泛,但其潜力远未完全发挥。未来研究可以从以下两个方面进行拓展:

(1) 诱导方法的创新:化学诱导剂的开发:除了秋水仙素,还可以探索其他化学诱导剂的使用,寻找效果更好、副作用更少的诱导剂。

物理诱导方法:如利用辐射、激光等物理手段进行倍性诱导,可能提供新的突破口。

(2) 多倍体与杂交育种的结合:探索多倍体植株与二倍体、四倍体等不同倍性植株的杂交,寻找最优的育种组合,获得具有优势的新型植株。

多倍体育种技术不仅是遗传育种的起点,更是不断探索和创新的领域。通过在诱导方法、鉴定技术、嵌合体处理和杂交育种等方面的持续研究和改进,可以进一步提升药用植物的育种效率和效果,为中药材的开发和应用提供新的可能。

例二 地黄的抗烟草花叶病毒和黄瓜花叶病毒研究

(一)研究背景

地黄是我国著名的传统大宗中药材,为玄参科植物地黄(*Rehmannia glutinosa*)的新鲜或干燥块根。具有清热、滋阴、凉血、生津、补血、益精等功效,有调节免疫功能,改善心血管系统、造血系统及内分泌系统,抗肿瘤,延缓衰老及降血糖等药理活性,应用广泛,具有很高的临床价值。由于地黄长期进行无性繁殖,因此,品种退化是地黄生产中存在的主要问题,常规的方法不能对此进行根治。对此,数十年来,科技人员在不同层面上做了一些探讨和研究。对这些研究结果的综合分析表明导致地黄品种退化的根本原因是病毒的感染。针对上述情况,我们通过实地调查、采样,并采用生物学鉴定、血清学鉴定、电镜观察和分子生物学鉴定等多种手段,对河南、山东地黄产区的病毒病原进行了鉴定,并根据鉴定结果,对地黄抗病毒基因工程进行了初步研究,目前尚在进行中。

1. 地黄病毒病的调查和鉴定工作 根据前人的研究,导致地黄品种退化的根本原因是病毒的感染。但是,对于地黄病毒病的系统鉴定研究并不多见。因此,搞清目前地黄病毒病原的种类,并有针对性地采取一些有效的防治方法,对于地黄的生产是很有意义的。为此,我们对地黄的主产地河南焦作地区以及山东菏泽地区的地黄病毒病进行了调查采样,并综合生物学鉴定、血清学鉴定、分子生物学鉴定等多种手段对地黄的病毒病原进行了鉴定研究。研究结果表明：河南与山东产区的地黄均存在烟草花叶病毒（TMV）与黄瓜花叶病毒（CMV），均为系统性侵染，表现症状为花叶、黄斑以及坏死等，部分呈现复合侵染。其他病毒种类未检出。

研究中还发现，所有进行接种的样品均有发病，尤其以田间无症状的地黄健株进行寄主测试，寄主也发病；地黄的不同部位，包括地黄病株与健株的叶片，地黄的块茎和地黄块茎的芽，也均导致寄主发病，并检测出相应病毒。这说明地黄的病毒感染非常普遍，田间有100%带毒的可能性。而且病毒对地黄的侵染遍布整个植株，对于进行无性繁殖的地黄，就意味着一旦受到病毒侵染，就必然会使种苗带毒，从而造成病毒的世代相传，导致品质的严重退化。实验中还采用经愈伤组织途径再生的地黄组培苗进行温室接种，结果也同样导致地黄发病。说明一般的组织培养过程，只能除去细菌和真菌，达不到脱病毒的目的。

TMV与CMV都是我国最为流行的植物病毒种类。而地黄是无性繁殖的作物，且不能连作，这种特性大大增加了其受病毒感染的机会。这可能是地黄大范围感染TMV和CMV的原因，同时也增加了对地黄进行病毒病防治的难度。传统的一些栽培经验，如选好前作、倒栽留种、提纯复壮等，都能起到一定的作用，但效果难以持久，且无法根治。由于TMV和CMV目前都是研究比较多的植物病毒，利用基因工程进行抗病毒育种可能是防治地黄病毒病的最根本也是比较可行的办法。

2. 地黄抗TMV和CMV基因工程的初步研究　经过对河南和山东产区地黄的病毒病鉴定，目前两个产区地黄中普遍存在TMV和CMV的系统侵染，且多有两种病毒的复合侵染。针对上述情况，我们拟采用将CMV和TMV的外壳蛋白基因同时转入地黄基因组的方法来获得具有TMV和CMV双重抗性的地黄植株。本实验从通过根癌农杆菌介导的转化改良程序将TMV和CMV的外壳蛋白（CP）基因转入地黄植株。通过PCR、Southern印迹和RT-PCR证实了LBA-1和LBA-2两个品系中 *TMV CP* 和 *CMV CP* 基因的整合和表达。LBA-1和LBA-2均能抵抗同源TMV和CMV毒株的感染[280]。此外，还利用指纹图谱分析和成分定量分析与对照比较，鉴定转基因地黄有效成分品质与野生地黄的差异。

（二）材料与仪器

1. 供试材料　地黄植物来自河南武陟，并经河南省农业科学院刘红岩教授鉴定。培养温度23～25℃，光合光子通量密度100 mmol/(m^2·s)和光照时间16 h。

2. 试剂　琼脂粉、MS培养基、卡那霉素、利福平、草铵膦（PPT）、CTAB、Taq DNA聚合酶、TransStart FastDNA聚合酶、琼脂糖、甲醇、乙腈（HPLC级）、梓醇、桃叶珊瑚苷、益母草苷、毛蕊花糖苷和松果菊苷。

3. 仪器　超净工作台、光照培养箱、高压蒸汽灭菌锅、PCR仪、紫外凝胶成像分析系统、电泳装置、冷冻低温离心机、核酸定量仪、基因枪。

（三）研究方法

1. 植物表达质粒的构建　携带双元载体pCAM-TM35SCM的根癌农杆菌LBA4404被用来转化地黄植物。质粒的构建如下：使用带有每个合适的限制性酶识别位点的引物，通过PCR从TMV毒株（地黄花叶病毒）的相应cDNA克隆中扩增 *TMV-CP* 基因，并将其插入pCAMBIA3301载体形成pCAMBIA-TM载体。插入使用pBI121载体作为模板扩增的 *Hin*dIII-CaMV35S-GUS-Tnos-*Bst*I（pCAM-TM35S）。最终通过将 *CMV-CP*

基因插入 pCAM-TM35S 构建双元载体 pCAM-TM35SCM，该 *CMV-CP* 基因是从属于亚组 1 的 CMV 山东分离株(SD-CMV)克隆的具有 *Sma* I 和 *Sac* I 限制性酶切位点的 *CMV-CP* 基因。

2. 对地黄进行目的农杆菌侵染　将表达 *TMV-CP* 和 *CMV-CP* 基因的地黄转基因植物用含有 *TMV-CP* 和 *CMV-CP* 基因的根癌农杆菌菌株 LBA4404 进行叶盘转化。侵染后的外植体在 MS 培养基上培养 2 天后，将其转移至含 500 mg/L 头孢噻肟钠的愈伤组织培养基上以除去农杆菌。每 20 天必须更换新鲜培养基，直至不定芽分化。此后，在含有 500 mg/L 头孢噻肟钠和草铵膦(PPT)的新鲜 MS 平板上选择转基因植物。具有 PPT 抗性的再生芽在含有 0.7%植物琼脂的 1/2MS 培养基上诱导生根。

3. 对转基因地黄的验证

(1) 转基因地黄的 PCR 验证：使用改良的十六烷基三甲基溴化铵(CTAB)方法从 4 周大的植物叶中提取地黄的基因组 DNA。将约 0.2 g 在液氮中冷冻的新鲜叶组织在 1.5 mL Ep 管中用冷冻研磨机研磨。将 0.5 mL 2% CTAB 缓冲液添加到管中，并在 65 ℃下孵育 60 min。孵育后，将 0.6 mL 氯仿-异戊醇(24∶1，v/v)添加到样品中并混合两次。将管在 4 ℃下以 13 000 r/min 离心 10 min。除去上清液，添加 0.5 mL 异丙醇，并在 -20 ℃下放置至少 3 天。将上清液(0.5 mL)转移至新管中，并加入 0.5 mL 异丙醇使 DNA 在 -20 ℃下沉淀 2 h。4 ℃、13 000 r/min 离心 10 min 后去除上清液。然后用 70%乙醇洗涤 DNA 并溶解在 TE 缓冲液中。并使用基因特异性引物完成 PCR 检测，具体如下：

TMV-CP
F-T1：5′-ATGTCTTATACAATTGCAACTCCATCCCA-3′
F-T2：5′-GACCTGAAGACCAGGGCGTTGAACT-3′

CMV-CP
R-C1：5′-ATGTCTTATACAATTGCAACTCCATCCCA-3′
R-C2：5′-GACCTGAAGACCAGGGCGTTGAACT-3′

(2) 转基因地黄的 RT-PCR 验证：如前所述，使用 TRIZOL 试剂从 4 周龄的植物叶子中分离叶 RNA(3 μg)[281]。使用 M-MLV 逆转录酶合成第一株 cDNA。对于 RT-PCR 分析，使用 1 μL 第一链 cDNA 反应产物和高保真 Ex-Taq 聚合酶，总体积为 30 μL。该反应由 27 个循环组成，其中 95 ℃ 30 s，55 ℃ 40 s 和 72 ℃ 1 min。

(3) Southern 印迹法：进行 Southern 印迹分析以确认 *TMV-CP* 和 *CMV-CP* 基因插入到转基因菌株的染色体中。为了生成 cDNA 探针的模板，分别从质粒 pCAM-TM35SCM 中切出全长 *TMV-CP* 和 *CMV-CP* 基因。根据 DIG High Prime DNA 标记和检测入门试剂盒，通过随机引物方法用地高辛标记 cDNA 探针。从转基因和野生型地黄中分离的基因组 DNA(10 μg)用 *Eco*RI 消化，在 0.7%琼脂糖凝胶中分离，然后转移到尼龙膜上。根据相应试剂盒方法进行杂交和检测。

(4) 利用 TMV 和 CMV 感染：在 TMV 和 CMV 感染之前，转基因地黄和野生地黄在幼苗期被移到温室(20~28 ℃，自然光)中。选择健康植物进行病毒感染测试。在 2~3 叶期移栽地黄苗的第一片和第二片叶上均匀撒一层石英砂。然后用刷子将制备的同源 TMV 菌株播种溶液轻轻擦拭叶子，并用蒸馏水冲洗。使用不含 TMV 的磷酸盐缓冲溶液接种对照植物。CMV(SD-CMV)感染操作遵循相同的程序。根据烟草病害等级和调查方法对病毒侵染地黄的发病率和发病指数进行评估。

4. 对转基因地黄的指纹图谱验证及有效成分比较

(1) 指纹图谱相似度评价:测试样品从种植温室采集并在室温下干燥。每个样品称重 10 mg,并在 25 ℃下在 10 mL 甲醇中用超声波辅助(32 000 Hz)提取 5 min。使用甲醇使最终体积达到 10 mL。样品在注入 UPLC 系统之前通过 0.22 μm 膜过滤。使用 Waters Acquity HSS T3 色谱柱(100×2.1 mm,1.8 μm,Waters Corp.,Milford,MA,USA)进行分离。流动相组成为(A):含 0.1%甲酸的水;(B):含有 0.1%甲酸的乙腈;使用以下梯度程序:等度 2% B(0~1 min)、从 2%到 5%B 的线性梯度(1~2 min)、5%到 12%B(2~5 min)、12%至 20%B(5~10 min)、20%至 30%B(10~12 min)、30%至 51.5%B(12~13.5 min)、50%至 100%B(13.5~16 min),等度 100%B 2 min。流速为 0.5 mL/min,柱温保持在 30 ℃。进样量为 1 μL。使用负离子模式运行,电子喷雾电离(ESI)源进行质谱分析。毛细管电压和锥孔电压分别设置为 3 kV 和 40 V。扫描质量范围设置为 50~1 500 Da,扫描时间为 0.2 s^{-1}。采用中国药典委员会推荐的中药材色谱指纹图谱相似度评价系统进行色谱图谱相似度评价。

(2) 益母草碱、松果菊苷、毛蕊花糖苷、梓醇、桃叶珊瑚苷和多糖的测定:使用 HPLC - TQ - MS 和 SIR 扫描模式方法对益母草碱、松果菊苷、毛蕊花糖苷、梓醇和桃叶珊瑚苷进行同步定量[348]。使用植物可溶性糖试剂盒分析多糖含量。数值数据以平均值±标准差(S.D.)表示。使用单向方差分析(ANOVA)分析数据,然后使用适用于 Windows 11.5 的 SPSS 软件包进行 t 检验,以比较野生和转基因地黄。

(四) 研究结果

1. 转化体系建立与优化 不同品种地黄由于基因型不同,其形态发生能力也不同。激素种类和浓度、光照时间和环境温度等实验条件对愈伤组织诱导和芽分化的时间有显著影响。在本研究中,使用 L_{16}(45)正交阵列来优化转化条件。所有五个变量(预培养时间、共培养时间、感染时间、感染浓度和植物激素)在四个水平上变化。结果表明预培养时间、共培养时间、感染时间、细菌浓度和激素五个因素对发芽率没有显著影响。由于 F 值较高,细菌预培养时间浓度和共培养时间对阳性植株的分化率有显著影响。地黄叶遗传转化的最佳条件为:将未预培养的地黄叶接种农杆菌(OD_{600}=0.4)8 min;共培养 36 h 后,将叶片转移至分化培养基(MS+6 - BA 2 mg/L+NAA 0.5 mg/L+头孢噻肟钠 100 mg/L),每 20 天更换培养基,直至不定叶分化芽;然后将不定芽转移至生根培养基中。

2. 转基因植物的构建 将双元载体转入到农杆菌菌株 LBA4404 中,随后侵染地黄。含有 pCAM - TM35SCM 质粒的农杆菌感染后,最终从 120 个叶盘中获得了 3 株 PPT 抗性植株(LBA - 1、LBA - 2 和 LBA - 3)。基于 PCR、RT - PCR 以及基因组 Southern 印迹分析鉴定了三个独立的转基因系。PCR 显示三个转基因地黄品系均含有 *TMV - CP* 和 *CMV - CP* 基因。RT - PCR 表明 LBA - 1 和 LBA - 2 含有显著增加量的 *TMV - CP* 和 *CMV - CP* mRNA。然而,尽管 *TMV - CP* 基因可以在转基因系中表达,但 LBA - 3 不含 CMV - CP mRNA。我们在基因组 Southern blot 分析中也得到了类似的结果。通过 Southern 印迹证实 *TMV - CP* 基因和 *CMV - CP* 基因均整合至 LBA - 1 和 LBA - 2 染色体中,见图 7 - 5 - 1。LBA - 3 的 Southern 印迹分析表明,只有 *TMV - CP* 整合到该品系的染色体中,但 *CMV - CP* 没有整合到该品系的染色体中。因此,转基因系 LBA - 1 和 LBA - 2 被用于进一步研究。

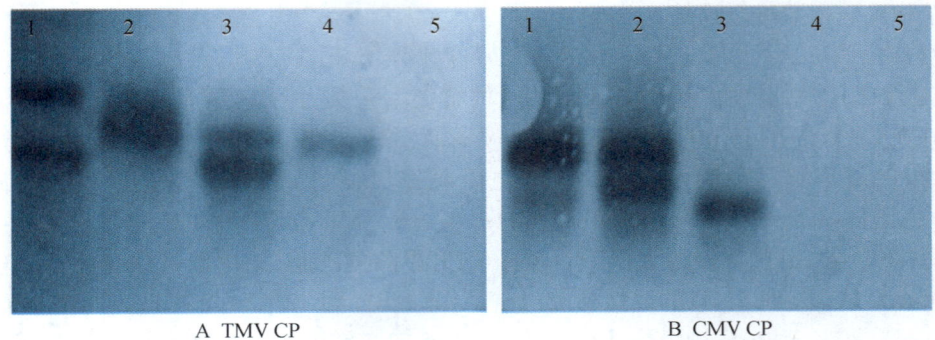

图 7-5-1 通过 Southern 印迹分析法确认在转基因地黄中成功转入 *TMV CP* 和 *CMV CP*

3. 转基因地黄品系的病毒抗性 为了评估表达 *TMV-CP* 和 *CMV-CP*（LBA-1 和 LBA-2）的转基因株系的病毒抗性，野生型地黄植株被 TMV 和 CMV 感染。试验植物的病况与病毒接种浓度有关。高病毒浓度会导致严重的地黄疾病，甚至死亡。相反，当病毒浓度太低时，病情可能太轻，无法评估病情，因此在病毒抗性测试之前研究了 TMV 和 CMV 的最佳接种浓度，最终选定 0.1 μg/mL 的病毒浓度为最佳浓度。TMV 感染地黄在接种后 8 天内 LBA-1 和 LBA-2 的发生率明显低于野生系，见图 7-5-2。

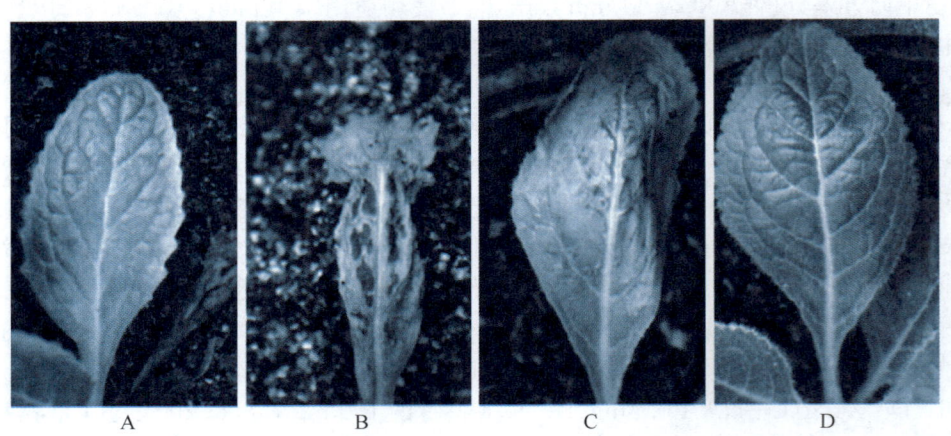

图 7-5-2 将 TMV 接种至野生地黄(B)、LBA-1(C)、LBA-2(D)与空白组(A)结果比较(彩图见附图)

LBA-2 持续超过 10 多天保持低发病率。然而，所有 LBA-1 和野生地黄植物在 8 天后都遭受了 TMV 病害。并按照《中华人民共和国烟草工业行业标准 YC/T 39-1996》的等级和烟叶病害调查方法，测定了病害指标试验，以考察地黄对 TMV 的抗性。LBA-1、LBA-2 和野生型地黄的发病指数分别为 37、15 和 42.9。LBA-2 因此被归类为抗性植物(5<疾病指数≤20)，对 TMV 病毒表现出优异的抗性。LBA-1 为中等抗性植物(20<疾病指数≤40)，其 TMV 抗性略高于野生型(感病植物，40<疾病指数≤60)。对地黄的 CMV 抗性进行了相同的实验。LBA-1 在接种 CMV 后不久就出现了 CMV 发病症状，但在观察期间与野生型地黄相比发病率显著降低(见图 7-5-3)。LBA-2 的 CMV 发病率低于 LBA-1。另外，LBA-2 为抗性植物(病害指数=10)，LBA-1 为中抗性植物(病害指数=30)。接种病毒 10 天后地黄叶的症状 LBA-2 几乎没有表现出任何症状。

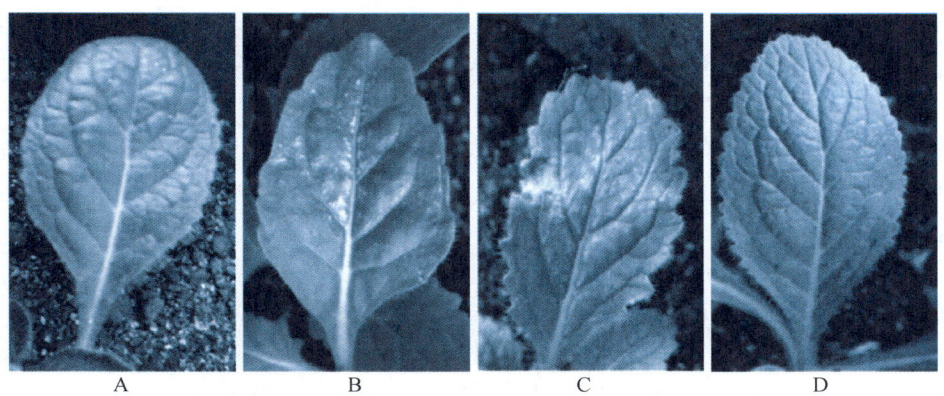

图7-5-3 将CMV接种至野生地黄(B)、LBA-1(C)、LBA-2(D)与空白组(A)结果比较(彩图见附图)

综上所述,LBA-1和LBA-2均为TMV和CMV抗性地黄品系,且从病情指数和发病率检测来看,LBA-2比LBA-1表现出更好的病毒抗性。

4. 转基因地黄的质量评价 使用野生地黄的UPLC-MS指纹图谱作为比较其他制剂的标准模式,对两种不同基因型的地黄样品进行了比较分析。两组样品(n=10)的色谱图与参考指纹相比的相似度接近1。结果表明,转基因样品的色谱图与野生型地黄一致。

梓醇、桃叶珊瑚苷、益母草苷、毛蕊花糖苷、松果菊苷和多糖被认为是地黄的生物活性成分。转基因地黄与野生型的比较,转基因地黄中5种化合物和总多糖的含量与野生型接近。而且各组地黄中分析物的含量均无统计学差异。结果表明,转基因地黄作为中药使用时,其药用品质与非转基因材料相当。

(五)思考与拓展

1. 创新性 本案例为研究地黄的抗烟草花叶病毒和黄瓜花叶病毒的基因工程提供实验证据,最终为揭示"转基因抗病毒药用植物"的科学内涵提供思路。

(1) 本研究用外壳蛋白介导的保护(CPMP)来开发 *CMV-CP* 和 *TMV-CP* 基因转化的抗病毒地黄:两个转基因株系(LBA-1和LBA-2)被证实表达两种外源病毒 *CP* 基因。为了测试地黄品系的抗病毒能力,将TMV和CMV接种到转基因地黄和野生品系中。结果表明LBA-1和LBA-2都是TMV和CMV抗性地黄品系。然而,两种转基因株系的抗病毒能力不同,从疾病指数和发病率测试来看,LBA-2表现出比LBA-1更好的病毒抵抗力。

(2) 本研究将指纹技术应用于转基因地黄与野生地黄的比较研究:化学成分是中草药功效的物质基础,不同地黄的主要活性成分相似,表明外源基因导入对药用植物的药用品质没有影响。消费者和监管部门更加关注转基因植物的安全性。实质等同性被认为是评估新型食品安全性的主要标准,其原则是新型(即转基因)食品的成分不应与传统(即未改良)品种有显著差异。本研究建立了地黄相关化学成分的指纹图谱库,因此转基因地黄与野生地黄的相似化学成分也提供了初步证据。

2. 问题与启发

(1) 药用植物遗传转化方法及其优缺点:药用植物遗传体系是将外源基因转入目标植物,并能使其稳定地进行表达,从而获得转基因药用植物。现有的遗传转化方法包括农杆菌介导法、植物病毒载体法、基因枪法、花粉管通道法、PEG法、电击法、显微注射法等。以下为常用的三种遗传转化方法:

1) 农杆菌介导法：农杆菌介导法是通过将外源基因整合到农杆菌质粒上的 T-DNA，再通过农杆菌侵染植物细胞的过程中使 T-DNA 区域插入受体植物基因组中获得转基因植株的方法[282]。此方法有实验周期短，且转化率高的优势，在转基因实验中广泛应用。本实验案例就是将烟草花叶病毒与黄瓜花叶病毒转入农杆菌中，再使其侵染地黄获得目标抗病毒的转基因地黄。但其缺点在于容易受到外界以及受体植物的状态影响，且在完成侵染转化后需要对农杆菌进行抑制。

2) 基因枪法：基因枪法是将外源 DNA 包被在微小的金属粉末表面如金或钨，利用加速装置将微粒射入受体细胞，而微粒上的外源 DNA 将随机整合到受体细胞的基因组中，从而实现外源基因转化的方法[283]，故也称为微粒子轰击法。该方法没有宿主种类的限制，而且可控性较高，但是缺点是极易受到金属粒子、受体植物以及轰击时的次数和时空影响，且通过该方法外源基因的表达在宿主细胞中不够稳定。

3) 植物病毒载体法：植物病毒载体法是将目标基因克隆在植物病毒载体的启动子下游，再通过农杆菌或基因枪等方法导入目标细胞[284]。使用病毒外壳蛋白和目的基因的融合能够使外源基因在病毒颗粒表面表达出来，有利于后续的提取。其优势在于利用病毒的快速大量繁殖，使以病毒为载体的瞬时表达体系成功率大大提高。

在遗传转化方法的选择上，可以根据不同的目的进行选择[285]。例如，在基因功能的验证中，往往只需要进行瞬时表达，可以选择由基因枪和纳米材料介导的遗传转化方法。在分子育种中，植物及其后代需要稳定地表达目标基因，可以选择农杆菌介导的遗传转化方法来获得可遗传的突变。当需要对目标基因进行大量的异源表达时，病毒介导的遗传转化是一种选择。

(2) 转基因药用植物安全性与有效性评价的方法：对于转基因药用植物的安全性与有效性的评价多参考中药材的鉴定方法来对转基因植物进行检测。在原有分子生物学鉴定技术的基础，运用实质等同性概念，采用系列"组学"技术，包括基因组学、转录组学、蛋白质组学和代谢组学分析技术能较全面分析转基因对药用植株的影响。结合药用植物主要有效成分为次生代谢产物，常以"代谢指纹图谱"研究内源性代谢物的变化，直接反映体内生物化学过程和状态的变化[286]。化学成分指纹图谱是根据不同品种化学成分的差异进行定性或定量分析，能全面反映中药材化学成分的种类和含量。化学成分指纹图谱是一种综合性的定量鉴定方法，不仅可以鉴别中药材的真伪，还可以评价中药材的质量[287]。

化学指纹图谱的研究以反映中药的整体化学特征为理论依据，实现指纹图谱技术在中药质量控制方面的应用。它的特色主要表现在：① 用规范化的程序获得中药特征性总成分提取物，并用 NMR、HPLC、UV、IR 等多种手段表征其组成和结构，特征性总成分提取物要有真正的特征性，它的组成和结构要能真正代表这种中药。② 由于同时采用多种检测手段来表征中药特征总提物的结构和相对组成方式，因此，可以使不同使用者根据自己的能力和需求进行组合使用，达到操作简便、快速、检测成本低、重现性好和信息量大等优点，更是化学指纹图谱研究的主要特色之一。

药用植物次生代谢产物的途径复杂，调控因子多样。因此，尽管代谢组学在药用植物中得到了重视和应用，但对其生物合成途径和调控机制的研究仍存在很大差距[288]。植物代谢组学与基因组学、转录组学、蛋白质组学等组学有机整合可以深入研究药用植物次生代谢产物的合成途径、代谢规律和关键调控点，为系统解释药用植物活性成分的成因和药材质量的形成机制，促进药材成分积累，科学生产优质药材，全面提高药材质量奠定基础。

例三　丹参无组培遗传转化、再生及基因编辑

(一) 研究背景

药用植物具有重要的医学、经济、生态和植物学价值，是特殊次生代谢物的丰富宝库。然而，只有极少数药用植物具有较为成熟的遗传转化方法。丹参是药用植物基因工程研究的模式植物，也是少数几个可以通过叶盘法进行遗传转化的药用植物。但由于叶盘法介导的遗传转化方法依赖于复杂的组织培养操作，技术门槛较高，且存在强烈的基因型依赖性，一些道地品种较难实现有效遗传转化并获得再生植株[289]。此前，国内团队基于植物根蘖性开发了一套适用于多种植物的遗传转化方法，并将其命名为切-浸-生芽(cut-dip-budding，CDB)遗传传递系统[290]。CDB系统介导的遗传转化对具有根蘖性的植物非常有效。通过诱导毛状根并从阳性毛状根中再生芽，绕过了组织培养过程，实现了转基因和基因编辑工具的传递。随后，该研究团队进一步开发了该系统，通过直接利用农杆菌侵染一些具有强大芽再生能力的植物，在药用植物中实现遗传转化和基因编辑。不仅绕过了组织培养，还绕过了毛状根的形成。本节主要介绍这一改进的CDB系统在药用植物丹参的遗传转化和基因编辑中的应用。

(二) 材料与仪器

1. **供试材料**　实验材料紫花丹参由中国中医科学院中药资源中心实验室保存。

2. **试剂**　DNA限制性内切酶、2×PCR mix、胶回收试剂盒、质粒提取试剂盒等。

3. **仪器**　超净工作台、光照培养箱、高压蒸汽灭菌锅、PCR仪、紫外凝胶成像分析系统、24位微型离心机、核酸定量仪。

(三) 研究方法

1. **基因编辑载体构建**　基因编辑所用的质粒载体 pIB01-*SlEF1α*，载体图谱如图7-5-4A所示。其中 *SpCas9* 基因由番茄的 *SlEF1α* 基因启动子启动；sgRNA 表达盒由拟南芥的 *AtU6* 基因启动子启动。实验使用的发根农杆菌感受态购自上海唯地生物技术有限公司。

研究团队针对丹参八氢番茄红素脱氢酶(*PDS*)基因设计了一个靶点 SmPDS-g1 并合成了一对寡核苷酸链。通过 PCR 仪进行退火，使两条寡核苷酸链互补配对形成 24-bp 带有黏性末端的双链 DNA 片段。基因编辑载体 pIB01-*SlEF1α* 经 *Bsa* I 酶切，随后对载体骨架进行胶回收，通过 T4 DNA 连接酶将退火的双链 DNA 产物与酶切产物进行连接并转化 DH5α 大肠杆菌感受态细胞。37℃培养 12~16 h 后，挑取单菌落进行菌落 PCR 检测及 Sanger 测序确认载体构建成功，载体如图7-5-4A和7-5-4B所示。

2. **丹参无组培遗传转化及再生**　本研究使用的农杆菌菌株为商业化的 K599 发根农杆菌菌株，购自上海唯地生物技术有限公司。发根农杆菌感受态转化操作依据上海唯地生物技术有限公司提供的产品说明书进行。

选择丹参幼苗的叶柄作为遗传转化的外植体。在叶柄基部小心地制造伤口，然后立即将琼脂培养基上培养的农杆菌附着在伤口部位。随后，将叶柄放入潮湿的蛭石中，在潮湿的环境中进行培养，避免叶片失水死亡。经过大约两周的培养，转基因根开始在叶柄受伤的基部再生。随后将再生出根的丹参材料转移到营养丰富的土壤中，继续培养 1~2 个月。在此期间，转基因芽逐渐从叶柄基部出现。这些新长出的嫩枝随后被移植到土壤中继续生长，如图7-5-4C所示。

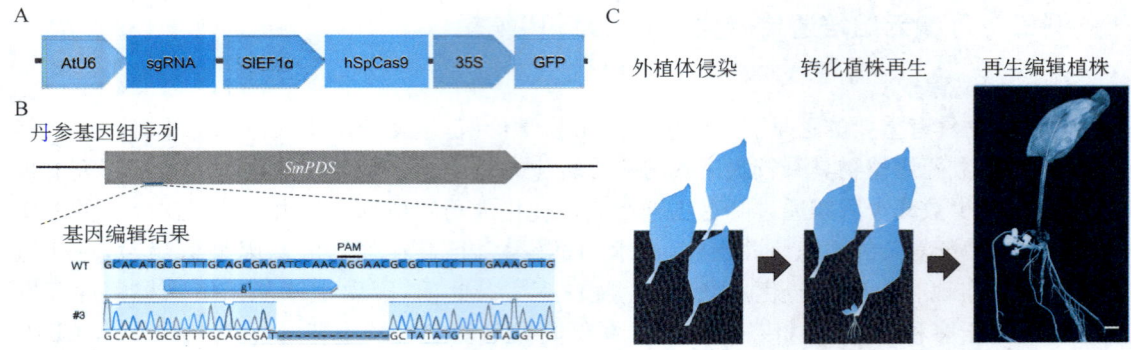

图 7-5-4 丹参无组培遗传转化及基因编辑

（A. SmPDS 基因敲除载体构建；B. SmPDS 基因结果；C. 无组培遗传转化及再生过程）

3. 植株表型分析及基因型鉴定 本研究中,研究团队一共转化了 109 个丹参外植体,最终获得了 7 株转基因再生幼苗；分别剪取再生转基因植株的少量叶片,通过 CTAB 法提取基因组。在编辑靶点两侧合适的位点设计引物,并进行 PCR 扩增及测序。测序峰图显示,7 株转基因材料中共有 4 株发生了基因编辑,其中一株白化的丹参植株 PDS 基因发生了纯合的 13-bp 缺失突变。

（四）研究结果

1. 以叶片为外植体可实现丹参无组培遗传转化 编辑工具开发优化及高效递送是基因编辑领域的重要研究方向。现阶段,动植物基因编辑工具优化开发已经取得了一系列重要进展,基本实现了基因组中可设计可预测的精准定点突变。但基因编辑工具递送工作仍需要投入更多的研究[291]。目前,仅有少数物种能够通过农杆菌或基因枪介导遗传转化实现稳定高效的基因编辑并获得可遗传突变。大多数植物物种,包括绝大多数的药用植物尚无法通过传统的遗传转化及组织培养方式获得稳定的转基因或基因编辑植株[292]。

自然条件下,许多植物都具有无性繁殖能力,即通过扦插无性生殖器官,如块茎、块根、匍匐茎或植物分蘖等,能够生成新的植株,且基因型与母体一致[293]。如果能够直接对这些具有强再生能力的器官进行遗传转化,借助其强大的再生能力获得转基因再生植株,可以跨过植物组织培养的技术门槛,且无需严格的无菌条件,即可快速简便地实现植物基因编辑工具递送。本案例基于这一现象,以丹参叶片为外植体,通过优化的 CDB 系统实现了丹参无组培遗传转化,通过该方法,研究团队共转化了 109 个丹参外植体,不依赖于筛选标记基因,最终获得了 7 株转基因再生幼苗。

2. 丹参 SmPDS 基因纯和突变产生白化表型 类胡萝卜素是自然界中广泛存在的一种类异戊二烯物质,具有许多重要的生物学功能,例如它们可以作为维生素 A 的前体物质,具有抗衰老以及潜在的抗癌抗肿瘤功能等[294]。八氢番茄红素脱氢酶（phytoene desaturase, PDS）是植物类胡萝卜素生物合成途径中的首要限速酶。在类胡萝卜素合成途径中,PDS 将八氢番茄红素（phytoene）脱氢转化为二十氢番茄红素（ζ-carotene）的功能,是类胡萝卜素合成途径中的关键步骤。PDS 促使八氢番茄红素从无色的前体化合物变成了橙色或红色的类胡萝卜素类物质。类胡萝卜素是一类重要的辅助捕光色素,同时也是一类重要的光保护色素,参与光合机构（photosynthetic apparatus）的组装、稳定和修复[295]。PDS 基因的功能在高等植物中保守,且研究相对透彻。当 PDS 基因发生纯合突变,植物通常会因为类胡萝卜素缺失而造成植物光系统受损、叶绿体解体,从而表现出白化表型[295]。对于基因编辑而言,将 PDS 基因作为基因编辑的靶点,可以直接在编辑后代中观察植株的白化,确定编辑是否发生。因此 PDS 基因也是基因编辑领域的一个重要的内源标记基因[296]。本案例通过靶向敲除丹参的 SmPDS 基因,在再生植株中鉴定到一株纯合 13 bp 缺失突变材料,表现出明显的白化表型,见图 7-5-4。

(五) 思考与拓展

1. 创新性 本案例为丹参遗传转化及基因编辑工具递送提供了一种新方法,该方法无需烦琐的组织培养操作和严格的无菌条件,可实现丹参的高效遗传转化及基因编辑,为丹参育种和基因功能研究提供了一种可替代的遗传转化方式[297]。

(1) 通过农杆菌介导的植物叶盘法遗传转化方式是包括丹参在内的多种药用植物常用的转化方案。但该传统方案依赖于愈伤组织诱导及再生,需要烦琐的操作及严格的无菌环境。此外,有研究表明,通过愈伤诱导及体外组织培养方式获得的转基因植株,常常伴随着基因组重排和全基因组表观遗传变异,被称为体细胞无性系变异(somaclonal variation),对于基因功能研究及育种应用存在着一定程度的影响[298]。本案例以具有强大再生能力的植物器官为转化外植体,开发了一种不经过愈伤组织诱导及组织培养过程,无需无菌条件即可实现药用植物遗传转化的方法。

(2) 翻译延伸因子 $EF1α$ 基因是一种组成型表达基因,该启动子可以驱动外源基因在芽尖、根尖等分生组织中高表达,且在组织分化过程中表现出最高的稳定性[299]。番茄作为一种典型的双子叶植物,其 $SlEF1α$ 启动子已被应用于多种双子叶植物的基因编辑中,且编辑效果稳定[302]。因此,研究团队选用 $SlEF1α$ 启动子驱动 SpCas9 表达,以及双子叶模式植物拟南芥的 $AtU6$ 启动子驱动 sgRNA 表达,以实现稳定高效的定点编辑。

2. 问题与启发

(1) 基因编辑工具递送是基因编辑领域最重要的研究方向之一。此前研究多是通过基因枪或农杆菌介导的遗传转化,依赖于烦琐的组织培养过程。有研究表明,植物细胞在组织培养过程中,植物细胞经过脱分化形成细胞团,并经过再分化过程,会发生高频突变、染色体重排以及全基因组表观遗传改变。这一现象对于植物基因功能研究和育种应用可能存在哪些负面影响?

1) 通过组织培养及愈伤组织再生过程中产生的高频突变、染色体重排以及全基因组表观遗传改变,可能会造成转化后的植株表现出一些非预期表型,影响基因功能研究的准确性。

2) 获得稳定可遗传的编辑材料是基因编辑育种的重要依据。重排后的染色体可能无法进行有效的减数分裂,因此,组织培养获得的再生植株育性可能会受到影响。

(2) 营养生殖(vegetative reproduction)是广泛存在于植物中的一种自然现象,这种无性繁殖方式被广泛应用于植物栽培及育种领域。通常认为,这种无性繁殖方式,例如扦插,所获得的后代植株,其基因型与亲本保持高度一致。通过优化的 CDB 系统,基于自然条件下植物离体器官自发再生过程实现的遗传转化,相比于组织培养条件下的遗传转化,有哪些优势?优化的 CDB 系统自身还可能存在哪些缺陷?

1) 传统的植物组织培养方法需要严格的无菌操作,对于研究人员的实验操作经验要求较高,且操作过程烦琐,难以实现大规模的遗传转化。优化的 CDB 系统转化操作简便,且对于实验条件要求低,无需严格的无菌环境即可实现大规模遗传转化。

2)通过离体器官再生这一自然现象产生的再生植株,通常认为其基因型与亲本高度一致,因此,也更适用于作物育种及基因功能研究。

3)但优化的 CDB 系统也存在一定的劣势,即相对于常用的根癌农杆菌而言,K599菌株在侵染过程中会同时转入 T-DNA 质粒以及一个 Ri 质粒,对于药用植物育种而言,将增加去除转基因元件的难度。

例四　丹参遗传图谱构建

(一)研究背景

鼠尾草属植物属于唇形科,该属许多植物被用作观赏花卉,如串红(*Salvia splendens*)、朱唇(*Salvia coccinea*)和紫绒鼠尾草(*Salvia leucantha*)[300]。丹参因为根茎被广泛用于治疗心脑血管疾病,被大众所周知。此外,丹参具有极高的观赏价值,花期长(4~10月)、花大、色艳、芳香。因此,丹参也是一种广受欢迎的园艺植物,可做切花和盆花。丹参为异花授粉植物,其花色和形态特征,在吸引传粉者、保护花器官等方面发挥重要作用。

花的颜色是单基因或多基因遗传的,白菜(*Brasicca rapa*)、红花(*Carthamus tinctorius*)和花烟草(*Nicotiana alata*)花的颜色是由一个或几个基因控制的[301]。然而,在其他物种中,花色是一个数量性状,是由许多基因决定的。例如,在矮牵牛中,超过30个基因被发现与颜色有关。虽然,丹参变种间的主要形态差异是花色,迄今为止,还没有关于花色遗传的报道。丹参花色易于观察,可作为杂交种鉴定的形态学标记,因此,花色遗传分析和 QTLs 定位可为阐明花色遗传的分子机制和克隆相关基因奠定基础。

高等植物花色素苷的含量和类型对花色决定起着关键作用。花色素苷是一种水溶性天然色素,属于类黄酮家族,广泛分布于植物的花、叶和果实中。迄今为止,自然界已分离和鉴定出600多种花色素苷。其中,花青素(cyanidin, Cy)、天竺葵色素(pelargonidin, Pg)和飞燕草素(delphinidin, Dp)是3种最常见的花色素苷,分别为紫红色、砖红色和蓝紫色[302]。花色素苷生物合成途径是类黄酮生物合成途径的一个重要分支,在高等植物中相对保守,涉及多个复杂的酶促反应[303]。许多基因参与或调节花色素苷的生物合成,例如:MYB58[304],PAL[305]以及MYB2。花色的多样性可能受到基因突变或基因表达水平的影响。例如,类黄酮3′5′羟化酶(F3′5′H)基因的一个核苷酸缺失,可以使亚麻花由蓝变白[306]。睡莲中,上调 UA3GT 基因表达可能是形成蓝色花瓣的关键[307]。

丹参是一种异花授粉植物,花色多样,从白色到紫色不等。为了阐明丹参花色的遗传基础,本研究将白花丹参(*S. miltiorrhiza f. alba*)与深紫色丹参(*S. miltiorrhiza*)杂交,并将 F1自交获得 F2 群体。用 RGB 颜色系统描述亲本,F1子代,F2 个体的花色。利用测序基因分型技术,构建了一个基于 F2 群体的高密度连锁图谱[308],利用该连锁图定位了丹参花色基因的QTLs。通过对亲本、F1 和 F2 个体花的 R、G、B 值进行测定和聚类分析,结果表明,丹参紫色花色是由2对主基因控制的数量性状。遗传图谱包含605个 SNPs,总长度为738.3 cM,分布在8个连锁群中,2个标记间的平均距离为1.22 cM。基于构建的遗传图谱和花 R,G,B 和 R+G+B 值,确定了2个影响花色的 QTLs,分别位于 LG 4 和 LG 5 上。

(二)材料与仪器

供试材料　为研究丹参花色的遗传基础,选择了该物种的两个极端花色作为实验材料,深紫花丹参(山东,DV)和白花丹参(四川,WF)。WF 和 DV 在杂交前自交 3 代,以确保亲本尽可能的纯合。WF 与 DV 杂交。DV 与 WF 杂交的 F1 是不育的,214 个 F2 代个体来自 WF 和 DV 杂交,进行遗传和 QTL 分析[308]。取 F1 代种子(WF×DV)与 WF 杂交获得 BC1 种子。2019 年 1 月,来自 2 个亲本,F1、F2 和 BC1 在同一天播种在同一试验田,每个群体的种子随机种植,并贴上标签进行识别。

(三)研究方法

1. 利用测序基因分型法构建遗传连锁图谱 在 2019 年春季期间收集 214 片 F2 代的嫩叶(WF×DV)并储存在−80 ℃。使用植物基因组 DNA 提取试剂盒,提取总基因组 DNA。通过 1％琼脂糖凝胶电泳评估 DNA 质量,并在 Nanodrop-2000 分光光度计中,通过测量 260/280 nm 处的吸光度比来测定 DNA 浓度。

用 2 种限制性内切酶(Mse Ⅰ 和 Hae Ⅲ)消化 214 个 F2 代个体、亲本植株、WF 和 DV。将通用接头引物,连接到消化的片段上。使用与接头互补序列的 Illumina 引物对样品进行 PCR 扩增。扩增子在 Illumina HiSeq 2000 平台上进行测序。将获得的所有序列提交至 NCBI(登录号:PRJNA770857)。利用 HISAT2 v2.0.5 软件,将 Clean Datas 比对到丹参参考基因组(http://www.ndctcm.org/shujukujieshao/2015-04-23/27.html)上。利用生物信息学管道 UNEAK 调用 SNPs[309]。为了确保连锁图的质量,如果 SNPs 表现出显著的失真,则不用于作图(卡方 1∶2∶1 检验,$p<0.001$ 或 $>25\%$ 缺失数据)[310]。利用软件工具 JoinMap v4.0 构建了遗传连锁图。根据独立性比值对数(LOD)阈值 2.0～12.0,将 GBS-SNPs 定位在连锁群(LGs)上(相似度值=1.000)。为了减少计算负担,在连锁图上只保留了一个"相似位点"的标记。用回归作图法,进行连锁分析和标记排序。用 Kosambi 作图函数将标记间的分离分数转换成图距,单位为厘摩(cM)。连锁图谱是基于 R 包(R 版本 4.1.0)中的 LinkageMapView 函数所获得[311]。

2. QTL 定位 以 R、G、B 的平均值及其总和(R+G+B)作为输入数据进行花色 QTL 定位,采用 R/QTLs(R version 4.1.0)的复合区间作图法(CIM)进行 QTLs 定位。LOD 显著性阈值($p=0.05$)。主效 QTL 为,q+fc(花色)+性状(R、G、B 和 R+G+B)+LG 数。

3. 花色识别 丹参花的颜色以两种方式评分:简单视觉分类和图像分析。选择完全开放的花朵进行图像分析[312]。每株植物至少采摘 5 朵花,并暂时储存在密封塑料袋中,然后在冰盒中带回实验室进行图像扫描(HP LaserJet M1005 MFP)。为了校正颜色,在图像扫描期间在花旁边放置了 24 色标准色卡(Spyder Checkr, USA)。进行图像扫描参数是 RGB 颜色(48 位),将图像分辨率设置为 1 200 ppi,扫描的文件保存为位图文件(BMP)。使用 Spyder Checkr 软件对扫描图像进行颜色校正。使用 Adobe Photoshop CC 2019 中的吸管工具提取花瓣上唇中间的 RGB 值[313]。从每朵花的上唇中部随机选择 5 个点(11×11 像素)。为了减少误差,以 5 个点作为每朵花的 RGB 值,以 5 朵花的平均值作为植物的特征 RGB 值。用 R 包中的 K-means 函数进行聚类分析。用 Origin9.0 软件绘制各色系的 R、G、B、R+G+B 箱线图和 3D 分布图。用卡方检验,进行 F2 和 BC_1 群体的拟合度研究。

(四)研究结果

1. 丹参花色遗传 所有的 F1 植株,无论以 WF 为父本还是母本,其与 DV 杂交后代的花均为中紫色,介于两亲本之间。通过目视观察,F2 种群可大致分为 5 个颜色组:深紫色、紫色、中紫色、淡紫色和白色(图 7-5-5)。在 214 个 F2 个体中,11 株为白色花,分离比为 16∶1($\chi^2=0.43$,$p>0.05$),表明有 2 个基因对丹参的花色有贡献。

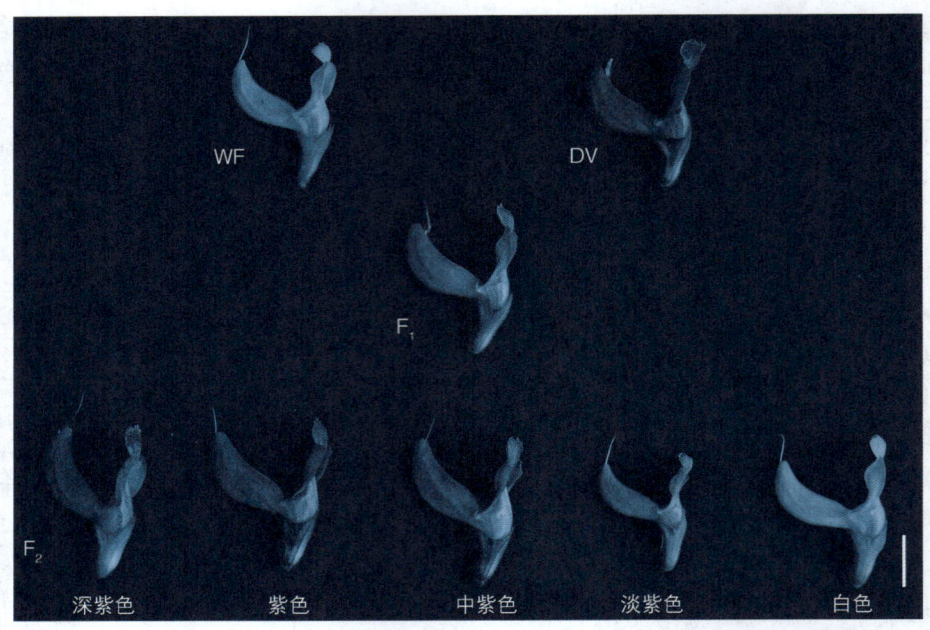

图 7-5-5　丹参 F2 代群体、F1 子代和亲本花色表型变异（比例尺：10 mm）（彩图见附图）

为进一步区分 F2 群体的花色，结合每种植物花的 RGB 值，使用 R 包(4.1.0)中的 K-means 函数进行聚类分析。花的颜色被分为 5 组(图 7-5-6)，DV 聚为暗紫色类群，其中含有 11 个 F2 个体，WF 被分配到白色组，其中也包含 11 个 F2 个体。除了 F1，中紫色组包括 91 个 F2 个体，紫色和淡紫色群体分别含有 63 和 38 个 F2 个体(表 7-5-4)。F2 群体的分离比，被确认为 1∶4∶6∶4∶1($\chi^2=8.57$，$p>0.05$，表 7-5-4)，表明丹参花色是由 2 对主基因控制的数量性状，这 2 对主基因之间不存在显/隐性关系。

表 7-5-4　丹参 F2 和 BC1 群体花色的分离

杂交组合	深紫色组	紫色组	中紫色组	淡紫色组	白色组	总计	χ^2值(1∶4∶6∶4∶1 或 1∶2∶1)
BH×SD F2	11	63	91	38	11	214	8.57[NS]
[BH×SD F1]/BH	—	—	24	47	20	91	0.418[NS]

注：NS，不显著。当 df=4 时，$p=0.05$ 时的显著值为 9.49，当 df=3 时，在 $p=0.05$ 水平时的显著值为 5.99。

为了证实分离比，进行了回交测试。如果花色由 2 个主基因位点控制，按照孟德尔定律，BC1(F1×WF)群体应该按 1∶2∶1 的比例分离。本实验中，BC1 种群分离为 24 朵中紫色、47 朵淡紫色和 20 朵白色花(表 7-5-4)，表示与预期比率有很好的拟合($\chi^2=0.418$，$p>0.05$)。

因此，丹参花色很明显是一个由 2 个主基因控制的数量性状，这 2 个主基因是独立遗传的，不存在连锁关系。F2 代群体 R、G 和 B 值的 3D 分布结果与聚类结果相似，也可分为 5 个花色类别(图 7-5-7)。

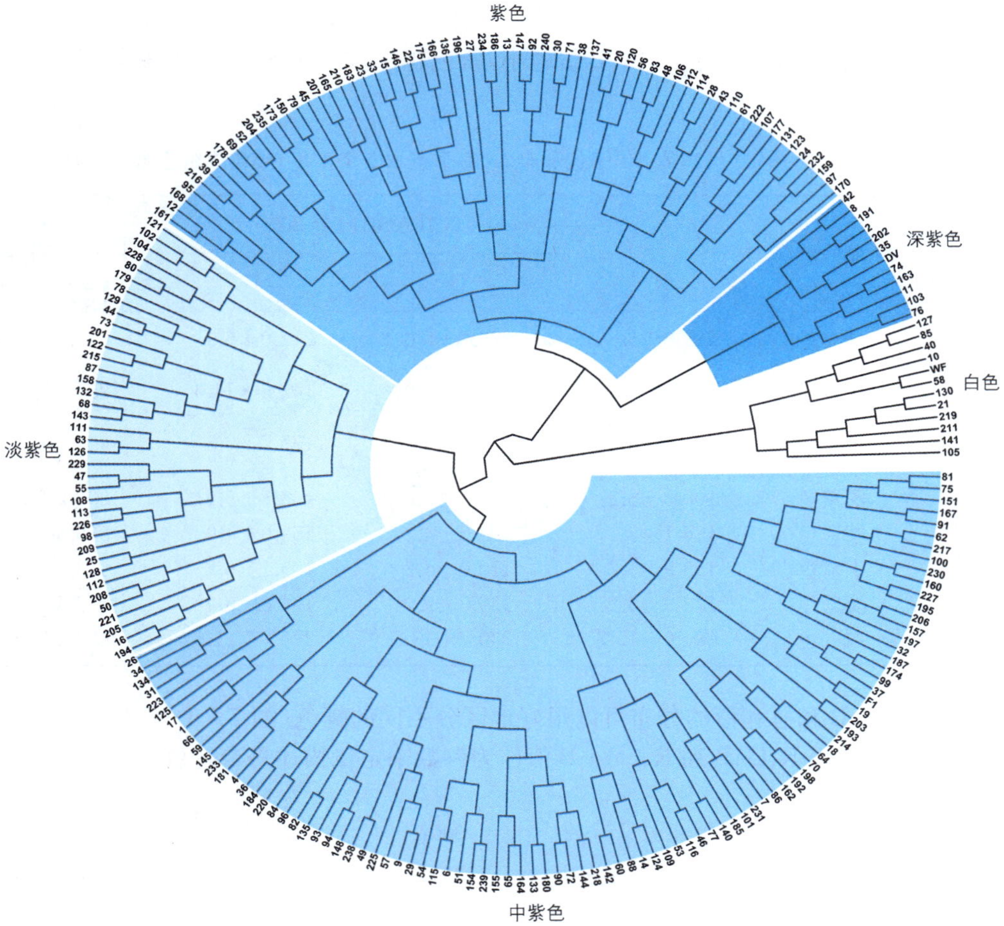

图 7-5-6 基于 RGB 值，丹参 F2 代群体、F1 子代和亲本花色聚类分析

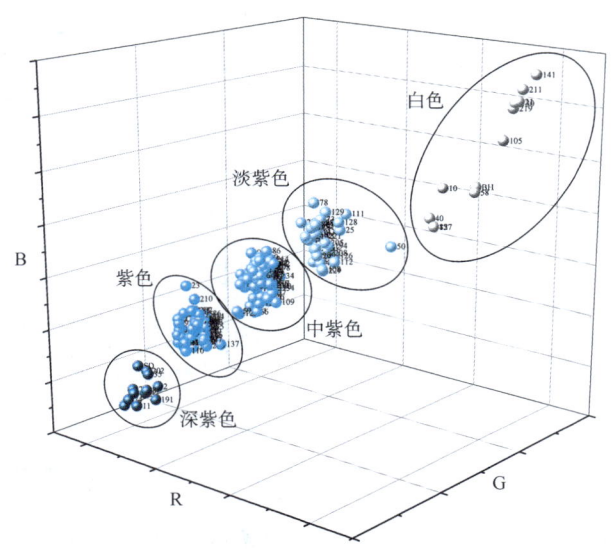

图 7-5-7 丹参 F2 代群体、F1 子代和亲本花色 R,G 和 B 值的三维分布

表 7-5-5 显示了 F2 群体、F1 和亲本每个颜色组的平均 R、G、B 和 R+G+B 值。当将 RGB 值与丹参颜色进行关联分析，RGB 值越小，紫色越深。当用 R+G+B 来描述花色时，这种趋势更加明显。

表 7-5-5 丹参 F2 代群体、F1 子代和亲本(每个亲本 5 个重复)颜色决定因素的统计

亲本和子代	颜色	CIERGB颜色系统			
		R	G	B	R+G+B
BH	白色	232.0±5.5	226.6±5.0	212.0±6.9	670.6±18.2
SD	深紫色	98.4±3.0	58.6±1.9	142.6±14.3	299.6±5.9
F1	中紫色	156.6±6.2	111.4±4.3	177.2±3.8	445.2±23.1
F2	深紫色	100.3±5.2	58.7±5.0	133.5±5.11	292.5±12.5
	紫色	126.1±5.1	81.2±4.8	159.0±4.9	366.3±9.6
	中紫色	153.9±5.2	110.0±4.8	179.1±6.2	443.0±12.6
	淡紫色	178.9±6.2	139.0±9.0	194.6±6.4	512.5±14.1
	白色	234.0±15.7	230.7±17.2	223.7±21.6	688.3±54.1

各组的 R、G、B 和总和值的分布可以很好地区分不同的颜色(图 7-5-8)。因此，在随后的 QTL 定位中，使用 R、G、B 和 R+G+B 值作为参数来定量描述丹参花色。

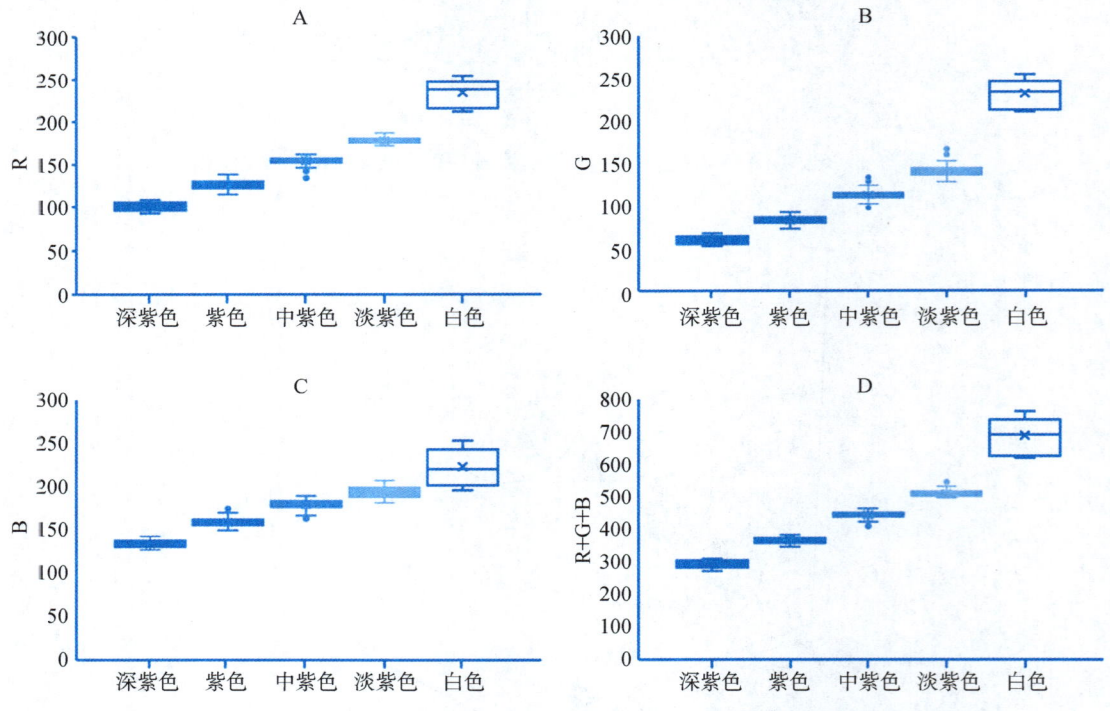

图 7-5-8 基于 R、G、B 和 R+G+B 值丹参 F2 代群体不同颜色组的箱形图
(A. R值；B. G值；C. B值；D. R+G+B值)

2. 利用 SNPs 标记构建遗传连锁图谱 用 214 个 F2 个体和 2 个亲本,构建了 216 个 GBS 文库,产生 1 220 745 966 Clean Reads,对应每个个体平均 5 216 863 个 Reads。将 Clean Reads 与丹参参考基因组进行比对,平均比对率达到 93.58%。GC 含量平均为 36.95%,Q20 值为 96.5%。在两个亲本中,总共筛选出 4 748 852 个 SNPs,其中 278 100 个纯合 SNPs(aa×bb)可用于进一步的分析。过滤显著偏离的 SNPs(χ^2 test, $p<0.001$)和 F2 代群体>25% 缺失数据后,获得 2 750 个候选 SNPs 位点。排除了具有相似位点的 SNPs 标记后,从 2 750 个 SNP 位点中筛选出 605 个 SNPs 位点,构建了遗传连锁图谱。该遗传连锁图谱包含 8 个连锁群,图谱长 738.3 cM。2 个标记间的平均距离为 1.22 cM(图 7-5-9)。

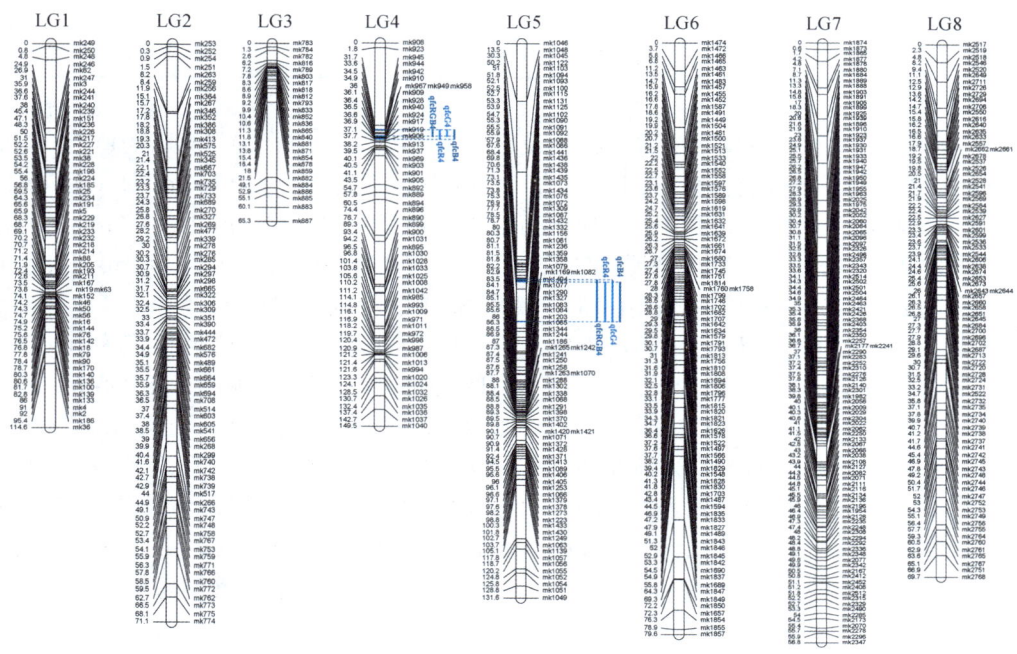

图 7-5-9 丹参 F2 代群体中与 R、G、B 和 R+G+B 值相关的 QTL 在 4 连锁群(LG4)和 5 连锁群(LG5)上的定位(彩图见附图)(标记在右侧,遗传距离在左侧)

在所有的连锁群中,LG 7 含有 112 个 SNPs,所占比例最高(18.5%),而 LG 3 的比例最低(4.3%),只有 26 个 SNPs(表 7-5-6)。遗传距离在 56.8 cM(LG 7)~149.5 cM(LG 4)之间,最大遗传空隔从 2.5 cM(LG 7)到 29.9 cM(LG 4)(表 7-5-6)。

表 7-5-6 丹参花色遗传图谱的标记信息

组 别	SNP 数量	组距离(cM)	平均距离(cM)	最大空隔(cM)
LG1	60	114.6	1.91	20.1
LG2	78	71.1	0.91	6.7
LG3	26	65.3	2.51	27.6
LG4	56	149.5	2.67	29.9

续 表

组 别	SNP 数量	组距离(cM)	平均距离(cM)	最大空隔(cM)
LG5	92	131.6	1.43	19.9
LG6	94	79.6	0.85	8.5
LG7	112	56.8	0.51	2.5
LG8	87	69.7	1.25	3.4
总 计	605	738.2	1.22	29.9

3. 影响花色的 QTL 检测 当置换检验设置成 1 000 倍($p=0.05$),LOD 阈值为 3.59 时,用 R 值定量描述丹参花的颜色。在 LG 4 和 LG 5 中检测到 2 个 QTLs(qfcR 4 和 qfcR 5)(图 7-5-9,表 7-5-7)。qfcR 4 的置信区间为 3.3 cM,侧翼标记为 mk 944 和 mk 917,解释了 25.59% 的表型变异。qfcR 5 的置信区间为 9.7 cM,侧翼标记为 mk 1088 和 mk 1086,解释了 25.59% 的表型变异。利用 G 值,在 LOD 阈值 3.61 的基础上,从 LG 4 和 LG 5 中检测到 2 个 QTLs,分别为 qfcG 4 和 qfcG 5,qfcG 4 的置信区间为 2.5 cM,侧翼标记为 mk 944 和 mk 909,解释了 32.38% 的表型变异。qfcG 5 的可信区间为 11.7 cM,侧翼标记为 mk 1092 和 mk 1086,可解释的表型变异率为 37.11%。当用 B 值定量描述花色,QTL 定位结果与 R 值完全一致。当采用 R+G+B 时,以 LOD 阈值 3.59 为阈值,得到的 2 个 QTLs(qfcRGB 4 和 qfcRGB 5)与 G 值法的结果一致,qfcRGB 4 和 qfcRGB 5 分别解释了 28.46% 和 32.57% 的表型变异。qfcR 4、qfcR 5、qfcG 4、qfcG 5、qfcB 4、qfcB 5、qfcRGB 4 和 qfcRGB 5 的加性效应分别为 5.73、-5.02、7.42、-4.33、4.73、-4.13、17.76 和 -6.87。因此,不管用哪种方法来描述丹参花色颜色(R、G、B 或 R+G+B 值),共检测到 2 个 QTLs。这些结果进一步证实了丹参花色受 2 个等位基因位点控制,它们位于不同的染色体上。

表 7-5-7 利用 RGB 值定位丹参花色的 QTL

特 质	连锁群	QTL	侧翼标记	QTL 界限(cM)	峰值位置(cM)	A	D	LOD	PVE(%)
R	LG4	qfcR4	mk 944-mk 917	33.6~36.9	34.6	5.73	-24.99	10.1	25.59
R	LG5	qfcR5	mk 1088-mk 1086	57.9~67.6	60.0	-5.02	-26.7	4.7	30.68
G	LG4	qfcG4	mk 944-mk 909	33.6~36.1	34.6	7.42	-29.52	7.7	32.38
G	LG5	qfcG5	mk 1092-mk 1086	55.9~67.6	60.0	-4.33	-28.99	15.4	37.11
B	LG4	qfcB4	mk 944-mk 917	33.6~36.9	34.6	4.73	-17.00	10.1	25.60
B	LG5	qfcB5	mk 1088-mk 1086	57.9~67.6	60.0	-4.13	-17.79	4.7	30.68

续 表

特 质	连锁群	QTL	侧翼标记	QTL 界限(cM)	峰值位置(cM)	A	D	LOD	PVE(%)
R+G+B	LG4	qfcRGB4	mk 944-mk 909	33.6～36.1	34.6	17.76	−71.41	9.3	28.46
R+G+B	LG5	qfcRGB5	mk 1092-mk 1086	55.9～67.6	60.0	−6.87	−71.83	5.0	32.57

注：A. 加性效应；D. 优势效应；PVE. 表型变异解释

(五) 思考与拓展

1. 创新性

(1) 用图像分析数据来客观评价丹参花的颜色：本研究中用图像分析数据来客观评价丹参花的颜色，这些数据能够比视觉识别更准确地区分不同程度的紫色[314]。通过拓宽颜色定义的范围(R,0～255；G,0～255；B,0～255)，图像分析有效地检测了主效和次效 QTL[315]。图像分析的关键是获得高清晰度、真实色彩的图片。本研究利用扫描仪提供的稳定均匀的光照，用扫描仪代替照相机获取图片，用 24 色标准色卡进行颜色校正。用 R,G 和 B 值是评价花色的三维指标，根据每种植物花的 R、G 和 B 值，将 F2 群体完全分为 5 组(图 7-5-7)。这一结果与目视观察结果一致。无论是用 R、G、B 还是 R+G+B 值，都可以区分 5 组颜色(图 7-5-8)。因此，使用 RGB 颜色系统可以精确描述丹参的花色。

(2) 利用 SNPs 构建遗传图谱的优势：本研究从 2 个亲本中共筛选出 278 100 个纯合 SNPs，从中鉴定出 2 750 个多态性 SNPs 用于构建遗传连锁图谱。去除了具有相似位点的 SNPs，在遗传图谱上留下了 605 个标记。这 605 个标记分布在 8 个连锁群上，累积长度为 738.3 cM，2 个标记之间的平均距离为 1.22 cM，标记在每条染色体上的分布表明，不同染色体标记的数目有很大差异(例如，LG 7 含有 122 个 SNPs，而 LG 3 仅含有 26 个 SNPs)。这种差异可能是由于进化过程中染色体的保守性[313]。标记在同一染色体上的不均匀分布可能与异染色质在染色体上的分布有关，因为异染色质显示出比常染色质更低的重组水平。

与传统的 SSR、SRAP、ISSR 等分子标记相比，本研究构建的遗传图谱在标记数量、图谱总长度、2 个标记间的平均距离具有优势[312,316]。然而，与 Liu 等利用 SLAFs 构建的图谱[96]相比，本研究标记数少，图谱总长度短，2 个标记间的平均遗传距离长。这是因为，为了保证图谱的质量，本研究对标记进行了严格筛选，即选择纯合标记，去除覆盖度低、明显分离，或类似的位点分子标记。此外，本研究使用 F2 群体，植株群体株数显著多于 Liu 等[317](214 对 96 株)。利用 R、G、B 和 R+G+B 值构建的遗传图谱，检测到 2 个影响丹参花色的 QTL，位于 LG 4 和 LG 5 上。无论用哪个值来描述花色，所获得的 QTL 几乎相同(图 7-5-9)。LG 4 上的 QTL 可解释花色变异的 25% 以上，LG 5 上的 QTL 可解释表型变异的 30% 以上(表 7-5-7)。因此，进一步证实，丹参紫色花被 2 个主效基因控制。在此基础上，利用 QTL 边界标记序列来反映 QTL 之间的物理距离，并预测控制丹参花色的候选基因。

2. 问题与启发

(1) 研究花色的意义：许多鼠尾草属植物为观赏花卉。丹参的花色是最重要的性状之一，这一性状对吸引传粉者和物种的成功进化也是至关重要的。然而，到目前为止，对鼠尾草花色遗传的研究很少。有研究报道，花色的变异可以通过减少颜色变体之间基因流动的程度，来促进物种形成。虽然在本研究中,传粉者对白花的访问还没有估计,这一变种在自由授粉条件下结实率高,表明白色可能并不妨碍昆虫的访问。F2(WF×DV)群体花色从深紫色到白色的变化范围,不仅为研究传粉者与花色的关系提供了优良的材料,而且为研究丹参花色的遗传提供了理想的材料。

(2)构建高质量遗传图谱的条件和基础:高质量的遗传图谱是QTL定位的基础,但遗传图谱的实用性主要依赖于所用多态性标记的类型和数量。目前,基于SSR、SRAP、ISSR、EST-SSR和SLAF标记,已经构建了4个丹参的遗传图谱[318]。然而,这些图谱是基于F1群体,这并不是构建遗传图谱的理想群体。因为丹参是异花授粉植物,亲本可能是杂合的。F1群体也存在性状分离。为了获得一个高质量精准的丹参遗传图谱,本研究采用F2群体并结合GBS技术构建了遗传图谱。为保证亲本尽可能的纯合,在杂交前对亲本进行了3代的自交。F2代群体花色的分离比是有规律的,符合孟德尔定律。

参考文献

[1] 魏建和,杨成民,隋春,等.利用雄性不育系育成桔梗新品种'中梗1号'、'中梗2号'和'中梗3号'[J].园艺学报,2011,38(6):1217-1218.

[2] 马小军,莫长明,白隆华,等.罗汉果新品种'永青1号'[J].园艺学报,2008,35(12):1855.

[3] Canter PH, Thomas H, Ernst E. Bringing medicinal plants into cultivation: Opportunities and challenges for biotechnology [J]. Trends in Biotechnology, 2005, 23(4): 180-185.

[4] 何水林.基因工程[M].北京:科学出版社,2008.

[5] 唐克轩.中草药生物技术[M].上海:复旦大学出版社,2005.

[6] 王敏,黄璐琦,李萌萌.药用植物基因工程研究和应用展望[J].中国中药杂志,2008,33(12):1365-1370.

[7] Wu SQ, Chappell J. Metabolic engineering of natural products in plants: tools of the trade and challenges for the future [J]. Current Opinion in Biotechnology, 2008, 19: 145-152.

[8] Verpoorte R, Memelink J. Engineering secondary metabolite production in plants [J]. Current Opinion in Biotechnology, 2002, 13: 181-187.

[9] Kumar K, Gambhir G, Dass A, et al. Genetically modified crops: current status and future prospects [J]. Planta, 2020, 251(4): 91.

[10] Xue C, Greene EC. DNA Repair Pathway Choices in CRISPR-Cas9-Mediated Genome Editing [J]. Trends in Genetics, 2021, 37(7): 639-656.

[11] Gao C, Genome engineering for crop improvement and future agriculture [J]. Cell, 2021, 184(6): 1621-1635.

[12] Mao Y, Botella JR, Liu Y, et al. Gene editing in plants: progress and challenges [J]. National Science Review, 2019, 6(3): 421-437.

[13] 黄璐琦.分子生药学[M].2版.北京:北京医科大学出版社,2000.

[14] Henkrar F, Udupa S. Marker assisted selection in plant breeding [J]. Moroccan Journal of Agricultural Sciences, 2020, 1(5): 237-247.

[15] Paux E, Sourdille P, Mackay I, et al. Sequence-based marker development in wheat: advances and applications to breeding [J]. Biotechnology Advances, 2012, 30(5): 1071-1088.

[16] Wang S, Chen X, Han F, et al. Genetic diversity and population structure of ginseng in China based on RAPD analysis [J]. Open Life Sciences, 2016, 11: 387-390.

[17] Lee K J, Raveendar S, Kim S-H, et al. Genetic Composition of Korean Ginseng Germplasm by Collection Area and Resource Type [J]. Agronomy, 2020, 10(11): 1643.

[18] Yu D, Huang R, Yu S, et al. Construction of the first high-density genetic linkage map and QTL mapping of flavonoid and leaf-size related traits in Epimedium [J]. BMC Plant Biology, 2023, 23(1): 278.

[19] Yu Y, Yang Z, Jiang Y, et al. Inheritance and QTL Mapping for Flower Color in *Salvia miltiorrhiza* Bunge [J]. Journal of Heredity, 2022, 113(3): 248-256.

[20] Dixon RA, Liu CG, Jun JH. Metabolic engineering of anthocyanins and condensed tannins in plants [J]. Current Opinion in Biotechnology, 2012, 24: 1-7.

[21] 张艳敏.植物逆境应答的分子机制及转基因研究[J].河北农业科学,2003,12: 33-39.

[22] 梁慧敏,夏阳,王太明.植物抗寒冻、抗旱、耐盐基因工程研究进展[J].草业学报,2003,12(3): 1-7.

[23] 朱玉贤,李毅.现代分子生物学[M].北京: 高等教育出版社,1997.

[24] 陈新建,陈占宽,刘国顺,等.植物对水分胁迫响应的分子机制与抗逆基因工程的研究进展[J].热带亚热带植物学报,2000,8(1): 81-90.

[25] Stockinger EJ, Gilmour SJ, Thomashow MF. *Arabidopsis thaliana* CBF1 encodes an AP2 domain-containing transcriptional activator that binds to the C-repeat/DRE, a cis-acting DNA regulatory element that stimulates transcription in response to low temperature and water deficit [J]. Proceedings of the National Academy of Sciences of the United States of America, 1997, 94(3): 1035-1040.

[26] 彭希文.转基因抗虫植物研究进展[J].植物医生,2003(2): 5-6.

[27] 徐重新,金嘉凤,沈成,等.具有杀虫功能的蛋白类生物材料研究进展[J].农药学学报,2023,25(5): 990-1003.

[28] 张少斌,刘慧.农作物抗虫蛋白质工程及其应用[J].安徽农业科学,2006(8): 1617-1618,1662.

[29] 张荣意,刘志昕.植物抗病毒基因工程的策略和机制[J].热带农业科学,2002(5): 68-73.

[30] 廖莎,李国玲,吴珍芳,等.转基因动植物生物反应器研究进展及应用现状[J].广东农业科学,2018,45(11): 126-136.

[31] 许惠滨,王福祥.植物生物反应器表达系统研究进展[J].福建农业科技,2021,52(9): 76-81.

[32] 张丹凤,余自青,吴锁伟,等.植物生物反应器在分子医药农业中的应用[J].中国生物工程杂志,2016,36(1): 86-94.

[33] 张鹏,朱宏.转基因植物生物反应器的研究[J].哈尔滨师范大学自然科学学报,2011,27(5): 77-80.

[34] 赵文婷,魏建和,刘晓东,等.植物瞬时表达技术的主要方法与应用进展[J].生物技术通讯,2013,24(2): 294-300.

[35] 李晓君,王绍梅,谢艳兰,等.农杆菌渗透法转化烟草条件的优化[J].江苏农业科学,2014,42(9): 45-47.

[36] 黎茵,张以顺.农杆菌注射渗透法转化烟草实验研究[J].实验技术与管理,2010,27(11): 50-52.

[37] 邱礽,陶刚,李奇科,等.农杆菌渗入法介导的基因瞬时表达技术及应用[J].分子植物育种,2009,7(5): 1032-1039.

[38] 刘兆明,刘宗旨,白庆武,等.Agroinfiltration在植物分子生物学研究中的应用[J].生物工程学报,2002,18(4): 411-414.

[39] Dhadi SR, Deshpande A, Ramakrishna W. A novel nonwounding transient expression assay for cereals mediated by AgrobAcTeRi-um tumefaciens [J]. Plant Molecular Biology Reporter, 2012, 30(1): 36-45.

[40] Lu R, Malcuit I, Moffett P, Ruiz M T, Peart J, Wu A J, Rathjen J P, Bendahmane A, Day L, Baulcombe DC. a. High throughput virus-induced gene silencing implicates heat shock protein 90 in plant disease resistance [J]. EMBO Journal, 2003, 22(21): 5690-5699.

[41] Li JF, Park E, von Arnim AG, et al. The FAST technique: a simplified Agrobact-erium based transformation method for transient gene expression analysis in seedlings of Arabid-opsis and other plant species [J]. Plant Methods, 2009, 5(10): 6.

[42] Muller HJ. The Production of Mutations by X-Rays [J]. Proceedings of the National Academy of Sciences of the United States of America, 1928, 14(9): 714-726.

[43] Neidle S. Beyond the double helix: DNA structural diversity and the PDB [J]. Journal of Biological Chemistry, 2021, 296: 100553.

[44] Sun W, Xu Z, Song C, et al. Herbgenomics: Decipher molecular genetics of medicinal plants [J]. Innovation, 2022, 3(6): 100322.

[45] Camerini-Otero RD, Hsieh P. Homologous recombination proteins in prokaryotes and eukaryotes [J].

Annual Review of Genetics, 1995, 29: 509-552.

[46] Miki D, Wang R, Li J, et al. Gene Targeting Facilitated by Engineered Sequence-Specific Nucleases: Potential Applications for Crop Improvement [J]. Plant and Cell Physiology, 2021, 62(5): 752-765.

[47] Sinha AK, Possoz C, Leach DRF. The Roles of Bacterial DNA Double-Strand Break Repair Proteins in Chromosomal DNA Replication [J]. Fems Microbiology Reviews, 2020, 44(3): 351-368.

[48] Anzalone AV, Koblan LW, Liu DR. Genome editing with CRISPR-Cas nucleases, base editors, transposases and prime editors [J]. Nature Biotechnology, 2020, 38(7): 824-844.

[49] Gaj T, Gersbach CA, Barbas CF 3rd. ZFN, TALEN, and CRISPR/Cas-based methods for genome engineering [J]. Trends in Biotechnology, 2013, 31(7): 397-405.

[50] Hille F, Richter H, Wong SP, et al. The Biology of CRISPR-Cas: Backward and Forward [J]. Cell, 2018, 172(6): 1239-1259.

[51] Hendriks D, Clevers H, Artegiani B. CRISPR-Cas Tools and Their Application in Genetic Engineering of Human Stem Cells and Organoids [J]. Cell Stem Cell, 2020, 27(5): 705-731.

[52] Liu G, Lin Q, Jin S, et al. The CRISPR-Cas toolbox and gene editing technologies [J]. Molecular Cell, 2022, 82(2): 333-347.

[53] Ma Y, Zhang L, Huang X. Genome modification by CRISPR/Cas9 [J]. FEBS Journal, 2014, 281(23): 5186-5193.

[54] Li J, Zhang C, He Y, et al. Plant base editing and prime editing: The current status and future perspectives [J]. Journal of Integrative Plant Biology, 2023, 65(2): 444-467.

[55] 谢珍妮,劳嘉,钟灿,等.药用植物基因编辑种质创新应用与制度监管[J].南京中医药大学学报,2023, 39(4): 393-400.

[56] 中华人民共和国农业农村部.农业用基因编辑植物安全评价指南(试行)[S/OL].(2022-01-24)[2023-12-05]. https://www.moa.gov.cn/ztzl/zjyqwgz/sbzn/202201/t20220124_6387561.htm.

[57] 中华人民共和国农业农村部.农业用基因编辑植物评审细则(试行)[S/OL].(2023-04-28)[2023-12-05]. https://www.moa.gov.cn/ztzl/zjyqwgz/sbzn/202304/t20230428_6426461.htm.

[58] 焦悦,吴刚,黄耀辉,等.基因组编辑技术及其安全评价管理[J].中国农业科技导报,2018,20(4): 12-19.

[59] Hasan N, Choudhary S, Naaz N, et al. Recent advancements in molecular marker-assisted selection and applications in plant breeding programmes [J]. Journal of Genetic Engineering and Biotechnology, 2021, 19(1): 128.

[60] 黄璐琦.分子生药学[M].2版.北京:北京大学医学出版社,2008.

[61] Zheng H, Fu X, Shao J, et al. Transcriptional regulatory network of high-value active ingredients in medicinal plants [J]. Trends in Plant Science, 2023, 28(4): 429-446.

[62] Hanna RE, Doench JG. Design and analysis of CRISPR-Cas experiments [J]. Nature Biotechnology, 2020, 38(7): 813-823.

[63] Liu H, Ding Y, Zhou Y, et al. CRISPR-P 2.0: An Improved CRISPR-Cas9 Tool for Genome Editing in Plants [J]. Molecular Plant, 2017, 10(3): 530-532.

[64] 龙雨青,曾娟,王玲,等.CRISPR/Cas9基因组编辑技术在药用植物中的研究进展[J].中草药,2023, 54(9): 2940-2952.

[65] Hassan MM, Zhang Y, Yuan G, et al. Construct design for CRISPR/Cas-based genome editing in plants [J]. Trends in Plant Science, 2021, 26(11): 1133-1152.

[66] Liu W, Xie X, Ma X, et al. DSDecode: A Web-based Tool for Decoding of Sequencing Chromatograms for Genotyping of Targeted Mutations [J]. Molecular Plant, 2015, 8(9): 1431-1433.

[67] Brinkman EK, Kousholt AN, Harmsen T, et al. Easy quantification of template-directed CRISPR/Cas9 editing [J]. Nucleic Acids Research, 2018, 46(10): e58.

[68] Liu Q, Wang C, Jiao X, et al. Hi-TOM: a platform for high-throughput tracking of mutations induced by CRISPR/Cas systems [J]. Science China-Life Sciences, 2019, 62(1): 1-7.

[69] Pinello L, Canver MC, Hoban MD, et al. Analyzing CRISPR genome-editing experiments with CRISPResso

[J]. Nature Biotechnology, 2016, 34(7): 695-697.

[70] Kim JM, Kim D, Kim S, et al. Genotyping with CRISPR-Cas-derived RNA-guided endonucleases [J]. Nature Communications, 2014, 5: 3157.

[71] Nuñez JK, Chen J, Pommier GC, et al. Genome-wide programmable transcriptional memory by CRISPR-based epigenome editing [J]. Cell, 2021, 184(9): 2503-2519.

[72] Chesnokov YV, Kosolapov VM, Savchenko IV. Morphological Genetic Markers in Plants [J]. Russian Journal of Genetics, 2020, 56: 1406-1415.

[73] Kwiatek MT, Kurasiak-Popowska D, Mikolajczyk S, et al. Cytological markers used for identification and transfer of Aegilops spp. chromatin carrying valuable genes into cultivated forms of Triticum [J]. Comparative Cytogenetics, 2019, 13(1): 41-59.

[74] Wang Y, Wang S, Jia X, et al. Chromosome karyotype and stability of new synthetic hexaploid wheat [J]. Molecular Breeding, 2021, 41(10): 60.

[75] Arif IA, Bakir MA, Khan HA, et al. A brief review of molecular techniques to assess Plant Diversity [J]. International Journal of Molecular Sciences, 2010, 11(5): 2079-2096.

[76] Rasheed A, Xia X. From markers to genome-based breeding in wheat [J]. Theoretical and Applied Genetics, 2019, 132(3): 767-784.

[77] Zhao L, Zheng Y, Wang Y, et al. A HST1-like gene controls tiller angle through regulating endogenous auxin in common wheat [J]. Plant Biotechnology Journal, 2023, 21(1): 122-135.

[78] Maldonado Dos Santos JV, Valliyodan B, Joshi T, et al. Evaluation of genetic variation among Brazilian soybean cultivars through Genome resequencing [J]. BMC Genomics, 2016, 17: 110.

[79] Zhang Q, Zhang H, Sun L, et al. The genetic architecture of floral traits in the woody plant *Prunus mume* [J]. Nature Communications, 2018, 9(1): 1702.

[80] Miller MR, Dunham JP, Amores A, et al. Rapid and cost-effective polymorphism identification and genotyping using restriction site associated DNA (RAD) markers [J]. Genome Research, 2007, 17(2): 240-248.

[81] Mu XY, Tong L, Sun M, et al. Phylogeny and divergence time estimation of the walnut family (Juglandaceae) based on nuclear RAD-Seq and chloroplast genome data [J]. Molecular Phylogenetics and Evolution, 2020, 147: 106-802.

[82] Kajiya-Kanegae H, Takanashi H, Fujimoto M, et al. RAD-seq-Based High-Density Linkage Map Construction and QTL Mapping of Biomass-Related Traits in Sorghum using the Japanese Landrace Takakibi NOG [J]. Plant and Cell Physiology, 2020, 61(7): 1262-1272.

[83] Sui J, Luan S, Dai P, et al. High accuracy of pooled DNA genotyping by 2b-RAD sequencing in the Pacific white shrimp, *Litopenaeus vannamei* [J]. PLoS One, 2020, 15(7): e0236343.

[84] Natarajan S, Hossain MR, Kim HT, et al. ddRAD-seq derived genome-wide SNPs, high density linkage map and QTLs for fruit quality traits in strawberry (*Fragaria × ananassa*) [J].3 Biotech, 2020, 10(8): 353.

[85] Liu JX, Zhou MY, Yang GQ, et al. ddRAD analyses reveal a credible phylogenetic relationship of the four main genera of Bambusa-Dendrocalamus-Gigantochloa complex (Poaceae: Bambusoideae) [J]. Molecular Phylogenetics and Evolution, 2020, 146: 106-758.

[86] Huang X, Jiang Y, Zhang W, et al. Construction of a high-density genetic map and mapping of growth related QTLs in the grass carp (*Ctenopharyngodon idellus*) [J]. BMC Genomics, 2020, 21(1): 313.

[87] Esposito S, Cardi T, Campanelli G, et al. ddRAD sequencing-based genotyping for population structure analysis in cultivated tomato provides new insights into the genomic diversity of Mediterranean 'da serbo' type long shelf-life germplasm [J]. Horticulture Research, 2020, 7: 134.

[88] Barbanti A, Torrado H, Macpherson E, et al. Helping decision making for reliable and cost-effective 2b-RAD sequencing and genotyping analyses in non-model species [J]. Molecular Ecology Resources, 2020, 20(3): 795-806.

[89] Peterson BK, Weber JN, Kay EH, et al. Double digest RADseq: an inexpensive method for de novo SNP discovery and genotyping in model and non-model species [J]. PLoS One, 2012, 7(5): e37135.

[90] Wang S, Meyer E, Mckay JK, et al. 2b-RAD: a simple and flexible method for genome-wide genotyping [J]. Nature Methods, 2012, 9(8): 808-810.

[91] Zhou X, Li X, Zhang X, et al. Construction of a high-density genetic map and localization of grazing-tolerant QTLs in *Medicago falcata* L [J]. Frontiers in Plant Science, 2022, 13: 985-603.

[92] Shi TX, Li RY, Zheng R, et al. Mapping QTLs for 1000-grain weight and genes controlling hull type using SNP marker in Tartary buckwheat (*Fagopyrum tataricum*) [J]. BMC Genomics, 2021, 22(1): 142.

[93] Skalak J, Vercruyssen L, Claeys H, et al. Multifaceted activity of cytokinin in leaf development shapes its size and structure in Arabidopsis [J]. Plant Journal, 2019, 97(5): 805-824.

[94] Xu LY, Wang LY, Wei K, et al. High-density SNP linkage map construction and QTL mapping for flavonoid-related traits in a tea plant (*Camellia sinensis*) using 2b-RAD sequencing [J]. BMC Genomics, 2018, 19(1): 955.

[95] Elshire RJ, Glaubitz JC, Sun Q, et al. A robust, simple genotyping-by-sequencing (GBS) approach for high diversity species [J]. PLoS One, 2011, 6(5): e19379.

[96] 张羽,周婉莹,孙旺.基于限制性内切酶简化基因组测序的两种主要技术[J].分子植物育种,2020, 18(11): 3562-3570.

[97] Wang Y, Cao X, Zhao Y, et al. Optimized double-digest genotyping by sequencing (ddGBS) method with high-density SNP markers and high genotyping accuracy for chickens [J]. PLoS One, 2017, 12(6): e0179073.

[98] Enciso-Rodriguez FE, Osorio-Guarin JA, Garzon-Martinez GA, et al. Optimization of the genotyping-by-sequencing SNP calling for diversity analysis in cape gooseberry (*Physalis peruviana* L.) and related taxa [J]. PLoS One, 2020, 15(8): e0238383.

[99] Cui Y, Fan B, Xu X, et al. A High-Density Genetic Map Enables Genome Synteny and QTL Mapping of Vegetative Growth and Leaf Traits in Gardenia [J]. Frontiers in Genetics, 2021, 12: 802738.

[100] Kaur G, Pathak M, Singla D, et al. High-Density GBS-Based Genetic Linkage Map Construction and QTL Identification Associated With Yellow Mosaic Disease Resistance in Bitter Gourd (*Momordica charantia* L.) [J]. Frontiers in Plant Science, 2021, 12: 671620.

[101] 牛景萍,石志勇,田洪岭,等.基于GBS简化基因组测序的不同黄芪种质资源遗传多样性分析[J].分子植物育种,2022,20(24): 8291-8298.

[102] Sun X, Liu D, Zhang X, et al. SLAF-seq: an efficient method of large-scale de novo SNP discovery and genotyping using high-throughput sequencing [J]. PLoS One, 2013, 8(3): e58700.

[103] Wei Q, Wang W, Hu T, et al. Construction of a SNP-Based Genetic Map Using SLAF-Seq and QTL Analysis of Morphological Traits in Eggplant [J]. Frontiers in Genetics, 2020, 11: 178.

[104] Fang H, Liu H, Ma R, et al. Genome-wide assessment of population structure and genetic diversity of Chinese Lou onion using specific length amplified fragment (SLAF) sequencing [J]. PLoS One, 2020, 15(5): e0231753.

[105] Yang B, Zhang G, Guo F, et al. A Genomewide Scan for Genetic Structure and Demographic History of Two Closely Related Species, *Rhododendron dauricum* and *R. mucronulatum* (Rhododendron, Ericaceae) [J]. Frontiers in Plant Science, 2020, 11: 1093.

[106] Lu J, Liu Y, Xu J, et al. High-Density Genetic Map Construction and Stem Total Polysaccharide Content-Related QTL Exploration for Chinese Endemic Dendrobium (Orchidaceae) [J]. Frontiers in Plant Science, 2018, 9: 398.

[107] 崔学强,黄昌艳,邓杰玲,等.基于SLAF-seq技术的石斛兰SNP标记开发及亲缘关系分析[J].生物技术通报,2023,39(6): 141-148.

[108] 姜涛,温春秀,田伟,等.基于SLAF-seq技术连翘SNP分子标记开发及遗传多样性分析[J].分子植物育种,2021,19(16): 5405-5413.

[109] 丛琨,朱新焰,石亚娜,等.四种天麻基于SLAF测序的SNP标记开发与分析[J].分子植物育种,2020, 18(5): 1578-1584.

[110] Turuspekov Y, Baibulatova A, Yermekbayev K, et al. GWAS for plant growth stages and yield

components in spring wheat (*Triticum aestivum* L.) harvested in three regions of Kazakhstan [J]. BMC Plant Biology, 2017, 17(Suppl 1): 190.

[111] Lozada DN, Mason RE, Babar MA, et al. Association mapping reveals loci associated with multiple traits that affect grain yield and adaptation in soft winter wheat [J]. Euphytica, 2017, 213: 222.

[112] Kumar S, Kumari J, Bhusal N, et al. Genome-Wide Association Study Reveals Genomic Regions Associated With Ten Agronomical Traits in Wheat Under Late-Sown Conditions [J]. Frontiers in Plant Science, 2020, 11: 549-743.

[113] Karlin S, Liberman U. Theoretical recombination processes incorporating interference effects [J]. Theoretical Population Biology, 1994, 46(2): 198-231.

[114] Yan G, Liu H, Wang H, et al. Accelerated Generation of Selfed Pure Line Plants for Gene Identification and Crop Breeding [J]. Frontiers in Plant Science, 2017, 8: 1786.

[115] Zhang B, Ma L, Wu B, et al. Introgression Lines: Valuable Resources for Functional Genomics Research and Breeding in Rice (*Oryza sativa* L.) [J]. Frontiers in Plant Science, 2022, 13: 863789.

[116] Balakrishnan D, Surapaneni M, Mesapogu S, et al. Development and use of chromosome segment substitution lines as a genetic resource for crop improvement [J]. Theoretical and Applied Genetics, 2019, 132(1): 1-25.

[117] Karunarathna NL, Patiranage ADSR, Harloff HJ, et al. Genomic background selection to reduce the mutation load after random mutagenesis [J]. Scientific Reports, 2021, 11(1): 19404.

[118] Weyen J. Applications of Doubled Haploids in Plant Breeding and Applied Research [J]. Methods in Molecular Biology, 2021, 2287: 23-39.

[119] Fukunaga K, Abe A, Mukainari Y, et al. Recombinant inbred lines and next-generation sequencing enable rapid identification of candidate genes involved in morphological and agronomic traits in foxtail millet [J]. Scientific Reports, 2022, 12(1): 218.

[120] 陈和明, 蔡文杰, 吕复兵, 等. 兰科植物遗传图谱与QTL定位研究进展[J]. 中国农业大学学报, 2023, 28(6): 63-72.

[121] Liu RH, Meng JL. MapDraw: a microsoft excel macro for drawing genetic linkage maps based on given genetic linkage data [J]. Hereditas, 2003, 25(3): 317-321.

[122] Cheema J, Dicks J. Computational approaches and software tools for genetic linkage map estimation in plants [J]. Briefings in Bioinformatics, 2009, 10(6): 595-608.

[123] Yan M, Byrne DH, Klein PE, et al. Genotyping-by-sequencing application on diploid rose and a resulting high-density SNP-based consensus map [J]. Horticulture Research, 2018, 5: 17.

[124] Guo T, Qiu Q, Yan F, et al. Construction of a High-Density Genetic Linkage Map Based on Bin Markers and Mapping of QTLs Associated with Fruit Size in Jujube (*Ziziphus jujuba* Mill.) [J]. Horticulturae, 2023, 9(7): 836.

[125] Rehman F, Gong H, Li Z, et al. Identification of fruit size associated quantitative trait loci featuring SLAF based high-density linkage map of goji berry (Lycium spp.) [J]. BMC Plant Biology, 2020, 20(1): 474.

[126] Jin C, Li Z, Li Y, et al. Update of Genetic Linkage Map and QTL Analysis for Growth Traits in *Eucommia ulmoides* Oliver [J]. Forests, 2020, 11(3): 311.

[127] 陈中坚, 马小涵, 董林林, 等. 药用植物DNA标记辅助育种(三)三七新品种——"苗乡抗七1号"的抗病性评价[J]. 中国中药杂志, 2017, 42(11): 2046-2051.

[128] 沈奇, 张栋, 孙伟, 等. 药用植物DNA标记辅助育种(Ⅱ)丰产紫苏新品种SNP辅助鉴定及育种研究[J]. 中国中药杂志, 2017, 42(9): 1668-1672.

[129] Liu YF, Wang JM, Zhang JH, et al. Characterization of SSRs and SNPs based on transcriptome of *Ranunculus asiaticus* L. and development of anthocyanin-related SSRs and SNPs [J]. Nanoscience and Nanotechnology Letters, 2018, 10(2): 267-273.

[130] 常楚瑞, 王晓丽. 脱氧核糖核酸分子标记在天麻辅助育种研究中的应用[J]. 时珍国医国药, 2012, 23(4): 896-897.

[131] 张婕,李西文.川贝母转录组中 SSR 位点信息分析[J].中国实验方剂学杂志,2018,24(18):30-35.
[132] 李双香.药用野生稻芒长基因 OoAn1 的图位克隆[D].杭州:浙江师范大学,2023.
[133] 李春,何振,刘小俊,等.莴笋红叶基因图位克隆及分子标记开发[J].四川农业大学学报,2024,42(3):523-528.
[134] Zhao Z, Xiao L, Xu L, et al. Fine mapping the BjPl1 gene for purple leaf color in B2 of *Brassica juncea L.* through comparative mapping and whole-genome re-sequencing [J]. Euphytica, 2017, 213(4):80.
[135] Su W Q, Tao R, Liu W Y, et al. Characterization of four polymorphic genes controlling red leaf colour in lettuce that have undergone disruptive selection since domestication [J]. Plant Biotechnology Journal, 2020, 18(2):479-490.
[136] 孙莹莹.半夏不同居群之间杂交技术体系的研究[D].贵阳:贵州大学,2016.
[137] 肖亚雯.半夏杂交育种初步研究[D].南京:南京农业大学,2009.
[138] 徐冬梅.川北柴 1 号×竹叶柴胡杂交 F1 代主要性状的杂种优势分析[D].绵阳:西南科技大学,2019.
[139] 张玉,李子赢,余燕,等.丹参杂交 F1 代有效成分评价[J].合成化学,2023,31(6):470-475.
[140] 王顶.丹参杂交新材料的创制与评价[D].成都:川农业大学,2021.
[141] 刘辰露,钟健,庆军,等.杜仲 F1 代叶片性状变异及杂种优势[J].经济林研究,2023,41(1):225-235.
[142] 师凤华,魏建和,凌征柱,等.桔梗雄性不育系的 F1 杂交组合农艺性状表现[J].中药材,2011,34(12):1815-1818.
[143] 黄莺.药用菊花杂交育种初步研究[D].南京:南京农业大学,2010.
[144] 刘玮,谷淑芬,吕显洲,等.丁香属植物有性杂交试验的研究初报[J].植物研究,2000(2):207-211.
[145] 王秋颖,郭顺星.天麻优良品种选育的初步研究[J].中国中药杂志,2001(11):22-24.
[146] 王锦秀,赵健,黄占明.枸杞与番茄属间远缘杂交研究初报[J].宁夏农林科技,2005(3):8-9.
[147] 彭建明,游建军,彭朝忠.豆蔻属种间杂交种研究初报[J].中药材,2010,33(9):1371-1373.
[148] 滕人达.金线莲多倍体诱导及杂交育种初步研究[D].杭州:浙江农林大学,2018.
[149] 张凯.EMS 不同处理浓度与时间对头花蓼的诱变效应初报[J].南方农业,2014,8(10):46-50.
[150] 何洁.穿心莲化学诱变过程生理学响应机制研究[D].广州:广州中医药大学,2017.
[151] 李羿,万德光.茯苓紫外线诱变育种[J].药物生物技术,2008(1):44-47.
[152] 梅凌锋.广金钱草化学诱变植株的筛选与评价[D].广州:广东药科大学,2017.
[153] 伍海航.航天诱变 SP9 代决明优良株系选育及抗逆性研究[D].杭州:浙江理工大学,2023.
[154] 李金金.航天诱变决明 SP4 代优良突变株系的选育[D].杨凌:西北农林科技大学,2016.
[155] 彭依晴.航天诱变柴胡 SP2 代优良株系间筛选及其综合评价研究[D].杨凌:西北农林科技大学,2023.
[156] 徐家豪.航天诱变穿心莲 SP5-SP6 代优良株系选育与突变性状研究[D].杭州:浙江理工大学,2023.
[157] 曾吴静.航天诱变穿心莲 SP1-SP2 代农艺性状变异研究[D].杭州:浙江理工大学,2020.
[158] 舒柯.航天诱变丹参生物学效应以及植物学特征的研究[D].长沙:湖南中医药大学,2011.
[159] 马楠,齐志鸿,毛仁俊等.航天诱变对夏枯草 SP1 代生物学特性和迷迭香酸含量的影响[J].西北农林科技大学学报(自然科学版),2015,43(9):178-184.
[160] 郑慧.航天诱变夏枯草不同穗长种质资源的评价及花穗发育机制初探[D].杭州:浙江理工大学,2023.
[161] 郭西华,朱艳英,关颖.航天诱变育种板蓝根的 X 射线荧光光谱的测定分析[J].光谱实验室,2010,27(6):2311-2313.
[162] 赵剑,李建国.60Co γ 射线辐射诱变提高长春花生物碱含量[J].分子植物育种,2009,7(3):607-611.
[163] 杨先国.太空丹参 SP1-1 的生物学效应及诱变育种研究[D].长沙:湖南中医药大学,2012.
[164] 高文远,李克峰,高秀梅,等.太空环境对甘草 DNA 诱变作用和次生代谢产物的影响[J].中国科学(C 辑:生命科学),2008(11):1090-1094.
[165] 刘艳.阳春砂组织培养与辐射诱变育种的初步研究[D].广州:广州中医药大学,2010.
[166] 薛建邦,莫转林,莫美华.灵芝航天诱变菌株的活性成分含量与体外抗氧化活性评价[J].食品科技,2023,48(12):1-8.
[167] 王雪婷,张振伟,龙泽雄,等.一号灵芝航天诱变菌株的筛选与鉴定[J].食品科技,2022,47(8):1-7.
[168] 王秀,李成梅,曾建荣,等.广藿香化学诱变育种及良性突变体选育[J].种子,2023,42(11):122-129.

[169] 明钟镱.太空葛麻姆 SP1 的生物学效应研究[D].南昌：江西中医药大学,2023.
[170] 巫锴丽,刘键锺,李成梅,等.广藿香^{60}Co-γ射线辐射诱变植株的筛选及评价[J].热带作物学报,2024,45(2)：278-287.
[171] 何思,万琼霞,揭雨成,等.太空诱变苎麻 171 种子后代农艺性状变异分析[J].中国麻业科学,2022,44(5)：261-266.
[172] 蒋榕,赵亿嘉,袁林,等.不同化学诱变剂对苎麻种子萌发的影响[J].中国麻业科学,2022,44(5)：278-284.
[173] 胡洁.紫羊茅种子的空间诱变效应研究[D].呼和浩特：内蒙古农业大学,2023.
[174] 李玲钰.^{60}Co-γ射线辐射百合诱变效应及辐射保护剂应用研究[D].绵阳：西南科技大学,2023.
[175] 惠国强,王秀明,侯磊,等.不同党参花药培养诱导培养基的筛选[J].山西农业科学,2020,48(7)：1016-1018.
[176] 姬璇.基于体外雄核发育的穿心莲单倍体新种质创制研究[D].广州：广州中医药大学,2018.
[177] 关青.连翘形态解剖学及组织培养研究[D].太原：山西大学,2014.
[178] 伍晓丽,李隆云,钟国跃,等.青蒿花药培养研究[J].时珍国医国药,2009,20(12)：3135-3136.
[179] 别振宇.蜀葵组织培养及其天然活性物质含量研究[D].天津：天津科技大学,2016.
[180] 李涵,郑思乡,李枝林,等.齿瓣石斛多倍体育种研究初报[J].中国农学通报,2004(4)：198-199.
[181] 聂振明.颠茄(Atropa belladonna L.)组织培养与新种质选育研究[D].重庆：西南大学,2006.
[182] 李运合.盾叶薯蓣四倍体诱导及快繁技术的研究[D].武汉：华中农业大学,2003.
[183] 周堂英,李惠波,向素琼,等.粉葛组织培养及同源四倍体诱导[J].中草药,2005(8)：114-117.
[184] 艾先元,石巍峻,刘雅琴.枸杞茎尖培育四倍体苗初报[J].宁夏农林科技,1991(5)：30-32,58.
[185] 熊洋.广藿香多倍体诱导与鉴定研究[D].广州：广东药学院,2014.
[186] 严寒静,熊洋,叶燕莹,等.广藿香同源八倍体诱导与鉴定[J].热带亚热带植物学报,2014,22(4)：351-356.
[187] 运泓,杨治琴,张治国.化学诱变同源多倍体当归育种初报[J].中药材科技,1980(1)：11-14.
[188] 程志号.藿香多倍体诱导、再生体系建立及遗传转化初探[D].武汉：华中农业大学,2009.
[189] 苏鑫,王雪,贺斌,等.基于组织培养技术的紫果西番莲诱变研究[J].西部林业科学,2023,52(5)：138-145.
[190] 石小刚.绞股蓝再生体系的建立与多倍体诱导[D].重庆：西南大学,2006.
[191] 刘传军,王晓军,郝秀英,等.离体培养条件下伊犁贝母四倍体诱导及筛选[J].时珍国医国药,2008,19(12)：2849-2851.
[192] 王红娟,杨岚,李雅婷,等.茅苍术同源四倍体离体诱导与鉴定[J].核农学报,2015,29(6)：1030-1036.
[193] 王凯萍.平贝母愈伤组织和不定芽的四倍体诱导研究[D].长春：吉林农业大学,2013.
[194] 伍晓丽,刘飞,钟国跃,等.青蒿同源四倍体的诱导[J].时珍国医国药,2008(11)：2703-2705.
[195] 林玉凤,杜勤,程凤丽,等.青天葵多倍体诱导、鉴别研究[J].广州中医药大学学报,2015,32(3)：513-518,579.
[196] 庄云,马尧,陈映.秋水仙素处理对柴胡产量性状及细胞学形态的影响[J].北方园艺,2012(21)：141-143.
[197] 刘宏伟.秋水仙素对北柴胡的诱导研究[D].绵阳：西南科技大学,2017.
[198] 刘宏伟,唐志康,余马,等.秋水仙素对北柴胡生长的影响[J].种子,2017,36(5)：1-5.
[199] 盘飞兰,苏钰琴,杨杰花,等.秋水仙素对罗汉果雄株多倍体的诱导[J].现代农业科技,2016(2)：108,130.
[200] 张利珍.秋水仙素和氮离子对蒙古黄芪多倍体诱导的影响及其适应机理的探讨[D].呼和浩特：内蒙古大学,2011.
[201] 王强,兰利琼,傅华龙.秋水仙素诱导川贝母(Fritillaria cirrhosa D. Don)愈伤组织多倍体的研究[J].武汉植物学研究,2002(6)：449-452.
[202] 王帅,李铂,张瑜,等.秋水仙素诱导地黄多倍体的初步研究[J].陕西农业科学,2008(6)：47-50.
[203] 张天悦.秋水仙素诱导的多倍体茶用菊的生物学特征研究[D].济南：山东农业大学,2023.
[204] 周玉丽.秋水仙素诱导连翘多倍体的研究[D].石家庄：河北农业大学,2011.

[205] 阮玉娟.秋水仙素诱导茉莉多倍体的研究[D].重庆:西南大学,2014.
[206] 符鹏.三叶木通同源四倍体的诱导与鉴定[D].成都:四川农业大学,2022.
[207] 董一昕,冶泽青,杨越,等.四倍体艾纳香植株诱导及其倍性鉴定[J].中国野生植物资源,2018,37(6):43-46.
[208] 刘丽萍,王丽艳,殷奎德.菘蓝的多倍体诱导研究[J].黑龙江八一农垦大学学报,2008(3):23-26,42.
[209] 李铁军.长春花四倍体的诱导及初步选育[D].济南:山东中医药大学,2009.
[210] 肖艳.紫锥菊多倍体的诱导与鉴定[D].长沙:湖南中医药大学,2006.
[211] 余梅,尹艺林,王继明.食用药百合组织培养及其多倍体诱导研究[J].皖西学院学报,2009,25(2):53-57.
[212] 叶敏,戴均贵,果德安.桔梗细胞悬浮培养体系对斑蝥素的生物转化研究[J].中草药,2003,34(10):869-871.
[213] 陈晓童,吕可,刘涛,等.百子莲脱水素基因ApY2SK2逆境应答模式及启动子调控功能研究[J].西北植物学报,2021,41(8):1267-1278.
[214] 张艳芳.向日葵耐盐调控机制及其盐胁迫应答基因克隆与功能验证的研究[D].呼和浩特:内蒙古农业大学,2017.
[215] 张美萍,杨珺凯,孙明哲,等.基于家族分析的苜蓿逆境应答Ca^{2+} ATPase家族基因筛选与鉴定[J].植物生理学报,2017,53(2):198-208.
[216] 刘薇,张彦威,王玉斌,等.大豆干旱响应GRAS基因筛选及GmGRAS27的生物信息学和逆境表达分析[J].大豆科学,2022,41(1):36-42.
[217] 谢望,李天静,李鑫窈,等.胡杨PeNAC121基因启动子的分离鉴定和胁迫应答模式分析[J].植物研究,2022,42(2):234-242.
[218] Liu HL, Shen HT, Chen C, et al. Identification of a putative stearoyl acyl-carrier-protein desaturase gene from *Saussurea involucrata* [J]. Biologia Plantarum, 2015, 59(2):316-324.
[219] Venier M, Aguero CB, Bermejillo A, et al. Analysis of salinity tolerance of *Vitis vinifera* 'Thompson Seedless' transformed with AtNHX1 [J]. Vitis, 2018, 57:143-150.
[220] Morita S, Kato M, Nakayama Y et al. Increased tolerance to photooxidative stress by overexpression of mitochondrial dismutase in tobacco. Indian Journal of Biotechnology, 2021, 20(1):76-80.
[221] Huang X, Stettmaie R K, Michel C, et al. Nitric oxide is induced by wounding and influences jasmonic acid signaling in *Arabidopsis thaliana* [J]. Planta, 2004, 218(6):938-946.
[222] Li X, Sun XD, Yang SH, et al. Molecular cloning and functional analysis of a novel phytoglobin gene from the alpine plant *Stipa purpurea* [J]. Plant Ecology & Diversity, 2017, 10(1):17-27.
[223] 郭荫杰,冯献忠,杨素欣.植物血红蛋白基因功能研究进展[J].土壤与作物,2018,7(2):160-167.
[224] 刘国花,韩素英,齐力旺.植物抗旱耐盐基因工程研究及应用前景[J].世界农业,2003(7):44-46.
[225] 潘阳露.番茄转录因子SlbZIP38响应干旱和高盐胁迫的功能研究[D].重庆:西南大学,2018.
[226] Jiang M, Ye ZH, Zhang HJ, et al. Broccoli plants over-expressing an ERF transcription factor gene BoERF1 facilitates both salt stress and Sclerotinia stem rot resistance [J]. Journal of Plant Growth Regulation, 2018, 38:1-13.
[227] 乌日娜.干旱胁迫及复水条件下扁蓿豆抗逆基因筛选及功能验证[D].呼和浩特:内蒙古农业大学,2022.
[228] 耿伟博.烟草胚胎发育晚期丰富蛋白(LEA蛋白)基因家族对非生物胁迫反应的鉴定与分析[D].济南:山东农业大学,2023.
[229] 郭新勇,程晨,王爱英,等.天山雪莲冷调节蛋白基因siCOR转化烟草植株的抗旱性分析[J].植物学报,2012,47(2):111-119.
[230] Griffith M, Ala P, Yang DSC, et al. Antifreeze protein produced endogenously in winter rye leaves [J]. Plant Physiology, 1992, 100(2):593-596.
[231] Urrutia ME, Duman JG, Knight CA. Plant thermal hysteresis proteins [J]. Biochimica et Biophysica Acta, 1992, 1121:199-206.

[232] Perlak FJ, Stone TB, Muskopf YM, et al. Genetically impreved potatoes: Protection from damage by Colorado potato beetles [J]. Plant Molecular Biology, 1993, 22: 313-321.

[233] Powell AP, Nelson RS, De B, et al. Delay of disease development in transgenic plants that express the tobacco mosaic virus coat protein gene [J]. Science, 1986, 232: 738-743.

[234] Sanford JC, Johnson SA. The concept of parasite-derived resistance: Deriving resistance genes from the parasites own genome [J]. Journal of Theoretical Biology, 1985, 115: 395-405.

[235] Wilson TM. Strategies to protect crop plants against viruses: Pathogen- derived resistance blossoms [J]. Proceedings of the National Academy of Sciences of the United States of America, 1993, 90: 3134-3147.

[236] Teng Z, Shen Y, Li J et al. Construction and Quality Analysis of Transgenic Rehmannia glutinosa Containing TMV and CMV Coat Protein [J]. Molecules, 2016, 21(9): 1134.

[237] Golemboski DB, Lomonossoff GP, Zaitlin M. Plants transformed with a tobacco mosaic virus nonstructural gene sequence are resistance to the virus [J]. Proceedings of the National Academy of Sciences of the United States of America, 1990, 87: 6311-6315.

[238] 吴清铧, 贾瑞宗, 郭静远, 等. 基因沉默番木瓜环斑病毒复制酶基因(PRSV-Nib)获得抗病毒病番木瓜的研究[J]. 热带作物学报, 2024, 45(4): 837-846.

[239] 郭兴启, 范国强, 尚念科. 植物抗病毒基因工程育种策略及其进展[J]. 生命科学研究, 2000, 4(2): 112-117.

[240] 刘晓玲, 宋云枝, 刘红梅, 等. 马铃薯X病毒25kD运动蛋白基因和外壳蛋白基因介导的抗病性研究[J]. 作物学报, 2005(7): 827-832.

[241] 顾沛雯, 张军翔. 黄瓜花叶病毒卫星RNA生防制剂防治辣椒病毒病的研究[J]. 农业科学研究, 2006, 27(3): 27-30.

[242] De Feyter R, Young M, Schroeder K, et al. A ribozyme gene and an antisense gene are equally effective in conferring resistance to tobacco mosaic virus on transgenic tobacco [J]. Molecular & General Genetics Mgg, 1996, 250(3): 329-338.

[243] Hammond J, Kamo KK. Effective resistance to potyvirus infection conferred by expression of antisense RNA in transgenic plants. Molecular Plant-Microbe Interactions, 1995, 8(5): 674-682.

[244] Wittner A, Palkovics L, Balazs E. Nicotiuna benthamiana plants transformed with the plum pox virus helicase gene are resistant to virus infcetion [J]. Virus Research, 1998, 53(1): 97-103.

[245] Vaira AM, Semeria L, Crespi S, et al. Resistance to tospoviruses in Nicotiana benthamiana transformed with the N gene of tomato spotted wilt virus: correlation between transgene expression and protection in primary transform-ants [J]. Molecular plant-microbe interactions, 1995, 81: 66-73.

[246] Dinesh-Kumar SP, Baker BJ. Alternatively spliced N resistance gene transcripts: Their possible role in tobacco mosaic Virus Researchistance [J]. Proceedings of the National Academy of Sciences of the United States of America, 2000, 97(4): 1908-1913.

[247] 翁志辉, 徐平东, 李梅. 植物抗病毒基因工程及其应用前景[J]. 生物技术, 1993, 4: 6-10.

[248] 张海燕, 周奕华, 党本元, 等. 将商陆抗病毒蛋白(PAP)cDNA导入油菜获得抗病毒转基因植株[J]. 科学通报, 1998(23): 4, 2534-2537.

[249] 王进忠, 王彦珺, 王锡锋, 等. 商陆抗病毒蛋白基因导入百合愈伤组织初报[J]. 生物技术, 2005(3): 73-75.

[250] 赵爽, 雷建军, 陈国菊, 等. 商陆抗病毒蛋白基因转化芥菜的获得及抗性研究[J]. 农业生物技术学报, 2008, 16(6): 971-976.

[251] 向莉, 李书剑, 张杰文. 美洲商陆抗病毒蛋白对人神经胶质瘤细胞U251细胞增殖和凋亡的影响[J]. 郑州大学学报(医学版), 2011, 46(5): 742-744.

[252] 孔卫青, 杨金宏. 切割桑花叶萎缩类病毒的12串联体核酶基因克隆与转录载体构建[J]. 蚕业科学, 2013, 39(4): 638-642.

[253] Tavladoraki P, Benvenuto E, Trinca S, et al. Transgenic plants expressing a functional single-chain Fv antibody are specifically protected from virus attack [J]. Nature, 1993, 366(6454): 469-472.

[254] 方荣祥,田颖川,王桂玲,等.抗烟草和黄瓜花叶病毒的双价抗病毒工程烟草[J].科学通报,1990(1):1358-1359.

[255] 方荣祥,田颖川,王桂玲,等.双抗转基因烟草纯合系的选育及田间试验[J].中国科学(B辑),1993,23(5):481-488.

[256] 薛春玲,郑玉亭,梁桂超.转基因番木瓜技术扩散机制及管理政策研究[J].东北农业科学,2019,44(6):86-90.

[257] Gerszberg A, Hnatuszko-Konka K. Compendium on Food Crop Plants as a Platform for Pharmaceutical Protein Production [J]. International Journal of Molecular Sciences, 2022, 23: 3236.

[258] Dhama K, Natesan S, Iqbal Yatoo M, et al. Plant-based vaccines and antibodies to combat COVID-19: current status and prospects [J]. Human Vaccines & Immunotherapeutics, 2020, 16(12): 2913-2920.

[259] Yan Long, Xun Wei, Suowei Wu, et al. Plant Molecular Farming, a Tool for Functional Food Production [J]. Journal of Agricultural and Food Chemistry, 2022, 70(7): 2108-2116.

[260] 陈凯先,张卫东.中药现代化与中药创新[J].中国食品药品监管,2022,1(8):4-13.

[261] 张慧博,孙超.CRISPR/Cas9技术在药用植物功能基因组研究中的应用和展望[J].世界科学技术:中医药现代化,2022,24(2):638-648.

[262] Deng C, Shi M, Fu R, et al. ABA-responsive transcription factor bZIP1 is involved in modulating biosynthesis of phenolic acids and tanshinones in *Salvia miltiorrhiza* [J]. J Exp Bot, 2020, 71(19): 5948-5962.

[263] Shi M, Du Z, Hua Q, et al. CRISPR/Cas9-mediated targeted mutagenesis of bZIP2 in *Salvia miltiorrhiza* leads to promoted phenolic acid biosynthesis [J]. Industrial Crops and Products, 2021, 167: 113560.

[264] Zakaria MM, Schemmerling B, Ober D. CRISPR/Cas9-Mediated Genome Editing in Comfrey (*Symphytum officinale*) Hairy Roots Results in the Complete Eradication of Pyrrolizidine Alkaloids [J]. Molecules, 2021, 26(6): 1498.

[265] Soyk S, Müller NA, Park SJ, et al. Variation in the flowering gene SELF PRUNING 5G promotes day-neutrality and early yield in tomato [J]. Nature Genetics, 2017, 49(1): 162-168.

[266] Zou X, Du M, Liu Y, et al. CsLOB1 regulates susceptibility to citrus canker through promoting cell proliferation in citrus [J]. Plant Journal, 2021, 106(4): 1039-1057.

[267] Fan M, Gao Y, Wu Z, et al. Linkage Map Development by EST-SSR Markers and QTL Analysis for Inflorescence and Leaf Traits in Chrysanthemum (*Chrysanthemum morifolium* Ramat.) [J]. Plants (Basel), 2020, 9(10): 1342.

[268] Jiang X, Yang X, Zhang F, et al. Combining QTL mapping and RNA-Seq Unravels candidate genes for Alfalfa (*Medicago sativa* L.) leaf development [J]. BMC Plant Biology, 2022, 22(1): 485.

[269] Wang D, Yang L, Shi C, et al. QTL mapping for growth-related traits by constructing the first genetic linkage map in Simao pine [J]. BMC Plant Biology, 2022, 22(1): 48.

[270] Malebe M P, Koech R K, Mbanjo E G N, et al. Construction of a DArT-seq marker-based genetic linkage map and identification of QTLs for yield in tea [*Camellia sinensis* (L.) O. Kuntze] [J]. Tree Genetics Genomes, 2021, 17: 9.

[271] Zhao Y, Zhao Y, Guo Y, et al. High-density genetic linkage-map construction of hawthorn and QTL mapping for important fruit traits [J]. PLoS One, 2020, 15(2): e0229020.

[272] Liu Y, Song H, Zhang M, et al. Identification of QTLs and a putative candidate gene involved in rhizome enlargement of Asian lotus (*Nelumbo nucifera*) [J]. Plant Molecular Biology, 2022, 110(1-2): 23-36.

[273] 杨其长.植物工厂[M].北京:清华大学出版社,2019.

[274] 王福,陈士林,刘友平,等.我国中药材种植产业进展与展望[J].中国现代中药,2023,25(6):1163-1171.

[275] 鲍顺淑,张成波,马承伟.药用植物工厂化栽培探讨[J].中药研究与信息,2005,7(5):39-42.

[276] 鲍顺淑,闻婧,杨雅婷,等.LED在设施园艺中的应用系列(四)LED在药用植物栽培上的应用[J].农业

工程技术(温室园艺),2009(8):14-15.

[277] 李远鲲,郭新宇,张颖,等.棉花表型技术研究进展[J].江苏农业科学,2023,51(11):27-36.
[278] 穆金虎,陈玉泽,冯慧,等.作物育种学领域新的革命:高通量的表型组学时代[J]..植物科学学报,2016,34(6):962-971.
[279] Amy Watson, Sreya Ghosh, Matthew J. Williams et al. Speed breeding is a powerful tool to accelerate crop research and breeding [J]. Nature Plants, 2018, 4:23-29.
[280] Teng Z, Shen Y, Li J et al. Construction and Quality Analysis of Transgenic *Rehmannia glutinosa* Containing TMV and CMV Coat Protein [J]. Molecules, 2016, 21(9):1134.
[281] Parani M, Rudrabhatla S, Myers R, et al. Microarray analysis of nitric oxide responsive transcripts in Arabidopsis [J]. Plant Biotechnology Journal, 2004, 2(4):359-366.
[282] 邵青,梁永光,雷安平,等.裸藻遗传转化技术的研究进展[J].水生生物学报,2018,42(3):655-662.
[283] 黄恻隐,李林,闻伟锷,等.遗传转化技术在药用植物研究中的应用[J].遵义医科大学学报,2022,45(3):407-412.
[284] 李悦,宋慧云,王志,等.植物原生质体分离与瞬时表达体系研究进展[J].植物生理学报,2023,59(1):21-32.
[285] 张云罗,吴迎梅,刘义飞,等.药用植物遗传转化和基因编辑技术研究进展[J].植物科学学报,2024,42(2):242-253.
[286] 董燕,易浪,朱丹丹,等.转基因中药前期安全性评价技术探讨[J].世界科学技术-中医药现代化,2013,15(3):466-470.
[287] 饶毅,王孟颖,赵雯,等.药用石斛鉴别方法研究进展[J].药品评价,2023,20(1):1-5.
[288] 宋发军,黄珍,罗忠,等.代谢组学及其在药用植物研究中的应用[J].中南民族大学学报(自然科学版),2016,35(2):36-41.
[289] 张国卉,朱紫妍,慕沁汝,等.农杆菌介导的丹参遗传转化体系研究进展[J].现代农业科技,2022(20):47-51.
[290] Cao X, Xie H, Song M, et al. Cut-dip-budding delivery system enables genetic modifications in plants without tissue culture [J]. Innovation, 2022, 4(1):100345.
[291] Chen K, Wang Y, Zhang R, et al. CRISPR/Cas Genome Editing and Precision Plant Breeding in Agriculture [J]. Annual Review of Plant Biologyl, 2019, 70:667-697.
[292] 王珊,刘湘丹,周日宝,等.基因工程技术在药用植物育种研究中的应用[J].中南药学,2016,14(3):286-289.
[293] Lesaffre T. Population-level consequences of inheritable somatic mutations and the evolution of mutation rates in plants [J]. Proceedings of the Royal Society B-Biological Sciences, 2021, 288(1958):20211127.
[294] Sandmann G. Diversity and origin of carotenoid biosynthesis: its history of coevolution towards plant photosynthesis [J]. New Phytologist, 2021, 232(2):479-493.
[295] Shan Q, Wang Y, Li J, Gao C. Genome editing in rice and wheat using the CRISPR/Cas system [J]. Nature Protocols 2014, 9(10):2395-2410.
[296] Cao X, Xie H, Song M, et al. Simple method for transformation and gene editing in medicinal plants [J]. Journal of Integrative Plant Biology, 2024, 66:17-19.
[297] Neelakandan AK, Wang K. Recent progress in the understanding of tissue culture-induced genome level changes in plants and potential applications [J]. Plant Cell Reports. 2012, 31(4):597-620.
[298] Wang X, Xu Z, Tian Z, et al. The EF-1α promoter maintains high-level transgene expression from episomal vectors in transfected CHO-K1 cells [J]. Journal of Cellular and Molecular Medicine. 2017, 21(11):3044-3054.
[299] Niu Q, Wu S, Xie H, et al. Efficient A·T to G·C base conversions in dicots using adenine base editors expressed under the tomato EF1α promoter [J]. Plant Biotechnology Journal. 2023, 21(1):5-7.
[300] Zhou L, Zuo Z, Chow MS. Danshen: an overview of its chemistry, pharmacology, pharmacokinetics, and clinical use [J]. Journal of Clinical Pharmacology, 2005, 45(12):1345-1359.

[301] Pahlavani MH, Mirlohi AF, Saeidi G. Inheritance of flower color and spininess in safflower (*Carthamus tinctorius* L.) [J]. Journal of Heredity, 2004, 95(3): 265-267.

[302] Jaakola L. New insights into the regulation of anthocyanin biosynthesis in fruits [J]. Trends in Plant Science, 2013, 18(9): 477-483.

[303] Falcone Ferreyra ML, Rius SP, Casati P. Flavonoids: biosynthesis, biological functions, and biotechnological applications [J]. Frontiers in Plant Science, 2012, 3: 222.

[304] Zhang S, Hu X, Miao H, et al. Imaged-based phenotyping accelerated QTL mapping and qtl environment interaction analysis of testa colour in peanut (*Arachis hypogaea*) [J]. Plant Breeding, 2021, 140(5): 884-895.

[305] Duan H R, Wang L R, Cui G X, et al. Identification of the regulatory networks and hub genes controlling alfalfa floral pigmentation variation using RNA-sequencing analysis [J]. BMC Plant Biology, 2020, 20(1): 110.

[306] Sudarshan GP, Kulkarni M, Akhov L, et al. QTL mapping and molecular characterization of the classical D locus controlling seed and flower color in Linum usitatissimum (flax) [J]. Scientific Reports, 2017, 7(1): 15751.

[307] Wu Q, Wu J, Li SS, et al. Transcriptome sequencing and metabolite analysis for revealing the blue flower formation in waterlily [J]. BMC Genomics, 2016, 17(1): 897.

[308] Yu Y, Jiang Y, Wang L, et al. Comparative transcriptome analysis reveals key insights into male sterility in *Salvia miltiorrhiza* Bunge [J]. PeerJ, 2021, 9: e11326.

[309] Johnsen S. How to measure color using spectrometers and calibrated photographs [J]. Journal of Experimental Biology, 2016, 219(Pt 6): 772-778.

[310] Zhang B, Tong Y, Luo K, et al. Identification of GROWTH-REGULATING FACTOR transcription factors in lettuce (*Lactuca sativa*) genome and functional analysis of LsaGRF5 in leaf size regulation [J]. BMC Plant Biology, 2021, 21(1): 485.

[311] Lu F, Lipka AE, Glaubitz J, et al. Switchgrass genomic diversity, ploidy, and evolution: novel insights from a network-based SNP discovery protocol [J]. PLoS Genetics, 2013, 9(1): e1003215.

[312] Yang Q, Yang Z, Tang H, et al. High-density genetic map construction and mapping of the homologous transformation sterility gene (hts) in wheat using GBS markers [J]. BMC Plant Biology, 2018, 18(1): 301.

[313] Ouellette LA, Reid RW, Blanchard SG, et al. LinkageMapView-rendering high-resolution linkage and QTL maps [J]. Bioinformatics, 2018, 34(2): 306-307.

[314] Diago MP, Fernandez-Novales J, Fernandes AM, et al. Use of Visible and Short-Wave Near-Infrared Hyperspectral Imaging To Fingerprint Anthocyanins in Intact Grape Berries [J]. J Agric Food Chemistry, 2016, 64(40): 7658-7666.

[315] Underhill AN, Hirsch CD, Clark MD. Evaluating and Mapping Grape Color Using Image-Based Phenotyping [J]. Plant Phenomics, 2020, 2020: 8086309.

[316] Pan YL, Zhao Q, Song ZQ, et al. Construction of A Genetic Linkage Map in *Salvia miltiorrhiza* [J]. Zhong Yao Cai, 2016, 39(7): 1443-1445.

[317] Liu T, Guo L, Pan Y, et al. Construction of the first high-density genetic linkage map of *Salvia miltiorrhiza* using specific length amplified fragment (SLAF) sequencing [J]. Scientific Reports, 2016, 6: 24070.

[318] Feng Y, Guo LL, Jin H, et al. Quantitative trait loci analysis of phenolic acids contents in *Salvia miltiorrhiza* based on genomic simple sequence repeat markers [J]. Industrial Crops and Products, 2019, 133: 365-372.

（陆续　唐克轩　张阳　刘翔　田益夫　史建伍　郑汉）

第八章

药用活性成分绿色生物制造

第一节 概 述

我国药用植物资源非常丰富,包括人参、甘草、丹参等上万个品种。药用植物中的活性成分多为其机体内生物合成的微量次生代谢产物,如黄花蒿中的抗疟疾成分青蒿素(artemisinin)、罂粟中的镇痛成分吗啡(morphine)、麻黄中发汗平喘作用的麻黄素(ephedrine)等。当前药用植物活性成分的生产主要从含量低的药用植物(野生或栽培植物)中直接提取分离。例如,在野生或栽培的红豆杉树皮提取紫杉醇(taxol,含量约0.02%干重);在栽培的长春花中提取长春新碱(vincristine,含量约0.0003%干重);甘草酸苷(glycyrrhizin)基本从野生甘草中提取(含量2%~8%干重),但这种方法有较多的缺点,如含量很低、植物生长周期长、产品纯化难、对生物资源尤其是野生植物资源造成严重破坏。少数结构简单的天然产物,如奎宁、肉桂酸等能用全化学合成法进行直接合成,这样显著降低了生产成本,然而大部分天然产物因有较多的活性中心而结构复杂,给化学全合成带来很大的阻力,如紫杉醇的化学全合成效率极低,不能满足工业化生产的要求。为提高合成效率,科研人员也开始选择从中间体为反应底物的半合成方法,如从10-脱乙酰基巴卡亭Ⅲ出发合成紫杉醇。但总体来说,化学全合成或半合成法效率低、成本高、毒性大、工艺流程复杂、产生同分异构体并且造成严重的环境污染等问题。

为了丰富甚至改变现有药用活性成分的供给模式,目前研究人员基于基因组学、合成生物学、数据科学等前沿技术的原理,设计和改造植物、微生物等生命体来生产天然药用活性成分的方法呈现较多优势,逐渐发展出植物细胞工厂、微生物细胞工厂、生物转化(包括全细胞催化和无细胞体系)等研究方向。如在酵母工程菌中生产青蒿素的前体青蒿酸(artemisinic acid)已超过25 g/L的产业化水平。重要中药活性成分,如榄香烯、丹参酮、齐墩果酸、薯蓣皂素等的酿酒酵母工程菌也被我国科学家成功开发,特别是以组分为合成特征的"人参酵母""玫瑰酵母",以中药复方为特征的"复方丹参酵母"被成功开发。随着近年来众多研究人员的努力,药用活性成分的生物合成,将革新传统的生产方式,成为药用资源可持续利用的重要途径之一。

本章主要介绍植物细胞工厂、微生物细胞工厂、生物转化(包括全细胞催化和无细胞酶催化体系)等研究方向的基本原理,以及在萜类、黄酮类、油脂和生物碱类等药用活性成分生产中的研究进展,以研究案例的方式,呈现植物细胞工厂、微生物细胞工厂、全细胞催化等研究方向的基本研究范式,为药用活性成分绿色生物制造研究领域的发展提供理论及实践基础。

一、植物细胞工厂

(一)植物细胞工厂的研究现状

植物被誉为地球上最伟大的化学家之一,其合成的代谢物被人类用于治疗性化学物质和必需营养素,使植物成为生物活性化合物的宝贵来源。而其中又包含大量难以化学合成的治疗性植物化学物质,包括药物和营养品(食品中的生物活性天然营养强化化合物),使药用植物或植物提取物成为这些重要化学物质的重要来源。此外,许多重要的植物活性成分在难以培养的植物中表达或产量低微。随着全球人口的增加,需要新的工具来为更多的民众提供高营养食品和低成本的治疗方法。为此,科学家们利用"代谢工程"和"合成生物学"结合的方式生产重要的植物活性成分以满足市场的需求。合成生物学是采用从自然界分离或合成的生物功能元件(启动子、核糖开关和终止子等)对生物代谢途径进行遗传学设计、改造甚至从头合成以满足人们的需求,其研究内容包括两个主要方面:一是"自上而下",通过对现有的、天然存在的生物系统进行重新设计和改造以获得新的合成功能;二是"自下而上",通过设计和构建新的生物元件、组件和系统,创造自然界中尚不存在的生物基因回路[1-4]。合成生物学提供了一个恰当的机会来加速我们对正常植物生长,发育的理解和改造。

近年来,随着系统生物学和分子生物学等多方面技术的发展,合成生物学的研究对象正逐步过渡到更为复杂的多细胞体系。植物拥有丰富的内膜系统和细胞器、高度特化的生物合成基因簇、精细的代谢调控网络,可为合成生物学的相关研究提供理想的模式体系。如设计检测环境变化的植物传感器、开发精准修饰的基因编辑技术、建立高效异源合成代谢途径等,不仅有助于人类加深对复杂生命运行规律的理解,还有望为解决农业生产、生物制药、能源环境等方面的困境与难题提供新策略,实现可持续发展。近来,以植物为底盘的合成生物学在植物基础研究方面取得了重要进展(如图8-1-1)[5-17]。植物细胞工厂是以植物细胞作为"工厂",通过基因编辑等操作对细胞内的代谢通路、元件进行改造,从而实现目标产物的生产。随着对烟草、水稻等模式生物的遗传代谢研究成熟,植物如烟草、水稻、单细胞微藻及毛状根开始逐渐作为底盘细胞用于特定产物的生产[18-20]。

(二)植物细胞工厂的科学优势与未来发展趋势

植物及其产生的化合物是我们拥有的重要自然资源,从我们吃的食物到我们服用的许多药物,植物为我们提供了多种能够改善人类健康的生物活性化合物。植物细胞工厂具有以下科学优势:其一,降低成本。由于工艺流程和难度的问题,相较于微生物细胞发酵培养表达提取,植物的种植培养表达提取可大大降低成本,且工艺几乎不需要随量产放大而大规模调整变化,综合成本能降低5~10倍。其二,生产方式灵活。植物底盘对生产环境的要求要低于微生物,生产过程更容易(种植即可,不需要发酵罐,因此受放大过程中的工艺变化制约较少)。其三,污染风险小。动物源蛋白生产过程中容易携带动物本身和环境中的病菌,增加了交叉感染的风险。微生物底盘如常见的大肠杆菌,则会有细胞内毒素的影响,而植物底盘的污染风险较小,纯化成本也相对较低。植物底盘的产物天然地会比微生物更加安全,不存在类毒素等有害物质,主要是蛋白、黄酮类物质。其四,安全性强。植物底盘的知识产权问题要小于微生物,微生物核心菌群不容易安全保存,但植物底盘不存在这类问题。基于工艺规模化、低碳等角度的明确优势,植物细胞工厂有望成为大分子蛋白重组的里程碑式技术平台,资本市场对其关注也佐证了这一点。

相较于微生物生长周期短、容易进行基因改造的优点,植物底盘存在相应的缺点,如较长的生命周期、严苛的生长条件与代谢调控,还有基因改造的局限性等,但在当前碳达峰与碳中和背景下,利用植物的固碳能力是实现碳中和的重要途径。特别因为植物能够光合自养,相比微生物发酵需要消耗糖类等额外有机物,植物合成代谢工程具有更强的可持续发展能力。植物作为植物天然产物生产底盘,具有许多天然的优越条件,如光合作用系统、极其丰富的酶库

第八章 药用活性成分绿色生物制造

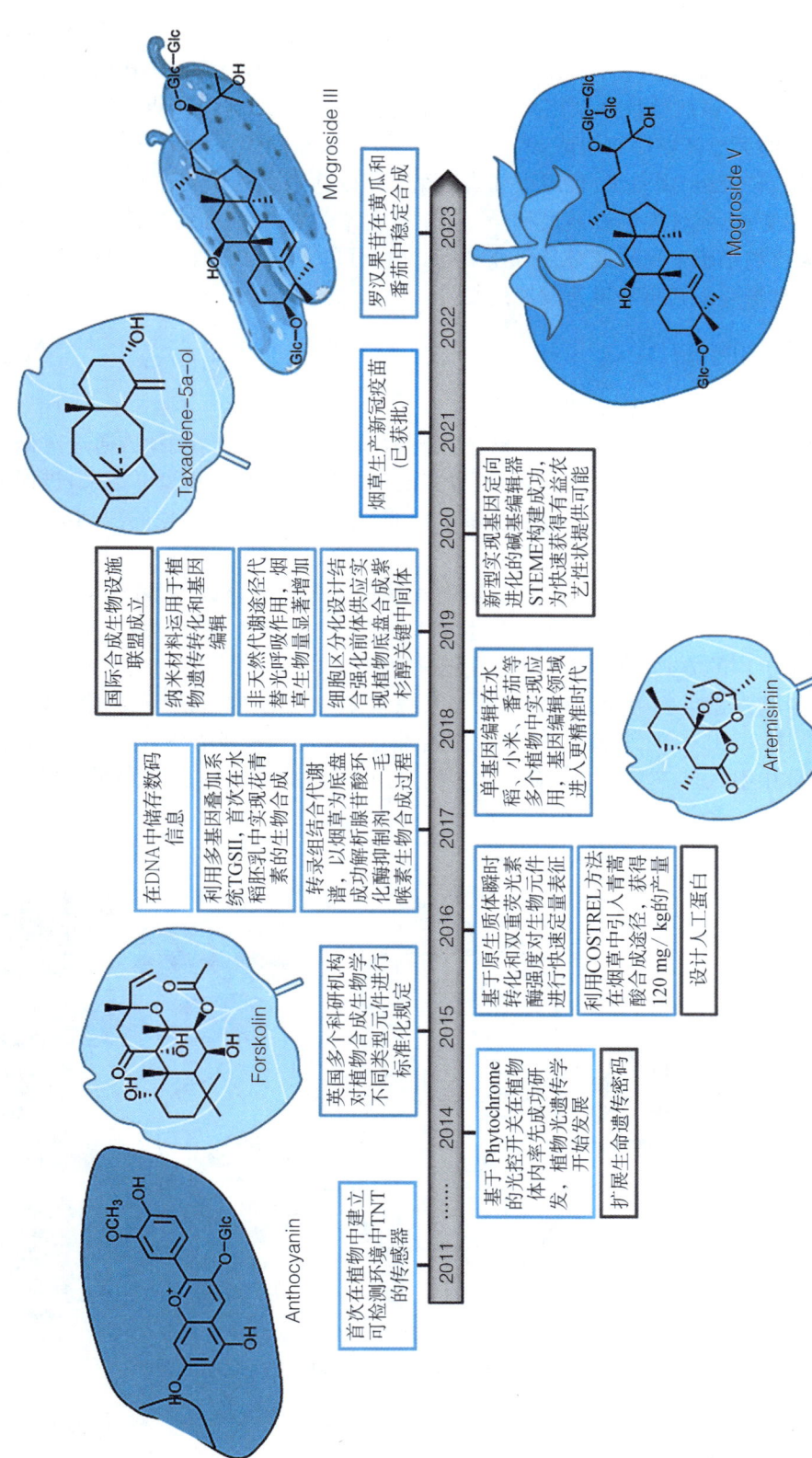

图 8-1-1 植物细胞工厂近年的发展

(例如细胞色素 P450)以及各种细胞区室的存在,植物细胞区室可以将完整的途径分解成独立的部分,同时优化每个细胞区室中的反应和前体化合物等条件,因而将植物作为底盘具有巨大的生产应用潜力[21]。虽然植物体系比微生物更加复杂,但植物细胞工厂研究也具有其独特的优势。植物来源的天然产物生物合成、调控及转运元件、线路和模块能更好地适应植物底盘。随着植物基因组、转录组、蛋白组、代谢组和表型组等组学大数据的快速发展,利用多种组学数据进行突变体库筛选、元件发掘以及模型预测加速了植物代谢网络和信号转导通路等数据发掘工作,已成为植物细胞工厂研究必备研究策略。由此可见,植物细胞工厂不仅将助力"双碳"目标实现,同时也将迎来其自身迅速发展的契机。

二、微生物细胞工厂

(一)微生物细胞工厂的研究现状

微生物细胞工厂是基于合成生物学和代谢工程等基础理论和技术手段,通过对微生物生理特征、遗传基础和代谢表型等进行深入研究,实现对微生物的可预测和可定义,进而使微生物具备合成人类所需产品的能力。本质上,微生物细胞工厂是对生命现象的深刻理解,对微生物的功能的定向重塑。

微生物细胞工厂的应用领域十分广泛,涵盖了从食品药品的合成,到可再生能源的开发,以及环境保护等多个领域。例如,基于合成生物学理论的中药活性成分异源仿生合成,是通过构建微生物细胞工厂的方式,在微生物中模仿药用动植物中活性成分的合成方式,将从药用动植物获得的关键酶在微生物中通过科学设计和系统重建与优化,实现活性成分在微生物中的异源发酵合成(图 8-1-2)[22]。其中较典型的案例是我国科学家利用高通量基因整合技术在酿酒酵母染色体中引入了三类人参皂苷元的生物合成途径,成功地构建出能同时高效合成三类人参皂苷元的第一代"人参酵母"细胞工厂[23]。

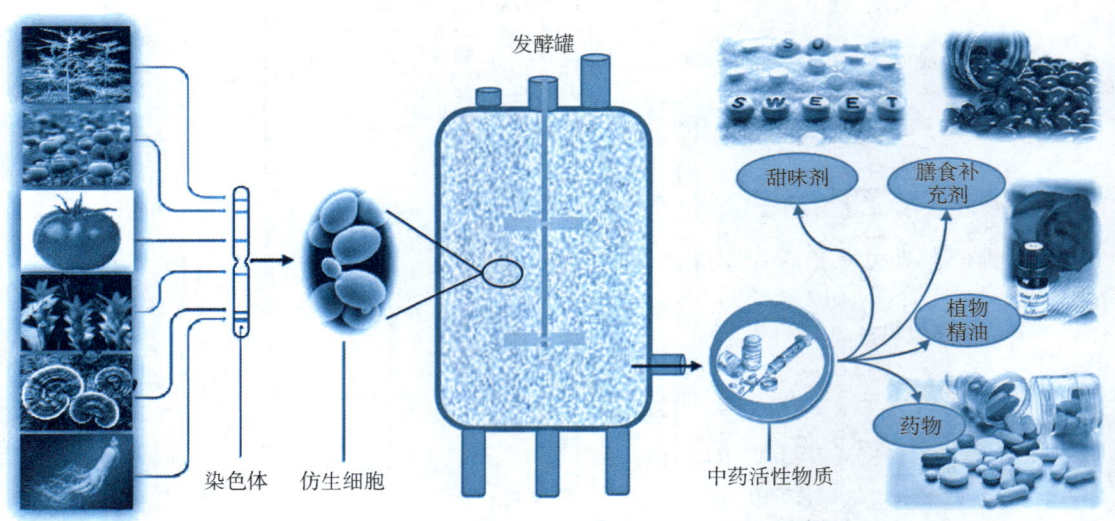

图 8-1-2 基于合成生物学理论的中药活性成分异源仿生合成

尽管微生物细胞工厂应用前景广阔,但在实际研究和应用中也面临一些重要挑战。首先,微生物代谢网络的复杂性和动态性是一个亟待解决的问题。微生物的代谢途径构成了一个高度复杂、动态调控的网络,我们对其了解尚不深入,这给微生物细胞工厂的开发带来困难,如酿酒酵母中最常用的半乳糖诱导系统通常认为在葡萄糖水平降至阈值以下时,半乳糖代谢基因才会被诱导。然而,Escalante-Chong 等[24]证实在一定范围的糖浓度下,半乳糖代谢基因诱导受到培养基中半乳糖与葡萄糖比率的影响。通过系统地扰动经典的半乳糖/葡萄糖的信号通路,如敲除 GAL80 基因,发现这些因素不能解释比率感知。相反,该团队证实比率感知发生在经典信号通路的上游,是由两种糖对己糖转运蛋白的竞争结合引起的。其次,微生物稳定性的问题也是需要克服的难题。确保基因改造后微生物的稳定性,同时防止其在环境中逃逸,对工程设计和运行过程提出了严苛要求。如细胞生存力依赖于非天然氨基酸(unnatural amino acid,unAA)存在的合成营养缺陷提供了一种强有力的策略来限制转基因生物在开放环境中的不必要繁殖,并潜在地防止工业间谍活动[25]。然而,随着相应科学技术发展,如随着基因编辑技术的不断完善和合成生物学、系统生物学的飞速发展,对微生物代谢网络的理解将逐步深化,为微生物细胞工厂的设计提供更为精准的指导。在微生物稳定性的问题上,工程学家们也在不断探索新的方法和技术,以确保微生物在生产环境中的稳定性和安全性。

微生物细胞工厂作为当前生物科技发展的重要方向,虽然面临挑战,相信未来将能够开发出更加高效、便捷、可持续的微生物生产系统。将微生物视为我们的"小工厂",协助我们生产燃料、药品和其他产品,替代现有的石油基及提取法生产的药用活性成分,为"碳达峰"和"碳中和"目标作出积极贡献。

(二)微生物细胞工厂的科学优势与未来发展趋势

在微生物细胞工厂的发展过程中,科学家们借助合成生物学和代谢工程的基础理论和技术手段,通过对微生物的深入研究,实现了对微生物行为的可预测和可定义,从而完成了青蒿素、丹参酮、人参皂苷、β-榄香烯、三七皂苷、玫瑰芳香精油、复方丹参组分等一大批中药活性成分的异源合成(图 8-1-3),具体科学优势体现在以下几方面:

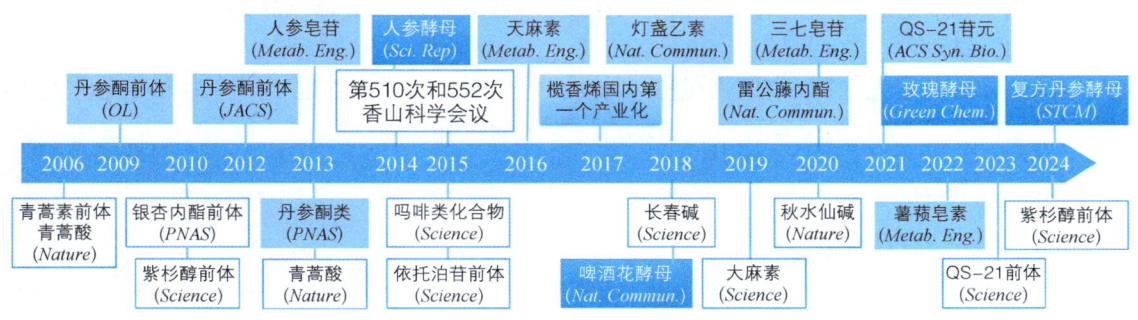

图 8-1-3　中药活性成分国内外研究现状(时间轴的上方主要为我国科学家的贡献)

(1) 广泛的应用领域:微生物细胞工厂在高价值化学品(如有"精油之后"之称的玫瑰精油[26])和药物(如吗啡类药物蒂巴因和氢可酮[27])合成、可再生能源和食品(CO_2合成淀粉[28])的开发以及大宗化学品(丁二酸[29])和环境保护(地沟油和CO_2为底物合成塑料单体[30])等多个领域具有广泛的应用。

(2) 高效可控的生产模式:微生物具有快速繁殖、生长迅速的特点,通过分子生物学的手段优化其代谢途径,能够实现高效的生产过程。2013 年,加州大学伯克利分校的 JD Keasling 教授在第十八届生物化学与分子工程国际大会(BME XⅧ)上介绍:其团队历时 10 年,实现了青蒿酸在酵母中发酵生产,产量高达 25 g/L,并经简单化学反应合成了抗疟药物青蒿素[31];经过计算,其在不到 100 m³ 发酵车间年产青蒿素能达到 35 吨,相当于我国近 5 万亩耕地的种植产量。这为工业生产提供了更为经济和高效的选择。

(3) 绿色可持续发展:微生物细胞工厂利用微生物自身的代谢能力,实现对废弃物和廉价原料的利用,有助于推动生产过程的可持续性。如 β-榄香烯是从姜科植物温郁金、莪术等药用植物中提取的国家一类抗癌药物的有效成分。天然来源的 β-榄香烯因含量低且化学类似物组成复杂,导致其分离成本过高。我国研究团队利用代谢工程与合成生物学技术提高酿酒酵母中萜类的生物合成通量和产物兼容性。在此基础上,进行吉玛烯 A 合成酶的蛋白质工程改造和高产吉玛烯 A 工程菌创建,并成功开发吉玛烯 A 热转化为 β-榄香烯的耦合工艺,最终将高纯度 β-榄香烯获得成本降为植物提取的 0.15%[32]。

微生物细胞工厂的未来发展趋势体现在以下几方面:

(1) 定量合成生物学的发展:随着对微生物代谢网络的深入研究,定量合成生物学将在微生物细胞工厂的设计和优化中发挥更大的作用。通过对微生物整体的理解,可以更好地优化和设计代谢通路,提高产物的生成效率,实现中药活性成分(单一成分或者组分)的高效、定量合成。

(2) 精准基因编辑技术:精准的基因编辑技术是构建微生物细胞工厂的基础。随着 CRISPR-Cas9 等基因编辑工具的不断完善,脱靶效率的逐渐降低,研究人员将能够更准确、高效地编辑微生物的基因,从而更精细地调控其生产性能。

(3) 人工智能和大数据的应用:在微生物细胞工厂的研究和优化中,人工智能和大数据技术的应用将变得更为重要。这些技术能够处理庞大的生物信息数据,加速生产过程的优化,提高微生物细胞工厂的效率和可控性。

(4) 生态系统的综合考虑:未来微生物细胞工厂的设计将更加注重生态系统的综合考虑,以确保基因改造后的微生物在环境中的稳定性,避免可能的生态风险,从而更好地实现可持续发展的目标。

总的来说,随着先进技术的不断创新和综合应用,相信微生物细胞工厂将为人类提供更高效、可持续的生产手段,为全球可持续发展作出更大的贡献。

三、生物转化

(一) 生物转化的研究现状

生物转化是指利用生物体(包括细菌、真菌、植物组织、动物组织)或其产生的酶作为催化剂对外源化合物进行结构修饰而获得目标产物的过程,又称生物催化,其本质即生物体系中的酶对外源性底物的催化反应。目前,用于转化研究的生物体系主要有真菌、细菌、藻类、植物的悬浮细胞、组织或器官以及动物的细胞、组织等,其中应用最多的是微生物体系和植物细胞悬浮培养体系。

由于植物细胞中存在许多特异性功能酶,通过选择合适的植物细胞、反应条件和底物,利用细胞悬浮培养进行生物转化,可以获得活性先导化合物。近年来,利用植物细胞悬浮培养进行生物转化的研究日渐增多,有研究利用细胞悬浮培养体系对一些生物利用度低的天然化合物和部分人工合成的活性化合物进行生物转化,获得了具有较好生物活性的衍生物——熊果苷。另外,微生物具有种类繁多、分布广、繁殖快、适应能力强、含酶丰富等特点,使得微生物转化系统能快速稳定地实现生物活性成分的生产,如用微生物体系生物转化生产稀有人参皂苷CK、Rh2等产物。

长期以来,中医药以其成本低、安全、有效等独特优势,在疾病预防和健康改善方面发挥着至关重要的作用。中药活性成分是中药发挥药效的关键成分,但中药活性成分含量往往比较低,且存在稳定性差、生物利用度低、毒副作用较强等问题。应用酶催化技术可以生产许多成品药及医药中间体。例如中药活性成分可以通过酶催化进行结构修饰,获得新的衍生物,以降低这些活性成分的毒性或提高其生物活性以及发现新的生物活性成分;或以易于得到的化学中间体/前体为底物,通过酶催化获得某些微量活性成分。这已成为当今新药开发和改造传统制药工艺的重要手段,特别在手性药物及中间体的生产中具有广泛的应用前景。

(二) 生物转化的科学优势与未来发展趋势

生物转化具有多种特点,包括转化类型丰富,具有高度的立体结构选择性,反应条件温和、低能耗、高效率等等,广泛应用于医药、食品、饲料、益生元、益生菌、生物精炼厂、纸浆加工、石油和天然气开采等领域。其中生物酶通常被广泛用于催化各种化学反应,在许多应用中作为生物催化剂。目前全球酶市场价值为8.63亿美元(2019年),预计到2027年将达到14.5亿美元,2020年至2027年的复合年增长率(CAGR)为6.5%[33]。

在过去的一个世纪里,生物转化经历了革命性的进步。得益于多学科技术的整合,天然酶促反应的不断探索,蛋白质工程催生了强大的生物催化剂,广泛用于工业生产。这些研究成果逐步构建了一个包含天然酶合成途径和人工设计的酶级联的网络。如今,人工智能、自动化、超高通量技术的发展为新型酶、酶机制和酶级联的发现提供了无限可能,并逐步补充了酶全合成通路设计中关键的缺失步骤。因此,生物催化研究正逐步走向新技术集成、智能制造、酶全合成的时代[34]。新的先进技术在生物催化中被广泛应用,人工智能、微流控和生物传感器正在大大提高生物信息的处理速度、酶促反应的挖掘效率以及酶促级联反应的设计水平。其次,随着对单步酶反应和多步酶级联反应的深入研究取得越来越多的成果,天然产物和复杂药物化合物的异源或体外生物全合成正在成为现实。此外,光生物催化为构建人工酶促反应打开了一扇新的大门,将为酶促合成途径的精简和优化带来新的机遇。

第二节 理 论 基 础

一、植物细胞工厂

(一) 植物细胞工厂的生物学原理

植物细胞工厂是一种利用植物细胞作为生物反应器生产特定化合物的技术,其生物学原理涉及植物细胞全能性、植物基因表达的时空特异性和植物亚细胞器多样性等方面。

1. 植物细胞全能性 植物细胞全能性指的是植物的每个细胞都包含着该物种的全部遗传信息,从而具备发育成完整植株的遗传能力。植物细胞全能性是植物细胞培养的理论基础。植物细胞培养技术又叫离体培养技术,是从植物体中分离出符合需要的组织、器官或细胞、原生质体等,在无菌条件下接种在含有各种营养物质及植物激素的培养基上,利用培养以获得再生的完整植株或生产具有经济价值的其他产品的技术,其原理是利用植物细胞的全能性。早在1964年,利用植物细胞培养生产具有药用价值的植物次生代谢化合物成为国内植物组织培养领域的一个重要研究领域。研究人员实现了三分三、三七和萝芙木等 3 种药用植物的愈伤组织培养,这些愈伤组织均保留了药用活性成分的生物合成能力。

2. 植物基因表达的时空特异性　植物体对于次生代谢产物的合成和积累具有非常精准的时间和空间调控网络,次生代谢产物因为其特定的生物学功能和固有的细胞毒性而积累在特定的部位催化其形成的酶类也特异地分布在不同的器官、组织、细胞及细胞器中,并在特定的时间表达。大多数的次生代谢产物都积聚在植物体的特定器官或特殊的组织结构中,如乳汁器、腺毛簇、分泌细胞等,特化的腺体结构是单萜类及黄酮类化合物产生的部位。次生代谢物质积聚在特殊的结构中可使其与一些敏感的代谢途径隔绝开,以避免自毒。这些特殊的结构大多是不能进行光合作用的,因此需要邻近的细胞来供给碳和能量以完成次生代谢。除此之外,在长期的进化演变中,次生代谢产物积累在特定的器官、组织和细胞中有其非常重要的生理生态意义。例如,植物的根、茎或叶中积累的生物碱对昆虫或植食动物具有拒食或趋避作用,对病毒、细菌或真菌等病原微生物具有抑制、阻断或毒杀作用。植物生物碱的合成代谢可对植食动物或昆虫的取食及微生物的攻击产生积极的应答,如昆虫对烟草叶的啃食能诱导烟碱在植物体内的大量合成和积累。明确次生代谢物质的合成和积累部位以及其在植物体内的转运情况对于揭示植物体次生代谢网络具有重大意义,并为植物细胞工厂的发展奠定基础。

3. 植物亚细胞器多样性　细胞器是细胞内具有特定形态结构和功能的微器官,每种细胞器在细胞的生命活动中,都发挥着其独特且不可替代的生物学功能。同时,这些形态与功能大相径庭的细胞器在细胞内紧密联系并互相合作,进而形成了庞大且精密的内膜系统来调控细胞的各类生理功能。细胞也可通过调控各类细胞器的丰度、组成和亚细胞定位与分布等来协调与平衡各细胞器的功能。而植物在细胞器层面的需求和调控是复杂而多样的,首先,植物由于其固着不动的特质,它需要面对和适应复杂多变的环境和抵抗各类生物与非生物的胁迫。此外,植物细胞还演化形成独特功能的细胞器,以满足其特有的生长发育需要。植物细胞内含有丰富的细胞器,包括液泡、质体、线粒体、高尔基体、核糖体、内质网、微管和微丝、细胞核等,其中,质体是植物细胞特有的细胞器。

(二) 植物细胞工厂的工程学原理

植物细胞工厂是一种利用植物细胞作为生物反应器生产特定化合物的技术。其工程学原理涉及基因工程、植物代谢工程和植物染色体工程原理等多个领域,下面简单介绍一下其工程学原理:

1. 基因工程原理　基因工程是一种利用生物技术手段对生物体进行基因改造的技术,它的原理主要包括基因分离、基因修饰和基因重组三个方面。基因工程的原理是通过对生物体的基因进行改造,实现对生物体性状的调控和改良,从而达到人为控制生物体遗传特征的目的。

首先,基因工程的原理之一是基因分离。基因是生物体内控制遗传信息传递和表现的基本单位,通过基因分离技术,可以将特定的基因从一个生物体中分离出来。这一过程需要利用分子生物学技术,如 PCR、酶切等,将目标基因从细胞或 DNA 中分离出来,为后续的基因修饰和重组奠定基础。其次,基因工程的原理还包括基因修饰。基因修饰是指对已分离的基因进行改造,使其具有特定的性状或功能。这包括基因的点突变、插入、删除等操作,通过改变基因的序列,使其表达产生不同的蛋白质或调控特定的生物过程,从而实现对生物体性状的调控和改良。最后,基因工程的原理还涉及基因重组。基因重组是指将不同来源的基因进行组合,形成新的基因组合,使生物体表现出新的性状或功能。通过基因重组技术,可以将来自不同生物体的基因进行组合,形成转基因生物,从而实现对生物体性状的改造和调控。

总的来说,基因工程的原理是通过基因分离、基因修饰和基因重组等技术手段,对生物体的基因进行改造,实现对生物体性状的调控和改良。基因工程技术的应用,不仅可以用于农业领域的作物育种和畜禽改良,还可以用于医学领域的基因治疗和药物研发,对人类健康和生物资源的可持续利用具有重要意义。

2. 植物代谢工程原理 植物代谢工程旨在通过调控植物细胞的代谢途径,增强目标产物的合成与积累。这可能涉及对植物细胞内部代谢途径的调控,包括增加目标产物合成途径的通量、抑制竞争性代谢途径等。代谢工程原理涉及细胞物质代谢规律及途径组合的生物化学原理,它提供了生物体的基本代谢图谱和生化反应的分子机制;涉及细胞代谢流及其控制分析的化学计量学、分子反应动力学、热力学和控制学原理,这是代谢途径修饰的理论依据;涉及途径代谢流推动力的酶学原理,包括酶反应动力学、变构抑制效应、修饰激活效应等;涉及基因操作与控制的分子生物学和分子遗传学原理,它们阐明了基因表达的基本规律,同时也提供了基因操作的一整套相关技术;涉及细胞生理状态平衡的细胞生理学原理,它为细胞代谢机能提供了全景式的描述,因此是一个代谢速率和生理状态表征研究的理想平台;涉及发酵或细胞培养的工艺和工程控制的生化工程和化学工程原理,化学工程无疑是将工程方法运用于生物系统研究的最合适的渠道。从一般意义上来说,这种方法在生物系统的研究中融入了综合、定量、相关等概念。更为重要的是,它为速率受限制的系统分析提供了独特的工具和经验,因此在代谢工程领域中具有举足轻重的意义;涉及生物信息收集、分析与应用的基因组学、蛋白质组学原理,随着基因组计划的深入发展,各生物物种的基因物理信息与其生物功能信息在此交汇,并为途径设计提供了更为广阔的表演舞台,是途径工程的最大推动力。通过植物代谢工程,可以生产出具有特定功能的化合物,如药用成分、色素、香料等。

3. 植物染色体工程原理 染色体工程(chromosome engineering)是人们按照一定的设计,有计划地消减、添加或代换同种或异种染色体,从而达到定向改变遗传特性和选育新品种的一种技术。染色体的改变可以分为两类:一是数量上的改变,包括染色体数目的增多或减少;二是结构上的改变,缺失、易位、倒位、插入、重复和环状染色体等。染色体数目改变的原因既有有丝分裂或者减数分裂的异常导致染色体的不均等分配,也有染色体的融合或者断裂导致新的染色体形成。而染色体结构的改变主要是由于DNA发生断裂之后修复过程中发生了异常,从而产生了缺失、倒位和易位等改变。染色体工程技术的发展为染色体片段的人源化提供了可行方案,通过人工染色体或者染色体片段的导入结合基因敲除技术,可以快速地获得染色体大片段人源化的植物,从而用于药物的生产。

综合上述工程学原理,植物细胞工厂的建立涉及对基因工程、植物代谢工程和植物染色体工程原理的应用。通过工程学原理的应用,可以实现对植物细胞工厂中产物合成的控制和优化,从而实现对特定化合物的生产。

二、微生物细胞工厂

(一)微生物细胞工厂的生物学原理

微生物细胞工厂,以微生物细胞为核心生产工具,通过现代生物学技术对其基因进行改造,对其代谢途径进行重塑,使其具备合成特定化合物的能力,这一原理是微生物细胞工厂的基础。同时通过基因工程技术，引入新的基因，赋予微生物合成新化合物的能力。微生物细胞工厂最早的实例出现在制药行业。一个显著的例子是人类胰岛素的生产。最初，人类胰岛素是由分泌胰岛素的β细胞合成的。然而，随着基因工程技术的进步，胰岛素合成基因被成功地引入大肠杆菌中，使得全球大部分的胰岛素都是由这种工程化的大肠杆菌制造的，成为微生物细胞工厂的先驱案例[35]。

合成生物学技术的不断发展使研究者们能够超越对微生物自然生产能力的依赖，致力于通过改造微生物使其能够生产各种有用的化合物。在理论上，只要具备足够的知识和技术，我们可以设计和创建任何类型的微生物细胞工厂，如长春质碱[36]、吗啡[27]和大麻素[37]等。再如，科学家们成功地创建了能够生产生物可降解塑料的微生物[38]，被认为是解决塑料污染问题的潜在解决方案。中药活性成分主要以药效分子群的形式达成治疗效果，实现多种组分在同一仿生细胞中的一站式合成能显著提高生产通量，成为合成生物学技术与中药组分高效合成的最佳结合。通过构建前体充足的底盘菌，重建多个产物的异源合成途径，调控代谢网络，协调各组分产量，建立生产多组分复杂产物的微生物仿生细胞"人工本草"细胞，将是中药活性成分异源合成的重要发展方向。目前，生产多组分的典型细胞工厂有：人参酵母[23]、啤酒酵母[39]、玫瑰酵母[26]和檀香酵母[40]等。

然而，微生物细胞工厂在实际应用中面临一系列挑战。其中之一是微生物稳定性问题，即如何确保基因改造后的微生物在环境中保持稳定，避免逃逸。此外，生产效率和环境安全等问题也需要在微生物细胞工艺的设计和应用中得到解决。解决这些实际问题将直接影响微生物细胞工艺的可行性和广泛应用。

总体而言，微生物细胞工厂的构建原理是以微生物的基因和代谢途径为基础，以基因组学、转录组学、蛋白组学、代谢组学等为指导，最终利用合成生物学技术优化产品合成能力的过程。尽管理论上通过改造微生物基因可以实现生产所需的任何化合物，但在实际应用中，需要克服众多实际问题，以确保微生物细胞工厂的可行性和安全性。微生物细胞工厂被认为是未来可持续生产的关键方法之一，具有巨大的科研和商业前景。随着科技的不断进步，微生物细胞工厂有望在生物制造领域发挥主要推动力，为人类社会的可持续发展提供有力支持。

（二）微生物细胞工厂的工程学原理

微生物细胞工厂是一种利用微生物细胞作为工业生产平台的工程系统，旨在通过调控微生物代谢途径中基因表达，优化反应路线，最终实现中药活性成分、化学品和燃料等目标产物的高效合成。微生物细胞工厂的工程学原理涉及微生物学、生物化学、分子生物学、代谢工程、合成生物学和发酵工程等多个领域，通过有序地设计、改造微生物细胞，使其具备更强的产物合成能力和工业可行性。

1. 微生物选择与基因编辑 微生物的选择是微生物细胞工厂的基础。工程学原理包括对微生物的筛选、改造和设计。常用微生物有大肠杆菌、酵母菌、枯草芽孢杆菌等。通过基因编辑技术如CRISPR-Cas9，可以实现对微生物细胞基因组的精确修改，包括基因的插入、删除、替换和调控，以提高目标产物的合成效率。随着基因组编辑技术的高速发展，一些非常规微生物（如解脂耶氏酵母具有高效乙酰辅酶A合成效率，是合成脂肪酸、萜类化合物等疏水化合物理想底盘细胞[41]）和极端微生物（如嗜盐菌 *Halomonas bluephagenesis*，生产过程可以开放和连续化，降低了能源和淡水消耗及设备的制造成本[42]）使生物制造产品竞争性得到极大增强。

2. 特征元件挖掘与优化 除启动子、终止子等主要控制基因表达的基因元件外,鉴定和优化合成途径中的关键基因元件是构建高效细胞工厂的核心和源头。生物合成途径的解析目前主要采取基因组或转录组结合异源重建的方法进行挖掘,如结合转录组和生物信息学分析构建了一个源于三七的候选 UGTs 基因元件库,并通过"即插即用"的策略,成功解析了三七皂苷 R1、人参皂苷 Rg1、Rb1 和 Rd 等主要三七活性皂苷成分(占三七总皂苷比例的 60%)的生物合成途径[43]。在功能元件优化方面,对于蛋白质晶体结构、催化机制较清晰的酶,可采用理性设计的方法。对于绝大多数晶体结构未得到解析的酶一般是用随机突变等方法对正突变进行进一步富集,从而使酶的活性、热稳定性、对底物的亲和力和偏好性得到改善。

3. 生物合成途径优化 利用基因元件在宿主细胞中进行异源生物合成途径的重建,一般需要考虑多种影响途径合成效率的因素,例如:物质和能量的平衡,异源代谢产物对宿主细胞生理性能的影响(毒性),异源代谢产物、功能酶、生物途径及宿主细胞之间的兼容性等多个方面。目前,国内外已经开发出一些优化生物合成途径的策略。

(1)物质流分配控制:通过调控关键节点基因的表达来控制目标化合物在物质流供给网络中的分配比例。如在青蒿酸工程菌构建过程中,通过提高生物合成途径上游基因的表达来增加前体供给和抑制分支途径基因的表达来减少底物竞争物质流控制方案,显著提高了工程菌株发酵生产青蒿酸的能力[44]。

(2)合成途径的精确控制:通过建立启动子文库来精确控制基因的表达量,使合成途径中各基因协调表达,减少中间代谢产物积累,降低细胞负荷,最终提高工程菌株的发酵生产性能。如利用不同强度的启动子对脂肪酸合成途径和异源的桦木酸合成途径进行协同表达,发现工程菌株桦木酸的产量可在 200 倍范围内变化[44]。

(3)合成途径的动态控制:依靠生物传感器对目标代谢物的特异敏感性,将代谢物的变化信息通过多种信号实时输出,实现动态监测和反馈并进一步应用于构建动态代谢物调节回路,增加目标化合物的产量。如,利用可以响应丙酰辅酶 A 的生物传感器监测胞内丙酰辅酶 A 的积累,从而反馈下调乙酰辅酶 A 羧化酶的表达来降低细胞毒性[45]。

(4)设计新途径:天然途径可能存在浪费碳源、能量和还原力等弊端。在自然进化中,丙二酰辅酶 A 天然合成途径采用的是从"丙酮酸(C3)-乙酰辅酶 A(C2)-丙二酰辅酶 A(C3)"这种"先脱羧—再羧化"的路径,存在着诸如催化速率慢、浪费 ATP、受严格调控等一系列弊端。通过设计全新的"丙酮酸(C3)-3-氧代丙酸(C3)-丙二酰辅酶 A"的路径(NCM 途径),实现了非乙酰 CoA 依赖的丙二酰辅酶 A 的生物合成,同时避免了碳源和能量的浪费,解除了来自宿主的严格限制,且该途径的催化速率是天然合成途径的 1 000 倍[45]。

4. 细胞工厂性能提升 细胞工厂综合效率的提高受很多因素影响,包括高效的原料利用率、产物的储存能力、优秀的发酵性能等多个方面。近期科学家们在以下方面发展了新的策略。

(1)细胞器空间的充分利用:细胞中的线粒体、过氧化物酶体、内质网等细胞器能为生物反应提供催化环境。如,人参皂苷生物合成途径中的关键 P450 酶原人参二醇合成酶 PPDS 定位在内质网中,而其底物(达玛烯二醇-Ⅱ,DD)主要储存于脂滴中,并不在同一个反应区室中,严重影响途径的催化效率,在此基础上,研究进一步利用脂滴膜蛋白 Pln1p 将 PPDS 重新靶向DD 的储存细胞器—脂滴,为该酶反应重建了新的反应区室,结果显著提高了原人参二醇的生产效率,底物转化率达到 86%[46]。

(2)非典型营养物质利用:在工程菌大规模发酵生产过程中,杂菌的污染较常见,严重影响生产效率。Novogy公司和美国麻省理工学院的科学家首先改造酿酒酵母、解脂耶氏酵母和大肠杆菌等微生物营养元素的利用途径,通过在发酵过程中使用杂菌不能利用的营养元素建立发酵工艺,能显著提高工程微生物细胞的抗污染能力[47]。

(3) 细胞毒性:很多中药活性成分是原宿主对抗微生物侵害等环境胁迫所合成的次生代谢物。它们对底盘细胞有一定毒性。此外,在异源合成途径的中间产物也会抑制细胞生长,影响生物合成产量,限制其工业化生产。如何减轻产物积累对细胞的毒害作用,提高细胞耐受性是构建工程菌的棘手问题。一方面,可以考虑及时将有毒产物排出细胞,减少积累:通过数据库筛选成功获得的酿酒酵母ABC转运蛋白PDR5能显著提高宿主耐受性,促进萜类化合物的合成[48]。同时可以考虑在培养基中加入产物萃取剂,既能减少挥发性产物的逃逸也能减少对细胞的毒性[49]。另一方面,可以通过定向驯化的方法提高细胞的耐受性[50]。

三、生物转化

生物转化是利用生物体(包括细菌、真菌、植物细胞/组织、动物细胞/组织)或其产生的酶作为催化剂对外源化合物进行结构修饰而获得目标产物的过程,其本质即生物体系中的酶对外源性底物的催化反应。

(一) 植物细胞转化

植物细胞转化主要包括外植体、愈伤组织、植物不定根、毛状根、干细胞等生物转化体系,诱导子的使用是植物细胞转化的一个重要方面。

1. **外植体** 外植体(explant)是指植物细胞组织培养中用来进行离体培养的材料,可以是植物的器官、组织、细胞和原生质体等。常选用一些有较强分生能力及生命力的组织器官作为外植体,如茎段、根尖、叶片等营养器官;也可选取一些特殊的器官用以完成特定目的培养,如花药作为外植体用于单倍体的培养、茎尖分生点作为外植体用于脱毒苗的培养等。

2. **愈伤组织** 愈伤组织(callus)是指植物体在受到创伤后形成的用以保护机体和修复创口的薄壁细胞团,愈伤组织细胞分裂迅速,多具有分化能力。依据植物细胞全能性理论,具有分化能力的愈伤组织可以在适宜的培养条件下,经诱导再分化成芽、根或完整再生植株。愈伤组织既可作为液体悬浮培养的细胞种子,也可以作为次生代谢产物生物合成途径研究的重要材料和新药源的研究开发材料。

3. **植物不定根** 植物不定根(adventitious root)是指不按正常时序发生,出现在非正常位置的根。大多数情况下,不定根的发生是由于植物器官受伤或植物激素等外界刺激,通过植物的根、茎、叶、愈伤组织等诱导而产生。不定根培养具有生长周期短、条件可控误差小、材料来源单一、遗传背景一致、经济方便、可长年继代培养、产物含量高等优点。

在植物器官受伤或植物激素等外界刺激下,植物的根、茎、叶、愈伤组织等可被诱导产生不定根。例如,不定芽和不定芽根的发生是愈伤组织培养中常见的器官发生方式,可分为3个不同生长阶段。第一阶段是离体外植体脱分化形成愈伤组织,这是外植体发生细胞分裂的结果。第二阶段为愈伤组织中出现一些分生细胞,形成瘤状结构,这是细胞分化、分化组织出现和有限细胞分裂的共同结果。第三阶段为器官原基的形成,由于在某些条件下,分生细胞团发生分化而形成不同的器官原基。器官原基是由一个或一小团细胞经细胞分裂而形成,进而产生小块分生组织。这些分生组织在一定条件下,逐渐转变到构成器官的纵轴上并表现出单向极性,从而分化出芽和根。很多实验表明,在植物组织培养中,当外植体形成愈伤组织后,可以通过利用植物生长物质比例来控制器官发生的模式,通过调整某些植物生长物质的比例促使芽和根的分化。一般来说,生长素有利于愈伤组织形成根,而细胞分裂素可促进愈伤组织形成芽。

4. 毛状根 含 Ri 质粒的发根农杆菌侵染植物后,可将 T-DNA 片段直接转入植物基因组中,进而产生许多生长迅速、分支成毛状的不定根,称为毛状根(hairy root)。毛状根具有大量白色根毛,分枝多,向上,贴壁向上或沿培养基水平生长,失去向地性。与正常的根培养物和完整的植物系统相比,毛状根是由发根农杆菌(*Agrobacterium rhizogenes*)主动侵染各种植物物种而建立的转基因根培养物。毛状根具有不需要外源激素,生长速度快、分化程度较高、遗传性状相对稳定、可大量积累次级代谢产物等优点。

毛状根离体培养能够再生植株,而且许多植物的毛状根在离体培养条件下表现出次生代谢产物的合成能力,有的产物产量较正常植物、悬浮培养细胞或正常根培养物的要高。因此毛状根可应用于有价值的次生代谢产物的生产。

5. 干细胞 干细胞的概念起源于 20 世纪 60 年代的动物胚胎学研究,与体细胞去分化得到胚性细胞不同的是[51],植物干细胞是指一类"天生未分化"的细胞,即从胚胎发育开始就具有无限的或者永生的自我更新能力的细胞,能够产生至少一种类型的、高度分化的子代细胞,细胞壁薄,小液泡多,持续分裂能力强,生长快且具有较高的遗传稳定性[52]。植物干细胞在植物整个生命周期中保持其多能状态并控制着植物的生长和发育。

植物大部分器官均为胚后由顶端分生组织和根尖分生组织中的干细胞分裂分化而来[53-54]。植物干细胞实际上是传统植物解剖学范畴中的分生组织,包括初生分生组织(茎尖分生组织和根尖分生组织)和次生分生组织(维管形成层和木栓形成层)[55]。与来自同一物种的脱分化细胞相比,植物干细胞具有多个小液泡、线粒体活性高以及细胞壁不含木质素等特点,对干细胞细胞器进行染色,可以鉴别干细胞与其他细胞。与愈伤组织相比,植物干细胞在长期培养条件下可以维持稳定的增殖速度,克服了传统组织培养中培养物对剪切力敏感、细胞生长不稳定、遗传不稳定、基因突变、次生代谢产物低等问题。

6. 诱导子 诱导子(elicitor)一词产生于 19 世纪 70 年代,科学家将植物病原菌产生的小分子多糖和蛋白称为"诱导子"。诱导子是一种能引起植物过敏反应的物质,由于它在与植物细胞的相互作用中,能快速、高度专一和选择性地诱导植物特定基因的表达,进而活化特定次生代谢途径,积累特定的目的产物。

从植物病理学方面来讲,诱导子是一种可以引起植物自身产生抗病反应以产生抗毒素(植保素)和过敏反应来保护自己的化学物质或生物因子;从植物组织培养方面来讲,诱导子是一种能促进植物细胞产生目标代谢物以及能引起某一组织内生理变化的化学物质或生物因子,因此诱导子常被用于提高药用植物中次级代谢产物的含量以及代谢调控机制研究中。

1975 年,Keen 首次将诱导子应用于植物细胞培养中。当诱导子作用于植物时,会被植物细胞膜上的受体例如蛋白激酶所识别,或者定位于细胞内,引起植物细胞启动激活防御反应的信号途径,例如钙离子(Ca^{2+})、活性氧(ROS)、水杨酸(SA)、茉莉酸(JA)、一氧化氮(NO)、过氧化氢(H_2O_2)等,引起下游抗性基因的表达,进而引起次级代谢产物合成途径中关键基因的表达,并最终导致次级代谢产物的积累。

诱导子是来自各种来源的化学物质、物理物质或生物因子,可以诱导目标生物体的生理变化。诱导子的应用会触发植物细胞中的压力或防御相关反应系统来刺激次生代谢物的积累。按照来源,诱导子可以分为生物诱导子(来源于微生物或动植物细胞中的物质,如植物病原体颗粒、酵母提取物 YE,真菌孢子/菌丝/细胞壁碎片,细菌、病毒或植物细胞壁成分等)和非生物诱导子(化学诱导子如植物生长调节剂、金属离子和无机化合物、水杨酸、茉莉酸甲酯 MeJA、茉莉酸等;物理诱导子如紫外线辐射、高低温、干旱和溶氧量等)。

近年来,以纳米粒子为代表的新型诱导子已成为天然活性化合物产量提高的重要因素。除了报道的常见金属纳米材料(如 AgNPs、FeNPs、SeNPs、ZnNPs、CuNPs、MgONPs 等)被用于植物组织培养外,一些新型纳米材料也被用于植物组织培养中,如多壁碳纳米管(MWCNTs)、单壁碳纳米管(SWCNTs)、富勒烯 C70、多羟基富勒烯、石墨烯、氧化石墨烯、树状聚合物、量子点、石墨和原子簇等。纳米材料还可以与多种化学官能团结合形成复合纳米材料以更好地发挥作用,包括壳聚糖-Cu 纳米复合材料、橄榄叶提取物包封壳聚糖(Ch)纳米粒子、寡壳聚糖包被的银纳米颗粒、Ag-SiO$_2$ 纳米复合材料、Fe-ZnO 纳米复合材料、TiO$_2$-珍珠岩纳米复合材料等 62。纳米诱导子(NPs)增强植物活性化合物原理与植物的抗氧化酶的活化、活性氧的产生和特定的基因调节有关,但其潜在的机制尚不清楚。其中,可以认为 ROS 负责触发植物与 NPs 的相互作用,这可能会干扰植物的次生代谢。纳米颗粒诱导的 ROS 是次生代谢信号,ROS 介导的信号与植物次生代谢的诱导信号关联。ROS 还可以作为其他信使的信号,如茉莉酸、水杨酸、乙烯(ET)、一氧化氮、油菜素类固醇(BRs)等,能够直接或间接调节次级代谢[56-58]。

(二) 酶催化原理

酶催化是利用生物体系所产生的酶对底物(包括外源化合物、前体)进行结构修饰而获得有价值产物的生理生化反应。生物催化具有高效的动力学、独特的底物选择性、环保、经济效益高等优点成为催化过程中的主流工程[59]。

根据酶催化的反应类型,1961 年,国际酶学委员会(EC)将酶分为氧化还原酶(EC 1)、转移酶(EC 2)、水解酶(EC 3)、裂解酶(EC 4)、异构酶(EC 5)和连接酶(EC 6)这 6 种酶,之后 2018 年 8 月,国际生物化学与分子生物学联合会(IUBMB)更改了酶的分类规则,在原有六大酶类之外又增加了一种新的酶类——转位酶(translocases),也称为易位酶,编号为 EC 7[60]。由于对替代化学催化剂的兴趣增加,全球酶市场不断增长,水解酶是最突出的酶类型,约占三分之二,其次是氧化还原酶,氧化还原酶是细胞内最丰富的酶类之一。

1. 酶催化反应机制

(1) 氧化还原酶类(oxidoreductases):催化底物进行氧化还原反应的酶类,如细胞色素氧化酶、过氧化氢酶等。

氧化酶(oxidase)是可直接利用氧分子作受氢(电子)体,能直接催化氧分子使其还原的氧化还原酶类。其产物是水的称为氧化酶,其产物是过氧化氢的称为需氧脱氢酶。后者也属于脱氢酶的一类,但习惯上也可称为氧化酶。氧化酶催化反应中最常见的是 Baeyer-Villiger 反应,如抗菌成分法沙霉素的 C 环脱芳构化反应。除了重排反应,氧化酶还有一个重要用途就是脱氢,如丹参酮生物合成中催化呋喃环芳构化的脱氢酶。此外,氧化酶还广泛应用于羟基化作用。

还原酶(reductase)是一种加氢酶。它是一种使氢从供体分子上转移、对催化底物进行加氢反应的酶。分子具有手性,其物质具有旋光性,同种药物不同对映体的药效活性存在着普遍差异。发展高效低毒活性的单一对映体,已成为药物开发和应用的热点。还原酶最大的优势在于高度立体选择性,是合成手性药物不错的选择。还原酶常应用于黄酮类化合物,黄酮类化合物的肠道微生物转化与人类健康密切相关。

(2) 转移酶(transferases)：能够催化除氢以外的各种化学功能团(官能团)从一种底物转移到另一种底物的酶类，例如转甲基酶、转氨酶、己糖激酶、磷酸化酶等。由于天然活性化合物结构复杂且提取产率低，目前利用转移酶合成天然产物的是一种高效方法。淫羊藿苷是淫羊藿的主要活性成分，淫羊藿苷能增加心脑血管血流量、促进造血功能、免疫功能及骨代谢，还具有补肾壮阳、抗衰老等功效。Wang 等[62]设计了人工淫羊藿苷生物合成途径(EsPT2)，催化山奈酚的 C8 异戊二烯化以产生 8 - prenlykaempferol，并用来自大豆的新型甲基转移酶 GmOMT2，将甲基转移到 8 - prenlykaempferol 的 C4′- OH 以产生淫羊藿苷[61]。苦荞具有高抗氧化活性和丰富的类黄酮含量，有非常大的健康益处。然而，黄酮苷糖基转移酶(GGT)催化黄酮二糖苷的基因尚未在苦荞中发现。因此，Huiting Xu 探索了转录组与代谢组相关网络中的 GGT 基因，并证实 FtUGT79A15 在体外和植物体内显示出鼠李糖基转移酶活性以催化槲皮素 3 - O - 葡萄糖苷生成芦丁。

(3) 水解酶类(hydrolases)：催化底物发生水解反应的酶类。例如糖苷水解酶、淀粉酶、蛋白酶、脂肪酶、磷酸酶等。在水解酶中，糖苷酶是常用的水解酶，糖苷水解酶起到皂苷转化的作用，在皂苷生物合成途径中起到了重要的作用。例如转化后的人参稀有皂苷可用于功能性食品、酸奶、饮料产品、化妆品等。

(4) 裂解酶类(lyases)：催化一个底物分解为两个化合物，催化 C—C、C—O、C—N 的裂解或消去某一小的原子团形成双键，或加入某原子团而消去双键的反应。例如，半乳糖醛酸裂解酶、天冬氨酸酶等。

苯丙氨酸氨裂合酶(phenylalanine ammonia-lyase, PAL)是一种广泛存在于植物、微生物和动物中的酶类，它能够催化苯丙氨酸转化为苯丙烯酸和氨。二甲基巯基丙酸内盐(dimethylsulphoniopropionate, DMSP)在海洋环境中广泛分布，是海洋细菌的重要营养物质，也在全球硫循环中发挥着重要作用。Zhang 等[63]从南极来源的细菌菌株中鉴定出一种新型 ATP 依赖的 DMSP 裂解酶 DddX，这是合成酶超家族中首个报道的 DMSP 裂解酶。利用酶法合成氨基酸是近年来氨基酸工业的研究热点之一，为了提高 L -酪氨酸的产量，Yu Zhang 研究选取 *Rhodobacter capsulatus* 来源的酪氨酸酚裂解酶，基于 pET - 28a 表达质粒成功异源表达于大肠杆菌中，催化得到高产 L -酪氨酸[64]。

(5) 异构酶类(isomerases)：催化各种同分异构体之间相互转化的酶类。例如，磷酸丙糖异构酶、消旋酶等。葡萄糖异构酶(glucose isomerase)是工业上大规模从淀粉制备高果糖浆的关键酶，且该酶可将木聚糖异构化为木酮糖，再经微生物发酵生产乙醇。D -阿洛酮糖常用的合成方法是以 D -阿洛酮糖 3 -差相异构酶转化 D -果糖获得。L -鼠李糖异构酶最先用于 L -鼠李糖和 L -鼠李酮糖之间的酮糖异构化反应，具有广泛的底物特异性，是最早发现可以异构化 D -阿洛酮糖生成 D -阿洛糖的酶。

(6) 连接酶类(ligases)：催化两分子底物合成为一分子化合物，同时还必须偶联有 ATP 的磷酸键断裂的酶类。例如，谷氨酰胺合成酶、氨基酸- tRNA 连接酶等。

连接酶(Ligase，或称连结酶和结合酶)是一种催化两种大型分子以一种新的化学键结合一起的酶，一般会涉及水解其中一个分子的团。2 -甲基异冰片的生物合成通过使用法尼基二磷酸合酶(FPS)用(S)-和(R)- 2 -甲基异戊烯基二磷酸(2 - Me - IPP)延伸二甲基烯丙基二磷酸(DMAPP)进行重组，然后进行萜烯环化[65]。

（7）转位酶(translocases)：催化离子或分子穿越膜结构的酶或其膜内组分。这类酶中的一部分因为能够催化 ATP 水解，所以曾经被归类到 ATP 水解酶(EC 3.6.3.-)中，现在则认为催化 ATP 水解并非其主要功能，所以划归到转位酶中。

2. 酶促反应动力学 酶促反应动力学(kinetics of enzyme-catalyzed reactions)是研究酶促反应速率以及影响酶促反应速度的各种因素，并加以定量阐述的一门科学。这些因素包括酶浓度、底物浓度、pH、温度、激活剂和抑制剂等。在探讨各种因素对酶促反应速度的影响时，通常测定其初始速度来代表酶促反应速度，即底物转化量<5%时的反应速度。

底物对酶促反应的饱和现象：在酶浓度不变时，不同的底物浓度与反应速度的关系为一矩形双曲线，即当底物浓度较低时，反应速度的增加与底物浓度的增加成正比（一级反应）；此后，随底物浓度的增加，反应速度的增加量逐渐减少（混合级反应）；最后，当底物浓度增加到一定量时，反应速度达到一个最大值，不再随底物浓度的增加而增加（零级反应）。

1913 年，米彻利斯(Michaelis)和曼吞(Menton)在前人研究的基础上，提出著名的米氏方程：

$$v = \frac{V_{\max}[S]}{K_m + [S]}$$

v：反应速度。S：底物浓度。$V_{\max}$：最大反应速度。K_m：米氏常数，为酶催化反应速度等于最大反应速度一半时的底物浓度。

K_m 与 $V_{\max}$ 的意义：

（1）K_m 是酶的特征常数之一，其大小只与酶的性质有关，而与酶的种类无关；K_m 作为常数只对一定的底物、pH、温度和离子强度等条件而改变，因此对某一酶促反应而言，在一定条件下都有特定的 K_m 值，可以鉴别酶。

（2）$1/K_m$ 可近似表示酶对底物的亲和力大小，$1/K_m$ 越大，表明亲和力越大。

（3）K_m 值可以帮助推断某一代谢反应的方向与途径。

（4）当 $v=V_{\max}/2$ 时，$K_m=[S]$。因此，K_m 等于酶促反应速度达最大值一半时的底物浓度。

（5）当 $k-1 \gg k+2$ 时，$K_m=k-1/k+1=Ks$。因此，K_m 可以反映酶与底物亲和力的大小，即 K_m 值越小，则酶与底物的亲和力越大；反之，则越小。

（6）K_m 可用于判断反应级数：当 $[S]<0.01K_m$ 时，$v=(V_{\max}/K_m)[S]$，反应为一级反应，即反应速度与底物浓度成正比；当 $[S]>100K_m$ 时，$v=V_{\max}$，反应为零级反应，即反应速度与底物浓度无关；当 $0.01K_m<[S]<100K_m$ 时，反应处于零级反应和一级反应之间，为混合级反应。

（7）K_m 和 $V_{\max}$ 的测定：主要采用 Lineweaver-Burk 双倒数作图法和 Hanes 作图法。

以下为影响酶促反应动力学的因素的具体阐述。

（1）酶浓度的影响：在低 $[S]$ 时，反应速度 v 将随着 $[S]$ 浓度增加而加快，当反应系统中底物的浓度足够大时，酶促反应速度与酶浓度成正比，即 $v=k[E]$。

（2）温度影响：一般来说，酶促反应速度随温度的增高而加快，但当温度增加达到某一点后，由于酶蛋白的热变性作用，反应速度迅速下降。酶促反应速度随温度升高而达到最大值时的温度就称为酶的最适温度。酶的最适温度与实验条件有关，因而它不是酶的特征性常数。低温时由于活化分子数目减少，反应速度降低，但温度升高后，酶活性又可恢复。

（3）pH 影响：观察 pH 对酶促反应速度的影响，通常为一钟形曲线，即 pH 过高或过低均可导致酶催化活性的下降。酶催化活性最高时溶液的 pH 就称为酶的最适 pH。人体内大多数酶的最适 pH 在 6.5~8.0 之间。酶的最适 pH 不是酶的特征性常数。

（4）抑制剂影响：凡是能降低酶促反应速度，但不引起酶分子变性失活的物质统称为酶的抑制剂。按照抑制剂的抑制作用，可将其分为不可逆抑制作用和可逆抑制作用两大类。

1）不可逆抑制作用：抑制剂与酶分子的必需基团共价结合引起酶活性的抑制，且不能采用透析等简单方法使酶活性恢复的抑制作用就是不可逆抑制作用。如果以 $v\sim[E]$ 作图，就可得到一组斜率相同的平行线，随抑制剂浓度的增加而平行向右移动。酶的不可逆抑制作用包括专一性抑制（如有机磷农药对胆碱酯酶的抑制）和非专一性抑制（如路易斯气对巯基酶的抑制）两种。

2）可逆抑制作用：抑制剂以非共价键与酶分子可逆性结合造成酶活性的抑制，且可采用透析等简单方法去除抑制剂而使酶活性完全恢复的抑制作用就是可逆抑制作用。如果以 $v\sim[E]$ 作图，可得到一组随抑制剂浓度增加而斜率降低的直线。可逆抑制作用包括竞争性、反竞争性和非竞争性抑制几种类型。

竞争性抑制：抑制剂与底物竞争与酶的同一活性中心结合，从而干扰了酶与底物的结合，使酶的催化活性降低，这种作用就称为竞争性抑制作用。其特点为：① 竞争性抑制剂往往是酶的底物类似物或反应产物。② 抑制剂与酶的结合部位与底物与酶的结合部位相同。③ 抑制剂浓度越大，则抑制作用越大；但增加底物浓度可使抑制程度减小。④ 动力学参数：K_m 值增大，V_{max} 值不变。典型的例子是丙二酸对琥珀酸脱氢酶（底物为琥珀酸）的竞争性抑制和磺胺类药物（对氨基苯磺酰胺）对二氢叶酸合成酶（底物为对氨基苯甲酸）的竞争性抑制。

反竞争性抑制：抑制剂不能与游离酶结合，但可与 ES 复合物（酶与底物中间过渡态）结合并阻止产物生成，使酶的催化活性降低，称酶的反竞争性抑制。其特点为：① 抑制剂与底物可同时与酶的不同部位结合。② 必须有底物存在，抑制剂才能对酶产生抑制作用。③ 动力学参数：K_m 减小，V_m 降低。

非竞争性抑制：抑制剂既可以与游离酶结合，也可以与 ES 复合物结合，使酶的催化活性降低，称为非竞争性抑制。其特点为：① 底物和抑制剂分别独立地与酶的不同部位相结合。② 抑制剂对酶与底物的结合无影响，故底物浓度的改变对抑制程度无影响。③ 动力学参数：K_m 值不变，V_m 值降低。

（5）激活剂影响：能够促使酶促反应速度加快的物质称为酶的激活剂。酶的激活剂大多数是金属离子，如 K^+、Mg^{2+}、Mn^{2+} 等，唾液淀粉酶的激活剂为 Cl^-。

（三）微生物催化原理

药用活性成分种类繁杂，主要包括糖和苷、生物碱、黄酮类、萜类等。这些活性成分在中药中往往存在含量低、不良反应大、有效成分水溶性差等缺点，限制了其在临床中的应用。因此，"增效减毒"逐渐成为中药研发的重要方向。微生物繁殖速度快、拥有大量的酶系，常被用于药用活性成分的生物转化。

1. 微生物转化原理 药用活性成分微生物转化的本质是利用微生物中特定的酶，对来源于中药的某些化学成分进行结构修饰、改造，以降低这些化学成分的毒性或提高其活性，以及发现新的活性化合物；以化学合成中间体为底物结合化学合成工艺，定向制备某些药用活性成分。微生物转化可以有效地提高已知的药用活性成分的药理活性、降低毒副作用、改善水溶性和生物利用度，也可以用来生产具有重要应用价值的微量中药活性成分，同时可用于药用活性成分的代谢机制研究。目前微生物转化已广泛地应用于生物碱、甾体类皂苷、黄酮、氨基酸等药用活性成分的转化。

2. **微生物转化类型** 微生物在转化过程中常对药用活性成分分子结构中的糖苷基、羟基、酰基等主要基团进行修饰。由于微生物的酶系丰富,且具有特异性,因此可以对同一化合物进行不同位点、不同基团的结构修饰,从而得到更多的衍生化合物。微生物转化包括糖基化、羟基化、环氧化、脱氢、水解等各类化学反应。

(1) 糖基化反应:糖基化反应通常是在化合物糖链上定向或不定向引入一个或多个糖基。微生物转化产物的生物活性经糖基化修饰后会得到优化,如转变为水溶性、结合态化合物,从而进一步提高其生物利用度。

(2) 羟基化反应:碳氢化合物中的C—H键为不活泼键,有机化学合成方法很难将C—H键直接进行羟基化反应。然而羟基化反应却是微生物转化中最常见、最重要的一种反应,其转化酶是微生物中的羟化酶,经羟基化修饰后,一些化合物的药理活性发生改变。

(3) 环氧化反应:环氧化反应常见于萜类化合物,多发生在化合物的双键部位,可提高化合物活性。

(4) 脱氢反应:微生物可对化合物进行脱氢或脱水生成双键。应用于脱氢反应的主要是细菌的脱氢酶。

(5) 水解反应:近年来,利用微生物及其酶对外源化合物进行糖水解研究较多,通常见于苷类物质的糖水解。苷类成分是很多常用中药材的主要有效成分,如人参、三七、黄芩、甘草、栀子、虎杖等。天然苷类化合物中含有糖基,分子极性较大,不易被肠黏膜吸收,经肠道菌群代谢后,转化为对应的苷元或低糖苷,分子极性降低,脂溶性增强,才更容易被肠壁吸收进而发挥药效。

第三节 研究方法与技术

一、植物细胞工厂

(一) 植物细胞工厂使能技术

植物工程学中的"标准化、去耦合化和精简化"等思想会被运用到元件、遗传线路和模块系统的创建过程中。因此,对DNA的合成和组装、植物基因编辑和定向进化技术、植物的遗传转化体系以及植物染色体工程等技术层面的探索显得尤为重要。

1. **DNA合成和装配** DNA是"生物体储存和传递遗传信息的载体[66]",如果需要对生物体进行特定的设计、改造和合成,则需要了解DNA的合成和组装。因此,DNA合成和组装也是合成生物学中的关键技术。传统的PCR技术可以对已知DNA序列进行合成,但如果要合成自然界中并不存在的DNA,则需要使用DNA从头合成技术,即寡核苷酸合成。目前常用的基于柱基和微阵列的寡核苷酸合成技术是固相亚磷酰胺三酯法[67]。但随着寡核苷酸合成链的延长,合成产量会逐渐降低,效率下降。目前,亚磷酰胺基寡核苷酸合成的上限约为200 nt,并且会产生危险的副产物[68]。因此有科学家提出了末端脱氧核苷酸转移酶(TdT)的寡核苷酸合成策略[69]。该技术可反复延长寡核苷酸链,编写出新的DNA,这就为制造酶促寡核苷酸合成仪奠定了基础[70]。

合成的 DNA 片段需要进一步进行组装。常见的体外组装方法主要分为三类：重叠定向组装(如 In-Fusion[71]、Gibson 组装[72])、利用噬菌体整合的位点特异性重组(如 gateway 克隆[73])和基于限制性核酸内切酶的策略。基于Ⅱs型限制性核酸内切酶的方法是最常用的 DNA 标准化组装方法，如 BglBrick[74]、Golden Gate[75]、MoClo[76]、GoldenBraid[77]、Golden Mutagenesis[78]和基于 Golden Gate 形成的 multi-kingdom 模块化克隆系统[79]。体内组装方法分为两类：由 λ-Red 重组酶系统介导的同源重组方法[79]和 Cre/loxP(如 TGS Ⅱ 系统)[80]、Flp/Frt 介导的位点特异性重组方法[81]。其中 TGS Ⅱ 系统是基于 Cre/loxP 重组酶介导的组装方法，因其操作简单、多基因组装效率高，已经被广泛用于植物中。该方法已经成功用于水稻胚乳中花青素、β-类胡萝卜素和虾青素的合成[19]。研究人员使用该系统叠加光呼吸的多个基因，开发出了一种提高光合效率和产量的新型水稻种质[82]。还建立了 MISSA[83]、MISSA 2.0[84]和 MISSA 3.0 体内多轮位点特异性组装系统，促进了植物的多基因转化。

2. 植物基因编辑和定向进化技术　基因编辑技术自从 CRISPR/Cas9 工具化以来迅速发展，在植物中也已开发了一系列成熟高效的基因编辑工具，为植物细胞工厂的发展奠定坚实基础。相比功能缺失的基因编辑，更重要的是基因敲入和原位精准编辑，将是未来分子育种的技术基础[85-87]。研究人员开发了一系列高效的植物基因片段靶向敲入和替代体系，在水稻中的敲入效率最高可达 47.3%[88-89]。基于碱基替换的引导编辑(prime editing)技术也在植物中迅速发展，例如研究人员开发的在水稻原生质体中较高效率的 Dual-pegRNA 引导编辑工具，在番茄和玉米中的引导编辑工具[90-92]。除了基于 CRISPR 的基因编辑技术以外，基于 TALEN 的基因编辑结合靶向质体的胞嘧啶碱基编辑器实现了对植物的叶绿体和线粒体基因点突变，在生菜和油菜中都实现了高频的 C-T 碱基替换[93]。

定向进化是人为加速蛋白质的自然变化，按照特定的目的加以有方向性的选择，最终获得相应功能的蛋白质或更高级的组织形式如代谢通路或生物个体[94]。早期的定向进化是随机的、不连续的和低通量的，用于改造已有的酶获得更好的动力学参数[95]；后来出现了连续的、高通量的定向进化技术，可以改造已有的蛋白来获得预期的功能[96]；最新的理念是结合理性设计，完全从头设计出自然界不存在的可执行功能的人工蛋白质[97]。在微生物中已经建立了许多稳定的连续定向进化技术体系，例如利用噬菌体在大肠杆菌内进行的噬菌体辅助连续进化(phage-assisted continuous evolution，PACE)技术[98]、在酵母中的正交进化体系(an orthogonal DNA polymerase-plasmid pair replication system，OrthoRep)[99]，在酵母和哺乳动物细胞中的 eVOLVER 框架[100]等。近年来由 CRISPR/Cas9 基因编辑发展来的引导编辑结合 PACE 实现了基因组范围内连续定向进化[101-102]。

植物的定向进化技术仍在初期发展阶段，基本上是将需要改造的植物目的蛋白融入微生物的定向进化体系中改造，但也有学者开发了一些在植物本底中的定向进化技术[103]。植物免疫和信号转导中有重要功能的 NLR(nucleotide-binding leucine-rice repeat)受体是定向进化改造的重点对象，目前已经报道了很多定向进化选择出来的 NLR 受体[104]。植物中连续定向进化的代表技术是饱和靶向内源诱变编辑器(saturated targeted endogenous mutagenesis editors，STEME)，其结合引导编辑在植物中成功实现对指定基因的原位饱和打靶编辑，经过筛选得到了符合预期的新性状[105]。基于引导编辑的植物定向进化技术已经推广到了水稻、小麦等作物中[106]。植物定向进化技术的最大制约是大多数高等植物较长的繁殖周期让连续迭代的进化历程难以加速，因此在藻类等繁殖较快的低等植物中更有望开发可靠的连续定向进化技术[107]。

3. 植物的遗传转化体系　植物的遗传转化是一项重大科学突破,从根本上改变了农业和植物生物学。目前常用的遗传转化手段主要有农杆菌介导法、基因枪法、花粉管通道遗传转化法、显微注射法和最新的纳米颗粒转化法。其中农杆菌介导的遗传转化方法已成为双子叶植物和单子叶植物(如水稻)中最常用的基因传递技术。而纳米材料构建的基因载体具有穿透性强、装载量大、有对外源基因的保护作用以及较短的遗传转化周期等特点[108]。部分纳米材料如碳纳米管[109]、二氧化硅(SiO_2)纳米粒子[110]等可以装载外源基因,结合基因枪技术可穿过植物细胞壁,获得转基因植株。而磁性纳米颗粒(如Fe_3O_4磁性纳米颗粒)载体则可以与花粉管通道法结合,成为花粉磁转染法[111]。在适合的磁场条件下,磁性纳米颗粒载体传递到花粉中,利用磁转染花粉授粉,再在子房受精产生转基因种子,这种方法可以有效地转化某些难以使用常规方法进行遗传转化的植物。

由于上述方法都需要将 CRISPR 重组体或人工合成的基因整合到植物基因组中才能发挥其作用[112]。因此,研究人员又开发出一种不依赖于植物细胞遗传转化体系:核糖核蛋白转化法。该方法先将 CRISPR/Cas9 蛋白和 gRNA 在体外组装成核糖核蛋白复合体(RNP),然后将该复合体转化到莴苣和小麦的原生质体中,获得不含转基因片段的突变植株[113-114]。此外,上述遗传转化技术都需要进行植物组织培养,效率往往较低,还易导致基因组发生不可预测的变化[115]。最新研究发现在植物中同时表达 WUSCHEL(WUS)、SHOT MERISTEMLESS(STM)、MONOPTEROS(MP)等主要发育调控因子和基因编辑元件,可从头诱导分生组织获得稳定遗传的转基因和基因编辑植物[116]。

值得一提的是农杆菌介导的基因瞬时表达渗透技术,因其操作简单(仅需无针注射器与根癌农杆菌悬浮液浸润叶片)、转化效率高(同时实现多基因表达)和检测周期短(几小时或几天就可以产生蛋白)等特点被广泛应用于利用植物底盘生产天然产物。例如:利用瞬时表达技术在烟草中生产萜类化合物[117]。

与上述核基因组转化相比,叶绿体转化具有定点整合无位置效应、高效表达外源基因、不存在基因沉默或表观修饰、稳定遗传等优点[118]。但这项技术适用的物种范围极为有限,在过去 25 年中只在极少植物如番茄[119]、土豆[120]、生菜[121]和杨树[122]中实现,转化效率低、缺乏有效的筛选标记以及再生植株不育等问题阻碍了叶绿体转化技术的大规模应用。研究人员以拟南芥根系愈伤组织为材料,利用 CRISPR/Cas9 技术敲除拟南芥自身的有关抗性基因,提高了转化效率,并解决了叶绿体遗传转化再生植株不育的问题[123]。但该工作依然存在操作烦琐、适用面窄的问题,研究人员通过设计能与 DNA 结合的壳聚糖复合单壁碳纳米管(single-walled carbon nanotubes,SWNTs),利用脂质交换膜渗透(lipid exchange envelope penetration,LEEP)机制将纳米颗粒成功送入多种植物叶绿体,完成基因递送和瞬时表达,进一步证明纳米材料在植物遗传转化领域的巨大潜力[124]。

4. 植物染色体工程　相对于传统的遗传转化和育种过程,染色体工程具有如下的优势:① 使用染色体系统可以整合和表达多个外源基因。这些基因既可以是多个基因的简单堆叠,也可以是对复杂基因复合物的工程改造[125]。② 染色体特定位点重组技术能对目标位点进行定点整合,而不会产生因随机插入导致的基因表达水平改变、基因沉默、插入基因突变等情况[126],并能防止内源基因的功能被破坏[125]。③ 在传统育种过程中,引入目标基因或染色体片段时往往也会引入连锁的带有不良性状的染色体片段,而简单的回交等育种方式无法消除这一负面影响。染色体工程中的人工染色体技术（PAC）可以避免传统育种过程中产生的连锁累赘。PAC 上的整个基因起着一个连锁基团的作用，可以在一次杂交中转移而无需从基因组中引入其他基因[125-127]。

人工染色体是染色体工程新的热点研究方向，它是由必需的顺式作用元件构成的人造线性或环状 DNA 分子，主要包含主复制序列、着丝粒和端粒三个功能元件。它可以作为新的载体系统转移和叠加多个外源基因。构建人工染色体的方法有两种：一种是自下而上，对染色体的功能元件（如复制起点，着丝粒、端粒等）进行组装[128]；另一种是自上而下，改造原有或已知的染色体，从中挑选微小染色体并在植物体内进行定点整合[129]，如端粒介导的染色体截断技术，在拟南芥、水稻和玉米[130-131]等产生了微小染色体，这是目前更常见的合成和构建微小染色体的方法。将单倍体育种技术与 PAC 结合会加速植物新品种的选育，为它们提供良好的特性，如抗旱、抗虫等[132]。此外，改造的植物也可以作为大规模生产特定蛋白质或代谢物的工厂[133]。

（二）植物细胞工厂优化策略

异源植物的单个或多个基因转化所带来的次级代谢产物收益虽然有时较为可观，但这也仅仅是天然产物异源合成的下限，更不用提本源植物中含量甚微的次级代谢产物了。因此为了进一步提高异/本源植物中天然产物的生物量，可以结合一种或多种植物底盘优化方式，从而实现大于 100% 的产物积累成效。植物细胞工厂中转基因的表达往往会受到宿主细胞内部各方面的影响，而这些影响倘若加以利用，即可获得意想不到的结果，如不同物种中密码子的偏好性选择、基因合成途径的代谢流调控、区室化调控和转运蛋白的参与、诱导子和生物反应器的应用等。

1. 基因密码子优化 密码子优化是指依据密码子简并性等特点，利用基因工程技术和宿主密码子的偏好性，对目的基因同义密码子进行调整，消除稀有密码子，优化 motif 和 mRNA 二级结构等相关参数，达到提高翻译效率、增强蛋白表达量的目的。在蛋白质合成过程中，密码子扮演着将基因信息翻译为蛋白序列信息的重要角色。不同的物种翻译同样一个氨基酸可能使用不同的密码子，并且因物种不同而带有密码子偏好性。尽管目前尚未得知密码子偏好性的自然形成的原因，但是这种现象对于蛋白表达效率的影响是显著的。对于重组蛋白表达，为获得最佳表达效果，通常需要根据物种的密码子偏好性进行序列优化。特别是使用异源性的蛋白质表达系统时，由于来源于另一物种的目的基因需要在自然条件下不表达该基因的宿主中进行重组蛋白表达，这种优化因此显得更为重要。为了提高基因表达效率，在植物细胞工厂领域密码子优化经常被用来对一种生物的基因进行"重新编码"，以便在另一种生物中更有效地工作。通过选择宿主生物体更常使用的密码子，研究人员可以潜在地提高蛋白质生产的效率和产量。上海师范大学张辉和中国科学院上海植物逆境生物学研究中心朱健康等利用核定位信号与密码子优化开发了一款腺嘌呤碱基编辑剂，相比于 ABEmax 系统该编辑方法能够较轻易地在初代转化植物中获得纯合株系。遗憾的是，菌类的优良基因在植物中异源合成的例子还鲜有报道，更多的是植物基因在模式菌种中的异源表达，这说明了植物细胞工厂还有很大的发展空间。

2. 植物代谢流控制 生物体内有数以万计的代谢通路，而不论是对基本生命历程起稳定作用的初级代谢，还是对生命发展阶段起保障作用的次级代谢，在调控方面都处于非负即正的作用，抑或促进/协同促进，抑或抑制/协同抑制，抑或相互拮抗，从而维持机体的内环境稳态。然而,随着植物细胞工厂的发展,宿主体内天然产物的积累问题亟待解决,因此,作为增产方式之一的代谢流调控引起了人们的关注,通过有的放矢地调整某条/些代谢路径的开合,进而减少合成原料的损耗,增加基因相对表达量与生物量。代谢途径是一种化学链式反应,通过一系列酶促反应催化底物以一定顺序转化为目标产物和可能的副产物。因此,为了增加目标化合物的合成,通常使用几种策略:① 上调目标途径中编码限速酶或多种关键酶的上游基因的表达,以确保有充足的前体供应和增加通过目标途径的代谢通量。② 抑制或敲除参与分支点竞争途径或目标产物分解代谢途径的关键酶基因,以避免中间产物被转移并防止目标代谢物被分解。③ 过表达转录因子(或与某些关键酶基因一起)以同时激活多种途径相关的内源关键基因以增加目标代谢物的合成。④ 结合上述方法以最大化合成目标代谢物。

3. 区室化调控和转运蛋白应用 生物区室化是自然长期进化的结果。在生命系统中,一个典型的微区室是细胞。区室化的细胞相较于开放性体系具有更低的熵、更高的效率和更高的稳定性。次生代谢的区室化可以有效降低酶的底物抑制效应、控制代谢流的大小和方向、减轻中间产物的细胞毒性,分散细胞的代谢负担,对植物的生存和环境响应具有重要作用。植物细胞内的生物合成途径由错综复杂的网络组成,通过这些途径合成的每种代谢物在细胞内都有独特的空间定位,这种空间分布极大地影响了它们在宿主细胞底盘内的合成和积累。例如:① 由于必要的酶和辅助因子普遍共定位在同一细胞器内,因此在特定细胞器内产生的代谢物往往容易进入该细胞器的合成途径。② 酶的分区定位不仅隔离了不同的反应,而且还建立了有利于特定生物合成途径的专门微环境,从而提高了目标代谢物的产量。③ 前体底物和代谢中间产物在空间上的分布进一步影响生物合成反应的底物可用性,从而影响途径通量和最终代谢产物的产量。④ 引入异源表达的代谢物可能会对宿主底盘产生细胞毒性影响;战略性地改变空间定位可有效减轻这些毒性影响,保持细胞的生长和活力。酶的区室化不仅能有效减轻外源产物对宿主细胞的不利影响,还能通过调节植物代谢途径,实现天然产物在植物底盘内的高效合成,在推进植物细胞工厂领域中发挥关键作用。

转运蛋白是一类具有跨膜转运功能的蛋白质,广泛存在于植物、微生物、动物和人类基因组中,可介导生物膜内外化学物质的跨膜转运及信号交换,在植物次生代谢物的跨膜运输过程中发挥重要作用。植物产生的次生代谢物可能对植物本身有害,如生物碱类,植物体内存在着"自我耐受"机制来调控和适应这些化合物,并通过转运蛋白将这些物质转运到特定细胞器(如液泡)储存,形成亚细胞区隔,保护植物细胞免受损害。转运蛋白不仅参与物质在细胞内的运输与分布,还参与邻接组织之间的物质分配,以及物质从"源"到"库"的积累等过程。例如,研究人员采用 RNAi 技术使雷公藤悬浮细胞中 *TwMDR1* 转运蛋白基因的表达沉默,显著降低了植物细胞内相关生物碱的含量[134]。这种方法避免了过量生物碱积累的问题,从而避免了与这种积累相关的潜在毒性问题。通过操纵转运蛋白,我们可以利用这一强大工具来优化次生代谢物的合成、积累和定向移动,从而提高产物产量。

4. 诱导子和生物反应器的应用 诱导子是天然或合成的化合物,能通过激活并开启植物代谢过程中相关基因的应答,促使植物细胞积累相关次生代谢物。根据其来源可分为非生物诱导子和生物诱导子,非生物诱导子主要包括茉莉酸类、水杨酸、一氧化氮、重金属盐类以及电场等,生物诱导子主要包括真菌类诱导子、细菌类诱导子、酵母提取物等。外源诱导子提高植物悬浮细胞或植物组织次生代谢物产量取决于诱导子与植物细胞间复杂的相互作用。目前研究表明，无论是非生物诱导子还是生物诱导子，多是通过激活植物代谢过程中防御相关基因，诱导植物细胞代谢过程发生变化，产生一系列的生理生化反应，最终致使植物积累相关次生代谢产物来抵御不良环境[135-136]。虽然已有研究让我们对外源诱导子种类及其生物学功能，甚至作用机制有了一定认识，但仍有很多研究工作有待深入和完善，比如外源诱导子的其他类型、诱导子的作用机制、诱导子之间的相互作用、诱导子诱导的代谢通路之间的相互作用等等。此外，诱导子特异性、诱导子浓度、诱导时间、诱导子处理时培养物的发育阶段是影响细胞生物量和生物活性成分积累的重要因素[137]。对外源诱导子影响植物悬浮细胞次生代谢产物积累的深入研究，将有效解决植物悬浮细胞培养次生代谢物产量低不稳定的问题，加速植物次生代谢产物商品化和产业化的进程。

与此同时，在许多涉及植物底盘的商业应用中，生物反应器的使用已变得不可或缺。与传统种植方法相比，生物反应器具有多种优势，特别是能以最小的占地面积获得最大的产量，为植物组织或细胞提供理想的生长环境，减少对人力和物力资源的需求，缩短组织或细胞的生长周期。植物生物反应器利用植物细胞、组织、器官或整株植株，大量生产具有重要功能的蛋白质，如疫苗、抗体或次生代谢产物等。相比于以上单细胞培养系统，植物通过光合作用产生能量，代表了未来代谢工程可持续发展的重要方向。植物反应器最大的优势是经济成本低，仅为微生物发酵培养的 2%～10%，动物细胞培养生产成本的 0.1%～1%。用生物反应器进行植物细胞大规模培养，是将植物天然产物或异源产物应用于商业生产领域时非常必要的手段。多种传统和新型的生物反应器被用于悬浮植物细胞培养，包括搅拌罐、鼓泡塔、气升罐、流化床、无泡系统、旋转过滤设备、细胞提升离心等。在许多生产实践中，随着生产规模扩大，细胞生长和产物积累随之下降。这一现象反映出在生物反应器里培养植物细胞时，对所需各项条件的优化比较困难。需氧植物细胞培养的生物反应器的基本功能包括若干方面：提供足够的搅拌、氧传递、热传递，以及避免过度流体剪切力带来的负面效应。植物细胞生物质的性质和流体特征都会对生物反应器的合理设计和操作增加技术限制。与微生物和动物细胞系统相比，植物细胞通常具有一些不同的特性：生长缓慢、剪切力敏感、对二氧化碳和乙烯等气体成分敏感、非牛顿流变学、成团倾向等。具体生物反应器功能及配置是可以通过细胞培养物代谢活性、经济成本以及控制操作条件（如温度、pH、无菌、混合、通气和可扩展性）来确定的。此外，植物本身也可以充当生物反应器。

二、微生物细胞工厂

在微生物底盘中采用合成生物学使能技术进行药用活性分子代谢途径组装，构建微生物细胞工厂，结合代谢工程调控策略与发酵过程优化，可以实现天然药用分子的高效合成[138]。该方法不仅具有生产周期短、成本低、易于调控、产物单一等优点，而且不受原料来源限制、易于实现大规模可持续地工业化生产[139]。微生物细胞工厂的使能技术通常是指其构建与调控过程中使用到的基因组合成、代谢途径组装、基因编辑与基因组重编程、蛋白质和底盘细胞的进化与从头设计、细胞代谢模型构建和生物平台生产自动化等一系列新颖或迭代技术的集合。随着智能技术的不断创造和发展，微生物细胞工厂已经逐渐成为天然药用活性分子生产的新范式，为中药活性成分的工业化、规模化生产奠定了良好的基础。

（一）微生物细胞工厂的基因编辑技术

传统最常用的微生物基因组改造方法主要有同源重组和 Cre-loxP 系统。借助氨基酸营养缺陷标记或者抗生素标记可以直接利用宿主细胞的同源重组系统实现基因敲除或插入,但这种技术往往受制于筛选标记种类不足以及同源重组系统较弱导致的编辑效率低下。Cre-loxP 重组酶系统来源于 P1 噬菌体,Cre 一种位点特异性的 DNA 重组酶,能特异识别长度为 34 bp 的 loxp 位点,介导 loxp 位点间的序列删除或重组。Cre-loxP 可以实现改造后的筛选标签回收,因而能够进行多轮迭代基因编辑,但是每一轮编辑后都会在编辑位点保留一个 loxP 序列成为染色体瘢痕,随着编辑次数增加往往导致基因组不稳定。基于核酸酶的基因编辑技术包括第一代的 ZFNs 和第二代的 TALENs。然而,基于 ZFN 和 TALEN 技术依赖于复杂且特定的蛋白质-DNA 相互作用,存在着成本高、脱靶率高以及组装复杂等缺点,极大限制了这类技术的推广与应用[140]。近年来,基于 CRISPR/Cas 系统[141-143]的第三代基因编辑技术,因其成本低廉、易于构建、编辑效率高、无痕编辑以及功能多样等优点,被广泛应用于代谢工程和合成生物学等研究领域,并由此发展出了众多的新元件和新工具(相关技术介绍见第七章)。

1. 单个基因的编辑 基因编辑过程中 DNA 双链断裂(double-strand break,DSB)一旦引入,细胞必须马上启动 DNA 修复过程来避免细胞死亡。DSB 可以通过同源重组(homology-directed repair,HR)或非同源末端连接(nonhomologous end joining,NHEJ)等方式进行修复,最终达到基因编辑的目的。NHEJ 对 DSB 的低保真度修复会导致 DSB 位点引入随机的碱基插入/缺失,而 HR 介导的 DSB 修复是提高微生物细胞工厂基因编辑准确性的有效手段。底盘细胞的天然同源重组效率因物种而异,存在着较大的差异,例如在酿酒酵母中,HR 在 DSB 的修复过程中起主导作用,仅仅 50 bp 的短同源臂就可以实现接近 100% 的靶基因修复效率,而在一些未改造的非常规酵母底盘中常常难以实现 HR 介导的同源重组过程[144]。为了提升底盘细胞的重组效率,最常使用的方法是抑制菌株的 NHEJ 系统。在 NHEJ 中,Ku70-Ku80 复合物(Ku)与 DSB 末端结合以保护它们免受降解,并募集额外的 NHEJ 因子来重新连接末端。通过敲除 KU70 或 KU80 基因可以大幅提高菌株的基因编辑阳性率,然而 Ku 是 DNA 依赖性蛋白激酶(DNA-PK)的 DNA 结合组分,在维持基因组稳定性等方面发挥重要功能,细胞 KU 基因缺陷往往导致生物量下降和菌株稳定性下降,不利于微生物细胞工厂的构建。另一种思路则是强化同源重组相关蛋白,同源重组修复的第一步是通过 MRX 复合物切除 5'链以产生 3'单链 DNA(ssDNA)尾部,被 RPA 蛋白复合物包裹,进而被 Rad51 重组酶取代,Rad51 重组酶介导同源搜索和链侵入修复模板,形成置换环(D-loop),随后入侵端被 DNA 聚合酶延伸,最终修复 DSB。同源重组修复过程由一系列 Rad 家族蛋白参与并发挥关键作用,例如在汉逊酵母过表达内源的 OpRad51 蛋白,可以将单基因编辑效率由 20%~30% 增加到 60%~70%[145];而在毕赤酵母中过表达内源的 KpRad52 蛋白,单基因精准编辑效率则提高至 90% 以上[146]。

2. 多个基因的同时编辑 天然活性药物分子的合成代谢途径构建与调控往往设置基因组上多个位点的密集改造,理论上如果可以同时表达多个 gRNA 就可以使 CRISPR/Cas 系统实现细胞中的多基因编辑,也将为微生物细胞工厂的构建与改造带来极大的便利。目前,表达多个 gRNA 主要有两种方式,一是将每个 gRNA 置于单独的表达盒中,二是将多个 gRNA 串联后置于一个转录本中,转录后再进行加工成为成熟的单个 gNRA[147]。这些加工策略要求 gRNA 两侧存在可以切割的 RNA 序列,例如Ⅱ型启动子下需要可以进行自加工的核酶序列(例如 HH 和 HDV),Ⅲ型启动子下则需要添加外源性切割因子识别序列(例如 Cys4)或内源性RNA加工序列(例如tRNA序列和内含子)。刘子鹤团队[148]采用gRNA-tRNA阵列表达盒和带有截短启动子的 ScURA3 基因成功在酿酒酵母中构建了GTR-CRISPR系统,该系统中初级RNA转录本被酵母内源性tRNA加工酶RNase P和Z切割,成为具有成熟功能的向导RNA进行基因组编辑,并实现了两轮迭代敲除8个基因,效率高达87%。与Cas9相比,Cpf1缺乏HNH核酸内切酶结构域,因此体积更小,此外Cpf1具有独特的crRNA加工的核糖核酸酶活性,并且不需要tracrRNA,因此它在酵母多重基因编辑中非常有潜力。在酿酒酵母中使用来自毛螺菌(Lachnospiraceae bacterium)的LbCpf1以及单一crRNA阵列可以一次三位点整合β-类胡萝卜素生物合成途径,多重基因组编辑效率高达91%。而使用来自新凶手弗朗西斯菌(Francisella novicida)的FnCpf1用于解脂耶氏酵母(Yarrowia lipolytica)双重和三重基因组整合,效率分别为52%和43%。此外,国内外研究团队已经实现了不同底盘细胞中的多基因编辑,例如毕赤酵母(Komagataella phaffii)、汉逊酵母(Ogataea polymorpha)、乳酸克鲁维酵母(Kluyveromyces lactis)、圆红冬孢酵母菌(Rhodosporidium toruloides)等,这些多基因编辑系统大大促进了非传统酵母微生物细胞工厂的快速开发。

3. CRISPR/Cas编辑系统的拓展技术　目前,通过对CRISPR/Cas系统的不断升级和优化,已经开发出一系列基因编辑与调控工具,例如碱基编辑器(BE)、引导编辑器(PE)、基于CRISPR/Cas系统的基因抑制系统(CRISPR interference,CRISPRi)和基因激活系统(CRISPR activation,CRISPRa)等。这些基因编辑与调控系统也在合成生物学微生物细胞工厂构建等领域得到了广泛应用。

(1) CRISPR/Cas系统用于单个碱基的编辑：碱基编辑是Broad研究所David Liu教授于2016年开发的一类基于CRISPR的精准基因编辑技术。与CRISPR-Cas9不同的是,碱基编辑可以在不切割DNA双链的情况下实现对单个碱基的精准编辑。第一类碱基编辑器称为胞嘧啶碱基编辑器(CBE),由与Cas蛋白融合的单链特异性胞苷脱氨酶组成,可利用nCas蛋白结合DNA目标区域并将其解旋成单链DNA状态的能力,对Cas蛋白靶向的内源DNA区域进行脱氨。DNA中胞嘧啶碱基C的脱氨作用产生尿嘧啶U,尿嘧啶可以通过内源性细胞过程复制并修复为胸腺嘧啶T,最终实现C/G到T/A的转换。第二类是腺嘌呤碱基编辑器(ABE),核心组成元件是nCas9和人工定向进化的腺嘌呤脱氨酶,Cas9与腺嘌呤脱氨酶组成融合蛋白,原理类似CBE,最终可以实现A/T到G/C的转换。在此基础上,David Liu团队进一步开发了第三代的PE编辑系统,将逆转录酶融合在nCas9的C端,同时将sgRNA改造为pegRNA(prime editing guide RNA),其3'端延伸出一段序列携带逆转录的引物和模板,可以和逆转录酶相结合,将pegRNA的序列带入目标基因序列中去,该系统能够实现任意碱基替换、DNA短片段的精准插入和删除。碱基编辑器系统不依赖于DNA双链断裂的产生,既能避免NHEJ修复途径带来的随机突变,也摆脱了HR修复途径效率低的限制,具有非常大的应用潜力。

(2) CRISPR/Cas系统用于基因的表达调控：随着研究的不断发现,研究人员发现对Cas9核酸酶结构域进行突变(H840A,D10A),产生的突变体只有DNA靶向序列结合功能但不具有切割活性,被称为dCas9(dead Cas9),依据这一原理可以利用CRISPR系统进行基因表达调控。通过靶向基因转录起始位点,可以干扰RNA聚合酶或转录因子与DNA的结合以及转录延伸,从而达到抑制基因表达的目的,该系统称为CRISPRi(CRISPR interference)。将dCas9蛋白与转录抑制因子,如KRAB、Mxi1等进行融合,可以进一步提高CRISPRi抑制基因表达的效率。相反，如果将 dCas9 蛋白与招募转录激活因子蛋白，例如 VP64 或 p65 激活结构域(p65AD)融合，开发出的 CRISPRa(CRISPR activation)系统则可以有效上调基因的表达。在毕赤酵母中，已成功开发了用于调控基因表达的灵活工具箱，报告基因 eGFP 在调控过程中表现出强烈的抑制作用(70%以上)以及高效的激活作用(高达 3.5 倍)。类似的，在酿酒酵母中利用 gRNA 分别引导 dCas9 介导的基因表达激活和抑制也高达 2.5 倍和 3 倍，进一步以酿酒酵母为底盘测试了位于 14 个不同启动子上的>100 个 gRNA，表达水平调节范围可以跨越>2.5 个数量级，展示了该工具强大的基因表达调控功能。

微生物细胞工厂在药用活性分子的高效合成中发挥重要作用，这些细胞工厂的构建与改造需要对底盘代谢网络进行密集的基因编辑，从而获得菌种性能的提升。目前，合成生物学中的基因编辑技术已经有了巨大的发展，但是仍然存在一些不足，例如在多基因编辑效率、编辑基因数量、扩大靶向序列范围以及进一步提高精准性方面仍然存在较大的改善空间，相信未来经过不断地研究与开发，最终能够实现高效、快速、精准的基因编辑，促进微生物细胞工厂的定制化构建。

(3) CRISPR/Cas 系统用于人工染色体创建：构建微生物细胞工厂主要是重构新的合成途径以及重新编程插入新功能的微生物宿主代谢网络，有时甚至可达上百个基因。即使利用 CRISPR/Cas9 技术，重新连接这些代谢网络仍然是一项艰巨的挑战，特别是对于具有高度遗传冗余特征的真核细胞工厂。因此开发可以大规模重塑生物代谢网络的微生物平台在构建强大的细胞工厂中发挥着巨大作用。设计人工染色体创建的基本原则包括：① 功能存活性，即合成型染色体菌株与野生型菌株具有相同或相似的生长表型与适应性。② 遗传稳定性，剔除、重置导致基因组不稳定的 DNA 元件。③ 操作柔性，在非必需基因后插入无方向性 loxP 位点从而赋予合成型染色体一定的灵活性，预留进化空间。

构建过程中一步法将整条染色体置换为人工合成的染色体难度过大，采用"自下而上"的分层次方式，即首先合成寡核苷酸逐步组装成大片段的模块，采用同源重组等方式，逐步替换酿酒酵母内源的染色体序列。为了简化时间，也可以平行替换染色体的不同区域得到半合成型染色体，利用减数分裂中的同源重组和姐妹染色单体的交叉互换，快速得到野生型染色体全替换版本。为了将平行合成的不同染色体集中到一个细胞中，首先融合生成二倍体再拆孢得到单倍体，获得全是合成染色体的单倍体细胞。合成酵母基因组计划(Sc2.0)代表了对真核生物基因组工程的首次尝试，也是设计和构建下一代工业微生物的框架。Kutyna 等[149]针对酿酒酵母 S288c 缺乏许多为工业和环境分离株提供表型多样性的基因，将一系列泛基因组元件组装成第 17 条染色体提供了表型可塑性。Postma 等[150]基于通路交换和模块化组装概念设计了从头合成人工染色体(NeoChrs)，减少核心代谢步骤、引入替代配置以及定制化的目标代谢模块，重塑人工染色体需要满足组装效率和高保真度，复制分离的稳定性以及对宿主无毒等要求，能够达到与天然染色体相似的特征。作为应用，在酵母体内模块化组装了含有 20 个内源基因和 21 个外源基因的环状/线性 NeoChrs，首次实现了在微生物细胞工厂从头生产花色苷。组装后的人工染色体仍然可以使用 CRISPR 技术进一步编辑，为未来具有人工合成染色体的微生物细胞工厂提供了借鉴。

(二) 微生物细胞工厂调控技术

1. **代谢流调控技术**　代谢调控技术是构建微生物细胞工厂的重要技术手段，构建高效平衡的代谢途径能够抑制副产物或者中间产物的积累，提高目标化合物产量。基因的敲除或拷贝数的增加、启动子工程、RBSs(ribosome binding site)工程等技术通过在基因表达水平、转录水平和翻译水平上对天然产物途径进行优化,增强代谢途径通量或减弱副产物带来的分流[151]。

合成途径中,不同的酶的基因拷贝数对可以增强代谢途径。例如 4'OMT 被认为是催化(S)-去甲乌药碱转化为(S)-牛心果碱的限速酶,通过在酿酒酵母底盘菌株中增加额外拷贝数可以解除途径中的限制步骤,将(S)-牛心果碱产量提高了 45%[152];在吗啡合成途径构建中,编码途径酶的三个基因(T6ODM、COR 和 CODM)拷贝比例不同,吗啡产量不同,当三者的比例达到 2:1:3 时,吗啡产量最高[153]。此外,优化启动子也能使得基因的表达增强,进而增加产物含量。在酵母中,多种启动子已被定性为标准遗传元件,以驱动不同水平的基因表达[154]。例如,对比五种不同的酿酒酵母启动子(pGPD、pTEF1、pPGK1、pTPI1 和 pHXT7)驱动碎叶紫堇碱合酶(cheianthifoline synthase,CFS)的表达效果,结果显示在 pPGK1 驱动下碎叶紫堇碱的产量比对照组提高了 10 倍[155];有研究者筛选了毕赤酵母中的内源启动子,经过 β-胡萝卜素异源生物合成途径进行了驱动能力评估后,确定了 8 个具有较高转录表达水平和 β-半乳糖苷酶活性的启动子,为毕赤酵母的构建提供了新的元素[156]。敲除或下调部分酶的表达,减少副产物的分流,也能提高产物含量。例如在单萜吲哚生物碱途径的关键中间体异胡豆苷的合成中,利用 CRISPR/Cas9 技术敲除设计 α,β-不饱和羰基代谢的 5 个酶基因(OYE2、OYE3、ARI1、ADH6 和 ADH7)可以减少副产物 8-羟基四氢香叶醇的在酿酒酵母中的生成,提高环烯醚酮至 45 mg/L[157];在托品烷生物碱合成途径构建中,过表达前体精氨酸代谢途径酶基因(SPE1、CAR1、ARG2 和 FMS1)并同时敲除精胺和亚精胺的反馈抑制途径,提高产物腐胺含量至 86 mg/L[158]。

代谢途径的优化,除了代谢途径的增强或分流代谢途径减弱外,如何平衡代谢途径上下游的平衡,合理利用碳通量也显得十分重要。动态调控作为代谢工程的新兴策略,能够实现代谢流的适时分布和改向,对微生物生长、代谢及应用起到重要作用。

动态调控策略来源于大自然中的微生物用来维持体内平衡、协调代谢流量以及使代谢适应不断变化的环境和压力的代谢调控系统,通过开发诱导调控元件,对代谢途径代谢网络节点关键酶基因进行动态调控[159],使微生物响应细胞外环境及细胞内代谢物浓度变化,实现目标产物的高效生产。动态调控显著提高了微生物在不同发酵条件下的鲁棒性(即当面临内部结构或外部环境变化时,能够保持其功能稳定运行的能力),满足了细胞生长与代谢产物积累期不同的代谢调控需求。

目前,动态调控的主要方式主要依赖于特定中间代谢物或产物,群体感应系统以及基于发酵过程条件控制等的动态调控策略。微生物中有许多天然存在的动态调控机制,可以精确控制细胞代谢以适应环境变化。为了探索代谢网络的自然调控机制,目前已经鉴定了许多基于代谢物的动态调控元件。如果这些元件对通路中间体或产物敏感,则它们可用于通路工程。比如 NAD 和 NADP,它们是细胞内氧化还原辅因子,在所有生物体中,它们在电子转移中起着关键作用,并驱动相当多的氧化还原反应[160-161]。Siedler 开发了一种基于氧化还原敏感转录调节因子 SoxR 的大肠杆菌高通量筛选系统。NADPH 水平的缺乏会激活 SoxR 并允许下游酶的表达[162]。丙二酰辅酶 A 是另一种广泛使用的信号分子,它是合成各种重要代谢物的关键组成部分,如脂肪酸、聚酮类化合物、类黄酮、二苯乙烯和香豆素等次生代谢产物[161-163]。丙二酰辅酶 A 传感器作为基于代谢物的传感器,通常被用在平衡细胞的生长和生产之间的冲突[164]。David 等开发了一种动态的双通路控制系统,以丙二酰辅酶 A 为前体高效合成 3-羟基丙酸(3-HP)[165]。在另一个例子中,构建了一个双重丙二酰辅酶 A 传感器系统,用于脂肪酸的生物合成。在该系统中,低水平的丙二酰辅酶 A 会上调乙酰辅酶 A 羧化酶(由 accADBC 编码),下调脂肪酸合成酶(Fas),以积累丙二酰辅酶 A,从而平衡生长期和生产期的碳通量分配。最佳工程菌株产生了 3.86 g/L 的脂肪酸,与不含有该系统的菌株相比,滴度增加了 2.1 倍[166]。另外,丙二酰辅酶 A 生物传感器还被广泛地应用在天然产物的合成中。如,Mao 等[167]结合丙二酰辅酶 A 生物传感器调节剂和 RNAi 策略,建立了双重动态控制系统,在丙二酰辅酶 A 的供应下自主控制对香豆酸的合成,同时控制丙二酰辅酶 A 的消耗,最终使柚皮素的产量达到了 514 mg/L。除了利用这些细胞内代谢物外,通过异源生物合成途径产生的中间代谢物或最终产物也可以作为信号来调控基因表达。Hanko 等[168]利用产物衣康酸敏感的 ItcR/pCCI 对顺乌头酸脱羧酶的表达进行微调并构建了产物的高通量筛选平台,优化了大肠杆菌中衣康酸的合成并筛选得到了衣康酸高产工程菌,衣康酸最高产量达到 0.78 mmol/L。在另一个例子中,Wu 等[169]构建了一个动态调节系统,以有效地从香兰素中生物合成儿茶酚。在该系统中,香兰素诱导启动子 pADH7 被用来控制香兰素降解途径的表达,以减轻香兰素的毒性,并避免在发酵过程中外源添加异丙基 β-d-1-硫代半乳糖苷(IPTG)。

群体感应(quorum sensing,QS)调节可使细菌根据其种群密度控制基因表达。细菌生长过程中会产生一种称为自诱导剂(autoinducter,AI)的信号分子,这些信号分子会在特定的生长阶段积聚[170-171]。同时这些信号分子的产生也会受到环境的影响,当达到一定浓度时,信号会激活调节器,从而诱导或抑制目标基因[171]。目前,研究最深入的 QS 系统是费氏弧菌的 LuxI-LuxR 系统[170]。合成酶 LuxI 负责产生信号分子 3-氧代己酰高丝氨酸内酯(AHL),AHL 与转录激活剂 LuxR 结合,在启动子 pLUX1 的控制下激活下游基因的表达[172]。在 LuxI-LuxR 系统的基础上,Kim 等开发了一种基因构建物,以平衡双酚生物合成的生长阶段和生产阶段。与之前的研究相比,工程菌株产生了 1.1 g/L 双酚烯,滴度增加了 44%[173]。除此之外,拟南芥中的群体感应系统也被成功地应用于酿酒酵母。具体来说,酵母细胞被改造成可以将拟南芥的细胞分裂素异戊烯基腺嘌呤(IP)分泌到细胞外环境中,并且邻近细胞可以感知分泌的 IP。随着酵母细胞密度的增加,积累的 IP 与细胞分裂素受体 AtCRE1 结合,激活了内源 Ypd1-Skn7 信号通路。因此,合成 SKN7 反应元件(SSRE)启动子 pSSRE 被激活[174]。Yang 等[170]在此基础上进行了改进,引入了生长素诱导的 Degron 系统,实现了关键鲨烯合成酶 ERG9 的动态降解,使 α-法尼烯的产量提高了 80%。这是首次在酿酒酵母中成功开发了一种 QS 介导的动态蛋白质降解系统来调节代谢途径。

在发酵过程中,温度、pH、溶解氧和光是重要的参数和可控元素,可用于激活或灭活各种转录因子,以开启或关闭基因表达,切换细胞的生长和生产状态,以达到最佳的产量、滴度和生产力。实践证明,当中间体或产物生成与发酵过程参数密切相关时,基于发酵参数的动态控制系统可以成功使用。例如,Zhao 等[175]在酵母中构建了一种名为 OptoEXP 的光控开关。在这个调控系统中,启动子 pC120 由一个融合蛋白(VP16-EL222)调控,该蛋白由一个光敏转录因子、一个转录激活结构域和一个 DNA 定位信号组成。在黑暗中,由于 VP16-EL222 失活,启动子 pC120 无法启动转录。而在蓝光下,VP16-EL222 被激活并与启动子 pC120 结合,启动下游基因的表达。根据这一系统,设计了一个动态调节基因回路,以实现在光诱导生长阶段和黑暗诱导生产阶段之间切换细胞的代谢状态。Richter 等[176]利用温度这一灵敏且均匀的信号,开发了一种名为 tsRC9 的大肠杆菌中温度敏感的 Cas9 工具,可用于在 9 ℃下开启 Cas29 的表达,并在 37 ℃下关闭 Cas21,以证明温度诱导的转录控制。

综上所述,在代谢途径优化中,动态调控在以具有成本竞争力的方式高效生物合成各种有价值产品方面取得了重大进展。特别是最近的许多研究开发出了多功能基因回路,可动态控制更广泛的基因靶标,这与细胞代谢中的自然调控机制十分接近。然而,这些动态调控传感器尚未得到广泛应用。要更好地理解并在代谢工程中使用这些传感器,还需要应对很多挑战。未来,预计可以开发更强大、响应更快速的动态调控工具,以实现感兴趣的化学品、燃料和药物的经济生物合成。

2. 细胞区室化调控技术　　通常微生物自身无法合成高附加值的植物天然产物,因此想要通过微生物发酵获得大量的目的分子,必须通过引入异源途径来实现。但在该过程中,异源蛋白表达量低、代谢串扰、多酶催化效率弱、中间体代谢底物或辅因子受限、有毒副产物增加等问题影响产物的高效合成[177-178]。细胞生物学中认为在真核细胞的细胞膜内陷演化为细胞的内膜体系,构成细胞质中相对封闭的细胞区室(cellular compartments),为特定的化学反应提供了较为稳定的理化环境[179]。近年来,细胞区室化调控策略被开发并且广泛应用于微生物细胞工厂的构建中,有效地解决了上述异源途径引入的难点。

细胞区室化调控常用于含有较为复杂膜系统的真核微生物细胞中,基本思路是在肽链末端添加膜定位肽,将途径酶靶向至各个含膜结构的细胞器及细胞结构中[177]。线粒体是常见的靶向细胞器。被称为"细胞的动力车间"的线粒体是细胞进行氧化代谢的双层膜细胞器[179],线粒体基质与细胞质相比具有较高 pH、更低的氧浓度和更高的氧化还原电位[180],可通过三羧酸(tricarboxylic acid,TCA)循环和氧化磷酸化过程产生大量能量物质[181]。此外,线粒体参与多种化合物的关键前体以及氧化还原辅因子的合成,例如乙酰辅酶 A、还原型辅酶 I(NADH)、黄素腺嘌呤二核苷酸(FAD)和 α-酮戊二酸等,对产物的高效合成至关重要[182]。例如有研究者发现大豆的甲基转移酶(GmOMT2)可以催化 8-异戊二烯生成淫羊藿苷,但其对低 pH 较敏感,在酵母细胞质中表达时会失活,把 GmOMT2 定位至 pH 相对较高的线粒体中,发酵检测显示淫羊藿苷产量提高至 7.2 mg/L[183];在线粒体中超表达法尼烯焦磷酸合成酶(farnesyl pyrophosphate synthetase,ERG20)突变体 ERG20$^{F96W/N127W}$ 和来自肉桂的芳樟醇合成酶(linalool synthase,LIS)的融合蛋白 CoLIS/ERG20$^{F96W/N127W}$,并建立细胞质芳樟醇的合成途径,补料分批发酵的芳樟醇滴度可达到 23.45 mg/L[184]。过氧化物酶体是有单层膜包裹并且含有 H_2O_2 氧化酶和降解 H_2O_2 的过氧化氢酶的细胞器,可容纳一定量的疏水性化合物参与许多代谢反应,也是细胞区室化的常见靶向位点[185]。有研究者发现在酿酒酵母的细胞质中表达异喹啉生物碱(benzylisoquinoline alkaloid,BIAs)合成途径的第一个关键酶 N-去甲乌药碱合成酶(norcoclaurine synthase,NCS)会对细胞产生毒害作用,但将过氧化物酶体作为有毒的 NCS 亚细胞区室化位点可以缓解细胞毒性并且提高产物(S)-去甲乌药碱产量[186];还有研究者在过氧化物酶体中引入角鲨烯的合成途径,同时通过过表达 IDP2 和 IDP3 以及 ANT1 增加 NADPH 和 ATP 的在过氧化物酶体中的供应等策略使得角鲨烯的滴度达到 11.0 g/L[92]。除了线粒体和过氧化物酶体,靶向至内质网、液泡、脂滴等区室化策略也被广泛应用[177]。将"红色万能酶"细胞色素 P450 定位在内质网中,能催化羟基化、环氧化、碳-碳耦联等多种不同的反应,在天然产物的合成中发挥重要作用[187-188];调节内质网衍生细胞器脂滴的大小和容量可以增加细胞对亲脂性化合物的承载能力,增加亲脂化合物的积累[189];优化的单层膜细胞器液泡的转运调控,可以提高前体分子的利用率,增加代谢物的运输和生产[190-191]。针对真核细胞的区室化调控策略可以极大程度上提高天然产物在工程菌株中的产量。

随着生物学的高速发展,细胞区室化不再局限于以磷脂双分子层和蛋白质构成的膜结构细胞器范畴,"无膜细胞器(membraneless organelle,MLO)"的兴起为细胞区室化调控提供了新的思路。细胞中多价相互作用的分子之间可以形成不断富集互作分子的聚集体,聚集体中分子的浓度不断提高,直到达到分子在溶液中的溶解极限就会以"液-液相分离(liquid-liquid phase separation,LLPS)"的形式从溶液中析出[192]。MLO通过生物分子的液-液相分离形成,它们能够响应胞外信号,从而调控细胞的可塑性[193]。有研究者通过在大肠杆菌中表达无序蛋白以构建MLO,建立了荧光蛋白、酶等蛋白融合共定位至区室的功能化平台,提供了大肠杆菌中的区室化调控案例[194];而后又有研究者在产正丁醇的酿酒酵母工程菌株中构建了MLO,并且设计了MLO刚性和大小的调控系统,发酵结果显示产物正丁醇显著提高至1 757 mg/L[193],验证了MLO在化学品合成领域中的可用性。

除此之外,细胞微区室(bacterial microcompartment,BMC)的发现证明了原核生物也有能力进行区室化调控[195]。BMC由保守结构的蛋白质构成具有选择透过性的边界,其内部包含了部分代谢核心酶,保护细胞免受有毒代谢中间体的影响并防止不必要的副反应发生[196]。例如蓝细菌和化能自养型细菌中的羧酶体(carboxysome),内部含有固定CO_2的羧酸酐酶,参与卡尔文循环[197-198];浮霉菌属和疣微菌属的细菌BMC被证明参与L-岩藻糖和L-鼠李糖的降解[199]。这些发现为未来开发细菌作为优良的菌株底盘做了理论铺垫。

细胞区室化调控策略作为合成生物学的基本策略之一具有广泛的优点,在天然产物的合成中发挥着重要作用。随着生物学基础理论研究的深入,无膜细胞器、细胞微区室等概念的兴起也克服了原核微生物作为底盘菌株的难点。在天然产物的细胞工厂构建中,将细胞区室化调控策略与代谢途径优化、基因表达的动态调控以及多区室的动态协作等策略联合起来,充分挖掘细胞合成挖掘化学品的潜能,一定能最大限度地提高细胞合成能力,为天然产物的工业化生产奠定基础。

3. 细胞形态及寿命调控技术 在微生物合成化学品的过程中,一些化合物无法有效排出体外,因此当产物积累达到一定水平时,细胞的存储体积以及细胞膜通透性等逐渐成为生产过程的限制因素。细胞的形态等表型由基因组中的特定基因决定,因此通过基因编辑等技术手段,改造与微生物形态相关的基因,有望对微生物细胞的形态进行有效调控,使其更加有利于化合物的生产。影响微生物细胞形态的蛋白主要可以分为三大类,即细胞分裂蛋白、细胞骨架蛋白、细胞壁合成及水解蛋白,它们不仅在微生物维持细胞正常形态、提高机械强度、抵抗各种环境压力胁迫等方面发挥重要作用,而且与细胞的胞质运动、物质运输、信息传递、基因表达、分裂和分化等生命活动密切相关。

细菌的形态由细胞骨架蛋白MreB和细胞分裂蛋白FtsZ决定,陈国强教授团队发现敲除大肠杆菌和嗜盐单胞菌中的$mreB$或$ftsZ$基因可以增大细胞的体积,进而提高胞内聚-β-羟丁酸(Poly-β-hydroxybutyrate,PHB)储存能力。进一步通过引入温敏型的质粒,在30 ℃时使用质粒上的mreB/ftsB维持细胞正常生长,待增殖到一定细胞密度后,升高温度至37 ℃进行质粒丢失,进而增大细胞体积,这一策略下构建的"大块头微生物工厂"可以使单位细胞生产能力提升80%。此外,工程菌的细胞长度可以增长至数百微米,使得菌体无需絮凝或离心即可沉淀分离,有效减少了分离纯化步骤,进一步降低了生产成本。

许多天然产物,如萜烯类化合物,具有疏水性,会聚集存储于细胞膜内,导致细胞生长受限,从而减少目标化学品的生产。国内研究团队通过过表达膜弯曲蛋白(糖基转移酶单葡萄糖基二酰基甘油合酶,Almgs)以及调节细胞膜合成途径,有效增加了大肠杆菌中细胞膜面积,并且这两种策略具有协同效应,使β-胡萝卜素产量增加了2.9倍。在此基础上,该团队通过敲除外膜囊泡的形成相关基因 tolR 和 nlpI,构建了一种新的人工膜囊泡转运系统(AMVTS),同样可以有效提升细胞工厂的β-胡萝卜素生产能力。Sang Yup Lee 教授团队通过大肠杆菌膜工程策略,提高了涵盖彩虹7种颜色的天然疏水色素的产量。首先通过文库筛选获得了9个与细胞分裂调控相关的靶基因(ftsABILQWZ、minD 和 zipA)以及7个与细胞壁合成或细胞形态维持相关的靶基因(rodZ、mrdAB、mreBCE、murE 和 pbpC),相关靶点的敲除可增加细胞膜面积。此外,通过引入真核的囊泡形成机制,进一步增加了胞内的膜面积。最终,最优策略组合可以将β-胡萝卜素和脱氧紫素的产量提高18.4倍和10.9倍。

微生物细胞工厂的生产效率由多种因素共同决定,其中,作为细胞生长性能的重要指标之一,细胞寿命-包括复制型寿命(replicative lifespan,RLS)和时序型寿命(chronological lifespan,CLS),能显著影响微生物细胞工厂的生产效率。微生物细胞工厂的发酵生产过程中,主要生产力一般来自非分裂细胞,因此通过细胞寿命调控也有望增加细胞的抗逆能力以及生产性能。江南大学研究团队通过敲除碳储存调控因子 csrA 缩短了大肠杆菌复制性寿命,结合丝氨酸重组酶系统构建了双输出状态机器(TRSM),并且可以使细胞形态从生长阶段的杆状变成生产阶段的纤维状,进而使聚(乳酸-co-3-羟基丁酸)的胞内含量提高了52%。此外,敲除压力响应调节因子 rssB 或过表达 sigma-38 因子 rpoS 延长大肠杆菌时序性寿命,采用基于酪氨酸重组酶系统的多输出状态机器(MRSM)对大肠杆菌时序性寿命进行调节,最终将丁酸产量提高至29.8 g/L。上述研究是细胞寿命调控改善化学品生产的首次尝试,成功将大肠杆菌的时序寿命延长了66%,同时缩短了其复制寿命,使细胞可以长到比普通大肠杆菌大13倍的巨大尺寸,进而产生1.7倍的 PLH 和2.6倍的丁酸,表明工程化改造细胞寿命可以显著改善微生物细胞工厂的生产性能,该策略有望拓展至其他底盘细胞,为微生物细胞工厂改造与优化生产化学品提供重要参考。

(三)细胞适应性实验室进化技术

19世纪中期,英国科学家达尔文提出物种起源于自然进化,该观点对自然学科的发展有着深远的影响。其核心思想"物竞天择,适者生存"归纳了新的物种产生的过程——种群遗传多样性产生后,经自然环境压力的胁迫,能够适应环境的个体存活,新物种产生[200]。长期以来,人们一直试图加快这个过程以快速获得具有优良表型的生物体或特定的生物分子,适应性实验室进化(adaptive laboratory evolution,ALE)应运而生[201]。ALE 指在实验室里将特定或逐渐胁迫的筛选压力施加于生物个体,促使其完成适应性自然进化,最后获得有益突变体的过程[202-203]。微生物繁殖快、世代周期短、种群规模大等特点使得 ALE 便于操作且保证了实验的可重复性;此外微生物的自然突变率和基因组的大小提供了丰富的遗传多样性,使得优良突变体更易获得[204]。因此,ALE 目前广泛应用于以微生物为底盘的天然产物合成生物学领域。随着低成本、高通量测序技术的日益普及,基因工程技术与生物信息学手段的有效结合更加速了 ALE 过程中关键有益突变的鉴定和筛选,使 ALE 技术成为快速高效构建优良微生物工程菌株的强大工具[205]。

最简单的ALE培养方式是将培养的微生物种群在摇瓶中连续转移，即"连续批量培养"[206]。传统的ALE技术采用人工连续传代，但易出现偶然误差或交叉污染等问题[206]，且传统ALE技术大多针对自然进化中的每个步骤频繁干预，会极大限制进化过程中的多样性和扩展性[205]。为了实现培养参数的精准控制，克服手动连续传代的困难，同时保持宿主细胞的稳定及样本多样性，自动化技术被引入至ALE中[202-206]。有研究者搭建了高通量自动化细胞培养的集成平台（eVOLVER），利用Python自主编程控制系统结合流体控制阀门、光密度检测系统等实现了对光密度、温度等培养参数的实时调控[207]。而后，有研究者将eVOLVER系统与酵母中的正交易错复制系统（orthogonal error-prone replication system，OrthoRep）相结合搭建了酿酒酵母连续进化（automated continuous evolution，ACE）平台，将体内的连续进化和体外自动化进化系统联动，在3 mmol/L乙胺嘧啶培养下仅在550 h实现了对二氢叶酸还原酶进行连续进化，相较传统手动进化周期减少了200 h以上，极大地提高了突变体的筛选和进化速度[208]。此外，有研究者推出小型化和自动化ALE方法，将微生物反应器系统BioLector®集成到液体处理平台中，使得微生物可以毫升规模受控重复批量培养[209-210]。在此基础上结合微量滴定板回收法，在短短5天成功提高了野生性谷氨酸棒杆菌的高浓度乙醇耐受性[211]。合成生物学与自动化技术的深度交叉融合加快了ALE技术的发展。

根据进化时间长短可以将ALE技术分为长期模式和短期模式[212]。长期模式通常需要经历数十甚至数百次的传代，而短期模式往往在数次或数十小时即可完成[213]。长期模式耗时长，筛选效率较低，但进化方向多样，稳定性和可靠性相对高，通常应用于增加菌株耐受性、提高菌株生长速率、增加底物利用率、提高产物产量等领域[213]。例如通过将大肠杆菌在其异源目标产物——辛酸浓度梯度逐渐增加的培养基中培养，经连续17次传代后筛选得到对辛酸耐受性的进化菌株，解决了产物毒性影响产量这一问题[214]。β-石竹烯是一类具有抗氧化和抗炎特性的双环倍半萜烯，对酿酒酵母工程菌株施加H_2O_2氧化应激压力，经过连续传代后分离出的突变体菌株β-石竹烯产量相较普通工程菌株提高了四倍[215]。还有研究者为了解决催化糖酵解的PGI基因的大肠杆菌菌株被敲除后生长速率降低的问题，对该基因缺失菌株进行长期进化，最终得到了克服适应度缺陷、恢复正常生长速率的表型，这也是长期ALE技术修复特定理性设计的菌株生理缺陷的典型案例[216]。短期ALE能够在较短的时间内获得相对稳定的耐受表型，但是其结果往往取决于表达的表型和表型特性[213]，即进化产生的表型只能在特定的环境因素下发挥作用[217]，进化方向相对较为单一，目前主要应用于改善微生物在含有发酵抑制剂的培养基条件下的生长和发酵性能[213]。例如以香草酸、对羟基苯甲酸和丁香酸作为酚酸的模型化合物对酿酒酵母进行耐受性筛选，经过短期ALE得到了生长速率提高2～3倍的进化菌株。进一步研究表明，在该短期ALE过程中，酿酒酵母的形态变化帮助其维持了细胞膜的完整性，减少了酚酸的疏水性芳香环对细胞膜损伤以及羧酸基团解离引起的胞内酸化综合作用，因此进化菌株对酚酸耐受性得以提升[218]。

多样性文库质量是影响ALE效率的直接因素。近年来，随着系统生物学和合成生物学技术的发展，研究人员着眼于全基因组水平的多位点多样性文库的构建，合成型酵母基因组重排（SCRaMbLE）[219]、寡核苷酸介导的多位点进化工具（YOGE，eMAGE）[220-221]和基于CRISPR系统的多位点编辑[23]等技术正广泛运用。SCRaMbLE（synthetic chromosome rearrangement and modification by loxP-mediated evolution）由人工合成酿酒酵母基因组计划（Sc2.0）的loxP

序列和Cre酶相互作用构成,通过诱导Cre酶的表达实现loxP序列间DNA片段的删除、反转复制等基因组结构变异,从而产生大量基因型和表型不同的酵母菌株,快速获得丰富的酵母文库[219]。有研究者对含有一条(synV)和两条(synV和synX)合成染色体的单倍体酵母进行SCRaMbLE实验,多次实验后产生了7个在pH 8.0下具有增强耐碱能力的进化菌株[222];为了提高咖啡因耐受性,有研究者对奇艺酵母CBS5829进行跨物种二倍体CBS5829-synX和CBS5829-synVsynX的基因组重排,最后成功获得10株咖啡因耐受性提升的进化菌株[223]。CRISPR系统通过靶向目标DNA和gRNA的互补配对,以及PAM(protospacer adjacent motif)位点的特异性识别实现基因组的规模编辑[224]。寡核苷酸重组指利用生物自身的同源重组修复特性,引入含碱基突变的寡聚核苷酸以构建突变文库[225]。有研究者结合寡核苷酸重组和CRISPR/CAS9技术开发了一种定点诱变的方法,并在表达紫罗兰素的大肠杆菌中快速生成了12个突变点,二者的有效结合大大提高基因定点突变的效率[226]。有研究者还在大肠杆菌中建立了一种通过CRISPR系统突变靶向基因的EvolvR技术,由gRNA引导的nCas9在目的基因座上形成缺口,而后由融合至nCas9蛋白N端的DNA聚合酶PolI以低保真度合成新链并切割置换的链[227];同样在酿酒酵母中使用PolI-5M建立的yEvolvR系统(yeast EvolvR system)也大大提高了目标位点的突变率[228]。上述例子只是应用基因文库多样性构建从而提升ALE效率案例的冰山一角,由此也可看出ALE进化模式由传统的单一碱基、单一基因的随机模式向多基因多途径的全基因组进化模式的发展趋势[205]。

综上所述,ALE技术在快速高效构建优良菌株方面展现出了广泛的应用价值,但是其仍然存在遗传特征不稳定、容易发生变异、进化产生的表型可能与预期结果相反等问题。在未来的发展中,将ALE技术进一步与多学科融合发展,一定能在促进天然产物合成生物学领域的更快速发展。

(四)计算机辅助智能设计

随着人工智能技术的突飞猛进以及规模庞大生物数据库的构建,研究人员聚焦于机器学习和计算机辅助的智能设计,开展了微生物细胞工厂的智能设计和优化。笔者从微生物细胞工厂生物合成路线设计、代谢调控智能设计、酶元件设计三个角度浅谈目前计算机辅助智能设计的应用和发展。

1. 生物合成路线智能设计 当前已有超过30万种天然产物(natural products, NPs)被报道,其中大部分为药用活性成分,然而,完全解析的天然产物生物合成途径仅限于不到3万种[229]。大量天然产物的合成途径尚未被详细揭示,这为天然产物的生物合成途径重建带来了挑战。随着人工智能的迅速发展,计算机辅助工具在预测和设计目标天然产物的生物合成途径方面崭露头角,成为当前研究的焦点之一[230]。

在化合物生物合成途径的设计中,主要采用了生物逆合成算法,这一方法源于化学逆合成的思想,包括生物逆合成途径的预测和途径筛选两个环节。生物逆合成算法可分为两类:一是基于知识的方法(knowledge-based method),根据现有的反应数据库列举可能的生物合成路线,通过化学相似性和底盘等打分函数对这些路线进行评分和排序。对于较为复杂的天然产物,特别是那些其生物合成途径尚未被纳入数据库的情况,上述方法往往显得不够适用。二是基于泛化的生化反应规则(rule-based method),可用于预测未知的生化途径,因此具有更广泛的应用潜力。

生物合成途径由多步生化反应级联组合而成，其中后一步反应的前体化合物充当前一步反应的目标产物，形成多个单步反应的组合。深度学习工具根据现有的生化数据库，通过对前体应用单步预测反应的迭代，逐步延伸预测途径的长度，直至达到底盘宿主内源模块化合物为止，如萜类天然产物中的基本模块异戊烯基焦磷酸（isopentenyl pyrophosphate，IPP）和二甲基烯丙基焦磷酸（dimethylallyl pyrophosphate，DMAPP）[231]。最后，通过对途径可行性进行评估，并通过人工设计调控元件，对途径进行进一步优化，从而实现对生物合成路线的智能设计[232]。这一过程不仅为天然产物的生物合成提供了新的方法，同时也为深度学习在合成生物学领域的广泛应用提供了新的思路。

2. 代谢调控智能设计 微生物细胞工厂除了生物合成路线的设计外，还包括必要的转录和翻译调节元件，这些元件调控着生物合成路线中酶的表达量和活性，并且涉及异源途径和底盘宿主的适配性问题等。随着人工智能的出现，快速定制代谢调控元件成为可能。调控元件主要包括两大类，转录水平元件和翻译水平元件[230]。转录水平元件主要体现在对启动子的改造并形成启动子文库，通过人工智能对启动子的转录强度进行预测，从而为细胞工厂提供丰富的启动子元件。控制核糖体结合位点的翻译速率（translation initiation rate，TIR）是一种有效地调控翻译途径。计算机建模可以学习并预测遗传的特征，模型主要是依据核酸、蛋白等生物大分子的热力学性质，或者是根据经验获得的描述特征的量化值，如 TIR。Cheng Soon Ong 团队利用机器学习，指导"设计-构建-测试-学习"的循环模式，将学习和设计结合在一起，设计小型遗传部件库，将高斯过程回归（gaussian process regression，GPR）用于循环的学习阶段，并使用上置信界算法设计遗传突变体，测试了总共 450 个 RBS 突变体，获得 TIR 提高 34% 的 RBS 突变体（图 8-3-1）[233]。

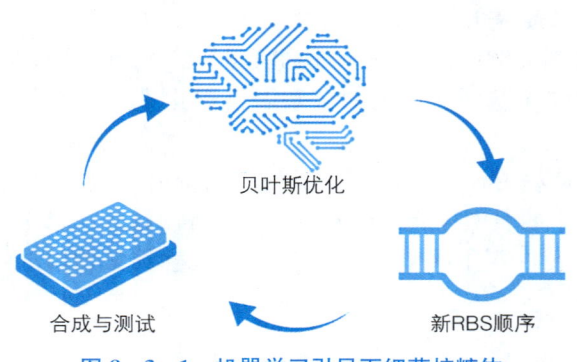

图 8-3-1 机器学习引导下细菌核糖体结合位点的批量设计

3. 计算机辅助人工酶的设计改造和智能创制 生物合成途径中关键限速酶的蛋白改造也是提高细胞工厂不可或缺的关键因素。酶具有高效、无污染等优点，在医药、化工等领域具有非常大的应用前景。随着结构生物学、分子生物学等技术的发展，蛋白改造发展了定向进化、半理性设计和理性设计的三种改造方向。而计算机辅助的人工酶设计改造，大幅缩短了实验验证的范围，有助于小而精的突变文库构建和高效人工酶的获得。

在定向进化中，大量的实验和分析工作是建立在高通量筛选上的。初期，限制半理性和理性设计受限于关键蛋白酶结构的缺失，目前，依据同源结构建模的 SWISS model、从头建模的 Alpphafold 等工具帮助研究人员获得关键蛋白酶的蛋白结构；Rosetta Cartesian_ddG 则可以预测蛋白的自由能，帮助选择稳定的蛋白突变体；分子对接和分子动力学模拟等则可以通过计算的方法获得关键酶和底物、产物的结合状态，从而缩小突变体文库，设计对底物结合和催化活性具有重要作用的关键氨基酸，进行单点突变、饱和突变和组合突变的研究。国内研究团队 2023 年解析了来源于中药雷公藤中催化形成目前已知重排步骤最多产物木栓酮的三萜合酶 TwOSC 的结构，基于结构和催化机制进行人工酶半理性设计，最终在活性口袋内部和远离活性口袋的外围均获得了改变催化活性的位点（图 8-3-2）。基于进化的突变研究，结合调控产物类型的关键氨基酸位点设计，最终获得了高产木栓酮和β-香树脂的突变体，其产量相较于野生型分别提高了5倍和217倍[234]。

酶的催化活性、多底物识别、多产物生成等催化特性的改造，亟需共性的人工酶理性设计方法的建立。目前，主要是通过机器学习的方法，对数据进行学习，分析其中的规律，然后预测未知的趋势，具体包括特征提取、特征分析、分类器构建、性能评估、数据可视化5个主要步骤[235]。深度学习作为机器学习的分支之一，是更为复杂的网络模型学习和建立，需要更多的数据来训练模型，是极具潜力的可能开发出共性的人工酶理性设计方法的方式。

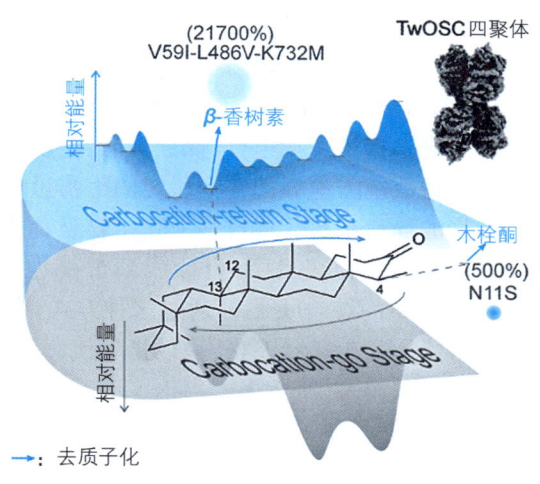

图8-3-2 基于结构和催化机制的人工酶半理性设计

（五）新底盘微生物的开发

1. 数字底盘技术 微生物数字底盘(microbial digital base，MDB)是指将微生物的基因组序列信息转化为数字形式的过程。它包括将微生物的DNA序列进行测序，然后使用计算方法和算法对序列进行分析和处理，将基因组信息转化为数字化的数据表示形式。这种数字化的表示形式可以更加方便地存储、读取、处理和分析微生物的基因组信息，为后续的研究和应用提供基础。随着组学技术的不断进步，研究人员已经积累了海量关于细胞工厂表型及分子机制关联的组学数据，对这些数据的深入挖掘分析，解析其后复杂的生命规律也有助于推动数字细胞底盘的构建与升级，提升所构建的代谢网络模型对于输入信号及反馈变化的预测精准度，进一步指导微生物细胞工厂的创制。

微生物细胞在长期的进化过程中形成了精密且复杂的代谢网络，当我们对工业底盘进行代谢改造或引入外源途径时，也将对宿主内源的代谢网络产生不可预知的扰动，由于缺乏对于生命规律的清晰认知，长期阻碍了微生工厂的工业化进程。如今随着技术的飞速发展，测序成本不断降低，主要的工业微生物基本已经完成基因组测序，研究人员可以基于基因组数据构建基因组规模代谢网络模型(genome-scale metabolic network model，GSMM)。全基因组网络模型是一种基于微生物基因组数据构建的网络模型，它通过对微生物中的基因组、代谢反应和蛋白三者之间的关系进行表征，构建一个描述微生物基因组功能和调控网络的模型。GSMM有助于研究者快速理解微生物基因组的结构和功能，并对微生物的生理特性和代谢途径进行预测，因此越来越受到人们的关注，已经逐渐发展成为工业微生物菌株定向改造过程中一种极为重要的指导性工具。

GSMM的模型构建与模拟是基于线性规划的相关理论与方法，利用代谢反应网络的计量关系式形成的线性方程组，对细胞内的代谢反应进行建模，从而形成基于代谢反应速率约束的线性规划模型。由于模型中变量数量远大于方程数量，因此所得的通常是一个解空间，包含所有可能的代谢状态，将更多约束条件加入模型，可以有效缩小解空间范围，从而进一步提高GSMM模型预测的准确性。目前，对GSMM常见的约束条件主要包括蛋白酶约束、反应通量和反应方向约束、转录组约束、热力学约束等。

随着代谢模型的发展，用于指导微生物细胞工厂构建的菌株设计算法也相应诞生。其中，通量平衡分析(flux balance analysis, FBA)是最基础且广泛应用的模拟运算方法。FBA 利用线性方程组描述代谢网络中的所有代谢反应和目标函数,通过线性规划求解以预测目标表型。例如,在预测生物体生长速率的模拟中,FBA 将生物量合成设为目标函数。具体来说,生物量合成反应是基于生物组分(如核酸、蛋白质、脂类)的实验测量值设定的,其数学表达形式涉及在计量系数矩阵中添加一个假定的生物量合成反应。这一反应包含了生物量合成所需的前体代谢物的计量系数。通过最大化生物量合成反应的通量,可以预测生物体的最大生长速率。

在其他模拟场景中,目标表型可能涉及多个反应,此时目标函数可以表示为这些反应对目标表型的综合贡献。通过这种方式,FBA 成为微生物细胞工厂设计中的关键工具,不仅预测生物体的生长状态,还可以指导代谢工程的优化策略。随着代谢模型的发展,为满足各种不同的模拟需求,研究者们提出了一系列基于 FBA 的衍生模拟算法。例如,最小化代谢调整(minimization of metabolic adjustment, MOMA)算法,它是在生物网络受到扰动(如突变或环境变化)时,假设代谢状态会朝向使代谢反应通量总变化量最小的方向调整。MOMA 能够提供更精确的突变菌株生长表型预测,有助于理解细胞如何适应基因的缺失。紧接着,研究者们还提出了最小化调控开关(Regulatory On/Off Minimization, ROOM)算法。ROOM 假设生物网络在受到扰动时,会尽量减少发生通量变化的反应数量。该算法使用混合整数线性规划(mixed integer linear programming, MILP)来寻找最优的通量分布,它的目标是寻找与野生型菌株通量分布相比变化最少的通量分布。

在这些衍生算法的基础上,也出现了许多专门针对菌株设计的算法。例如,OptKnock 算法通过耦合生物量合成和代谢产物的最大化来筛选提高目标产物通量的基因敲除靶点。Op-Force 算法比较实验菌株与野生型菌株的代谢通量差异,预测途径通量上调或下调的靶点。而 FSEOF 算法则是在不同产物产量状态下审视细胞内代谢通量的变化,从而寻找与产物三产正负相关的反应,实现对敲除、敲降和过表达靶点的预测。

酵母模型的构建是一个复杂且耗时的过程,它涉及大量基因、蛋白质与反应的相互关联,以及多种类别的数据和信息来源。目前,几种酵母物种,如酿酒酵母、毕赤酵母、解脂耶氏酵母和粟酒裂殖酵母(*Schizosaccharomyces pombe*)等,已经建立了高质量的全基因组尺度代谢模型。其中,酿酒酵母的模型发展最为成熟。瑞典查尔姆斯理工大学的 Jens Nielson 团队开发的 YeastGEM 模型,特别是其第八代版本 Yeast8,是目前使用最广泛的酿酒酵母全基因组尺度代谢模型。Yeast8 在前代模型的基础上不仅扩充了基因注释、蛋白质等数据信息,还通过生物学实验评估一系列不同碳和氮源的生长和代谢组学图谱,添加了额外的反应,使模型能够确保在相关底物上生长,并将这些代谢物与代谢模型连接起来。此外还添加了 37 个转运反应,并对代谢组学数据中的脂质类别和酰基链分布施加了额外的限制,改善了脂质代谢的模型性能[236]。为了增强 Yeast8 的模型预测能力,使用 GECKO 框架通过添加酶约束条件来生成了 ecYeast8。目前 Yeast8 及其衍生模型被认为是目前最完善的酿酒酵母代谢网络。这些高质量模型不仅为特定物种的研究提供了强有力的工具,还可以作为其他亲缘关系较近物种模型的基础模板,大大加快了模型草图的构建进程。此外,研究者们已经开发了一系列工具以实现模型的自动化构建、参数调整和模拟,这些进展使得模型的构建和应用变得更加便捷。

当前基于合成生物学设计的底盘细胞代谢途径并不能完全发挥预期的功能,还需要深入研究微生物初级代谢和次级代谢之间的关系和调控机制,为构建适合高产不同种类化合物的优质底盘细胞提供理论支撑。另外,由于目前庞大的基因组数据库已经超出了传统人工数据挖掘的能力,将来进一步引入机器学习(machine learning,ML)以及人工智能(artificial intelligence,AI)技术,实现合成生物学中"设计-构建-测试-学习"(DBTL)循环流程完全自动化,有望进一步加速微生物细胞工厂的升级改造。Michael K. Jensen课题组将代谢模型和机器学习模型相结合,成功应用于预测改造和优化复杂调控下的芳香族氨基酸(AAA)途径。基于基因型数据、生长图谱和生物传感器输出,进一步结合算法训练,最佳的机器学习指导设计可将色氨酸滴度和生产率分别提高多达74%和43%。相信在不久的将来,机器学习方法辅助下使用多组学和培养数据,有望实现自动化设计性能卓越的微生物细胞工厂。

2. 非模式底盘菌开发技术 细胞工厂的构建往往起始于模式微生物,如大肠杆菌和酿酒酵母,因为他们具有注释清晰的基因组数据、完备的遗传、生理特性背景以及成熟的基因编辑平台。此外,模式菌株还具有较为丰富的工业化应用经验。而如今,随着测序成本的不断降低以及基因编辑工具的不断开发,一些具有良好性状的非传统微生物,例如解脂耶氏酵母、毕赤酵母、汉逊酵母等等,也逐渐应用于细胞工厂的构建。这些非常规酵母具有一些共同特点,例如都是Crabtree阴性酵母,发酵过程不积累乙醇等,易于实现高密度发酵。此外,这几种酵母都被美国食品药品监督管理局(food and drug administration,FDA)认证为一般认可安全的微生物(generally recognized as safe,GRAS),可以放心应用于食品药品的生产。

(1) 解脂耶氏酵母:解脂耶氏酵母($Y.\ lipolytica$)是一种非常规产油酵母,属于$Saccharomycetes$类,$Saccharomycetales$目,广泛存在于生态系统(土壤、海洋水域、菌根、受石油污染的环境)和各种食物(特别是肉类和乳制品,包括奶酪)中。自1942年首次发现至今,在学术研究和工业生产中得到了众多的关注,也是目前研究和应用最为广泛的微生物底盘细胞之一。解脂耶氏酵母是典型的Crabtree阴性酵母,其胞内具有独特的柠檬酸穿梭途径而能够高效地合成乙酰辅酶A这一多种化合物生物合成的前体,因此非常适于脂质、萜烯类等化合物的合成。而其胞内较高的三羧酸循环(tricarboxylic acid cycle,TCA)通量,同样适用于有机酸化合物的生物合成,此外,因其可以分解油脂及烷烃类化合物,因此在油脂及石油污染的环境修复方面具有重要作用。解脂耶氏酵母可以在较低pH(pH 3.5~8.0)和较高的渗透压条件下生长,且可利用多种碳源如糖类、烃类、醇类、脂类、蛋白质等为底物。正因为解脂耶氏酵母具有高效的多底物利用能力,且对多种极端环境具有耐受性,十分契合于生物制造所需的工业应用属性条件,其日渐成为面向绿色生物制造的合成生物学领域研究的热门底盘细胞[237]。

黄酮化合物及其衍生物具有重要的生物活性,代表了一个多样化的生物活性化合物家族。由于其较高的内源前体水平以及疏水脂质体的存在,解脂耶氏酵母也是生产植物源黄酮类化合物的合适底盘细胞。目前,解脂耶氏酵母底盘细胞已经被成功改造用于白藜芦醇和柚皮素等黄酮类化合物的生产。

白藜芦醇(3,4′,5-三羟基芪;$C_{14}H_{12}O_3$)是一种天然抗毒素,广泛分布于葡萄、浆果、花生等植物中。临床研究表明,白藜芦醇可有效治疗糖尿病、心血管疾病和神经系统疾病,并且其还具有抗肿瘤的特性。最近也有研究表明,白藜芦醇对治疗新型冠状病毒(COVID-19)的感染有积极的作用。目前,白藜芦醇主要是使用复杂的方法从植物提取物中获得,有生产成本高和效率低等方面的缺点,因此产量难以满足人们的需求。近期基于解脂耶氏酵母生产白藜芦醇的研究首先对不同来源的6个生物合成关键酶基因进行组合表达,通过比较各组合的工程菌株白藜芦醇的产量发现来源于$Flavobacterium\ johnsoniaeu$的酪氨酸氨解酶$FjTAL$和来源于$Petroselinum\ crispum$的4-香豆酰辅酶A连接酶$Pc4CL1$组合的效果最好,随后通过改造莽草酸途径,并进一步过表达去除内含子的 YlARO1 基因,使白藜芦醇的产量得到显著增加。此外,通过连接肽 EAAAK 将 Pc4CL1 基因和 VvSTS 基因进行连接,再导入苯丙氨酸解氨酶 PAL 分支途径增加前体物质对香豆酸 p-CA 的积累,而敲除 TAG 合成基因 DGA1 使白藜芦醇的浓度明显增加。最后,对 5 L 发酵罐中 pH、OD 和 C/N 进行优化,使解脂耶氏酵母维持在酵母形态,最终白藜芦醇的浓度在 144 h 内提高到 22.5 g/L[238],这是目前所有微生物生产白藜芦醇的最高浓度,不仅为白藜芦醇的工业化生产奠定了基础,也表明解脂耶氏酵母比许多其他宿主更适合于生产植物次级代谢物。

柚皮素是许多类黄酮的丙二酰辅酶 A 衍生前体,具有抗菌、抗炎、抗氧化、抗肿瘤等药理作用,被广泛应用于医药、食品等领域。柚皮素的生物合成是通过 L-苯丙氨酸和 L-酪氨酸在莽草酸途径中转化为对香豆酸,随后被 4-香豆酸辅酶 A 连接酶(4CL)活化为香豆酰辅酶 A,再通过与三个丙二酰辅酶 A 的连续缩合反应转化为柚皮素查尔酮。最后在查尔酮异构酶(CHI)的作用下,将柚皮素查尔酮转化为柚皮素。到目前为止,在生物反应器中利用对香豆酸和葡萄糖发酵获得的柚皮素最高产量分别为 1.21 g/L(酿酒酵母)和 898 mg/L(解脂耶氏酵母)。其中,在解脂耶氏酵母的改造策略中,作者首先通过 4-香豆酸从头生成的异源途径与 β 氧化相关的过表达策略合成三乙酸内酯 TAL,通过添加前体物质 4-香豆酸,发酵液可检测到柚皮素、白藜芦醇和双去甲氧基姜黄素,证明了解脂耶氏酵母作为聚酮生产宿主的能力以及该策略获得的产物化学多样性。最后,通过异源途径使葡萄糖从头构建 4-香豆酸代谢路径,并通过调节芳香族氨基酸酪氨酸的生物合成来增强代谢通量。该策略获得了一株能够产生 898±19 mg/L 柚皮素的菌株[239]。这些结果表明,解脂耶氏酵母可作为高水平生产各种多酮类化合物的宿主,从而使各种有价值的药物、营养药品和聚合物前体的生物可再生生产成为可能。

玉米黄质是 β-胡萝卜素的二羟基衍生物,广泛存在于水果和蔬菜中,也存在于一些细菌和微藻中。玉米黄质具有抗氧化、抗炎、抗癌和神经保护特性,通常在人类和动物的皮肤和眼睛中,对皮肤和眼睛有保护作用。玉米黄质的生产方法主要有化学合成法、植物提取法和微生物发酵法。化学合成方法采用 3-羟基-β-离子酮制备玉米黄质,但该过程可能存在试剂残留而引起的毒性。植物提取法可从枸杞、玉米、辣椒和微藻中提取,但从经济或环境的角度来看,这种方法并不理想。而微生物发酵法只需要控制温度、溶解氧等少数参数,而且原料的生产不受气候或地域的限制。虽然已有一些研究通过改善生长条件来提高玉米黄质浓度,但目前还没有能产生高效价玉米黄质的菌株,因此限制了工程菌株对玉米黄质的工业化生产。解脂耶式酵母因其富含脂质和乙酰辅酶 A,其中脂质可以作为类胡萝卜素储存的溶剂,而乙酰辅酶 A 是类胡萝卜素的重要前体。因此,解脂耶式酵母在生产萜类化合物方面具有独特的天然优势。

中国海洋大学毛相朝教授和刘振教授团队近期研究成果成功构建了高产玉米黄质的解脂耶氏酵母工程菌株。该策略首先通过在解脂耶氏酵母 PO1h 底盘菌株中构建外源 CarRP/CarB 途径催化 GGPP 向 β-胡萝卜素转化,并得到 β-胡萝卜素高产菌株 Car1-9(19.9 mg/L,1.51 mg/g DCW)。随后通过筛选 MVA 途径关键节点基因 erg20Y_{MT}并加以修饰提高 β-胡萝卜素产量至 252.3 mg/L。为了减少代谢途径之间的相互干扰,促进代谢通量的调节,以及减少有毒化合物对细胞生长的影响,作者通过将 GGS1 分别与 IDI 和 ERG20Y 进行模块化组装,以及引入外源基因来增强 MVA 代谢的策略进一步增加合成前体 β-胡萝卜素的产量。最终利用 P. ananatis 来源的 β-胡萝卜素羟化酶 CrtZ 以及拟南芥根系的 RFNR1 以产生更多的还原型 Fd 催化 β-胡萝卜素合成玉米黄质,并在 YPD 摇瓶中获得 775.3 mg/L 的玉米黄质产量[240]。这也是迄今为止报道的代谢工程产生的最高玉米黄质浓度。

然而,与传统模式微生物(如大肠杆菌、酿酒酵母等)相比,解脂耶氏酵母底盘细胞因其遗传改造工具少、效率低、操作烦琐等问题,在底盘系统化改造、复杂途径组装优化等方面存在较大的挑战。因此依然需要进一步挖掘新的合成生物学元件,如新的启动子和终止子元件,以及挖掘更多的可诱导启动子以控制基因表达进行开关操作;在此基础上构建适用于解脂耶氏酵母底盘细胞的稳定性外源高效表达载体,用于快速和高效的基因工程操作。在复杂途径组装与优化方面,可进一步提高外源基因的转化效率,建立高效的 DNA 组装方法,全面实施和利用 CRISPR/Cas 基因编辑技术,并在此基础上开发基因表达的精细调控策略。此外,针对异源蛋白在解脂耶氏酵母中表达活性偏低、内源途径和异源途径难以适配的问题,未来可利用细胞器工程、辅因子工程以及转运体工程等手段,克服诸如前体供应、通量平衡、产物抑制等限制性因素,进一步促进解脂耶氏酵母底盘细胞的升级改造与应用,充分利用并挖掘解脂耶氏酵母底盘细胞的潜能。

(2) 毕赤酵母:毕赤酵母($K. phaffii$,过去被称为 $Pichia\ pastoris$)于 1920 年从法国栗树的分泌物中首次分离得到。1956 年,H. Phaff 又从美国加利福尼亚州的树木中分离出了更多的菌株,并将该物种命名为巴斯德毕赤酵母 $P.\ pastoris$。几十年来,仅有少量分离菌株被发现,其中分离自加利福尼亚黑橡树的菌株 NRRL(美国农业部北方地区研究室)Y-11430(CBS7435)被飞利浦石油公司开发为单细胞蛋白生产平台。$K.\ phaffii$ GS115 菌株(Invitrogen)来源于野生型菌株 NRRL Y-11430,由于亚硝基胍诱变导致其 Histinol 脱氢酶基因(HIS4)发生突变而失活,因此是一株组氨酸营养缺陷型菌株。毕赤酵母具有成熟的蛋白表达、分泌与加工系统,是工业上生产外源重组蛋白最常用的表达宿主,据统计已有超过 5 000 种重组蛋白在毕赤酵母种成功表达。毕赤酵母还具有底物利用范围广、耐受 pH 范围广等优点,大大增加了毕赤酵母作为细胞工厂底盘的适用范围。值得一提的是,毕赤酵母也是自然界中为数不多的天然甲基营养型酵母,具有甲醇代谢能力以及基于 AOX1 启动子的严格甲醇诱导表达系统,在一碳资源生物转化以及碳中和生产研究中具有巨大的应用潜力。

过去受制于遗传信息的缺乏以及基因编辑系统的不完善,毕赤酵母中化学品合成的研究远远落后于酿酒酵母,如今随着合成生物学技术的快速发展,毕赤酵母的基因组信息得到了较为清晰的解析,大量转录组、蛋白组以及代谢组研究也为毕赤酵母代谢模式及调控规律的研究提供了大量基础数据。此外,基于 CRISPR-Cas9 系统在毕赤酵母中已经开发出了一系列高效的基因编辑工具包,包括数量充足的启动子、终止子与染色体整合位点,高效的途径组装技术,基因表达水平调控方法等等,为改造毕赤酵母成为细胞工厂进行化学品生产奠定了坚实的基础。

目前,已有一系列天然产物在毕赤酵母中实现了生物合成,例如长春质碱和文多灵。长春新碱是一种著名的抗肿瘤药物,临床上可以用于治疗恶性淋巴瘤、急性淋巴细胞性白血病等。然而长春新碱在长春花中的含量非常低,一般 500 kg 的长春花干叶仅能获得 1 g 长春新碱,商业化生产通常首先提取含量较高的长春质碱和文多灵再进行体外化学偶联和还原进行化学半合成。国际上 Keasling 教授团队[241]率先实现了长春新碱前体(长春质碱和文多灵)在酿酒酵母中的从头合成,成功地利用葡萄糖和色氨酸生产得到了文多灵和长春质碱,但是产量分别仅有 13.2 μg/L 和 91.4 μg/L。来自浙江大学的连佳长教授团队[242]则以毕赤酵母为底盘重构长春质碱合成途径,实现了从简单碳源葡萄糖到高附加值天然产物的从头合成,成功构建了长春质碱的微生物细胞工厂。

长春质碱是其中已知的合成途径最复杂的生物碱之一,整个过程涉及 30 多个酶促反应,因此研究人员将整个长春质碱生物合成途径分成三个功能模块,分别为:① CAN 模块,从异胡豆苷到长春质碱。② STR 模块,从荆芥醇到异胡豆苷。③ NPT 模块,从碳源到荆芥醇。异胡豆苷作为多种单吲哚生物碱的中心中间体,是模块构建和优化的最佳分支点。首先,在毕赤酵母中通过四轮基因组编辑重建了 CAN 模块,在外源添加异胡豆苷时可以实现 125 μg/L 的长春质碱产量,初步证实了 CAN 模块基因具有异源合成功能。进一步对 CAN 模块中的众多基因进行表达优化,例如采用麦芽糖结合蛋白(MBP)与关键蛋白 CrPas 蛋白融合,显著增强了该蛋白在毕赤酵母细胞质的可溶性和功能性表达,并且能有效提高长春质碱的产量。结合途径限速基因拷贝数增加的策略,当体外添加 4.5 mg/L 异胡豆苷时,长春质碱的产量成功提升至 1.1 mg/L。在此基础上通过两轮基因编辑进一步引入 STR 模块,并结合限速酶 CrStr 和 CrSls 的过表达,构建的重组菌株 CAN11 能够从 150 mg/L 的荆芥内醇生产 2.7 mg/L 长春质碱。接着通过引入 NPT 模块,成功实现了以甲醇为唯一碳源合成长春质碱,然而此时产量仅有 1.6 μg/L。为了有效提升产量,研究人员尝试多种策略,包括增加荆芥醇和香叶醇的合成、过表达甲醇调节机制中的转录激活因子 Mxr1、使用非抑制性碳源、过表达细胞色素 b5(CYB5)、强化腺苷甲硫氨酸的合成等等,最终在 1 L 发酵罐中进行补料分批发酵,长春质碱从头合成产量达到了 2.57 mg/L。

长春质碱途径是迄今为止在非模式菌株中构建的最为复杂的生物合成途径,毕赤酵母中高效从头合成长春质碱,获得了比模式微生物酿酒酵母更高的生产水平,证明了毕赤酵母作为合成植物天然产物细胞工厂的巨大潜力,也进一步凸显了非传统酵母在天然药物活性分子生物合成研究中的优势。

(3) 多形汉逊酵母:多形汉逊酵母(O. polymorpha,也称 Hansenula polymorpha)属于真菌门/子囊菌亚门/半子囊菌纲/内孢霉目/酵母科/汉逊酵母属,为单细胞低等真核生物。天然多形汉逊酵母广泛存在于玉米面、污染的橙汁、腐朽树木以及有机质丰富的土壤中,其菌落呈白色、奶酪黄油状,不形成菌丝,通过同宗配合分离,通过芽殖生长的方式进行繁殖。多形汉逊酵母同巴斯德毕赤酵母一样均为甲基营养型酵母,能够以甲醇为唯一碳源和能源进行生长。此外,多形汉逊酵母具有广泛的底物谱,可以利用多种碳源如葡萄糖、甘油、木糖、纤维二糖和乙醇等。同时该酵母也是一种耐热酵母,其最适生长温度为 37~43 ℃,最高生长温度可达 48 ℃,其最适 pH 范围为 2.5~8.0,兼性好氧,是一种典型的 Crabtree 阴性酵母,能非常容易地实现高密度发酵,菌体浓度可高达 120 g/L,具备许多优异的工业应用潜能[243]。

目前多形汉逊酵母常用的菌株有三种:DL-1(NRRL-Y-7560;ATCC26012)和 CBS4732(CCY38-22-2;ATCC34438,NRRL-Y-5445)均从土壤中分离得到,NCYC495(CBS1976;ATAA14754,NRLL-Y-1798)则从浓缩橙汁中分离得到。其中 CBS4732 和 NCYC495 之间能发生交配,系统进化分析也表明两种菌株亲缘关系较近,被重新命名为 O. polymorpha,而 DL-1 菌株则不能与其他两株菌发生交配,且在系统进化中亲缘关系较远,因此被重新归类为 O. parapolymorpha。CBS4732 和 NCYC495 主要被应用于一些基础研究,比如甲醇代谢、过氧化物酶体的生成自噬机制及硝酸盐代谢机制等,而 DL-1 则主要作为宿主高效表达外源蛋白比如乙型肝炎疫苗、水蛭素和胰岛素等。同时多形汉逊酵母独特的生理生化特征使其在多种化合物的生物合成方面具有独特的优势。

尽管近30年来,多形汉逊酵母已经作为成熟的工业生产宿主进行外源蛋白的生产,但作为非常规酵母,遗传操作工具的缺失使其基因工程改造较为困难,极大地限制了其代谢工程的发展,利用多形汉逊酵母作为细胞工厂进行高附加值化合物如各类天然产物的生产进展较为缓慢。赵德志等采用低能N+注入技术介导异源药用植物红豆杉基因组DNA转化多形汉逊酵母,构建了生物合成紫杉醇的重组菌株,在YPD液体培养基中摇瓶发酵72 h后,紫杉醇的产量达到1.1 mg/L,且能稳定遗传。同样利用此低能N+注入技术介导秦艽基因组DNA转化多形汉逊酵母,经过筛选得到可以生物合成龙胆苦苷的重组菌株,经液体培养96 h后,龙胆苦苷产量达到8.41 mg/g细胞干重[244]。但此方法操作较为复杂,需引入整个外源基因组,不能实现对宿主细胞的精确改造,标记基因的阳性率较低,仅为10%左右,重组菌株天然产物生产能力也有待提高。

近年来随着合成生物学技术的发展,多形汉逊酵母的遗传操作系统不断完善,多种表达元件如启动子和终止子,整合质粒和中性位点及转化方法和筛选标记被开发,尤其是基因编辑技术CRISPR/Cas9的应用,使异源基因的高效表达、复杂生物合成途径的组装和基因表达的精准调控成为可能,也极大地促进了多形汉逊酵母作为复杂天然产物底盘细胞工厂的快速发展。

在多形汉逊酵母中,一种CRISPR-Cas9介导的多基因编辑技术(CRISPR-Cas9-assisted multiplex genome editing,CMGE)可以对目的基因进行替换和点突变,同时还可以实现多基因敲除、多位点和多拷贝整合。利用此技术,分别构建了白藜芦醇生物合成途径的3个基因 *TAL*、*4CL*、*STS* 的表达盒和一个同时靶向 *OpURA3*、*OpHIS3*、*OpLEU2* 三个位点的gRNA质粒pWYE3215,之后共转化至菌株OP009,获得了整合三个基因的突变体菌株,阳性率为30.56%。其中OP021菌株在YPD液体培养基摇瓶发酵12 h后,白藜芦醇产量为4.69 mg/L,在多形汉逊酵母中首次实现了白藜芦醇的生物合成。为了进行多拷贝整合,利用强诱导型启动子P_{MOX}来控制增强Cas9的表达,选择在基因组多形汉逊酵母上有50~60个重复的rDNA簇作为整合位点,随后 *TAL*、*4CL* 和 *STS* 三个基因被构建至一个融合表达盒整合到此rDNA簇,获得了具有不同拷贝数靶基因的阳性菌株。分析表明白藜芦醇的产量与靶基因拷贝数成正相关,OP043菌株 TAL-4CL-STS 表达盒拷贝数为9.81,白藜芦醇的产量最高,达到97.23 mg/L,是单拷贝菌株的20倍左右,证实了CMGE技术多位点和多拷贝整合的实用性和通用性,其基因编辑效率为23%~75%[245]。

为进一步提高多形汉逊酵母基因编辑效率,完善其遗传操作系统,通过优化Cas9蛋白和sgRNA表达,开发了更为精准的基因编辑工具,成功将基因编辑效率提高至90%以上。在此基础上,通过动态调控非同源末端连接关键基因 *KU80* 和增强同源重组修复蛋白Rad51、Rad52、Sae2表达,将同源重组效率提高到60%~70%,并揭示了同源重组和非同源末端连接的竞争关系[145]。与此同时,在多形汉逊酵母中,17个可用于外源基因整合的中性位点和多种不同表达强度的组成型和诱导型启动子被表征,可实现基因表达的精准调控。依托该系统,在多形汉逊酵母中首次实现了倍半萜β-榄香烯的高效生物合成。来自不同植物的β-榄香烯合酶由强组成型启动子P_{GAP}的控制整合至多形汉逊酵母基因组,其中 *LsLTC2* 过表达菌株β-榄香烯产量最高,在液体最小培养基中培养72 h后,其β-榄香烯产量为19 mg/L。之后,通过将上游法尼基焦磷酸合酶ERG20与β-榄香烯合酶融合表达,最大限度地减少了其上游底物竞争途径,β-榄香烯产量提高了10倍,达到191 mg/L。同时,通过增加上游甲羟戊酸途径基因的拷贝使其得到更进一步的强化,通过过表达 *FBP1*、*ZWF1* 和 *GND1* 来增强磷酸戊糖途径并增加 NADPH 的供应,过表达外源 *PK* 和 *PTA* 连接 PPP 途径来增加前体乙酰辅酶 A 的合成,β-榄香烯产量提升 2.65 倍,达到 509 mg/L,最终工程菌株摇瓶补料发酵合成 β-榄香烯达 4.7 g/L[246]。

综上所述,多形汉逊酵母细胞工厂在天然产物生物合成中具有巨大应用潜力。合成生物学使能工具的快速发展,极大地促进了多形汉逊酵母底盘细胞工程改造与应用,使其能够更高效地合成各种化学品、燃料和天然产物。同时,对多形汉逊酵母的探索和认识也在不断深入,尤其是对其生理生化代谢的研究和遗传改造技术的创新,会更进一步促进其作为底盘细胞的改造升级并拓宽其应用领域。

三、生物转化

(一) 植物细胞转化

1. 细胞悬浮培养　细胞悬浮培养(cell suspension culture)是指将游离的单细胞或小细胞团,按一定的细胞密度,悬浮在液体培养基中,不断受到搅动或摇动而进行的一种无菌培养。植物细胞的悬浮培养是在愈伤组织的液体培养基础上发展起来的一种培养技术。自 20 世纪 50 年代以来,细胞悬浮培养从试管的悬浮培养发展到大容量的发酵罐培养,从不连续培养发展到半连续和连续培养。80 年代以来,植物细胞培养作为生物技术的一个组成部分,已经发展成为一门新兴的科技产业。

细胞悬浮培养首先要构建细胞株,从中挑选出生长快、活性成分高且适合悬浮培养的高产细胞株,然后进行逐步扩大培养,最后应用于工业化生产。悬浮细胞培养基本程序:细胞株的建立→高产细胞株筛选→扩大培养→大型生物反应器培养→产物提取与测定。通过植物细胞培养可以进行细胞特性、细胞生长和次生代谢产物调控机制等方面的研究;可以获得大量所需的次级代谢产物;可以应用于酶功能验证,从而揭示代谢产物生物合成途径;可以进行生物转化,将外源底物转化为所需的产物;也可以应用于植物种植保存、人工种子的制备等。

(1) 愈伤组织诱导:不同植物选用不同的外植体,在无菌条件下,使用添加合适配比的激素(生长素、细胞分裂素等)的 MS、NB、B5 等基本固体培养基进行愈伤组织诱导。

(2) 愈伤组织继代:将诱导获得的愈伤组织,放在相应的愈伤组织继代培养基上,进行 2~3 周期继代培养,继代周期一般为 2~3 周。

(3) 悬浮细胞培养:愈伤组织经多次筛选、传代后,选择生长速度快、质地松散、嫩白色透明状的愈伤组织转移到液体培养基中进行悬浮培养。液体培养基中不含琼脂,其他成分和固体培养基相同。初次培养一周后,将悬浮的大块愈伤组织过滤除去,悬浮细胞一般每隔 20 天继代一次。悬浮培养采用摇床培养,转速 120 r/min,光照培养,培养温度(25±1)℃。每次传代,均筛选细胞分散度好、较均匀、生长快、淡黄色透明的悬浮细胞作为种子。经过数次传代筛选,最终获得一株性能优异的高产细胞株。

(4) 悬浮细胞反应器放大培养:不同体积不同类型的生物反应器用于悬浮细胞的悬浮培养。放大培养过程的条件需要优化,整个接种过程要求严格的无菌操作。

2. 不定根培养

(1) 愈伤组织间接诱导不定根途径:根、茎、叶、花、果实等外植体进行常规消毒,放于添加有相应激素的 MS、NB、B5 等固体培养基中诱导愈伤组织。愈伤组织经过多次继代,转移至新的培养基中,获得质地松散、不易褐化、能稳定遗传的愈伤组织,从而用来转入不定根诱导培养基中诱导不定根发生。

(2) 器官直接诱导不定根途径:利用茎、叶、花、根尖等植物器官在相应的培养基上直接诱导不定根,切下不定根部分,放于液体培养基中振荡扩繁。

3. 毛状根培养 诱导毛状根生成的过程包括外植体的培养和农杆菌侵染(菌种激活与扩增、感染、共培养、除菌、筛选)两部分[247-248]。

(1) 外植体的培养:农杆菌Ri质粒对不同植物的同一外植体、同一植物的不同外植体以及同一外植体的不同发育阶段具有不同的敏感性,这与植物本身的基因以及细胞受伤后的创伤生理反应、细胞内源激素水平和细胞壁的结构等因素有关。一般认为,选择幼嫩的植物材料(幼嫩的叶片、茎或叶柄)作为外植体进行转化效果较好,细胞越活跃,对农杆菌的感染越敏感。

(2) 发根农杆菌侵染植物产生毛状根:① 用于实验的常用发根农杆菌(*A. rhizogenes*)有:天然农杆碱型的A4、ATCC15834、16834、LBA9402等菌株;R1601、R1000、Rl200等人工构造质粒;黄瓜碱型的2635、2657、2659等;以及甘露碱型的5196、TR101、TR7等;ACCC10060、ATCC31798、ATCC43057、AR12、A13、1855、8196、R1200、ATCC39207、G58P GV3296、NCPPB2659、RI500、TRI05等菌株。这些菌株中含有侵入性质粒-Ri质粒,每一种菌株对不同植物的发根能力是不同的。② 农杆菌侵染植株常采用方法,包括直接注射感染法:用活化好的新鲜菌液对发芽数天后的无菌幼苗茎部进行2~3次注射接种,注射处在2周内即产生毛状根。外植体共培养感染法:对胚轴、子叶、子叶节、幼叶、未成熟的胚等外植体进行常规灭菌,用刀片切成小块或小段,选择合适的Ri农杆菌类型,并将保存好的菌株在固体培养基上活化2次,后转接至液体培养基中培养至菌吸收度A_{600}值为0.5左右,以确保菌的活力,再用MS培养基悬浮菌体至适宜的吸收度A_{600}值(0.1~0.5不等),用活化好的菌液与无菌外植体共培养(15~20 min),然后将外植体转移到无外源抗生素的培养基上,3~4天后将外植体转移至含有相应抗生素的除菌培养基上进行除菌培养,1~4周后,诱导生成的毛状根迅速伸长,并长出侧根。

(3) 毛状根的鉴定:鉴定毛状根是否由发根农杆菌感染后产生,方法主要有形态鉴定、抗性鉴定、基因鉴定和报告基因鉴定。① 形态学鉴定:毛状根可以从形态水平上给予鉴定,其与正常植物根系在形态上有明显的差异。首先,经发根农杆菌感染产生的毛状根可以不依赖激素快速生长,根呈白色并具有白色绒毛、多丛生、多分枝、多根毛,无向地性等与未转化的根系不同的特点,其次毛状根在液体培养基中生长速度大于正常根,可区分开。② 抗性筛选:若Ri质粒上携带有外源抗性基因,经发根农杆菌介导转化植物后会产生带抗性的毛状根,则可通过在毛状根诱导培养基中添加一定浓度的抗生素来筛选阳性毛状根。目前常用于植物遗传转化载体中的抗性基因有卡那霉素(kanamycin)和潮霉素(hygromycin)等。③ 报告基因检测:为了更为直观、快速地鉴定毛状根,研究人员在Ri质粒的T-DNA区插入GFP、GUS等报告基因,可以通过毛状根中GUS活性的测定从组织水平来证明Ri质粒中的T-DNA是否转移整合到植物细胞的核因组上。这样可以直接通过观察荧光、GUS染色反应等来鉴定阳性的毛状根,可用于阳性毛状根的早期鉴定。④ 基因鉴定:提取毛状根基因组DNA,设计特异引物,通过聚合酶链式反应(PCR)扩增Ri质粒中的冠瘿碱合成基因,或者外源基因、目的基因和报告基因,然后通过琼脂糖凝胶电泳观察目标DNA片段,直接从基因水平鉴定阳性的毛状根。

4. 诱导子代谢调控 为了提高培养物代谢产物的含量,诱导子被广泛应用于植物组织培养研究中,进而可以通过诱导子研究获得植物差异基因,挖掘植物功能基因和调控基因,进行生物合成途径解析和代谢调控机制研究。

许多因素会影响诱导效果,例如诱导子和诱导植物的选择,诱导的浓度、持续时间和部位等,诱导子一般于培养后期加入,一直持续到收获。

纳米材料通常通过物理、化学和生物的方法被合成,然后用动态光散射(DLS)、纳米颗粒跟踪分析(NTA)、Brunauer-Emmett-Teller(BET)、扫描电子显微镜(SEM)、透射电子显微镜(TEM)、X射线衍射分析(XRD)、傅立叶透射红外光谱(FTIR)等技术表征,以确定它们的性质和潜在的用途[57]。

5. 植物干细胞培养　植物干细胞培养仅见于茎尖干细胞、根尖干细胞培养以及形成层干细胞,由于其存在于独特的小生境,离体培养的难度较大。植物干细胞的体外培养有三种方法:一是从分生组织细胞中分离出来的天然未分化细胞系建立植物干细胞体外培养系统;二是刮取体外培养的维管形成层外植体中出现的新细胞,建立植物干细胞的体外培养系统;三是基于在固体培养基上启动、维持和繁殖的愈伤组织生物量,分离识别干细胞,建立干细胞的体外培养系统[249]。

具体步骤包括:① 通过高渗处理使分化组织(皮层、韧皮部、木质部、髓部等)失去活性,仅保留形成层的活力。② 添加3-吲哚乙酸(IAA)或3-吲哚丁酸(IBA)等激素,专一性地诱导形成层细胞分裂。③ 添加2,4-D和激动素等进行干细胞的增殖培养。④ 干细胞的鉴定[55]。

与去分化细胞(DDCs)培养相比,干细胞的特征是线粒体多、液泡多、细胞壁无木质素沉积、遗传稳定、自我更新力强、生物量高、代谢物积累稳定[250]。因此,目前通常用以下几种染色方法对干细胞进行显微鉴别:① 中性红液泡染色。② 间苯三酚木质化细胞壁染色。③ Janus green B线粒体染色。

6. AI技术的应用　预测植物组织培养条件对于优化高效的培养基有重要意义。由于不同植物种类的营养需求不同,通过实验筛选出最合适的培养条件是非常繁琐和低效的,并且很难获得最优的培养基配方。因此,采用建模系统来预测培养条件对植物生长的影响非常重要。人工智能方法可用于植物组织培养研究,并且已成功应用于植物生物研究以及预测最佳植物组织培养条件和培养基成分。模糊逻辑和神经网络等数据驱动的建模被认为是优化生物过程和对定义不明确、非线性多元建模的有效替代方案。适当的建模技术不仅可以预测软件传感器数值,还可以估计概率,用于各种实际任务(包括科学和工程)中的代理建模。近年来,建模技术发展迅速,常见的系统包括人工智能(artificial intelligence)模型、基因表达编程(gene expression programming)、人工神经网络(artificial neural network)、支持向量回归(support vector regression)、多层感知器神经网络(multilayer perceptron neural networks)、径向基函数神经网络(radial basis function neural network)、多元线性回归(multiple linear regression)、模糊逻辑(fuzzy logic)、遗传编程(genetic programming)等。数据建模的步骤是:基础数据的预处理、网络参数设置、训练选择测试和结果注释。建模系统通常与优化算法相结合以提高效率。用于植物组织培养技术中优化算法包括:遗传算法(genetic algorithm)、非支配排序遗传算法(non-dominated sorting genetic algorithm)、非支配分选遗传算法-Ⅱ(Non-dominated sorting genetic algorithm Ⅱ)等。模型与优化算法相关联,利用学习算法并检测复杂非线性过程中的输入输出关系,可以预测不同培养条件(光照、温度和湿度、合适的培养基成分、植物生长调节剂等)对外植体生长参数的影响。

生物系统由于其系统的复杂性、非线性性质和难以捉摸的动态特性,很难通过传统模型和算法来阐明生物相互作用。因此,植物生物学需要寻找开发平台来组合多维数据,以绘制生物相互作用[251]。

(二) 酶催化技术

1. 酶的固定化技术 在提高酶稳定性的过程中,通常有三种方法可以实现:固定化,非共价修饰(添加剂、反相胶束、蛋白质相互作用),化学修饰(共价交联、调节电荷、保护试剂)。在这三种方法中,固定化是最重要和最实用的一种,因为它具有普遍适用性,分离的便利性和巨大的潜力[252]。酶的固定化是将酶的选择性、稳定性和动力学与载体的物理和化学相结合的过程,其作用是最大限度地提高酶的稳定性[253]。酶的固定化技术已经广泛应用于制药、化学和食品的大规模应用。

根据酶与载体的相互作用方式,酶固定法可分为物理法和化学法。物理法包括吸附、捕获和封装,其中酶和载体之间没有共价相互作用;化学法包括共价附着和交联[254]。吸附利用载体和酶之间产生的物理相互作用,包括范德华力、离子相互作用和氢键,通常不会改变酶的天然结构,这可以防止酶的活性位点受到干扰,并允许酶保持其活性。一般来说,用于通过吸附固定酶的载体可分为有机和无机两种来源。最常见的无机载体是二氧化硅、二氧化钛和羟基磷灰石。相比之下,有机载体包括天然来源的化合物,如几丁质、壳聚糖、纤维素和海藻酸盐,以及聚合物等合成化合物。捕获是将酶分散在固体或半固体基质中,由于分子间相互作用或尺寸效应,酶被困在交联基质内。传统上,几种类型的材料已被用于捕获酶,例如水凝胶、胶原蛋白、聚丙烯酰胺、琼脂、纤维或其他固体基质。该方法的缺点是扩散速度慢。封装是一种不可逆的固定化过程,它限制了小笼子中的酶,但允许底物和产物流入和流出。通过封装,酶可以在微笼或纳米笼的腔内实现自由运动[255]。共价交联是基于分子间的反应,使用双功能试剂将酶与支持基质交联。在这种模式下,通过共价键,酶被牢固地固定,以提高可重复使用性和稳定性。戊二醛、异氰酸酯和N,N′-乙烯双马来酰亚胺是常用的双官能试剂,其中戊二醛最常用[256]。共价附着是酶固定化的常规方法。通过支持材料和酶的侧链氨基酸(如赖氨酸、半胱氨酸、天冬氨酸和谷氨酸)之间的化学反应形成共价键[257]。此外,氨基、羧基、咪唑、吲哚基和酚羟基的官能团有利于共价键的形成。共价键稳定,可防止酶从支持基质中泄漏,从而提高固定化酶的稳定性。然而,由于酶分子和载体基质之间的化学反应,酶活性位点可能会失活,这将导致催化活性降低。在这种模式下,二环己基碳二亚胺、重氮化、溴化氰和戊二醛偶联方法已经成熟发展[258]。

2. 纳米酶技术 酶几乎参与一切物质代谢,是生物体维持生命不可或缺的重要物质。但是,酶不易获得、成本高、不稳定以及功能化修饰困难,限制了酶的应用。因此,科学家不断探索酶的替代物——模拟酶。传统的模拟酶主要集中于有机物,2007年我国科学家阎锡蕴院士发现Fe_3O_4纳米粒子具有模拟辣根过氧化物酶的活性后,模拟酶增添新家族——纳米酶。纳米酶是指具有类酶性质的无机纳米材料,模拟酶从有机物延伸到无机物,既带来机遇又带来挑战。纳米酶具有易合成、成本低、稳定性高、耐受性强、酶活可控、活性可调、易功能化、可重复使用和便于存储等优势,已在传感、成像、疾病治疗、生物模拟和废水处理等领域得到广泛应用。

纳米酶的本质是纳米材料,但它却具有自然酶和表面催化剂的性质。纳米酶是许多物质交叉的产物,包括生物酶、纳米材料和表面催化剂。到目前为止,已经发现了许多具有显著酶样活性的纳米材料。已报道的纳米酶大致可分为以下三类:① 金属基纳米酶,包括纳米晶体,如铂(Pt)、钯(Pd)、银(Ag)和金(Au)等。② 金属氧化物或硫化物类纳米酶,包括五氧化二钒、氧化钌、氧化铁等。③ 碳基纳米酶,如碳纳米管、氧化石墨烯和碳点等[259]。

纳米酶制备方法包括水热合成法、溶剂热法、共沉淀法、溶胶凝胶法等[260]。水热合成法通常是将原料制成水溶液,在水热高压釜中反应,这样可以保持高温高压液相非平衡反应[261]。由于不同物质对溶剂的亲和力不同,溶剂热合成法是将原料溶解在良好的溶剂中,而不是水溶液中。这些难熔反应物在恶劣条件下反应和重结晶,使得该方法产生的纳米酶通常体积小,具有优异的性能[262]。水热/溶剂热合成已应用于 Mn 基纳米酶的制备。共沉淀法是通过在溶液中混合不同的反应物并控制条件使溶液在纳米尺度上沉淀来制备纳米酶[263]。溶胶凝胶法通常涉及从含锰的原料中制备溶胶,以进一步制备凝胶物质,最后通过处理凝胶获得纳米颗粒或纳米酶,通过这种方式,可以获得凝胶状纳米酶。所得纳米颗粒的形态和大小也可以通过选择合适的络合剂、化学添加剂、温度和浓度来控制[264]。

3. 酶工程改造　定向进化的发展拓宽了蛋白质工程的设计范围,可在未知目标蛋白质结构信息和作用机制的情况下对蛋白质进行改造。根据突变体文库构建方法的不同,定向进化可分为非理性设计、半理性设计和理性设计 3 种策略。其中最常用的就是半理性设计(图 8-3-3)。

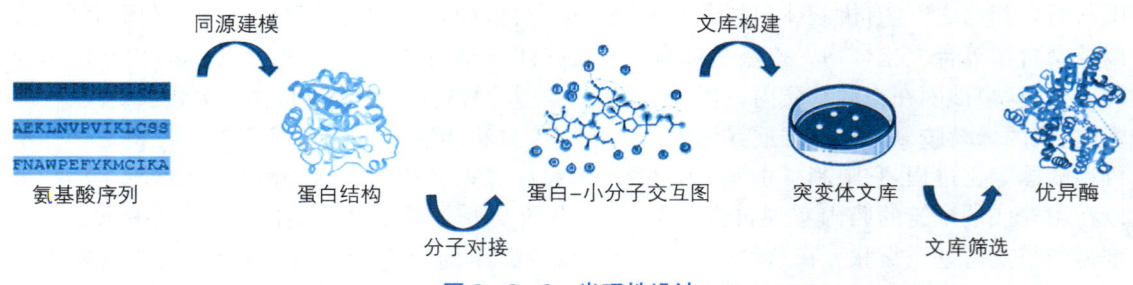

图 8-3-3　半理性设计

半理性设计主要借助生物信息学方法,基于同源蛋白序列比对、三维结构或已有知识,理性选取多个氨基酸残基作为改造靶点,结合有效密码子的理性选用,通过构建高质量突变体文库,有针对性地对蛋白质进行改造[265]。理性分子设计主要是在计算机中完成。通过计算机建模(computational modeling)预测蛋白质活性位点,考察某基因突变对目标蛋白稳定性、折叠以及与底物结合的影响,从而对蛋白质进化进行设计指导和模拟筛选实验,提高实验的成功率。理性设计一般先通过蛋白质数据库或者同源建模获得蛋白质信息,再用分子模拟软件找到可能的结合位点,建立小分子数据库后,利用分子对接评价所获得的配基。

4. 非水相介质中的酶催化技术　传统的酶催化反应主要在水相中进行,但自从 1987 年 Kilibanov 等用脂肪酶或固定化酶在几乎无水的有机溶剂中成功地催化合成了肽以及手性的醇、脂和酰胺以来,对酶在非水相介质的催化反应技术的开发及研究报道迅速增加,特别在手性药物的不对称合成及手性药物拆分的生物技术开发中得到了很多应用。目前非水相中的酶催化技术已衍生出以下几类体系:① 水与有机溶剂的互溶均相体系。② 水与有机溶剂形成的两相或多相体系。③ 单相有机溶剂体系。④ 反胶束体系。⑤ 超临界液体。⑥ 低温体系等。不同的介质体系都有各自的适用范围,研究在不同介质中的酶催化反应动力学及热力学平衡以及酶催化机制将对某一特定催化反应所需介质的筛选和使用起到十分重要的指导意义。

对于水溶性差的底物来说,在酶催化过程中,深共晶溶剂(DESs)可以作为生物催化中的高效溶剂。深共晶溶剂通常通过将氢键受体(HBA)和氢键供体(HBD)混合,同时加热和搅拌直至形成液体来制备,所用材料多为天然、可生物降解和廉价的成分,因此具有多种有益特性,如无毒、生物相容性和可重复使用性。在制备深共晶溶剂中,其中一个最普遍的组分是氯化胆碱(ChCl),它是可以从生物质中提取的一种可生物降解和无毒的季铵盐,然后再结合安全氢键供体如尿素、可再生羧酸(如草酸、柠檬酸、琥珀酸和氨基酸)或可再生多元醇(如甘油、碳水化合物),迅速形成共熔混合物[266]。深共晶溶剂可以增强酶对底物的亲和能力,从而使催化效率提高[267]。

此外,离子液体(IL)由于其特殊的物理和化学天然特性,已逐步用作各种反应中的试剂、溶剂和助溶剂,包括酶催化反应[268]。离子液体主要是一种离子组成的液体,熔点低于100 ℃。有研究表明,ILs的利用可以提高蛋白质和DNA的化学和结构稳定性,从而提高酶的催化效率[268-270]。离子液体不仅具有作为绿色溶剂的潜力,而且在酶的固定化、活化、稳定化和催化方面也发挥着重要作用。

(三)微生物催化技术

微生物催化技术主要包括分批培养转化法、渗透细胞转化法、孢子生物转化法、固定化细胞转化法、静息细胞转化法和干燥细胞转化法等。

1. 分批培养转化 分批培养转化法是在摇瓶和发酵罐中待菌体生长到一定阶段加入底物进行转化的方法。底物加入时间因菌种和底物不同而各异,一般在对数生长期,但也有在延迟期和稳定期加入的。

2. 渗透细胞转化 直接从微生物体内或发酵液中将酶提出,在体外对底物进行生物催化,可以经过多步处理得到纯度较高的酶,也可以是粗酶。现在来源于微生物的酶已广泛应用于食品、医药、化工及环保等行业。

3. 孢子生物转化 细菌的孢子一般无活性,而真菌的分生孢子和子囊孢子往往有较高的酶活力,与菌丝体比较具有杂质相对少的优点。孢子转化需要注意的是不能让孢子萌芽,否则不能保持稳定的生物转化活力。应用于生物转化的孢子悬浮液和培养基成分与静止细胞转化法相似,也是采用不完全培养基,仅含有缓冲液及葡萄糖等产生能量的碳源。

4. 固定化细胞转化 固定化细胞在适宜的转化条件下进行生物转化能保持细胞相对活力的状态,它的最大优点是可以长期反复使用,有的能维持有效催化达数月之久。另外使用固定化细胞还使产物提取简单,便于自动化和大规模的工业化生产。目前常用的固定化方法有聚丙烯酰胺聚合法和卡拉胶包埋法。

5. 静息细胞转化 静息细胞转化法是指将微生物培养至一定阶段后分离出菌丝体,将其重新悬浮于不完全培养基(缺少某种营养物质,如氮源等)中,使其处于不再生长但仍保持原有酶活的状态,再加入底物,在适当的温度、pH和振荡条件下进行转化的方法。它是一种将生长影响减至最小的生物转化方法。

6. 干燥细胞转化 干燥细胞转化法实际上是另一种静息细胞转化法,便于贮备和随时使用。干燥细胞的制备有以下两种常用方法:

(1)冷冻干燥法:将培养好的菌丝液,通过离心或过滤,将洗涤后获得的干净菌丝体重新悬浮于稀的缓冲液或纯水中,冰冻后抽真空,直接升华除去水分,得到蓬松的粉末。这种干燥菌丝体在冷冻保存的条件下可以保持活力达数年之久,适合于大规模的工业化生产。

(2)丙酮干粉制备法:将菌丝体悬浮于-20 ℃的丙酮中处理3次,每次获得泥浆状的丙酮液，用抽气过滤进行收集，最后用冷乙醚洗涤，以帮助洗去残余的丙酮。丙酮干粉制剂必须冷冻贮藏，以供随时使用。

第四节 研究内容与进展

一、植物细胞工厂

植物细胞工厂主要是对植物的设计与再设计，通过对元件与装置进行重新组合实现目标产物的生产。当前的植物细胞工厂的研究中，引入了工程学的理念，强调生命物质的标准化，对基因及其所编码的蛋白表述为生物元件或生物积块，对元件所做的优化、改造或重新设计称为"元件工程"；由元件构成的具有特定生物学功能的装置称为"生物器件"或"生物装置"；对基因元件组成的代谢或调控通路表述为基因线路（基因电路或基因回路）；对除掉非必需基因的基因组和细胞表述为简约基因组和简约细胞等（图8-4-1）[271]。此外，植物细胞工厂通常采用"设计-构建-测试-学习（design-build-test-learning，DBTL）"的研究策略，在学习抽象自然生命系统的基础上，选取底盘植物，并对遗传回路中所涉及的生物元件进行"重编程"，或重头设计具有全新特征的人工生命体系；然后，利用"基因编辑""基因合成"等工具，用实验方法来构建，再将构建出来的生物系统转入选定的底盘植物中进行测试，并对获得的结果进行详细分析优化设计，如此反复循环优化，形成正向可靠的科学闭环[2-271]。

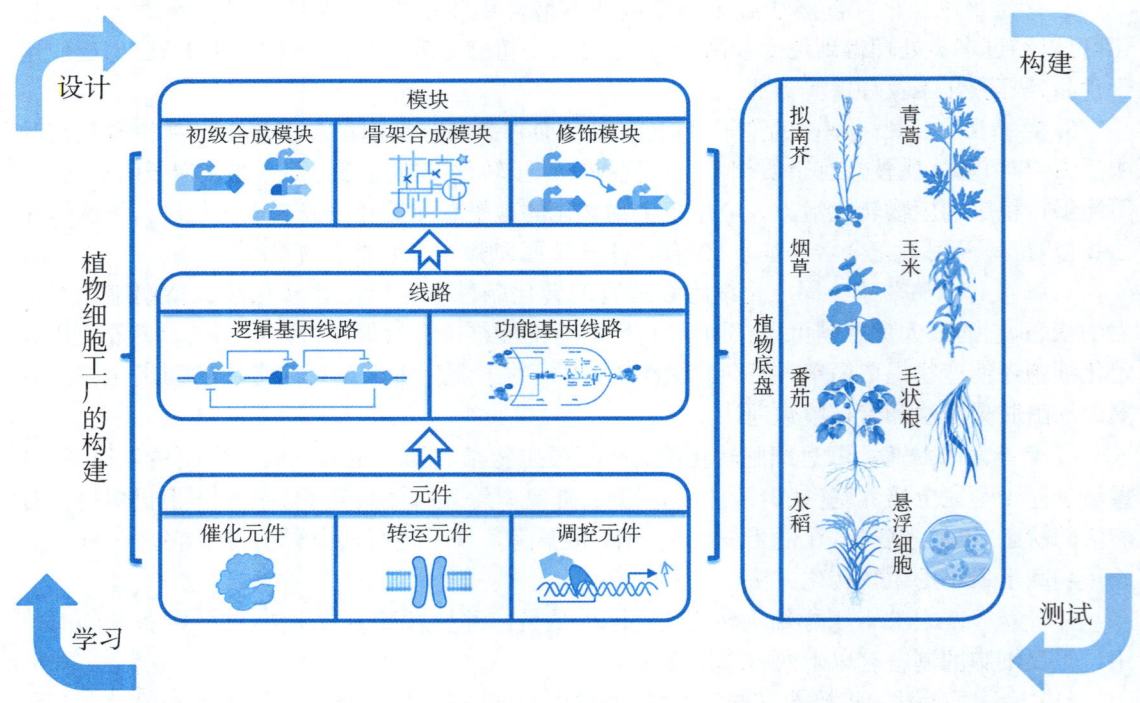

图8-4-1 植物细胞工厂的研究内容

（一）元件工程

合成生物学最重要的核心理念就是标准化，将不同基因经过定量表征测试，整合成模块化的工程元件，再按照一定的规范组装以行使功能。这方面已经形成了许多标准化框架，最具代表性的就是基于生物砖块（BioBricks）组装所发展而来的合成生物学开放语言（synthetic biology open language，SBOL）[272]，让合成生物学的元件管理和实验流程如同计算机语言一样简洁明确且具有兼容性，最新已经开发到 SBOL 2.0 版本，并且发布了兼容植物的克隆体系 Plant MoClo Syntax[273]。已有学者整理各个植物元件数据库并按 SBOL 体系构建标准化植物元件库，不断更新补充通过测试的植物元件[274]。目前，常见的生物元件主要包括催化元件（catalysis element）（如氧化还原酶、转移酶、水解酶、裂解酶、异构酶和连接酶等）、转运元件（transport element）（从胞外向胞内转运和运输的相关蛋白，如膜电化学梯度的转运蛋白、离子通道蛋白等）、调控元件（regulatory element）（如启动子、核糖体结合位点、终止子、转座子、核酸开关、核酸调节子和 CRISPR/Cas9 系统等）等[275-278]。这些元件基本上是通过挖掘、搜集、表征和标准化后从自然界中获得。

莱茵衣藻是一种兼具光合自养和化能异养的单细胞真核藻类，基因组较简单，细胞中只有一个大的杯状叶绿体，生长较快，在合适培养条件下 5~6 h 可繁殖 1 代，同时具有无性繁殖和有性生殖，因此成为光合作用研究和植物细胞工厂技术开发的重要模式物种[279]。目前在莱茵衣藻中已经建立了一个成熟的符合 SBOL 标准的标准化元件工具库（Chlamy MoClo Toolkit），该元件库利用 Golden Gate 标准化克隆体系将 119 个基因元件按照功能分为 13 类整合进 11 个连接位点，可以一次性构建最多 10 个元件组成的复合载体，为其他植物标准化元件库的开发提供规范的参考案例[280]。近期普林斯顿大学和卡内基研究所等机构的科研人员发布了迄今为止最大的莱茵衣藻突变体资源库，收集了超过 58 000 种突变体在 121 种不同生长条件或处理下的表型，为莱茵衣藻元件和底盘标准化提供了有力支撑[281]。

近年来，酶的定向进化改造以及高通量筛选等技术的发展为生物元件的扩充提供了条件。定向进化技术可提高天然酶的恶劣环境耐受性、立体/区域选择性、底物特异性、催化效率及产物抑制性等特征[282-283]。另外，高通量筛选技术是将多种技术方法有机结合而形成的一种新技术体系，其具有微量、快速、灵敏和准确等特点。"基因元件库"在设计组装复杂的基因工程系统中发挥着非常重要的作用。该元件库所包含的大多数基因片段，均具有单一形式的特征属性和功能，便于快速搜寻、检索和组装。其中的某些元件库由成千上万的元件组成，可以公开获取。目前已有的元件库中许多元件除了最基本的生化功能之外，其详细特征属性仍然是未知的。由于这些人工元件的种类和数量的不断扩大，符合标准化要求的生物元件被美国麻省理工学院收集并入库。基因元件库的更新与完善会对生物学发展和环境安全产生一定的影响。首先，其可以提供更好的功能信息资源。对某一元件生物功能更为详细的、精确的了解，有助于提高鉴别植物细胞工厂对人工改造的潜在风险以及确定其控制水平的有效性。其次，对未知功能元件的使用风险。合成生物学元件库的广泛应用，可能会增加对某些未知功能属性元件的使用频率。因此，需要建立应对未知功能 DNA 存在危害的安全保护措施这些元件共同构成合成生物学的元件库，建立与扩充元件库可以使利用合成生物学方法解决生物工程问题变得更加高效、更加规模化，从而推动植物细胞工厂的进程。

（二）基因线路工程

自然界中存在大量的天然基因线路，是生命体用于收集和处理各种体内生化信号和体外环境变化的动态调控系统，所有生物体均由物质构成，由能量驱动，并由基因线路控制物质的代谢和能量的流动，以实现多样的生理活动，如细胞分裂、个体形态发育等。由启动子、阻遏子、增强子等调节元件及被调节基因构成的遗传装置,同时也是生命体对自身生命过程控制的动态调控系统。而人工基因线路则通过遗传线路工程合成,主要分为基本型和组合型两类。基本型人工基因线路是依据人类已知的生物学知识,以电子工程的方式设计、模拟并构建的基本生物控制器件,包括遗传开关、生物振荡器、计数器、脉冲信号产生器、逻辑信号门、信号过滤器等。组合型人工基因线路是以基本型人工基因线路作为基本器件,搭建出可用于模拟高级生命过程的遗传装置。2000年,波士顿大学Collins课题组设计出第一个合成生物学功能模块——转录水平的双稳态开关。同年,普林斯顿大学的Elowitz和Leibler实现了更为复杂的功能模块——基因表达振荡器。该器件利用3个基因模块彼此间的抑制和解抑制作用实现了输出信号的规律振荡。上述两项工作在理论和实验层面证明了理性设计生物元器件的可能性,因其对合成生物学发展有重大指导意义,被称为"合成生物学的里程碑"。

植物具备运行复杂合成基因线路的能力。已经有实例利用烟草花叶病毒(TEV)蛋白酶切割不同底物,以调控基因线路状态,从而成功实现在烟草叶片中构建可执行布尔代数运算的逻辑门[284]。植物叶绿体等质体基因组兼具真核和原核基因组特征,如同时含有内含子剪接机制和TATA box转录调控等[285]。在莱茵衣藻叶绿体中已经测试成功了一些原核合成生物学工具,如在叶绿体中转入大肠杆菌的乳糖操纵子相关调控基因成功实现了IPTG诱导莱茵衣藻叶绿体表达外源基因[286],并构建了可用小分子诱导的莱茵衣藻叶绿体核糖体开关(Riboswitch)等[287]。最近,研究人员设计了首个植物细胞中稳定的重编程合成基因线路[288]。该体系在拟南芥中通过不同启动子和终止子调控重组酶,整合一系列植物基因元件,可以对内源信号和外源信号的诱导信号输出和反馈,实现了OR、AND、NOR、NAND等一系列激活和抑制作用的逻辑门。随后,研究人员不仅在烟草体系中构建了合成基因线路,而且在拟南芥中实现了用布尔逻辑运算操控基因的空间表达模式以改变根系形态[289]。

(三) 基因组工程

基因线路(genetic circuits)是由基因元件构成的,而基因元件包括编码蛋白的基因(如编码酶的基因)、调控基因表达的元件(如启动子、增强子、调控蛋白和RNA等)以及可以感应外在信号的分子(如可以结合小分子的蛋白和RNA)。基因调控元件包括转录水平元件(如启动子、终止子等调控序列)和转录后水平元件(如mRNA序列或非编码RNA序列)。基因组工程是一项能够从头合成或重设计基因组的技术,它的产生主要是由于基因组测序、基因编辑和基因合成等技术的迅速发展。基因组拼装和转移技术等核心技术体系的不断完善有效地加速了合成生物学的发展,同时,新型DNA合成和大规模组装技术的发展,为基因簇甚至全基因组的合成铺平了道路。Venter课题组[72]设计合成并组装了支原体基因组(JCVI-syn1.0),并将其功能转移到山羊支原体宿主细胞中,产生了新型的具有持续自我复制能力的新支原体细胞,证明了从零开始合成基因组的可能性。自此,人工构建细胞器染色体等基因组重新合成领域不断取得新的进展。从头设计基因组的能力使人们可以根据任意设计原则对基因信息进行工程设计,从而开辟了无须天然基因组作为模板即可构建具有任何所需特性的细胞的可能性。合成基因组技术有潜力提供大量新的和复杂的化学物质。通过设计序列实现设计功能,从而大大拓宽了合成生命的应用范围,推动了其在能源、药物和食品生产中的应用。近20年来,随着DNA合成和装配技术的改进,全基因组合成已成为设计和改造整个基因组的替代方法,合成具有与自然发生的基因组相同属性的基因组,可以作为一种验证信息的好方法。

(四) 代谢工程

代谢工程(metabolic engineering)主要是利用分子生物学手段尤其是 DNA 重组技术对生化反应进行修饰,对已有的代谢途径和调控网络进行合理的设计与改造,以合成新的产物、提高已有产物的合成能力或赋予细胞新的功能。代谢工程常用的构建途径是异源表达、细胞代谢反应的构建与调节。通过对代谢网络的解析,设计出产品的最佳合成途径,从而提高改造策略应用于合成路径的精确性。代谢工程以设计生物合成途径为基础,产品组合涵盖了简单的化学物质、非天然化合物以及具有复杂立体化学的大型生物分子。多个功能部件之间的协调相互作用,共同构成了一条产品的合成路径。通过整合来自不同生物的部分以构建最佳系统,然后将这些成分转移到所需的宿主细胞中进而设计新型的生物合成途径。代谢工程仍然存在模块与模块之间,模块与底盘细胞之间不适配的问题,这可能会导致内源性部分的串扰或酶的表达水平不平衡,无法预测性能,可能会阻碍生产过程。因此,需要多个设计-构建-测试-学习周期来有效地引导宿主细胞代谢进入产物合成。例如,可以调节不同酶的基因表达水平以找到最佳平衡,进而改善代谢通量并减少代谢负担或其他副作用。

(五) 植物底盘(植物器官)的开发与利用

合成生物学的应用始于微生物,并正在扩展到更复杂的系统——植物。与此同时,植物生物学工具和经验正在迅速实现代谢工程应用,许多目标代谢物正尝试在植物中进行生产,并且正在尝试重新配置或替换各种中心途径。植物细胞工厂的一个关键点是选择合适的宿主生物,即"底盘",这必须符合科学标准。目前已经实现在烟草、水稻、玉米、马铃薯、黄瓜、苜蓿、莴苣、番茄、胡萝卜、花生、大豆等多种植物为宿主进行工程改造与应用。

1. 叶片 叶片是植物进行光合作用、呼吸作用和蒸腾作用的重要器官,在所有陆地植物器官中含有最多的叶绿体,使其成为有机化合物合成和分布的枢纽。叶子可以合成各种天然次生代谢物,如萜类、多酚和类黄酮等。特别是模式植物烟草在许多植物中的叶生物量百分比方面具有显著优势。近年来,烟草叶片在植物细胞工厂的瞬时表达中发挥了不可替代的作用,使其成为被高度利用和开发的底盘。烟草作为植物界的"分子生物学工作室",目前可以实现大量的遗传转化操作,并且该物种有大量公开的基因组、转录组和代谢组资源,使多质粒组合转化、瞬时转化、稳定转化、底盘改进、基因工程改造等技术手段在烟草中得到了充分的发展。通过工程改造的烟草,可作为合成生物学的底盘植物,用于生产大部分重组蛋白如药物、疫苗、激素、细胞因子、生长调节剂和天然产物等。其中,以烟草作为蛋白质生物制剂(例如:抗体、重组疫苗等)的制造平台已经成熟,目前有两种候选疫苗,即流感和 2019 冠状病毒(COVID-19),已进入临床试验的高级阶段[290]。因此,烟草在植物天然产物的异源合成和天然产物合成途径的阐明中起着重要的促进作用。

2. 果实 果实是被子植物的重要组织器官,主要由果皮和种子组成,在植物繁殖中起着至关重要的作用。大多数水果因富含花青素和类胡萝卜素而具有不同的颜色。模式植物番茄是茄科的一员,有高的果实结实率,是一种广泛种植的水果和蔬菜,具有很高的营养价值和丰富的维生素来源。其强大的遗传转化系统和多样化的遗传种质资源使其成为植物细胞工厂中用于生产天然产物和基因编辑技术的常见植物底盘。随着番茄基因组序列、数量性状基因座数据库、遗传图谱和突变体表型库的获得,其潜在用途超出了特定维生素或花青素的异源合成。此外,番茄中大量的代谢物,特别是类苯丙酸途径中的代谢物,表明某些代谢途径的前体底物在该底盘中很容易获得,这弥补了烟草中前体底物不足的限制。然而,与烟草底盘一样,番茄也有复杂的代谢途径,外源基因或转录因子在番茄中的异源表达需要仔细考虑遗传元件之间的正交性。研究人员利用 CRISPR-Cas9 技术敲除了番茄底盘中的 7-脱氢胆固醇还原酶,从而使更多的 7-脱氢胆固醇在紫外光下被导向合成维生素 D_3[291]。此外,比较了辣椒和番茄的生理生化特性和基因组,发现番茄依然存在产生辣椒素所必需的基因,只是这些基因的表达没有开启。所以,在番茄中上调 PAL、KAS、COMT、FaTA 这四个基因,以及启动 BCAT、CS 这两个基因,就可以在番茄中开启辣椒素基因的表达,从而更大量、更高效、更廉价地生产辣椒素[292]。这些实例强调了在基于植物的天然产物合成途径的异源表达中,植物底盘相对于微生物底盘更具优势。

3. **谷物种子** 谷物种子是优良的蛋白质储存装置,配备蛋白质储存囊泡和干燥的细胞间环境,可降低蛋白酶活性和非酶水解速率。玉米在粮食作物中具有最高的生物量产量,并且已被用于生产抗生物素蛋白、牛胰蛋白酶和重组抗体等。来自稻米和小麦的干谷物种子具有蛋白质稳定性高的优势,可以在室温下储存数月而不会显著丧失活性;此外,水稻是自花授粉,降低了将转基因转移到其他植物的风险。粮食作物通过将作物生产的口服疫苗喂给患者进行最少的加工,再加上种子中蛋白质的稳定性,这为降低传统疫苗面临的成本和分配问题提供了极具吸引力的机会。然而,由于严格的监管要求,如果没有一定水平的加工和配方以使产品均质化并确保正确的剂量和效力在所有产品中可重现,食用植物疫苗不太可能用于人类。近年来,在美国发生两起转基因植物材料污染野生型粮食作物的事件后,在粮食作物中生产疫苗的概念已经失宠。在大豆、豌豆和紫花苜蓿等豆科植物中已经实现了治疗性蛋白质的产生。豆类具有固定大气氮、去除肥料中氮需求的优势,因此降低了种植成本。然而,这些植物的叶片生物量显著低于烟草。豌豆等谷物豆类的种子中蛋白质含量很高,并且正在开发作为表达系统。许多水果和蔬菜作物已被用于生产治疗性重组蛋白,包括莴苣、马铃薯。与谷物一样,这些系统的一大优势是蛋白质可以通过最少的加工进行口服递送,但是保证剂量和质量是一个挑战。

二、微生物细胞工厂

微生物细胞工厂已经应用于生产萜类、黄酮类、油脂类和生物碱等四类重要的药用活性成分。本节以各类药用活性微生物细胞工厂构建研究进展进行了总结和脉络梳理,并且系统分析了创建"人工本草"细胞来高效生产多个复杂性组分的案例,为异源生产中药组分、芳香精油等复杂成分提供重要的理论和技术基础。

(一) 萜类

萜类化合物是指分子骨架以异戊二烯单元为基本结构单元的化合物及其衍生物,通式为 $(C_5H_8)_n$。按照异戊二烯单元的数目,萜类可分为单萜(monoterpenoid)、倍半萜(sesquiterpenoid)、二萜(diterpenoid)等,常见的萜类化合物有广藿香醇、丹参酮、人参皂苷、青蒿素、番茄红素[293]等,是中药的重要活性成分。萜类化合物的生物衍生关系可以概括如图 8-4-2[294]。下面将从倍半萜、二萜及三萜方面各举例概述其异源仿生合成途径及研究进展。

1. **倍半萜**

(1) 广藿香醇:广藿香醇属于三环倍半萜,是中药广藿香 *Pogostemon cablin* 挥发油的最主要活性成分[295],具有抗氧化、抗抑郁、消炎镇痛等功效[296]。广藿香醇的生物合成途径已被完全解析,广藿香醇合酶(patchoulil synthase,PTS)可以催化倍半萜前体 FPP,使其脱磷酸再环化生成广藿香醇[297]。2008 年,Clark[298]等将广藿香醇合成途径引入酿酒酵母中,通过代谢

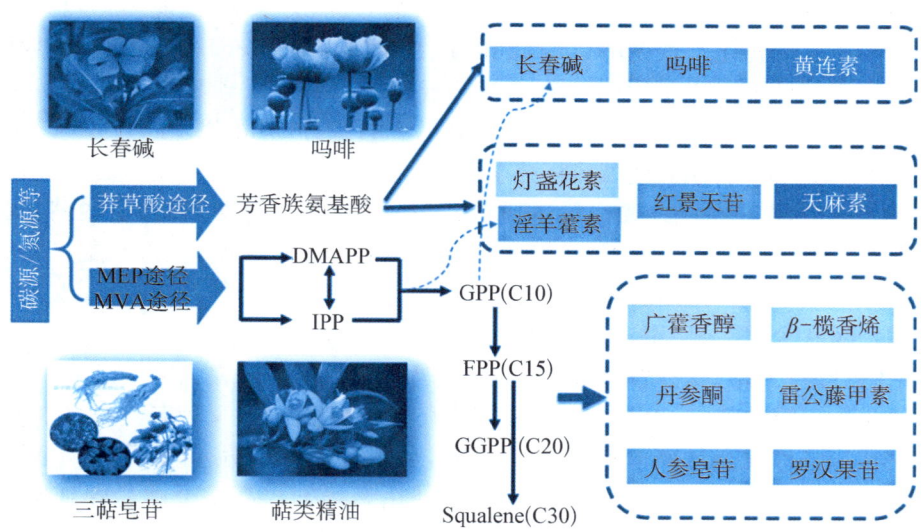

图 8-4-2 萜类、黄酮类、苯丙素类和生物碱活性成分仿生合成的研究进展

流的调控等策略,最终广藿香醇产量为 16.9 mg/L;2019 年,MA B 等[299]将法尼基焦磷酸合成酶(FPP synthase,FPS)与广藿香醇合酶融合,增强 MVA 途径,最终广藿香醇产量明显提升,摇瓶发酵产量达到 59.2 mg/L,发酵罐产量为 466.8 mg/L。此外,Henke NA 等[300]尝试在谷氨酸棒杆菌中引入广藿香醇合成途径,通过增强 MEP 途径并限制类胡萝卜素合成等手段,保证 FPP 供给,实现了广藿香醇的合成,但是产量较低,仅为 60 mg/L。2021 年,Zhou L 等[301]以大肠杆菌为宿主菌,对广藿香醇合酶进行分子改造,并与 FPS 融合表达,同时增强转运蛋白表达并优化发酵条件,构建高产广藿香醇的大肠杆菌菌株,在发酵罐生产中,广藿香醇产量高达 970.1 mg/L。中国科学院戴住波团队通过创建酿酒酵母仿生细胞发酵生产广藿香醇,在精确发酵体系中广藿香醇产量能达到 2 100.0 mg/L,为目前报道最高水平。

(2) β-榄香烯:β-榄香烯是具有郁金香味的倍半萜,存在于中药材温郁金 *Curcuma wenyujin* 的成熟块茎,因其抗肿瘤效果明显且毒副作用小,已应用于各类肿瘤的临床治疗中[302]。目前 β-榄香烯的生产主要是直接从温郁金中提取[303]。β-榄香烯由前体物质吉玛烯 A 高温 cope 重排生成,而吉玛烯 A 则是由吉玛烯 A 合酶催化 FPP 生成,所以吉玛烯 A 合酶是 β-榄香烯异源仿生合成的关键酶之一。中国科学院天工所与中国中医科学院中药资源中心合作,利用代谢工程与合成生物学技术在提高酿酒酵母中萜类的生物合成通量和产物兼容性的基础上,进行吉玛烯 A 合成酶的蛋白质工程改造和高产吉玛烯 A 工程菌创建,并成功开发吉玛烯 A 热转化为 β-榄香烯耦合工艺,最终将高纯度 β-榄香烯获得成本降为植物提取的 0.15%[32]。

2. 二萜

(1) 丹参酮:丹参酮是来自中药丹参 *Salvia miltiorrhiza* 的一类二萜化合物,主要存在于根茎中,在心血管疾病的治疗方面发挥着重要作用[304]。丹参酮作为二萜是由前体 GGPP 经多种酶催化生成:GGPP 首先由科巴基焦磷酸合酶(copalyl diphosphate synthase,CPS)催化生成科巴基焦磷酸(copalyl diphosphate,CPP),再经类贝壳杉烯合酶(kaurene synthase-like,KSL)催化生成次丹参酮二烯(miltiradiene),次丹参酮二烯再经过多种酶催化形成丹参酮类物质。前期 Guo J 等[305]鉴定了与丹参酮合成相关的 CYP450 基因,发现 *SmCYP76AH1* 基因可以将次丹参酮二烯转化为铁锈醇(ferruginol),铁锈醇再由未知酶催化生成丹参酮。Zhou YJ 等[306]在酿酒酵母中引入了次丹参酮二烯合成途径,将 CPS 与 KSL 融合,将 GGPPS 与 ERG20 融合,构建了产次丹参酮二烯的重组菌株,产量为 365 mg/L。DAI Z 等[307]将 FPPS 与 GGPPS 融合过表达,并引入嗜酸硫杆菌来源的 GGPPS,增加 GGPP 合成方向代谢流,最终经补料分批培养后,次丹参酮二烯产量达到 488 mg/L。Hu T 等[308]筛选毛喉鞘蕊花来源的 CfTPS1 基因,并与 SmKSL1 基因融合转入高产 GGPP 的底盘细胞,次丹参酮二烯的摇瓶发酵产量提升至 550.7 mg/L,发酵罐中产量达 3.5 g/L。

(2) 雷公藤甲素:雷公藤甲素是从中药材雷公藤 *Tripterygium wilfordii* 中分离出的活性成分,属于内酯型二萜,具有较好的免疫抑制作用,相关药物已在临床广泛应用[309]。雷公藤甲素仅占植物干重的 0.000 1%～0.002%[310],直接提取法困难,又因其具有多个手性结构,化学合成的反应条件复杂且产率极低[311]。因此,利用合成生物学进行雷公藤甲素的异源仿生合成是具有潜力的生产方式。Su P 等[312]通过使用诱导剂提高雷公藤悬浮细胞中雷公藤甲素二萜类物质积累,进行转录组测序后筛选出 6 个二萜环化酶,通过酶促反应及亚细胞定位等试验证明了次丹参酮二烯是雷公藤甲素合成的重要中间体,阐明了雷公藤甲素从线性 GGPP 环化成松香烷型二萜烯中间体次丹参酮二烯的生物过程。2020 年,该团队[313]在雷公藤甲素生物合成的进一步研究中鉴定了首个 CYP450 基因(CYP728B70)具备连续两步氧化次丹参酮二烯形成相应羧酸产物的生物学功能,成功解析了雷公藤甲素生物合成途径下游两步修饰过程,为雷公藤甲素生物合成途径全解析奠定了基础。

3. 三萜

(1) 人参皂苷:人参皂苷是主要存在于中药材人参 *Panax ginseng*、西洋参 *Panax quinquefolius*、三七 *Panax notoginseng* 中的一类三萜皂苷类化合物,具有缓解疲劳、提高免疫力、抗癌、抗氧化等功效[314-316]。目前,人参皂苷的生物合成途径已被成功解析[317],人参皂苷按照结构可分为四环达玛烷型人参皂苷和五环齐墩果烷型人参皂苷。它们的共同前体是 2,3-环氧鲨烯,是由 FPP 经鲨烯转化而来。2,3-环氧鲨烯可以被 β-香树脂合成酶(β-amyrin synthase,β-AS)催化生成 β-香树脂(β-amyrin),然后在齐墩果酸合酶(oleanolic acid synthase,OAS)的作用下生成齐墩果酸,最后由糖基转移酶催化生成齐墩果烷型人参皂苷[318];2,3-环氧鲨烯还可以被达玛烯二醇-Ⅱ合酶(dammarenediol synthase,DS)催化生成达玛烯二醇-Ⅱ(dammarenediol-Ⅱ,DD),然后被原人参二醇合酶(protopanaxadiol synthase,PPDS)催化生成原人参二醇(protopanaxadiol,PPD),再被原人参三醇合酶(protopanaxatriol synthase,PPTS)催化生成原人参三醇(protopanaxatriol,PPT),最后 PPD 和 PPT 分别被不同糖基转移酶修饰生成不同的达玛烷型人参皂苷。Dai Z 等[319]在酿酒酵母中引入 PPD 合成途径,构建生产原人参二醇的菌株。随后利用代谢途径强化的策略,对 HMGR 酶的表达进行优化,对发酵工艺进行优化,最终 PPD 产量提高到 1 g/L[320]。王冬等[321]通过基因模块组合优化,将人参皂苷前体达玛烯二醇-Ⅱ的产量提升至 15 g/L。Shi Y 等[46]将 PPDS 定位至存储底物 DD 的脂滴,显著提高了 DD 向 PPD 的转化率,最终人参皂苷 compound K(CK)的发酵罐产量高达 5 g/L。

(2) 罗汉果苷:罗汉果苷是中药罗汉果 *Siraitia grosvenorii* 的主要活性成分,一种葫芦烷型四环三萜皂苷。罗汉果苷是一种广泛应用的天然甜味剂[322],具有降血糖、抗肿瘤、提高免疫力等多种功效。2,3-环氧鲨烯被葫芦二烯醇合酶(cucurbita dienol synthase, CDS)催化生成葫芦二烯醇(cucurbita dienol),再经过细胞色素 P450 酶的作用下生成罗汉果醇(mogrol),最后由糖基转移酶作用生成罗汉果苷。其中葫芦二烯醇合酶是环氧鲨烯环化酶的一种,是罗汉果苷合成途径的关键限速酶,其表达直接影响前体物质 2,3-环氧鲨烯转化为罗汉果苷的代谢流[323]。Dai LH 等[324]利用 RNA 测序和基因表达图谱分析相结合的方法,首次鉴定了罗汉果中的葫芦二烯醇合酶 SgCbQ 和糖基转移酶 UGT74AC1 基因的功能,SgCbQ 将 2,3-环氧鲨烯环化生成葫芦二烯醇,UGT74AC1 可以将葡萄糖基转移到葫芦二烯醇的 C_3-OH 上生成罗汉果苷ⅠE。随后,为进一步研究罗汉果苷的生物合成途径,Zhang JS 等[325]又成功鉴定了细胞色素 P450 酶 CYP87D18 的功能,可以将葫芦二烯醇的 C-11 处氧化生成 11-氧化葫芦二烯醇和 11-羟基葫芦二烯醇。ITKIN M 等[326]鉴定了罗汉果甜苷生物合成途径中五个关键酶的功能活性,确定了罗汉果苷Ⅴ的异源合成途径。罗汉果苷Ⅴ需要先将 2,3-环氧鲨烯转化为 2,3-22,2,3-二环氧鲨烯,再依次经过葫芦二烯醇合酶、环氧化物水解酶和细胞色素 P450(CYP87D18)三种关键酶的作用生成葫芦素,最后经糖基转移酶(UGT720-269-1 和 UGT94-289-3)催化生成罗汉果苷Ⅴ。在仿生细胞创建方面,我国学者从罗汉果中克隆到葫芦二烯醇合酶基因,通过进一步改造后,在三萜化合物底盘菌 WD-2091 中异源表达和发酵后,获得发酵达到 1 724.10 mg/L 的酿酒酵母仿生细胞 313-SL-CB[327],该研究为推动葫芦烷型四环三萜生物合成途径解析及高效仿生细胞创建提供了基础。

(二) 黄酮类

黄酮类化合物是植物中广泛存在的含氧杂环化合物,常与糖结合成苷的形式存在,具有抗病毒、降血糖等多种功效[328]。黄酮类活性成分的异源合成途径从苯丙氨酸出发,依次经过苯丙氨酸解氨酶(phenylalanine ammonia lyase, PAL)和肉桂酸 4-羟化酶(cinnamic acid 4-hydroxylase, C4H)催化生成香豆酸,再依次经 4-香豆酰乙酰辅酶 A 连接酶(4-coumaric acid coenzyme A ligase, 4CL)和查尔酮合酶(chalcone synthase, CHS)催化生成柚皮素查尔酮和松属素查尔酮等,最后由各种酶催化合成不同类型的黄酮类物质(图 8-4-2)。

1. 灯盏花素 灯盏花素是我国传统中药灯盏花 *Erigeron breviscapus* 的活性成分,具有舒张血管、促进血液循环等功效,在心脑血管疾病的临床治疗中广泛应用[329]。关于灯盏花素的异源合成途径已被解析清楚,黄酮合酶Ⅱ(FSⅡ)催化柚皮苷生成芹菜素(apigenin),芹菜素经过黄酮 6-羟化酶(flavonoid 6-hydroxylase, F6H)和类黄酮 7-O-葡糖醛酸转移酶(flavonoids 7-O-glucuronic acid transferase, F7GAT)的催化生成灯盏花素。Liu X 等[330]在酿酒酵母中引入灯盏花素异源合成途径构建生产灯盏花素的工程菌,然后调控代谢通路的相关基因,同时对发酵条件进行优化,最终灯盏花素在发酵罐中的产量为 108 mg/L。此外,Wang Y 等[331]以解脂耶氏酵母为底盘细胞,引入灯盏花素的异源合成途径,通过关键基因筛选、同工酶筛选、代谢途径优化等代谢策略,成功构建了高产灯盏花素的解脂耶氏酵母工程菌,灯盏花素的产量提升了 80%,是酿酒酵母工程菌产量的 3 倍。

2. 淫羊藿素 淫羊藿素是一类具有抗肿瘤功效的黄酮类化合物,是中药淫羊藿 Epimedii Folium 的主要活性成分,也是晚期肝癌治疗的候选药物阿可拉定的单一成分,已用于临床试验。淫羊藿素的生物合成重要前体是山奈酚,Rodriguez A 等[332]在酿酒酵母中构建了香豆酸到山奈酚的异源合成途径,山奈酚产量为 26.6 mg/L。随后,Lyu XM 等[333]利用调整碳源和提高底物供应等代谢策略,优化山奈酚的合成条件,产量提升至 86 mg/L。山奈酚可转化为

8-异戊烯基山奈酚(8-prenylkaempferol,8P-KAE),再经葡萄糖基化反应生成淫羊藿素。Wang P 等[334]首先从箭叶淫羊藿中鉴定了异戊烯基转移酶 EsPT2,可将山奈酚转化为 8P-KAE;从大豆中鉴定了 O-甲基转移酶 GmOMT2,可催化 8P-KAE 生成淫羊藿素。在山奈酚产量可达 151.5 mg/L 的酵母工程菌中引入 EsPT2,实现了 8P-KAE 的从头合成,产量为 25.9 mg/L。但是进一步的研究发现 8P-KAE 转化为淫羊藿素的效率很低,推测为细胞质的 pH 较低限制了 GmOMT2 的活性,并采用了两种解决策略:方式一,将 GmOMT2 酶定位至 pH 更高的线粒体,提供其发挥活性的最佳条件,淫羊藿素产量为 7.2 mg/L;方式二,利用混菌培养的方式,将 8P-KAE 转化为淫羊藿素的生物合成途径转移至大肠杆菌中,提供酶最适 pH 环境,其余上游途径仍在酿酒酵母中完成,最终淫羊藿素的产量为 19.7 mg/L。

(三) 生物碱类

生物碱类中药活性成分在医疗领域有上千年的应用历史,其结构较为复杂,可以分为吲哚类、异喹啉类、莨菪烷类、有机胺类以及吡啶类生物碱[335]。对于生物碱生物合成途径的研究主要集中在以长春新碱、吗啡和小檗碱为代表的吲哚类和异喹啉类。氨基酸是生物碱的重要合成前体:吲哚类生物碱的前体是色氨酸和 GPP,异喹啉类生物碱的前体是酪氨酸,莨菪烷类生物碱以鸟氨酸为前体合成,另外生物碱的合成还需 P450 酶、脱羧酶、还原酶等多种酶的修饰(图 8-4-2)。

1. 长春新碱 长春新碱是从长春花 *Catharanthus roseus* 中分离出的双吲哚类生物碱,是目前广泛应用的抗癌药物。长春花中长春新碱的含量极低又难以化学合成,故利用生物合成的方式生产长春新碱一直是研究热点,而长春新碱的生物合成步骤复杂,因此途径解析十分困难[336]。长春新碱的生物合成主要分为两个阶段,上游阶段包括两个部分,一部分是莽草酸途径生成色氨酸,然后转化为色胺;另一部分是类甲羟戊酸途径生成 GPP,后又转化为裂环马钱子苷。色胺与裂环马钱子苷缩合生成异胡豆苷,该过程的关键酶是异胡豆苷合酶(Strictosidine synthase,STR),异胡豆苷再经过下游途径的多种酶催化生成长春质碱和文多灵,最终两者经酶催化生成长春碱和长春新碱。2022 年,Keasling 团队[36]首次在酵母中实现了前体物质文多灵和长春质碱的从头合成,成功构建了生产长春新碱的微生物供应链,也是在微生物中重编程的最长的生物合成途径。2023 年,Gao J 等[242]首次报道了使用非模式菌株毕赤酵母作为底盘细胞,实现了前体物质长春质碱的从头合成,表明了毕赤酵母在生物合成方面的优势和潜力,最终长春质碱在摇瓶和发酵罐的产量分别为 0.38 mg/L 和 2.57 mg/L。

2. 吗啡 吗啡是罂粟 *Papaver Somniferum* L.中的活性成分,属于异喹啉类生物碱,是最有效的镇痛麻醉药物[337]。吗啡主要依靠从植物中提取,但远不能满足巨大的市场需求,因此研究者们致力于吗啡的生物合成途径解析。但是 R-牛心果碱的合成途径未被解析,阻碍了吗啡的生物合成进程,直至 2015 年,研究者们成功解析了催化 S-牛心果碱转化成 R-牛心果碱的酶 REPI[338-339],吗啡的生物合成途径被成功解析:吗啡的生物合成起始于 L-酪氨酸的衍生物多巴胺和 4-羟苯乙醛,经过多步反应生成吗啡合成的前体物质蒂巴因(thebaine),蒂巴因经蒂巴因-6-O-甲基转移酶(thebaine 6-O-demethylase,T6ODM)作用生成尼奥平酮(neopinone)。2019 年,Dastmalchi M 等[340]发现尼奥平酮生成可待因酮(codeinone)的过程不是自发进行的,而是由尼奥平酮异构酶(Neopinone isomerase,NISO)催化而来,减少副产物的产生。Smolke 等[341]将不同来源的二十余个基因引入酿酒酵母,成功在微生物中实现了吗啡的从头合成,最终蒂巴因产量为 6.4 μg/L,氢可酮的产量为 0.3 μg/L。

3. 小檗碱 小檗碱是药用植物黄连 *Coptis chinensis* 中的主要活性成分,以盐酸盐(盐酸小檗碱)的形式存在于黄连中[342]。黄连具有清热解毒、泻火治痢的功效,是著名的中药材,早在《神农本草经》中就有详细记载。小檗碱具有抗病毒[343]、抗菌[344]、抗肿瘤[345]的药理作用,在临床上用于降血糖、降血脂以及治疗心血管疾病[346]。小檗碱是异喹啉类生物碱,和吗啡的生物合成上游途径相同,起始于多巴胺和4-羟基苯乙醛,经过多步催化生成关键中间体 S-牛心果碱。随后,S-牛心果碱经过小檗碱桥酶、甲基转移酶、P450酶、氧化还原酶等的作用下生成小檗碱。2015年,Smolke团队[347]通过提高CAS表达量、优化发酵条件等策略,首次报道实现了小檗碱的生物合成,产量为39 μg/L。2021年,Lou J 等[348]通过基因组测序分析,阐明了黄连的基因组遗传组成和进化特征,表征了小檗碱生物合成及多样性形成的关键基因,为中药资源的开发奠定基础。

(四) 长链脂肪酸

脂肪酸是脂肪族中含有羧酸的一类化合物,由碳、氢组成的烃基基团连接羧基构成,根据其分子结构中有无双键以及双键数量的差异,可将其分为饱和脂肪酸、单不饱和脂肪酸和多不饱和脂肪酸。作为生物体的基本组成成分之一,脂肪酸不仅是细胞膜脂质的主要成分,且在充足氧供给的情况下,可氧化分解为 CO_2 和 H_2O,释放出大量能量,是生物体的重要能源物质之一。此外,一些脂肪酸还是生物体中的信号分子和有效活性成分,具有重要的生理功能,如亚油酸、α-亚麻酸等一些多不饱和脂肪酸具有良好的降血脂作用,omega-6多不饱和脂肪酸(ω6-PUFAs,如:γ-亚麻酸GLA,二高-γ-亚麻酸DGLA和花生四烯酸ARA)是人体健康不可或缺的营养素,且对预防和治疗炎症性疾病、心血管疾病、癌症和糖尿病有多种健康益处和药用效果。除作为能量和必需的营养物质外,游离脂肪酸也是生产有机化学品和先进生物燃料的重要原料。因此,应用细胞工厂等生物技术手段生产活性脂肪酸或游离脂肪酸,意义深远。

脂肪酸的生物合成过程主要经过以下四个步骤:① 前体物质乙酰辅酶A在乙酰辅酶A羧化酶的作用下合成丙二酰单酰辅酶A。② 丙二酰单酰辅酶A在脂肪酸合成酶的作用下进行连续的聚合反应,以每次循环增加两个碳的频率合成酰基碳链。③ 在酰基辅酶A和酰基转移酶的作用下合成三酰甘油酯,并进一步生成16~18碳的饱和脂肪酸。④ 借助不饱和脂肪酸脱氢酶的作用,生成不饱和脂肪酸。

鉴于自然界中脂肪酸的种类较多,分布范围较广,故其生物合成的底盘种类较其他天然产物更多,除常见的大肠杆菌和酵母外,还可利用其他产油真菌(如:*Mortierella alpina*,高山被孢霉,丝状真菌)或微藻中进行异源生产。Xu 等[349]对大肠杆菌生产脂肪酸进行了系统研究,通过改造大肠杆菌脂肪酸合成途径、模块化途径优化、调整翻译效率,以及动态调控等手段,使得20 L发酵罐中补料分批发酵的脂肪酸产量达到了8.6 g/L。Gao 等[350]构建了产脂肪酸的多形汉逊酵母工程菌株,并进一步通过适应性进化与理性代谢工程改造相结合的方式,借助多组学测序分析,缓解甲醇代谢压力,实现了以甲醇为唯一碳源高效合成脂肪酸,产量高达15.9 g/L。除考虑产量外,由于多不饱和脂肪酸显著的药用活性,其定制化生物合成也受到了关注,Wang 等[350]将 *M. alpina* 的 Δ6 途径或 *Isochrysis galbana*(球等鞭金藻)的 Δ8 途径在解脂耶氏酵母中异源表达,以定制生产 ω6-PUFA 的最佳生物合成途径,各定制菌株合成GLA、DGLA和ARA的比例分别达到总脂肪酸含量的 22.58%、46.65%和11.30%,相应摇瓶发酵滴度分别为 386.59、832.00 和 191.76 mg/L。Liu 等[352]以圆红冬孢酵母(*R. toruloides*)为底盘细胞,通过组合迭代设计延伸碳链、动态调控超长链单不饱和脂肪酸生物合成和积累过程中的关键限速基因等策略,突破了酵母底盘脂质积累阶段超长链不饱和脂肪酸生物合成的瓶颈,最终获得的工程菌株在 5 L 发酵罐中总脂肪酸量达到 95.4 g/L。此外,与大多数游离脂肪酸生物合成和代谢工程关注羧酸基团和 w-端碳原子的修饰,以及脂肪酸碳链长度的调节等直接生产目标脂肪酸不同,Bai 等[353]关注脂肪酸碳氢链的修饰,以产生多样且高度可控的脂肪酸组分,甚至一些从未在大肠杆菌中产生过的脂肪酸,如:通过暗黑乳杆菌 PD630 的 IBFA 生物合成途径整合、$fabR$ 缺失和 $fadR$ 过表达等策略,生产内部支链脂肪酸(IBFA)最高效价为 91.3 mg/L。

综上,关注并深入研究脂肪酸的生物合成,不仅有助于大量获取活性脂肪酸,提高活性脂肪酸的临床研究效率,也能降低生物柴油等生物质能的原料成本,有效促进生物燃料产业发展,缓解资源短缺问题。

(五) 人工本草

中药的药用活性成分主要以药效分子群的形式达成治疗效果,但目前中药活性成分异源合成大多以生产单一产物为目标,实现多种组分在同一仿生细胞中的一站式合成将显著提高生产通量。通过构建前体充足的底盘菌,重建多个产物的异源合成途径,调控代谢网络,协调各组分产量,建立生产多组分复杂产物的微生物仿生细胞,将是中药活性成分异源合成的重要发展方向(图 8-4-3)。

1. 人参酵母 "人参酵母"的创建是创建微生物仿生细胞生产单一产物到多个复杂组分的一次突破性尝试。目前已发现人参皂苷超过 100 种,按照皂苷元结构可分为三种类型,即齐墩果酸型(oleanolic acid,OA)、人参二醇型(PPD)以及人参三醇型(PPT)。2014 年,天津工业生物技术研究所与中国中医科学院中药资源中心合作[320],首先构建了高产 β-香树脂的酵母菌株,再以此菌株作为底盘菌,引入了异源的齐墩果酸合酶、达玛烯二醇-Ⅱ合酶、原人参二醇合酶、原人参三醇合酶和 NADPH-细胞色素 P450 还原酶等关键基因,在酿酒酵母中重建了 OA、PPD 和 PPT 异源合成途径,获得"人参酵母"仿生细胞 GY-1。该仿生细胞的构建完成了在同一细胞中同时生产三种类型人参皂苷的突破,产量为齐墩果酸 21.4 mg/L、原人参二醇 17.2 mg/L、原人参三醇 15.9 mg/L,三者占人参皂苷元的比例为 39.3%、31.5%、29.2%,为人参皂苷组分的生产提供了新的解决方案。

2. 啤酒酵母 2018 年,Keasling 团队[354]改造酿酒酵母,获得了可同时产生芳樟醇和香叶醇的"啤酒酵母",也是生产多组分微生物仿生细胞成功构建的实例。这两种单萜的比例和含量是决定啤酒花风味的主要因素。为精准控制芳樟醇和香叶醇达到预期产量,研究者利用不同强度的启动子驱动关键基因的表达,并建立数学模型辅助预测单萜产量,最终获得的"啤酒酵母"可在不添加啤酒花的前提下,生产的啤酒比传统方式酿造的更有酒花味。研究者指出芳樟醇和香叶醇虽然可以产生酒花味,但要想获得酒花的全部风味还需要更多风味物质的组合。

3. 玫瑰酵母 2021 年,戴住波团队[26]创建了同时生产天然玫瑰精油三种主要单萜组分的"玫瑰酵母"菌株 Rose-Yeast 1.0。天然玫瑰精油的三种主要组分为玫瑰醇、香叶醇和橙花醇。研究者首先通过更换启动子元件、优化代谢途径等策略构建了玫瑰醇的高产菌株,玫瑰醇的发酵罐产量可达 6 g/L。然后在此基础上引入香叶醇-玫瑰醇合成模块和橙花醇合成模块,最终三种单萜总产量为 120 mg/L,其中玫瑰醇、香叶醇、橙花醇的比例为 62%、27%、10%,与天然大马士革玫瑰精油中三种组分的比例接近,在国际标准认证 ISO 9842,2003 范围内。

第八章 药用活性成分绿色生物制造

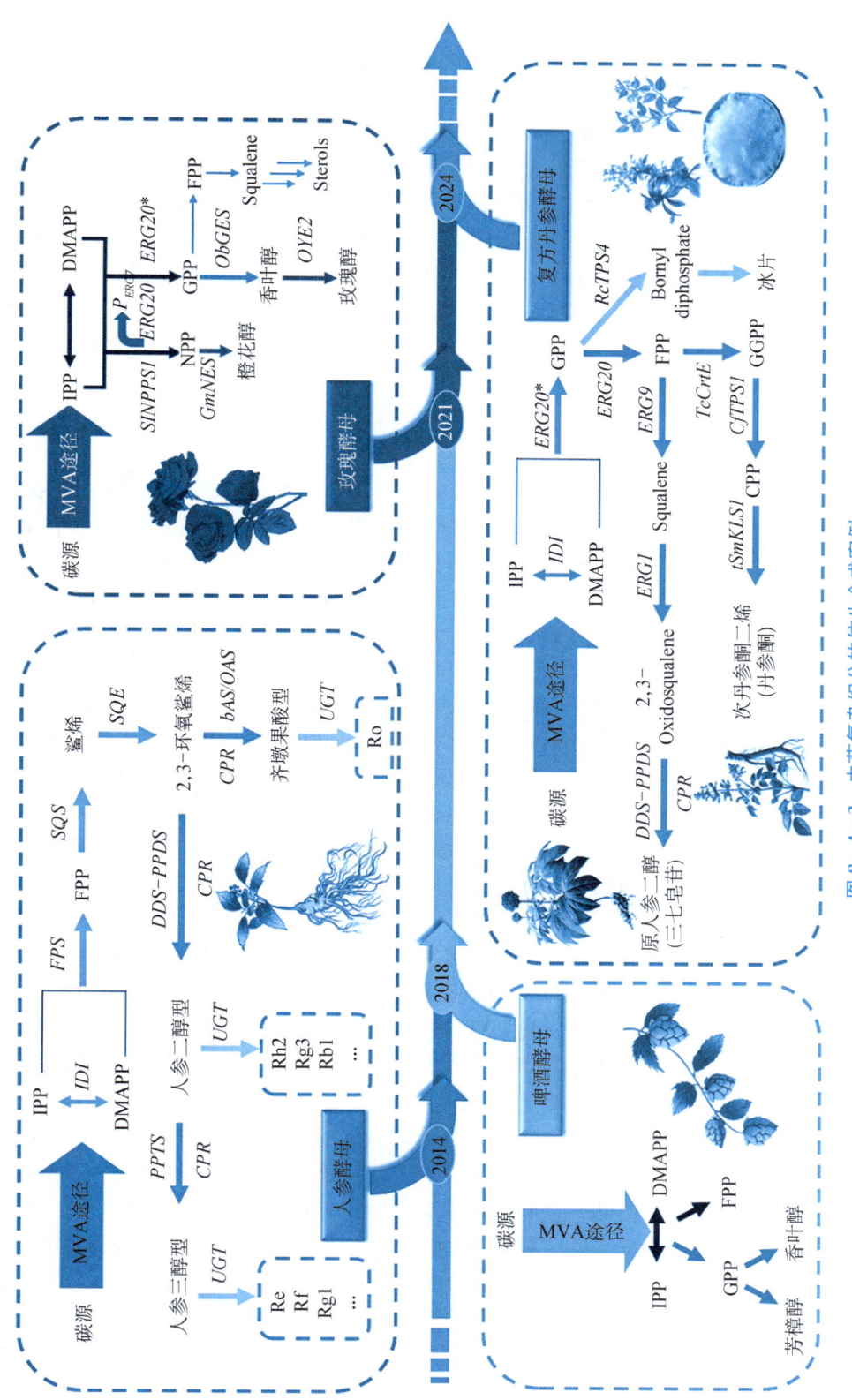

图 8-4-3 中药复杂组分的仿生合成案例

Rose-Yeast 1.0 在 5 L 发酵罐中混合精油产量能达到 5 g/L,预计未来综合成本将节约 90%。此研究为多组分芳香精油的异源合成奠定了坚实的基础。

4. 复方丹参酵母 复方丹参是临床常用的治疗冠心病、心绞痛的中药复方制剂,其主要组成为丹参、三七和冰片。丹参的主要活性成分为丹参酮和酚酸类,三七的主要活性成分为三七总皂苷,冰片为辅药具有开窍醒神、清热止痛功效。2024 年,戴住波团队[355]通过中药活性成分异源仿生合成技术,在酿酒酵母中实现了三七总皂苷的生物合成前体原人参二醇、丹参酮生物合成前体次丹参酮二烯以及冰片在同一酵母细胞内的同时合成,构建了复方丹参仿生合成细胞——复方丹参酵母 1.0。该仿生细胞能够同时生产 62.34 mg/L 的原人参二醇、12.82 mg/L 的次丹参酮二烯以及 2.54 mg/L 的冰片。该研究在建立仿生细胞进行的单体、组分高效合成的基础上,进一步过渡到跨物种、多组分仿生合成的首次尝试,为中药复方一站式发酵生产奠定了基础。

三、生物转化

(一)植物细胞转化内容与进展

作为栽培中药材的替代资源,植物培养物产品应用范围广泛,可应用于药品、食品、化妆品、健康产品、中兽药、饲料等领域。药品方面,德国 Phyton biotech 公司通过细胞培养生产紫杉醇,是目前全球最大的紫杉醇供应商,提供全球 60% 的紫杉醇,出售给百时美施贵宝等公司用于生产紫杉醇注射液。化妆品方面,Dior、Lancôme、Guerlain 等欧美奢侈品牌将植物干细胞作为化妆品原料,原料由瑞士 PhytoCELLTECH 公司生产。健康产品方面,韩国 Unhwa 公司、Well Green 公司建立了银杏、红豆杉、人参等多种培养体系生产大健康产品,比利时 BOTALYS 公司出售人参培养物原料,具有较好的抗肿瘤和免疫调节功效。目前国内也有普瑞康(大连)、安赛博(重庆)、东宝药业(通化)、荣耀植物(深圳)开发相关植物培养物产品。

1. 悬浮细胞培养 体外培养的植物细胞能够合成次生代谢物的例子很多,目前酚类物质,生物碱,萜类和类固醇等都可以通过植物细胞培养物生产,高价值的医药化学品(如紫杉醇、紫草素和鬼臼毒素)、香料化合物(倍半萜类广藿香)、抗氧化剂和色素等也能通过植物细胞培养物合成。

Dmitry VK 等[356]首次从 *T. baccata* 细胞悬浮培养物中分离得到 14-羟基紫杉烷类化合物,可用于治疗癌症、阿尔茨海默病以及糖尿病等。在拟南芥 alg3 细胞培养物中生产了一种用于 Pompe 酶替代疗法的替代酸-α 葡萄糖苷酶(GAA),显示了细胞培养在生产重组蛋白方面的潜力[357]。内生真菌-悬浮细胞共培养可以促进植物生长并增强次生代谢产物的积累,尖孢镰刀菌(*Fusarium oxysporum*)GU-7 和 GU-60 与两年生甘草(*Glycyrrhiza uralensis*)悬浮细胞共培养 24 h 后,两株菌均加速了甘草素、甘草苷和甘草酸的积累[358]。当细胞接种量为 150 mg/50 mL、培养基 pH 为 5.5、培养温度为 25 ℃时,长春花(*C. roseus*)品种 Quang Ninh(QN)的幼茎愈伤组织培养 16 天后生物量增加 190 倍。向 QN 悬浮细胞培养物中添加真菌诱导子:茄病镰刀菌(*Fusarium solani* RN1)和毛壳菌(*Chaetomium funicola* RN3),能刺激长春碱的积累,促进总生物碱和长春碱的生物合成[359]。Dolly Rani 等[360]研究了不同浓度的水杨酸(SA)、壳聚糖(CHI)和茉莉酸甲酯诱导剂对野葛(*Pueraria candollei* var. *mirifica*,PM)悬浮细胞中异黄酮类化合物含量、抗氧化和抗衰老活性的影响,研究中首次发现添加 SA 诱导剂后,大豆苷元(2.37 mg/g DW)、花胡素(1.05 mg/g DW)、染料木苷(0.14 mg/g DW)和葛根素(5.13 mg/g DW)的积累最高,且具有最大的抗氧化活性,支持了 PM 细胞悬浮培养在制药和药妆行业中的潜在用途。此外,与野生地钱(Marchantia polymorpha)相比,悬浮细胞培养物可产生更高产量的具有抗氧化和抗菌活性的苯酚化合物。地钱(Marchantia polymorpha)悬浮细胞培养物可以被认为是酚类的丰富来源,而且还是天然抗氧化剂和抗生素的有前途的来源[361]。

目前,不同植物的悬浮细胞体系的建立和次生代谢产物的获取正在研究中。植物悬浮细胞体系的建立在技术上仍存在一些困难,如在悬浮细胞培养过程中,悬浮细胞容易受到剪切力、氧气和其他因素的影响,且随着培养时间的延长和传代培养次数的增加,悬浮细胞易出现褐变现象,使得细胞活性降低,产生活性成分的能力下降。其次,在培养的后期,细胞浓度较大,使细胞容易形成聚集体或黏附在反应器壁上,降低活性产物的收率。并且,高产稳定细胞系的获取也具有一定难度[362]。

2. 植物干细胞培养 干细胞培养物具有广泛的用途,包括用来大规模生产活性次生代谢物、制药、开发功能性食品、化妆品、建立细胞系库、种质资源的保存等[363-364]。植物干细胞含有植物发育及生长的所有基因信息,并具有惊人的细胞分裂、分化能力,使得植物可以数百年不断生长繁育,是植物生命力的根源。植物干细胞因其具有遗传稳定、细胞一致、能无限分化且可以产生一致水平的有效成分,从而提高目标产品质量标准和安全性的特性,植物干细胞可作为细胞培养的替代来源[365]。植物干细胞培养技术绕过了脱分化步骤,因此是生产天然化合物的一种可选和可持续的方法。

植物干细胞研究难度较高,160 年前许多植物学家就开始努力尝试活体分离,均告失败。此前,干细胞培养仅使用茎尖分生组织(SAM)和根尖分生组织(RAM)来产生同质细胞系。然而,培养 SAM 和 RAM 通常很困难,因为来源仅限于微小的顶端部分,因此很难处理和分离。随后的研究发现,形成层分生组织的分离和培养比顶端组织更容易,形成层分生组织细胞(cambial meristematic cell,CMCs)具有线粒体多、液泡多、遗传稳定、自我更新、较高生物量和稳定代谢物积累等特点,可用于生产大规模天然化合物,用于制药、食品和化妆品行业。因此,20 多年前,以陈荣雨为代表的研发团队首次成功分离鉴定出植物形成层干细胞。

韩国在植物干细胞诱导及培养方面积累了丰富的经验,已报道了人参及野山参、长春花、红豆杉、银杏、番茄、艾蒿、菊花等药用植物形成层干细胞的诱导、培养、鉴定、大规模发酵培养、培养物活性成分分析等[55]。

Lee 等[366]分离并培养了先天性未分化的东北红豆杉(Taxus cuspidata)、人参(P. ginseng)、银杏(Ginkgo biloba)和番茄(Solanum lycopersicon)形成层分生组织细胞,并且培养的野山参形成层分生组织细胞,其甲醇提取物对增强自然杀伤(NK)细胞和抗肿瘤活性有效[367]。Song 等[54]首次对雷公藤 T. wilfordii 的 CMC 进行分离、培养、表征和应用,可以为萜类化合物的可持续生产提供高效、可控的平台。金司阳等通过在人参无菌苗培育阶段,对根尖 CMCs 进行诱导培养,同时抑制根的分化,进而避免了对根尖进行渗透剂的处理。人参无菌苗来源 CMCs 悬浮后多以单细胞或者 2～3 个细胞的小细胞团的形式存在,单细胞率高达 95%,更利于后期的增殖培养和放大生产[368]。李海华等[369]以长春花茎部为外植体,建立了长春花形成层干细胞培养体系,长春花 CMCs 具备干细胞特征,总生物碱、文多灵、长春质碱和阿玛碱含量高于脱分化细胞(dedifferentiated cells,DDCs)且可长期保持稳定合成,为生物合成生物碱提供新的细胞反应器。何黎明等[370]成功分离和鉴定了水曲柳(Fraxinus mandshurica)新生芽的形成层分生组织细胞(CMCs)，建立了 CMCs 诱导、增殖和分化的培养技术，CMCs 的增殖效果优于普通愈伤组织，经过多次培养后保持相同的生长状态。严春艳等[371]实现了对当归属形成层干细胞的分离，并对其扩大培养提供了新的方法，对当归属植物贮藏根形成层干细胞大量的工业生产奠定了基础。曾宪卓等[372]从芦荟中获取含有形成层的组织，将含有形成层的组织置于固体培养基中培养后，分离出芦荟干细胞，芦荟干细胞的增殖数量较多，细胞活性较强，且增殖速度较快。古焕庆[373]分离培养了铁皮石斛根部静止中心干细胞，所得的铁皮石斛干细胞干粉或提取液具有抗衰老、抗氧化、促头发生长及抗脱发活性强的特征。洪湎周等[374]分离了银杏科的形成层来源的干细胞，在长期培养时干细胞无变异且稳定可大量培养，具有自由基消除能力，可用作优秀的抗氧化剂。

在实际培养中关于植物干细胞分离和鉴别方面还存在很多不足，外植体诱导出细胞后，如何精确分离干细胞，保证干细胞的纯度，以及建立规范的鉴定体系是目前干细胞培养面临的主要问题[55]。

3. **不定根培养**　不定根可生产重要活性天然产物，用来制造药物、食品、保健品以及化妆品，从而为药用植物的保护和天然活性产物的生产提供替代策略。

人参不定根组织培养体系已经在韩国、比利时、中国等实现了工业化生产，以获得成本更低的稀有人参皂苷。紫草(Arnebia euchroma)的根是从野生环境中野生采集的，用于提取红色萘醌色素，在食品、化妆品和制药行业有广泛应用。Jyoti Devi 等[375]以 A. euchroma 叶子为外植体诱导不定根并将其用于生产萘醌颜料。高文远等建立了三七不定根稳定高效的增殖体系，该培养体系的建立有利于三七不定根的规模化培养和三七皂苷的生产。Zhang 等[376]在添加 2 mg/LNAA 的 MS 液体培养基上成功建立了雷公藤的不定根培养体系，外源添加 100 μmol/L 茉莉酸甲酯最利于雷公藤红素的生产。Fagonia indica 因其显著的抗乳腺癌作用受到广泛关注，Tariq Khan 等[377]首次从 F. indica 愈伤组织外植体中诱导不定根。北苍术(Atractylodes chinensis)叶外植体在含有 1.5 mg/L 萘乙酸(NAA)和 30 g/L 蔗糖的 MS 固体培养基上，可以有效地诱导不定根，最高的根诱导率约为 92%，苍术酮最大含量为 3.38 mg/g DW[378]。

使用药用植物不定根培养物可以进行大规模工业化繁殖，是获得活性次生代谢物的替代方案。这些方案可以帮助制药行业在不妨碍植物物种自然栖息地的情况下获得代谢物，并最终有助于环境保护。未来针对不同植物的生长调节剂、诱导剂和生物反应器的研究及使用，将进一步提高不定根培养物生物量和生物活性化合物含量，促进不定根培养物的商业化生产。

4. **毛状根培养**　通过农杆菌介导的基因转移技术获得的毛状根培养物产生的次生代谢物在过去几十年中引起了广泛关注。

毛状根的无菌培养具有许多优势：在无激素培养基中快速和高密度生长，基因型稳定性以及次级代谢产物的产生水平与野生型植物相当甚至更高，所产生的化合物可用作化妆品、功能性食品的成分、防腐剂、添加剂和具有商业价值的药物[379]。Seungeun B 等[380]的研究表明，积雪草(Centella asiatica)毛状根是积雪草生产三萜类化合物的有效系统，叶柄外植体是诱导毛状根和三萜类化合物产生的更好来源，叶柄衍生毛状根系 HP2 显示出最高水平的三萜类化合物积累(46.57 mg/g)，与不定根培养物相比高出 2.6 倍。Miguel AA 等[381]的研究表明，不同诱导子对发根农杆菌感染建立的积雪草毛状根培养物中积雪草苷生产的影响，发现冠菌素(Coro)与茉莉酸甲酯组合使用，被证明在增强基因表达和积雪草苷产量方面最有效的诱导子。

在过去的二十年中,毛状根培养物应用在诸多方面的研究中,例如次级代谢途径的基因工程,使用诱导、前体饲喂和代谢工程增加次生代谢物的积累,生产药学上重要的重组蛋白,以及使用液相反应器、气相反应器和混合反应器扩大培养过程等[382],以进一步提高其生产潜力。

5. 纳米诱导子应用　在植物体外培养中,可以通过外源性添加生物和非生物诱导子来激活植物对胁迫因子的次级代谢反应,从而产生相应的次级代谢物。这里重点介绍近年来纳米诱导子的一些应用。

使用纳米材料作为新一代诱导子可以显著提高植物次生代谢产物的积累。如多壁碳纳米管(MWCNT)与碳源(如糖)协同作用于植物细胞培养,可以引发籼稻(*Fagonia indica*)愈伤组织的咖啡酸、芦丁、羟基苯甲酸等次生代谢产物产生[383]。紫苏(*Perilla frutescens*)悬浮细胞体系中,利用100 mg/L CuNPs和AgNPs诱导细胞悬浮培养可以大规模生产有价值的酚酸和黄酮类化合物[384]。水稻(*Oryza sativa*)悬浮细胞中添加茉莉酸甲酯负载壳聚糖纳米颗粒(MJ-CNPs),可以改善和延长苯丙氨酸解氨酶的活性以及酚类和类黄酮的产生[385]。使用浓度为2 mg/L ZnO和20 mg/L CuO NPs,可以显著提高甜叶菊(*Stevia rebaudiana*)中甜菊糖苷(SGs)的含量。TiO_2 NPs可在黑暗中刺激细胞分裂、细胞大小增加和诱导愈伤组织,且具有光催化和抗菌活性[386]。此外,它可以产生类似于植物激素(细胞分裂素和赤霉素)的作用,增加超氧化物歧化酶和过氧化氢酶等抗氧化酶活性[387]。TiO_2 NPs也可以作为纳米诱导子改善有价值的药物代谢物的合成。TiO_2-NPs的应用增加了小白菊(*Tanacetum parthenium*)精油中主要化合物和氧化单萜的含量,从而提高了精油的数量和质量[388]。

目前,虽然纳米技术在生物技术的各个领域都取得了成功,但关于纳米材料对人类和环境健康风险的研究仍然存在脱节。为了更好地在植物组织培养中实施纳米粒子,必须遵循一系列安全标准和评估以及毒理学风险评估。应明确NPs的整体形象,包括NPs的制造、分布、储存、应用、风险和处置,以及NPs在植物中的生物积累、渗透、转运和长期效应。

6. AI技术　开发和应用培养基配方和培养条件预测建模系统可以提高培养物优化的效率。数据驱动建模被认为是优化生物过程和非线性多变量建模的有效替代方案。建模系统通常与优化算法(optimal algorithm,OA)相结合以提高效率。适当的建模技术不仅可以预测软件传感器的值,还可以估计概率。近年来,建模技术发展迅速。常见的系统包括人工智能模型和优化算法的组合,基因表达编程(GEP)和遗传算法(genetic algorithm,GA)的组合以及人工神经网络(ANN)等。

人工智能和优化算法被广泛应用于不同的技术和科学领域,近年来已被应用于改善植物组织培养的不同阶段。AI和OA已被有效地应用于预测开心果(*Pistacia Vera*)微繁殖的最佳体外培养基或番茄花药的最佳愈伤组织的诱导培养基,以及优化靛木(*Wrightia tinctoria*)生根百分比、积雪草最大生物量积累以及培养环境条件(如温度和灭菌)的时间和数量,以实现最大的生产力和效率。优化算法组合的数据驱动模型优化了菊花胚胎发生培养基,发现优化培养基的5个菊花品种胚胎发生效率优于MS培养基。

人工神经网络(ANN)技术在植物生物学和生物过程定量特性预测领域具有广泛的应用,旨在对复杂关系进行建模,能够以数据驱动的方式学习复杂的非线性关系,无需假设[389-390]。ANN被广泛应用于体外培养系统的建模和预测,包括体外灭菌、愈伤组织发生、细胞生长和原生质体培养、体细胞胚胎发生、芽再生、毛状根培养以及体外生根等[251]。遗传算法作为众所周知的优化算法之一,可以用最少的计算实现最优解,能够优化体外培养参数中涉及的不同因素,且不需要决策变量的初始估计。

目前,数据驱动的建模技术已成为复杂生物学研究建模的预测工具,在植物组织培养中发挥着重要作用。科学预测大大减少了研究人员的工作量,降低了体外培养的成本。未来,建模技术的发展可能会使植物组织的体外培养变得更加自动化和机械化。

7. 生物反应器应用　　工业化生产活性成分一直是生物技术面临的一个重大挑战。为了满足全球市场的需求,有必要大量生产天然活性化合物。生物反应器可以支持植物细胞和组织的大规模生产,具有稳定、高效、高产、低成本等优点。与传统方法相比,生物反应器更具成本效益,因为整个过程发生在生物反应器系统中,可以控制该系统以高效生产目标化合物。

生物反应器作为提高药用植物活性化合物生产力的研究策略方法之一,用于大规模生产天然化合物。近年来,研究发现生物反应器被应用于多种药用植物细胞与组织培养如人参、三七、西洋参、黄芪、长春花、地高辛、大黄、丹参、杜仲、五味子、枸杞、积雪草、洋地黄、莪术、南洋参等来生产人参皂苷、黄芪甲苷、杜仲酮、多糖、类黄酮、酚酸类、五味子素、绿原酸、强心苷、木脂素等天然活性化合物。

在选择最合适的生物反应器类型时,应综合考虑培养物的形态、流变性、生长和生产行为。根据生长环境的状态,生物反应器可分为液相生物反应器、气相生物反应器、气相液相组合生物反应器。根据培养材料的结构,可分为悬浮细胞培养生物反应器和组织培养生物反应器。典型的植物细胞和组织培养生物反应器由玻璃或不锈钢制成。近年来,专用于植物组织和细胞培养的反应器不断改进,搅拌罐式反应器、转鼓式反应器、鼓泡式生物反应器、鼓泡塔反应器、流化床反应器和填充床反应器是最常用的商业反应器。

悬浮细胞、不定根培养系统等常采用气升式生物反应器以促进营养物质、氧气的吸收并克服剪切力来产生大量细胞和根培养物以富集多种次生代谢物。竹节参($P.\ japonicus$)实现了细胞培养物在 20 L、75 L 和 630 L 的生物反应器中生产[391]。地黄($Rehmannia\ glutinosa$)采用鼓泡式反应器(BTBB)技术进行不定根培养,与摇瓶培养物相比,BTBB 培养物具有更高的不定根生物量(15.94 g DW)、阿克替苷含量(22.13 mg/g DW)和抗氧化活性(84.22%),获得了大量的根系和高质量的地黄不定根的次生代谢产物[392]。

叶轮和传质的均匀混合可改善细胞生长和生产率。适当的叶轮设计(螺旋带式叶轮)在植物细胞悬浮培养物的高密度下使得培养物充分混合。Hatem Zayed 等首次报道[393]茜草($Rubia\ cordifolia$)在 8 L 搅拌器生物反应器中生产茜素和紫红素,他们发现螺旋带式叶轮生物反应器中的愈伤组织培养物比配备 Rushton 盘式涡轮机的生物反应器中的愈伤组织培养物多合成了 63.58% 的蒽醌。

生物反应器是自主系统,能在无菌条件下,控制反应器内气相或液相介质的 pH、溶解氧、温度、搅拌力、二氧化碳浓度和二氧化碳释放速率等培养条件,以及气体或液体的进出口通道。因此,通过了解植物细胞或器官培养的最佳物理和化学环境,适当设计生物反应器的重要工艺参数,来在线监测和控制细胞或器官培养物和产生次级代谢物的最佳环境,可以获得最佳培养产率。

生物反应器应检测的常规物理参数是 pH、温度和溶解氧。用于生物反应器检测的传感器需要在不影响正常生产过程的情况下准确测量培养基中各种营养物质和代谢物的浓度。对于反应器中的营养物质和代谢物,目前使用光谱学进行检测。光谱学对于生物技术行业尤为重要,因为它可以很容易地进行在线实时测量。光谱学是研究物质与电磁辐射之间的相互作用,分析仪器包括红外光谱、荧光光谱等。最后,使用统计和数学技术对监测材料的化学数据进行分析。用于生物反应器监测的光谱学已用于微生物发酵、细胞培养等。高效液相(HPLC)、质谱(MS)和核磁共振(NMR)等多种组学研究检测技术可用于确定动植物代谢物的类型和含量。有些已被用于监测稳健和高产量的生物生产过程。核磁共振是材料科学和医学中重要的分析技术。基于核磁共振的代谢组学用于监测代谢物的浓度,可作为研究植物细胞代谢动力学和营养管理的工具。核磁共振的优点包括快速、可靠,并允许在线测量细胞培养基等。Ninad Mehendale 提出了一个 NMR 兼容平台,用于使用流梭配置实时监测生化反应,以实时监测生化反应。所提出的低成本平台的另一个优点是光谱分辨率高。

反应器培养必须关注植物细胞和根培养物的生长和次生代谢物产生相关的生物学和工程参数。通过统计技术优化培养基成分,应用适当的数学模型优化培养条件,代谢前体的补料策略,潜在诱导子的开发以及有机溶剂提取细胞间代谢物等因素。

(二)酶催化研究内容与进展

1. 药用活性成分的生产 目前用于提取和生产生物活性化合物的方法包括热回流提取法、加速溶剂法、超临界流体提取、微波和超声提取以及化学合成。常规物理化学过程时间长,能源密集,产量低,对环境产生负面影响。生物催化剂对环境无害,合成有价值化合物的工艺步骤较少,因此利用酶催化合成活性化合物越来越受到研究者的广泛关注。利用酶催化可以用来合成新化合物、微量天然活性化合物及手性化合物,以下分别叙述。

(1)合成新的化合物:植物中存在着许多具有药用活性价值的植物天然组成成分或代谢产物,但这些化合物往往存在着活性低、毒副作用大、生物利用度低等问题。酶可以对已知的天然活性化合物进行高效、专一的分子结构修饰,通过酶的生物转化对天然产物进行特定结构修饰,以此提高生物活性,增强药效,同时扩大天然产物的多样性。产生新化合物中应用最广泛的就是改善溶解度或者生物利用度,一些药物尽管活性高,但是由于脂溶性差,不能被很好地吸收。异戊二烯转移酶可以将天然产物异戊二烯化,提高脂溶性,更好地通过细胞膜。柚皮素是柚皮苷的苷元,属二氢黄酮类化合物,具有抗菌、抗炎、清除自由基等作用,可被广泛地应用于医药、食品等领域。一种来自链霉菌属的新型异戊二烯基转移酶(ShFPT)基因,在 C-6 位点表现出对异戊烯基柚皮素生成 6-异戊烯基柚皮素的高选择性,通过改变诱导策略和优化生物转化条件,提高了在大肠杆菌中合成 6-异戊二烯柚皮素的产量,提高了柚皮素的脂溶性[394]。如何克服药物的毒副作用一直是难题,生物转化可以利用酶改造天然产物的结构,在保留药效的前提下,降低毒副作用。结构的优化改造策略主要包括:封闭代谢位点、改变代谢途径、降低反应性等。非甾体抗炎药舒多昔康(sudoxicam)由于肝毒性已经在美国撤市,而药代动力学研究表明,由于舒多昔康的噻唑环 4,5-位无取代基,化合物氧化开环释放出亲电物质乙二醛,影响细胞内生物大分子的活性[395]。通过甲基转移酶,在舒多昔康噻唑环的 5-位引入甲基取代,得到美洛昔康(meloxicam),甲基的引入阻碍了氧化代谢途径,使其与舒多昔康具有完全不同的噻唑环代谢方式,从而减少了毒性风险[396]。

(2)合成微量天然活性化合物:天然活性化合物往往在生物体的含量较低而且提取产率低,化学合成的方法则费时费力,如紫杉醇、喜树碱等。运用生物转化能够大量制备活性化合物,或者从同系物中定向转化目标产物。UDP-糖基转移酶(UGT)介导的糖基化是三萜皂苷的常见修饰,具有广泛的生物活性和重要的药理作用。Yanting Li 等对三七开展基因组学、转录组学和代谢组学关联分析,利用生物信息学预测和鉴定到 6 个糖基转移酶(UGTPn17、UGTPn42、UGTPn35、UGTPn87、UGTPn19 和 UGTPn12)。对相关基因进行克隆表达和体外催化,结果表明,上述糖基转移酶的催化位点涉及原人参二醇型皂苷(PPD 型)的 C3/20-OH 和 C3/20-O-Glc,原人参三醇型皂苷(PPT 型)的 C6/20-OH 和 C6/20-O-Glc,糖基供体包括 UDP-葡萄糖和 UDP-木糖,共负责下游 21 种皂苷的生物转化[397]。研究结果揭示了三七中皂苷的生物合成途径,为生产稀有和有价值的皂苷,促进其在医药和功能性食品中的工业化应用提供了理论依据。

(3) 合成手性化合物:单一对映体的合成与拆分对于化学合成来说不仅复杂,而且产率低,而生物转化则具有高度的化学选择性、区域选择性、手性选择性的特点。阿普斯特(apremilast)是由美国 Celgene 公司研发的一种口服、选择性磷酸二酯酶 4(PDE4)抑制剂,商品名称 Otezla,该药是 FDA 批准的首个也是唯一一个用于斑块型银屑病治疗的 PDE4 抑制剂,用于适合光疗和系统疗法的中度至重度斑块型银屑病成人患者的治疗。前手性酮中间体具有异构性,通过使用 LfSDR1-V186A/E141I 和 CgKR1-F92I 来生产相应 β-羟基砜的两种对映异构体,具有良好的转化率和在大多数情况下获得对映选择性。通过使用 LfSDR1-V186A/E141I 和 BsGDH 的粗酶进行(R)-2a 的克级合成,得到所需的对映异构体,转化率>99%,分离产率 85.9%,提出了一种合成手性 β-羟基砜的生物催化策略[398]。

2. 生物燃料的生产　化石燃料的燃烧造成了对环境的污染,在绿色和循环经济的大趋势下,寻找新型的燃料成为研究的重点。乙醇等生物燃料具有更高的辛烷值,并且比汽油更清洁、更高效地燃烧,这意味着它们的大气碳足迹本身就很低。因此,生物燃料具有减少 CO_2 排放到大气中的能力。生物燃料包括生物乙醇、生物丁醇等。

生物乙醇是最有前景的可持续可再生资源之一,大规模生产生物乙醇具有解决当前世界环境和能源挑战的潜力。用酶降解木质纤维生物质转化为乙醇不仅可以缓解粮食供应危机,而且对环境十分友好。稳定的纤维素酶在生物乙醇发酵中起着关键作用,然而逐渐增加的乙醇浓度会显著降低纤维素酶的活性,甚至导致酶失活。β-葡萄糖苷酶是木质纤维素降解中的关键酶,它决定了木质纤维素降解为生物燃料中的速率。β-葡萄糖苷酶可以作为有效的商业纤维素酶补充剂。在商业纤维素酶制剂中混合三种不同的 β-葡萄糖苷酶,经过内部优化的混合纤维素酶可以水解六种不同的木质纤维素生物质同时产生超过 900 mg/g 的葡萄糖。来自 *Pseudomonas lutea BG8* 的 β-葡萄糖苷酶与商业纤维素酶(Celluclast® 1.5L)混合,能够提高稻草的糖化效率[399]。经过位点饱和诱变的来自 *Aspergillus aculeatus* 的 β-葡萄糖苷酶对纤维二糖的水解能力大大提高,并且在碱性条件下能够使得甘蔗渣的糖化速率加快[400]。

3. 环境污染的生物修复　工业化和其他人类活动对环境造成重大危害,其中有毒污染物会损害特定环境中生物体的综合平台。生物修复是一种有效的修复过程,使用微生物或酶从环境中消除有害污染物。环境中的微生物通常会产生多种酶,这些酶可以通过将环境污染物作为底物来分解有害污染物,并将其转化为无毒形式。参与生物修复的最常见微生物酶是细胞色素 P450s、脱氢酶、漆酶(Lac)、蛋白酶、水解酶、脂肪酶和脱卤素酶等[401],它们已证明对农用化学品、芳香烃等多种污染物进行有效的降解/转化。氧化、消除、开环、还原等多污染物生物修复机制可以在生物修复过程中实现有效的生物降解[402]。

4. 废料残渣处理　废料残渣的处理一直是难题,通过生物转化可以将废弃的残渣变成活性化合物,为处理废料提供了一个环保的途径。随着草药的不断发展和应用,中药残渣正在大量生产。据估计,每年生产超过 110 万吨废料残渣,造成了严重的环境污染,制约了中草药产业的可持续发展。有研究人员利用漆酶和理化方法从人参渣中得到 18.01% 的可溶性糖和 5.08% 的还原糖。这些结果表明,漆酶对人参残渣中有价值的糖分的回收非常有效[403]。通过纤维素酶和淀粉酶的协同作用,从未经预处理的原始中草药残留物中高效生产葡萄糖。结果表明葡萄糖回收率明显高于水-乙醇连续萃取、超声和酸预处理等方法[404]。

5. **生物医学应用** 纳米酶是一系列具有酶模拟活性的纳米材料,可以进行天然酶的催化反应。在生物医学领域,纳米酶因其高稳定性和低成本而受到广泛关注。纳米酶的模拟酶活性可受多种因素调控,如金属离子的化学状态、pH、过氧化氢(H_2O_2)和谷胱甘肽(GSH)水平,为生物医学应用提供了巨大的前景。在过去的十年中,多功能纳米酶已被开发用于多种生物医学。肿瘤微环境表现出比正常组织更高的氧化还原电位水平。肿瘤中的这些特性可以提高纳米酶的活性。因此,在特定的病理微环境中,纳米酶的 POD 活性和催化效率可以显著提升。在用于纳米酶的各种材料中,锰是一种常用的多价过渡金属。锰基纳米材料具有制备简单、成本低、环境友好和优良的理化性能等特点,在生物医学领域具有良好的应用前景。同时,由于锰是人体的基本元素之一,是一种具有生理作用的生物相容元素,使锰基材料在生物医学领域得到重要应用,在肿瘤治疗中具有较好效果。

(三) 微生物催化内容与进展

1. 药用活性成分的微生物催化

(1) 生物碱的微生物转化:生物碱(alkaloid)是天然的含氮有机化合物,但不包括氨基酸、蛋白质、卟啉胆碱甲胺等开链的简单脂肪胺。一些生物碱具有很强的生理活性,1803 年从鸦片中分离到的吗啡至今仍然在临床上发挥着重要的作用。近几十年来,从印度萝芙木中分离到的主要成分利血平、马钱子种子中分离到的中枢神经兴奋剂马钱子碱已成为重要的临床用药。在抗肿瘤活性方面,从长春花中分离得到的长春碱、长春新碱,以及从喜树中发现的喜树碱、10-羟基喜树碱已作为抗癌药物用于临床。但生物碱往往毒性也较大,有的具有严重的成瘾性。如灰色链霉菌(*Streptomyces griseus* ATCC 13273)可将左旋四氢巴马汀(*L*-tetrahydropalmatine)转化为左旋紫堇达明(*L*-corydalmine),产物的镇痛活性更强,副作用更小,为利用生物转化实现中药痕量活性成分的高效合成提供了新的思路(见图 8-4-4)。

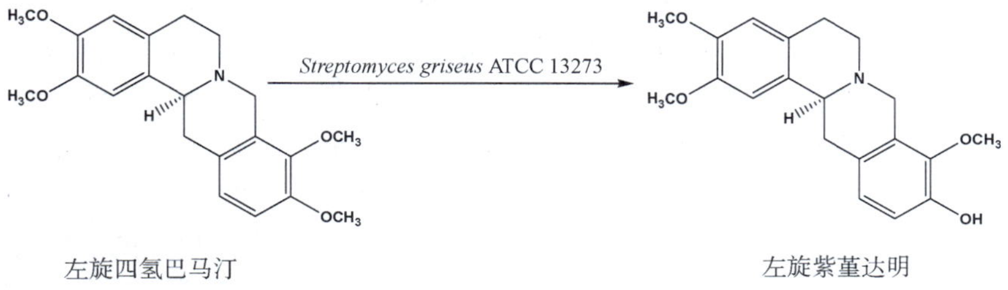

图 8-4-4 *Streptomyces griseus* ATCC 13273 转化生成左旋紫堇达明

(2) 黄酮类化合物的微生物转化:黄酮类化合物(flavonoids)是自然界尤其是植物界分布广泛的一大类天然酚类化合物,是药用植物的活性成分之一。该类化合物生物活性多样,如防治心血管疾病抗肿瘤、抗自由基、抗氧化等,对黄酮类化合物的结构和生物活性的研究一直是研究和开发的热点。黄酮类化合物系色原烷(chromane)或色原酮(chromone)的 2-或 3-苯去衍生物,泛指有两个芳环通过中央三碳键相互连接而形成的一系列化合物,一般具有C6-C3-C6的基本骨架特征。黄酮类化合物生物转化的类型主要是苯环上酚羟基的甲基化(见图 8-4-5),这个反应对于一般的有机合成来说是很难完成的。

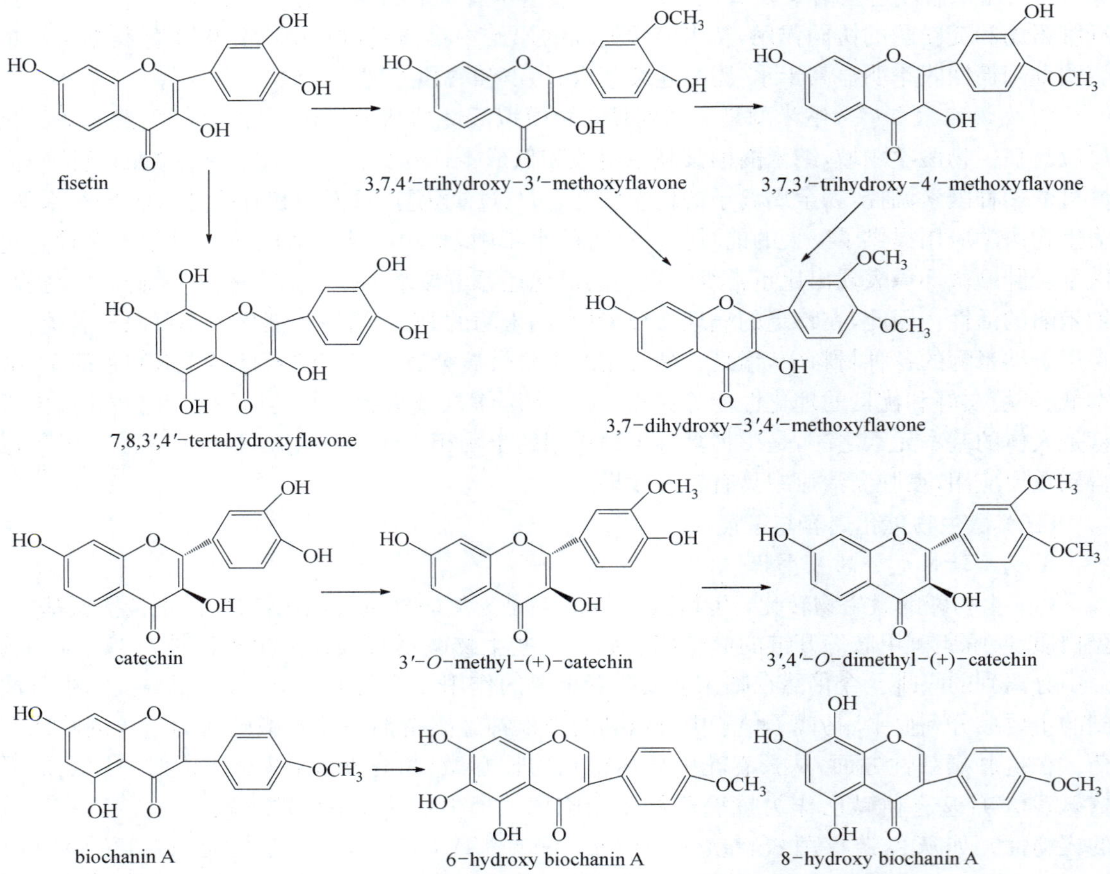

图 8-4-5 黄酮类化合物常见的微生物转化反应

(3) 皂苷类化合物的微生物转化:皂苷是苷元为三萜或螺甾烷类的一类较复杂的糖苷类化合物。天然来源皂苷为底物,采用生物转化技术获取了大量结构新颖的化合物,尤其是具有良好活性的皂苷转化产物,为新药的研究与开发提供了极为有价值的先导化合物。皂苷按母核结构可分为三萜皂苷和甾体皂苷,目前文献报道了89个天然来源皂苷单体的生物转化研究,其中三萜皂苷56个,甾体皂苷33个。皂苷类化合物的微生物转化反应主要包括水解、氧化还原和重排等反应,最终生成苷元、次级糖苷或其衍生物。大多数皂苷的生物转化途径主要是经糖链水解反应,生成多个含糖基较少的次级皂苷,吸收入血并到达靶器官,发挥治疗作用。稀有次级皂苷制备、先导化合物发现和新药开发是皂苷类化合物微生物转化研究的主要方向。如白头翁皂苷 H(P1)和白头翁皂苷 B4(Q1)经微生物转化,主要发生去糖基化反应,生成含糖较少的次级皂苷,其转化途径见图 8-4-6。

2. 天然产物的肠道菌群体外代谢转化研究 肠道菌群作为肠道微生物的集合,对维持肠道内环境稳定发挥重要作用。中药大多通过口服发挥作用,进入消化道不可避免会与肠道菌

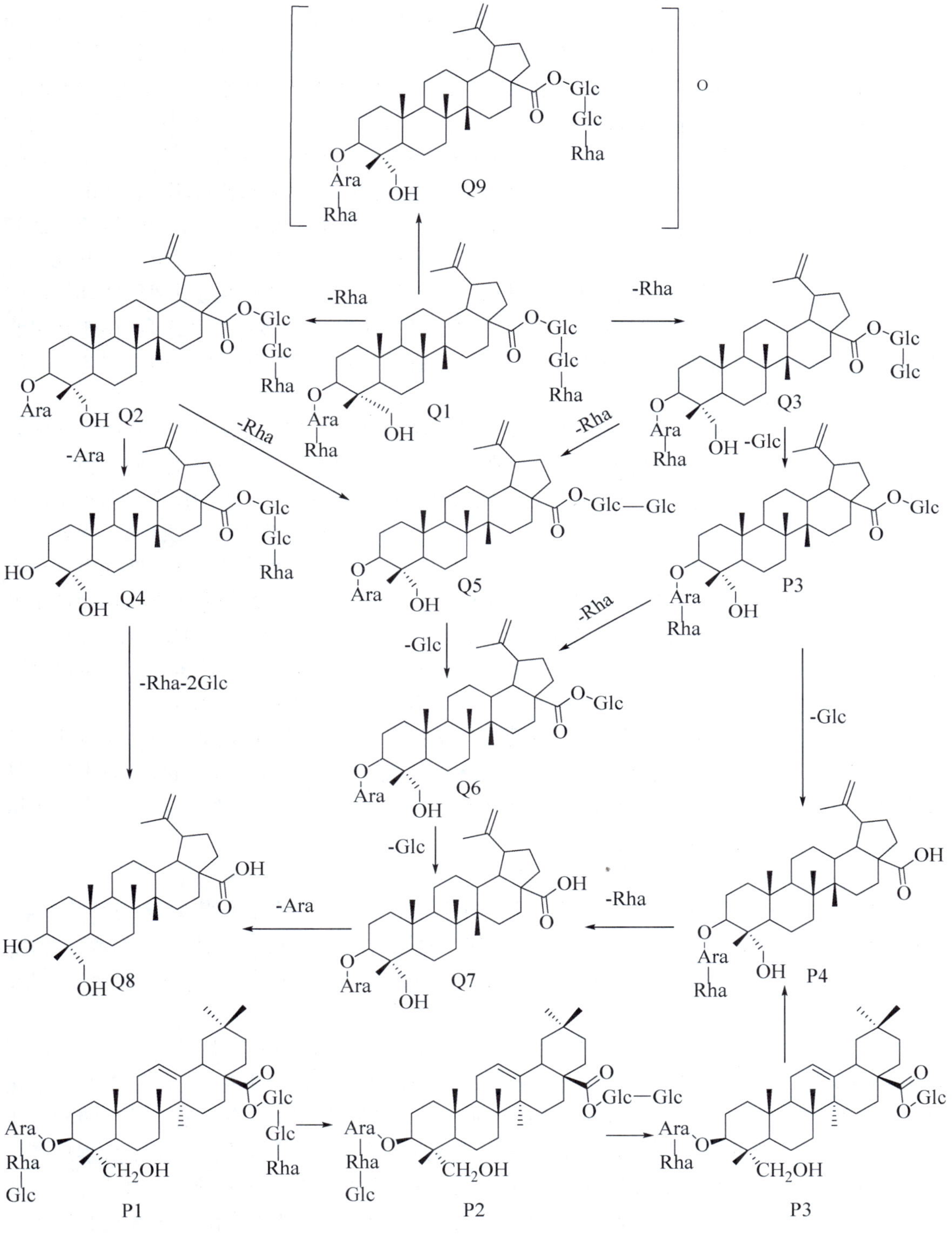

图 8-4-6 白头翁皂苷的微生物转化途径

群相互作用。中药中极性化合物较多,生物利用度较低,口服后难以原型形式直接突破胃肠道屏障进入体内而发挥药效作用,只有代谢为活性成分才能发挥作用。肠道菌群富含的β-葡萄糖醛酸酶、β-葡萄糖苷酶、辅酶A连接酶等可以通过水解、氧化、还原等反应以及异构化、聚合等特征性代谢反应,将中药极性分子转化为极性更小、脂溶性更高的代谢产物,加速中药吸收,提高中药的生物利用度,进而对机体产生不同的生物学效应。中药成分结构复杂多样,不同的肠道细菌对其代谢过程不同,涉及水解、氧化(裂变、甲基化、羟基化、氢化)或还原(脱水、脱氢、去甲基化、去羟基化)等代谢反应及糖苷水解酶、氧化还原酶、裂解酶和转移酶等代谢酶。

近年来,肠道菌群代谢转化中药皂苷类成分的研究逐渐成为热点。不论中药皂苷糖链和糖基数目的多少,在肠道菌群的作用下均可发生逐级脱糖反应生成相应次级皂苷和苷元。如研究表明,五糖苷酸枣仁皂苷A及其同分异构体酸枣仁皂苷A_1在人体肠道菌群体外代谢转化过程中,脱去C-3位糖链末端葡萄糖分别生成酸枣仁皂苷B和酸枣仁皂苷B_1,酸枣仁皂苷B再继续脱去C-3位吡喃木糖、葡萄糖、鼠李糖和阿拉伯糖得到酸枣仁皂苷元,见图8-4-7。

3. 中药发酵炮制研究

(1) 中药发酵炮制的传统认识:中药发酵是传统中药的常用炮制方法之一,通常是将发酵基质净制、蒸煮或捣碎处理后置于适宜发酵环境下,借助微生物的生物活性,使药物"发泡、生衣"的过程。随着发酵技术的使用,历代医家已对发酵类中药有了系统的认识。曲类中药是最常用的发酵类中药之一。单一基质发酵中药以某些单一物质作为发酵基质,经净制处理后进行发酵,如红曲等;复方基质发酵中药的发酵基质通常为多种物质配伍后经处理再进行发酵,如六神曲、建神曲、淡豆豉等。在发酵中药中,其性味功效会因为发酵基质的不同而产生差异。曲类中药通常均具备"消导"的功能,但不同曲类中药会因其发酵基质的组成差异从而产生功效的区分。如六神曲以辣蓼、青蒿、杏仁等6味中药发酵制得,其味甘辛,温,无毒,入脾、胃二经。主治饮食停滞、胸痞腹胀、呕吐泻痢、产后瘀血腹痛、小儿腹大坚积等。

(2) 中药发酵炮制的现代研究:随着现代科学技术的进步,传统发酵炮制中药被注入新的动力,中药的发酵炮制工艺得以进步,发酵效率和产品稳定性得以提升,同时发酵中药的种类及应用得以扩展。随着发酵炮制中药的深入研究,发酵炮制的作用逐渐被揭示,研究发现微生物发酵可对中药起到增效和减毒两方面作用。

1) 发酵炮制中药的增效机制可分为以下3个方面:

发酵菌株促进中药中有效成分释放。通过分析黄芪药渣发酵前后总黄酮、总皂苷的含量,发现蝉拟青霉发酵可导致黄酮、总皂苷含量增加。通过分析植物乳杆菌发酵柴胡的成分变化,发现异槲皮苷、芦丁、槲皮素-3-O-β-L-阿拉伯糖苷、DL-3-苯基-2-羟丙酸的含量增加,并且抗菌活性有所增加。

发酵菌株对中药成分进行微生物转化。丹参经过米曲霉发酵后,分析其酚类和黄酮的变化情况,发现在发酵过程中发生了二氢呋喃-2(3H)-酮的酰化和4-甲基苯-1,2-二醇的酯化反应,发酵产物表现出一定的抗菌生物活性。通过对人参皂苷Rb1的冬虫夏草菌生物转化研究,发现冬虫夏草菌可以特异性将人参皂苷Rb1转化生成人参皂苷F2,转化效率高,过程稳定。

发酵菌株与中药基质的体内互作。研究表明益生菌发酵后当归补血汤的肠道菌群调节能力升高,推测发酵后的中药可通过调节肠道菌群提高其药效。红曲霉发酵的人参具有调脂功能,比较发现发酵后人参调脂功能得以升高,其调脂功能的发挥与肠道菌群的调节和红曲霉产生的洛伐他汀的体内双重调节有关。

第八章 药用活性成分绿色生物制造

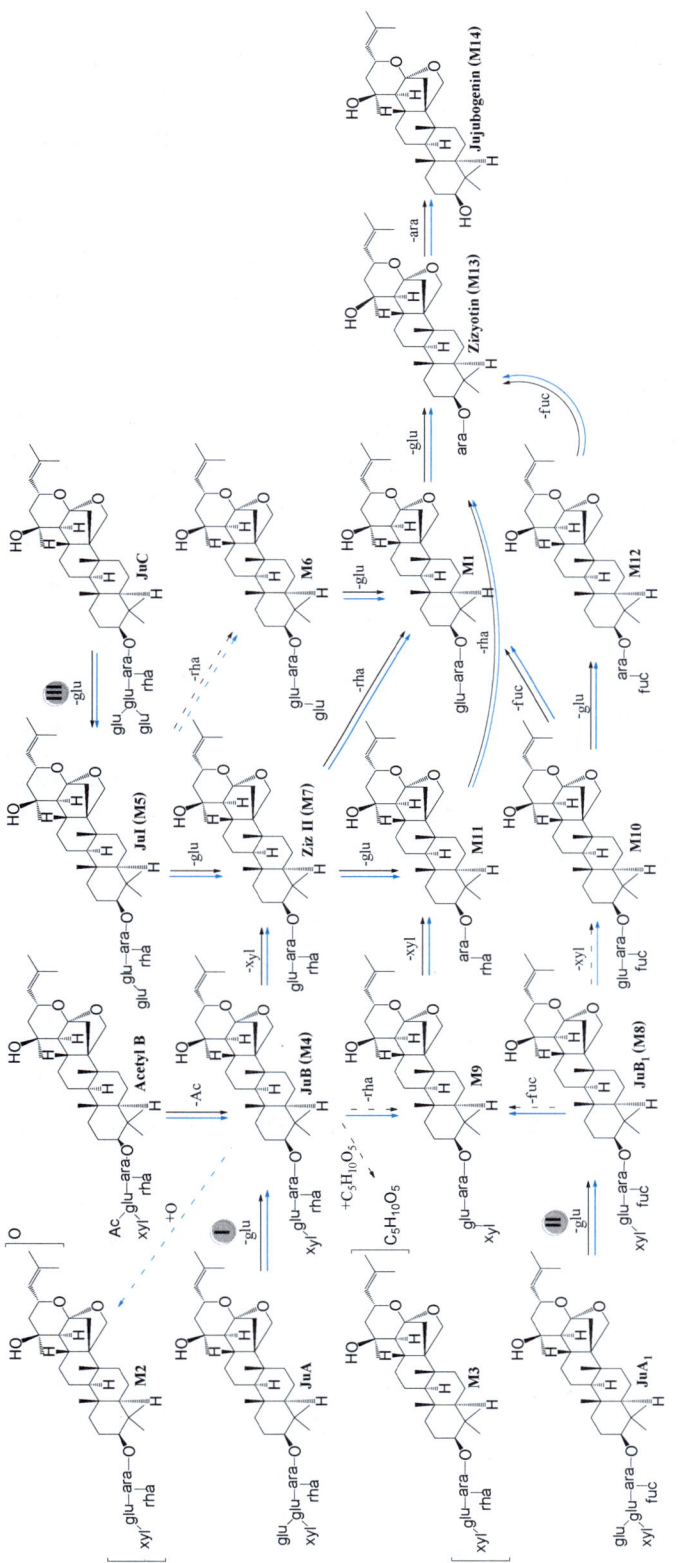

图 8-4-7 酸枣仁皂苷的肠道菌群代谢转化途径

("——→"表示主要途径；"----→"表示其他途径；黑色表示正常人；蓝色表示失眠患者)

2)发酵炮制中药的减毒机制:部分中药存在毒性和刺激性,经过微生物发酵后,其毒性和刺激性成分可发生分解或转化,从而降低或消除不良反应,改善药物的口感。利用灵芝对川乌进行发酵,发酵后总生物碱和酯型生物碱成分减少,说明发酵过程可降低川乌的毒性。通过急性毒性试验分析"栓钱菌质"在发酵过程中毒性的变化情况,发现在合适的发酵时间点,红栓菌的发酵可显著降低马钱子的毒性。

4. 中药药渣的微生物循环利用 近年来中药产业迅猛发展,导致中药资源产业化制造过程中产生大量的中药药渣。据不完全统计,目前我国产生的中药药渣等废弃物高达3 500万吨。目前对中药药渣的处理方式以堆积、填埋、焚烧为主,这些粗放低值化利用方式造成巨大的资源浪费及潜在的环境污染。"碳达峰""碳中和"已成为国家战略目标,中药药渣高值化利用成为中药行业践行低碳经济的突破口。

中药药渣传统的粗放低值化处理方式不仅投入大量资金,而且导致生物质资源的浪费以及生态环境的潜在污染,同时可能会造成二次污染,如土壤、大气、水资源污染。中药药渣含有纤维素、半纤维素、木质素等生物质能高分子。中药药渣经过各种微生物进行分解之后可用于菌种栽培,作为生物有机肥,动物饲料添加剂,用于生物能源以及环境污染治理等领域。在农业领域,中药药渣经过微生物发酵后纤维孔隙率提高,易于菌丝体着生和繁殖,能将其作为优良的培养基质用于各种食用菌的栽培,详见表8-4-1。

表8-4-1 中药药渣作为食用菌栽培基质的应用

种 类	食用菌	效 果
黄芪药渣	猴头菇	产量高、生物学效率高、蛋白营养丰富
虎杖药渣	杏鲍菇	菌丝生长良好、生物学转化率高
补肾益寿胶囊药渣	鲍菇、姬菇	菌丝生长速度快、长势好、产量高
补肾益寿胶囊药渣	鲍鱼菇	40%的药渣配比其他基质,菌丝生长速率较快,投入产出比、生物学效率均较高
急支糖浆药渣	金针菇	菌丝生长速度快、菌丝性状好、生长势强、培养料添加13.5%的药渣,金针菇生物学效率达104.2%
混合中药药渣	草菇	草菇子实体产量提高、70%中药药渣+30%废棉渣混合栽培,草菇生物转化率为23.8%

在畜牧业领域,利用微生物尤其是益生菌发酵中药药渣,可以促进关键营养成分的转变,提高蛋白含量,制成动物饲料添加剂,促进动物生长发育,详见表8-4-2。

表8-4-2 中药药渣在畜禽生产中的应用

种 类	作 用
甘草药渣	提高生长育肥猪的生长性能、增加眼肌面积和肌肉中不饱和脂肪酸的含量、改善肉质
"十全大补"中药药渣	改善肥猪生长、胴体特性和肉质

续表

种　　类	作　　用
黄芪、当归、益母草和金银花等药渣	改善妊娠母猪肠道微生物菌群平衡，增加短链脂肪酸含量，有利于妊娠母猪繁殖性能的提高
"十全大补"中药药渣	改善肥育猪的生长、胴体特征和肉质
黄芪药渣	提高贵州黑山羊的生长性能及免疫力
混合中药药渣	提高湖羊肌肉眼肌面积、改善血清抗氧化酶活性
青贮药渣	改善湖羊生长性能、促进机体生长发育
姜黄药渣	提高鸡蛋合格率、降低蛋黄中丙二醛和胆固醇含量
壶瓶碎米荠药渣	显著改善鸡蛋品质，提高蛋黄颜色、蛋壳厚度和鸡蛋形状指数
红景天药渣	改善血液理化参数、增强肉鸡的抗病能力、提高存活率
人参药渣	提高黑羽乌鸡的日增重、采食量、脾脏指数、胸腺指数、法氏囊指数
发酵中药药渣	草原红牛生长性能提高，在促进蛋白质和葡萄糖代谢方面作用明显

在生物能源领域，富含淀粉、半纤维素和纤维素等碳水化合物的中药药渣经过微生物发酵后得到发酵糖，发酵糖可用作制备乙醇、沼气和生物油等生物能源的原料；在环保领域，利用微生物发酵对中药药渣进行改性处理，使其比表面积增大，制备成生物絮凝剂，能够对废水混悬溶液起到有效的絮凝作用。

微生物发酵技术在中药药渣循环利用方面取得了丰硕的进展，详见表8－4－3。研究表明，草酸青霉G液体发酵甘草药渣可以产生活力较高的纤维素酶，该酶可使甘草药渣糖化，提高其有效成分的提取率。研究表明灵芝药渣在发酵过程中可以产生β-葡萄糖苷酶转化人参皂苷，显著提高人参皂苷的含量。通过酶转化技术对中药药渣进行转化，可以再次提取和挖掘其残留的有效成分，提升中药药渣的利用价值，实现中药药渣资源高值化利用目标。

表8－4－3　中药药渣的微生物发酵

种　　类	菌　　种	作　　用
混合中药药渣	白腐菌	发酵中药药渣的纤维素含量降低，蛋白质和氨基酸含量显著提高
红芪药渣	白腐菌和产朊假丝酵母混合菌	发酵产物中蛋白含量提高了101.16%，粗纤维素含量降低了34.79%
青蒿药渣	乳杆菌、酵母菌等	青蒿药渣中粗蛋白、双氢青蒿酸和青蒿乙素功效成分含量大幅提高
感冒清热颗粒药渣	多孔菌科真菌（灵芝）	感冒清热颗粒药渣中多糖和灵芝酸含量显著提高
大豆渣	多孔菌科真菌（灵芝）	在C/N为80的培养基子实体的多糖、粗蛋白含量较高

续表

种　类	菌　种	作　用
混合中药药渣	枯草芽孢杆菌、产朊假丝酵母、黑曲霉	发酵底物中蛋白含量提高了47.3%,多糖含量提高了1.4%
三七药渣	康宁木霉	三七药渣蛋白质量分数提高至19.40%、粗纤维质量分数降低至11.91%
生脉饮药渣	康宁木霉、产朊假丝酵母、黑曲霉	发酵产物中真蛋白含量增加86.96%、粗纤维含量降低20.09%
菊花药渣	小球藻、热带假丝酵母菌、解淀粉芽孢杆菌	提高了风味氨基酸含量,改善蛋白的氨基酸组成
双黄连药渣	复合菌剂	药渣中连翘苷含量提高了116.26%、蛋白含量提高了33.27%

第五节　研究实例

例一　高效合成薯蓣皂素的烟草细胞工厂创建

(一) 研究背景

薯蓣皂素是用于防治心血管疾病药品的主要活性成分,也是工业合成甾体激素的关键原料。现阶段,薯蓣皂素的制备主要依赖于植物提取,其面临资源匮乏、提取效率低、污染环境严重等诸多难题。利用"合成生物学"技术生产天然来源的医药原料,具有生产速度快、环境友好、易于大规模工业化等优势,是解决上述问题的有效手段之一,也是当前及未来国内外生物医药领域的重点发展方向[405]。

(二) 材料与仪器

1. 供试材料　本氏烟草(*Nicotiana benthamiana*)。

2. 试剂　DNA 聚合酶、ClonExpress Ⅱ One Step Cloning Kit、琼脂糖、琼脂粉、利福平(rifampicin)、卡那霉素(kanamycin)、庆大霉素(gentamycin)、二甲基亚砜(DMSO)、氯化钠(NaCl)、酵母提取物 Yeast Extract、蛋白胨 Tryptone、*E. coli* DH5α 感受态细胞、GV3101 农杆菌感受态、MES、氢氧化钾(KOH)、乙酰丁香酮、氯化镁($MgCl_2$)等。

3. 仪器　恒温培养箱、摇床、PCR 仪、小型高速离心机、分析天平、气质联用仪(GC-MS)等。

(三) 研究方法

1. 烟草瞬时转染实验[406]

(1) 将目的基因克隆到 pEAQ-HT 植物瞬时表达载体上,转入农杆菌 GV3101 菌株中。

(2) 转化的根癌农杆菌在 LB 琼脂平板(50 μg/mL kanamycin, 50 μg/mL gentamycin, 25 μg/mL rifampicin)上划线培养 2~3 天,挑菌进行菌液 PCR 鉴定。

(3) 将农杆菌阳性克隆接种在 LB 液体培养基(50 μg/mL kanamycin, 50 μg/mL gentamycin, 20 μg/mL rifampicin)中,28 ℃振荡培养 24 h。

(4) 将农杆菌培养物(40 mL 装进 50 ml 离心管中)在室温 5 000 rpm/min 离心 10 min,倒掉上清液,加 5 mL Agromix 重悬 5 000 rpm/min 离心 5 min,并将菌体沉淀悬浮在 10 mL Agromix(根据摇菌的量,可适当调节 Agromix 的量)中。

(5) 将悬浮在 Agromix(表 8-5-1)中的农杆菌在室温黑暗的地方孵育至少 2 h。

(6) 用分光光度计测量培养物在 600 nm 的吸光度(注意:当吸光度超过一定范围 0.2～0.7,误差最小时,测量值存在误差,需要稀释后再测)。

(7) 将每种农杆菌稀释到终浓度 $OD_{600}=0.2$,一起用于共渗透注射。

(8) 在用无菌注射器针头打孔后,用 1 mL 注射器将其渗透到烟草叶片中。(确保在每个不同的表达体菌之间更换注射器)。

(9) 6～7 天后收取渗透组织叶片(取决于所表达的基因),直接冷冻干燥或液氮速冻后存于－80 ℃冰箱中,直至使用。

表 8-5-1 Agromix 配比

反 应 试 剂	终 浓 度
MES/KOH pH5.6	10 mmol/L
$MgCl_2$	10 mmol/L
乙酰丁香酮	150 μmol/L
ddH_2O	1 L

注:用 KOH 调 MES 的 pH 至 5.6,乙酰丁香酮母液用 DMSO(二甲基亚砜)配制。

2. 病毒诱导的基因沉默实验(VIGS)[407]

(1) 将基因构建到 pTRV2 载体,转化大肠杆菌,提取质粒。

(2) pTRV1、pTRV2-gene、pTRV2-NbPDS 质粒转入农杆菌 GV3101 菌株中。

(3) TRV1 和 TRV2 搭配注射 6 叶期的烟草(OD_{600} 为 1.0),注射底部 2～3 个叶片。

(4) 将注射的烟草放入培养室,20 天后,则可以选择靠近顶端的叶片,再次进行烟草瞬时转染实验,验证受烟草内源基因干扰的目的基因功能。

(5) 实验细节参照"烟草瞬时转染实验"。

3. 甾醇提取与检测

(1) 称取 10 mg 干燥的烟草叶片或收集酵母菌体沉淀(2 mL 酵母菌液,12 000 r/min 离心 1 min,弃上清)至 2 mL 管中,加入 1 mL 皂化试剂,在 75 ℃的烘箱/水浴中加热 1 h,开盖再加热使完全乙醇蒸发。

(2) 向干燥的样品中加入 500 μL 乙酸乙酯(色谱级)后,再加入 500 μL 超纯水涡旋混匀,12 000 r/min 离心 1 min。

(3) 取 50 μL 乙酸乙酯层转移至 2 mL 自动进样兼容的玻璃样品瓶的内衬管中干燥,将剩余的乙酸乙酯层转移至玻璃自动样品瓶,保存在－20 ℃(或暂存 4 ℃)。

(4) 内衬管中乙酸乙酯干燥后,重悬于 30 μL 1-(三甲基硅基)咪唑-吡啶混合物中,70 ℃加热 30 min。

(5) GC-MS 分析:使用 Thermo ISQ-LT GC-MS system 对样品进行检测。色谱柱

TG-5HT column(30 m×0.25 mm×0.10 μm),质谱仪应设置为扫描模式,扫描所有质量从 60~800 m/z,溶剂延迟 14 min。样品 1 μL 以分流模式(10∶1)在 250 ℃ 下以 1.2 mL/min 流速的超纯氦注入,入口温度:250 ℃。初始烘箱温度:170 ℃,2 min。温度循环:① 170~290 ℃,5 ℃/min,最终在 290 ℃ 保持 4 min。② 290~340 ℃,25 ℃/min。

(四)研究结果

1. 烟草中环阿屯醇合成产率的提升

(1) 已有研究表明,3-羟基-3-甲基戊二酰辅酶 A 还原酶(3-hydroxy-3-methylglutaryl-CoA reductase,HMGR)是甲羟戊酸途径关键的限速酶,且其活性在一定程度上受到涉及跨膜域的机制的负调控[408-410]。本研究使用在线网站 TMHMM-2.0(https://services.healthtech.dtu.dk/service.php?TMHMM-2.0)对重楼 PpHMGR 酶蛋白的跨膜结构域进行预测,分别截断 N 端 80、100 和 120 个氨基酸后,瞬时转染到烟草叶片中。经 GC-MS 检测,当 FpHMGR 蛋白 N 端截断 100 个氨基酸(PptHMGR)时,其活性最高。

(2) 将 PptHMGR 与 PpOSC1 在烟草叶片中共表达,使环阿屯醇的积累量达到 28.79 mg/g 干重,为胆固醇生物合成提供了充足的前体(图 8-5-1)。

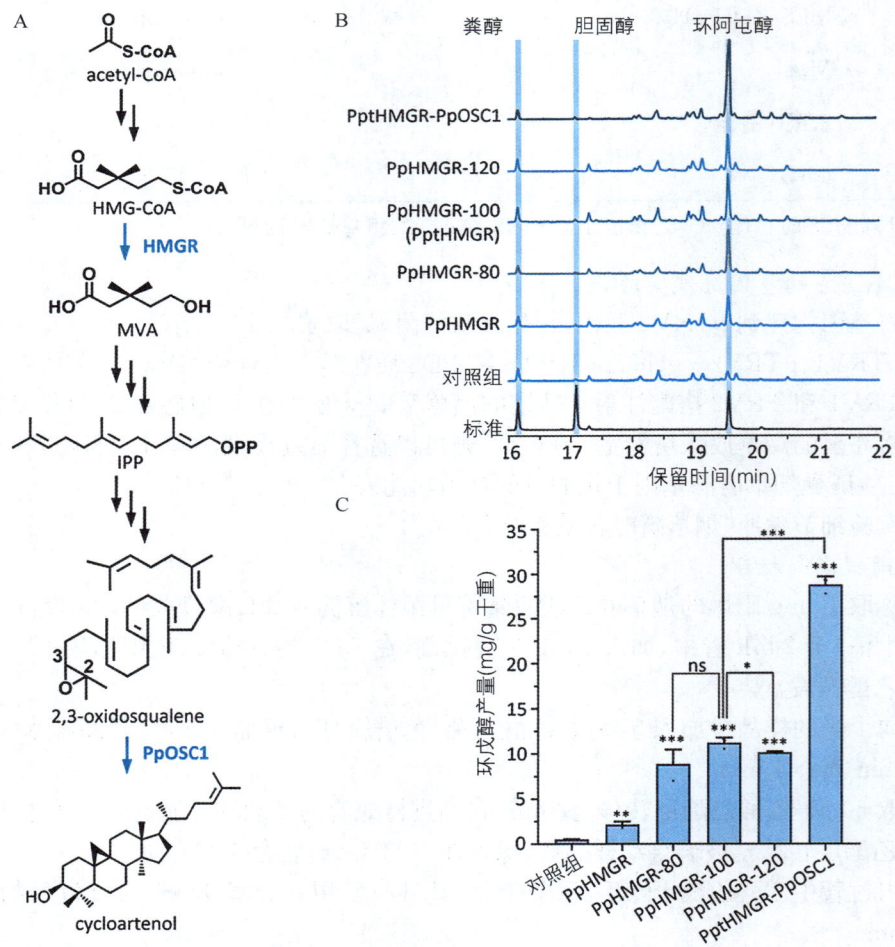

图 8-5-1　烟草中环阿屯醇合成产率的提升策略

2. 药用植物重楼胆固醇生物合成途径解析

（1）采用逐步筛选的方法，从药用植物重楼中鉴定出九个酶：SSR1-3、SMO1-3、CPI-5、CYP51G、SMO2-2、8,7SI-4 和 C5-SD1，参与了重楼中从环阿屯醇到胆固醇的生物合成（图8-5-1）。

（2）受烟草内源基因 *NbC14-R* 和 *Nb7-DR* 的干扰，影响了 *C14-R* 和 *7-DR* 的基因功能验证，研究人员采用病毒诱导的基因沉默技术，将烟草内源基因 *NbC14-R* 和 *Nb7-DR* 沉默后，再瞬时转染目的基因组合体系，成功破译了重楼中从环阿屯醇到胆固醇详细的生物合成代谢网络（图8-5-2）。

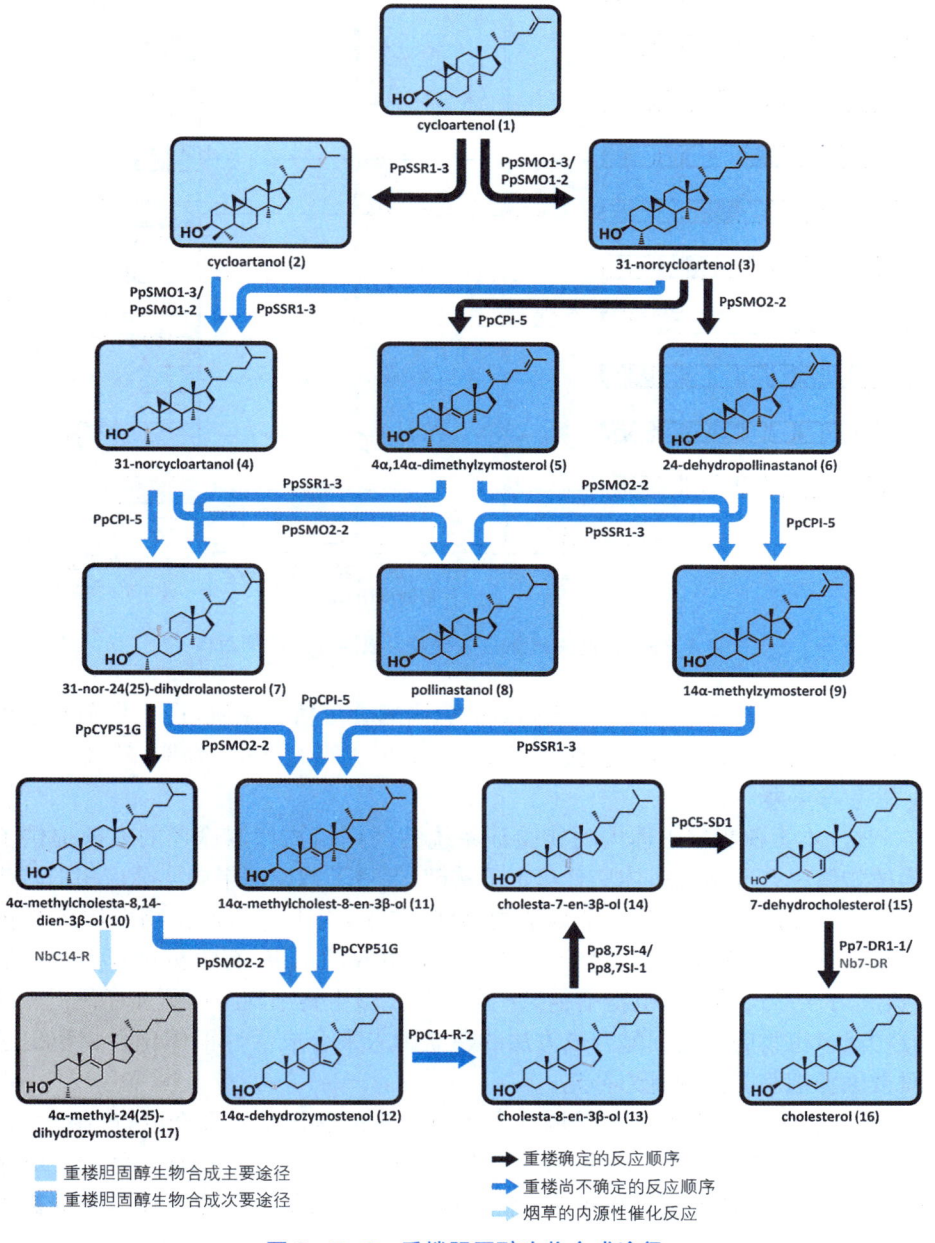

图8-5-2 重楼胆固醇生物合成途径

3. 筛选关键酶重建高效合成胆固醇的烟草体系 研究人员采用逐一去除的方式,发现其中六种酶:SSR1-3、SMO1-3、CPI-5、CYP51G、SMO2-2 和 C5-SD1 对烟草中胆固醇的产率至关重要,且当去除 7-DR1-1 时,胆固醇积累量明显升高。以此,在烟草中建立了一个高效胆固醇合成系统,产率为 5.63 mg/g 干重,是野生型烟草产率的 11.45 倍(图 8-5-3)。

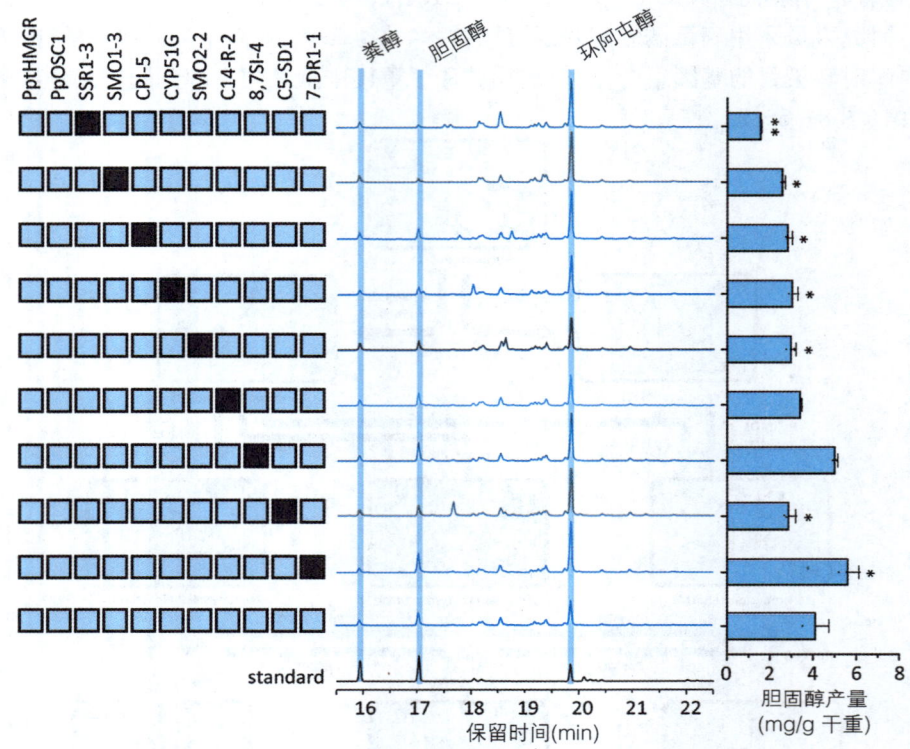

图 8-5-3 筛选关键酶重建高效合成胆固醇的烟草体系

4. 薯蓣皂素的烟草合成 利用上述高效的胆固醇合成植物系统,进一步阐明了重楼中的薯蓣皂素形成的生物合成代谢网络,获得了 2.12 mg/g 干重的产率(图 8-5-4)。

(五)思考与拓展

1. 创新性 本案例为缺乏体内功能验证系统的药用植物代谢途径的表征提供了有效的策略,也为植物体内合成活性甾体皂苷奠定了基础,促进了理论成果向实际应用的转化。

(1)胆固醇生物合成途径是一个复杂的网络,首先,对下游活性植物甾体化合物合成酶(如多酚和藜芦碱)的挖掘和功能研究提供了比酵母更好的系统,有时植物酶无法在酵母等微生物中表达其活性形式;第二,植物细胞工厂是一种比微生物细胞工厂更加环保低碳的新型绿色生物制造方法,植物底盘胆固醇合成方法的建立为未来合成活性甾体化合物奠定了重要基础,也是对微生物细胞工厂的有力补充。

(2)本研究首次在植物底盘本氏烟草中实现了薯蓣皂苷元从头合成,产率达到毫克级。利用烟草瞬时表达系统,分析了滇重楼中多达 14 条酶介导的薯蓣皂苷元生物合成途径。该工作补充了已报道的重楼薯蓣皂苷元的生物合成途径,并为复杂代谢途径的表征提供了有效策略。

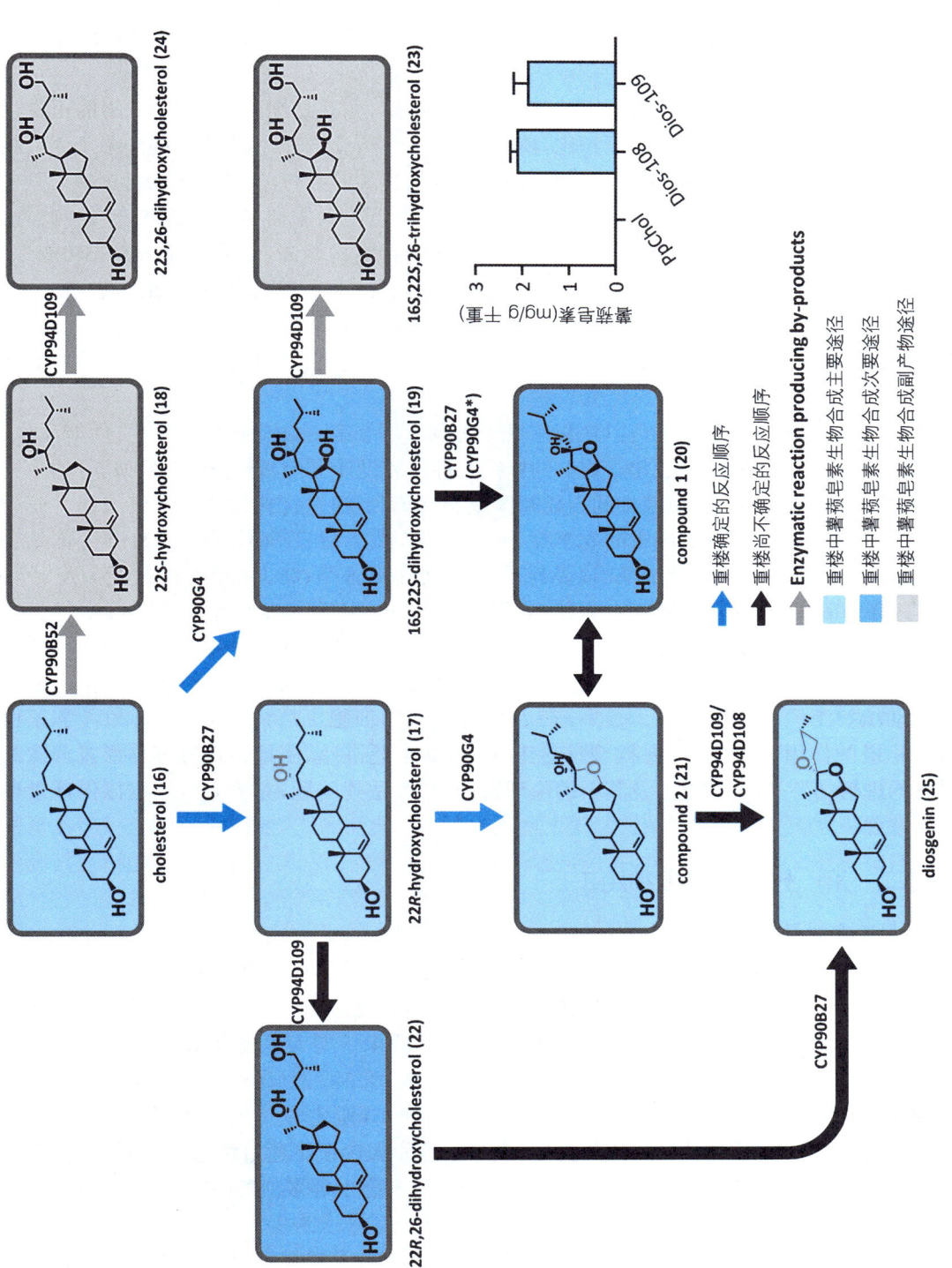

图 8-5-4 重楼中薯蓣皂素合成网络研究及薯蓣皂素高效合成的烟草底盘构建

2. 问题与启发

(1) 通过解析植物天然产物生物合成途径,在微生物底盘中重构,创建细胞工厂,实现利用可再生原料发酵合成等相关技术手段已经相对成熟,为什么科研人员还要继续开发植物底盘?

植物具有精细分区的细胞结构,支持膜定位的外源酶,尤其是细胞色素 P450 酶的正常运行。就物种关系而言,与微生物底盘相比,植物底盘更适合表达来自植物物种的外源基因。植物天然活性成分的合成通常需要多个生化反应步骤和活性酶的参与,而微生物底盘中缺乏其中的一些酶。因此,可能需要引入额外的基因,这在一定程度上会阻碍目标产物的合成。此外,植物底盘拥有全面的翻译后修饰系统,可对天然产物进行结构修饰,确保异源蛋白的功能性。通过在植物底盘内合成和积累天然产物,可大大降低与培养环境、运输和保存相关的成本。

(2) 植物细胞工厂目前还存在诸多问题,如多基因植物遗传转化困难、植物生长多依赖外界环境和缺乏可用于植物底盘构建的基因元件等。针对这些问题,植物细胞工厂今后该如何发展?

今后,植物细胞工厂的发展可以从以下几个方面着手:第一,挖掘设计获得高性能元件、开发元件功能及强度预测方法、建立统一的标准元件库和设计平台、研发响应多种信号的生物装置,在植物中实行更复杂、更精细的合成基因线路。第二,通过优化迭代技术路线提升竞争力,例如提升遗传转化和基因编辑的效率等,可以增加天然产物的产量。第三,通过优化光合作用酶(如 Rubisco 和 ATP 合成酶)以及构建新的光呼吸旁路;将 C4 植物的高光效途径转移到 C3 植物宿主中;创建全新光合通路(如不用 Rubisco)甚至人造叶绿体基粒等生物膜堆叠系统来提高光能利用率提高,从而增强植物特性创制高生物量的底盘植物。第四,结合立体多层无土栽培技术、人工光照明技术、智能环境控制技术和植物生产空间自动化管控技术推动植物工厂建立与发展。最后,在大力发展植物细胞工厂的同时,政府和科学家也应发挥积极的作用,一方面重视科普宣传工作,借助主题讲座、实地参观等多种形式加深大众对此的理解;另一方面考虑涉及其中的伦理道德、法律法规问题,完善对应制度以保证学科的顺利发展。

例二 第一代人参酵母细胞工厂

(一) 研究背景

人参皂苷是"百草之王"人参的主要生物活性成分,在中枢神经、内分泌、心血管和免疫系统方面均具有出色的药理效应。人参皂苷是一类三萜类化合物,达玛烷型人参皂苷(Rb1、Rb2、Rc、Rd、Re、Rf、Rg1、Rh2 和 Rg3)是主要成分,齐墩果烷型人参皂苷 Ro 次之。其中,达玛烷型人参皂苷根据其苷元可进一步分为两组:原人参二醇型(Rb1、Rb2、Rc、Rd、Rh2 和 Rg3)和原人参三醇型(Re、Rf 和 Rg1)。目前,人参皂苷主要通过从人参根中提取生产。野生人参根稀缺,在亚洲和北美地区为濒危物种,大多数商业人参根是通过种植获得。然而,人参的种植过程耗时耗力,同时容易受到土壤、气候、病原体和害虫等多种条件的影响,产量和价格不稳定。

酿酒酵母(S. cerevisiae)遗传背景清晰,遗传操作简单,大规模发酵技术成熟是异源生产高附加值天然产物的理想宿主之一。随着代谢工程和合成生物学的快速发展,许多天然产物已经成功在酵母中合成,为高附加值天然产物的合成提供了一种极具吸引力的生产方式。

三萜类化合物生物合成的首个关键步骤是 2,3-环氧鲨烯的环化。这一反应由特定的环氧鲨烯环化酶(OSCs),如达玛烯二醇-Ⅱ合酶(DDS)、β-香树脂合酶(β-AS)、α-香树脂合酶(α-AS)、羊毛甾醇合酶(LAS)和羽扇豆醇合酶(LUS)13-15 催化。在人参中,DDS 催化 2,3-环氧鲨烯向达玛烯二醇-Ⅱ的环化是通向达玛烷型人参皂苷生物合成的首个反应。随后,达玛烯二醇-Ⅱ在原人参二醇合酶(PPDS)催化下,在 C-12 位置进行羟化生成原人参二醇(图 8-5-5),后者又通过原人参三醇合酶(PPTS)的作用进一步转化为原人参三醇。相应地,β-香树脂合酶(bAS)催化 2,3-环氧鲨烯合成 β-香树脂的环化过程是齐墩果烷型人参皂苷生物合成的首个反应。随后,β-香树脂经过齐墩果酸合酶(OAS)催化在 C-28 位置进行三步连续氧化转化为齐墩果酸。这些皂苷元最终通过尿苷二磷酸糖苷转移酶(UGTs)的作用转化为人参皂苷化合物。

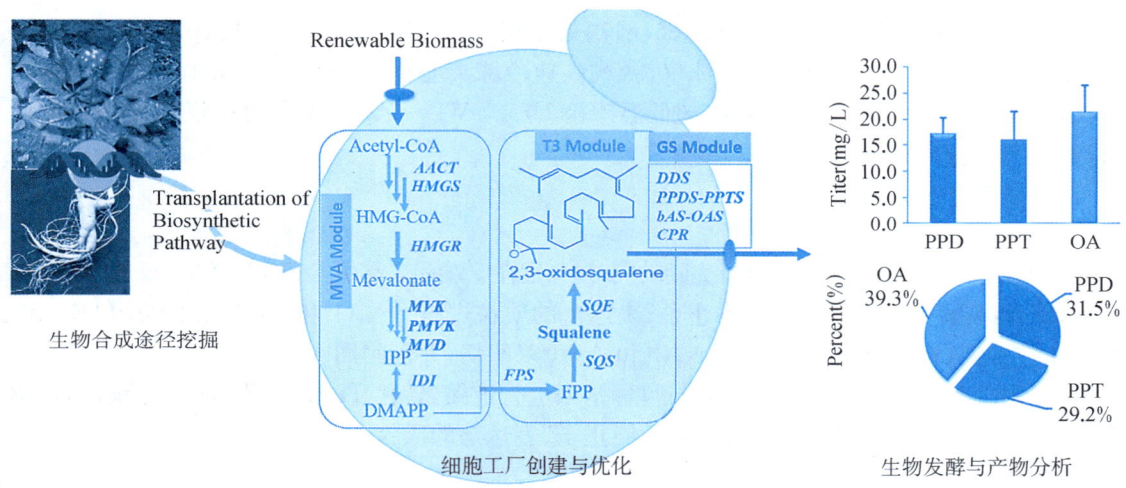

图 8-5-5 工程酵母中齐墩果酸(OA)、原人参二醇(PPD)和原人参三醇(PPT)的生物合成途径

(二) 材料与仪器

1. 供试材料 见表 8-5-2。

表 8-5-2 菌 种 信 息

名 称	说 明
BY4742	$MAT\alpha$, $his3\Delta1$, $leu2\Delta0$, $lys2\Delta0$, $MET15$, $ura3\Delta0$
BY4742-TRP	Deletion of the $Trp1$ gene of BY4742
BY-T1	BY4742-TRP δDNA :: P_{PGK1}-$tHMG1$-T_{ADH1}-P_{TEF1}-$LYS2$-T_{CYC1}
BY-βA-P	BY-T1 $rDNA$ :: P_{PGK1}-$PgbAS$-T_{ADH1}-P_{TDH3}-$ERG1$-T_{TPI1}-P_{TEF1}-$ERG9$-T_{CYC1}
BY-βA-G	BY-T1 $rDNA$ :: P_{PGK1}-$GgbAS$-T_{ADH1}-P_{TDH3}-$ERG1$-T_{TPI1}-P_{TEF1}-$ERG9$-T_{CYC1}
BY-βA-CK	BY4742-TRP $rDNA$ :: P_{PGK1}-$GgbAS$-T_{ADH1}-P_{TEF1}-$LYS2$-T_{CYC1}

名　称	说　明
BY-OA	BY-βA-G $Trp1$ :: P_{PGK1}-$GgbAS$-T_{ADH1}-P_{TDH3}-$AtCPR1$-T_{TPI1}-P_{TEF1}-$MtOAS$-T_{CYC1}
GY-1	BY-OA $His3$ :: P_{PGK1}-$PgDDS$-T_{ADH1}-P_{FBA1}-$SynPgPPTS$-T_{TDH2}-P_{TDH3}-$AtCPR1$-T_{TPI1}-P_{TEF1}-$SynPPDS$-T_{CYC1}

2. 试剂　PrimeSTAR DNA Polymerase, 2×$EasyTaq$ PCR SuperMix, FastDigest Dpn I, Csi I, Sgs I, Quick Ligase, SanPrep Column DNA Gel Extraction Kit, SanPrep 柱式 PCR 产物纯化试剂盒, AxyPrep™ Plasmid Miniprep Kit。

3. 仪器　紫外分光光度计 UV-2550, 高效液相色谱(HPLC), PH 电极, pHSJ-4A 型实验 pH 计, BG-power 600i 核酸电泳仪, 台式高速冷冻离心机 3-18K, Biometra PCR 基因扩增仪, 电穿孔仪, 全自动凝胶成像仪, 超低温冰箱 U752, WD-9403F 紫外分析仪, SpectraMax-M2 酶标仪, 超声破碎仪。

(三) 研究方法

1. 质粒构建

(1) 利用 PCR 将目标基因进行克隆的同时, 分别在 5′端和 3′端引入 SexA1 和 Asc1 酶切位点。

(2) 将装有"启动子-GFP-终止子"表达盒的质粒进行 SexA1 和 Asc1 双酶切, 割胶回收得到质粒骨架; 将 PCR 产物进行 SexA1 和 Asc1 双酶切, 并割胶回收。

(3) 用 DNA 连接酶将质粒骨架与目标基因进行连接, 转化 Trans1-T1 感受态细胞, PCR 验证并测序得到含有"启动子-目标基因-终止子"表达盒的质粒(图 8-5-6)。

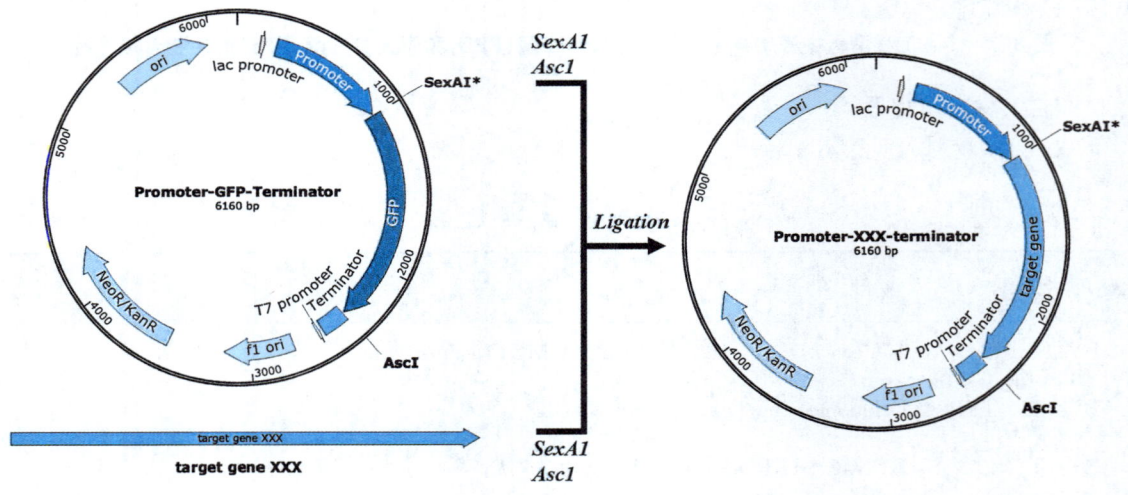

图 8-5-6　质粒构建

2. 酵母同源重组

(1) 设计长引物用于 PCR 扩增待整合的多个表达盒, 其中相邻的表达盒之间同源臂大于 40 bp, 割胶回收;

(2) 利用 SD 液体培养基过夜活化酵母菌株，当 OD600 在 0.6~1 之间，利用醋酸锂法制备感受态细胞，然后加入 PCR 片段和同源臂，电转，加入 1 mL 1 mol/L 山梨醇孵育 1 h，涂布到相应的固体 SD 培养基，30 ℃培养 36 h，进行划线和 PCR 验证（图 8-5-7）。

3. **产物检测** 吸取 1 mL 发酵液至破碎管，离心收集细胞沉淀。向管中加入 600 μL 混合溶液（丙酮：甲醇＝1∶1），并使用 MiniBeadBeater（BioSpec，美国）进行 3 次破碎，超声破碎 30 min。随后，将样品以 10 000×g 的速度离心 1 min，取上清过 0.22 μm 有机尼龙滤膜，备用。

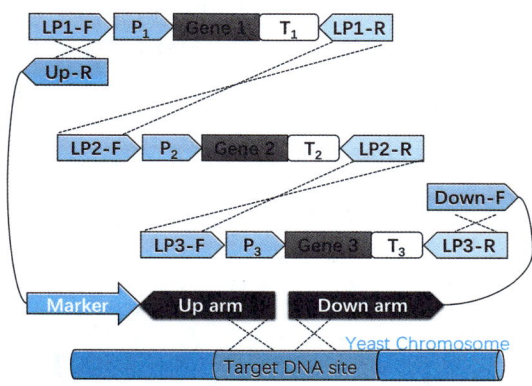

图 8-5-7 酵母基因组整合

(1) β-香树脂、鲨烯、羊毛甾醇和麦角固醇的定性定量分析：取 1 μL 上清液通过带有 HP-5 ms（30 m×0.25 mm×0.5 μm）GC 柱的 Agilent Technologies 5975C Insert XL MSD 三轴探测器进行 GC/MS 分析。采用 300 ℃的进样器温度和 30 min 的温度梯度程序进行 GC 分离。GC 升温程序：80 ℃持续 1 min，然后以 20 ℃/min 升温到 300 ℃，最终保持在 300 ℃恒温 15 min。电离采用电离电子碰撞（EI）模式，以 SIM-scan 模式进行质谱检测，监测的诊断离子包括 m/z 69、m/z 218、m/z 363、m/z 411 和 m/z 437。

(2) 齐墩果酸的定性分析：使用 Agilent 1200 HPLC 系统与 Bruker-micrOTOF-Ⅱ电喷雾电离（ESI）界面耦合进行 LC/MS 分析。数据采集和处理使用 MicrOTOF 控制版本 3.0/Data Analysis 版本 4.0 软件进行。色谱分离采用 Waters Symmetry C18® 柱（250 mm×4.6 mm，5 μm）。流动相包括 0.1%的醋酸铵水溶液（A）和乙腈（B），A∶B＝15∶85 的程序运行 30 min。溶剂流速为 1.0 mL/min，柱温设定为 30 ℃。优化的质谱操作条件如下：所有光谱在负离子模式下获得，m/z 范围为 100~1 200；干燥气流为 6.0 L/min；干燥温度为 180 ℃；雾化器压力为 1 bar；探针电压为－4.5 kV。

(3) 原人参二醇和原人参三醇的定性分析：使用 Agilent 1200 HPLC 系统与 Bruker-micrOTOF-Ⅱ电喷雾电离（ESI）界面耦合进行 LC/MS 分析。数据采集和处理使用 MicrOTOF 控制版本 3.0/Data Analysis 版本 4.0 软件进行。色谱分离采用 Waters Symmetry C18® 柱（250 mm×4.6 mm，5 μm）。流动相包括 0.1%甲酸和 10%甲醇的水溶液（A）和乙腈（B），A∶B＝15∶85 的程序运行 30 min。溶剂流速为 1.0 mL/min，柱温设定为 30 ℃。优化的质谱操作条件如下：所有光谱在正离子模式下获得，m/z 范围为 100~1 200；干燥气流为 6.0 L/min；干燥温度为 180 ℃；雾化器压力为 1 bar；探针电压为＋4.5 kV。

(4) 齐墩果酸、原人参二醇和原人参三醇的定量分析：使用 Agilent 1200 HPLC 仪器对齐墩果酸、原人参二醇和原人参三醇进行定量检测。通过 203 nm 的紫外检测进行检测。色谱分离采用 Waters Symmetry C18® 柱（250 mm×4.6 mm，5 μm）。流动相包括 0.1%甲酸和 10%甲醇的水溶液（A）和乙腈（B），A∶B＝15∶85 的程序运行 30 min。溶剂流速为 1.0 mL/min，柱温 30 ℃，检测波长 203 nm。

（四）研究结果

1. **增加 IPP 和 DMAPP 供给以提高萜类化合物的产量** 在酿酒酵母中，萜类化合物合成的两个基础单元 IPP 和 DMAPP,是由甲羟戊酸途径合成的,然后大多数 IPP 和 DMAPP 进入麦角固醇合成途径[411-413]。在含有 2% 葡萄糖的 YPD 培养基中培养 7 天时,BY4742-TRP 菌株能产生 21.6 mg/L 鲨烯、2.0 mg/L 羊毛甾醇和 12.3 mg/L 麦角固醇(图 8-5-8)。

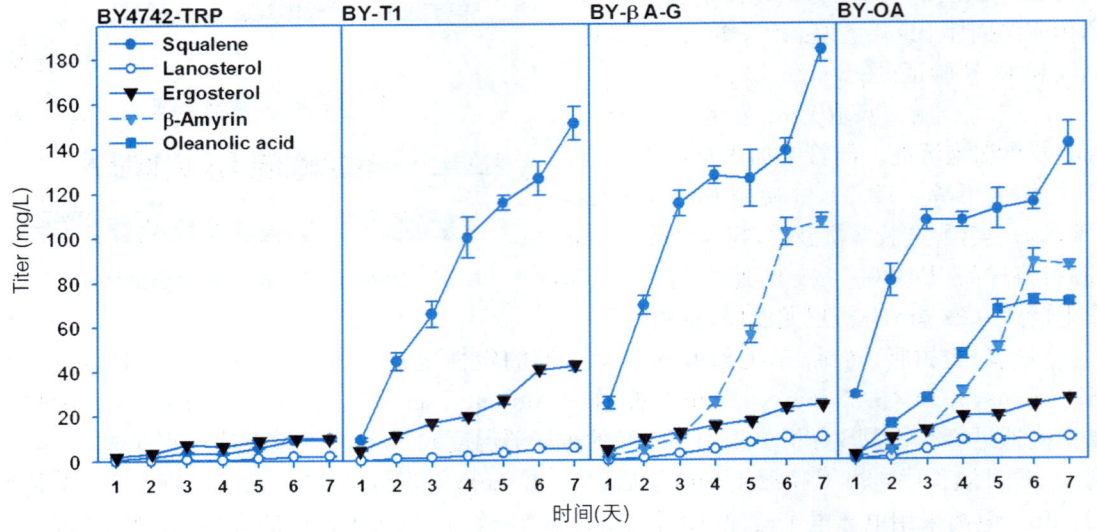

图 8-5-8　工程菌株 BY4742-TRP、BY-T1、BY-βA-G 和 BY-OA 的鲨烯、羊毛甾醇、麦角固醇、β-香树脂和齐墩果酸的产量变化

3-羟基-3-甲基戊二酰辅酶 A(HMG-CoA)还原酶是 MVA 途径中的一个关键限速酶,过表达截短的 HMG-CoA 还原酶基因(tHMG1)通常被用于增加萜类化合物产量[414-415],包括倍半萜类化合物[31-414-416-417],二萜类化合物[306-418-419],三萜类化合物[420-421]以及类胡萝卜素[422]。于是,tHMG1 基因(置于 PGK1 启动子下)和 LYS2 基因(置于 TEF1 启动子下)被整合到 BY4742-TRP 菌株的 δDNA 位点,以增加 IPP 和 DMAPP 的供应,从而更好地提高萜类化合物的产量。所得 BY-T1 菌株,能产生 142.4 mg/L 鲨烯、5.2 mg/L 羊毛甾醇和 41.2 mg/L 麦角固醇,较出发菌株分别提高了 6.6 倍、2.6 倍和 3.3 倍(图 8-5-8)。结果表明,过表达 tHMG1 显著提高了萜类化合物的产量,该底盘细胞可用于进一步生产人参皂苷元。

2. β-香树脂合成途径的构建　β-香树脂是齐墩果烷型三萜的基本前体[423]。在一些药用植物中,2,3-环氧鲨烯合酶(OSCs)[424-427]催化 2,3-环氧鲨烯生成 β-香树脂。在酿酒酵母中,MVA 途径合成的 IPP 和 DMAPP 通过法尼基二磷酸合酶(由 ERG20 编码)、鲨烯合酶(由 ERG9 编码)和鲨烯环氧酶(由 ERG1 编码)合成 2,3-环氧鲨烯。鲨烯合酶和鲨烯环氧化酶是三萜合成的两个关键酶。鲨烯合酶是酵母中合成固醇的第一个酶,而鲨烯环氧化酶催化酵母麦角固醇生物合成中的第一个氧化步骤,并被认为是该途径中的一个限速酶[412]。过表达鲨烯合酶基因已被用于增强酵母中 β-香树脂的生产[420-421],以及植物中植物固醇和三萜的生产[428-430]。此外,过表达鲨烯环氧化酶基因已被用于增加固醇的产量[412-415]。

为了构建 β-香树脂合成途径并提高 β-香树脂在酿酒酵母中的产量,将甘草和人参两个不同来源的 β-香树脂合酶基因(GgbAS 和 PgbAS)与酿酒酵母的鲨烯合酶和鲨烯环氧化酶基因一起整合到 BY-T1 菌株的 rDNA 位点,分别得到 BY-βA-G 和 BY-βA-P 两个菌株。在含 2% 葡萄糖的 YPD 培养基中培养 7 天后,对两个菌株的细胞提取物进行 GC/MS 分析证实了β-香树脂的产生(图8-5-9)。其中,BY-βA-P菌株产生了1.9 mg/L的β-香树脂,产率为0.2 mg/g DCW;而BY-βA-G菌株产生了108.8 mg/L的β-香树脂,产率为9.5 mg/g DCW,证明GgbAS活性高于PgβAS。此外,BY-βA-G菌株还产生了160.9 mg/L的鲨烯、8.6 mg/L的羊毛甾醇和26.8 mg/L的麦角固醇。

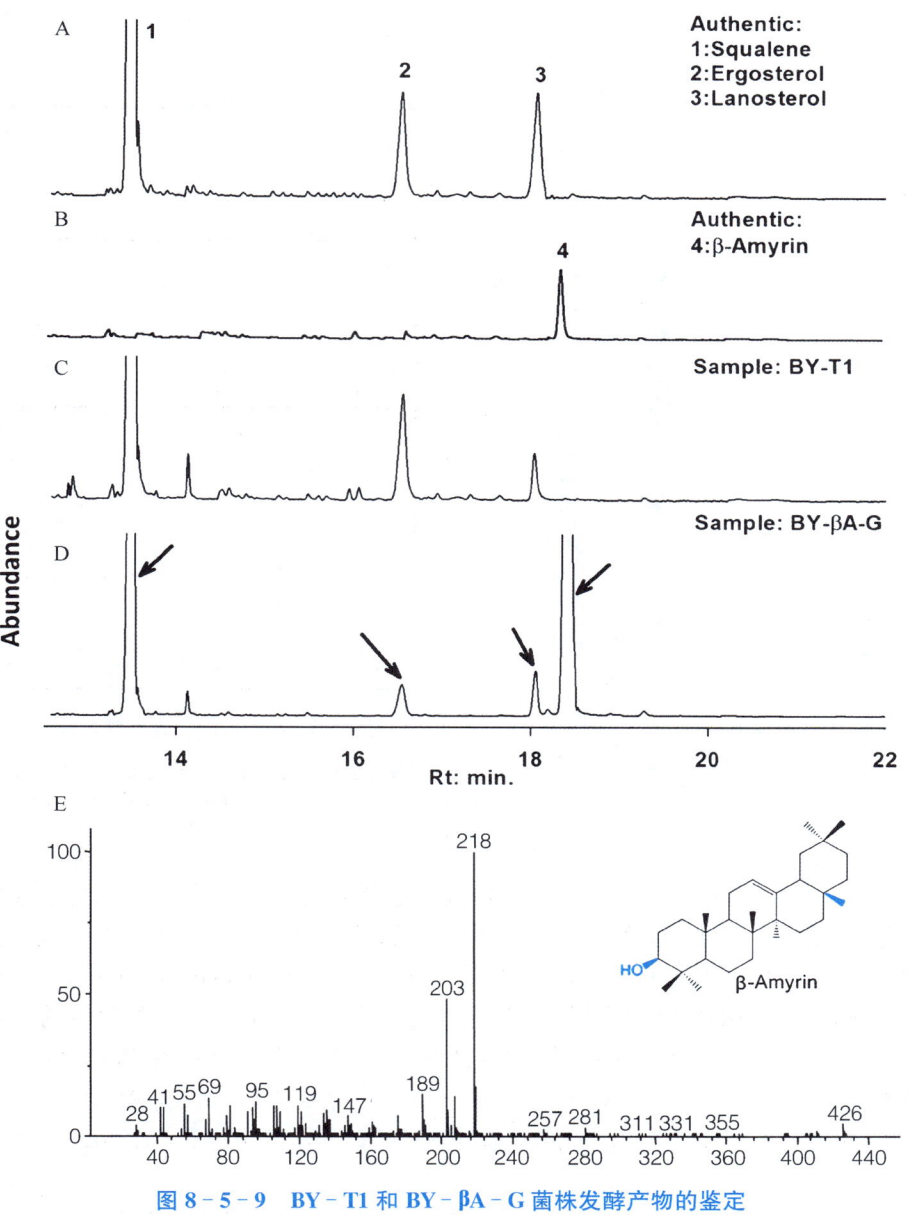

图8-5-9 BY-T1和BY-βA-G菌株发酵产物的鉴定

[A. 鲨烯(1)、麦角固醇(2)和羊毛甾醇(3)标准品的GC-MS分析;B. β-香树脂(4)标准品的GC-MS分析;C. 菌株BY-T1的细胞提取物的GC-MS分析;D. 菌株BY-βA-G的细胞提取物的GC-MS分析;E. β-香树脂的质谱图]

为了验证增加2,3-环氧鲨烯供应是否确实改善了β-香树脂的合成,将GgβS(置于PGK1启动子下)和LYS2基因(置于TEF1启动子下)整合到BY4742-TRP菌株的rDNA

位点,得到的菌株 BY-βA-CK,能合成 77.7 mg/L 的 β-香树脂,仅为 BY-βA-G 菌株产量的 71%。此外,BY-βA-CK 菌株产生了 34.2 mg/L 的鲨烯,1.4 mg/L 的羊毛甾醇和 12.1 mg/L 的麦角固醇,分别为 BY-βA-G 菌株产量的 21%、16% 和 45%(图 8-5-10)。

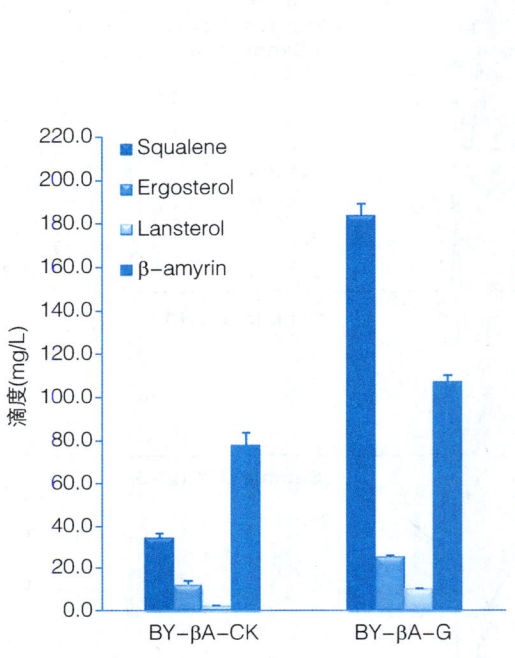

图 8-5-10 工程菌株 BY-βA-CK 和 BY-βA-G 的鲨烯、羊毛甾醇、麦角固醇和 β-香树脂产量

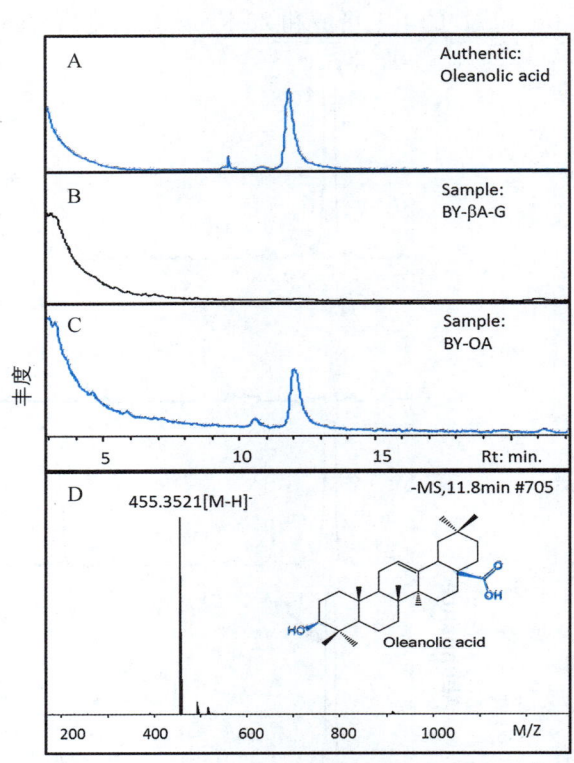

图 8-5-11 BY-OA 菌株发酵产物鉴定

(A. 齐墩果酸标准的 LC-MS 分析;B. 菌株 BY-βA-G 的 LC-MS 分析;C. 菌株 BY-OA 的 LC-MS 分析;D. 齐墩果酸的质谱图)

3. 构建齐墩果酸合成途径　齐墩果酸是人参皂苷元的重要组成之一。为了在酿酒酵母中构建齐墩果酸的合成途径,将苜蓿齐墩果酸合酶基因(OAS)[424]、拟南芥细胞色素 P450 还原酶基因(AtCPR1)[431] 和 GgβAS 基因整合到 BY-βA-G 菌株的 Trp1 位点,得到的菌株 BY-OA。在含有 2% 葡萄糖的 YPD 培养基中培养 7 天后,对 BY-OA 菌株的细胞提取物进行 LC/MS 分析,确认了齐墩果酸的产生(图 8-5-11)。BY-OA 菌株能合成 71.0 mg/L 的齐墩果酸,产率为 6.1 mg/g DCW,并产生了 88.6 mg/L 的 β-香树脂,产率为 7.6 mg/g DCW。此菌株还产生了 141.2 mg/L 的鲨烯,9.8 mg/L 的羊毛甾醇和 27.3 mg/L 的麦角固醇 (8-5-8)。

4. 构建三种皂苷元的合成途径　为了获得"人参酵母",研究进一步将达玛烯二醇-Ⅱ合酶基因 PgDDS、原人参二醇合酶基因 PgPPDS、原人参三醇合酶基因 PgPPTS 和 AtCPR1 基因整合到 BY-OA 菌株的 His3 位点,得到"第一代人参酵母"GY-1 菌株。在含有 2% 葡萄糖的 YPD 培养基中培养 5 天后,对 GY-1 菌株的细胞提取物进行 LC/MS 分析,证实了原人参二醇和原人参三醇的产生(图 8-5-12 和图 8-5-13)。

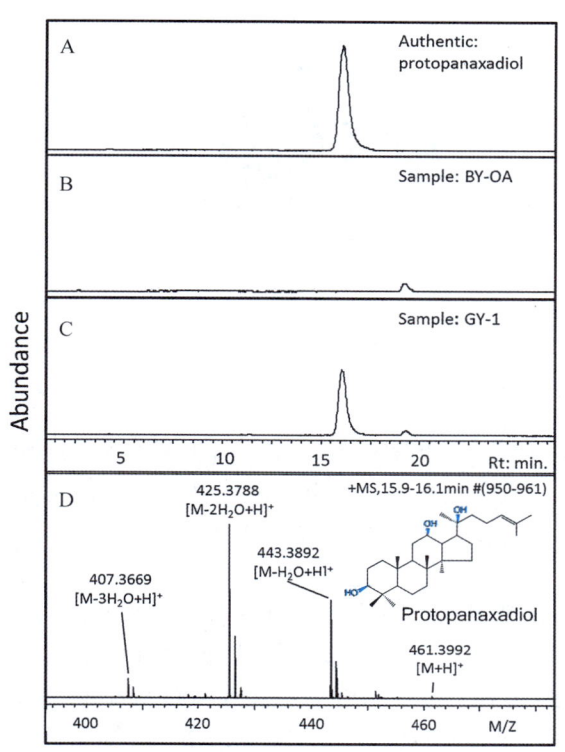

图 8-5-12 鉴定由 GY-1 菌株产生的原人参二醇

（A. 原人参二醇标准品的 LC-MS 分析；B. 菌株 BY-OA 的 LC-MS 分析；C. 菌株 GY-1 的 LC-MS 分析；D. 原人参二醇的质谱图）

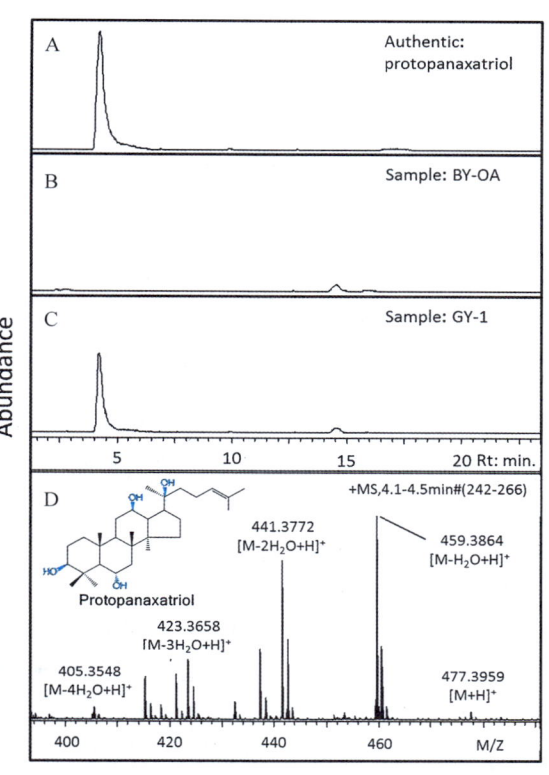

图 8-5-13 鉴定由 GY-1 菌株产生的原人参三醇

（A. 原人参三醇标准品的 LC-MS 分析；B. 菌株 BY-OA 的 LC-MS 分析；C. 菌株 GY-1 的 LC-MS 分析；D. 原人参三醇的质谱图）

GY-1 菌株产生了 17.2 mg/L 的原人参二醇，产率为 1.4 mg/g DCW，和 15.9 mg/L 的原人参三醇，产率为 1.3 mg/g DCW。与之相对应，齐墩果酸的产量从 71.0 mg/L 降至 21.4 mg/L，产率从 6.1 mg/g DCW 降至 1.8 mg/g DCW（图 8-5-14A）。在所有苷元中，原人参二醇、原人参三醇和齐墩果酸的比例分别为 31.5%、29.2% 和 39.3%（图 8-5-14B）。此外，该菌株还产生了 96.0 mg/L 的鲨烯、11.1 mg/L 的羊毛甾醇、16.3 mg/L 的麦角固醇、24 mg/L 的 β-香树脂和 7.9 mg/L 的达玛烯二醇-Ⅱ。

（五）思考与拓展

1. **创新性**　中药的药用活性成分主要以药效分子群的形式达成治疗效果，但目前中药活性成分异源合成大多以生产单一产物为目标，实现多种组分在同一仿生细胞中的一站式合成将显著提高生产通量。通过构建前体充足的底盘菌，重建多个产物的异源合成途径，调控代谢网络，协调各组分产量，建立生产多组分复杂产物的微生物仿生细胞，将是中药活性成分异源合成的重要发展方向。

人参皂苷是人参和西洋参等珍稀药用植物中提取的药效成分。迄今为止已经发现的人参皂苷约有 150 余种，这类化合物具有相似的基本结构，依苷元架构的不同，可分为原人参二醇型、原人参三醇型和齐墩果酸型三类。由于野生人参资源已基本耗竭，目前获得人参皂苷的主

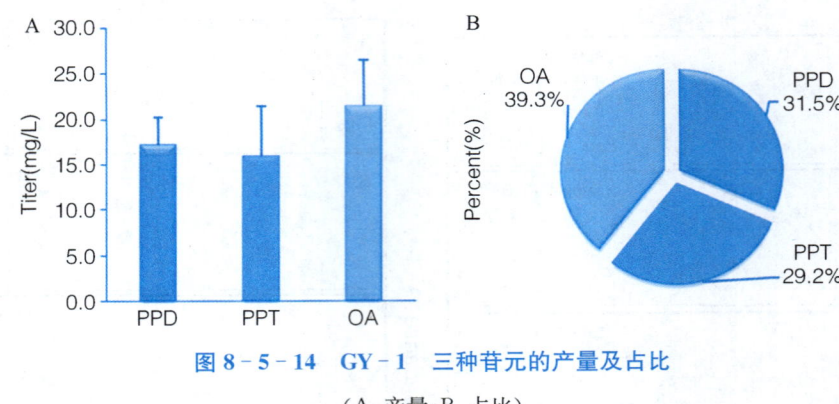

图 8-5-14 GY-1 三种苷元的产量及占比

(A. 产量；B. 占比)

要途径是从人工栽培品种中提取。然而人工栽培人参、西洋参需要 4~15 年,生产上由于连作障碍和病虫害的困扰,其品质及其生长环境受到严重限制。人参皂苷类化合物产量已经远不能满足社会的需求,严重影响了人参的临床应用和人参皂苷类制药原料中间体的开发和应用,亟待需要提供新的资源途径。

在本研究中,结合了中药组分的特征,通过在酿酒酵母中整合了带有强启动子的 tHMG1,ERG9,ERG1 和 bAS 等关键基因,获得产齐墩果酸型三萜化合物重要前体 β-香树脂的底盘菌,β-香树脂产量达 107 mg/L。在此底盘菌基础上,整合了齐墩果酸的功能模块（OA Module）和原人参二醇-原人参三醇的功能模块（PPD/PPT module）,获得第一代"人参酵母"细胞工厂 GY-1。该细胞工厂能同时合成齐墩果酸、原人参二醇和原人参三醇三种人参基本皂苷元,产量分别达 21.4、17.2 和 15.9 mg/L,占总人参皂苷元的比例分别为 39.3%、31.5% 和 29.2%。本研究为最终获得生产人参皂苷的酵母细胞工厂奠定了基础。

2. 问题与启发

（1）与单一活性成分为合成目标的细胞工厂创建不同,中药有效成分主要是药效分子群的形式体现,实现这一复杂目标需要解决哪些关键问题？

中药的药用活性组分的合成不仅需要提高各单一目标分子的合成效率,而且需要兼顾各分子的最终成分的比例。选择和优化获得耐受各类化合物的宿主细胞,构建各类前体充足的底盘菌,重建多个产物的异源合成途径,调控复杂代谢网络,协调各组分产量等均是需要解决的关键问题。

（2）创建具有商业竞争力的细胞工厂的现状和主要问题：利用合成生物学技术创建具有商业竞争力的中药有效成分细胞工厂是本领域的研究出口和难点,目前只有青蒿素前体青蒿酸酵母细胞工厂、榄香烯酵母细胞工厂等少数案例成功。高效人工细胞工厂的创建涉及多个关键问题,包括：合适的宿主细胞,多步酶催化反应的生物合成途径的发现、优化、导入及协调工作,异源产物积累对宿主细胞的生理干扰等问题均会制约高效人工细胞工厂的实现。

例三　固定化黑曲霉促进人参不定根中人参皂苷的积累及机制研究

（一）研究背景

人参皂苷主要来源于人参属植物,具有抗肿瘤、提高免疫、抗疲劳、抗氧化等多种药理活性,应用十分广泛。由于人参等栽培具有生长周期长、连作障碍等问题,因此植物组织培养技术是生产人参皂苷的有效途径。在培养过程中,通常采用添加诱导剂来提高培养物中活性成分含量,近年来研究表明生物诱导子具有较好的提升效果,但起效物质基础报道较少,作用机制还不明确。

(二) 材料与仪器

1. **供试材料** 人参不定根由实验室制备。试验中所用的菌株是由人参土壤中筛选得到,并鉴定为黑曲霉(*Aspergillus niger*)。

2. **试剂** 氯化钙,海藻酸钠,乙腈,植物 RNA 提取试剂盒,植物 RNA 逆转录试剂盒,NO 试剂盒,H_2O_2 试剂盒,ABA-ELISA 试剂盒,ET-ELISA 试剂盒。

3. **仪器** 电子分析天平,1200 型色谱仪,Agilent 1200 series 高效液相色谱仪,恒温培养振荡器,移液枪,电泳槽,凝胶成像仪,9700 型 PCR 扩增仪,Multiskan FC 酶标仪。

(三) 研究方法

1. **黑曲霉的培养与前处理** 黑曲霉筛选自人参根际土壤,由本实验室保藏。其培养与作为诱导子的准备工作流程如图 8-5-15 所示。

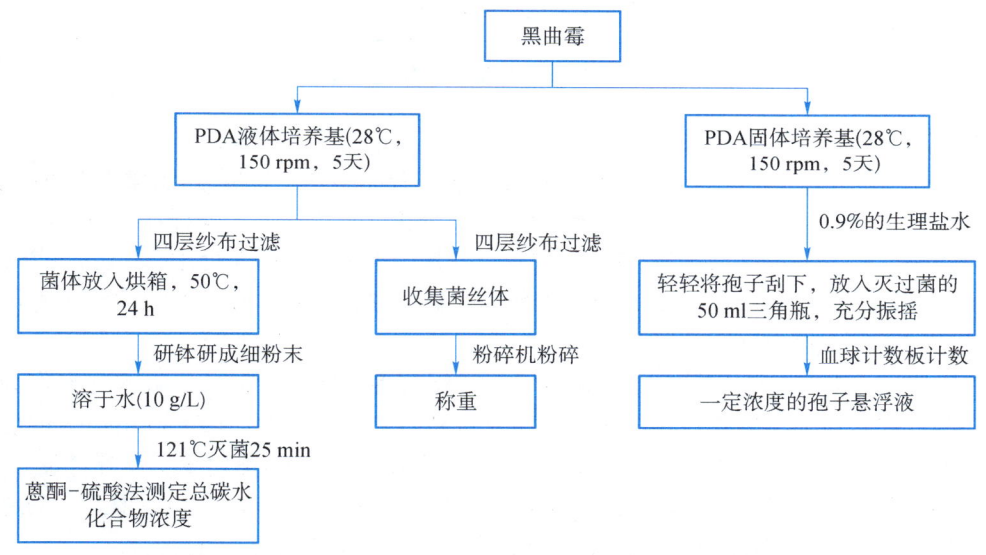

图 8-5-15 黑曲霉的培养与前处理流程

2. **固定化黑曲霉菌丝体和孢子悬浮液的制备** 固定化黑曲霉制备流程如图 8-5-16 所示。

3. **人参不定根和不同诱导物的共培养** 采用黑曲霉灭活菌丝体粉(SMPAN)、固定菌丝体(IMAN)和固定化孢子(ISAN)作为诱导剂[432-434]。将 SMPAN 以 5 种不同浓度(0、50、100、200、400 和 800 mg/L)转移到培养 30 d 的人参不定根中,将 IMAN 以不同克数(0、2.5、5、10、15 和 20 g)转移到培养 30 d 的人参不定根中,将 ISAN 以不同孢子浓度(0、10^1、10^2、10^3、10^4 和 10^5 孢子/mL)转移到培养 30 d 的人参不定根中,共培养 60 h 后,收获人参根,测定人参皂苷含量。与 SMPAN 和 IMAN 相比,ISAN 具有更好的效果,因此选择 ISAN 继续研究。优化诱导子培养条件,固定化真菌孢子的体积比(0、1%、2%、3%、4% 和 5%)(孢子浓度为 10^2 孢子/

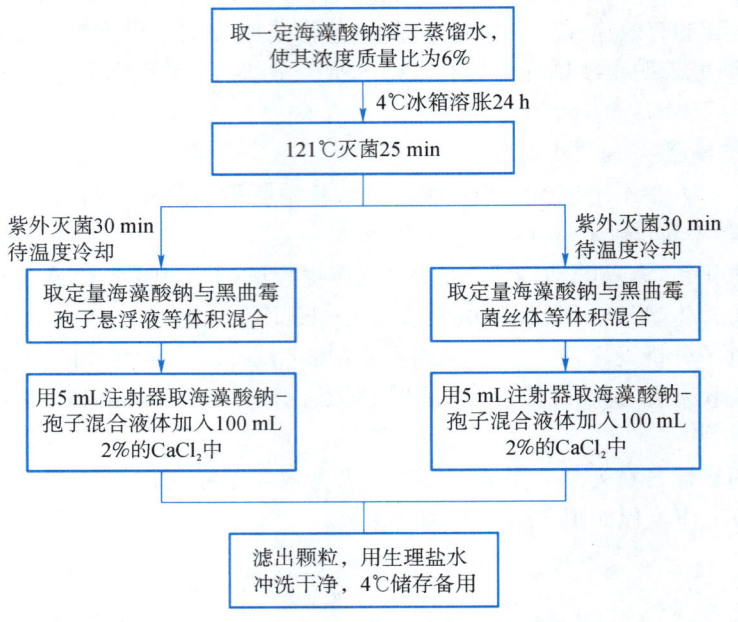

图 8-5-16 固定化黑曲霉制备流程

mL),共培养时间(0、12、24、48、72 和 96 h)。

4. ISAN 的 GC-MS 分析 为了研究诱导人参皂苷积累的真正成分,收集 PGARs 的培养基,ISANs 和 PGARs 共培养的培养基进行 GC-MS 分析。首先冷冻干燥样品,然后加入 50 μL 甲氧基胺吡啶,70 ℃下孵育 60 min。最后,加入 50 μL 衍生试剂。静压处理 1 h 后,每个 GC 小瓶补充 150 μL 庚烷和 0.1 mg/mL 二十二烷作为内标。混合涡旋 2 min,并以 10 000 rpm 离心 5 min,收集上清液并用于 GC 分析。

5. 人参不定根和乳酸的共培养 基于 GC-MS 结果,选择黑曲霉分泌的乳酸作为诱导剂,进一步研究其对人参皂苷积累的影响。将不同浓度(0、1、5、10、20 和 50 mg/L)的乳酸转移到培养 30 d 的人参不定根中。共栽培 24 h 后,收获人参不定根,测定人参皂苷含量。此外,研究乳酸处理时间(0、12、24、48、72 和 96 h)对信号分子过氧化氢(H_2O_2)、GRAS(ABA)、一氧化氮(NO)和乙烯(ET)的积累、转录因子 PgWRKY1-9 和功能基因的表达。

6. 信号分子的测定 不定根用 4.5 mL PBS(磷酸盐缓冲盐水)研磨成匀浆。在 4 ℃下收集上清液,在 3 000 rpm 离心 20 min 后进行后续实验。过氧化氢检测试剂盒(比色法)测定过氧化氢的含量(H_2O_2);一氧化氮检测试剂盒(硝酸还原酶法)测定一氧化氮(NO)含量,并用 ABA-ELISA 试剂盒和 ET-ELISA 试剂盒测定脱落酸(ABA)和乙烯(ET)的含量[435-436]。

7. 生物合成途径中关键基因表达分析 使用植物 RNA 试剂盒从新鲜不定根中分离总 RNA,并使用 HiFiScript Strand cDNA Synthesis Kit 反转录 200 ng RNA。分析前将 cDNA 储存在 -80 ℃。对目标基因进行 PCR 扩增,基因表达的相对值由 $^{\triangle\triangle}Ct$ 方法。引物序列如表 8-5-3 所示。

表 8-5-3 引物信息

引物名称	引物序列(5′→3′)
GAPDH	F：ATTCAACGGCACAGTCAAGG R：GCAGAAGGGCGGAGATGA
FPS	F：CTGAAATCCGAGCTACTCAACGA R：GCCATTCAATGCACCAACCA
SS	F：ATGGGAAGTTTGGGGGCAATTCT R：GTTCTCACTGTTTGTTCAGTAGTAGGTT
SE	F：AGCAGCAGTTGACAAAGG R：GCCACATTCGTTTTGGTGAAGG
DS	F：CGGAAACGTGTTTGGTTGCC R：CAAACAACACCTATTTCCGATT
CYP716A47	F：ATGGTGTTGTTTTTCTCCCTATCT R：TTAATTGTGGGGATGTAGATGAAT
CYP716A53v2	F：ATGGATCTCTTTATCTCATCTCAA R：TTAAAGCGTACAAGGTGATAGACG
UGT74AE2	F：ATGCTGAGCAAAACTCACATTA R：AACTCCCATATAAGCCTGCAT
UGT94Q2	F：GGTAGAATCAGTATAGCGTTGC R：TCTGAGTGGGAGCATGAGATGGAA
UGTPg1	F：GGAATGGTGGAGATGGCTA R：TTGAGTGTCTGGAGATGGAA
PR10	F：AAAGACCGAAGTTGAGGCTA R：TGGTGTTGTAAATGGTGGTG
PAL	F：GCCTAAACAAGACCGTTACG R：CGATTAGTGGGTTGTCGTT
PgWRKY1	F：CAAGCGAAAGTGCAGTTCAA R：CTGGGCAACCCCTTACACTA
PgWRKY2	F：TTTATCTCCTCGTTGAGTGTCG R：ACCTTCGTTTGTGCTGGTATG
PgWRKY3	F：CGGAAACCCAGACTCACG R：TCGGGACCCATTAGACATCA
PgWRKY4	F：CACCAACAGCATCAACAGCG R：ATTCGGGACCCATTAGACATCA

续　表

引 物 名 称	引物序列(5′→3′)
PgWRKY5	F: GGAGCAATAGTGGCATCAACCTG R: GAGTCGCACCAATTAAATGGAAAG
PgWRKY6	F: CCATTCCCGTCAAGTTTCCAC R: CGGCAAAGTCTATGTTGTCAGG
PgWRKY7	F: CGACATTATCTTCCTTCAACTTTA R: ACTCGCATTTGGGACGGC
PgWRKY8	F: ATGGATAACTCTCCCTCCCCTA R: CATTCTCTTCAATCTTCACTGC
PgWRKY9	F: GCAGAAAAGAGTGGTGTCCG R: AGGCTTTTGACCATACTTTC

(四) 研究结果

1. 不同处理的黑曲霉促进人参不定根中人参皂苷的积累

孢子悬浮液与人参不定根培养基体积比对人参皂苷含量积累的影响：前期研究发现固定化孢子悬浮液利于人参不定根中皂苷的积累，经优化发现4%固定化孢子悬浮液用量能够获得最佳的诱导效果，见表8-5-4。

表8-5-4　固定化 A. niger 对人参皂苷积累的影响(不同体积比)

体积比(%)	人参皂苷含量(mg/g)			
	Rb组	Rg组	Ro组	总　计
0	1.30 ± 0.08^{d}	5.94 ± 0.41^{bc}	0.63 ± 0.06^{cd}	7.87 ± 0.47^{e}
1	5.44 ± 0.36^{c}	5.86 ± 0.90^{bd}	0.60 ± 0.11^{cd}	11.90 ± 1.37^{d}
2	7.26 ± 0.13^{b}	6.76 ± 0.46^{b}	0.86 ± 0.03^{b}	14.87 ± 0.56^{c}
3	7.27 ± 0.15^{b}	9.85 ± 0.04^{a}	1.17 ± 0.11^{a}	18.30 ± 0.22^{b}
4	11.39 ± 0.37^{a}	9.50 ± 0.20^{a}	1.16 ± 0.05^{a}	22.05 ± 0.23^{a}
5	5.12 ± 0.09^{c}	5.40 ± 0.56^{cd}	0.79 ± 0.06^{bd}	11.30 ± 0.59^{d}

注：Rb组=$Rb_1+Rb_2+Rb_3+Rc+Rd+Rg_3+Rh_2$；Rg组=$Re+Rg_1+Rg_2+Rf+Rh_1$。数据为平均值±SD，同一列中相同字母表示没有显著差异。

2. 不同作用时间对人参皂苷含量积累的影响　共培养24 h人参皂苷含量达到最大水平(26.43 ± 0.49 mg/g)，与对照组相比含量提高了3.09倍。总之，获得的最佳共培养条件如下：ISAN孢子浓度10^2孢子/mL，体积比4%、作用时间24 h，见表8-5-5。

表 8-5-5　固定化 A. niger 对人参皂苷积累的影响（不同作用时间）

作用时间(h)	人参皂苷含量(mg/g)			
	Rb 组	Rg 组	Ro 组	总　计
0	2.61±0.09c	5.41±0.42e	0.54±0.03b	8.55±0.78d
12	5.30±0.56b	10.59±0.94bd	0.85±0.08bc	16.74±1.58b
24	9.53±0.32a	15.59±0.02a	1.31±0.15ac	26.43±0.49a
48	6.02±0.69b	11.65±1.13b	0.67±0.05b	18.34±1.87b
72	5.83±0.7b	8.86±1.02cd	1.48±0.39a	16.17±2.19c
96	5.19±0.21b	6.80±0.17e	0.82±0.06b	12.81±0.01c

注：Rb 组＝Rb1＋Rb2＋Rb3＋Rc＋Rd＋Rg3＋Rh2；Rg 组＝Re＋Rg1＋Rg2＋Rf＋Rh1。数据为平均值±SD，同一列中相同字母表示没有显著差异。

3. GC-MS 分析　我们对固定化前后胶珠的状态进行了观察（图 8-5-17），发现在与人参不定根共同培养后，胶珠颜色变黄，并且表面变粗糙。通过 GC-MS 对共培养体系发酵液中的成分进行了分析，结果如表 8-5-6 所示，共检测出 8 种物质，分别是乳酸、果糖、葡萄糖、半乳糖、丁酸、戊酸、十六烷酸和十八烷酸。而乳酸仅在实验组中被检测到，因此我们推测是黑曲霉代谢物乳酸促进了人参不定根皂苷含量的积累。

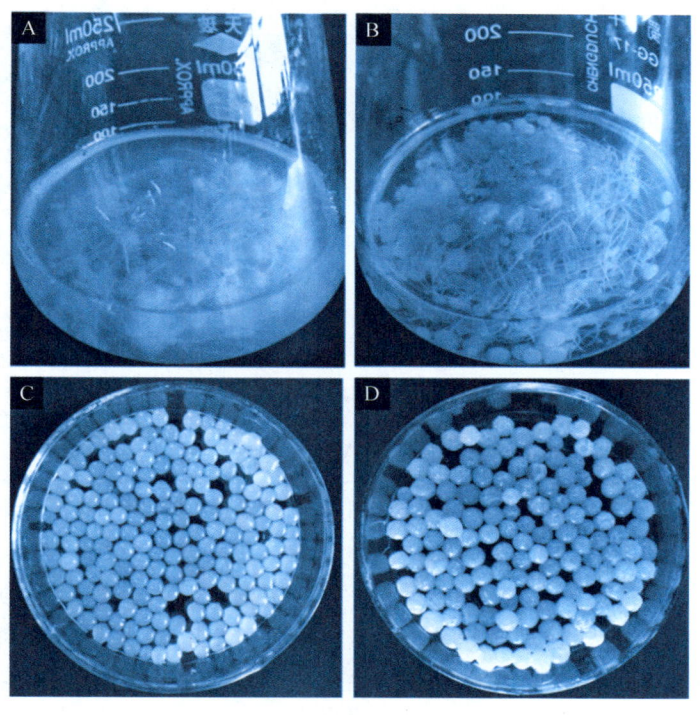

图 8-5-17　对照组(A)和固定化黑曲霉与人参不定根共培养组(B)表型比较；
　　　　　共培养之前(C)和之后(D)固定的黑曲霉孢子（彩图见附图）

表 8-5-6　人参不定根于共培养体系代谢物分析

编号	保留时间(min)	分类	代谢物	对照组(mg/g)	共培养组(mg/g)
1	13.862	carboxylic acids	lactic acid	—	0.15±0.01
2	33.632	monosaccharides	D-fructose	6.29±0.94	7.21±0.67
3	34.536		D-glucose	2.09±0.04	3.11±0.24**
4	28.469	fatty acids	pentanedioic acid	0.59±0.08	0.71±0.01
5	35.49		hexadecanoic acid	1.79±0.20	1.62±0.01
6	39.288		octadecanoic acid	0.76±0.10	0.76±0.01
7	31.823	amino acids	glycine	41.36±0.10	45.90±1.65**
8	31.675		D-glucuronic acid	16.02±0.98	18.79±1.34

4. 乳酸对人参皂苷积累的影响　为了验证乳酸对人参皂苷积累的影响,研究了不同浓度的乳酸作为诱导子。如表 8-5-7 所示,各处理组总人参皂苷均有明显改善。乳酸浓度为 20 mg/L 时含量达到最大值,为对照组的 2.38 倍。这一结果证实了乳酸(黑曲霉的代谢产物)是主要诱导成分的假设。

表 8-5-7　乳酸对人参不定根中人参皂苷含量的影响

浓度(mg/L)	人参皂苷含量(mg/g)			
	Rb 组	Rg 组	Ro 组	总　计
0	5.35±0.30^f	2.78±0.18^c	0.13±0.01^d	8.25±0.49^e
1	5.99±0.09^e	2.85±0.56^c	0.21±0.02^{cd}	9.05±0.67^{de}
5	6.74±0.01^d	2.72±0.15^c	0.26±0.08^c	9.82±0.01^d
10	9.07±0.22^b	3.77±0.35^b	0.39±0.04^b	13.23±0.10^b
20	12.49±0.22^a	6.21±0.08^a	0.64±0.08^a	19.66±0.16^a
50	7.59±0.01^c	3.29±0.07^{bc}	0.72±0.01^a	11.60±0.07^c

注:Rb 组=Rb1+Rb2+Rb3+Rc+Rd+Rg3+Rh2;Rg 组=Re+Rg1+Rg2+Rf+Rh1。数据为平均值±SD,同一列中相同字母表示没有显著差异。

5. 乳酸对人参皂苷积累的调控机制　本研究为了揭示乳酸诱导后人参不定根中信号分子的产生模式,分别在诱导处理 0 h、12 h、24 h、48 h、72 h、96 h 收获新鲜根,测定样品中 H_2O_2、NO、ET 和 ABA 的含量。在乳酸诱导期间,H_2O_2 立即产生,并在 12 h 达到其峰值(23.37±1.25 mmol/gprot);NO 在 12 h 时含量最高(40.10±0.73 μmol/gprot),ET 也在 12 h 达到最大水平(30.09±0.55 ng/L),而 ABA 在 24 h 时达到最高水平(6.25±0.32 ng/mL)。

为了准确验证乳酸诱导后人参不定根中转录因子的功能,考察了诱导处理 0、12、24、48、72、84 h 新鲜根样品中的 *PgWRKY1-9* 表达水平。在诱导期间,所有测试的 PgWRKY 在乳酸处理的人参不定根中显著上调。其中,*PgWRKY1* 的表达上调更明显,表达水平比对照组提高了 5.58 倍。此外,防御基因 *PR1* 和 *PAL* 的表达水平与对照组相比,分别增强了 3.33 和 3.85 倍,表明乳酸诱导激活了人参不定根的抗性反应。

通过 qRT-PCR 测定参与人参皂苷生物合成途径的 9 个基因表达水平。研究发现,在乳酸处理的人参不定根中基因表达水平均显著上调,尤其是 *FPS*、*SS*、*CYP716A53v2* 和 *UGTPg1*,与对照组相比,其表达水平分别提高了 5.21、6.66、6.65 和 5.14 倍,调控机制见图 8-5-18。

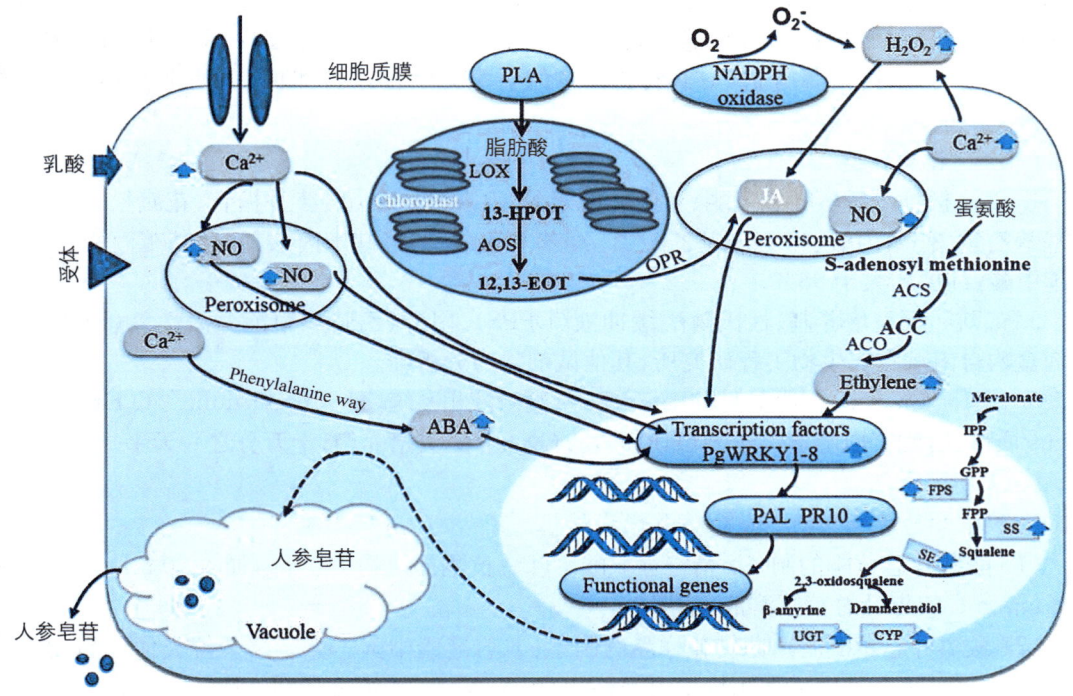

图 8-5-18 乳酸诱导人参皂苷积累的调控机制

(mevalonate: 甲羟戊酸; IPP: 异戊烯二磷酸; GPP: 牻牛基二磷酸; FPS: 法呢基二磷酸酶; FPP: 法呢基二磷酸; SS: 鲨烯合成酶; squalene: 角鲨烯; 2,3-oxidosqualene: 2,3-氧化角鲨烯; SE: 鲨烯环氧酶; β-amyrine: β-香树脂醇; dammerendiol: 达玛烷; UGT: 糖基转移酶; CYP: CYP450 家族)

(五) 思考与拓展

1. 创新性 微生物等生物诱导子能够显著提高培养物中活性成分含量,但其物质基础及作用机制并不清晰。本研究通过黑曲霉诱导前后成分对比发现,乳酸仅在实验组中被检测到,实验结果也证实黑曲霉代谢物乳酸促进了人参皂苷含量的积累,揭示了黑曲霉的促进机制。

2. 问题与启发 目前对人参皂苷生物合成的调控机制主要集中于转录因子的研究,对靶点基因和靶点蛋白互作研究还不深入,对表观遗传等研究报道较少,今后的研究应该选择优异的诱导表达体系[2-3],对于互作网络机制进行更加深入的研究。

例四　酸枣叶总黄酮的人体肠道菌群体外转化研究

(一) 研究背景

酸枣叶为鼠李科枣属植物酸枣 *Ziziphus jujuba* var. *spinosa*（Bunge）Huex H. F. Chou 的干燥叶。酸枣叶资源蕴藏量巨大，但由于缺乏有效利用途径而多被废弃。酸枣叶又名棘叶，始载于《本草纲目》，具有"敛疮解毒，治胫臁疮"之功效。酸枣叶中含有丰富的黄酮、皂苷、氨基酸、核苷类、微量元素等营养成分。研究发现酸枣叶中总黄酮含量可高达 8.04%，且酸枣叶中黄酮类成分多以黄酮醇类（槲皮素、山柰酚）为苷元，具有很高的抗氧化活性。以槲皮素、山柰酚为苷元的黄酮类化合物不以原型入血，经肠道菌转化为活性成分，被人体吸收利用。因此，肠道菌转化研究对于评估中药活性成分至关重要。本研究利用人体肠道菌对酸枣叶总黄酮在体外进行糖水解研究，模拟药物在人体肠道菌的代谢转化过程，对其代谢过程中的化学成分进行定性、定量分析，对其转化产物的抗氧化活性进行评价，以期阐明其可能的药效成分。

(二) 材料与仪器

1. 供试材料　酸枣叶总黄酮、对照品山柰酚、山柰酚-3-O-芸香糖苷、花旗松素 3,4-二羟基苯乙酸、3-苯丙酸、4-羟苯乙酸、3-羟苯乙酸、对羟基苯丙酸、间羟基苯丙酸和 4-羟基苯甲酸，纯度均大于 98%。

2. 试剂　厌氧培养基、杜氏磷酸缓冲液（DPPS）、甲醇、乙腈和甲酸。活性氧（ROS）检测试剂盒购自南京建成生物工程研究所，其他试剂均为分析纯。

3. 仪器　Dionex UHPLC Ultimate™ 3000 高效液相系统，ThermoScientific™ Q Exactive™/Focus 质谱仪，配有电喷雾离子源（HESI），YQX-Ⅱ厌氧培养箱，十万分之一天平。

(三) 研究方法

1. 酸枣叶总黄酮的肠道菌群体外代谢转化

（1）酸枣叶总黄酮的制备：精密称取酸枣叶总黄酮提取物 160 mg，加入 20 mL 无菌水，制备 8 mg/mL 酸枣叶总黄酮溶液，备用。

（2）酸枣叶总黄酮肠道菌转化样品的制备：6 名健康中国志愿者的新鲜粪便样品（3 名男性和 3 名女性，1 个月内未使用抗生素类药物）用无菌 DPBS 溶液稀释产生 10%(w/v)的悬浮液，涡旋混匀，两层纱布滤过，6 000 r/min 离心 10 min（4 ℃），上清液作为肠道菌群孵育液。将 10 mL GAM 培养液与 10 mL 肠道菌孵育液混合于 37 ℃下厌氧培养 9 h，随后加入 8 mg/mL 酸枣叶总黄酮溶液 1 mL，于 37 ℃厌氧培养 0、1、2、4、6、8、24、48 h，进行 UPLC-MS 分析和抗氧化活性测定，每个时间点平行制备 3 份样品。同时制备不含酸枣叶总黄酮和肠道菌群孵育分别作为对照 1（control 1）与对照 2（control 2）。肠道菌群代谢转化样品溶液以水饱和正丁醇萃取 3 次，每次 10 mL，以 4 500 r/min 离心 5 min，移取并合并上清液，60 ℃蒸干，残渣加水溶液，定容至 2 mL。4 ℃下 14 000 r/min 离心 20 min，将所得的上清液分为 2 部分，0.8 mL 用于 UPLC-MS 分析，另一部分用于抗氧化活性实验。

（3）肠道菌群微生物的测定：厌氧培养 9 h 所得肠道菌孵育液立即进行 16 sRNA 测序分析。

2. 酸枣叶总黄酮菌群转化样品对 H_2O_2 诱导 PC12 细胞损伤的保护作用

（1）细胞培养：参考细胞培养相关文献，具体过程如下。PC12 细胞培养于含有 RPMI

1640 培养基(10%胎牛血清、100 U/mL青霉素和链霉素)的细胞瓶中,并且放置培养箱中(37 ℃ 5% CO_2)培养,每2天传代1次并且1瓶传2瓶,取对数生长期细胞用于实验,且均$2×10^4$个细胞/每孔密度接种于96孔细胞培养板。

(2) H_2O_2诱导PC12细胞损伤模型的建立:取PC12细胞,接种于96孔培养板中,100 μL/孔。加入不同浓度的H_2O_2(0、2、3、4、5 mmol/L),培养24 h,培养结束后,小心吸去细胞培养液,加入100 μL培养基和11 μL MTT(5 mg/mL)溶液,培养4 h后,每孔加入111 μL异丙醇及1 mL 1 mol/L HCl混合溶液,用酶标仪检测570 nm各孔的吸光度(A)值。细胞活力(%)=(实验组OD值/正常组OD值)×100%。

(3) 细胞内活性氧含量测定:根据试剂盒说明书测定细胞ROS含量。

(4) 细胞内丙二醛含量测定:采用比色法测定细胞内丙二醛(MDA),试验分为对照组(Conteol)、模型组(H_2O_2 0.3 mmol/L)和样品组(H_2O_2+0.01、0.03、0.06 mg/mL酸枣叶总黄酮菌群转化)。更换不同浓度的样品预处理细胞2 h后加入H_2O_2使终浓度为0.3 mmol/L。培养24 h后收集细胞,按照丙二醛(MDA)试剂盒说明书测定MDA含量。

(四) 研究结果

1. 酸枣叶总黄酮代谢途径及主要成分的含量变化 酸枣叶总黄酮中quercetin类化合物的代谢途径如图8-5-19所示。首先quercetin-3-O-Rut(Glu+Rha)与quercetin-3-O-Rob(Gal+Rha)在肠道菌群作用下水解脱去1分子的Rha生成quercetin-3-O-β-D-Glu和quercetin-3-O-β-D-Gal,而这两个化合物随后分别脱去一分子的Glu和Gal生成苷元quercetin。Quercetin-3-O-β-D-Glu和quercetin-3-O-β-D-Gal及quercetin-3-Rha分别在1、2、8 h含量迅速降低甚至完全水解,生成共同的代谢产物quercetin。Glu的水解速度最快而Rha的水解速度慢。quercetin-3-O-Rob在开始的2 h水解速度缓慢,在6 h含量迅速降低,quercetin-3-O-Rut从0 h就开始水解,6 h含量迅速降低。这可能是由于Glu的水解速度大于Gal的水解速度。

除此之外,quercetin加2H还原生成taxifolin,苷元quercetin与taxifolin的含量在6 h时显著增加,并且在6~8 h显著降低,在以后的40 h降低到小于定量限。这可能是quercetin和taxifolin环裂解为小酚酸类化合物所致,如图8-5-19A所示。quercetin环裂解为3,4-dihydroxyphenylacetic acid、3-hydroxyphenylacetic acid和4-hydroxybenzoic acid。taxifolin环裂解为3,4-dihydroxyphenylacetic acid、3-hydroxyphenylacetic acid、m-hydroxyphenylpropionic acid,与文献报道一致[437]。山奈酚类化合物kaempferol-3-O-Rut的含量在0~2 h内从1.547 2±0.210 1 μg/mL降低为1.066 7±0.026 1 μg/mL,直到6 h完全降解,如图8-5-19所示。与此相反的是kaempferol在6 h含量达到最大。随后环裂解生成p-hydroxyphenylpropanoic acid、3-phenylpropionic acid、4-hydroxybenzoic acid。从以上结果可知酸枣叶总黄酮糖苷类化合物可以被肠道菌水解为苷元,苷元进一步水解生成小酚酸类化合物。

2. 粪便样品正常人肠道菌的菌群分析 为了了解肠道菌群组成与酸枣叶总黄酮中各成分的相关性,进行16 sRNA基因测序分析。如图8-5-20A,在门分类水平上,培养9 h后的肠道菌群主要由厚壁菌门(Firmicutes)、变形菌门(Proteobacteria)、放线菌门(Actinobacteria)、拟杆菌门(Bacteroidetes)、蓝藻菌门(Cyanobacteria)、浮霉菌门(Planctomycetes)、芽单胞菌门(Gemmatimonadetes)、疣微菌门(Verrucomicrobia)等8个菌门组成。在属水平上共鉴定了

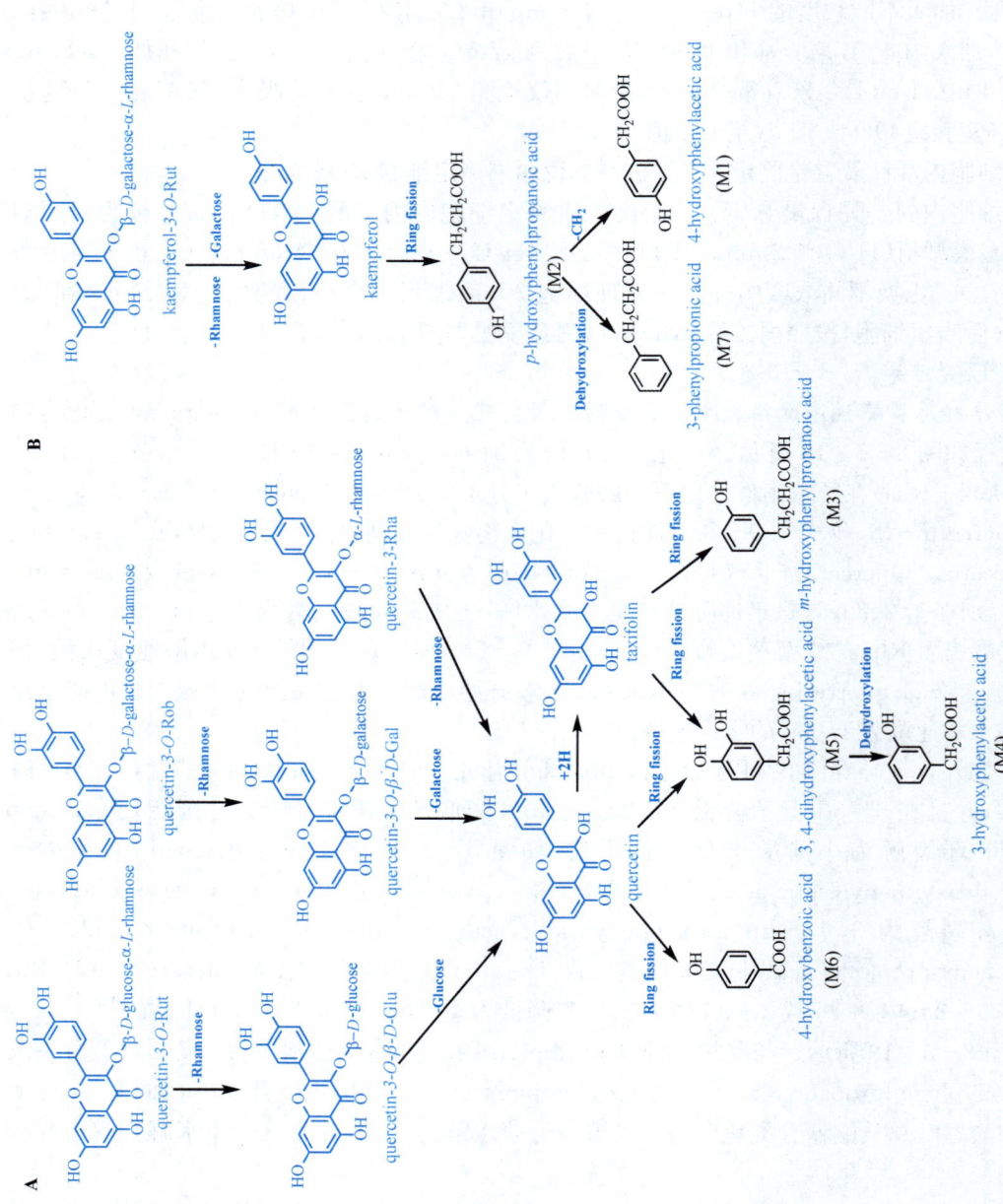

图8-5-19 酸枣叶总黄酮与肠道菌群共孵育不同时间后不同类型化合物代谢途径
(A. 槲皮素类化合物；B. 山柰酚类化合物)

38种菌群如图8-5-20B。双歧杆菌是鉴定出来的主要菌群,具有葡萄糖苷酶的活性[438-439]。根据文献报道 Bacteroides spp. 45可以产生鼠李糖苷酶水解槲皮苷[440]。同时 Bacteroides spp. 45可以产生半乳糖苷酶,水解金丝桃苷[441]。Peng 等[442]报道从人体粪便中分离的瘤胃球菌属(Ruminococcus)可以使 quercetin 的环裂解生成 3,4-dihydroxyphenylacetic acid。此外,双歧杆菌属(Bifidobacterium)、韦荣球菌属(Veillonella)和拟杆菌属(Bacteroides)可以水解 kaempferol-3-O-Rut 生成 kaempferol 并且进一步水解生成小酚酸类化合物。从以上研究结果可以看出,人体内特定的肠道菌促进了酸枣叶总黄酮中化合物的代谢。

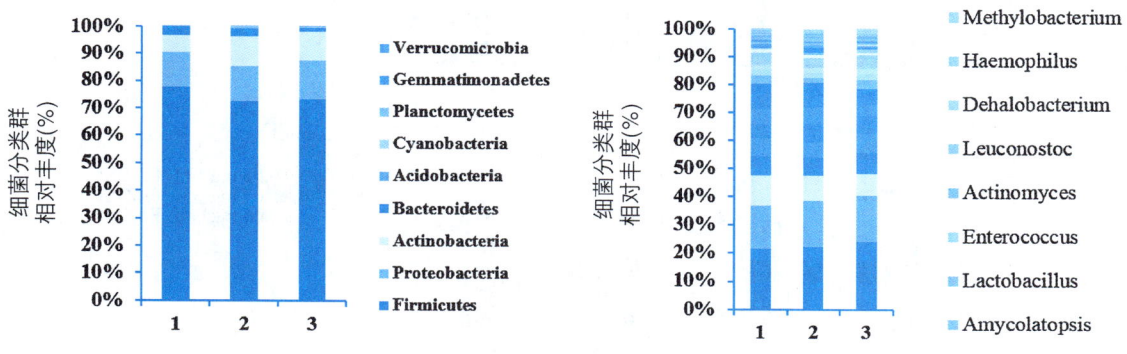

图8-5-20　肠道菌群孵育液在门(A)和属(B)水平的菌群丰富度(彩图见附图)

3. 酸枣叶总黄酮菌群转化样品对 H_2O_2 损伤的 PC12 细胞活力的影响　如图8-5-21A所示,不同浓度酸枣叶总黄酮分别经肠道菌转化0、4、6、24 h 处理后的样品,对 PC12 细胞存活率无显著变化。如图8-5-21B所示,与对照组相比,PC12 细胞经 0.3 mmol/L 过氧化氢处理 24 h 后,细胞存活率显著降低($p<0.001$)。当酸枣叶总黄酮浓度分别 0.1 mg/mL、0.3 mg/mL 和 0.6 mg/mL 时,且肠道菌转化时间为 0 h、4 h 和 6 h 时,转化后样品均能显著提高 PC12 细胞的活力($p<0.05$, $p<0.01$)。

如图8-5-21C和D所示,当酸枣叶总黄酮浓度分别 0.1 mg/mL、0.3 mg/mL 和 0.6 mg/mL 时,且肠道菌转化时间为 0、4、6 h 时,与模型组相比,转化后样品均能显著抑制由 H_2O_2 损伤引起的细胞内 MDA 和 ROS 含量升高($p<0.05$, $p<0.01$, $p<0.001$)。值得注意的是当酸枣叶总黄酮浓度为 0.4、0.6 mg/mL,且肠道菌转化时间为 4、6 h 时,与 0 h 相比其对 H_2O_2 损伤引起的细胞内 ROS 含量升高的抑制作用有显著差异($p<0.05$, $p<0.01$)。

如图8-5-22,在细胞水平也可以观察到相同的结果,4、6 h 中 quercetin、taxifolin、kaempferol 化合物与 MDA、ROS 距离较近,相关性程度较高。而 0、1、2 h 中 quercetin-3-O-Rob、quercetin-3-O-Rut、quercetin-3-O-Rha、quercetin-3-O-Glu、quercetin-3-O-Gal、kaempferol-3-O-Rut 及 24、48 h 与 MDA、ROS 相关性程度较低。本部分研究表明 4、6 h 中苷元类化合物与抗氧化活性相关性较高,而 0、1、2 h 的糖苷类化合物与抗氧化活性相关性较低。在肠道菌转化过程中,黄酮糖苷类化合物被肠道菌水解为苷元类化合物,众所周知,苷元类化合物的抗氧化活性高于糖苷类化合物[443]。另外,小酚酸类化合物 3-hydroxyphenylacetic acid、m-hydroxyphenylpropionic acid 等化合物无抗氧化活性,这也与 24、48 h 样品抗氧化活性降低有关。

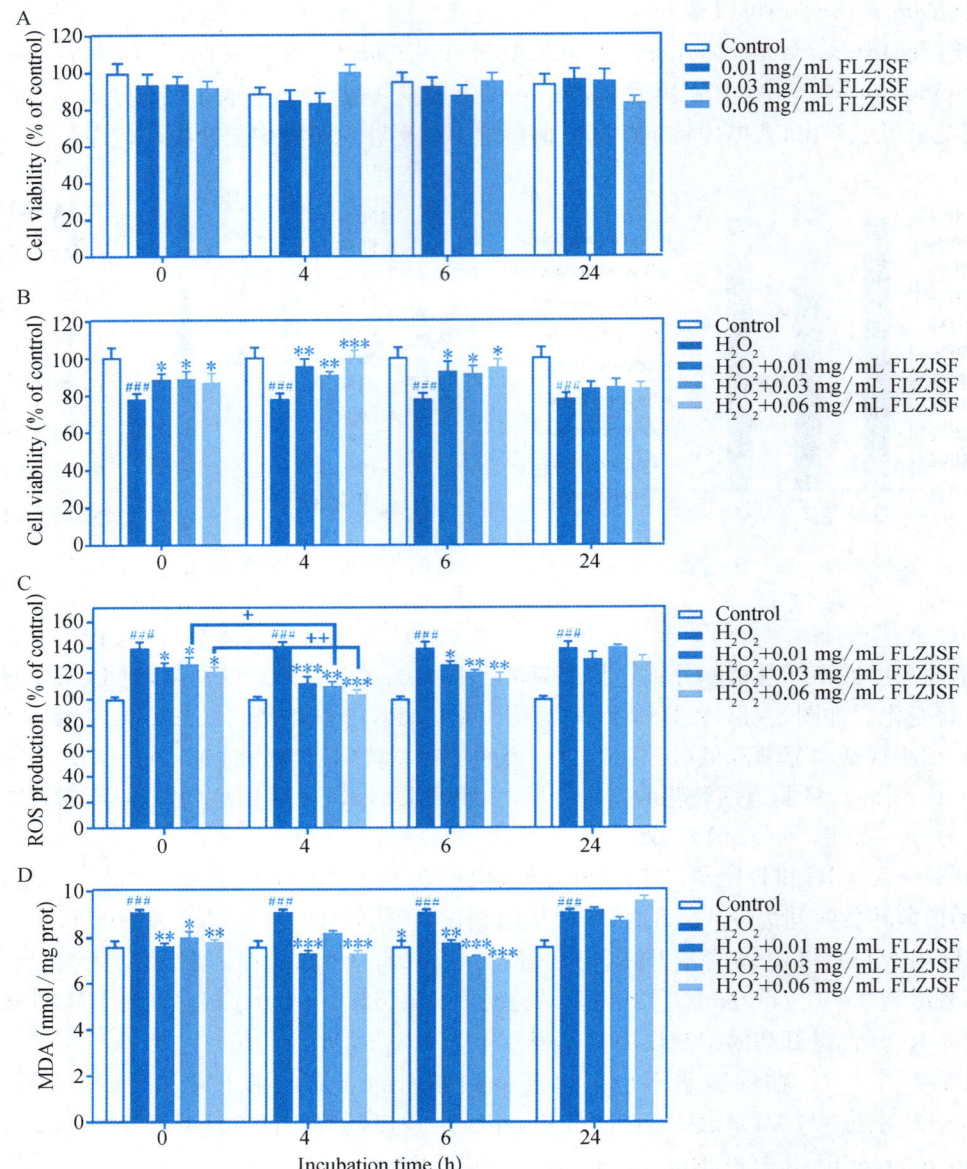

图 8-5-21 酸枣叶总黄酮样品 PC12 细胞活力的影响(A),对 H_2O_2 损伤的 PC12 细胞活力的影响(B),对 H_2O_2 损伤的 PC12 细胞 ROS(C)、MDA(D)含量的影响

(与空白组比较 ###$p<0.001$;与模型组比较 * $p<0.05$,** $p<0.01$,*** $p<0.001$;
与 0 h 组比较 +$p<0.05$,++$p<0.01$)

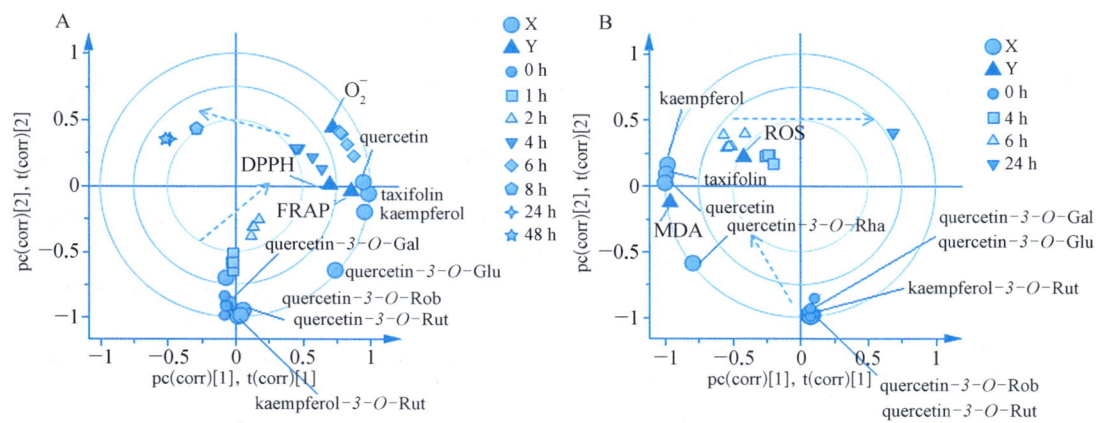

图8-5-22 酸枣叶总黄酮样品与抗氧化活性的相关分析

(五) 思考与拓展

1. 创新性 本实验利用离体粪便温孵法对酸枣叶总黄酮进行转化,并且用化学方法DPPH等方法及过氧化氢诱导PC12细胞评价转化产物抗氧化活性,发现酸枣叶黄酮苷类化合物经过肠道菌水解为苷元发挥抗氧化作用,是潜在的活性成分,也是其抗氧化作用前药。本研究阐明了酸枣叶总黄酮发酵后的生物活性成分和抗氧化机制,为酸枣叶总黄酮的进一步开发利用提供了理论基础和科学依据。

2. 问题与启发 根据化学水平和PC12细胞水平的抗氧化活性分析,4、6 h的酸枣叶总黄酮菌群转化样品的抗氧化活性明显高于0、24 h。研究结果为酸枣叶总黄酮的进一步开发提供了理论基础和科学依据。同时酸枣叶总黄酮苷类化合物是否经过肠道菌水解为苷元发挥抗氧化作用,苷元类quercetin、kaempferol是否是抗氧化作用前药,还需要进一步体内验证。

参考文献

[1] 赵国屏.合成生物学:开启生命科学"会聚"研究新时代[J].中国科学院院刊,2018,33(11):15.

[2] Lawson CE, Harcombe WR, Hatzenpichler R, et al. Common principles and best practices for engineering microbiomes [J]. Nature Reviews Microbiology, 2019, 17(12): 725-741.

[3] Khalil AS, Collins JJ. Synthetic biology: applications come of age [J]. Nature Reviews Genetics, 2010, 11(5): 367-379.

[4] Keasling JD. Synthetic biology and the development of tools for metabolic engineering [J]. Metabolic Engineering, 2012, 14(3): 189-195.

[5] 刘海利,王勇.植物合成生物学的现在与未来[J].合成生物学,2020,1(4):18.

[6] Antunes MS, Morey KJ, Smith JJ, et al. Programmable ligand detection system in plants through a synthetic signal transduction pathway [J]. PLoS One, 2011, 6(1): e16292.

[7] Müller K, Siegel D, Rodriguez Jahnke F, et al. A red light-controlled synthetic gene expression switch for plant systems [J]. Molecular Biosystems, 2014, 10(7): 1679-1688.

[8] Patron NJ, Orzaez D, Marillonnet S, et al. Standards for plant synthetic biology: a common syntax for exchange of DNA parts [J]. New Phytologist, 2015, 208(1): 13-19.

[9] Schaumberg KA, Antunes MS, Kassaw TK, et al. Quantitative characterization of genetic parts and circuits for plant synthetic biology [J]. Nature Methods, 2016, 13(1): 94-100.

[10] Fuentes P, Zhou F, Erban A, et al. A new synthetic biology approach allows transfer of an entire metabolic pathway from a medicinal plant to a biomass crop [J]. eLife, 2016, 5: e13664.

[11] Pateraki I, Andersen-Ranberg J, Jensen NB, et al. Total biosynthesis of the cyclic AMP booster forskolin from *Coleus forskohlii* [J]. eLife, 2017, 6: e23001.

[12] Lu Y, Zhu JK. Precise Editing of a Target Base in the Rice Genome Using a Modified CRISPR/Cas9 System [J]. Molecular Plant, 2017, 10(3): 523-525.

[13] Li C, Zong Y, Wang Y, et al. Expanded base editing in rice and wheat using a Cas9-adenosine deaminase fusion [J]. Genome Biology, 2018, 19(1): 59.

[14] Shimatani Z, Kashojiya S, Takayama M, et al. Targeted base editing in rice and tomato using a CRISPR-Cas9 cytidine deaminase fusion [J]. Nature Biotechnology, 2017, 35(5): 441-443.

[15] Zong Y, Wang Y, Li C, et al. Precise base editing in rice, wheat and maize with a Cas9-cytidine deaminase fusion [J]. Nature Biotechnology, 2017, 35(5): 438-440.

[16] Chen Y, Wang Z, Ni H, et al. CRISPR/Cas9-mediated base-editing system efficiently generates gain-of-function mutations in *Arabidopsis* [J]. Science China-Life Sciences, 2017, 60(5): 520-523.

[17] South P F, Cavanagh a P, Liu H W, et al. Synthetic glycolate metabolism pathways stimulate crop growth and productivity in the field [J]. Science, 2019, 363(6422): eaat9077.

[18] Khairul Ikram NKB, Beyraghdar Kashkooli A, Peramuna AV, et al. Stable Production of the Antimalarial Drug Artemisinin in the Moss *Physcomitrella patens* [J]. Frontiers in Bioengineering and Biotechnology, 2017, 5: 47.

[19] Zhu Q, Zeng D, Yu S, et al. From Golden Rice to aSTARice: Bioengineering Astaxanthin Biosynthesis in Rice Endosperm [J]. Molecular Plant, 2018, 11(12): 1440-1448.

[20] Liu X, Zhang P, Zhao Q, et al. Making small molecules in plants: A chassis for synthetic biology-based production of plant natural products [J]. Journal of Integrative Plant Biology, 2023, 65(2): 417-443.

[21] Malhotra K, Subramaniyan M, Rawat K, et al. Compartmentalized Metabolic Engineering for Artemisinin Biosynthesis and Effective Malaria Treatment by Oral Delivery of Plant Cells [J]. Molecular Plant, 2016, 9(11): 1464-1477.

[22] 王洁,戴住波.中药活性成分异源仿生合成——中药资源保护与开发新模式[J].中国中药杂志,2023, 48(9): 2284-2297.

[23] Dai Z, Wang B, Liu Y, et al. Producing aglycons of ginsenosides in bakers' yeast [J]. Scientific Reports, 2014, 15(4): 3698.

[24] Escalante-Chong R, Savir Y, Carroll SM, et al. Galactose metabolic genes in yeast respond to a ratio of galactose and glucose [J]. Proceedings of the National Academy of Sciences of the United States of America, 2015, 112(5): 1636-1641.

[25] Chang TT, Ding WC, Yan SR, et al. A robust yeast biocontainment system with two-layered regulation switch dependent on unnatural amino acid [J]. Nature Communications, 2023, 14(1): 6487.

[26] Li R, Wang K, Wang D, et al. Production of plant volatile terpenoids (rose oil) by yeast cell factories [J]. Green Chemistry, 2021, 23(14): 5088-5096.

[27] Galanie S, Thodey K, Trenchard IJ, et al. Complete biosynthesis of opioids in yeast [J]. Science, 2015, 349(6252): 1095-1100.

[28] Cai T, Sun HB, Qiao J, et al. Cell-free chemoenzymatic starch synthesis from carbon dioxide [J]. Science, 2021, 373(6562): 1523-1527.

[29] Zhu XN, Tan ZG, Xu HT, et al. Metabolic evolution of two reducing equivalent-conserving pathways for high-yield succinate production in *Escherichia coli* [J]. Metabolic Engineering, 2014, 24: 87-96.

[30] Liu B, Xiang SM, Zhao G, et al. Efficient production of 3-hydroxypropionate from fatty acids feedstock in *Escherichia coli* [J]. Metabolic Engineering, 2019, 51: 121-130.

[31] Paddon CJ, Westfall PJ, Pitera DJ, et al. High-level semi-synthetic production of the potent antimalarial artemisinin [J]. Nature, 2013, 496(7446): 528-532.

[32] 张学礼,黄璐琦,戴住波,等.一种重组菌及其用途: ZL201711064197.5[P].2017-11-02.

[33] Espina G, Atalah J, Blamey JM. Extremophilic Oxidoreductases for the Industry: Five Successful Examples

With Promising Projections [J]. Frontiers in Bioengineering and Biotechnology, 2021, 9: 710035.

[34] Yi D, Bayer T, Badenhorst CPS, et al. Recent trends in biocatalysis [J]. Chemical Society Reviews, 2021, 50(14): 8003-8049.

[35] Goeddel DV, Kleid DG, Bolivar F, et al. Expression in *Escherichia-coli* of chemically synthesized genes for human insulin [J]. Proceedings of the National Academy of Sciences of the United States of America, 1979, 76(1): 106-110.

[36] Zhang J, Hansen LG, Gudich O, et al. A microbial supply chain for production of the anti-cancer drug vinblastine [J]. Nature, 2022, 609(7926): 341-347.

[37] Luo XZ, Reiter MA, D'Espaux L, et al. Complete biosynthesis of cannabinoids and their unnatural analogues in yeast [J]. Nature, 2020, 567(7746): 123-126.

[38] Sudesh K, Abe H, Doi Y. Synthesis, structure and properties of polyhydroxyalkanoates: biological polyesters [J]. Progress in Polymer Science, 2000, 25(10): 1503-1555.

[39] Denby CM, Li RA, Vu V, et al. Industrial brewing yeast engineered for the production of primary flavor determinants in hopped beer [J]. Nature Communications, 2018, 9(1): 965.

[40] Zha WL, Zhang F, Shao JQ, et al. Rationally engineering santalene synthase to readjust the component ratio of sandalwood oil [J]. Nature Communications, 2022, 13(1): 2508.

[41] Fickers P, Benetti PH, Waché Y, et al. Hydrophobic substrate utilisation by the yeast *Yarrowia lipolytica*, and its potential applications [J]. FEMS Yeast Research, 2005, 5(6-7): 527-543.

[42] Ji MK, Zheng TR, Wang ZY, et al. PHB production from food waste hydrolysates by *Halomonas bluephagenesis* harboring PHB operon linked with an essential gene [J]. Metabolic Engineering, 2023, 77: 12-20.

[43] Wang D, Wang J, Shi Y, et al. Elucidation of the complete biosynthetic pathway of the main triterpene glycosylation products of *Panax notoginseng* using a synthetic biology platform [J]. Metabolic Engineering, 2020, 61: 131-140.

[44] Lenihan JR, Tsuruta H, Diola D, et al. Developing an industrial artemisinic acid fermentation process to support the cost-effective production of antimalarial artemisinin-based combination therapies [J]. Biotechnology Progress, 2008, 24(5): 1026-1032.

[45] Liu D, Xiao Y, Evans BS, et al. Negative feedback regulation of fatty acid production based on a malonyl-CoA sensor-actuator [J]. ACS Synthetic Biology, 2015, 4(2): 132-140.

[46] Shi Y, Wang D, Li R, et al. Engineering yeast subcellular compartments for increased production of the lipophilic natural products ginsenosides [J]. Metabolic Engineering, 2021, 67: 104-111.

[47] Shaw AJ, Lam FH, Hamilton M, et al. Metabolic engineering of microbial competitive advantage for industrial fermentation processes [J]. Science, 2016, 353(6299): 583-586.

[48] 张学礼,戴住波,张丽丽,等.一种产生对萜类或含萜精油的耐受性提高的重组宿主细胞的方法及其用途: CN108085262A[P].2016.11.23.

[49] Park H, Lee D, Kim JE, et al. Efficient production of retinol in *Yarrowia lipolytica* by increasing stability using antioxidant and detergent extraction [J]. Metabolic Engineering, 2022, 73: 26-37.

[50] Wu T, Liu JF, Li MJ, et al. Improvement of sabinene tolerance of *Escherichia coli* using adaptive laboratory evolution and omics technologies [J]. Biotechnology for Biofuels, 2020, 13: 79.

[51] Long Y, Yang Y, Pan G, et al. New Insights Into Tissue Culture Plant-Regeneration Mechanisms [J]. Frontiers in plant science, 2022, 13: 926752.

[52] 裴雪涛.干细胞生物学[M].北京:科学出版社,2003.

[53] 陈凡,顾红雅,漆小泉,等.2021年中国植物科学重要研究进展[J].植物学报,2022,57(2):139-152.

[54] Song Y, Chen S, Wang X, et al. A novel strategy to enhance terpenoids production using cambial meristematic cells of Tripterygium wilfordii Hook. f [J]. Plant methods, 2019, 15: 129.

[55] 刘连,王义,史植元,等.植物干细胞培养研究进展[J].生物工程学报,2018,34(11):1734-1741.

[56] Ghorbanpour M, Hadian J. Multi-walled carbon nanotubes stimulate callus induction, secondary metabolites

biosynthesis and antioxidant capacity in medicinal plant *Satureja khuzestanica* grown *in vitro* [J]. Carbon, 2015, 94: 749-759.

[57] Bernela M, Seth M, Kaur N, et al. Harnessing the potential of nanobiotechnology in medicinal plants [J]. Industrial Crops and Products, 2023, 194: 116266.

[58] Javed R, Ahmad MA, Gul A, et al. Chapter Seven—Comparison of chemically and biologically synthesized nanoparticles for the production of secondary metabolites, and growth and development of plants. In: Verma SK, Das AK, Editors. Comprehensive Analytical Chemistry. (Elsevier, 2021), vol 94, p 303-329.

[59] Sheldon RA, Pereira PC. Biocatalysis engineering: the big picture [J]. Chemical Society Reviews, 2017, 46(10): 2678-2691.

[60] McDonald AG, Tipton KF. Enzyme nomenclature and classification: the state of the art [J]. FEBS Journal, 2023, 290(9): 2214-2231.

[61] Li WX, Ma XH, Li GD, et al. *De Novo* Biosynthesis of the Oleanane-Type Triterpenoids of Tunicosaponins in Yeast [J]. ACS Synthetic Biology, 2021, 10(8): 1874-1881.

[62] Xu H, Jiang Z, Lin Z, et al. FtUGT79A15 is responsible for rutinosylation in flavonoid diglycoside biosynthesis in *Fagopyrum tataricum* [J]. Plant Physiology and Biochemistryem, 2022, 181: 33-41.

[63] Burke AJ, Birmingham WR, Zhuo Y, et al. An Engineered Cytidine Deaminase for Biocatalytic Production of a Key Intermediate of the Covid-19 Antiviral Molnupiravir [J]. Journal of the American Chemical Society, 2022, 144(9): 3761-3765.

[64] Qin Y, Qin B, Zhang J, et al. Purification and enzymatic properties of a new thermostable endoglucanase from *Aspergillus oryzae* HML366 [J]. International Microbiology, 2023, 26(3): 579-589.

[65] Gu B, Dickschat JS. A non-natural biosynthesis pathway toward 2-methylisoborneol [J]. Chemical Communications, 2022, 58(27): 4316-4319.

[66] Chee M, Yang R, Hubbell E, et al. Accessing Genetic Information with High-Density DNA Arrays [J]. Science, 1996, 274(5287): 610-614.

[67] Caruthers MH. A brief review of DNA and RNA chemical synthesis [J]. Biochemical Society Transactions, 2011, 39(2): 575-580.

[68] Hughes RA, Ellington AD. Synthetic DNA Synthesis and Assembly: Putting the Synthetic in Synthetic Biology [J]. Cold Spring Harbor Perspectives in Biology, 2017, 9(1): a023812.

[69] Palluk S, Arlow DH, de Rond T, et al. *De novo* DNA synthesis using polymerase-nucleotide conjugates [J]. Nature Biotechnology, 2018, 36(7): 645-650.

[70] Tang L. An enzymatic oligonucleotide synthesizer [J]. Nature Methods, 2018, 15(8): 568.

[71] Sleight SC, Bartley BA, Lieviant JA, et al. In-Fusion BioBrick assembly and re-engineering [J]. Nucleic Acids Research, 2010, 38(8): 2624-2636.

[72] Gibson DG, Glass JI, Lartigue C, et al. Creation of a bacterial cell controlled by a chemically synthesized genome [J]. Science, 2010, 329(5987): 52-56.

[73] Hartley JL, Temple GF, Brasch MA. DNA cloning using in vitro site-specific recombination [J]. Genome Research, 2000, 10(11): 1788-1795.

[74] Anderson JC, Dueber JE, Leguia M, et al. BglBricks: A flexible standard for biological part assembly [J]. Journal of Biological Engineering, 2010, 4(1): 1.

[75] Engler C, Gruetzner R, Kandzia R, et al. Golden gate shuffling: a one-pot DNA shuffling method based on type IIs restriction enzymes [J]. PLoS One, 2009, 4(5): e5553.

[76] Weber E, Engler C, Gruetzner R, et al. A modular cloning system for standardized assembly of multigene constructs [J]. PLoS One, 2011, 6(2): e16765.

[77] Sarrion-Perdigones A, Falconi EE, Zandalinas SI, et al. GoldenBraid: an iterative cloning system for standardized assembly of reusable genetic modules [J]. PLoS One, 2011, 6(7): e21622.

[78] Pullmann P, Ulpinnis C, Marillonnet S, et al. Golden Mutagenesis: An efficient multi-site-saturation mutagenesis approach by Golden Gate cloning with automated primer design [J]. Scientific Reports, 2019,

[79] Chiasson D, Giménez-Oya V, Bircheneder M, et al. A unified multi-kingdom Golden Gate cloning platform [J]. Scientific Reports, 2019, 9(1): 10131.

[80] Li Z, Xing A, Moon BP, et al. A Cre/loxP-mediated self-activating gene excision system to produce marker gene free transgenic soybean plants [J]. Plant Molecular Biology, 2007, 65(3): 329-341.

[81] Lloyd AM, Davis RW. Functional expression of the yeast FLP/FRT site-specific recombination system in *Nicotiana tabacum* [J]. Molecular & General Genetics Mgg, 1994, 242(6): 653-657.

[82] Shen BR, Wang LM, Lin XL, et al. Engineering a New Chloroplastic Photorespiratory Bypass to Increase Photosynthetic Efficiency and Productivity in Rice [J]. Molecular Plant, 2019, 12(2): 199-214.

[83] Chen QJ, Xie M, Ma XX, et al. MISSA is a highly efficient *in vivo* DNA assembly method for plant multiple-gene transformation [J]. Plant Physiology, 2010, 153(1): 41-51.

[84] Zhang HY, Wang XH, Dong L, et al. MISSA 2.0: an updated synthetic biology toolbox for assembly of orthogonal CRISPR/Cas systems [J]. Scientific Reports, 2017, 7: 41993.

[85] Manghwar H, Lindsey K, Zhang X, et al. CRISPR/Cas System: Recent Advances and Future Prospects for Genome Editing [J]. Trends in Plant Science, 2019, 24(12): 1102-1125.

[86] Abdelrahman M, Wei Z, Rohila JS, et al. Multiplex Genome-Editing Technologies for Revolutionizing Plant Biology and Crop Improvement [J]. Frontiers in plant science, 2021, 12: 721203.

[87] Bao A, Burritt DJ, Chen H, et al. The CRISPR/Cas9 system and its applications in crop genome editing [J]. Critical Reviews in Biotechnology, 2019, 39(3): 321-336.

[88] Miki D, Zhang W, Zeng W, et al. CRISPR/Cas9-mediated gene targeting in *Arabidopsis* using sequential transformation [J]. Nature Communications, 2018, 9(1): 1967.

[89] Lu Y, Tian Y, Shen R, et al. Targeted, efficient sequence insertion and replacement in rice [J]. Nature Biotechnology, 2020, 38(12): 1402-1407.

[90] Lin Q, Jin S, Zong Y, et al. High-efficiency prime editing with optimized, paired pegRNAs in plants [J]. Nature Biotechnology, 2021, 39(8): 923-927.

[91] Lu Y, Tian Y, Shen R, et al. Precise genome modification in tomato using an improved prime editing system [J]. Plant Biotechnology Journal, 2021, 19(3): 415-417.

[92] Liu GS, Li T, Zhou W, et al. The yeast peroxisome: A dynamic storage depot and subcellular factory for squalene overproduction [J]. Metabolic Engineering, 2020, 57: 151-161.

[93] Kang BC, Bae SJ, Lee S, et al. Chloroplast and mitochondrial DNA editing in plants [J]. Nature Plants, 2021, 7(7): 899-905.

[94] Sánchez Á, Vila JCC, Chang CY, et al. Directed Evolution of Microbial Communities [J]. Annual Review of Biophysics, 2021, 50: 323-341.

[95] Bloom JD, Arnold FH. In the light of directed evolution: pathways of adaptive protein evolution [J]. Proceedings of the National Academy of Sciences of the United States of America, 2009, 106(1): 9995-10000.

[96] d'Oelsnitz S, Ellington A. Continuous directed evolution for strain and protein engineering [J]. Current Opinion in Biotechnologynol, 2018, 53: 158-163.

[97] Kuhlman B, Bradley P. Advances in protein structure prediction and design [J]. Nature Reviews Molecular Cell Biology, 2019, 20(11): 681-697.

[98] Esvelt KM, Carlson JC, Liu DR. A system for the continuous directed evolution of biomolecules [J]. Nature, 2011, 472(7344): 499-503.

[99] Ravikumar A, Arzumanyan GA, Obadi MKA, et al. Scalable, Continuous Evolution of Genes at Mutation Rates above Genomic Error Thresholds [J]. Cell, 2018, 175(7): 1946-1957.e1913.

[100] Heins ZJ, Mancuso CP, Kiriakov S, et al. Designing Automated, High-throughput, Continuous Cell Growth Experiments Using eVOLVER [J]. JoVE-Journal of Visualized Experiments, 2019, 147: e59652.

[101] Richter MF, Zhao KT, Eton E, et al. Phage-assisted evolution of an adenine base editor with improved Cas domain compatibility and activity [J]. Nature Biotechnology, 2020, 38(7): 883-891.

[102] Kantor A, McClements ME, MacLaren RE. CRISPR-Cas9 DNA Base-Editing and Prime-Editing [J]. International Journal of Molecular Sciences, 2020, 21(17): 6240.

[103] Xu R, Li J, Liu X, et al. Development of Plant Prime-Editing Systems for Precise Genome Editing [J]. Plant Communications, 2020, 1(3): 100043.

[104] Tamborski J, Krasileva KV. Evolution of Plant NLRs: From Natural History to Precise Modifications [J]. Annual Review of Plant Biology, 2020, 71: 355-378.

[105] Li C, Zhang R, Meng X, et al. Targeted, random mutagenesis of plant genes with dual cytosine and adenine base editors [J]. Nature Biotechnology, 2020, 38(7): 875-882.

[106] Lin Q, Zong Y, Xue C, et al. Prime genome editing in rice and wheat [J]. Nature Biotechnology, 2020, 38(5): 582-585.

[107] Razzaq A, Saleem F, Kanwal M, et al. Modern Trends in Plant Genome Editing: An Inclusive Review of the CRISPR/Cas9 Toolbox [J]. International Journal of Molecular Sciences, 2019, 20(16): 4045.

[108] Wang JW, Grandio EG, Newkirk GM, et al. Nanoparticle-Mediated Genetic Engineering of Plants [J]. Molecular Plant, 2019, 12(8): 1037-1040.

[109] Liu Q, Chen B, Wang Q, et al. Carbon nanotubes as molecular transporters for walled plant cells [J]. Nano Letters, 2009, 9(3): 1007-1010.

[110] Hussain HI, Yi Z, Rookes JE, et al. Mesoporous silica nanoparticles as a biomolecule delivery vehicle in plants [J]. Journal of nanoparticle research: An interdisciplinary forum for nanoscale science and technology, 2013(6): 15.

[111] Zhao X, Meng Z, Wang Y, et al. Pollen magnetofection for genetic modification with magnetic nanoparticles as gene carriers [J]. Nature Plants, 2017, 3(12): 956-964.

[112] Ran Y, Liang Z, Gao C. Current and future editing reagent delivery systems for plant genome editing [J]. Science China-Life Sciences, 2017, 60(5): 490-505.

[113] Park J, Choe S. DNA-free genome editing with preassembled CRISPR/Cas9 ribonucleoproteins in plants [J]. Transgenic Research, 2019, 28(2): 61-64.

[114] Liang Z, Chen K, Li T, et al. Efficient DNA-free genome editing of bread wheat using CRISPR/Cas9 ribonucleoprotein complexes [J]. Nature Communications, 2017, 8: 14261.

[115] Altpeter F, Springer NM, Bartley LE, et al. Advancing Crop Transformation in the Era of Genome Editing [J]. Plant Cell, 2016, 28(7): 1510-1520.

[116] Maher MF, Nasti RA, Vollbrecht M, et al. Plant gene editing through *de novo* induction of meristems [J]. Nature Biotechnology, 2020, 38(1): 84-89.

[117] Reed J, Osbourn A. Engineering terpenoid production through transient expression in *Nicotiana benthamiana* [J]. Plant Cell Reports, 2018, 37(10): 1431-1441.

[118] Fuentes P, Armarego-Marriott T, Bock R. Plastid transformation and its application in metabolic engineering [J]. Current Opinion in Biotechnologynol, 2018, 49: 10-15.

[119] Ruf S, Hermann M, Berger IJ, et al. Stable genetic transformation of tomato plastids and expression of a foreign protein in fruit [J]. Nature Biotechnology, 2001, 19(9): 870-875.

[120] Sidorov VA, Kasten D, Pang SZ, et al. Technical Advance: Stable chloroplast transformation in potato: use of green fluorescent protein as a plastid marker [J]. Plant Journal, 1999, 19(2): 209-216.

[121] Kanamoto H, Yamashita A, Asao H, et al. Efficient and stable transformation of *Lactuca sativa* L. cv. Cisco (lettuce) plastids [J]. Transgenic Research, 2006, 15(2): 205-217.

[122] Okumura S, Sawada M, Park YW, et al. Transformation of poplar (*Populus alba*) plastids and expression of foreign proteins in tree chloroplasts [J]. Transgenic Research, 2006, 15(5): 637-646.

[123] Ruf S, Forner J, Hasse C, et al. High-efficiency generation of fertile transplastomic *Arabidopsis* plants [J]. Nature Plants, 2019, 5(3): 282-289.

[124] Kwak SY, Lew TTS, Sweeney CJ, et al. Chloroplast-selective gene delivery and expression in planta using chitosan-complexed single-walled carbon nanotube carriers [J]. Nature Nanotechnology, 2019, 14(5): 447-455.

[125] Yu W, Yau YY, Birchler JA. Plant artificial chromosome technology and its potential application in genetic engineering [J]. Plant Biotechnology Journal, 2016, 14(5): 1175-1182.

[126] Birchler JA, Graham ND, Swyers NC, et al. Plant minichromosomes [J]. Current Opinion in Biotechnologynol, 2016, 37: 135-142.

[127] Birchler JA, Swyers NC. Engineered minichromosomes in plants [J]. Experimental Cell Research, 2020, 388(2): 111852.

[128] Yu W, Han F, Birchler JA. Engineered minichromosomes in plants [J]. Current Opinion in Biotechnology, 2007, 18(5): 425-431.

[129] Gaeta RT, Masonbrink RE, Krishnaswamy L, et al. Synthetic chromosome platforms in plants [J]. Annual Review of Plant Biologyl, 2012, 63: 307-330.

[130] Ananiev EV, Wu C, Chamberlin MA, et al. Artificial chromosome formation in maize (*Zea mays* L.) [J]. Chromosoma, 2009, 118(2): 157-177.

[131] Dawe RK. Charting the path to fully synthetic plant chromosomes [J]. Experimental Cell Research, 2020, 390(1): 111951.

[132] Birchler JA. Engineered minichromosomes in plants [J]. Chromosome Res, 2015, 23(1): 77-85.

[133] Birchler JA. Promises and pitfalls of synthetic chromosomes in plants [J]. Trends in Biotechnology, 2015, 33(3): 189-194.

[134] Miao GP, Han J, Zhang JF, et al. A MDR transporter contributes to the different extracellular production of sesquiterpene pyridine alkaloids between adventitious root and hairy root liquid cultures of *Tripterygium wilfordii* Hook.f [J]. Plant Molecular Biology, 2017, 95(1-2): 51-62.

[135] Vandelle E, Poinssot B, Wendehenne D, et al. Integrated signaling network involving calcium, nitric oxide, and active oxygen species but not mitogen-activated protein kinases in BcPG1-elicited grapevine defenses [J]. Molecular Plant-Microbe Interactions, 2006, 19(4): 429-440.

[136] Sánchez-Pujante PJ, Gionfriddo M, Sabater-Jara AB, et al. Enhanced bioactive compound production in broccoli cells due to coronatine and methyl jasmonate is linked to antioxidative metabolism [J]. J Plant Physiology, 2020, 248: 153136.

[137] Vasconsuelo A, Boland R. Molecular aspects of the early stages of elicitation of secondary metabolites in plants [J]. Plant Science, 2007, 172(5): 861-875.

[138] Chen R, Yang S, Zhang L, et al. Advanced Strategies for Production of Natural Products in Yeast [J]. iScience, 2020, 23(3): 100879.

[139] Xu X, Liu Y, Du G, et al. Microbial Chassis Development for Natural Product Biosynthesis [J]. Trends in Biotechnology, 2020, 38(7): 779-796.

[140] Adli M. The CRISPR tool kit for genome editing and beyond [J]. Nature Communications, 2018, 9(1): 1911.

[141] Martin Jinek, Krzysztof Chylinski, Ines Fonfara, et al. A Programmable Dual-RNA-Guided DNA Endonuclease in Adaptive Bacterial Immunity [J]. Science, 2012, 337(6096): 816-821.

[142] Makarova KS, Zhang F, Koonin EV. SnapShot: Class 1 CRISPR-Cas Systems [J]. Cell, 2017, 168(5): 946-946 e941.

[143] Makarova KS, Zhang F, Koonin EV. SnapShot: Class 2 CRISPR-Cas Systems [J]. Cell, 2017, 168(1-2): 328-328 e321.

[144] Cai P, Gao J, Zhou Y. CRISPR-mediated genome editing in non-conventional yeasts for biotechnological applications [J]. Microbial Cell Factories, 2019, 18(1): 63.

[145] Gao J, Gao N, Zhai X, et al. Recombination machinery engineering for precise genome editing in methylotrophic yeast *Ogataea polymorpha* [J]. iScience, 2021, 24(3): 102168.

[146] Cai P, Duan X, Wu X, et al. Recombination machinery engineering facilitates metabolic engineering of the industrial yeast *Pichia pastoris* [J]. Nucleic Acids Research, 2021, 49(13): 7791-7805.

[147] McCarty NS, Graham AE, Studena L, et al. Multiplexed CRISPR technologies for gene editing and transcriptional regulation [J]. Nature Communications, 2020, 11(1): 1281.

[148] Zhang Y, Wang J, Wang Z, et al. A gRNA-tRNA array for CRISPR-Cas9 based rapid multiplexed genome editing in *Saccharomyces cerevisiae* [J]. Nature Communications, 2019, 10(1): 1053.

[149] Kutyna DR, Onetto CA, Williams TC, et al. Construction of a synthetic *Saccharomyces cerevisiae* pan-genome neo-chromosome [J]. Nature Communications, 2022, 13(1): 3628.

[150] Postma ED, Hassing E-J, Mangkusaputra V, et al. Modular, synthetic chromosomes as new tools for large scale engineering of metabolism [J]. Metabolic Engineering, 2022, 72: 1-13.

[151] Wu Z, Zhao D, Li S, et al. Combinatorial modulation of initial codons for improved zeaxanthin synthetic pathway efficiency in *Escherichia coli* [J]. Microbiologyopen, 2019, 8(12): e930.

[152] Pyne ME, Kevvai K, Grewal PS, et al. A yeast platform for high-level synthesis of tetrahydroisoquinoline alkaloids [J]. Nature Communications, 2020, 11: 3337.

[153] Thodey K, Galanie S, Smolke CD. A microbial biomanufacturing platform for natural and semisynthetic opioids [J]. Nature Chemical Biology, 2014, 10(10): 837-844.

[154] Han J, Wu Y, Zhou Y, et al. Engineering *Saccharomyces cerevisiae* to produce plant benzylisoquinoline alkaloids [J]. Abiotech, 2021, 2(3): 264-275.

[155] Trenchard IJ, Smolke CD. Engineering strategies for the fermentative production of plant alkaloids in yeast [J]. Metabolic Engineering, 2015, 30: 96-104.

[156] Dou W, Zhu Q, Zhang M, et al. Screening and evaluation of the strong endogenous promoters in *Pichia pastoris* [J]. Microbial Cell Factories, 2021, 20(1): 156.

[157] Billingsley JM, DeNicola AB, Barber JS, et al. Engineering the biocatalytic selectivity of iridoid production in *Saccharomyces cerevisiae* [J]. Metabolic Engineering, 2017, 44: 117-125.

[158] Srinivasan P, Smolke CD. Engineering a microbial biosynthesis platform for de novo production of tropane alkaloids [J]. Nature Communications, 2019, 10: 3634.

[159] Xu P. Production of chemicals using dynamic control of metabolic fluxes [J]. Current Opinion in Biotechnology, 2018, 53: 12-19.

[160] Shen X, Lin Y, Jain R, et al. Inhibition of acetate accumulation leads to enhanced production of (R, R)-2, 3-butanediol from glycerol in *Escherichia coli* [J]. Journal of Industrial Microbiology & Biotechnology, 2012, 39(11): 1725-1729.

[161] Sun X, Shen X, Jain R, et al. Synthesis of chemicals by metabolic engineering of microbes [J]. Chemical Society Reviews, 2015, 44(11): 3760-3785.

[162] Siedler S, Schendzielorz G, Binder S, et al. SoxR as a Single-Cell Biosensor for NADPH-Consuming Enzymes in *Escherichia coli* [J]. ACS Synthetic Biology, 2014, 3(1): 41-47.

[163] Xu P, Gu Q, Wang W, et al. Modular optimization of multi-gene pathways for fatty acids production in *E. coli* [J]. Nature Communications, 2013, 4: 1409.

[164] Li S, Si T, Wang M, et al. Development of a Synthetic Malonyl-CoA Sensor in *Saccharomyces cerevisiae* for Intracellular Metabolite Monitoring and Genetic Screening [J]. ACS Synthetic Biology, 2015, 4(12): 1308-1315.

[165] David F, Nielsen J, Siewers V. Flux Control at the Malonyl-CoA Node through Hierarchical Dynamic Pathway Regulation in *Saccharomyces cerevisiae* [J]. ACS synthetic biology, 2016, 5(3): 224-233.

[166] Xu P, Li L, Zhang F, et al. Improving fatty acids production by engineering dynamic pathway regulation and metabolic control [J]. Proceedings of the National Academy of Sciences of the United States of America, 2014, 111(31): 11299-11304.

[167] Mao J, Mohedano MT, Fu J, et al. Fine-tuning of p-coumaric acid synthesis to increase (2S)-naringenin production in yeast [J]. Metabolic Engineering, 2023, 79: 192-202.

[168] Hanko EKR, Minton NP, Malys N. A Transcription Factor-Based Biosensor for Detection of Itaconic Acid [J]. ACS Synthetic Biology, 2018, 7(5): 1436-1446.

[169] Wu W, Liu F, Singh S. Toward engineering *E. coli* with an autoregulatory system for lignin valorization [J]. Proceedings of the National Academy of Sciences of the United States of America, 2018, 115(12): 2970-2975.

[170] Waters CM, Bassler BL. Quorum sensing: Cell-to-cell communication in bacteria. In: Annual Review of Cell and Developmental Biology, 2005, 21: 319-346.

[171] Whiteley M, Diggle SP, Greenberg EP. Progress in and promise of bacterial quorum sensing research [J]. Nature, 2017, 551(7680): 313-320.

[172] Engebrecht J, Nealson K, Silverman M. Bacterial bioluminescence—isolation and genetic-analysis of functions from *Vibrio Fischeri* [J]. Cell, 1983, 32(3): 773-781.

[173] Kim E-M, Woo HM, Tian T, et al. Autonomous control of metabolic state by a quorum sensing (QS)-mediated regulator for bisabolene production in engineered *E. coli* [J]. Metabolic Engineering, 2017, 44: 325-336.

[174] Chen MT, Weiss R. Artificial cell-cell communication in yeast *Saccharomyces cerevisiae* using signaling elements from *Arabidopsis thaliana* [J]. Nature Biotechnology, 2005, 23(12): 1551-1555.

[175] Zhao EM, Zhang Y, Mehl J, et al. Optogenetic regulation of engineered cellular metabolism for microbial chemical production [J]. Nature, 2018, 555(7698): 683-687.

[176] Richter F, Fonfara I, Bouazza B, et al. Engineering of temperature- and light-switchable Cas9 variants [J]. Nucleic Acids Research, 2016, 44(20): 10003-10014.

[177] 栾韬,尹梦琦,王明,等.酿酒酵母细胞器区室化合成化学品的研究进展[J].生物工程学报,2023,39(6): 2334-2358.

[178] 万娅,孟栋,李金玲,等.细胞区室化调控萜类化合物微生物合成[J].中国生物工程杂志,2023,43(9): 11.

[179] 丁明孝,王喜忠,张传茂.细胞生物学[M].北京: 高等教育出版社,2020.

[180] 朱坤.区室化工程改造解脂耶氏酵母生产红没药烯的应用研究[D].天津: 天津科技大学,2022.

[181] Zhang Q, Zeng W, Xu S, et al. Metabolism and strategies for enhanced supply of acetyl-CoA in *Saccharomyces cerevisiae* [J]. Bioresource Technology, 2021, 342: 125978.

[182] English AM, Schuler MH, Xiao TY, et al. ER-mitochondria contacts promote mitochondrial-derived compartment biogenesis [J]. Journal of Cell Biology, 2020, 219(12): e202002144.

[183] Wang PP, Li CJ, Li XD, et al. Complete biosynthesis of the potential medicine icaritin by engineered *Saccharomyces cerevisiae* and *Escherichia coli* [J]. Science Bulletin, 2021, 66(18): 1906-1916.

[184] Zhang YY, Wang J, Cao XS, et al. High-level production of linalool by engineered *Saccharomyces cerevisiae* harboring dual mevalonate pathways in mitochondria and cytoplasm [J]. Enzyme and Microbial Technology, 2020, 134: 109462.

[185] Sibirny AA. Yeast peroxisomes: structure, functions and biotechnological opportunities [J]. Fems Yeast Research, 2016, 16(4): fow038.

[186] Grewal PS, Samson JA, Baker JJ, et al. Peroxisome compartmentalization of a toxic enzyme improves alkaloid production [J]. Nature Chemical Biology, 2021, 17(1): 96-103.

[187] Hausjell J, Halbwirth H, Spadiut O. Recombinant production of eukaryotic cytochrome P450s in microbial cell factories [J]. Bioscience Reports, 2018, 38: BSR20171290.

[188] Nowrouzi B, Rios-Solis L. Redox metabolism for improving whole-cell P450-catalysed terpenoid biosynthesis [J]. Critical Reviews in Biotechnology, 2022, 42(8): 1213-1237.

[189] Palage AM, Ward VCA. Strategies for production of hydrophobic compounds [J]. Current Opinion in Biotechnology, 2022, 75: 102681.

[190] Banta LM, Robinson JS, Klionsky DJ, et al. ORGANELLE ASSEMBLY IN YEAST-CHARACTERIZATION OF YEAST MUTANTS DEFECTIVE IN VACUOLAR BIOGENESIS AND PROTEIN SORTING [J]. Journal of Cell Biology, 1988, 107(4): 1369-1383.

[191] Li SC, Kane PM. The yeast lysosome-like vacuole: Endpoint and crossroads [J]. Biochimica Et Biophysica Acta-Molecular Cell Research, 2009, 1793(4): 650-663.

[192] 郜一飞,李丕龙.生物大分子"液-液"相分离:现状与展望[J].中国细胞生物学学报,2019,41(2):185-191.

[193] Zhou P, Liu H, Meng X, et al. Engineered Artificial Membraneless Organelles in *Saccharomyces cerevisiae* To Enhance Chemical Production [J]. Angewandte Chemie-International Edition, 2023, 62(14): e202215778.

[194] Wei SP, Qian ZG, Hu CF, et al. Formation and functionalization of membraneless compartments in *Escherichia coli* [J]. Nature Chemical Biology, 2020, 16(10): 1143-1148.

[195] Kerfeld CA, Aussignargues C, Zarzycki J, et al. Bacterial microcompartments [J]. Nature Reviews Microbiology, 2018, 16(5): 277-290.

[196] Jakobson CM, Tullman-Ercek D, Slininger MF, et al. A systems-level model reveals that 1,2-Propanediol utilization microcompartments enhance pathway flux through intermediate sequestration [J]. PLOS Computational Biology, 2017, 13(5): e1005525.

[197] Cannon GC, Heinhorst S, Kerfeld CA. Carboxysomal carbonic anhydrases: Structure and role in microbial CO_2 fixation [J]. Biochimica Et Biophysica Acta-Proteins and Proteomics, 2010, 1804(2): 382-392.

[198] Rae BD, Long BM, Badger MR, et al. Functions, Compositions, and Evolution of the Two Types of Carboxysomes: Polyhedral Microcompartments That Facilitate CO_2 Fixation in Cyanobacteria and Some Proteobacteria [J]. Microbiology and Molecular Biology Reviews, 2013, 77(3): 357-379.

[199] Erbilgin O, McDonald KL, Kerfeld CA. Characterization of a Planctomycetal Organelle: a Novel Bacterial Microcompartment for the Aerobic Degradation of Plant Saccharides [J]. Applied and Environmental Microbiology, 2014, 80(7): 2193-2205.

[200] Darwin C. On the Origin of Species [M]. Cambridge: Harvard University Press, 2005.

[201] 李宏彪,周景文.酿酒酵母基因编辑技术研究进展[J].生物工程学报,2021,37(3):950-965.

[202] Sandberg TE, Salazar MJ, Weng LL, et al. The emergence of adaptive laboratory evolution as an efficient tool for biological discovery and industrial biotechnology [J]. Metabolic Engineering, 2019, 56: 1-16.

[203] Wang Z, Gao C, Wang Q, et al. Production of pyruvate in *Saccharomyces cerevisiae* through adaptive evolution and rational cofactor metabolic engineering [J]. Biochemical Engineering Journal, 2012, 67: 126-131.

[204] 王光路,王梦园,刘兰茜,等.适应性实验室进化在工业生产菌株选育中应用的进展[J].微生物学通报,2022,49(1):306-322.

[205] 李祎林,刘子鹤.酿酒酵母适应性实验室进化工具的最新进展[J].合成生物学,2021,2(2):287-301.

[206] Mavrommati M, Daskalaki A, Papanikolaou S, et al. Adaptive laboratory evolution principles and applications in industrial biotechnology [J]. Biotechnology Advances, 2022, 54: 107795.

[207] Wong BG, Mancuso CP, Kiriakov S, et al. Precise, automated control of conditions for high-throughput growth of yeast and bacteria with eVOLVER [J]. Nature Biotechnology, 2018, 36(7): 614-623.

[208] Zhong ZW, Wong BG, Ravikumar A, et al. Automated Continuous Evolution of Proteins *in Vivo* [J]. ACS Synthetic Biology, 2020, 9(6): 1270-1276.

[209] Radek A, Tenhaef N, Müller MF, et al. Miniaturized and automated adaptive laboratory evolution: Evolving *Corynebacterium glutamicum* towards an improved D-xylose utilization [J]. Bioresource Technology, 2017, 245: 1377-1385.

[210] Unthan S, Radek A, Wiechert W, et al. Bioprocess automation on a Mini Pilot Plant enables fast quantitative microbial phenotyping [J]. Microbial Cell Factories, 2015, 14: 32.

[211] Halle L, Hollmann N, Tenhaef N, et al. Robotic workflows for automated long-term adaptive laboratory evolution: improving ethanol utilization by *Corynebacterium glutamicum* [J]. Microbial Cell Factories, 2023, 22(1): 175.

[212] Strucko T, Zirngibl K, Pereira F, et al. Laboratory evolution reveals regulatory and metabolic trade-offs of glycerol utilization in *Saccharomyces cerevisiae* [J]. Metabolic Engineering, 2018, 47: 73-82.

[213] 李建孔,李圣龙.适应性实验室进化技术在微生物育种中的应用进展[J].生物工程学报,2021,37(1):130-141.

[214] Royce LA, Yoon JM, Chen YX, et al. Evolution for exogenous octanoic acid tolerance improves carboxylic acid production and membrane integrity [J]. Metabolic Engineering, 2015, 29: 180-188.

[215] Godara A, Kao KC. Adaptive laboratory evolution of β-caryophyllene producing *Saccharomyces cerevisiae* [J]. Microbial Cell Factories, 2021, 20(1): 106.

[216] McCloskey D, Xu SB, Sandberg TE, et al. Multiple Optimal Phenotypes Overcome Redox and Glycolytic Intermediate Metabolite Imbalances in *Escherichia coli pgi* Knockout Evolutions [J]. Applied and Environmental Microbiology, 2018, 84(19): e00823-18.

[217] Nielsen F, Tomás-Pejó E, Olsson L, et al. Short-term adaptation during propagation improves the performance of xylose-fermenting *Saccharomyces cerevisiae* in simultaneous saccharification and co-fermentation [J]. Biotechnology for Biofuels, 2015, 8: 219.

[218] Gu HQ, Zhu YY, Peng YF, et al. Physiological mechanism of improved tolerance of *Saccharomyces cerevisiae* to lignin-derived phenolic acids in lignocellulosic ethanol fermentation by short-term adaptation [J]. Biotechnology for Biofuels, 2019, 12: 268.

[219] 张慧田,吴毅.合成型酵母基因组重排技术[J].生物技术通报,2020,36(4):13-18.

[220] DiCarlo JE, Conley AJ, Penttilä M, et al. Yeast Oligo-Mediated Genome Engineering (YOGE) [J]. ACS Synthetic Biology, 2013, 2(12): 741-749.

[221] Jones S. MAGE in yeast is a go [J]. Nature Biotechnology, 2017, 35(12): 1147-1148.

[222] Ma L, Li YX, Chen XY, et al. SCRaMbLE generates evolved yeasts with increased alkali tolerance [J]. Microbial Cell Factories, 2019, 18(1): 52.

[223] Shen MJ, Wu Y, Yang K, et al. Heterozygous diploid and interspecies SCRaMbLEing [J]. Nature Communications, 2018, 9(1): 1934.

[224] Hille F, Richter H, Wong SP, et al. The Biology of CRISPR-Cas: Backward and Forward [J]. Cell, 2018, 172(6): 1239-1259.

[225] Auxillos JY, Garcia-Ruiz E, Jones S, et al. Multiplex Genome Engineering for Optimizing Bioproduction in *Saccharomyces cerevisiae* [J]. Biochemistry, 2019, 58(11): 1492-1500.

[226] Zhang JJ, Moore BS. Site-Directed Mutagenesis of Large Biosynthetic Gene Clusters via Oligonucleotide Recombineering and CRISPR/Cas9 Targeting [J]. ACS Synthetic Biology, 2020, 9(7): 1917-1922.

[227] Halperin SO, Tou CJ, Wong EB, et al. CRISPR-guided DNA polymerases enable diversification of all nucleotides in a tunable window [J]. Nature, 2018, 560(7717): 248-252.

[228] Tou CJ, Schaffer DV, Dueber JE. Targeted Diversification in the *S. cerevisiae* Genome with CRISPR-Guided DNA Polymerase I [J]. ACS Synthetic Biology, 2020, 9(7): 1911-1916.

[229] Banerjee P, Erehman J, Gohlke BO, et al. Super Natural II-a database of natural products [J]. Nucleic Acids Research, 2015, 43(D1): D935-D939.

[230] 张震,曾雪城,秦磊等.微生物细胞工厂的智能设计进展[J].化工学报,2021,72(12):6093-6108.

[231] Zheng SJ, Zeng T, Li CT, et al. Deep learning driven biosynthetic pathways navigation for natural products with BioNavi-NP [J]. Nature Communications, 2022, 13(1): 3342.

[232] Wang Y, Wang HC, Wei L, et al. Synthetic promoter design in *Escherichia coli* based on a deep generative network [J]. Nucleic Acids Research, 2020, 48(12): 6403-6412.

[233] Zhang MY, Holowko MB, Zumpe HH, et al. Machine Learning Guided Batched Design of a Bacterial Ribosome Binding Site [J]. ACS Synthetic Biology, 2022, 11(7): 2314-2326.

[234] Luo YF, Ma XL, Qiu YF, et al. Structural and Catalytic Insight into the Unique Pentacyclic Triterpene Synthase TwOSC [J]. Angewandte Chemie-International Edition, 2023, 62(48): e202313429.

[235] Chen Z, Zhao P, Li C, et al. *iLearnPlus*: a comprehensive and automated machine-learning platform for nucleic acid and protein sequence analysis, prediction and visualization [J]. Nucleic Acids Research, 2021, 49(10): e60.

[236] Lu H, Li F, Sanchez BJ, et al. A consensus *S. cerevisiae* metabolic model Yeast8 and its ecosystem for comprehensively probing cellular metabolism [J]. Nature Communications, 2019, 10(1): 3586.

[237] Park YK, Ledesma-Amaro R. What makes *Yarrowia lipolytica* well suited for industry? [J]. Trends in Biotechnology, 2023, 41(2): 242-254.

[238] Liu M, Wang C, Ren X, et al. Remodelling metabolism for high-level resveratrol production in *Yarrowia lipolytica* [J]. Bioresource Technology, 2022, 365: 128178.

[239] Palmer CM, Miller KK, Nguyen A, et al. Engineering 4-coumaroyl-CoA derived polyketide production in *Yarrowia lipolytica* through a beta-oxidation mediated strategy [J]. Metabolic Engineering, 2020, 57: 174-181.

[240] Zhang G, Chen J, Wang Y, et al. Metabolic Engineering of *Yarrowia lipolytica* for Zeaxanthin Production [J]. Journal of Agricultural and Food Chemistry, 2023, 71(37): 13828-13837.

[241] Zhang J, Hansen LG, Gudich O, et al. A microbial supply chain for production of the anti-cancer drug vinblastine [J]. Nature, 2022, 609(7926): 341-347.

[242] Gao J, Zuo Y, Xiao F, et al. Biosynthesis of catharanthine in engineered *Pichia pastoris* [J]. Nature Synthesis, 2023, 2: 231-242.

[243] Xie L, Yu W, Gao J, et al. *Ogataea polymorpha* as a next-generation chassis for industrial biotechnology [J]. Trends in Biotechnology, 2024, 42(11): 1363-1378.

[244] Wang T, Qian W, Fu Y, et al. Engineering of gentiopicroside-producing yeast strain using low-energy ion implantation mediated synthetic biology [J]. Biotechnology & Biotechnological Equipment, 2016, 30(4): 805-812.

[245] Wang L, Deng A, Zhang Y, et al. Efficient CRISPR-Cas9 mediated multiplex genome editing in yeasts [J]. Biotechnology for Biofuels, 2018, 11: 277.

[246] Ye M, Gao J, Zhou YJ. Global metabolic rewiring of the nonconventional yeast *Ogataea polymorpha* for biosynthesis of the sesquiterpenoid β-elemene [J]. Metabolic Engineering, 2023, 76: 225-231.

[247] 杨秀滏,高帅,王洪峰.Ri质粒诱导药用植物毛状根技术及应用[J].广东林业科技,2012,28(5): 67-73.

[248] 朱智慧,晁二昆,钱广涛,等.药用植物毛状根研究体系及应用方向[J].中国现代中药,2019,21(11): 1475-1481,1496.

[249] Kaňuková Š, Gubišová M, Klčová L, et al. Establishment of Stem Cell-like Cells of *Sida hermaphrodita* (L.) Rusby from Explants Containing Cambial Meristems [J]. International Journal of Molecular Sciences, 2022, 23(14): 7644.

[250] Partap M, Warghat AR, Kumar S. Cambial meristematic cell culture: a sustainable technology toward *in vitro* specialized metabolites production [J]. Critical Reviews in Biotechnology, 2023, 43(5): 734-752.

[251] Jamshidi S, Yadollahi A, Arab MM, et al. Combining gene expression programming and genetic algorithm as a powerful hybrid modeling approach for pear rootstocks tissue culture media formulation [J]. Plant methods, 2019, 15(1): 136.

[252] Hu Y, Dai L, Liu D, et al. Progress & prospect of metal-organic frameworks (MOFs) for enzyme immobilization (enzyme/MOFs) [J]. Renewable and Sustainable Energy Reviews, 2018, 91: 793-801.

[253] Basso A, Serban S. Industrial applications of immobilized enzymes—A review [J]. Molecular Catalysis, 2019, 479: 35-54.

[254] Liu D-M, Chen J, Shi Y-P. Advances on methods and easy separated support materials for enzymes immobilization [J]. Trac-Trends in Analytical Chemistry, 2018, 102: 332-342.

[255] Jesionowski T, Zdarta J, Krajewska B. Enzyme immobilization by adsorption: a review [J]. Adsorption, 2014, 20(5-6): 801-821.

[256] Naseer S, Jie O, Chen X, et al. Immobilization of β-glucosidase by self-catalysis and compared to crosslinking with glutaraldehyde [J]. International Journal of Biological Macromolecules, 2020, 154: 1490-1495.

[257] Cirillo G, Nicoletta FP, Curcio M, et al. Enzyme immobilization on smart polymers: Catalysis on demand [J]. Reactive & Functional Polymers, 2014, 83: 62-69.

[258] Cheng T-C, Duan K-J, Sheu D-C. Immobilization of beta-fructofuranosidase from Aspergillus japonicus on chitosan using tris(hydroxymethyl)phosphine or glutaraldehyde as a coupling agent [J]. Biotechnology Letters, 2005, 27(5): 335-338.

[259] Wang Z, Zhang R, Yan X, et al. Structure and activity of nanozymes: Inspirations for de novo design of nanozymes [J]. Materials Today, 2020, 41: 81-119.

[260] Saini N, Choudary R, Chopra DS, et al. Nanozymes: classification, synthesis and challenges [J]. Applied Nanoscience, 2023, 13(9): 6433-6443.

[261] Chen M, Shu J, Wang Z, et al. Porous surface MnO_2 microspheres as oxidase mimetics for colorimetric detection of sulfite [J]. Journal of Porous Materials, 2017, 24(4): 973-977.

[262] Adam A, Mertz D. Iron Oxide@Mesoporous Silica Core-Shell Nanoparticles as Multimodal Platforms for Magnetic Resonance Imaging, Magnetic Hyperthermia, Near-Infrared Light Photothermia, and Drug Delivery [J]. Nanomaterials, 2023, 13(8): 1342.

[263] Stasyuk N, Smutok O, Demkiv O, et al. Synthesis, Catalytic Properties and Application in Biosensorics of Nanozymes and Electronanocatalysts: A Review [J]. Sensors, 2020, 20(16): 4509.

[264] Cai X, Wang Z, Zhang H, et al. Carbon-mediated synthesis of shape-controllable manganese phosphate as nanozymes for modulation of superoxide anions in HeLa cells [J]. Journal of Materials Chemistry B, 2019, 7(3): 401-407.

[265] Cheng F, Zhu L, Schwaneberg U. Directed evolution 2.0: improving and deciphering enzyme properties [J]. Chemical Communications, 2015, 51(48): 9760-9772.

[266] Paetzold M, Siebenhaller S, Kara S, et al. Deep Eutectic Solvents as Efficient Solvents in Biocatalysis [J]. Trends in Biotechnology, 2019, 37(9): 943-959.

[267] Xu W-J, Huang Y-K, Li F, et al. Improving β-glucosidase biocatalysis with deep eutectic solvents based on choline chloride [J]. Biochemical Engineering Journal, 2018, 138: 37-46.

[268] Elgharbawy AA, Riyadi FA, Alam MZ, et al. Ionic liquids as a potential solvent for lipase-catalysed reactions: A review [J]. Journal of Molecular Liquids, 2018, 251: 150-166.

[269] Badgujar KC, Badgujar VC, Bhanage BM. Recent update on use of ionic liquids for enzyme immobilization, activation, and catalysis: A partnership for sustainability [J]. Current Opinion in Green and Sustainable Chemistry, 2022, 36: 100621.

[270] Sivapragasam M, Moniruzzaman M, Goto M. Recent advances in exploiting ionic liquids for biomolecules: Solubility, stability and applications [J]. Biotechnology Journal, 2016, 11(8): 1000-1013.

[271] 张博,马永硕,尚轶,等.植物合成生物学研究进展[J].合成生物学,2020,1(2):20.

[272] Madsen C, Goni Moreno A, Palchick Z, et al. Synthetic Biology Open Language Visual (SBOL Visual) Version 2.1 [J]. Journal of Integrative Bioinformatics, 2019, 16(2): 20180101.

[273] Hussey SG, Grima-Pettenati J, Myburg AA, et al. A Standardized Synthetic Eucalyptus Transcription Factor and Promoter Panel for Re-engineering Secondary Cell Wall Regulation in Biomass and Bioenergy Crops [J]. ACS Synthetic Biology, 2019, 8(2): 463-465.

[274] 李建华,王勇.植物合成生物学调控元件的研究进展[J].植物生理学报,2020,56(11):2261-2274.

[275] Weinmann P, Gossen M, Hillen W, et al. A chimeric transactivator allows tetracycline-responsive gene expression in whole plants [J]. Plant Journal, 1994, 5(4): 559-569.

[276] Böhmdorfer G, Tramontano A, Luxa K, et al. A synthetic biology approach allows inducible retrotransposition in whole plants [J]. Systems and Synthetic Biology, 2010, 4(2): 133-138.

[277] Kolar K, Knobloch C, Stork H, et al. OptoBase: A Web Platform for Molecular Optogenetics [J]. ACS Synthetic Biology, 2018, 7(7): 1825-1828.

[278] Chatelle C, Ochoa-Fernandez R, Engesser R, et al. A Green-Light-Responsive System for the Control of Transgene Expression in Mammalian and Plant Cells [J]. ACS Synthetic Biology, 2018, 7(5): 1349-

1358.

[279] Esland L, Larrea-Alvarez M, Purton S. Selectable Markers and Reporter Genes for Engineering the Chloroplast of *Chlamydomonas reinhardtii* [J]. Biology (Basel), 2018, 7(4): 46.

[280] Crozet P, Navarro FJ, Willmund F, et al. Birth of a Photosynthetic Chassis: A MoClo Toolkit Enabling Synthetic Biology in the Microalga *Chlamydomonas reinhardtii* [J]. ACS Synthetic Biology, 2018, 7(9): 2074-2086.

[281] Fauser F, Vilarrasa-Blasi J, Onishi M, et al. Systematic characterization of gene function in the photosynthetic alga *Chlamydomonas reinhardtii* [J]. Nature Genetics, 2022, 54(5): 705-714.

[282] Li G, Zhang H, Sun Z, et al. Multiparameter Optimization in Directed Evolution: Engineering Thermostability, Enantioselectivity, and Activity of an Epoxide Hydrolase [J]. ACS Catalysis, 2016, 6(6): 3679-3687.

[283] Li A, Ilie A, Sun Z, et al. Whole-Cell-Catalyzed Multiple Regio- and Stereoselective Functionalizations in Cascade Reactions Enabled by Directed Evolution [J]. Angew Chem Int Ed Engl, 2016, 55(39): 12026-12029.

[284] Cordero T, Rosado A, Majer E, et al. Boolean Computation in Plants Using Post-translational Genetic Control and a Visual Output Signal [J]. ACS Synthetic Biology, 2018, 7(10): 2322-2330.

[285] Michelet L, Lefebvre-Legendre L, Burr SE, et al. Enhanced chloroplast transgene expression in a nuclear mutant of Chlamydomonas [J]. Plant Biotechnology Journal, 2011, 9(5): 565-574.

[286] Kato K, Marui T, Kasai S, et al. Artificial control of transgene expression in *Chlamydomonas reinhardtii* chloroplast using the lac regulation system from *Escherichia coli* [J]. Journal of Bioscience and Bioengineering, 2007, 104(3): 207-213.

[287] Ramundo S, Rochaix JD. Controlling expression of genes in the unicellular alga *Chlamydomonas reinhardtii* with a vitamin-repressible riboswitch [J]. Methods in Enzymology, 2015, 550: 267-281.

[288] Lloyd JPB, Ly F, Gong P, et al. Synthetic memory circuits for stable Cell Reprogramming in plants [J]. Nature Biotechnology, 2022, 40(12): 1862-1872.

[289] Brophy JAN, Magallon KJ, Duan L, et al. Synthetic genetic circuits as a means of reprogramming plant roots [J]. Science, 2022, 377(6607): 747-751.

[290] Tusé D, Nandi S, McDonald KA, et al. The Emergency Response Capacity of Plant-Based Biopharmaceutical Manufacturing-What It Is and What It Could Be [J]. Frontiers in plant science, 2020, 11: 594019.

[291] Li J, Scarano A, Gonzalez NM, et al. Biofortified tomatoes provide a new route to vitamin D sufficiency [J]. Nature Plants, 2022, 8(6): 611-616.

[292] Naves ER, de Ávila Silva L, Sulpice R, et al. Capsaicinoids: Pungency beyond Capsicum [J]. Trends in Plant Science, 2019, 24(2): 109-120.

[293] 施明雨,刘怡,王冬,等.构建酿酒酵母细胞工厂生产番茄红素[J].中国中药杂志,2014,39(20):3978-3985.

[294] 王金鹤,王冬,李畏娴,等.酿酒酵母工程菌UDP-葡萄糖供给模块的优化与人参皂苷F_1生产[J].中国中药杂志,2019,44(21):4596-4604.

[295] 国家药典委员会.中华人民共和国药典[M].北京:化学工业出版社,2005.

[296] 张仲敏,黎玉翠,彭绍忠,等.广藿香醇研究概述[J].中国中医药信息杂志,2012,19(1):110-112.

[297] Deguerry F, Pastore L, Wu S, et al. The diverse sesquiterpene profile of patchouli, *Pogostemon cablin*, is correlated with a limited number of sesquiterpene synthases [J]. Archives of Biochemistry and Biophysics, 2006, 454(2): 123-136.

[298] Asadollahi MA, Maury J, Moller K, et al. Production of plant Sesquiterpenes in *Saccharomyces cerevisiae*: Effect of ERG9 repression on sesquiterpene biosynthesis [J]. Biotechnology and Bioengineering, 2008, 99(3): 666-677.

[299] Ma B, Liu M, Li ZH, et al. Significantly Enhanced Production of Patchoulol in Metabolically Engineered *Saccharomyces cerevisiae* [J]. Journal of Agricultural and Food Chemistry, 2019, 67(31): 8590-8598.

[300] Henke NA, Wichmann J, Baier T, et al. Patchoulol Production with Metabolically Engineered *Corynebacterium glutamicum* [J]. Genes, 2018, 9(4): 219.

[301] Zhou L, Wang Y, Han L, et al. Enhancement of Patchoulol Production in *Escherichia coli* via Multiple Engineering Strategies [J]. Journal of Agricultural and Food Chemistry, 2021, 69(27): 7572-7580.

[302] 汤秀红,秦叔逵,谢恬.榄香烯注射液抗肿瘤作用基础研究的现状和进展[J].临床肿瘤学杂志,2010, 15(3): 266-273.

[303] 姜程曦,秦宇雯,袁玮,等.不同蒸制加工方法对温郁金成分含量的影响[J].中药材,2019,42(10): 2277-2279.

[304] Jiang Z, Gao W, Huang L. Tanshinones, Critical Pharmacological Components in *Salvia miltiorrhiza* [J]. Frontiers in Pharmacology, 2019, 10: 202.

[305] Guo J, Ma X, Cai Y, et al. Cytochrome P450 promiscuity leads to a bifurcating biosynthetic pathway for tanshinones [J]. New Phytologist, 2016, 210(2): 525-534.

[306] Zhou YJ, Gao W, Rong Q, et al. Modular Pathway Engineering of Diterpenoid Synthases and the Mevalonic Acid Pathway for Miltiradiene Production [J]. Journal of the American Chemical Society, 2012, 134(6): 3234-3241.

[307] Dai Z, Liu Y, Huang L, et al. Production of miltiradiene by metabolically engineered *Saccharomyces cerevisiae* [J]. Biotechnology and Bioengineering, 2012, 109(11): 2845-2853.

[308] Hu T, Zhou J, Tong Y, et al. Engineering chimeric diterpene synthases and isoprenoid biosynthetic pathways enables high-level production of miltiradiene in yeast [J]. Metabolic Engineering, 2020, 60: 87-96.

[309] Li R, Lu K, Wang Y, et al. Triptolide attenuates pressure overload-induced myocardial remodeling in mice via the inhibition of NLRP3 inflammasome expression [J]. Biochemical and Biophysical Research Communications, 2017, 485(1): 69-75.

[310] Zeng F, Wang W, Guan S, et al. Simultaneous Quantification of 18 Bioactive Constituents in Tripterygium wilfordii Using Liquid Chromatography-Electrospray Ionization-Mass Spectrometry [J]. Planta Medica, 2013, 79(9): 797-805.

[311] Xu H, Tang H, Feng H, et al. Metal-mediate reactions based formal synthesis of triptonide and triptolide [J]. Tetrahedron Letters, 2014, 55(51): 7118-7120.

[312] Su P, Guan H, Zhao Y, et al. Identification and functional characterization of diterpene synthases for triptolide biosynthesis from *Tripterygium wilfordii* [J]. The Plant Journal, 2018, 93(1): 50-65.

[313] Tu L, Su P, Zhang Z, et al. Genome of *Tripterygium wilfordii* and identification of cytochrome P450 involved in triptolide biosynthesis [J]. Nature Communications, 2020, 11(1): 971.

[314] Kim JH, Kim M, Yun S-M, et al. Ginsenoside Rh2 induces apoptosis and inhibits epithelial-mesenchymal transition in HEC1A and Ishikawa endometrial cancer cells [J]. Biomedicine & Pharmacotherapy, 2017, 96: 871-876.

[315] Jiang Z, Yang Y, Yang Y, et al. Ginsenoside Rg3 attenuates cisplatin resistance in lung cancer by downregulating PD-L1 and resuming immune [J]. Biomedicine & Pharmacotherapy, 2017, 96: 378-383.

[316] Yao W, Guan Y. Ginsenosides in cancer: A focus on the regulation of cell metabolism [J]. Biomedicine & Pharmacotherapy, 2022, 156: 113756.

[317] 马晓琳,李畏娴,王冬,等.常春藤皂苷元生物合成解析及酵母细胞工厂的构建[J].中国中药杂志,2018, 43(9): 1844-1850.

[318] 王冬,王贝贝,刘怡,等.齐墩果酸酵母细胞工厂的合成途径与发酵工艺优化[J].中国中药杂志,2014, 39(14): 2640-2645.

[319] Dai Z, Liu Y, Zhang X, et al. Metabolic engineering of *Saccharomyces cerevisiae* for production of ginsenosides [J]. Metabolic Engineering, 2013, 20: 146-156.

[320] Dai ZB, Wang BB, Liu Y, et al. Producing aglycons of ginsenosides in bakers' yeast [J]. Scientific

Reports, 2014, 4: 3698.

[321] 王冬,刘怡,许骄阳,等.创建酿酒酵母细胞工厂高效生产人参皂苷前体达玛烯二醇Ⅱ[J].药学学报, 2018,53(8):1233-1241.

[322] Soejarto DD, Addo EM, Kinghorn AD. Highly sweet compounds of plant origin: From ethnobotanical observations to wide utilization [J]. Journal of Ethnopharmacology, 2019, 243: 112056.

[323] 高海云,高龙龙,刘远,等.罗汉果2个氧化鲨烯环化酶基因克隆及功能表征[J].中国中药杂志,2022, 47(22):6050-6057.

[324] Dai LH, Liu C, Zhu YM, et al. Functional Characterization of Cucurbitadienol Synthase and Triterpene Glycosyltransferase Involved in Biosynthesis of Mogrosides from *Siraitia grosvenorii* [J]. Plant and Cell Physiology, 2015, 56(6): 1172-1182.

[325] Zhang JS, Dai LH, Yang JG, et al. Oxidation of Cucurbitadienol Catalyzed by CYP87D18 in the Biosynthesis of Mogrosides from *Siraitia grosvenorii* [J]. Plant and Cell Physiology, 2016, 57(5): 1000-1007.

[326] Itkin M, Davidovich-Rikanati R, Cohen S, et al. The biosynthetic pathway of the nonsugar, high-intensity sweetener mogroside V from *Siraitia grosvenorii* [J]. Proceedings of the National Academy of Sciences of the United States of America, 2016, 113(47): E7619-E7628.

[327] 李守连,王冬,刘怡,等.葫芦二烯醇的异源高效合成研究[J].中国中药杂志,2017,42(17):3326-3331.

[328] Shah FLA, Ramzi AB, Baharum SN, et al. Recent advancement of engineering microbial hosts for the biotechnological production of flavonoids [J]. Molecular Biology Reports, 2019, 46(6): 6647-6659.

[329] Wang L, Ma Q. Clinical benefits and pharmacology of scutellarin: A comprehensive review [J]. Pharmacology & Therapeutics, 2018, 190: 105-127.

[330] Liu X, Cheng J, Zhang G, et al. Engineering yeast for the production of breviscapine by genomic analysis and synthetic biology approaches [J]. Nature Communications, 2018, 9: 448.

[331] Wang Y, Liu X, Chen B, et al. Metabolic engineering of *Yarrowia lipolytica* for scutellarin production [J]. Synthetic and Systems Biotechnology, 2022, 7(3): 958-964.

[332] Rodriguez A, Strucko T, Stahlhut SG, et al. Metabolic engineering of yeast for fermentative production of flavonoids [J]. Bioresource Technology, 2017, 245: 1645-1654.

[333] Lyu XM, Zhao GL, Ng KR, et al. Metabolic Engineering of *Saccharomyces cerevisiae* for *De Novo* Production of Kaempferol [J]. Journal of Agricultural and Food Chemistry, 2019, 67(19): 5596-5606.

[334] Wang P, Li C, Li X, et al. Complete biosynthesis of the potential medicine icaritin by engineered *Saccharomyces cerevisiae* and *Escherichia coli* [J]. Science bulletin, 2021, 66(18): 1906-1916.

[335] Facchini PJ, Bohlmann J, Covello PS, et al. Synthetic biosystems for the production of high-value plant metabolites [J]. Trends in Biotechnology, 2012, 30(3): 127-131.

[336] Rischer H, Oresic M, Seppanen-Laakso T, et al. Gene-to-metabolite networks for terpenoid indole alkaloid biosynthesis in *Catharanthus roseus* cells [J]. Proceedings of the National Academy of Sciences of the United States of America, 2006, 103(14): 5614-5619.

[337] Fossati E, Narcross L, Ekins A, et al. Synthesis of Morphinan Alkaloids in *Saccharomyces cerevisiae* [J]. Plos One, 2015, 10(4): e0124459.

[338] Winzer T, Kern M, King AJ, et al. Morphinan biosynthesis in opium poppy requires a P450-oxidoreductase fusion protein [J]. Science, 2015, 349(6245): 309-312.

[339] Farrow SC, Hagel JM, Beaudoin GAW, et al. Stereochemical inversion of (S)-reticuline by a cytochrome P450 fusion in opium poppy [J]. Nature Chemical Biology, 2015, 11(9): 728-732.

[340] Dastmalchi M, Chen X, Hagel JM, et al. Neopinone isomerase is involved in codeine and morphine biosynthesis in opium poppy [J]. Nature Chemical Biology, 2019, 15(4): 384-390.

[341] Galanie S, Thodey K, Trenchard IJ, et al. SYNTHETIC BIOLOGY Complete biosynthesis of opioids in yeast [J]. Science, 2015, 349(6252): 1095-1100.

[342] Kulkarni SK, Dhir A. Berberine: A Plant Alkaloid with Therapeutic Potential for Central Nervous

System Disorders [J]. Phytotherapy Research, 2010, 24(3): 317-324.

[343] Yan Y-Q, Fu Y-J, Wu S, et al. Anti-influenza activity of berberine improves prognosis by reducing viral replication in mice [J]. Phytotherapy Research, 2018, 32(12): 2560-2567.

[344] Sharma A, Tirpude NV, Kulurkar PM, et al. Berberis lycium fruit extract attenuates oxi-inflammatory stress and promotes mucosal healing by mitigating NF-kappa B/c-Jun/MAPKs signalling and augmenting splenic Treg proliferation in a murine model of dextran sulphate sodium-induced ulcerative colitis [J]. European Journal of Nutrition, 2020, 59(6): 2663-2681.

[345] Ortiz LMG, Lombardi P, Tillhon M, et al. Berberine, an Epiphany Against Cancer [J]. Molecules, 2014, 19(8): 12349-12367.

[346] Feng X, Sureda A, Jafari S, et al. Berberine in Cardiovascular and Metabolic Diseases: From Mechanisms to Therapeutics [J]. Theranostics, 2019, 9(7): 1923-1951.

[347] Galanie S, Smolke CD. Optimization of yeast-based production of medicinal protoberberine alkaloids [J]. Microbial Cell Factories, 2015, 14: 144.

[348] Liu YF, Wang B, Shu SH, et al. Analysis of the *Coptis chinensis* genome reveals the diversification of protoberberine-type alkaloids [J]. Nature Communications, 2021, 12(1): 3276.

[349] Xu P, Gu Q, Wang WY, et al. Modular optimization of multi-gene pathways for fatty acids production in *E. coli* [J]. Nature Communications, 2013, 4: 1409.

[350] Gao JQ, Li YX, Yu W, et al. Rescuing yeast from cell death enables overproduction of fatty acids from sole methanol [J]. Nature Metabolism, 2022, 4(7): 932-943.

[351] Wang JP, Yu X, Wang KF, et al. Reprogramming the fatty acid metabolism of *Yarrowia lipolytica* to produce the customized omega-6 polyunsaturated fatty acids [J]. Bioresource Technology, 2023, 383: 129231.

[352] Liu FX, Lu ZW, Lu TT, et al. Metabolic engineering of oleaginous yeast in the lipogenic phase enhances production of nervonic acid [J]. Metabolic Engineering, 2023, 80: 193-206.

[353] Bai WQ, Anthony WE, Hartline CJ, et al. Engineering diverse fatty acid compositions of phospholipids in *Escherichia coli* [J]. Metabolic Engineering, 2022, 74: 11-23.

[354] Denby CM, Li RA, Vu VT, et al. Industrial brewing yeast engineered for the production of primary flavor determinants in hopped beer [J]. Nature Communications, 2018, 9: 965.

[355] Li RS, Wang J, Han YY, et al. Compound Danshen Yeast 1.0 [J]. Science of Traditional Chinese Medicine, 2024, 2(4): 303-311.

[356] Kochkin DV, Demidova EV, Globa EB, et al. Profiling of Taxoid Compounds in Plant Cell Cultures of Different Species of Yew (Taxus spp.) [J]. Molecules, 2023, 28(5): 2178.

[357] Sariyatun R, Florence, Kajiura H, et al. Production of Human Acid-Alpha Glucosidase With a Paucimannose Structure by Glycoengineered *Arabidopsis* Cell Culture [J]. Frontiers in Plant Science, 2021, 12: 703020.

[358] Sun Y, Qiao Z, Zuo X, et al. Endophytic fungus-suspension cell co-culture: A new strategy for more rapid and sustainable screening of plant beneficial microorganisms [J]. Industrial Crops and Products, 2023, 205: 117523.

[359] Linh TM, Mai NC, Hoe PT, et al. Development of a Cell Suspension Culture System for Promoting Alkaloid and Vinca Alkaloid Biosynthesis Using Endophytic Fungi Isolated from Local *Catharanthus roseus* [J]. Plants (Basel, Switzerland), 2021, 10(4): 672.

[360] Rani D, Buranasudja V, Kobtrakul K, et al. Elicitation of *Pueraria candollei* var. *mirifica* suspension cells promises antioxidant potential, implying antiaging activity [J]. Plant Cell, Tissue and Organ Culture (PCTOC), 2021, 145(1): 29-41.

[361] Cai Y-y, Chen T, Cao J-f. Antimicrobial and Antioxidant Metabolites From the Cultured Suspension Cells of *Marchantia polymorpha* L [J]. Natural Product Communications, 2022, 17(4): 1934578X221096172.

[362] Li Q, Jia E, Yan Y, et al. Using the Strategy of Inducing and Genetically Transforming Plant

Suspension Cells to Produce High Value-Added Bioactive Substances [J]. Journal of Agricultural and Food Chemistry, 2022, 70(3): 699-710.

[363] 段迎霞.药用植物干细胞培养技术的应用分析[J].化工管理,2019(8):120.

[364] 向丽,高冉冉,王梦月,等.全球药用植物干细胞库建设策略及展望[J].中国中药杂志,2022,47(11):2841-2851.

[365] Partap M, Warghat AR, Kumar S. Cambial meristematic cell culture: a sustainable technology toward *in vitro* specialized metabolites production [J]. Critical reviews in biotechnology, 2023, 43(5): 734-752.

[366] Lee E-K, Jin Y-W, Park JH, et al. Cultured cambial meristematic cells as a source of plant natural products [J]. Nature Biotechnology, 2010, 28(11): 1213-1217.

[367] Yeung Jang A, Song E-J, Shin S-H, et al. Potentiation of natural killer (NK) cell activity by methanol extract of cultured cambial meristematic cells of wild ginseng and its mechanism [J]. Life Sciences, 2015, 135: 138-146.

[368] 金司阳,刘青,魏宁,等.无菌苗来源的人参干细胞的分离及悬浮培养体系的构建[J].广东化工,2023,50(9):60-63.

[369] 李海华,周鹏飞,李岩,等.长春花干细胞培养体系的生理生化特征[J].生物技术通报,2022,32(1):29-35.

[370] He L, Zhang J, Guo D, et al. Establishment of the technology of cambial meristematic cells (CMCs) culture from shoots and high expression of FmPHV (PHAVOLUTA) functions in identification and differentiation of CMCs and promoting the shoot regeneration by hypocotyl in *Fraxinus mandshurica* [J]. Plant Physiology and Biochemistry, 2021, 160: 352-364.

[371] 严春艳,丁楠,韩丽娟.当归属植物贮藏根形成层的植物干细胞及其制备和培养方法:CN104531606A[P].2015-04-22.

[372] 曾宪卓,张哲.芦荟干细胞的分离培养方法:CN105802902A[P].2016-04-272016.

[373] 古焕庆.铁皮石斛干细胞及其分离培养方法:CN104195098A[P].2014-09-222014.

[374] 洪浦周,陈荣雨,李银庆,等.银杏科的形成层来源的植物干细胞及其分离方法:CN102459572A[P].2012-05-16.

[375] Devi J, Kumar A, Kumar D, et al. Adventitious root cultures of Arnebia euchroma: A sustainable alternative for the production of natural pigments [J]. Industrial Crops and Products, 2022, 187: 115461.

[376] Zhang B, Chen L, Huo Y, et al. Establishment of adventitious root cultures from leaf explants of *Tripterygium wilfordii* (thunder god vine) for the production of celastrol [J]. Industrial Crops and Products, 2020, 155: 112834.

[377] Khan T, Abbasi BH, Khan MA, et al. Production of biomass and useful compounds through elicitation in adventitious root cultures of *Fagonia indica* [J]. Industrial Crops and Products, 2017, 108: 451-457.

[378] Yun C, Zhao Z, Gu L, et al. In vitro production of atractylon and β-eudesmol from *Atractylodes chinensis* by adventitious root culture [J]. Applied Microbiology and Biotechnology, 2022, 106(21): 7027-7037.

[379] Pedreño MA, Almagro L. Carrot hairy roots: factories for secondary metabolite production [J]. Journal of Experimental Botany, 2020, 71(22): 6861-6864.

[380] Baek S, Han J-E, Ho T-T, et al. Development of Hairy Root Cultures for Biomass and Triterpenoid Production in *Centella asiatica* [J]. Plants, 2022, 11(2): 148.

[381] Alcalde MA, Cusido RM, Moyano E, et al. Metabolic gene expression and centelloside production in elicited *Centella asiatica* hairy root cultures [J]. Industrial Crops and Products, 2022, 184: 114988.

[382] Rawat JM, Bhandari A, Raturi M, et al. *Agrobacterium rhizogenes* mediated hairy root cultures: a promising approach for production of useful metabolites [J]. In: New and future developments in microbial biotechnology and bioengineering, 2019: 103-118.

[383] Begum S, Khan T, Khan MA, et al. Carbon nanotubes-mediated production of biomass and phenolic compounds in callus cultures of *Fagonia indica* [J]. Industrial Crops and Products, 2023, 195: 116408.

[384] Tavan M, Hanachi P, Mirjalili MH. Biochemical changes and enhanced accumulation of phenolic compounds in cell culture of *Perilla frutescens* (L.) by nano-chemical elicitation [J]. Plant Physiology and Biochemistry, 2023, 204: 108151.

[385] Arya SS, Rookes JE, Cahill DM, et al. *Chitosan nanoparticles* and their combination with methyl jasmonate for the elicitation of phenolics and flavonoids in plant cell suspension cultures [J]. International Journal of Biological Macromolecules, 2022, 214: 632-641.

[386] Mandeh M, Omidi M, Rahaie M. *In Vitro* Influences of TiO_2 Nanoparticles on Barley (*Hordeum vulgare* L.) Tissue Culture [J]. Biological Trace Element Research, 2012, 150(1): 376-380.

[387] Gohari G, Mohammadi A, Akbari A, et al. Titanium dioxide nanoparticles (TiO2 NPs) promote growth and ameliorate salinity stress effects on essential oil profile and biochemical attributes of *Dracocephalum moldavica* [J]. Scientific Reports, 2020, 10(1): 912.

[388] Shahhoseini R, Daneshvar H. Phytochemical and physiological reactions of feverfew *Tanacetum parthenium* (L. Schultz Bip) to TiO_2 nanoparticles [J]. Plant Physiology and Biochemistry, 2023, 194: 674-684.

[389] Hagenauer J, Helbich M. A geographically weighted artificial neural network [J]. International Journal of Geographical Information Science, 2022, 36(2): 215-235.

[390] Gao S, Zhao H, Bai Z, et al. Combined use of principal component analysis and artificial neural network approach to improve estimates of PM (2.5) personal exposure: A case study on older adults [J]. The Science of the total environment, 2020, 726: 138533.

[391] Titova MV, Popova EV, Ivanov IM, et al. Toxicological evaluation of ginsenoside-rich cell culture biomass of *Panax japonicus* produced in a large-scale bioreactor system [J]. Industrial Crops and Products, 2024, 208: 117761.

[392] Rahmat E, Okello D, Kim H, et al. Scale-up production of *Rehmannia glutinosa* adventitious root biomass in bioreactors and improvement of its acteoside content by elicitation [J]. Industrial Crops and Products, 2021, 172: 114059.

[393] A M, Satdive R, Fulzele DP, et al. Enhanced production of anthraquinones by gamma-irradiated cell cultures of *Rubia cordifolia* in a bioreactor [J]. Industrial Crops and Products, 2020, 145: 111987.

[394] Qiu C, Liu Y, Wu Y, et al. Biochemical Characterization of a Novel Prenyltransferase from *Streptomyces* sp. NT11 and Development of a Recombinant Strain for the Production of 6-Prenylnaringenin [J]. Journal of Agricultural and Food Chemistry, 2021, 69(47): 14231-14240.

[395] Obach RS, Kalgutkar AS, Ryder TF, et al. *In vitro* metabolism and covalent binding of enol-carboxamide derivatives and anti-inflammatory agents sudoxicam and meloxicam:: Insights into the hepatotoxicity of sudoxicam [J]. Chemical Research in Toxicology, 2008, 21(9): 1890-1899.

[396] Liu HL, Wang J, Lin DZ, et al. Lead compound optimization strategy (2)-structure optimization strategy for reducing toxicity risks in drug design [J]. Acta pharmaceutica Sinica, 2014, 49(1): 1-15.

[397] Li Y, Li J, Diao M, et al. Characterization of a Group of UDP-Glycosyltransferases Involved in the Biosynthesis of Triterpenoid Saponins of *Panax notoginseng* [J]. ACS Synthetic Biology, 2022, 11(2): 770-779.

[398] Guo J, Gao X, Qian D, et al. Efficient synthesis of an apremilast precursor and chiral beta-hydroxy sulfones via ketoreductase-catalyzed asymmetric reduction [J]. Organic & Biomolecular Chemistry, 2022, 20(10): 2081-2085.

[399] Tiwari R, Pranaw K, Singh S, et al. Two-step statistical optimization for cold active β-glucosidase production from *Pseudomonas lutea* BG8 and its application for improving saccharification of paddy straw [J]. Biotechnology and Applied Biochemistry, 2016, 63(5): 659-668.

[400] Baba Y, Sumitani JI, Tanaka K, et al. Site-saturation mutagenesis for β-glucosidase 1 from *Aspergillus*

[400] aculeatus to accelerate the saccharification of alkaline-pretreated bagasse [J]. Applied Microbiology and Biotechnology, 2016, 100(24): 10495-10507.

[401] Narayanan M, Ali SS, El-Sheekh M. A comprehensive review on the potential of microbial enzymes in multipollutant bioremediation: Mechanisms, challenges, and future prospects [J]. Journal of Environmental Management, 2023, 334: 117532.

[402] Singh AK, Bilal M, Iqbal HMN, et al. Lignin peroxidase in focus for catalytic elimination of contaminants—A critical review on recent progress and perspectives [J]. International Journal of Biological Macromolecules, 2021, 177: 58-82.

[403] Mozetic M, Ostrikov K, Ruzic DN, et al. Recent advances in vacuum sciences and applications [J]. Journal of Physics D-Applied Physics, 2014, 47(15): 153001.

[404] Zhu Z, Wu S, Qi B, et al. Highly efficient glucose production from raw non-pretreated Chinese medicinal herbal residues via the synergism of cellulase and amylolytic enzymes [J]. Bioresource Technology, 2022, 364: 128102.

[405] Yin X, Liu J, Kou C, et al. Deciphering the network of cholesterol biosynthesis in *Paris polyphylla* laid a base for efficient diosgenin production in plant chassis [J]. Metabolic Engineering, 2023, 76: 232-246.

[406] Sainsbury F, Thuenemann EC, Lomonossoff GP. pEAQ: versatile expression vectors for easy and quick transient expression of heterologous proteins in plants [J]. Plant Biotechnology Journal, 2010, 7(7): 682-693.

[407] Senthil-Kumar M, Mysore KS. Tobacco rattle virus-based virus-induced gene silencing in *Nicotiana benthamiana* [J]. Nature Protocols, 2014, 9(7): 1549-1562.

[408] Gil G, Faust JR, Chin DJ, et al. Membrane-bound domain of HMG CoA reductase is required for sterol-enhanced degradation of the enzyme [J]. Cell, 1985, 41(1): 249-258.

[409] Harker M, Holmberg N, Clayton JC, et al. Enhancement of seed phytosterol levels by expression of an N-terminal truncated *Hevea brasiliensis* (rubber tree) 3-hydroxy-3-methylglutaryl-CoA reductase [J]. Plant Biotechnology Journal, 2003, 1(2): 113-121.

[410] Lee AR, Kwon M, Kang MK, et al. Increased sesqui- and triterpene production by co-expression of HMG-CoA reductase and biotin carboxyl carrier protein in tobacco (*Nicotiana benthamiana*) [J]. Metabolic Engineering, 2019, 52: 20-28.

[411] Kennedy MA, Barbuch R, Bard M. Transcriptional regulation of the squalene synthase gene (*ERG9*) in the yeast *Saccharomyces cerevisiae* [J]. Biochimica Et Biophysica Acta-Gene Structure and Expression, 1999, 1445(1): 110-122.

[412] Leber R, Zenz R, Schröttner K, et al. A novel sequence element is involved in the transcriptional regulation of expression of the *ERG1* (squalene epoxidase) gene in *Saccharomyces cerevisiae* [J]. European Journal of Biochemistry, 2001, 268(4): 914-924.

[413] Ma SM, Garcia DE, Redding-Johanson AM, et al. Optimization of a heterologous mevalonate pathway through the use of variant HMG-CoA reductases [J]. Metabolic Engineering, 2011, 13(5): 588-597.

[414] Ro DK, Paradise EM, Ouellet M, et al. Production of the antimalarial drug precursor artemisinic acid in engineered yeast [J]. Nature, 2006, 440(7086): 940-943.

[415] Veen M, Stahl U, Lang C. Combined overexpression of genes of the ergosterol biosynthetic pathway leads to accumulation of sterols in *Saccharomyces cerevisiae* [J]. Fems Yeast Research, 2003, 4(1): 87-95.

[416] Albertsen L, Chen Y, Bach LS, et al. Diversion of Flux toward Sesquiterpene Production in *Saccharomyces cerevisiae* by Fusion of Host and Heterologous Enzymes [J]. Applied and Environmental Microbiology, 2011, 77(3): 1033-1040.

[417] Asadollahi MA, Maury J, Schalk M, et al. Enhancement of Farnesyl Diphosphate Pool as Direct Precursor of Sesquiterpenes Through Metabolic Engineering of the Mevalonate Pathway in *Saccharomyces cerevisiae*

[J]. Biotechnology and Bioengineering, 2010, 106(1): 86-96.

[418] Dai ZB, Liu Y, Huang LQ, et al. Production of miltiradiene by metabolically engineered *Saccharomyces cerevisiae* [J]. Biotechnology and Bioengineering, 2012, 109(11): 2845-2853.

[419] Engels B, Dahm P, Jennewein S. Metabolic engineering of taxadiene biosynthesis in yeast as a first step towards Taxol (Paclitaxel) production [J]. Metabolic Engineering, 2008, 10(3-4): 201-206.

[420] Kirby J, Romanini DW, Paradise EM, et al. Engineering triterpene production in *Saccharomyces cerevisiae*-β-amyrin synthase from *Artemisia annua* [J]. FEBS Journal, 2008, 275(8): 1852-1859.

[421] Madsen KM, Udatha GDBRK, Semba S, et al. Linking Genotype and Phenotype of *Saccharomyces cerevisiae* Strains Reveals Metabolic Engineering Targets and Leads to Triterpene Hyper-Producers [J]. Plos One, 2011, 6(3): e14763.

[422] Verwaal R, Wang J, Meijnen J-P, et al. High-level production of beta-carotene in *Saccharomyces cerevisiae* by successive transformation with carotenogenic genes from *Xanthophyllomyces dendrorhous* [J]. Applied and Environmental Microbiology, 2007, 73(13): 4342-4350.

[423] Augustin JM, Kuzina V, Andersen SB, et al. Molecular activities, biosynthesis and evolution of triterpenoid saponins [J]. Phytochemistry, 2011, 72(6): 435-457.

[424] Carelli M, Biazzi E, Panara F, et al. *Medicago truncatula* CYP716A12 Is a Multifunctional Oxidase Involved in the Biosynthesis of Hemolytic Saponins [J]. Plant Cell, 2011, 23(8): 3070-3081.

[425] Fukushima EO, Seki H, Ohyama K, et al. CYP716A Subfamily Members are Multifunctional Oxidases in Triterpenoid Biosynthesis [J]. Plant and Cell Physiology, 2011, 52(12): 2050-2061.

[426] Huang L, Li J, Ye H, et al. Molecular characterization of the pentacyclic triterpenoid biosynthetic pathway in *Catharanthus roseus* [J]. Planta, 2012, 236(5): 1571-1581.

[427] Seki H, Sawai S, Ohyama K, et al. Triterpene Functional Genomics in Licorice for Identification of CYP72A154 Involved in the Biosynthesis of Glycyrrhizin [J]. Plant Cell, 2011, 23(11): 4112-4123.

[428] Kim YS, Cho JH, Park S, et al. Gene regulation patterns in triterpene biosynthetic pathway driven by overexpression of squalene synthase and methyl jasmonate elicitation in *Bupleurum falcatum* [J]. Planta, 2011, 233(2): 343-355.

[429] Lee MH, Jeong JH, Seo JW, et al. Enhanced triterpene and phytosterol biosynthesis in *Panax ginseng* overexpressing squalene synthase gene [J]. Plant and Cell Physiology, 2004, 45(8): 976-984.

[430] Seo JW, Jeong JH, Shin CG, et al. Overexpression of squalene synthase in *Eleutherococcus senticosus* increases phytosterol and triterpene accumulation [J]. Phytochemistry, 2005, 66(8): 869-877.

[431] Urban P, Mignotte C, Kazmaier M, et al. Cloning, yeast expression, and characterization of the coupling of two distantly related *Arabidopsis thaliana* NADPH-Cytochrome P450 reductases with P450 CYP73A5 [J]. Journal of Biological Chemistry, 1997, 272(31): 19176-19186.

[432] Jin S, Luo M, Wang W, et al. Biotransformation of polydatin to resveratrol in *Polygonum cuspidatum* roots by highly immobilized edible *Aspergillus niger* and Yeast [J]. Bioresource Technology, 2013, 136: 766-770.

[433] Li J, Liu S, Wang J, et al. Fungal elicitors enhance ginsenosides biosynthesis, expression of functional genes as well as signal molecules accumulation in adventitious roots of *Panax ginseng* C. A. Mey [J]. Journal of Biotechnology, 2016, 239: 106-114.

[434] Li J, Wang J, Li J, et al. Protein elicitor isolated from *Escherichia coli* induced bioactive compound biosynthesis as well as gene expression in *Glycyrrhiza uralensis* Fisch adventitious roots [J]. RSC Advancesances, 2016, 6(112): 111622-111631.

[435] Fan G, Zhai Q, Zhan Y. Gene Expression of Lupeol Synthase and Biosynthesis of Nitric Oxide in Cell Suspension Cultures of *Betula platyphylla* in Response to a *Phomopsis* Elicitor [J]. Plant Molecular Biology Reporter, 2012, 31(2): 296-302.

[436] Wu C, Wang M, Cheng Z, et al. Response of garlic (*Allium sativum* L.) bolting and bulbing to temperature and photoperiod treatments [J]. Biology Open, 2016, 5(4): 507-518.

[437] Serra A, Macià A, Romero MP, et al. Metabolic pathways of the colonic metabolism of flavonoids (flavonols, flavones and flavanones) and phenolic acids [J]. Food Chemistry, 2012, 130(2): 383-393.

[438] Vollmer M, Esders S, Farquharson FM, et al. Mutual Interaction of Phenolic Compounds and Microbiota: Metabolism of Complex Phenolic Apigenin-C- and Kaempferol-O-Derivatives by Human Fecal Samples [J]. Journal of Agricultural and Food Chemistry, 2018, 66(2): 485-497.

[439] Marotti I, Bonetti A, Biavati B, et al. Biotransformation of common bean (*Phaseolus vulgaris* L.) flavonoid glycosides by bifidobacterium species from human intestinal origin [J]. Journal of Agricultural and Food Chemistry, 2007, 55(10): 3913-3919.

[440] Jia-Xi L, Chun-Xia Z, Ying H, et al. Application of multiple chemical and biological approaches for quality assessment of *Carthamus tinctorius* L. (safflower) by determining both the primary and secondary metabolites [J]. Phytomedicine, 2019, 58: 152826.

[441] Jiang S, Yang J, Qian D, et al. Rapid screening and identification of metabolites of quercitrin produced by the human intestinal bacteria using ultra performance liquid chromatography/quadrupole-time-of-flight mass spectrometry [J]. Archives of Pharmacal Research, 2014, 37(2): 204-213.

[442] Peng X, Zhang Z, Zhang N, et al. *In vitro* catabolism of quercetin by human fecal bacteria and the antioxidant capacity of its catabolites [J]. Food & Nutrition Research, 2014, 58: 23406.

[443] Chow JM, Shen SC, Huan SK, et al. Quercetin, but not rutin and quercitrin, prevention of H_2O_2-induced apoptosis via anti-oxidant activity and heme oxygenase 1 gene expression in macrophages [J]. Biochemical Pharmacology, 2005, 69(12): 1839-1851.

(戴住波　薛哲勇　周雍进　胡雅婷　王娟　杜晨晖　吴晓毅　赵欢　蔡鹏)

附 图

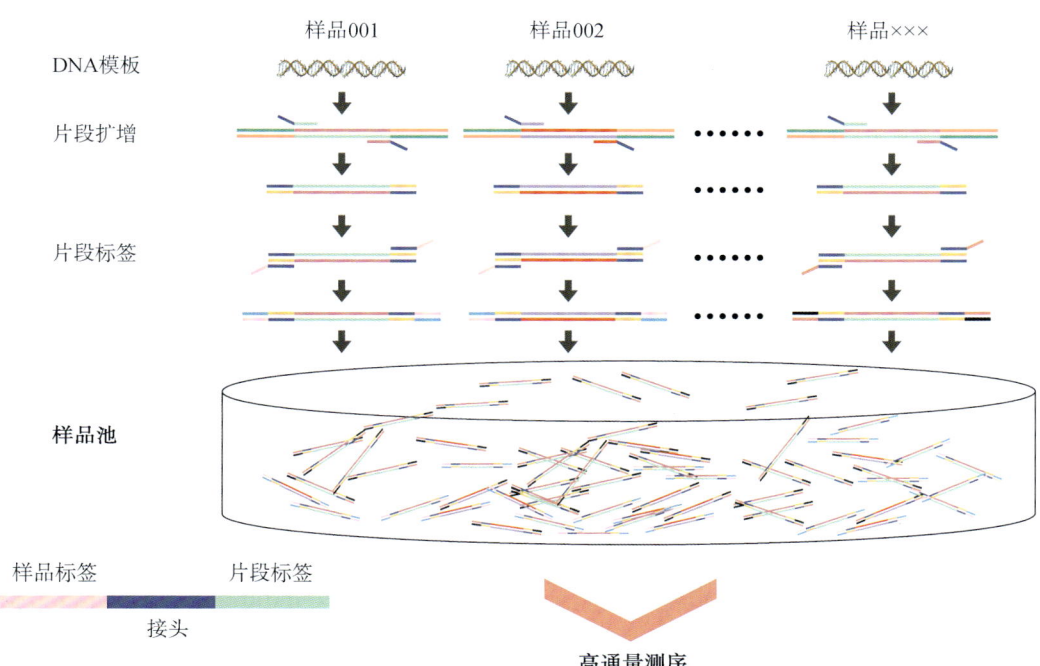

图 2-3-6 扩增子标签接头构建

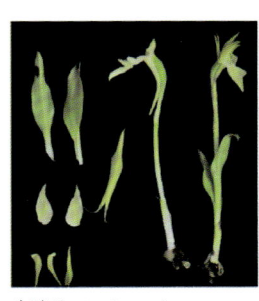 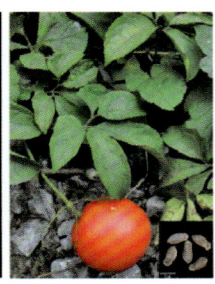 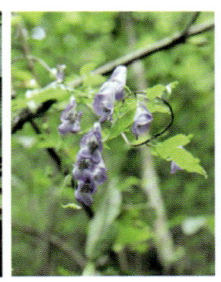 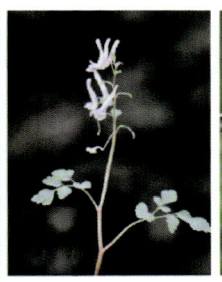 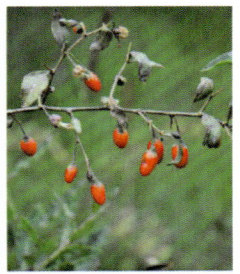

先骕兰 *Hsenhsua chrysea* (W. W. Sm.) X. H. Jin, Schuit., W. T. Jin & L. Q. Huang
那坡栝楼 *Trichosanthes napoensis* D. X. Nong & L. Q. Huang
安徽乌头 *Aconitum anhuiense* L. Q. Huang, H. S. Peng & M. Z. Yin
黄山夏天无 *Corydalis huangshanensis* L. Q. Huang & H. S. Peng
苦味枸杞 *Lycium amarum* L. Q. Huang

图 2-4-1 第四次全国中药资源普查发表的部分新种

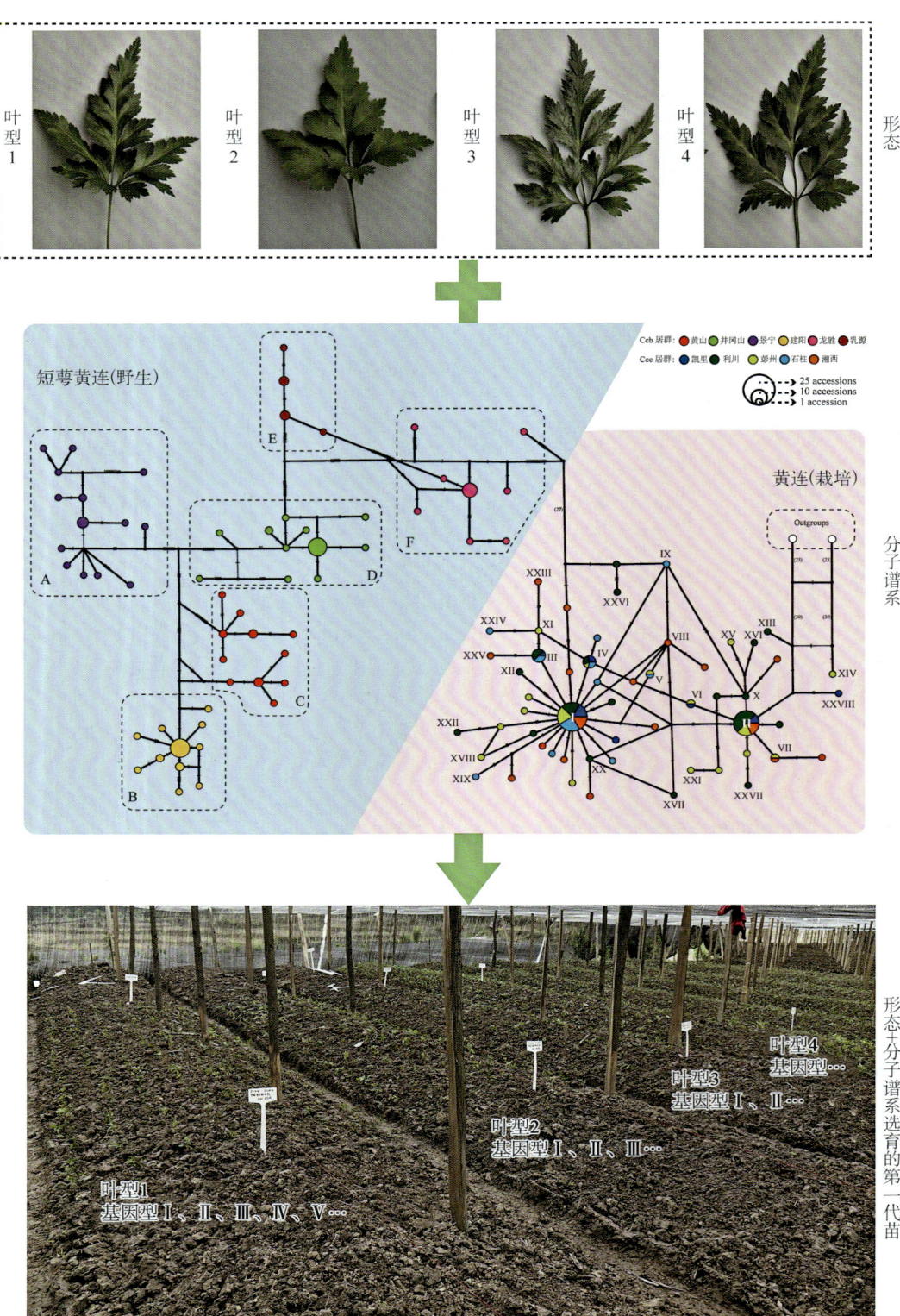

图 2-4-2 黄连形态加分子谱系的 DUS 研制及种质筛选

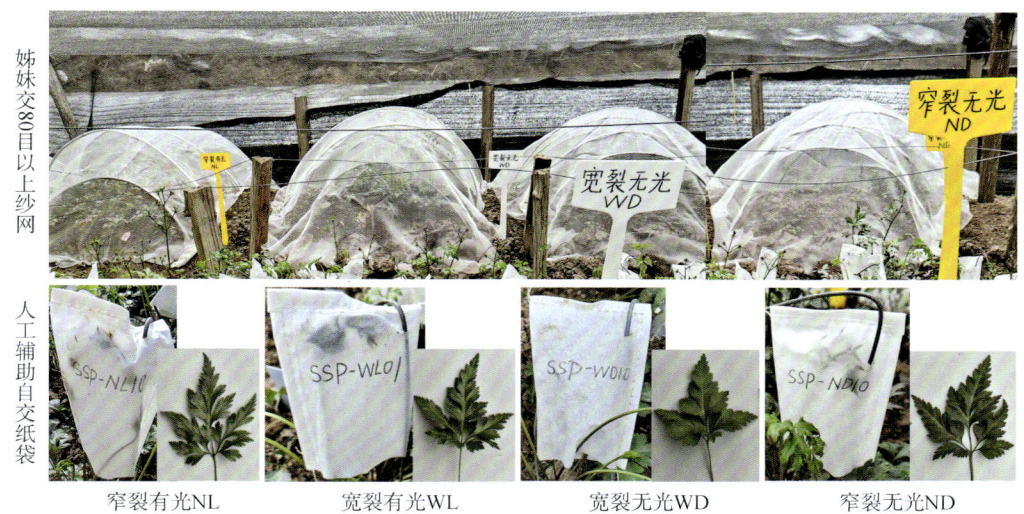

图 2-4-3 黄连的育种策略

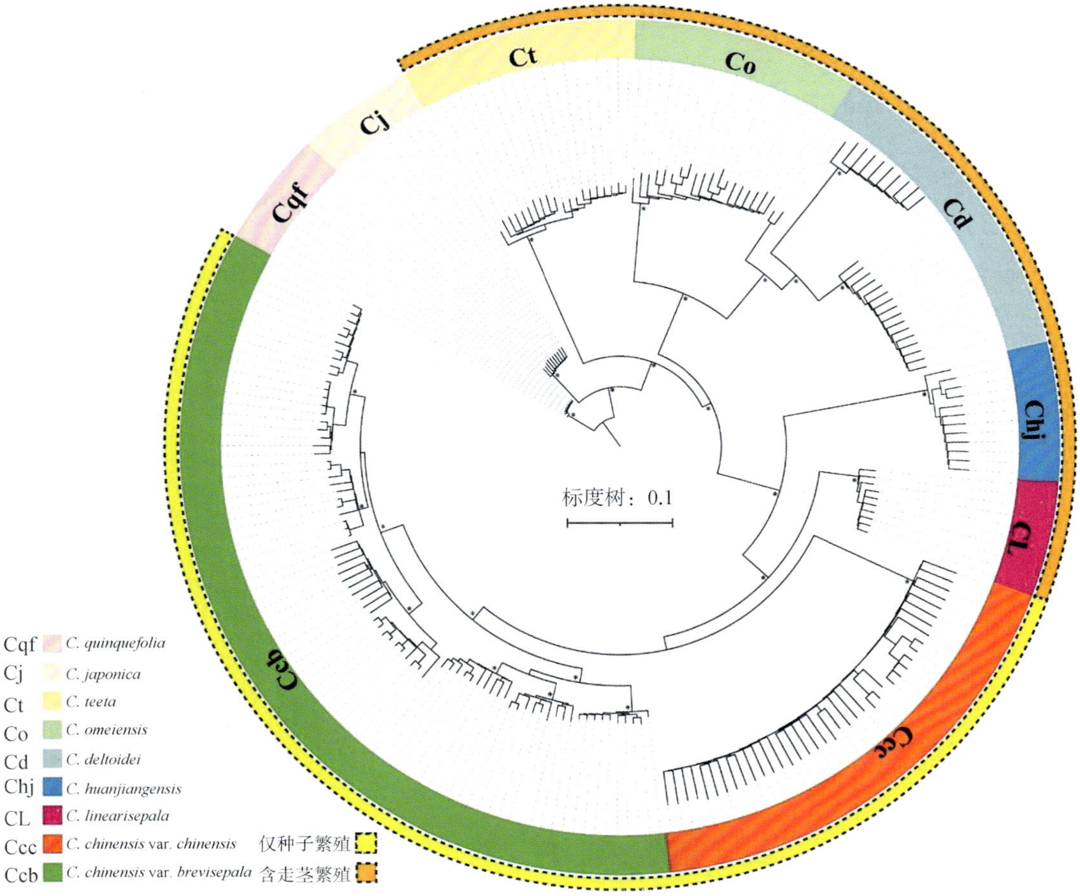

图 2-5-1 基于 SNP 数据黄连及近缘物种的系统发育关系（*表示支持率为 100）

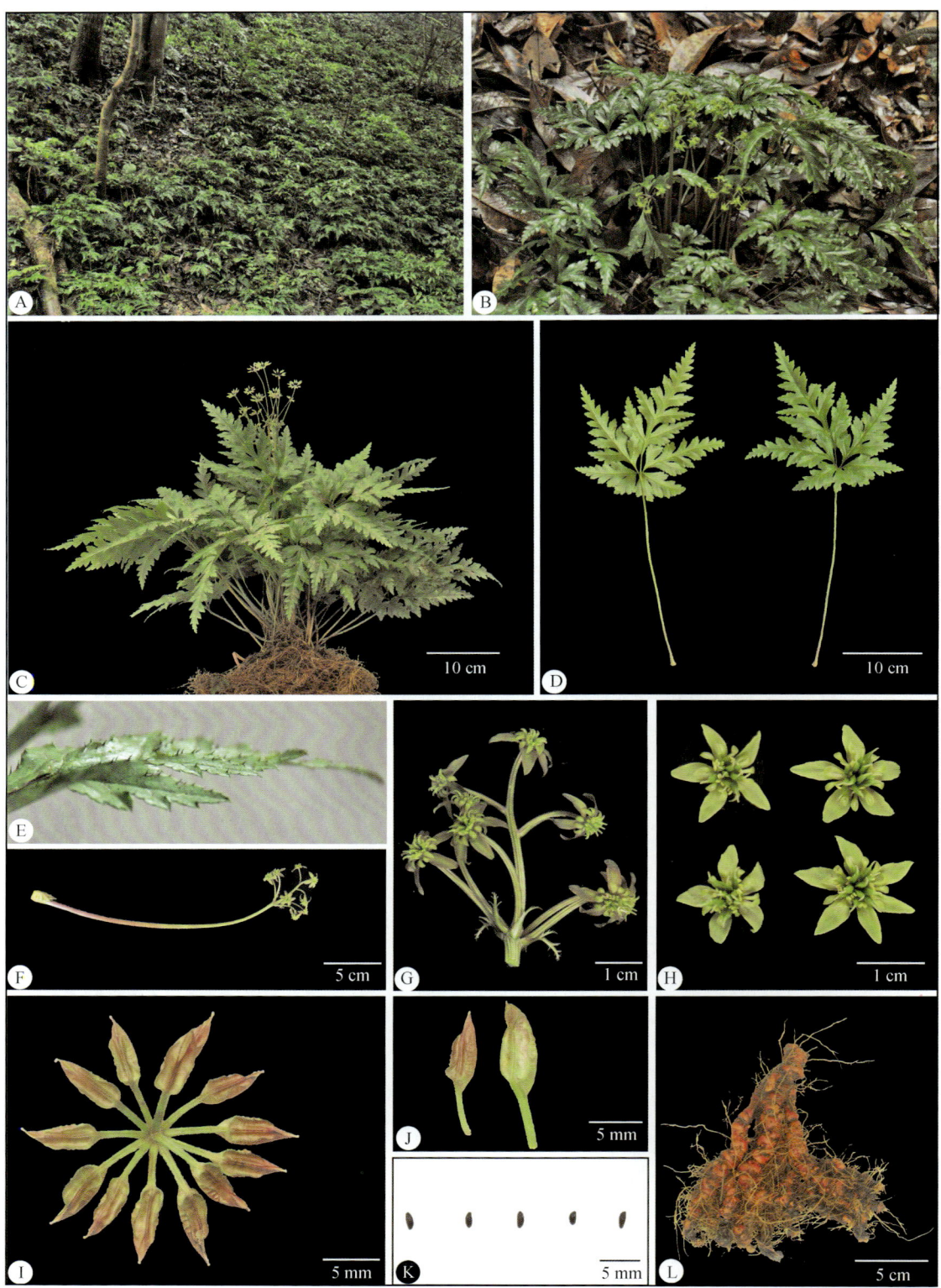

图 2-5-2　环江黄连 *Coptis huanjiangensis* L. Q. Huang, Q. J. Yuan & Y. H. Wang, sp. Nov

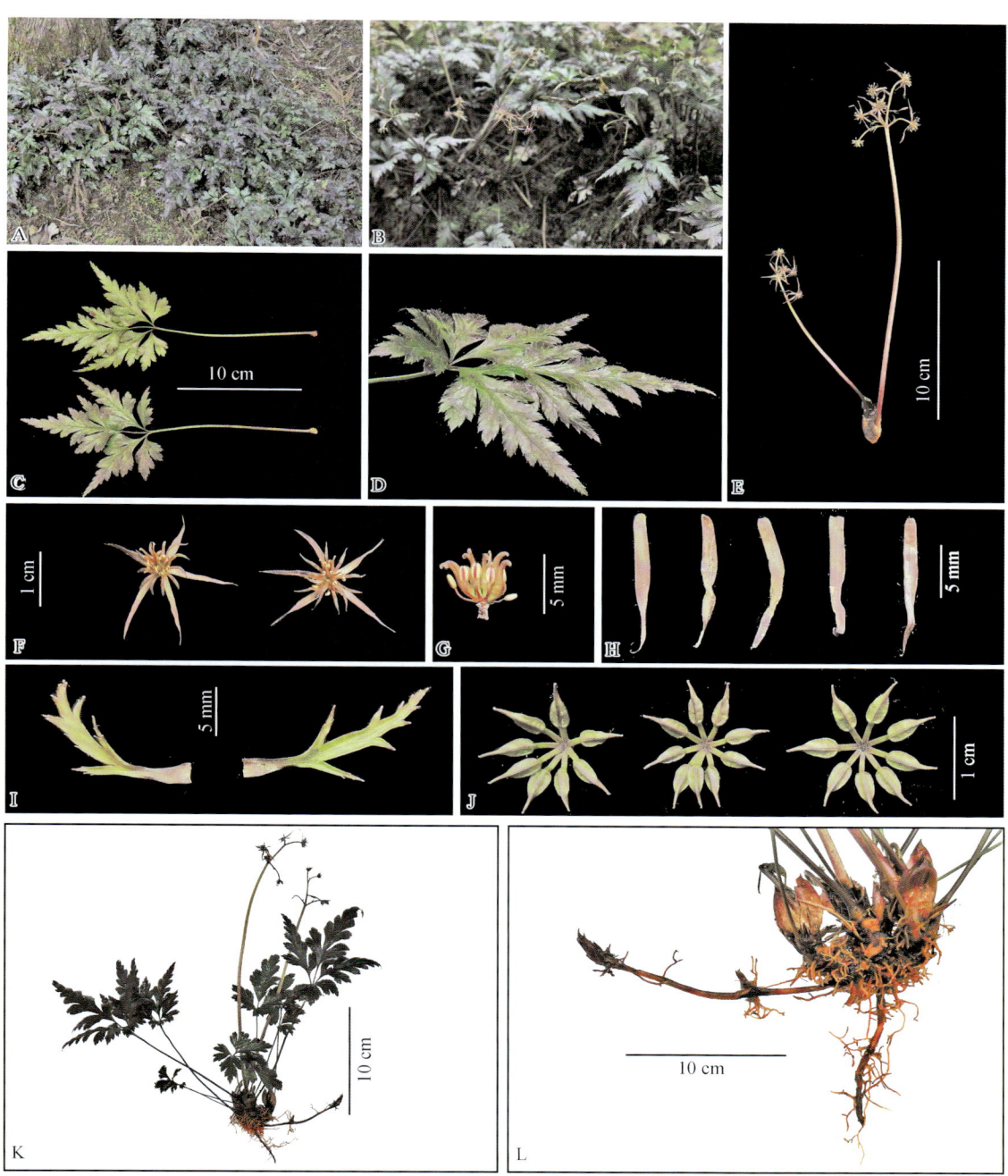

图 2-5-3 线萼黄连 *Coptis linearisepala* T. Z. Wang et C. K. Hsieh, sp. nov.

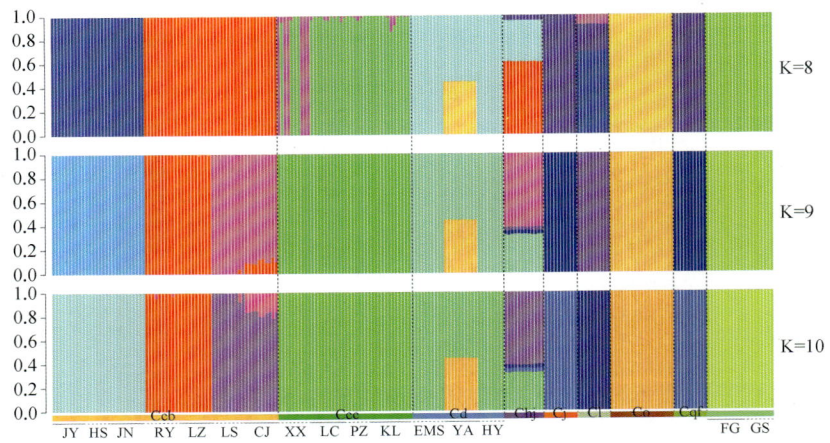

图 2-5-4 黄连与近缘物种的 ADMIXTURE 群体遗传结构

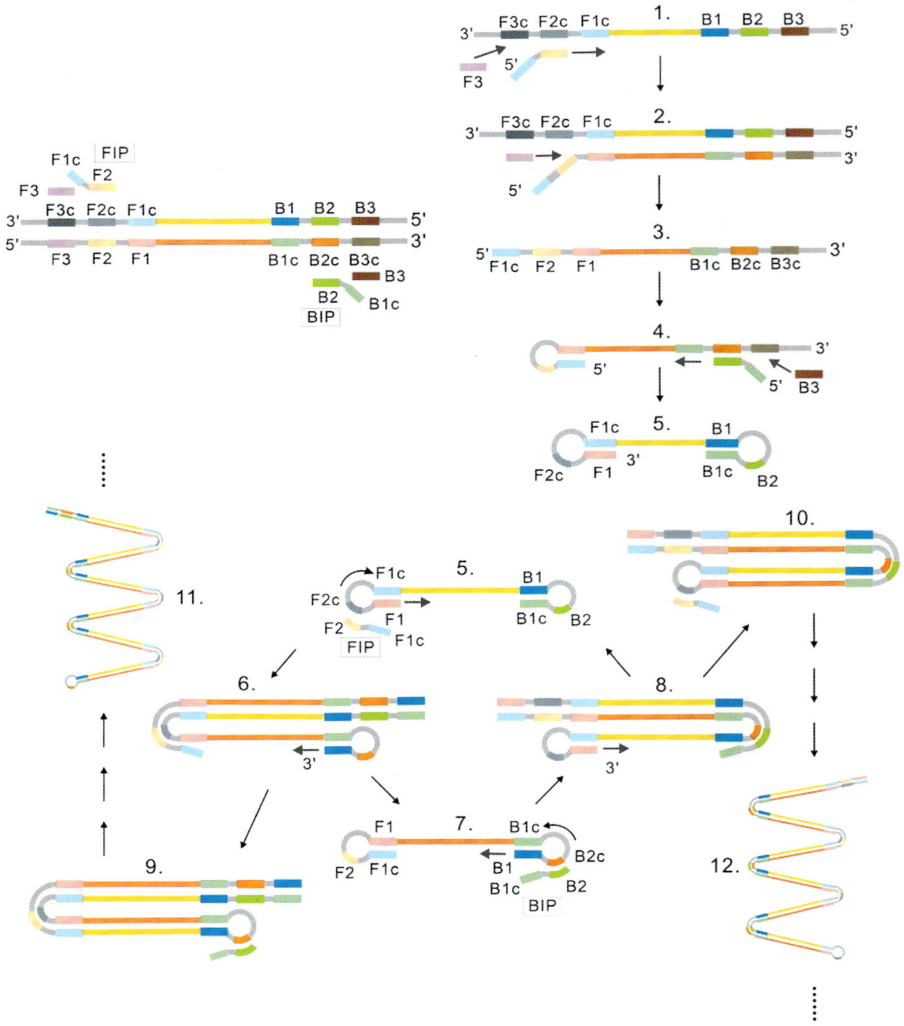

图 3-3-1 LAMP 扩增原理

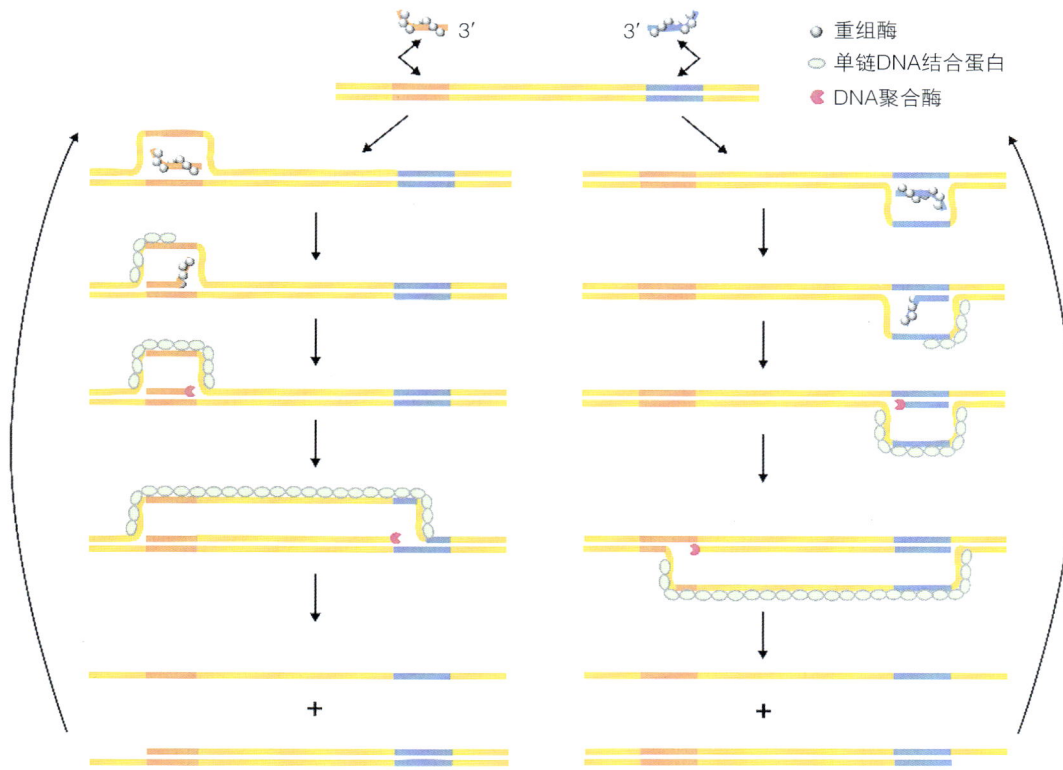

图 3-3-2 RPA 扩增原理

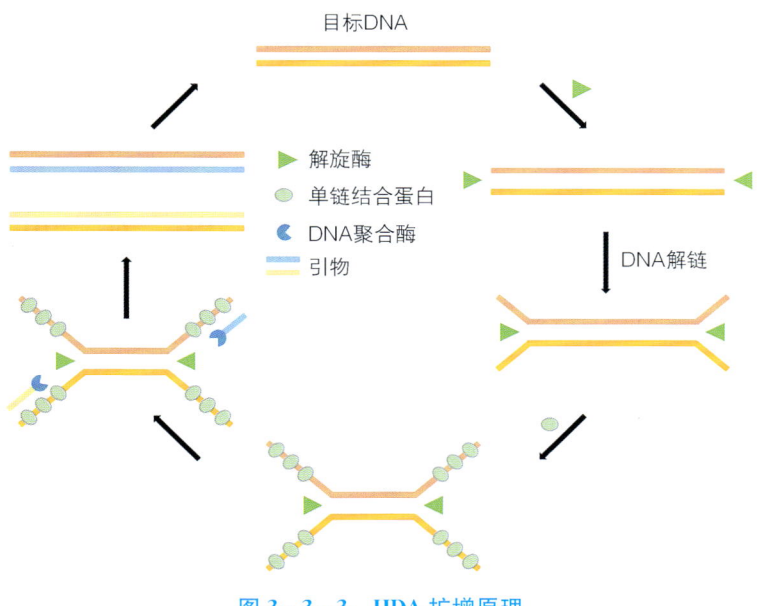

图 3-3-3 HDA 扩增原理

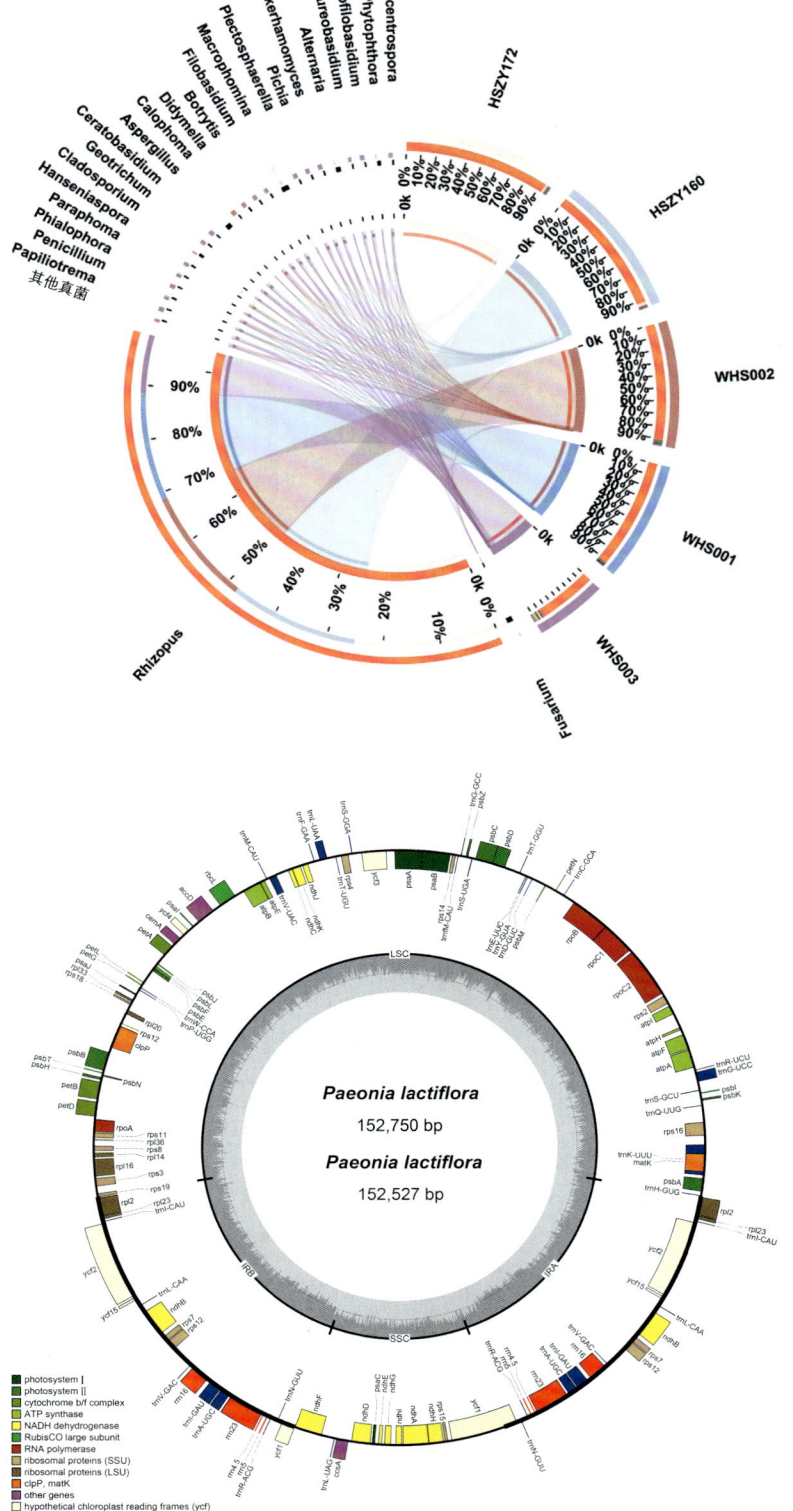

图3-5-3 每个样品在属水平上的真菌分布

图3-5-4 川赤芍和芍药叶绿体基因组图谱

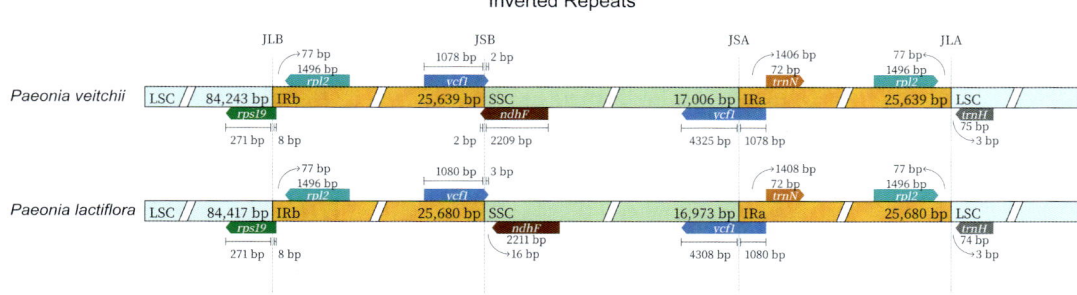

图 3-5-5 赤芍和川赤芍的 LSC、IR 和 SSC 连接位置

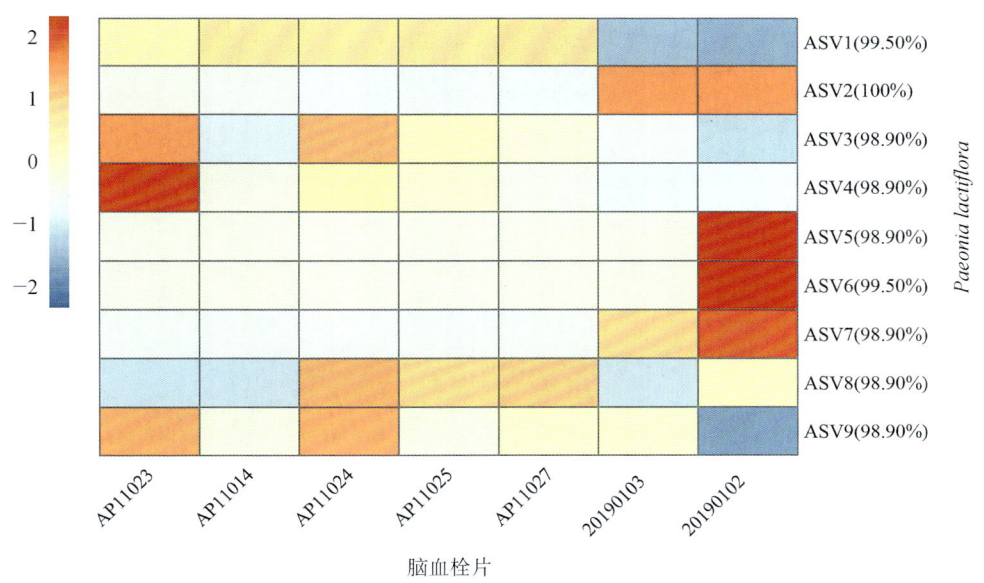

图 3-5-11 7 批中成药"脑血栓片"中赤芍的种类分析

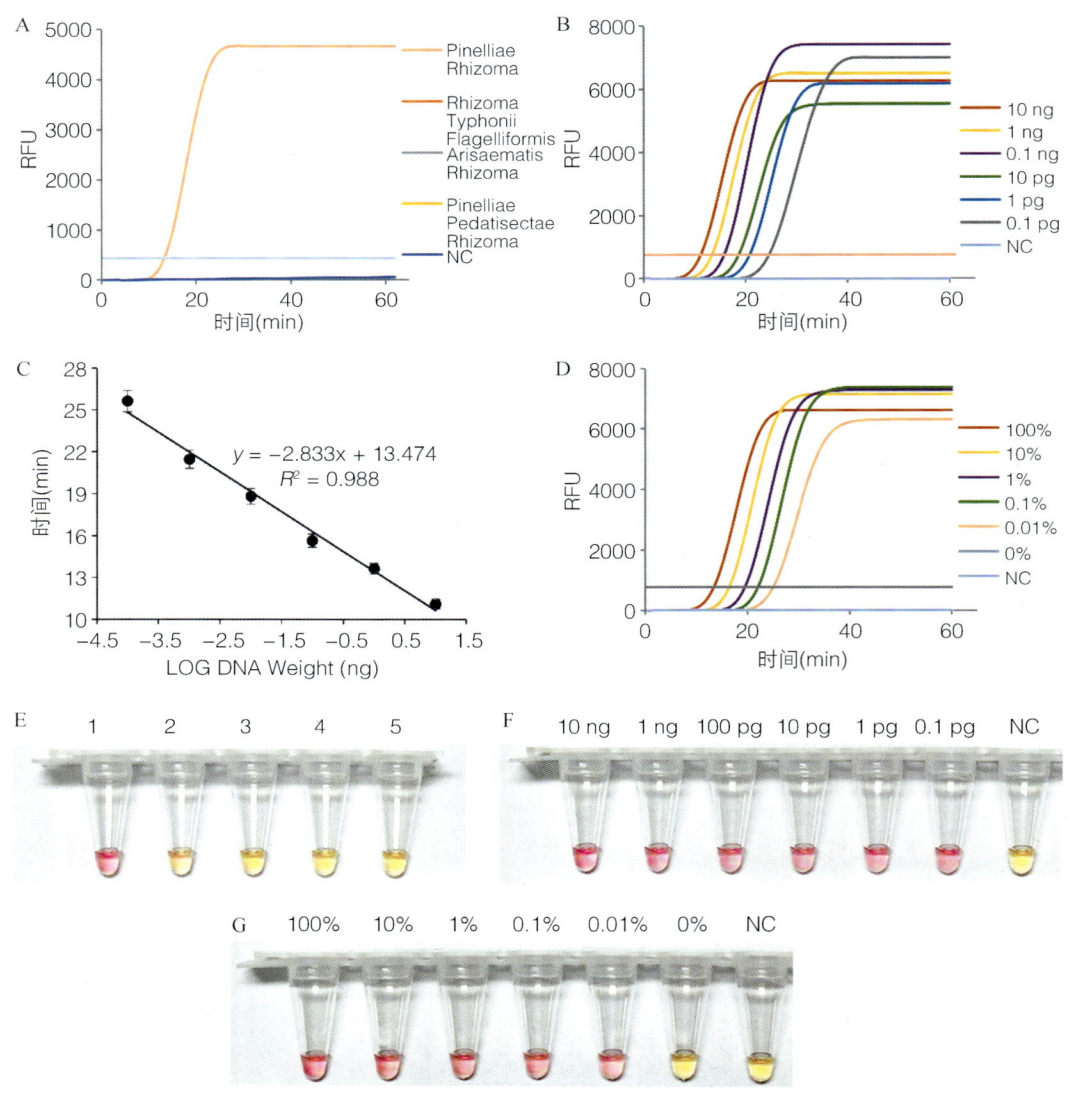

图 3-5-12　半夏 LAMP 检测体系的特异性和灵敏度分析

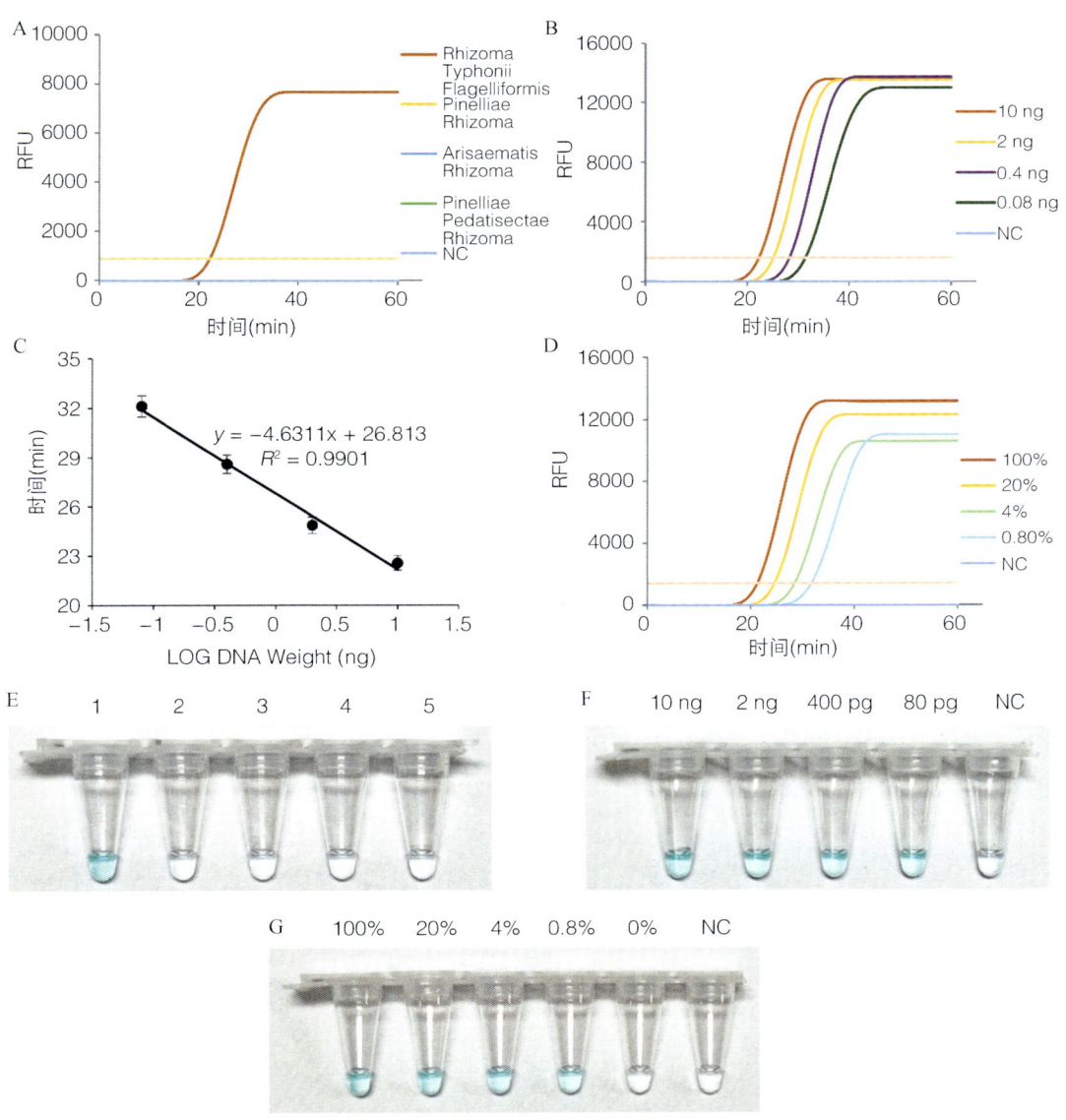

图 3-5-13　水半夏 LAMP 检测体系的特异性和灵敏度分析

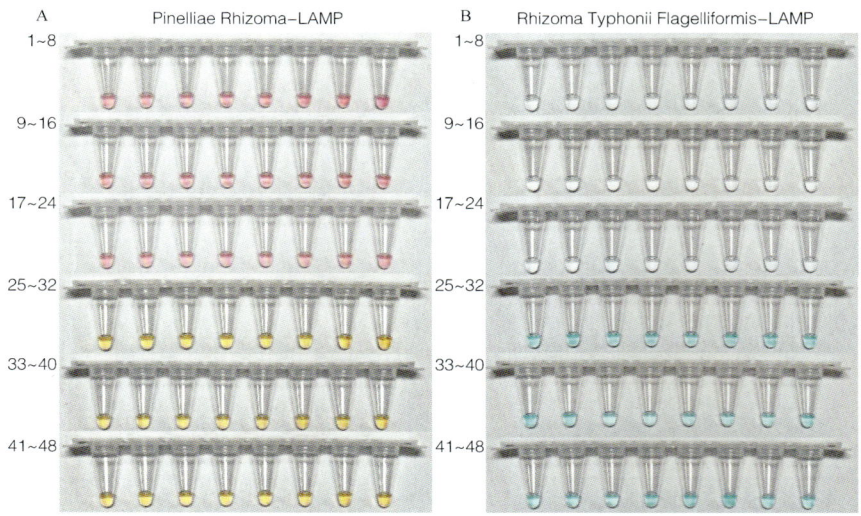

图 3-5-15　48 个样品的比色法检测结果

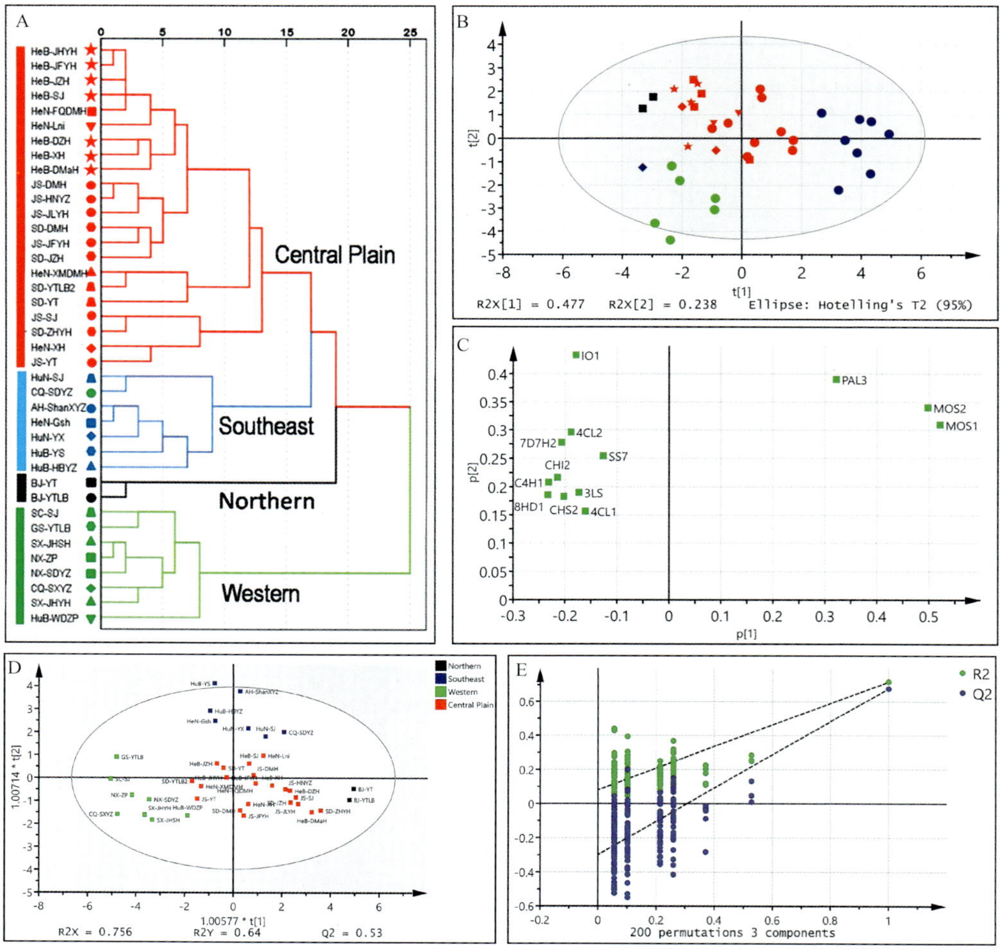

图 3-5-20　金银花酚酸和环烯醚萜关键酶基因 5′-UTR 区 CpG 岛甲基化与产区之间的相关性

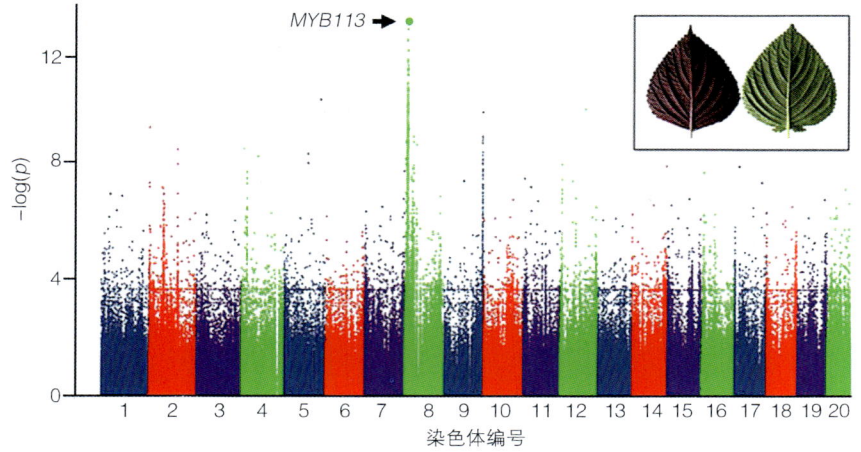

图 4-4-2 基于 mGWAS 分析解析紫苏叶片中花青素累积模式

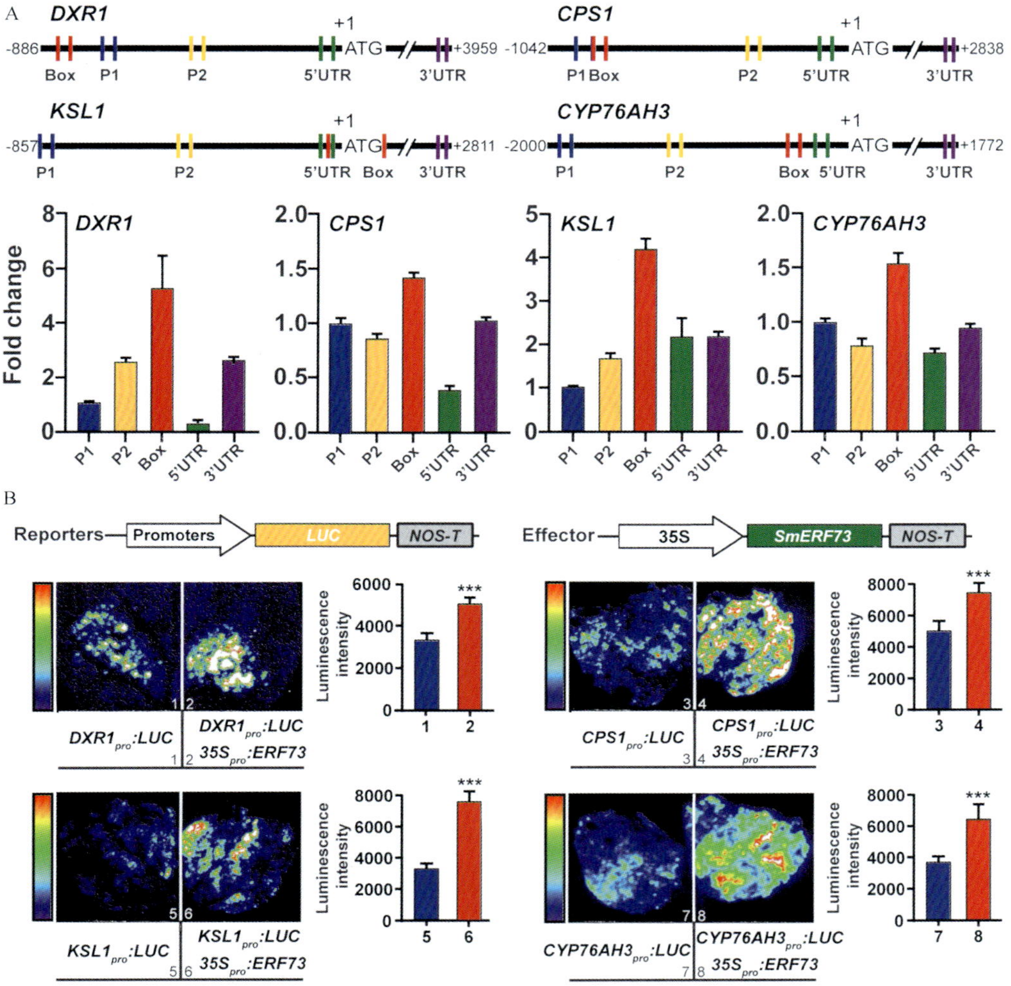

图 6-5-7 SmERF73 在体内特异性结合 *DXR1*、*CPS1*、*KSL1* 和 *CYP76AH*3 中的 GCC-box 并激活其转录

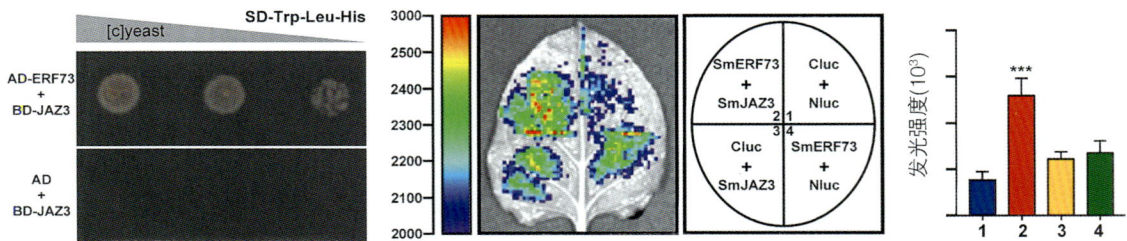

图 6-5-9　SmERF73 与 SmJAZ3 存在蛋白质间的相互作用

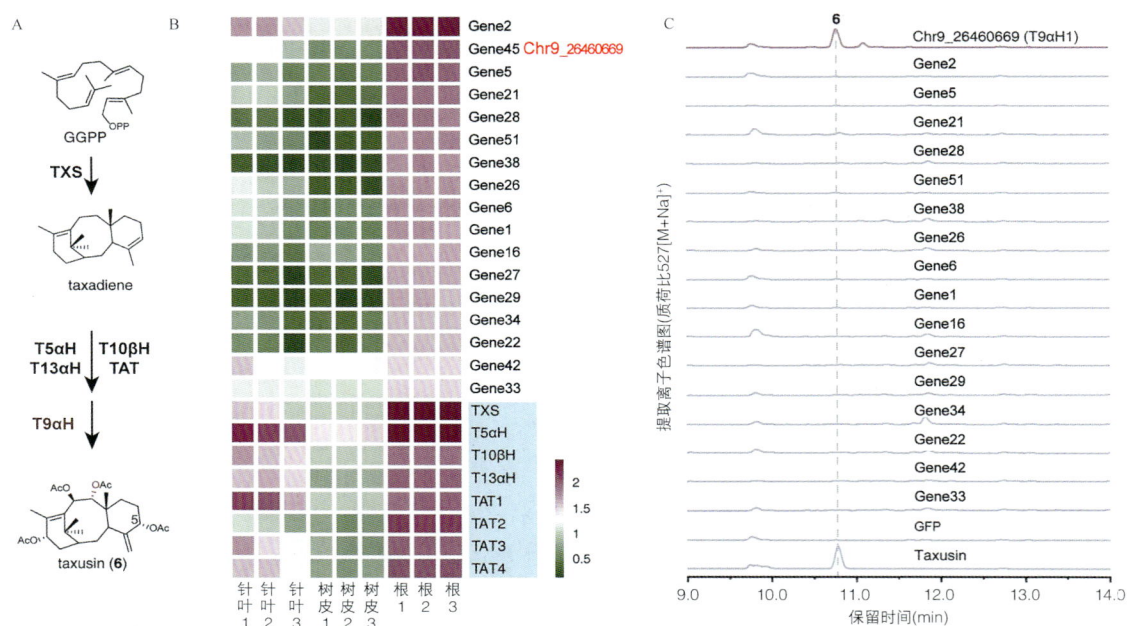

图 6-5-15　T9αH1 用于 C9 羟基化的功能筛选和鉴定

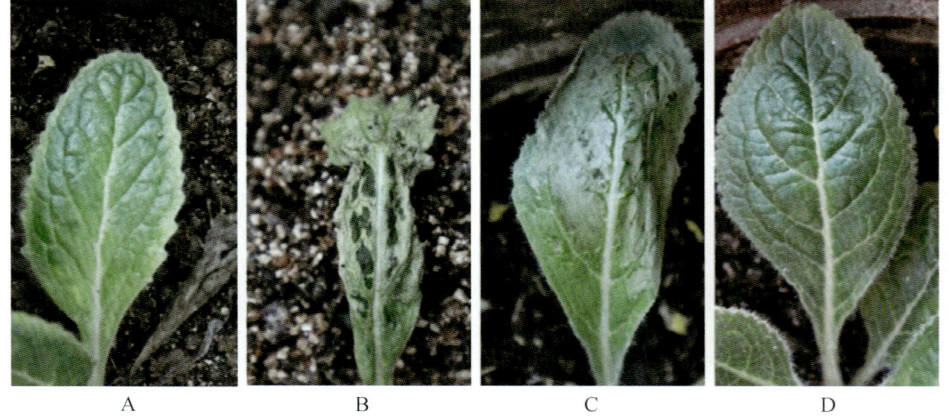

图 7-5-2　将 TMV 接种至野生地黄(B)、LBA-1(C)、LBA-2(D)与空白组(A)结果比较

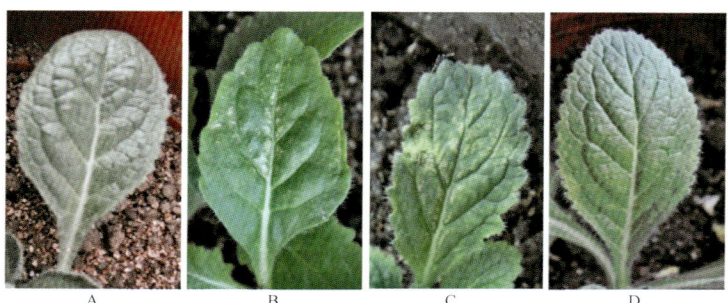

图 7-5-3 将 CMV 接种至野生地黄(B)、LBA-1(C)、LBA-2(D)与空白组(A)结果比较

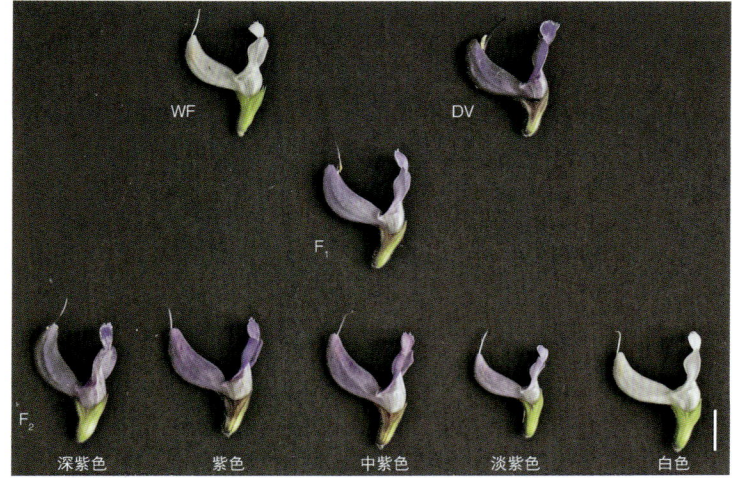

图 7-5-5 丹参 F2 代群体、F1 子代和亲本花色表型变异(比例尺：10 mm)

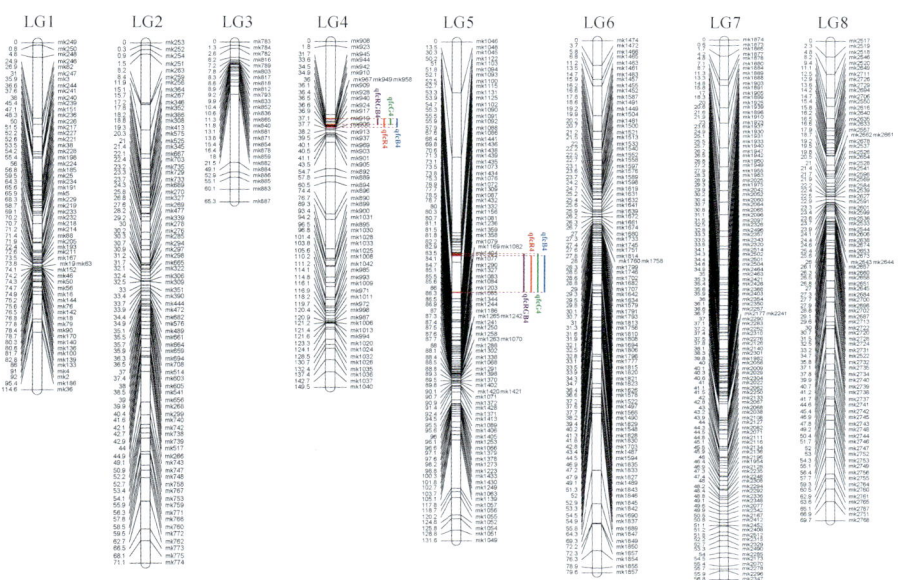

图 7-5-9 丹参 F2 代群体中与 R、G、B 和 R+G+B 值相关的 QTL 在 4 连锁群(LG4)和 5 连锁群(LG5)上的定位(标记在右侧,遗传距离在左侧)

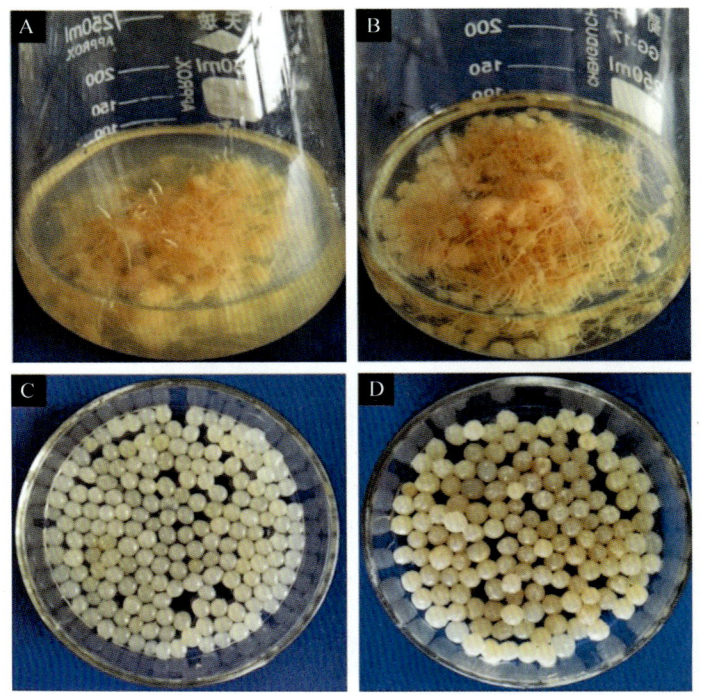

图 8-5-17 对照组(A)和固定化黑曲霉与人参不定根共培养组(B)表型比较；共培养之前(C)和之后(D)固定的黑曲霉孢子

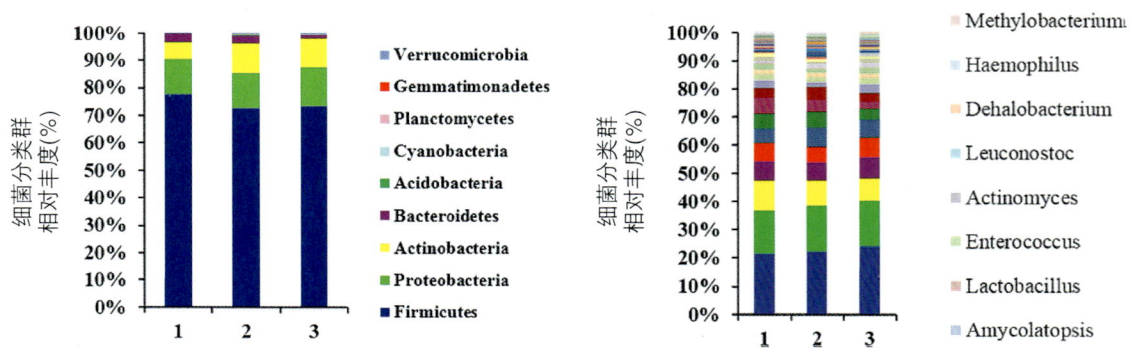

图 8-5-20 肠道菌群孵育液在门(A)和属(B)水平的菌群丰富度